TCM Diagnosis and Treatment
of Diabetic Peripheral Neuropathy

糖尿病性神经病变
中医诊断与治疗

——基础与临床

U0193879

主　编：倪　青
副主编：杜立娟　马丽荣　陈　惠
编　委：（按姓氏拼音排序）

安　然	陈　惠	程若东	杜立娟	郭　赫
韩　旭	贺璞玉	黄　静	计　烨	姜　山
焦巍娜	李　卉	李晓文	李艳杰	李云楚
刘苇苇	马丽荣	孟　祥	倪　青	倪　恬
倪炎炎	庞　晴	史丽伟	孙丰卉	孙朦朦
索文栋	谈钰濛	汤怡婷	童　楠	王　凡
王　瑶	吴　倩	徐　翔	杨亚男	袁　静
张　一	张红红	张美珍	张笑翙	张月颖
赵黎明	周　雨	周雨桐	左舒颖	

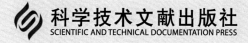

科学技术文献出版社
SCIENTIFIC AND TECHNICAL DOCUMENTATION PRESS

·北京·

图书在版编目（CIP）数据

糖尿病性神经病变中医诊断与治疗：基础与临床 / 倪青主编. —北京：科学技术文献出版社，
2021.4
ISBN 978-7-5189-7798-7

Ⅰ.①糖… Ⅱ.①倪… Ⅲ.①糖尿病—并发症—神经系统疾病—中医诊断学 ②糖尿病—
并发症—神经系统疾病—中医治疗法 Ⅳ.① R259.871

中国版本图书馆 CIP 数据核字（2021）第 066057 号

糖尿病性神经病变中医诊断与治疗——基础与临床

策划编辑：付秋玲 责任编辑：李 丹 何惠子 责任校对：张吲哚 责任出版：张志平

出 版 者 科学技术文献出版社
地 址 北京市复兴路15号 邮编 100038
编 务 部 (010) 58882938，58882087（传真）
发 行 部 (010) 58882868，58882870（传真）
邮 购 部 (010) 58882873
官 方 网 址 www.stdp.com.cn
发 行 者 科学技术文献出版社发行 全国各地新华书店经销
印 刷 者 北京虎彩文化传播有限公司
版 次 2021 年 4 月第 1 版 2021 年 4 月第 1 次印刷
开 本 889×1194 1/16
字 数 791千
印 张 30.25 彩插 4 面
书 号 ISBN 978-7-5189-7798-7
定 价 158.00元

主编简介

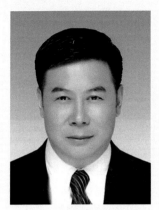

倪 青

倪青，男，江苏泗阳人。中共党员。医学博士、博士后、主任医师、教授、博士生导师。享受国务院政府特殊津贴专家、国家卫生计生委具有突出贡献的中青年专家、唐氏中医药发展奖获奖专家。

现任中国中医科学院广安门医院内分泌科主任、中国中医科学院中医内分泌学学科带头人。国家中医内分泌区域诊疗中心主任、国家重点临床专科中医内分泌专科主任。主要学术任职有中华中医药学会糖尿病学分会副主任委员等多项。

从医 30 余年，擅长采用中医为主的方法和手段治疗糖尿病、糖尿病周围神经病变、糖尿病肾病、甲状腺功能亢进症、甲状腺功能减退症、甲状腺结节、高尿酸血症与痛风、代谢综合征、多囊卵巢综合征、更年期综合征等。

主持和参加国家科技攻关、国家自然科学基金、863、973 等各类科研课题 50 余项，已发表学术论文 758 篇，其中 SCI 文章 33 篇。已主编学术著作近 40 本。已培养研究生 71 人。已获得国家奖 2 项，省级和学会奖 18 项。其他荣誉有全国优秀规培医生带教老师、全国首届"郭春园式好医生"、中国医师协会"白求恩式好医生"、中华中医药学会"科技之星"、中国医师协会全国优秀规培教师、北京市"十佳优秀规培医生带教老师"、首都优秀中青年中医师、北京市科技新星、北京市学习之星、中国中医科学院"中青年名中医"、北京中医行业榜样、仲景国医门人、首都中青年名中医等。

内容提要

　　本书主要介绍糖尿病性神经病变的中医诊断与治疗，共分为三篇：基础篇、临床篇和展望篇。基础篇主要内容：①糖尿病性神经病变的分类方法、病因与发病机制、病理改变，以及神经系统的生理功能等；②中医对糖尿病性神经病变的认识，包括疾病源流及病因病机等。临床篇主要内容：①糖尿病性神经病变的流行病学、诊断与鉴别诊断；②糖尿病性神经病变的中医治疗，包括辨证论治、单验方、中成药、单味药、中医外治法及疗效评价方法等；③糖尿病性神经病变的营养治疗与生活调摄；④糖尿病性神经病变的名医经验及验案等。展望篇主要介绍糖尿病性神经病变诊疗进展，包括动物模型的造模方法、实验研究进展、相关临床研究及专利、病证结合研究方法与成果等。

　　本书内容翔实，可供从事本专业的医务人员、研究人员、医学生阅读、借鉴、参考。

前　言

　　糖尿病性神经病变（diabetic neuropathy）是糖尿病最常见的慢性并发症之一，其包括一组在糖尿病基础上发生的神经系统损伤，广义概念为中枢神经的损伤，甚至包括一些脑血管病，具体是指大脑、小脑、脑干、脊髓一级运动神经元及其神经纤维的损伤，还包括在脊髓内上行的感觉神经纤维的损伤；狭义概念主要指周围神经受损，包括神经根、脑神经及自主神经等，其中，以远端对称性多发性神经病变最常见，占糖尿病性神经病变50%以上。

　　目前，随着糖尿病发病率的逐年递增，糖尿病性神经病变的患病人数也不断增加。研究表明，在确诊糖尿病1年的患者中神经病变发病率为7%；糖尿病病程25年以上者，发病率大于50%。肌电图、神经传导速度及脑诱发电位的检查，发现早期、轻微神经系统改变的发生率可高达90%。糖尿病性神经病变的症状与体征大多不可逆，而且严重影响患者的生活质量。糖尿病患者一旦出现自主神经系统受累，5年死亡率高达50%。

　　本书应糖尿病性神经病变的防治需要而编写。基础篇对糖尿病性神经病变的分类方法、发病机制、诊断与鉴别诊断、流行病学、西医治疗、中医治疗和生活调摄等进行了详细介绍。临床篇是本书的重点部分，详细介绍了该病的临床诊断、治疗方法、名医经验及疗效评价方法等。展望篇较为全面地介绍了糖尿病性神经病变研究进展，以及编者的研究成果。全书注重临床实用，所推荐的治疗方法均是基于大量证据，尽可能做到了"让事实说话"，在较大程度上修改了中医仅是一门"经验医学"的公众认识。

本书虽然付梓，但编写时间仓促，涉及内容较多，谬误之处，敬请读者不吝赐教。

倪 青

中国中医科学院广安门医院

目 录
CONTENTS

基础篇

第一章　糖尿病性神经病变的西医认识·······3

　　第一节　糖尿病性神经病变的分类·······3

　　　　一、远端对称性感觉运动性多发神经病变·······3

　　　　二、糖尿病性自主神经病变·······4

　　　　三、急性疼痛性神经病变·······7

　　　　四、糖尿病性脑神经病变·······7

　　第二节　糖尿病的发病机制·······10

　　　　一、2型糖尿病的发病机制研究·······10

　　　　二、1型糖尿病的发病机制研究·······20

　　第三节　糖尿病性神经病变的病因与发病机制·······22

　　　　一、糖尿病性神经病变的病因·······22

　　　　二、糖尿病性神经病变的发病原因与发病机制·······26

　　第四节　糖尿病性神经病变的病理·······33

　　第五节　神经系统的功能·······36

　　　　一、神经系统功能活动的基本原理·······36

　　　　二、突触传递·······39

　　　　三、神经系统对内脏活动的调节·······47

第二章　糖尿病性神经病变的中医认识·······50

　　第一节　疾病源流·······50

　　　　一、先秦至两汉时期·······50

　　　　二、隋代·······52

　　　　三、唐代·······52

　　　　四、宋代·······53

　　五、金元时期 54

　　六、明代 55

　　七、清代 56

第二节　病因病机 56

　　一、远端对称性感觉运动性多发神经病变 56

　　二、自主神经病变 58

　　三、脑神经病变 69

临床篇

第三章　糖尿病性神经病变的流行病学 73

第一节　糖尿病性周围神经病变 76

　　一、远端对称性感觉运动性多发神经病变 78

　　二、自主神经病变 80

　　三、急性疼痛性神经病变 82

　　四、高血糖性神经病变 83

　　五、治疗诱发性神经病变 83

　　六、对称性下肢近端神经病变 84

　　七、脑神经病变 84

　　八、胸腹部神经病变 84

　　九、局部肢体神经病变 85

　　十、糖尿病性肌萎缩 85

第二节　亚临床糖尿病性神经病变 86

第四章　糖尿病性神经病变的诊断与鉴别诊断 88

第一节　远端对称性感觉运动性多发神经病变 88

　　一、西医诊断与鉴别诊断 88

　　二、中医诊断与鉴别诊断 90

第二节　自主神经病变 91

　　一、西医诊断与鉴别诊断 91

　　二、中医诊断与鉴别诊断 94

第三节　急性疼痛性神经病变 99

　　一、西医诊断与鉴别诊断 99

　　二、中医诊断与鉴别诊断 100

第四节　脑神经病变 ·· 100
　　一、西医诊断与鉴别诊断 ··· 100
　　二、中医诊断与鉴别诊断 ··· 103

第五章　糖尿病性神经病变的治疗 ··· 105
　第一节　糖尿病性神经病变的西医治疗 ··· 105
　　一、基础疾病治疗 ··· 105
　　二、基于发病机制的治疗 ··· 106
　　三、对症治疗 ··· 110
　第二节　糖尿病性神经病变的中医治疗 ··· 127
　　一、辨证分型 ··· 127
　　二、单验方 ·· 139
　　三、中成药 ·· 155
　　四、外治法 ·· 165
　第三节　糖尿病性神经病变的营养治疗与生活调摄 ······························· 176
　　一、糖尿病性神经病变的营养治疗 ··· 176
　　二、糖尿病性神经病变的预防及生活调摄（非药物疗法） ··················· 189

第六章　糖尿病性神经病变名医经验 ··· 205
　第一节　林兰临证经验 ··· 205
　　一、病因病机 ··· 205
　　二、诊疗思路 ··· 206
　　三、辨证论治 ··· 206
　　四、因症选药 ··· 207
　　五、善用药对 ··· 207
　第二节　张发荣临证经验 ··· 207
　　一、病因病机 ··· 207
　　二、辨证治疗 ··· 208
　第三节　魏子孝临证经验 ··· 209
　　一、病因病机 ··· 209
　　二、辨病与辨证思路 ··· 210
　　三、诊疗思路 ··· 210
　　四、治疗方法 ··· 211
　第四节　仝小林临证经验 ··· 211
　　一、糖尿病性周围神经病变 ··· 212

二、糖尿病性自主神经病变 ···213

第五节 吕仁和临证经验 ···215

　　一、疾病分期结合辨证 ···215

　　二、据虚实辨证型、证候 ···216

　　三、标本兼治，治标亦关键 ·······································216

　　四、综合防治，整体改善 ···217

第六节 裴正学临证经验 ···217

　　一、主张"十六字方针"，中西医结合 ·····························218

　　二、病机虚实夹杂，治宜分标本缓急 ·······························218

　　三、临床辨证分型 ···218

第七节 丁学屏临证经验 ···219

　　一、临床分类 ···219

　　二、病因病机 ···220

　　三、辨证论治 ···221

　　四、提出"肝阳化风，夹邪入络"学说 ·····························221

第八节 赵进喜临证经验 ···222

　　一、糖尿病性周围神经病变 ·······································222

　　二、糖尿病性胃轻瘫 ···223

第九节 查玉明临证经验 ···225

　　一、消渴病变机制——标、本、化、常、变、因、果 ···············225

　　二、糖尿病性神经病变机制——久病入络致瘀 ·······················225

第十节 祝谌予临证经验 ···226

　　一、重视辨病与辨证分型相结合 ···································226

　　二、开创活血化瘀法治疗糖尿病及并发症新思路 ·····················227

　　三、精于配伍，善用药对 ···227

第十一节 涂晋文临证经验 ···228

　　一、气血不畅、脉络痹阻为病机关键 ·······························228

　　二、审症当辨寒热虚实 ···228

　　三、病位应注意经脉循行异同 ·····································229

第十二节 南征临证经验 ···229

　　一、病因病机 ···229

　　二、重视辨证求因，强调综合治疗 ·································230

　　三、临证经验效方 ···230

第十三节 倪青临证经验 ···231

一、提倡病证结合，中西医结合诊治 ···231

二、病因、病机、治则——虚、瘀贯穿始终，活血通络为基本治则 ···············232

三、审症论治，证症结合 ···232

四、审察病势，分期论治 ···233

第十四节 钱秋海临证经验 ···233

一、气阴两虚是该病重要病理基础 ···234

二、痰瘀阻络为该病病理产物，并影响该病的发展 ·····································234

三、益气养阴、化痰活血，标本同治为该病的主要治法 ·······························235

第十五节 庞国明临证经验 ···235

一、中医认识 ···235

二、病分四期，症有四大 ···236

三、识证明病、内外合治 ···237

第十六节 范冠杰临证经验 ···238

一、糖尿病性周围神经病变的中西医认识 ···238

二、提倡中西医结合规范诊疗路径建立 ···238

三、发挥中医特色，重视外治疗法 ···239

第十七节 朱章志临证经验 ···239

一、病机关键在于阳气不足 ···240

二、治疗重三阴经，以温阳阳气为大法 ···240

三、方药选择 ···240

第十八节 奚九一临证经验 ···241

一、病因病机 ···241

二、病机及演变规律 ···242

三、辨证治疗 ···242

第十九节 梁晓春临证经验 ···243

一、病因病机 ···243

二、诊治特点 ···244

第二十节 冯兴中临证经验 ···245

一、抓病机之动态演变 ···245

二、时时顾护脾、肾 ···246

三、重视调肝 ···246

四、善用通络 ···247

第七章　糖尿病性神经病变名医验案精选···248

　　第一节　祝谌予验案···248

　　第二节　吕仁和验案···250

　　第三节　李振华验案···253

　　第四节　熊曼琪验案···254

　　第五节　林兰验案··255

　　第六节　仝小林验案···256

　　第七节　黄煌验案··259

　　第八节　张发荣验案···259

　　第九节　王顺验案··260

　　第十节　袁占盈验案···262

　　第十一节　梁晓春验案··263

　　第十二节　郁加凡验案··263

　　第十三节　王敏淑验案··264

　　第十四节　刘文峰验案··265

　　第十五节　冯兴中验案··267

　　第十六节　程丑夫验案··269

　　第十七节　张崇泉验案··270

　　第十八节　高彦彬验案··271

　　第十九节　史载祥验案··272

　　第二十节　卢永兵验案··273

　　第二十一节　周绍华验案···274

　　第二十二节　魏子孝验案···275

　　第二十三节　钱秋海验案···276

　　第二十四节　倪青验案··277

　　第二十五节　庞国明验案···278

　　第二十六节　朱章志验案···279

　　第二十七节　奚九一验案···281

第八章　糖尿病性神经病变的临床疗效评价方式···282

　　第一节　糖尿病性周围神经病变··282

　　　　一、诊断方法··282

　　　　二、疗效评价··283

　　第二节　糖尿病性自主神经病变··285

一、糖尿病性心律失常 ·· 285

二、糖尿病性胃轻瘫 ·· 286

三、糖尿病性泌汗功能障碍 ·· 287

四、糖尿病性低血糖 ·· 287

展望篇

第九章 糖尿病性神经病变基础研究进展 ··· 291

第一节 糖尿病性周围神经病变动物模型构建 ··· 291

一、自发性模型 ·· 291

二、化学药物诱导的糖尿病性周围神经病变模型 ··· 293

三、饮食诱导的糖尿病性周围神经病变模型 ··· 295

四、STZ 诱导结合手术方法诱导的糖尿病性周围神经病变模型 ·························· 295

五、外科手术法诱导的糖尿病性周围神经病变模型 ··· 295

六、基因修饰动物周围神经病变模型 ··· 296

第二节 糖尿病足动物模型构建 ··· 296

一、缺血性动物模型 ·· 297

二、神经切除 / 结扎 / 挤压法构建的动物模型 ··· 298

三、烫伤法构建的动物模型 ··· 299

四、单纯 STZ 诱导法构建的动物模型 ··· 299

五、转基因动物模型 ·· 299

六、糖尿病性周围神经病变造模成功标准 ··· 299

第三节 糖尿病性胃轻瘫动物模型构建 ··· 299

一、模型动物的选择 ·· 300

二、单因素造模方法 ·· 300

三、多因素造模方法 ·· 301

四、动物模型的评价 ·· 301

第四节 糖尿病神经源性膀胱动物模型构建 ··· 302

第五节 糖尿病性阴茎勃起功能障碍动物模型构建 ··· 303

第六节 糖尿病性肠病动物模型构建 ··· 304

第七节 治疗糖尿病性神经病变的基础实验研究 ··· 304

一、单味药 ·· 304

二、中药复方 ·· 310

第十章　糖尿病性神经病变的中医治疗进展..328

　　第一节　治疗糖尿病性神经病变的药物专利..328

　　　　一、糖尿病性周围神经病变..328

　　　　二、糖尿病性心脏自主神经病变...332

　　　　三、糖尿病合并胃肠病变..333

　　　　四、糖尿病合并泌汗功能异常...335

　　第二节　治疗糖尿病性神经病变药物的临床试验研究..336

　　　　一、单味药..336

　　　　二、中药复方..340

　　第三节　病证结合方法学研究进展...353

　　　　一、关联规则..353

　　　　二、粗糙集理论...354

　　　　三、聚类分析..354

　　　　四、人工神经网络...354

　　　　五、贝叶斯网络...355

　　　　六、结构方程模型...355

　　　　七、因子分析..355

　　　　八、隐结构模型...356

　　第四节　基于结构化住院病历的糖尿病性神经病变中医证治研究....................................356

　　　　一、基于结构化住院病历采集信息的 2 型糖尿病性周围神经病变中医证治研究............356

　　　　二、基于糖尿病结构化中医住院病历数据的糖尿病性周围神经病变病证结合诊疗
　　　　　　规律探讨..365

　　　　三、基于结构化中医住院病历数据的糖尿病合并脑梗死病证结合诊疗规律探讨.............396

　　　　四、基于结构化中医住院病历数据的糖尿病下肢动脉硬化闭塞症病证结合诊疗规律探讨.......453

附录一..468

附录二..472

基础篇

第一章　糖尿病性神经病变的西医认识

第一节　糖尿病性神经病变的分类

糖尿病性神经病变（diabetic neuropathy）是糖尿病患者最常见的慢性并发症之一，其包括一组在糖尿病基础上发生的神经系统损伤，广义概念包括中枢神经的损伤，甚至包括一些脑血管病，具体是指大脑、小脑、脑干、脊髓一级运动神经元及其神经纤维的损伤，还包括在脊髓内上行的感觉神经纤维的损伤；狭义概念主要是指周围神经受损，包括神经根、脑神经及自主神经等，其中以远端对称性多发性神经病变最具代表性，占所有糖尿病性神经病变的 50% 以上。

糖尿病性神经病变有多种，其分类方法迄今尚未完全一致，有的偏重于解剖，有的偏重于病理基础，有的根据病程分，有的分得非常详细，有的则相当简单。目前应用最广泛、最简单的分类方法是 Thomas 最早提出的，修改后的这一分类方法如下：①对称性神经病变，包括远端对称性感觉运动性多发神经病变、自主神经病变、急性疼痛性神经病变、高血糖性神经病变、治疗诱发性神经病变、对称性下肢近端神经病变；②局灶性和多灶性神经病变，包括脑神经病变、胸腹部神经病变、局部肢体神经病变、糖尿病性肌萎缩。具体临床类型分为如下 4 个方面。

一、远端对称性感觉运动性多发神经病变

远端对称性感觉运动性多发神经病变，为糖尿病性周围神经病变中最常见的一种。该病以感觉障碍为主，一般呈对称性，伴有不同程度的自主神经症状，末梢的运动障碍相对较轻。症状从肢体远端（足趾）开始，随着病程进展逐渐发展至足以及小腿，逐步向近端（上肢）发展，呈典型的短袜及手套型感觉障碍，晚期躯干也可累及，从中线开始往两侧发展，有学者称其为"糖尿病性躯干多发性神经病变"。其发病多隐匿，感觉症状的表现与受累神经纤维的大小有关。如果是细小纤维，则疼痛和感觉异常是主要症状，但疼痛的程度并不一定与神经病变相平行。疼痛的性质可以多种多样，可以是钝痛、烧灼痛、刺痛、刀割痛等多种表现，大多在晚间加剧。检查时痛觉及温度觉常呈短袜或手套型障碍，轻触足部时可有疼痛不适。关节位置、振动觉及运动功能相对受累很轻，腱反射往往存在。电诊断可以发现大纤维受累很少，肠神经感觉电位存在，但波幅低，运动神经受累很轻，运动传导速度轻度减慢。感觉异常可表现为麻木、发冷、蚁行、虫爬、发热、烧灼、触电样等感觉，深感觉（关节位置觉与振动觉）障碍一般很轻微，还可有温觉、痛觉的减退或缺失，随着症状的加重，以至于出现肢体远端部位遭受各种意外损伤而全然不知的情况，如烫伤、热水烧伤、足部外伤引起溃疡等。自主神经病变引起的足不出汗，导致皮肤干裂，更易促进溃疡发生。足部溃疡的继发感染与动脉血栓形成可造成坏死和坏疽，最终导致截肢。糖尿病足溃疡并不罕见，有学者统计，在糖尿病患者有生之年中，发生糖尿病足溃疡的概率可达 15%。主要见于小纤维受累的神经病变（假性脊髓空洞症性神经病变）

患者，也可见于大小纤维均受累的患者。溃疡的发生主要与患者的痛觉、温觉丧失有关，多由压迫及外伤引起，也可能与伴有的自主神经病变有关。这种经病变引起的足溃疡，需与缺血引起的坏死相区别。对于糖尿病足溃疡，应早期诊断，积极治疗，防止其进展，以避免发生截肢等后果。神经性关节病（夏科关节病）不多见，与疼痛感觉丧失有关，常伴有自主神经病变。感觉性共济失调、腱反射消失、神经病变性足溃疡和关节病变，常称为糖尿病性假性脊髓痨。这类患者由于有自主神经病变，往往也有瞳孔的异常，但与脊髓痨影响近端关节不同。糖尿病性关节病以足的关节受累为主，有学者统计，在 108 例患者中，累及足关节者有 91 例，膝关节只有 5 例，踝关节有 12 例，如受累的是粗大纤维，则主要影响关节位置觉和振动觉，表现为末梢感觉丧失（主要是触觉、压觉、振动觉和关节位置觉）及腱反射消失。由于本体感觉障碍，出现步态与站立不稳的症状，闭目时更为明显，即感觉性共济失调，主要影响下肢。患者常诉有踩棉花感或地板异样感。由于行动不稳容易造成跌倒、外伤甚至骨折。在临床上，细小纤维受损更为多见，但最为常见的是细小纤维和粗大纤维同时受累的混合型病例。运动障碍，如远端的无力、手与足的小肌肉萎缩，一般出现在疾病后期。

该病变还包括对称性运动神经病治疗诱导的糖尿病神经病。对称性运动神经病变分为近端对称性运动神经病和远端运动神经病，详细介绍如下。①近端对称性运动神经病：其发病率尚不清楚，常见于 50 岁以上患者。症状出现于控制不好及体重减轻时，偶为糖尿病的首发症状。运动神经病变症状的出现是因受损神经支配的肌肉突然出现无力，如腓神经受累则导致足下垂。发病 6 ~ 8 周后，受累的运动神经病变可以改善。常开始为腿上部及下背部疼痛，以后逐渐出现进行性肌无力，以一侧或双侧大腿最明显。在很不对称时易被误认为是股神经病变。肌无力可以缓慢进行，达数周至数月，以致站起困难，走路蹒跚。神经系统检查时，可以发现髂腰肌和股四头肌力弱，还可累及大腿内收肌、臂肌及腘绳肌，肩胛带受累很罕见。膝腱反射一般减低或消失，除可能同时存在的末梢性感觉障碍外，一般无腰部皮肤节段的感觉障碍。肌电图主要表现为神经源性损伤，但神经再生早期会出现短时限多相波，应与肌源性损伤相鉴别。股神经运动传导速度可能轻度减慢和不对称，但对诊断帮助不大。末梢运动传导减慢及感觉电位波幅减低，可能同时存在末梢神经病变。脑脊液蛋白可能增加，但无特异性。病程总的来讲是比较良性的，经胰岛素控制后一般进展停止，在治疗 3 个月内将会出现好转。关于病变部位，有学者认为系脊髓前角病变所致，也有学者发现其可能因近端肌肉的末梢神经病变引起。②远端运动神经病：末梢肌肉无力可见于有感觉丧失的末梢性多发性神经病变患者。偶有此类患者的运动障碍明显突出。近年来，有些病例神经活检报告为微血管病变，包括血栓形成及由于内皮细胞增生导致血管腔闭塞。临床上需与其他原因引起的神经病变鉴别。

少数患者开始用胰岛素治疗时，反而出现感觉性神经病变，有学者称其为"胰岛素性神经病变"，表现为末梢性感觉异常，甚至疼痛，主要发生于下肢。有学者认为可能这些患者本身已有隐匿的神经病变，胰岛素治疗改善了高血糖的情况，轴索开始再生。这些新生神经纤维发生的异常冲动，导致了感觉异常。神经活检支持这种解释。

二、糖尿病性自主神经病变

糖尿病患者有自主神经受累是相当常见的，但往往很少单独出现，常伴有躯体性神经病变；反之，有躯体性神经病变的糖尿病病例中，通过功能检查，发现某些程度自主神经功能障碍的发病率可高达 40%。一旦出现自主神经功能障碍的临床症状，则预后结果可能较差。据多数文献报道，其发病率为 17% ～ 40%，主要通过心脏血管自主神经功能测试统计。个别作者报告发病率可达 72% 及 80%，可能与测试手段及标准不同有关。虽报告结果有差异，但可以清楚地看到自主神经受累在糖尿病患者中是很常见的。其中相当一部分患者并无症状，仅通过自主神经检查发现有自主神经受累。一部分患者仅有一个或两个系统受累，也有不少患者有多系统自主神经受累。该病变可累及心血管、消化、呼吸、泌尿生殖等系统，还可出现体温调节、泌汗异常及神经内分泌障碍。

（一）心血管系统

1. 心率异常

心率异常主要有两种表现：一是安静时心动过速；二是固定心率。固定心率比较少见，固定是相对的，指各种刺激时心率的变化明显比常人少。也有的糖尿病患者表现为夜间心率减慢不明显。具体可分为以下情况。

（1）静息时心动过速：静息时心率 90 ～ 100 次 / 分，有的达 130 次 / 分。

（2）无痛性心肌梗死：是心脏自主神经功能障碍最为严重的表现。

（3）猝死：在患有严重自主神经病变的糖尿病患者中，有呼吸、心脏骤停的事件发生。

2. 直立性低血压

直立性低血压指由卧位改变为站立位时收缩压下降超过 4 kPa（30 mmHg）。有直立性低血压并不一定有症状，有报告表明，在 73 例糖尿病性自主神经病变患者中，23 例有症状性姿势低血压，还有 10 例站立时血压下降超过正常但并无症状。症状包括姿势性无力、头晕、视力障碍甚至晕厥，如同时服用利尿药、血管扩张药及三环类抗抑郁药可促使症状加重。胰岛素治疗也有可能促使症状加重。直立性低血压发生的机制主要是反射性代偿性血管收缩机制障碍。

（二）胃肠系统

自主神经病变可累及胃肠道任何部分，但一般即使放射学检查可以看到异常，临床上也常无症状，如有症状也常为非特异性，而且多变。胃的功能障碍主要表现为胃张力降低，排空时间延长，还可伴有胃液分泌增加及胃内容物潴留。肠道功能障碍主要表现为糖尿病性腹泻和吸收不良综合征。

（1）食管改变：主要表现有食管及咽部吞咽后的蠕动减少，下部的食管括约肌张力减低。症状有吞咽困难、胸骨后不适以及胃灼热等，但在临床上常无症状。

（2）胃无张力：表现为胃排空减慢，有报告表明，在无症状的糖尿病患者中，22% 有胃潴留的放射学证据，但多数患者没有症状。症状有食欲不好、上腹部饱满感；由于食物潴留，影响糖尿病的控制，容易发生低血糖；偶尔导致恶心、呕吐，有学者认为是迷走神经神经病变所致，也可能是交感神经同时受累。

当胰岛素依赖型糖尿病患者血糖水平出现餐后血糖不应有的波动和变化时，应考虑胃轻瘫的诊断。对这些患者进行胃部 X 线检查，以及放射性核素检查进食液态和固态食物后胃排空情况，具有诊断价值。胃肠系统受累表现为恶心、呕吐、饭后腹部胀满，食管受累可引起反流或吞咽困难。

（3）胆囊：表现为胆囊增大，收缩不好。放射学及超声检查均能发现，但一般无症状。

（4）小肠：主要为近端小肠功能紊乱。最常见的症状为腹泻，有学者认为是由于小肠停滞引起细菌过度繁殖，也有学者认为系胆盐吸收不好所致。因此，有人用广谱抗生素治疗，约一半患者有好的疗效。也有人对顽固病例用肾上腺素 α_2-受体激动药，如可乐定等进行治疗。

（5）大肠：表现为结肠无张力，是最常见的糖尿病性自主神经病变症状，主要症状是便秘。检查发现胃、结肠对进食的反应消失。

（6）直肠、肛门：某些糖尿病性神经病变表现为肛门括约肌失去控制，特别是睡眠时；如同时有腹泻，则症状更突出。外括约肌常正常。

（三）泌尿生殖系统和糖尿病性膀胱病变

当骶副交感神经、胸腰交感神经及低躯体神经受损伤时可累及多处泌尿生殖系统的不同结构。膀胱功能障碍可见于37%～50%糖尿病患者。糖尿病患者伴有泌尿、生殖系统功能障碍相当常见。与自主神经病变相关的膀胱症状包括排尿不畅、尿流量减少、残余尿多、尿不尽、尿潴留，有时尿失禁，容易并发尿路感染。生殖系统表现为男性性欲减退、阳痿。所报道的发病率为30%～75%。阳痿可能是糖尿病性自主神经病变的最早症状。例如，患者常有排尿费劲、排尿不尽、尿潴留，有时需依靠外力，如增加腹压等来帮助排尿，膀胱功能检查发现为无张力型膀胱。一旦合并泌尿系统感染，患者还可以出现尿频、尿急、尿痛等症状。在生殖系统方面，糖尿病患者常合并阳痿、早泄及逆行性射精等，可以导致不育。

（1）膀胱功能异常：常无症状，表现为膀胱增大，残余尿增多。尿流动力学检查可发现膀胱张力低下、容量增大、敏感度降低，可能与内脏传入感觉通路受累有关，因而减少反射性逼尿肌的收缩。患者早期常无症状，只表现为排尿间隔增长，清晨尿量增大；以后则可能有逼尿肌受累、尿流变弱、排尿时间延长、排尿时需要更用力，以及出现排不干净、滴沥等现象；晚期则出现尿潴留及溢出性失禁。这种情况会加重肾功能减退，应鼓励患者白天每3～4小时排尿一次，并可在排尿时于耻骨上部加压。

（2）男性性功能障碍：为男性糖尿病患者自主神经病变的最常见症状之一，包括勃起能力、射精及性欲的改变。其中阳痿常为自主神经病变的首发症状，常逐渐起病，缓慢进行。与其他器质性阳痿患者仍保留性欲不同，一部分糖尿病性阳痿患者性欲也消失。射精障碍可见于约一半糖尿病性阳痿患者，包括有逆行射精及虽达高潮仍不射精。女性患者性功能障碍一般轻微得多。

（四）体温调节

皮肤的交感神经及其支配受累时，出汗能力丧失，微动脉失去对外界环境变化的反应。

（1）出汗异常：汗腺支配的神经功能障碍是糖尿病性自主神经病变的一个常见症状。糖尿病性自主神经病变患者，可出现足甚至腿及躯干下部出汗减少，甚至无汗，而上半身可能出汗过多；此外，还可能出现味觉性出汗。

（2）血管运动异常：在自主神经病变时，微动脉对温度改变进行收缩或扩张的功能丧失。一般以下肢为明显，可能是血管收缩功能异常，也可能是血管扩张功能异常。因而有的患者感到足冷，有的患者由于血管异常的扩张，导致动静脉短路，使静脉压增加，进而出现下肢静脉扩张及水肿。

（五）低血糖

正常血糖降低时会出现轻度的副交感反应，继以交感反应，因而患者会感知低血糖，加以纠正以避免发生低血糖昏迷。副交感反应可通过迷走神经使胰高血糖素释放。交感反应使肾上腺素释放，使肝糖原分解，提供正常拮抗机制；而自主神经病变患者可能丧失早期的交感反应，因此出现低血糖而不自觉，可以无症状而突然进入低血糖昏迷。也由于上述拮抗功能的不足，血糖可以降得比较低。

此外，患者还会出现瞳孔的异常、呼吸系统的改变、胃肠内分泌及儿茶酚胺反应的异常等。为明确患者有无自主神经受累，可进行自主神经功能检查。其中以心血管自主神经功能检查应用得比较多，如安静时的心率、心率在深呼吸时的变化、站起时心率的反应、持续用力时舒张压的变化、利用倾斜台以观察血压（主要观察收缩压）的改变、站立时 30 ∶ 15 比例以及 Valsalva 试验等。3516 例糖尿病患者和 205 名正常人测试深呼吸时心率的变化、Valsalva 试验及站起时 30 ∶ 15 比例的敏感性和特异性都相当好，都达到 90% 以上。这些检查约 15 分钟即可完成。

三、急性疼痛性神经病变

此病变较少见，主要发生于病情控制不良的糖尿病患者。急性发病的剧烈疼痛和痛觉过敏，在下肢远端最为显著，也可累及整个下肢、躯干或手部。常伴有肌无力、萎缩、体重减轻与抑郁，有些患者呈神经病性恶病质。此型对胰岛素治疗的效果较好，但恢复的时间较长。有学者认为这是一种独立的综合征。现多数人认为此病变是糖尿病感觉运动神经病的一种类型，发病率不高，但患者会感觉很不舒服。此种情况可见于病情控制不良的 1 型或 2 型糖尿病患者。常伴有体重明显减轻，有严重的持续性烧灼样疼痛，脚多感觉肿胀，往往以足底最重，也可累及整个下肢，偶尔包括手。除持续伴烧灼感的疼痛外，可有间歇性炙热样刺痛，从足往上放射至小腿，晚上疼痛较剧烈。皮肤也常常有感觉异常。感觉障碍的范围常小于自觉症状的区域，一般无运动障碍，但部分患者可有跟腱反射消失。如果症状重而客观检查变化很轻，可进行皮肤活检，也可结合免疫组织化学对神经末梢进行评价。皮肤活检可采用皮肤打孔技术（skin-punch biopsy）。该病变通常需要与糖尿病性周围神经病变进行鉴别诊断，但糖尿病性周围神经病变引起的疼痛往往为慢性起病。其他鉴别诊断如脊柱病变、脑血管病变或中枢神经系统病变、局部严重的动静脉血管病变（如动脉栓塞、淋巴管炎）、骨质疏松等，也可引起疼痛症状。患者入院后相关骨代谢、甲状腺功能、肿瘤系列、超声等检查亦可排除上述病因。该病变可归为一种特征性综合征。其主要表现为随着明显的骤然的体重下降，下肢远端会产生严重的不缓解烧灼性疼痛，夜间尤为难忍，且伴有不愉快的腿部接触性感觉过敏；除了一些患者会丧失跟腱反射外，膝反射及运动神经元功能完好，感觉丧失通常是轻微的。这种综合征曾见于神经性厌食的女性患者，因此该病可能是继发于严格的血糖控制。

四、糖尿病性脑神经病变

糖尿病性脑神经病变（diabetic cranial neuropathy，DCN）是糖尿病性神经病变的一种，多为单脑神经病变，多条脑神经病变很罕见。糖尿病患者脑神经麻痹的发病率是非糖尿病患者的 10 倍。该病好发于中、老年人，且随着年龄的增长呈升高趋势，无明显的性别差异性，但女性略多。多呈急性发病，亦可亚急性发病。糖尿病性脑神经病变以动眼神经麻痹最为多见，其次是外展神经，面神经、三叉神经、舌咽迷走神经等功能的损伤较少出现，舌下神经受累国内仅有 1 例报道，嗅神经损伤尚未发现，可伴发周围神经病变。动眼神经损伤大多为眼外肌麻痹，瞳孔极少受累，有明显的眼睑下垂及眼球运动障碍；如动眼神经部分或完全性受损，表现有瞳孔受累，应首先想到动脉瘤的可能，需及时检查排除。糖尿病性动眼神经麻痹多在一天或数天内眼运动障碍达到高峰，持续数周，然后逐渐恢复。糖尿病性动眼神经麻痹一般在 6～12 周内自发恢复，但可以有复发或发生双侧的病变。体格检查可见相应的眼肌运动障碍，瞳孔正常，对光反应及辐辏反射正常。颅神经损伤以上睑下垂（动眼神经）最常见，其次为面瘫（面神经）、眼球固定（外展神经）、面部疼痛（三叉神经）及听力损伤（听神经）。一般均为突然起病，部分患者一天或数天前有先兆症状，如上唇有针刺感或发麻，有的患者感到眼球后面或眼球上面疼痛，也有的感到同侧额部疼痛，但约有一半患者无此类先兆痛。病理解剖证实，糖尿病微血管病变主要累及神经纤维的中央部分，支配瞳孔运动的纤维行走于动眼神经上方周边部，故缺血对其造成的影响相对较轻。少数患者可出现双侧或多发性脑神经病变，多为非对称性脑神经损伤，多发性脑神经病变为同侧，以动眼神经合并外展神经损伤较多。临床表现为复视、头晕、口角歪斜、垂涎、饮水反呛、吞咽困难等，除对患者造成颜面形象的损伤外，还可能导致心理和社交障碍，对患者身心造成极大的伤害。提高对糖尿病性脑神经病变的发病情况和致病危险因素的认识，对该病的预防和治疗具有重要的意义。

面神经损伤与糖尿病的关系在临床诊断过程中受到关注，使糖尿病性面神经损伤检出率增加。有个别文献报道，面神经损伤居糖尿病性脑神经病变的首位。随着电生理学检查等技术在临床的普及应用，糖尿病性周围神经病变及脑神经病变的阳性检出率日益增加。神经传导速度减慢有助于糖尿病性脑神经病变的判断，有研究认为视觉诱发电位的潜伏期延迟对发现脑神经损伤有益，甚至十分明显。因而电生理学检查对糖尿病性脑神经病变的早期发现可能有重要参考价值。但由于糖尿病性脑神经病变的病因和发病机制尚不清楚，临床缺乏特异性检查指标，早期诊断仍有困难，可能存在一定的误诊率，因而必须有糖尿病的诊断依据，同时结合临床表现、有关实验室及特殊检查证实存在脑神经损伤，并与 Tolosa-Hunt 综合征、重症肌无力、后交通动脉瘤等相鉴别后方可明确诊断。对已明确诊断的糖尿病患者，突然出现脑神经病变，诊断不难；而以脑神经病变为首发症状的糖尿病性脑神经病变则容易被误诊。因此，对中老年脑神经损伤者应考虑到该病的可能，常规检查血糖，尤其是餐后 2 小时血糖以及尿糖，必要时可行糖化血红蛋白检查、葡萄糖耐量试验，以明确诊断。头部 CT、MRI、CT 血管造影、MR 血管造影和脑血管造影，以及脑脊液检查等，对病因的诊断与鉴别诊断有益，可酌情选择。

糖尿病性脑神经病变的患者发病时，可有糖尿病史，也可为糖尿病及隐性糖尿病患者的首发表现。绝大多数为 2 型糖尿病，少有 1 型报道。临床症状与糖尿病病程及严重程度无明显相关，但血糖控制不良与脑神经损伤有关。有学者提出餐后血糖高与糖尿病性脑神经病变密切相关。一般认为，血糖控制不良可加重脑神经损伤。积极、良好地控制血糖是预防糖尿病性脑神经病变的基础，可降低糖尿病性脑神经病变的发生率，同时进行降血压、降血脂治疗也具有重要的临床意义。在有效控制血糖的同时应注意监测血糖水平，尤其要重视餐后血糖的调整。胰岛素应用有益于脑神经功能的恢复，但不宜过多使用，需高度个体化，以良好控制血糖并防止低血糖发生为宜，反复低血糖会造成周围神经损伤。一般经有效控制血糖、改善循环、营养神经、对症治疗后，大多数糖尿病性脑神经病变患者的病情好转或痊愈，预后良好，少有复发。

Bolton 等人将 Thomas 的糖尿病性神经病变分类改为较为简单实用的方法，具体内容包括：①全身性对称性多发性神经病变，又可分为急性感觉性神经病变、慢性感觉运动神经病变及自主神经病变，其中急性感觉性神经病变少见，主要因血糖急剧波动而致，如急性并发症（酮症酸中毒）时。急性感觉性神经病变的特点是主观症状严重，尤其是夜间明显加剧，但客观检查指标和体征往往无阳性发现；慢性感觉运动神经病变常称为糖尿病性周围神经病变，约 50% 糖尿病患者罹患此并发症，是糖尿病性神经病变最常见类型。常见症状有烧灼样疼痛、电击或刀刺样疼痛、麻木、感觉过敏和深部肌肉疼痛等，以下肢多见，夜间加剧。用胰岛素治疗致血糖改变过大者，称为胰岛素性神经病变。②局灶性或多灶性神经病变，也称单神经病变，主要累及正中神经、尺神经、桡神经和第Ⅲ、Ⅳ、Ⅵ、Ⅶ对颅神经，病因为微小血管梗死所致，大多数患者会在数月后自愈，涉及部位为颅、躯干、局部肢体及近端。

对于近端运动神经病变，有学者建议用"糖尿病性肌萎缩"来概括这一类病。该病症状可以是对称的，也可以不对称，主要是以一侧下肢近端严重疼痛为多见，可与双侧远端运动神经同时受累，伴迅速进展的肌无力和肌萎缩。不对称的病例多见于 50 岁以上男性，也可见于病程较久、糖尿病病情较重的患者。少数病例糖尿病病情也可以很轻，甚至没有察觉。发病一般较急（1～2 天内）或呈亚急性发病。肌肉萎缩明显，先感无力，根据病情轻重，2～3 周出现明显萎缩，一般主要累及股四头肌群、髂腰肌及大腿内收肌。膝腱的改变与肌肉受累的程度有关。屈组肌群，如臀肌、腘绳肌及腓肠肌则较少受累。运动症状主要为受累侧膝关节不稳，站立及行走困难，特别是上台阶困难。一般患者均有疼痛，为深部的持续性钝痛，晚上为重，也可呈烧灼样痛。皮肤无明显的感觉异常。疼痛开始于受累侧下背或臀部，或从髋扩展至膝。直腿抬高试验常为阴性，一般无腰部皮肤节段的感觉障碍，如有也很轻，可以同时伴有末梢性对称性（主要是感觉）多发性神经病。此类患者发病较慢，有时出现在给予胰岛素后或体重明显减轻时。有些病例有跖反射阳性反应，个别学者报告发生率可达约 50%，但多数学者认为并不多见。电诊断可以看到股神经传导速度减慢，肌电图主要为神经源性改变，也可以看到相应脊旁肌肉的失神经表现，也有患者出现一些肌病的特征。其主要与腰椎间盘突出及腹膜后肿瘤伴腰低神经丛的浸润鉴别。预后一般是好的，有报告追随 12 例平均 4 年半，除 1 例外均有进步。其中 7 例功能恢复良好，其他 5 例也有不同程度的进步。但恢复过程可能较慢，长达 12～24 个月。疼痛均逐渐消失。

躯干神经病即胸腹部神经病或胸腹部神经根病，多见于 50 岁以上的长期糖尿病患者。绝大多数患者不伴有糖尿病性视网膜病变或肾脏病变，但一半以上患者同时表现有末梢性多发性神经病，可以突然发病，疼痛和感觉异常可能是最早的症状。疼痛常为深部钝痛，也可以为钻痛，也有描述为烧灼样痛、刺痛。一般均为单侧或主要为一侧，因此易与心绞痛、肺部或胃肠道病变的症状混淆。有的疼痛呈根性分布，夜间最重，一般咳嗽用力无影响。痛感可出现于一个或数个皮肤节段。从症状开始到高峰一般为几天，但有时可经数周扩散至邻近节段。多数患者有明显的体重减轻，可以与近端不对称性运动神经病及脑神经病同时发生。检查时可以发现，疼痛最重的皮肤节段对针刺有感觉异常，一般于胸、腹的前部为明显，有时仅有轻度的感觉过度；也可能有同侧的腹肌力弱，因腹肌的松弛，进而导致局部膨出。肋间的肌力弱比较难发现。但对受累肌肉及脊旁肌进行针电极肌电图检查，可以在多数病例中发现有失神经现象。有报告表明，在 21 例患者中，有 15 例为阳性。有的患者表现为腹部菱形感觉障碍，随病情往两侧及上部发展。

糖尿病缩窄性神经病变的病位在尺神经。患者发生腕管综合征的概率比一般患者高，与同年龄人相比，男性要高 2.5 倍，女性要高 2.2 倍，常与糖尿病周围性多发性神经病变同时存在。尺神经病变多为主侧，因此也可能与慢性损伤有关，但不论腕管综合征或肘管综合征，其治疗方法与一般人并无区别。

第二节　糖尿病的发病机制

糖尿病是代谢状态出现紊乱，胰岛素的产生与作用发生障碍而表现出来的慢性代谢疾病。糖尿病主要分为四大类，即1型糖尿病、2型糖尿病、妊娠糖尿病、特殊类型糖尿病。其中1型和2型糖尿病涵盖了绝大多数糖尿病患者。无论从其发病过程、发病特点、疾病累及范围、器官功能和预后，都表明了该病发生机制的复杂性和多元性。对探讨慢性疾病发病机制有着代表性的意义。近年来随着对机体生命活动研究认识的深入，特别是对基因表达调控机制认识的深入，慢性病发病机制的研究正在揭开一个新的篇章。

一、2型糖尿病的发病机制研究

2型糖尿病的特点表现为起病隐匿且缓慢，常有阳性家族史，并在某些种族中呈现高患病率倾向；发病与增龄、肥胖和某些不良生活方式有密切的关系，多见于中老年人和肥胖者；在经济发展迅速、生活方式改变较大的国家与地区，其患病率呈快速上升趋势。这类糖尿病患者初发病时一般血浆胰岛素绝对水平并不低，但胰岛素刺激释放试验显示胰岛素释放高峰减低并后移，表明胰岛β细胞功能障碍与胰岛素活性损伤常同时表现于同一患者身上。2型糖尿病的发病特点为其发病机制研究提供了线索。

（一）2型糖尿病发病的遗传机制

1. 经典遗传因素的作用

现代医学观点认为大多数疾病的发生和患者的遗传背景有关。对于皮马印第安人的 Indians 流行病学调查，第一次明确了2型糖尿病发病与遗传背景的关系。支持2型糖尿病发病过程中经典遗传因素作用（因 DNA 序列改变而发病）的证据来自以下几个方面。

（1）种族患病率：表明世界上各种族之间2型糖尿病患病率各不相同。即使在同一国家，不同种族之间患病率亦各不相同。在北美部分国家生活的皮马印第安人20岁以后糖尿病患病率高达35%，而其所在国家本地人的糖尿病平均患病率为7%，但在混血皮马印第安人中这一患病率与其所在国家的平均患病率相近。

（2）阳性家族史：2型糖尿病患者常有明确的家族史，但阳性家族史的百分比在各民族、各国家中并不完全一致。

（3）孪生子患病率调查：在孪生子中调查表明，2型糖尿病共患病率在单卵双生子中为20%～90%。这一波动较大的原因可能与调查方法、被调查者年龄有关。考虑年龄因素修正后结果为70%～80%，而双卵孪生子2型糖尿病共患病率仅为9%。

（4）与糖尿病发病明确相关的致病单基因位点包括以下几类。①胰岛素基因：1979年报道了第一个胰岛素基因点突变家系，至今已有两大类13个家系6个基因位点被查明。高胰岛素血症是由于胰岛素基因突变，造成胰岛素与胰岛素受体结合力改变，生物活性下降，清除减慢。高胰岛素原血症是由于胰岛素转换酶不能在该位点完成内切修饰，造成胰岛素原过多而发病。②胰岛素受体基因：于1988年首例报道。现已有40余种编码区突变形式的报道，大部分为点突变，亦有缺失类型。可按突变造成受体功能改变分为两类，受体数目减少为一类，受体亲和力减低为另一类。③葡萄糖激酶基因：1993

年明确报道，在糖尿病家系中有葡萄糖激酶基因突变。突变形式多样，多见于 MODY 家系。④线粒体基因突变：1992 年确认线粒体基因突变是特定糖尿病类型发病的原因。这一类型突变在中国糖尿病患者中亦有报道。

2 型糖尿病致病基因及关联基因包括与糖、脂代谢相关激素、受体、载体的基因，以及葡萄糖、脂肪代谢通路限速酶的基因等。因单基因突变致 2 型糖尿病发生者不超过其总体的 10%，国内研究通过对多地 102 个且至少两代以上都患有 2 型糖尿病的家系，进行微卫星多态性基因组扫描、分型和连锁分析，在人体 9 号染色体断壁 21 带区域发现两处位点存在 2 型糖尿病的易感基因，其功能意义需进一步探索。

2. 表观遗传学的发展

近年来，随着遗传学中的另一个领域——表观遗传学的发展，2 型糖尿病的发病机制得以补充。表观遗传学是一门不涉及 DNA 序列改变，而研究遗传信息传递过程状态变化（如 DNA 甲基化、组蛋白乙酰化、染色体重塑、RNA 干扰）和基因表达谱在代间传递现象的遗传学。经典遗传学和表观遗传学构成了阐述遗传现象的两个方面。表观遗传学研究的具体内容分为两大类：①基因选择性转录表达的调控，包括 DNA 甲基化、基因印记、组蛋白共价修饰、染色质重塑等调控方式；②基因转录后的调控，包括非编码 RNA、微小 RNA、反义 RNA、核糖开关等调控方式。这就意味着基因组学包含两类信息，经典遗传学提供的是遗传模板信息，通过 DNA 的精准复制、转录和翻译，生物体的遗传信息得以稳定传递；而表观遗传学提供的则是何时、何地以及如何传递应用模板信息，通过 DNA 一系列表达调控途径，将遗传与环境变化结合在一起，使遗传信息有着一定的反应调整和适应性。表观遗传从另一个角度提供了环境因素对遗传信息传递所起到的主动与直接作用的理论及实验依据。

目前认识到的表观遗传变异主要包括 MicroRNA（miRNA）、DNA 甲基化及组蛋白修饰。自 2004 年 miRNA 在 2 型糖尿病中的作用第一次被确定后，越来越多的 miRNA 被发现与 1 型和 2 型糖尿病的发生发展有关。新的研究表明，miRNA 在诱导多能干细胞分化为胰岛素表达细胞的过程中潜力巨大。miR-302、miR-367、miR-372、miR-373 和 miR-371 参与胚胎干细胞驱动分化中的多能性分化，miR-21、miR-25、miR-103 和 miR-92a 在干细胞分化中的发育、成长过程中有明显的表达差异。miRNA 是人的胰岛 β 细胞的可塑性和适应性介质，参与血糖的刺激分泌耦合，尤其是影响胰岛素分泌的晚期阶段。

DNA 甲基化是指在 DNA 甲基化转移酶（DNMTs）的催化下，使 S- 腺苷甲硫氨酸（SAM）中的一个甲基基团转移到二核苷酸（CpG）的胞嘧啶上。在哺乳动物基因组中，这种修饰发生在胞嘧啶碱基第 5 个碳原子上，形成 5- 甲基胞嘧啶。这种修饰是一种可逆的过程并且直接影响到基因的活性。在健康人基因组中，60%～90%CpG 都会被甲基化，未被甲基化的 CpG 会形成 CpG 岛，位于结构基因启动子的核心序列和转录起始点。在细胞中，甲基化模式都是相对独立的，并且甲基化和去甲基化都是动态的。哺乳动物基因组中的甲基化模式在分化的体细胞中是广泛稳定遗传的。

组蛋白外部修饰的基本要素通常包括乙酰化、甲基化、泛素化、磷酸化、生物素、核糖基化、硫酸核糖基化等。DNA 甲基化的损失使胰岛 β 细胞自发地重新编程和重新编码因子直接进入胰岛 α 细胞。转录因子 PDX-1 作为一个自主的重新编码因子可以促进从胰岛 α 细胞到胰岛 β 细胞的转换，通过与组蛋白的甲基转移酶 SET7/9 相互作用发生表观遗传改变。已有学者提出，外源的 PDX-1 作为引发剂，通过影响募集胰岛 β 细胞周围特定的 SET7/9 特异位点，来完成胰岛 α 细胞到胰岛 β 细胞的改变。组蛋白甲基化降低使得胰岛 β 细胞增生受损和 β 细胞量减少，导致轻度糖尿病。

（二）2 型糖尿病发病相关的危险因素及机制

目前公认的 2 型糖尿病两大发病危险因素为年龄和肥胖，特别是前者被认为是不可控的自然规律因素。随着年龄增长，随机出现的 DNA 甲基化会不断累积，有可能是糖尿病、代谢综合征在老年人群中高发生的一个原因；但表观遗传学改变是不稳定的，可能受到食谱、体重和其他环境因素的影响。最近的研究结果表明，肥胖、糖尿病的发生与肠道菌群谱变化有着密切的关系，这一研究正在成为揭示肥胖这一高风险因素与 2 型糖尿病发生机制的热点领域。最早提出这一假说的是 Cordon 研究团队，他们注意到无菌环境下饲养的小鼠，即使热量摄入高出 29%，全身体脂仍低于常规状态下饲养小鼠的 40%。如果将常规状态下饲养小鼠盲肠部位的菌群注入无菌小鼠肠内，2 周内无菌小鼠的体脂可增加 57%，肝内甘油三酯增加 2 ~ 3 倍；并出现明显的与食物摄入量和能量支出无关的胰岛素抵抗现象。

人类肠道中有着巨量不同类型的细菌，种类在 1000 种左右，肠道优势菌群约有 40 余种；细菌数量从小肠开始逐渐增加，在十二指肠部位约为 10^4 CFU/g，在回肠末端达到 10^7 CFU/g。小肠中主要是需氧的革兰阴性菌，也有部分厌氧菌。在大肠部位，细菌数量约为 10^{12} CFU/g，主要是厌氧菌；据估计 60% 大便量是由菌落形成的。综合应用 PCR、点杂交、印记、原位杂交以及 DNA 芯片等技术监测发现人类胃肠道内菌群主要由厌氧菌构成，分属三大门类：革兰阳性菌的 *Firmicutes* 和 *Actinobacteria* 以及革兰阴性菌的 *Bacteroidetes*。*Firmicutes* 是一个有着 200 多个分支的细菌大门类，包括 *Lactobacillus*、*Mycoplasma*、*Bacillus* 以及 *Clostridium* 等类型；*Actinobacteria* 以及革兰阴性菌的 *Bacteroidetes* 均为肠道中的主要菌群，但后者常常为 RNA 序列检测方法所遗漏，仅能被 FISH 方法所检出。肠道菌群的基因组称之为微生物基因组学（microbiome），微生物基因组规模超过人类基因组百倍以上。微生物基因组学重要的代谢与生物学作用现在还远未被认识。目前的研究证据越来越表明，肠道内菌群谱与健康状态和疾病发生之间有着密切关系。

无菌状态和常规状态下的小鼠，喂同样热量的高脂和高糖类食物 8 周，无菌小鼠体重和体脂量明显低于常规状态下的小鼠。同时，在这种食物饲喂诱导下，出现的胰岛素抵抗和葡萄糖不耐受现象，在无菌小鼠身上也低于常规状态小鼠。瘦素（leptin）基因缺陷性小鼠出现肥胖的趋势可因两种优势菌群（*Firmicutes* 和 *Bacteroidetes*）增加而改变。与同样饲喂含多糖食物的对照小鼠比较，增加 *Firmicutes* 和 *Bacteroidetes* 的小鼠肥胖发生率减少了 50%。另外，膳食、肠道菌群和能量平衡之间的关系在食物诱导肥胖动物模型上得到进一步证实。抵抗素样分子 β（resistin-like molecule β，RELM-β）基因敲除小鼠，可抵抗高脂饮食诱导的肥胖。当抵抗素样分子 β 基因敲除小鼠从饲喂一般食物转为饲喂高脂食物，和野生型对照小鼠从饲喂高脂食物到饲喂一般食物时，两种小鼠肠道内的菌群类型和功能特点出现同样的相互转换，表明膳食类型在肠道菌群变化中的主导作用。

为进一步探索肠道菌群变化与肥胖发生和膳食变化的因果关系，从肥胖小鼠和瘦小鼠回盲部采集的肠道细菌被注入无菌小鼠肠道内。2 周后，与接受瘦小鼠肠道菌群注入的无菌小鼠相比较，接受肥胖小鼠肠道菌群注入的无菌小鼠从食物中吸收更多的热量并且增加更多的脂肪组织。这样的结果已经不同于实验室报道，饲喂同样热量，接受肥胖小鼠肠道菌群注入的动物比接受瘦小鼠肠道菌群的动物表现出更明显的胰岛素抵抗和脂肪蓄积。

人体试验研究支持同样的结论。与非肥胖者相比较，12 名肥胖者远端消化道菌群特点为较低的菌群和较高的 *Firmicutes* 菌群。在随机的脂肪或是糖类食物限制 52 周后，菌群比例升高，同时伴有在无进食改变状态下的体重下降。

一项 154 例包括单卵、双卵肥胖和非肥胖孪生子及其母亲在内的综合研究表明，肥胖与某些肠道菌群的多样性明显减少有关。与非肥胖者相比，肥胖者表现为较低的 *Bacteroidetes* 菌群和较高的 *Actinobacteria* 菌群。这一较大规模的研究提示，在某种程度上，人的肠道菌群类型在同一家庭成员中相近，并很大程度上遗传自母亲。对于细菌的结构和功能而言，这一肠道菌群的遗传性较之个体的实际遗传关系更重要。截至目前，人体试验研究一般多支持以上肠道菌群与肥胖发生有关的结论，但试验结果并不完全一致。有方法学问题，也有人的生活方式与实验动物之间的差别。由此可见，胃肠道菌群类型的研究与采用的检测方法、检测对象的生活方式状态，以及取材部位均有密不可分的关系。关于肠道菌群改变与人体肥胖和疾病发生之间的关系需要进一步研究证实。

1.2 型糖尿病的发病机制

目前，经研究提出的肠道内菌群谱、健康状态，以及与疾病发生相关的可能机制有以下几种情况。

（1）增加小肠绒毛毛细血管与肠道单糖吸收：高脂、高糖膳食可使小肠绒毛毛细血管成倍增加，并增加单糖的吸收。门脉血液内增加的单糖水平可以刺激糖类反应性结合蛋白介导的、甾体反应性结合蛋白 -1 介导的肝内和脂肪组织内脂质生成，最终导致肝内和脂肪组织内的脂质蓄积。另外，肥胖动脉肠内菌群基因组分析显示，缺少与刺激肠运动相关的菌群，而富含酵解、水解糖分、转运单糖的菌群。

（2）促进循环甘油三酯在脂肪细胞中的存储：肠道菌群变化可以抑制小肠内一种脂肪组织脂蛋白酯酶抑制物——FIAF（fasting-induced adipose factor，FIAF）的分泌，FIAF 也被称为促血管新生因子样蛋白 -4（angiopoietin-like protein-4），从而导致血液循环内甘油三酯在脂肪组织中的蓄积。同时，高脂膳食环境下的肠道菌群易将食物中的胆碱转化成具有肝毒性的甲胺，减低胆碱在脂代谢中生物活性，从而促进肝脏的脂肪分解、胰岛素抵抗和脂肪过氧化发生。肠道菌群还可以直接影响宿主的胆酸乳化与吸收，间接影响胆酸相关信号途径与肝脏脂肪存储，以及脂质过氧化发生。

（3）影响肝脏与肌肉组织中脂肪酸氧化途径：无菌小鼠肝脏与肌肉的脂肪酸氧化活性增加，这一活性增加可能与以下相互和独立的机制有关。①增加 AMPK（AMP-actived protein kinase）的活性，从而提高一系列线粒体脂肪酸氧化关键酶，包括乙烯辅酶 A 脱羧酶的活性；②增加 FIAF 诱导的 PPAR- 相关活性因子 -1α 的表达，这一核转录相关因子是参与脂肪酸氧化途径核受体和蛋白酶活性的关键相关活性因子。

目前研究提示，肠道菌群在机体能量平衡中的作用为：①影响食物能量的摄取，包括通过肠道食物分化与吸收从而影响食物能量的摄取；②影响能量存储，通过循环甘油三酯、极低密度脂蛋白的组织细胞内积蓄从而影响能量存储；③影响能量支出，通过参与调解组织脂肪酸氧化过程从而影响能量支出。

（4）对肠道分泌多肽的影响：肠道菌群可以合成大量的糖类水解酶，这些酶可将多糖分解为单糖和短链脂肪酸。这些被分解的物质除了是重要的内源性脂质合成物质，某些短链脂肪酸还是 G-protein 偶联受体的配体。在配体结合受体时可刺激 PYY（peptide YY，一种肠道激素）分泌，引起肠道吸收增加。

与单纯糖类食物相比较，益生菌和糖类混合食物可以增加小肠内 *Lactobacilli* 和 *Bacteroidetes* 菌群数量，使得小肠屏障功能增强；减轻内毒素血症、肝脏与全身炎性细胞因子生成和氧化应激反应，同时也可使循环中 GLP-1、GLP-2 水平增高。这些作用可因事先使用 GLP-1、GLP-2 拮抗剂或受体激动剂而减低或增强。这些结果表明 GLP-1、GLP-2 可介导益生菌效用。

人体益生菌随机对照研究表明，妊娠妇女在产前 4 周至产后 6 个月摄入益生菌（*Lactobacillus rhamnoses*）的干预方式是安全的，对产后 1 ～ 2 年的婴儿体重控制有一定的作用，并可降低 4 岁时体重增加的趋势。

（5）其他全身效应：除了以上涉及的肠道菌群在机体能量平衡中的作用外，肠道菌群还参与了以下过程的发生。

1）慢性炎症反应：肥胖、胰岛素抵抗以及糖尿病、心脑血管疾病患者存在慢性炎症的现象早已被人们所认识，这一慢性炎症的来源曾被归于脂肪组织释放的炎症因子。肠道菌群的研究进一步解释了机体代谢与免疫关系之间的联系。①低程度内毒素血症：这是一种与肠道菌群相关的慢性炎症。肠道革兰阴性菌壁上的成分脂多糖（lipopolysaccharide，LPS），可通过与免疫细胞表面受体复合体（CD-14、TLR-4）的途径激活炎症反应。去除免疫细胞表面 TLR-4 可以防止高脂食物饲喂导致的胰岛素抵抗发生。高脂膳食可以激活肝脏中的巨噬细胞——Kupffer 细胞，进而导致胰岛素抵抗和全身脂肪存储。4 周饲喂高脂膳食的小鼠不仅表现出肥胖，同时出现肠道菌群变化（*Bifidobactieria* 和 *Eubacteria spp* 菌类减少）和血液循环中 LPS 水平增高 2 ～ 3 倍。研究者称此现象为"代谢性内毒素血症"，因为虽其血内毒素水平较之对照组小鼠升高，但远远低于真正败血症休克的水平。皮下注射 LPS 同样可以产生以上代谢紊乱现象。CD-14 受体敲除小鼠就没有以上对高脂食物饲喂和皮下注射 LPS 的反应，这一 LPS 效应的研究同样在人体研究中能观察到。低程度内毒素血症可增高血中 TNF-α 和 IL-6 水平并增进胰岛素抵抗，高脂、高糖膳食可以诱发餐后血浆 LPS 水平升高，同时也会伴随单核细胞内 TLR-4、NF-κB、SOCS-3 水平增加；这些现象在进食富含纤维和水果的膳食后则完全观察不到。高脂饲喂小鼠和 *ob/ob* 小鼠服用抗生素，可以减低肠内 LPS 水平并减轻代谢性的内毒素血症，改善肥胖体征。②不同食物引发不同程度的内毒素血症。例如：高脂食物可以增加小肠通透性和升高血中 LPS 水平，提示肠内脂肪吸收可能与 LPS 进入门静脉血流中起主要作用。这一作用也在人体研究中被证实，在 201 例健康男性血中 LPS 水平与他们 3 天内摄入的总热量和脂肪量呈正相关，而与其他营养素摄入无关。高脂膳食诱发的急性内毒素血症中的 LPS 浓度足以激活体外培养的人动脉内皮细胞，其效果与人动脉内皮细胞接受单核细胞释放可溶性 TNF-α 相一致。比较单一食物，如葡萄糖、奶油和橘子汁食品对健康人血浆内毒素、氧化水平和炎性标志物水平的影响，NF-κB、SOCS-3、TNF-α 和 IL-1β 水平在摄入葡萄糖、奶油后明显升高；血浆 LPS 水平和 TLR-4 表达在摄入奶油后升高，而服用橘子汁则对这些标志物水平无影响；并且在摄入高糖、高脂食物时加服橘子汁还可抑制单纯摄入高糖、高脂食物时诱发的 LPS、相关炎性标志物和 TLR-4 表达的升高。另一个可以诱发内毒素血症的物质为果糖。小鼠过量摄入果糖 8 周可使门脉中内毒素水平升高 27 倍，同时出现伴有明显升高的血中炎性标志物以及胰岛素抵抗。以上研究表明，脂质和果糖是可较强引发内毒素血症和炎性反应的食物，这与肠道菌群促进 LPS 生成和吸收增加有关。这类食物是如何增加 LPS 生成和吸收仍有待进一步研究。

以上研究表明肠道菌群在能量代谢不同环节途径上的参与最终产生了肥胖、胰岛素抵抗乃至糖尿病发生的整体效应。膳食结构与肠道菌群以及慢性炎症状态密切相关，也与肥胖、胰岛素抵抗以及糖尿病发生密切相关；这不仅提供了生活方式、环境因素与疾病发生的途径、机制，也从另外一个方面提示生活方式干预可以提高健康状态，预防疾病发生的分子学基础。

2）生命初期的作用：胎儿在子宫内是处于无菌状态的，出生后暴露于细菌中。KOALA 出生队列研究表明，婴儿期的肠道菌群与分娩方式、喂养方式、住院、出生时的发育情况以及抗生素使用有关。与自然分娩的婴儿相比较，在剖腹产分娩的婴儿肠道菌群中，两种防止肥胖的 *Bifidobacteria* 和 *Bacteria spp* 菌群较少，而更多为 *C.difficile* 菌群。婴儿出生第一个月菌群尚在动态变化中，肠道菌群在出生后 1～2 年内稳定，特别是第一年对每个人的肠道菌群形成至关重要。不同饲喂方法也会影响婴儿肠道菌群谱。母乳、配方奶饲喂婴儿各有其优势肠道菌群，目前尚需要长期队列研究才能阐述这些不同类型的肠道菌群，以及不同生活方式和婴儿今后健康与疾病发生的关系。

3）抗生素的应用：人口服 5 天抗生素后，肠道菌群大约需要 4 周时间恢复到既往状态，有些菌群的恢复可能需要长达 6 个月的时间。婴儿使用抗生素后可能会使不利于肥胖发生的 *Bifidobacteria* 和 *Bacteria spp* 菌群减少，并且 *Bifidobacteria* 菌群恢复较慢，而 *Bacteria spp* 常常不能恢复。

2. 2 型糖尿病的危险因素

虽然已有不少动物与人体研究表明，肠道菌群与肥胖、胰岛素抵抗和糖尿病发生有着密切的关系，但要证实其中的因果关系还需要进一步的研究和人体试验证实。目前的研究至少提供了一个事实，即人体健康状态与包括个体生活方式在内的环境因素有着密不可分的关系。养成健康生活方式是维护机体健康最基本的保障。

流行病学研究显示，明确 2 型糖尿病患病风险因素和强化生活方式干预，可以显著降低具有糖尿病发生风险个体的糖尿病发病率，从正反两个方面表明 2 型糖尿病的发生与生活方式密不可分。目前所知，与糖尿病发病密切相关的主要三大生活方式因素包括饮食结构、日常运动量、吸烟与否；而形成生活习惯与方式的主导原因，很大程度上取决于每个人对健康的意识和对自己行为的掌控能力。支持生活方式影响 2 型糖尿病发病的现象，可见于同一民族在世界不同地区生活而表现出的不同患病率，在广岛本土的日本人糖尿病患病率为 7%，而在夏威夷的日本移民患病率为 13%；在中国大陆居住的华人糖尿病患病率为 4%，而在中国台湾这一比率为 5.7%，在香港特别行政区为 6.7%，在新加坡为 8.6%，在毛里求斯高达 16.6%。

（1）饮食结构：饮食结构是与代谢性疾病发生关系最密切的因素之一。第二次世界大战后半个多世纪的相对和平，使得绝大多数国家人民生活水平较 50 年前有了很大提高。随之而来的是 2 型糖尿病患病率在世界各国的攀升，发病年龄提前，特别是在经济发展迅速、饮食结构改变较大的发展中国家。以中国为例，在近 20 年里，中国绝大部分地区，特别是经济较发达的城市及城镇，居民饮食结构发生了很大变化。与此同时，全国糖尿病平均患病率已由 20 世纪 70 年代末的 1%，上升到目前的 4.5%。发病年龄大大提前，特别是在 20～30 岁青年人中，糖尿病患病率较 20 年前大大增加。2 型糖尿病在发展中国家大规模发病与人群早期（胚胎时期）营养不良有关。在世界各地的调查一致显示，低出生体重新生儿在成人后糖耐量减低，极易发生糖尿病。动物实验表明，给妊娠母鼠饲喂含 50% 正常蛋白质含量的等热量食物，其产生的子代胰岛细胞小、血管少，白细胞分泌能力减低。70 天后糖耐量减低，胰岛素分泌减低。同时子代肝中葡萄糖激酶活性下降，肝细胞对胰岛素反应不敏感。在子代雄鼠中表现为胰岛素外周作用减低明显，而雌鼠则胰岛素分泌功能显著减退。这种特性与人的表现一致，且在成年后依然存在。上述改变仅在母鼠妊娠期营养不良的子代中出现而不在母鼠哺乳期营养不良的子代中出现，说明胰岛 β 细胞功能及胰岛素靶器官对胰岛素的敏感性受到早期营养状况的影响。营养成分，特别是胚胎期营养成分改变，DNA 甲基化和组蛋白乙酰化水平导致细胞凋亡，以及某些相关基因表达异常，是用以解释这些现象的分子基础。妊娠期间营养不良可导致下一代胰岛功能损伤，但妊娠时血糖过高同样也会导致子代代谢紊乱。加拿大研究人员报道母亲患有妊娠糖尿病，其子女在学龄儿童时就具有餐后高血糖（IGT）和超重的风险。

（2）日常运动量：运动可增加能量消耗，维持机体能量平衡。正常人骨骼肌占体重的 40%，是机体重要的外周葡萄糖利用器官。肌肉活动时，肝脏葡萄糖输出增加，肌肉葡萄糖利用加速。短期轻微活动时，肝脏葡萄糖输出增高与肌肉利用保持平衡。轻度活动达 40 分钟，两者之间已呈轻度负平衡，血糖水平略有下降。运动后 40 分钟，肌肉摄取葡萄糖的量与休息状态相比仍高 3 ~ 4 倍。由此可见，运动对维持机体能量平衡及加强外周组织葡萄糖利用的益处。现代都市人体力活动明显减少是导致糖尿病患病率上升的另一个不可忽视的原因，加强合理运动也是生活方式干预糖尿病发生的一项重要有效措施。

（3）吸烟与否：据 Persson 对 3129 名 35 ~ 60 岁男性居民调查表明，每天吸烟 16 支以上者，其糖尿病发病危险是不吸烟者的 2.7 倍。但未发现吸烟与 IGT 发生相关。在同样的身体质量指数（BMI）情况下，不吸烟者葡萄糖刺激后胰岛素分泌水平高于吸烟者；而吸烟者内脏脂肪量、空腹血糖及胰岛素水平均较不吸烟者高。吸烟可加重胰岛素抵抗现象。另有报道表明，吸烟者餐后 2 小时血糖水平并不较不吸烟者高，但其糖化血红蛋白（HbA1c）水平升高，提示吸烟者体内易发生糖化反应。

（4）增龄与肥胖：增龄与肥胖是两个公认的糖尿病重要易感因素。2 型糖尿病患病率随增龄上升，60 岁以上老年人患病率明显高于其他年龄组，这在世界各地任何种族都是一致的。因此，2 型糖尿病被称为与年龄相关的老年性疾病。增龄还可与不良的生活方式产生共同的效应——肥胖。以下部分将以增龄与肥胖为切入点，分别阐述环境因素所造成的病理生理改变及可能机制。

1）增龄造成的糖代谢改变所涉及的发病机制效应

首先，胰岛细胞对葡萄糖诱导产生的胰岛素分泌反应减低。在形态上，老年人胰岛细胞变性增加，β 细胞数目减少，α 细胞数目相对增加。虽然单个胰岛细胞内胰岛素含量有所增高，但在功能上，胰岛细胞葡萄糖转运能力下降，葡萄糖氧化减少。葡萄糖刺激胰岛素原（proinsulin）合成作用亦受损，这一作用可发生在前胰岛素原（preproinsulin）mRNA 水平上。不仅葡萄糖诱导的胰岛素分泌受到增龄的影响，精氨酸、磺脲类药物刺激胰岛素分泌的作用也会随增龄而减退，这提示增龄对胰岛 β 细胞的作用是多方面的。虽然老年人基础胰岛素水平并不减低，但这并不能提示老年胰岛分泌能力正常，也可能与胰岛素清除速率下降有关。

其次，胰岛素介导的葡萄糖摄取能力减低，使葡萄糖外周利用率下降。肌肉组织是由胰岛素介导葡萄糖摄取的主要外周组织。30 ~ 70 岁，人肌肉组织减少 30% ~ 45%，脂肪组织在男性中增加 18% ~ 30%，女性则增加 26% ~ 36%，而脂肪细胞表面积增大 19%。这是葡萄糖利用下降的一个原因。由于胰岛素外周作用下降，胰岛素在肝内抑制糖生成作用减低，使肝脏糖生成增多。另外，老年人消化道糖吸收减慢，与 20 岁左右的青年人相比，70 ~ 80 岁老年人口服 1100 g 葡萄糖 270 分钟后，吸收率减慢 67% ~ 81%，但消化道吸收减慢对糖耐量的影响不是主要原因。如果将口服葡萄糖耐量试验改为静脉注射葡萄糖耐量试验，仍可见老年人糖耐量减低的现象。

再次，患病率随年龄上升，反映了随增龄器官功能，特别是储备功能衰退的状况。老年人空腹血糖水平随年龄增长有所升高，这一变化出现在 60 岁左右。其特点为：空腹血糖每 10 岁增加 0.11 mmol/L，餐后 2 小时血糖每 10 岁增加 0.44 ~ 1.11 mmol/L，其中空腹血糖变化较餐后血糖变化小。只有在大规模检测或长期固定随访中才能发现，不仅空腹血糖随增龄而增高，葡萄糖耐量也随年龄增长而减退。

老年人胰岛素、胰高血糖素水平及两者间比例，前臂肌肉糖摄取的能力与年轻人相比，较无明显变化，但对葡萄糖刺激反应能力大大减低。老年人胰岛素受体亲和力没有改变，胰岛素作用减低很可能是受体后的改变所致。随增龄出现的糖代谢改变与一般肥胖及糖尿病情况有所不同，这也提示在不同情况下糖代谢改变的机制可能有所不同。表观遗传学研究表明，随着年龄增长随机出现的 DNA 甲基化会不断积累，使得基因表达调控有所改变，这也是糖尿病、代谢综合征等代谢性疾病在老年人群中高发的原因。老年人常同时伴有肥胖，两者对糖代谢及胰岛素作用的负性影响可能是叠加的，使增龄造成的改变更加显著，成为老年人易患糖尿病不可忽视的因素。既往认为增龄因素是不可控的自然规律发病因素，而目前正在被干预手段所消减。

2）肥胖造成糖代谢改变所涉及的发病机制及效应

首先，代谢紊乱：肥胖者常出现大量脂肪堆积，血生化代谢指标大都不正常。主要是血脂水平明显增高，特别是游离脂肪酸含量增高（目前我国临床常规血生化检测缺乏此项指标）。游离脂肪酸水平升高，特别是饱和脂肪酸可抑制葡萄糖的利用。曾有报道外源性脂肪酸输入体内可形成轻度胰岛素抵抗模型。另外，体内各部位脂肪代谢速率并不一致，腹部脂肪代谢速率要比臀部、股部脂肪代谢活跃。因此，中心型肥胖者更容易表现为血中脂肪酸含量过高、高甘油三酯血症。代谢紊乱并不仅表现为血脂、血糖水平升高，体内堆积的大量脂肪组织本身就是活跃的分泌器官。脂肪组织可以产生数十种脂肪细胞因子（adipokines），分为几大类别：①激素类因子，包括瘦素（leptin）、抵抗素（resistin）、脂联素（adiponectin）、内脂素（visfatin）、网膜素（omentin）等；②酶类，包括脂蛋白酯酶、$17\beta_2$ 轻胆固醇脱氢酶等；③炎性因子，包括肿瘤坏死因子（TNF-α）、IL-6、PAI-1 等。在这些细胞因子中，除脂联素对机体代谢平衡有着明确的正性作用外，其余的细胞因子不同程度地参与了胰岛素抵抗的发生、前炎症状态的形成。体内堆积脂肪所产生的大量细胞因子，以及作用机制已经成为近年来研究的热点，这里不再赘述。新的脂肪因子及其作用的研究在今后也一定会不断地被报道。

其次，胰岛β细胞功能受损和胰岛素本身及作用改变：胰岛细胞功能受损是近年来糖尿病发病机制中颇受瞩目的一个方面，它与胰岛素功能抵抗构成了糖尿病发生病理生理过程的两个方面。胰岛β细胞主要功能是完成以葡萄糖为首的血中营养物质和其他调节因素调控的胰岛素释放，从而维持机体以代谢为基础的生命活动的平衡。要准确完成这一主要功能则需要至少两大部分的保障：①胰岛β细胞形态完整正常；②胰岛β细胞分泌功能正常，这一分泌功能实际涉及对葡萄糖等相关重要胰岛素释放刺激物质的敏感性、胰岛素合成修饰、细胞内转运贮存、刺激下分泌等一系列环节。因此，胰岛β细胞功能受损既包括形态学异常，也包括分泌功能异常。有学者认为，糖尿病是胰岛β细胞凋亡的不同进程表现。增龄与肥胖虽非造成胰岛细胞功能受损和胰岛素抵抗的唯一原因，却是主要相关原因之一。

已有研究表明，胰岛β细胞功能受损与β细胞数量减少有关。2003 年，Bonner-Weir S. 等人报道大规模的尸检结果发现，空腹血糖受损者和 2 型糖尿病患者β细胞数量均明显减少，并以后者为著；而且糖尿病患者体内β细胞凋亡频率明显增高，但增生、复制功能正常，说明β细胞凋亡增加是其数目减少的根本原因。在 2 型糖尿病动物模型人胰岛淀粉样多肽转基因鼠及 Zucker 糖尿病肥胖（ZDF）鼠体内，亦有同样发现，说明 2 型糖尿病存在β细胞凋亡增加，提示胰岛β细胞凋亡参与 2 型糖尿病的发病过程。

2 型糖尿病β细胞凋亡增加的可能机制有以下几方面：①β细胞内胰淀素沉积，通过细胞膜毒性作用导致细胞凋亡。尸检发现，90%2 型糖尿病患者胰岛中有胰淀素沉积，伴β细胞数量减少，且胰岛淀粉样变性程度与糖尿病的病变程度一致，说明胰岛淀粉样多肽（IAPP）与 2 型糖尿病发病相关。人胰岛淀粉样多肽可诱导β细胞凋亡且二者呈剂量相关性；啮齿类动物 IAPP 无此特性。转入人胰岛淀粉样多肽基因的纯合子肥胖小鼠在高糖、高脂饮食、生长激素或糖皮质激素处理后胰岛内很快出现大量胰岛淀粉样多肽变性沉积，β 细胞凋亡水平大于复制水平，数量下降，最终发展为 2 型糖尿病。新形成的 25 ～ 6000 小分子胰岛淀粉样多肽聚集物对胰岛细胞具有细胞膜毒性作用。小的胰岛淀粉样多肽聚集物可形成中等大小毒性淀粉样蛋白质粒子（ISTAPs），通过疏水区与细胞膜相互作用，引起非选择性离子通道开放，破坏膜的稳定性，导致 β 细胞凋亡，而成熟的大分子胰岛淀粉样多肽则无诱导细胞凋亡的作用。尸检发现，10% 空腹血糖受损（impaired fasting glucose，IFG）者 β 细胞内有胰岛淀粉样多肽沉积，但这些人 β 细胞减少却已达 40%，也证明 β 细胞数量下降是由 ISTAPs 所致，与细胞外大分子胰岛淀粉样多肽沉积物无关。IAPP 可通过增强胰岛 β 细胞株 RINm5F 内还原型烟酰胺腺嘌呤二核苷酸磷酸（NADPH）的氧化活性，使氧自由基生成增多，并通过细胞表面低密度脂蛋白（LDL）来增强细胞对脂蛋白的摄取，使细胞内脂质沉积，产生细胞毒效应。人胰岛淀粉样多肽诱导 RINm5F 胰岛细胞凋亡与凋亡相关基因 p53 和 p21 及野生型 p53 激活片段基因 1/ 细胞周期素依赖性激酶抑制蛋白 1（WAF1/CIP1）表达增强有关，β 细胞增生反应越强，对人胰岛淀粉样多肽毒性作用越敏感。这些证据表明，胰岛淀粉样多肽的形成过程与 β 细胞凋亡水平有关而非其自身的直接作用。②代谢紊乱所产生的糖脂毒性：胰岛 β 细胞在高血糖水平下，可通过调节 β 细胞 Bcl 家族水平、白介素 21β/ 核因子 2κB 和已糖胺介导的路径诱导细胞凋亡；而高游离脂肪酸水平则通过神经酰胺、Caspase、Bcl22、过氧化物体增生物活化受体介导的路径诱导 β 细胞凋亡。高血糖和高游离脂肪酸状态还可以强化氧化应激反应，且二者具有协同效应导致 β 细胞凋亡。③过度刺激（overstimulation）学说：该学说认为任何原因对胰岛 β 细胞的过度刺激均是胰岛 β 细胞功能丧失的原因，由于胞浆内 Ca^{2+} 浓度增高为中央环节，也有学者称之为 "Ca^{2+} 毒性"。Fridlyand 等的研究提示，较高水平葡萄糖刺激胰岛素分泌本身就是 β 细胞功能丧失的原因。以增加葡萄糖进入细胞的量、增加 ATP/ADP 值、增加细胞内钙离子的方法增加胰岛素分泌，可见活性氧簇（ROS）的产物增加，氧化应激增加，从而可能导致细胞凋亡。肥胖者可因摄食过度造成血糖升高，刺激胰岛素，细胞负荷过重。肥胖时脂肪细胞体积增大，细胞膜胰岛素受体数目减少，使得胰岛素作用减退。这一受体水平上的机制并不清楚，但这一过程是可逆的。随着体重削减，细胞膜上胰岛素受体数目可恢复正常。肥胖时脂肪细胞膜上胰岛素受体的亲和力并无改变。至于胰岛素受体后的变化机制将随着细胞内信号转导系统研究的深入进一步被揭示。胰岛素分泌过多的作用累积，可造成胰岛细胞的持久损伤。磺脲类药物同样也可以通过对胰岛 β 细胞的过度刺激引起胰岛 β 细胞的功能丧失，这点已在临床糖尿病治疗中引起了较大的关注，对调整治疗策略有着一定的指导意义。④在妊娠期间限制蛋白摄入会增加小鼠后代中胰腺细胞凋亡的速率，导致胰腺 β 细胞数量减少和破坏胰腺内分泌功能的发育。

文献报道胰岛 β 细胞功能受损可分为 5 个阶段。①代偿阶段：此时存在胰岛素抵抗，胰岛细胞体积减少，胰岛 β 细胞分泌增加，使葡萄糖刺激的胰岛素分泌（GSIS）保持在正常范围。②血糖开始升高：血糖水平在 5.0 ～ 6.0 mmol/L 阶段，此时机体处于对 β 细胞功能损伤的稳定代偿状态，葡萄糖刺激胰岛素分泌开始异常，且出现 β 细胞形态改变。③早期失代偿的不稳定状态：血糖水平相对快速升高，并很快进入第四阶段。④固定的失代偿：胰岛 β 细胞形态进一步出现严重改变。⑤严重的失代偿状态：胰岛 β 细胞体积严重减少，直至出现自发性酮症。

由于 2 型糖尿病常同时存在胰岛素抵抗，其胰岛素分泌常高于正常水平。胰岛 β 细胞分泌功能的减退首先表现为最大负荷量（25 mmol/L）的反应降低，早期对 8.3 ～ 11.1 mmol/L 的血糖刺激反应尚可正常。其临床进展的表现通常是葡萄糖所致的第一相胰岛素分泌消失，继之第二相胰岛素分泌延迟、血糖水平增高、胰岛素原不恰当分泌增多，最终基础（或静态）胰岛素分泌减少。其他非葡萄糖物质如氨基酸类、多肽类、肾上腺素类、磺脲类药物，也可促进胰岛素的分泌，在胰岛 β 细胞对葡萄糖刺激的胰岛素释放反应减退后，这类物质的胰岛素释放作用也可用于临床对胰岛 β 细胞功能进行评价。

正常个体胰岛 β 细胞以脉冲的形式每 8 ~ 10 分钟释放胰岛素，离体培养的 β 细胞也有此特性；而 2 型糖尿病胰岛素的脉冲分泌消失。2 型糖尿病患者分泌胰岛素原的比例增加是胰岛 β 细胞功能减退的另一临床特征，在急性刺激下和空腹状态均可较正常人有数倍的增加。胰岛淀粉样多肽与胰岛素共存于胰岛 β 细胞的分泌颗粒内，其在葡萄糖或其他因素的刺激下与胰岛素共同释放。2 型糖尿病时伴随着胰岛素分泌的减少，胰岛淀粉样多肽的分泌同时减少。由此可见，不同的 2 型糖尿病患者其胰岛 β 细胞功能受损是多方面的，且既有胰岛素分泌量的改变又有胰岛素分泌方式的改变，后者又包括胰岛素分泌时相的异常改变和分泌节律的变化。另外，在 2 型糖尿病的不同阶段，胰岛素功能受损的方式也有所不同。因此，应对 2 型糖尿病患者的胰岛 β 细胞功能进行综合评价，不仅有助于加深对 2 型糖尿病病理生理过程的理解，也有利于治疗方案的完善。

由于很难在人体内进行同步的形态与分泌功能研究，目前 2 型糖尿病胰岛 β 细胞功能受损主要指的是分泌功能受损。在 2 型糖尿病中 β 细胞功能受损可以以多种形式表现出来，包括在葡萄糖和非葡萄糖类促分泌剂作用下胰岛素分泌功能的下降、脉冲样胰岛素分泌的改变、胰岛素原向胰岛素转化的异常以及胰岛淀粉样多肽的分泌减少。

第三，拮抗因素的变化：与胰岛素作用相拮抗的因素在不良生活方式下加重。肥胖时不仅有糖皮质激素、儿茶酚胺水平增高的报道，这些拮抗激素水平的升高均能导致或加重胰岛素抵抗的发生与发展成为糖尿病。糖尿病分类中有源自于这些激素水平升高疾病导致的伴发糖尿病类型。

另外，国外研究人员报道，不仅高龄糖尿病孕妇的子女易患代谢综合征和糖尿病，肥胖孕妇即使不符合妊娠糖尿病诊断，其子女同样易患代谢综合征，这一现象不仅存在于糖尿病高发种族中（如皮马印第安人），也同样存在于非糖尿病高发的种族中，提示肥胖不仅对肥胖者本身代谢产生不良影响，肥胖女性妊娠时的代谢环境对胎儿生长及其成年后的代谢状态均有影响。

在讨论 2 型糖尿病发病过程时，既往强调胰岛细胞功能障碍为先，认为其是血糖升高的主要原因。自 20 世纪 80 年代以来，组织对胰岛素生理作用不敏感即胰岛素抵抗导致血糖逐渐升高，胰岛细胞负担加重，失代偿从而致糖尿病发病的学说越来越被接受。胰岛素抵抗不仅作为糖尿病发病的重要机制，而且作为多种疾病发病的中心环节越来越受到重视。进入 21 世纪后，胰岛细胞功能障碍学说又逐渐占上风，形成主流。其实结合糖尿病的定义可以认为 2 型糖尿病发病机制的核心是机体不能维持胰岛素介导的整体代谢平衡，这一过程中既有胰岛细胞功能障碍也有胰岛素作用障碍，只是在疾病发生发展的不同阶段表现形式不一致而已，而这种形式不一的表现源自于复杂的发病因素相互作用，并无定式。确认胰岛细胞功能障碍与胰岛素作用障碍在发病过程中作用的主次轮回的过程，体现我们对发病复杂现象的主观认识角度在转换，表明我们的认识在全面化；希望通过 2 型糖尿病发病过程与发病机制的研究，使我们认识世界的能力能有所提高，用一种学说或观点解释多元复杂现象的方式无论如何都会显得幼稚无力。

已经问世近百年的热量限制的研究结果表明，热量限制可以消解增龄和肥胖这两大糖尿病受病危险因素。一方面，热量限制的效应表现为可以提高机体众多器官功能，延长生物体的寿命，在一定程度上延缓衰老的发生；另一方面，热量限制能够防止肥胖的发生，从而减少其导致的糖尿病发病率。热量限制这一简单行为所显示的多种生物学效应一直吸引着人们进行其作用机制的探讨。在提出自由基减低学说、代谢速率改变学说、节俭基因学说等一系列可能机制后，通过对热量限制延长寿命的酵母、蠕虫、果蝇等生物的基因表达谱的研究，揭示了这一类热量限制作用的分子机制——Sirt2 基因的高表达。Sid2 基因保守，从原核生物到人类均存在同源基因，由此表明了功能的重要性。在人类基因组中有 7 个基因与 Sirt2 同源，分别被称为 Sirt1 ~ Sirt7 或统称 Sirtiuns；其中位于 10 号染色体上的 Sirt1 与 Sirt2 同源性最高，研究也比较深入。Sirt1 蛋白是依赖于 NAD^+ 的去乙酰化酶，NAD^+、NADH 和 NAM 都是物质代谢过程的重要中间产物，Sirt1 作为细胞内能够感受 NAD/NADH 改变的感受器，可以对细胞代谢状态变化做出反应，从而参与调节众多的生理与病理生理过程。Sirt1 所催化的反应是参与基因表达重要调控机制的蛋白去乙酰化。目前的研究表明，Sirt1 通过去乙酰化作用与一系列重要的转录因子相互作用，Sirt1 可通过 PGC-1α、PPARγ 及 FoxO 转录因子家族成员调节糖、脂代谢；通过 NF-κB、p53 调节凋亡与炎症反应；通过 Ku70 参与 DNA 损伤修复等，在器官发育、代谢调节和应激方面起着重要的调节作用。最近发表的研究文章表明，Sirt1 与营养物质代谢平衡以及胰岛素敏感性有着密不可分的关系。酒中含有可以刺激 Sirt1 表达的物质——Resveratrol，是适量饮用红葡萄酒有益于健康的机制之一。本章并不是为了特别介绍 Sirtiuns 的研究进展，而是以 Sirtiuns 这一高层次调节基因为例，说明环境因素作用的分子机制。按照既往线性思维的模式，人们推理促进这类基因的表达（如 Sirt1）能够模拟出热量限制所具有的一切正性作用，从而成为新的药物开发靶点。目前提高此类基因表达的药物开发确实已在进行中，但也有相左的结果报道，如人类细胞体外实验结果显示，提高 Sirt1 基因的表达并不能延长细胞寿命，在肿瘤细胞中此基因呈现出高表达的现象等。

表观遗传学所探索的正是遗传背景与环境因素相结合后出现的现象，以及这些现象在生理、病理生理中的作用与意义。整个生命过程实际上就是生物体基因选择性时空表达的过程，这一过程充满着各种参与生命活动的大小分子物质互作用，其复杂性我们至今尚未了解，因而目前所知的参与表观遗传调节作用的蛋白质与基因正在成为研究的热点。表观遗传学的研究不仅有希望探索复杂疾病发生的遗传与环境因素相互作用机制，为疾病干预控制提供新的思路与途径，而且将极大地促进人们对客观世界认识观念从简单线性的方式向复杂综合的方面改变，从而进一步促进生命科学理论和技术方法的发展。

二、1 型糖尿病的发病机制研究

与 2 型糖尿病一样，1 型糖尿病的发病机制目前尚不清楚，但人们一致认为 1 型糖尿病是一种多因素的自身免疫疾病，即某种目前尚不清楚的原因（可能为病毒）通过分子模拟作用，在有遗传自身免疫反应调控失常倾向的人体中形成了针对胰岛 β 细胞的抗体，破坏胰岛 β 细胞而造成的代谢内分泌疾病。1 型、2 型糖尿病发病的不同特点众所周知，但在世界各地 1 型糖尿病患病率的差异远远大于 2 型糖尿病。在患病率最高的芬兰，14 岁以下儿童 1 型糖尿病患病率高达 45/100 000；而在患病率较低的中国、韩国仅为 0.5/100 000 左右，相差约 100 倍。另外，1 型糖尿病也常有阳性家族史，提示种族遗传背景在患病中的作用。目前 1 型糖尿病患病率也在升高，以芬兰为例，1953 年该国 1 型糖尿病患病率为 12/100 000；1987—1993 年稳定在 36/100 000；但自 1994 年以来，这一数字首次超过 40/100 000，并在 1996 年达到 45/100 000。1 型糖尿病患病率上升的趋势同时也表现在瑞典、挪威、荷兰、奥地利及英国等国家。患病率上升被认为是环境因素在起作用。

人组织相容复合体各位点与 1 型糖尿病遗传易感相关性研究，已进行了近 30 年，目前并无突破性进展。两个主要的 MHC E 类抗原，即 HLA-DQ、HLA-DR 亚型得到公认。目前认为 HLA-DR3/4DQ8 具有明确风险的位点。根据多家研究结果表明，80%～90%1 型糖尿病患者携带 1 对或多对某种 DQAL、DQB1 的易感基因联合的杂二聚体，表明 HLA-DQA1 和 DQB1 等位基因的特殊结合方式与 1 型糖尿病发病与否具有最强的相关性。其中 DQA1*52- 精氨酸和 DQB1*57- 天门冬氨酸在 1 型糖尿病易感性中肯定有重要作用，但也有约 15% 患者并未携带这两类易感基因。

我国研究人员发现 HLA-DQA1/-DQB1 基因型和单倍体类型不仅与汉族人 1 型糖尿病易感性有关，而且与胰岛细胞自身抗体（ICA）有关。2 号染色体 q33 上的细胞毒性 T 淋巴细胞抗原 4（cytotoxic T lymphocyte associated antigen-4，CTLA-4）和 1 号染色体 p13 上的 LYP/PTPN22 也被报道与 1 型糖尿病发生相关联。另外，也有 MHC E 类抗原具有类似作用的报道。应用重组基因技术，对与 1 型糖尿病发病相关的基因进行了大规模的分析，同样揭示了不少易感基因区域，表明 MHC E 类抗原是强易感区域，但不是唯一的相关区域。

1 型糖尿病发病与自身免疫反应有关的直接证据来自患者体内细胞与体液免疫反应异常。患者可同时存在其他免疫疾病体内出现多种自身器官特异性抗体，包括最早发现的抗胰岛细胞抗体（ICA）、抗胰岛素抗体（lAA）、谷氨酸脱羧酶抗体（GAD）和抗蛋白酪氨酸磷酸化抗体（IA-2 or ICA512）等；白细胞移动抑制试验阳性、抑制性 T 淋巴细胞数及功能降低，K 细胞数及活性增高。国外研究人员报道，自身抗体的数目而非某一特异类型与 1 型糖尿病的发生有关。通过对 1 型糖尿病动物模型 NOD 小鼠的研究表明，T 细胞亚群功能失平衡参与了起因尚不清楚的胰岛细胞炎症及损伤。其中两类 T 辅助细胞（Th1、Th2）数目、功能增强，以及抑制性 T 细胞数目功能减低可能起到了关键作用。比利时研究人员报道，HLADQ2/DQ8 和 IA-2A 自身抗体阳性相结合可用于判定 1 型糖尿病发病风险。在与 1 型糖尿病发病相关的因素中，长期以来认为某些病毒感染启动了 1 型糖尿病自身免疫反应。据芬兰总结自 20 世纪 80 年代初在全国范围内采用 MMR（measles-mumps-nr bella）三联疫苗及 1985 年年底加用 HMmopflitz45 流感疫苗的结果来看，这些疫苗并未起到预防 1 型糖尿病的效果，相反有学者认为，芬兰随后 1 型糖尿病发病率上升与此有关。最近包括应用胰岛素、抗 CD3、抗 CD20 抗体，以及抗排异药吗替麦考酚酯（Mycophenolate Mofetil）、达利珠单抗（Daclizumab）的多中心干预研究正在进行中。另外，有关利用各种来源干细胞诱导分化成胰岛素生成细胞，来移植治疗 1 型糖尿病的研究，不仅是对一种治疗措施的研究，也同时是对发病机制的探索。

尽管本章分别阐述了 1 型和 2 型糖尿病的发病机制，但实际上涉及这两类主要糖尿病发生的所有因素，会混合在一起对疾病发生作用，这是了解糖尿病发病机制时应搞清楚的一点。疾病发病机制的探索是预防、治疗该病有效对策的根据。自从 1889 年德国医生 Oscar Minkowski 提出糖尿病发病可能与胰腺组织有关，开创了现代糖尿病的研究，至今已有逾百年的历史。我们对糖尿病的认识还远无止境，但正是这样一代代人的努力，将使解除糖尿病对人类健康威胁的愿望最终得以实现。

探索糖尿病发病机制的意义可能还远不止于此。糖、脂肪、蛋白质三大物质的体内代谢通路早在半个世纪前就被阐明，但体内代谢的意义恐怕远不止分解与合成维持生命所需的物质。细胞间、器官间通过代谢过程、代谢产物传递信息，相互沟通调整生命过程的运作，这点将随着糖尿病发病机制的研究不断被揭示，重新认识代谢的意义会显得越来越重要。探讨一种疾病的发病机制从而对认识生命活动有所贡献，这也是我们探讨糖尿病发病机制的另一意义所在。

第三节　糖尿病性神经病变的病因与发病机制

一、糖尿病性神经病变的病因

糖代谢对神经系统非常重要，神经元能量的获得依赖葡萄糖。糖尿病时出现的细胞代谢异常，不可避免地也会影响神经系统，因此，糖尿病性神经病变是糖尿病很常见的合并症，有学者统计，糖尿病性神经病变的发生率可达 30%～50%。糖尿病性神经病变的病因及发病机制目前尚不清楚，学者们多认为是多因素的。近年研究认为，糖尿病性神经病变的发生与下列因素有关。

（一）遗传因素

亲子之间以及子代个体之间性状存在相似性，表明性状可以从亲代传递给子代，这种现象称为遗传（heredity）。遗传学是研究此现象的学科，目前已知地球上现存的生命主要是以 DNA 作为遗传物质。除了遗传之外，决定生物特征的因素还有环境，以及环境与遗传的交互作用。遗传起源于早期生命过程的信息化或节律化。遗传因素对糖尿病性神经病变的发生可能起一定的作用，即"易感性"。糖尿病性神经病变的发生、发展以及严重程度并不一定平行，有的控制并不好的严重糖尿病患者，多年不出现神经病变；而有的轻症糖尿病患者却出现神经病变，因此提示可能有遗传因素在起作用。遗传因素在糖尿病肾病（diabetic nephropathy，DN）发病机制中的作用有待进一步深入研究。

（二）缺血及缺氧因素

高血糖可使微血管的结构蛋白糖基化，造成血管内皮增生，内膜增厚、玻璃样变性和基底膜增厚，以及毛细血管通透性增加。严重者可致血管狭窄，甚至血栓形成，引起周围神经组织缺血缺氧性损伤。对单纯糖尿病和糖尿病合并周围神经病患者甲皱微循环的对比研究显示，合并周围神经病变的糖尿病患者微循环的能见度明显下降，视野呈暗红色，大部分血管袢模糊不清，且数目减少，同时血管袢变细、变短，可见输入支痉挛及微血管瘤存在，袢周渗出。血流速度明显减慢，呈泥沙样、团聚样流态。神经的血供不足是引起神经病变的重要发病因素。通过改善供血可以使神经病变有所好转；如与山梨醇还原酶抑制剂（ARI）合用，则进一步提高疗效。糖尿病患者有大血管和微血管的改变，大血管的改变可能是通过促进动脉粥样硬化造成，因而促使脑缺血性疾病的发生率增加；微小血管的改变，如累及供养神经的微血管，则可发生单神经病变或多发性神经病变。

（三）氧化应激

氧化应激（oxidative stress，OS）是指体内氧化与抗氧化作用失衡，倾向于氧化，导致中性粒细胞炎性浸润，蛋白酶分泌增加，产生大量氧化中间产物。氧化系统和抗氧化系统失衡，从而导致组织损伤。氧化应激是一种因自由基在体内产生的负面作用，并被认为是导致衰老和疾病的一个重要因素。有学者认为，氧化应激产生过多的活性氧自由基（ROS）和活性氮自由基（RNS），此两者可以损伤脂肪蛋白质核酸等生物大分子，影响细胞能量代谢，ROS 几乎参与所有细胞内的信号转导，诱使信号转导异常，使神经功能受损和神经营养支持丧失。超氧化物歧化酶（SOD）为生物体内重要的抗氧化酶，可对抗与阻断氧自由基对细胞造成的损伤，及时修复受损细胞。也有学者发现 ARI 的作用与氧化氮介导的血管松弛作用有关，如糖尿病鼠予以氧化氮合成酶抑制剂，可以完全阻断 ARI 改善神经传导速度（NCV）和血液循环的作用。糖尿病的特征是高血糖，有证据表明急性和慢性高血糖都会引起外周神经系统的氧化应激，从而促进糖尿病性神经病变的发展。氧化应激可以引起蛋白质生物学活性降低，并导致细胞能量代谢、信号转导的异常，最终导致细胞死亡。在细胞培养、动物实验和抗氧化剂的临床应用中，都可证实高血糖引起的氧化应激在糖尿病性神经病变的发生、发展中，起着极其重要的作用。

（四）多元醇通路过度活跃

多元醇通路是指一族醛糖还原酶所进行的一系列酶反应。该族还原酶以许多糖衍生物羧基化合物作为底物，通过还原型烟酰胺腺嘌呤二核苷酸磷酸（NADPH）还原底物为各个对应的多元醇。在神经组织中细胞内葡萄糖浓度与高血糖平行而升高，高血糖时细胞内葡萄糖及葡萄糖衍生底物增加，经多元醇通路代谢即大为增加。在许多组织中，山梨醇本身并不容易通过细胞膜，可在某些细胞中积累进而引起细胞渗透性损伤和肿胀。在周围神经组织中，山梨醇可能浓度不够高，因此不引起渗透性损伤。但山梨醇通路代谢增加的其他后果则可引起相应损伤，如吡啶核苷酸氧化还原状态改变，即指细胞内因山梨醇被 NAD 氧化，引起 $NADH/NAD^+$ 之比增加，从而具有危害性。$NADH/NAD^+$ 之比增加，使细胞内的 3- 磷酸甘油乙醛脱氢酶抑制，高反应性的糖类糖基化水平因此增加，加快二羟丙酮还原为 3- 磷酸甘油，后者即为激活蛋白激酶 C 的二乙酰甘油的前体。3- 磷酸甘油通过酰化而成二乙酰甘油（DAG），从而激活蛋白激酶 C（PKC），从而进一步引起血管病变，最终导致神经病变。多元醇通路的活跃，使烟酰胺腺嘌呤二核苷酸磷酸（NADP）减少，这影响了谷胱甘肽氧化还原功能，从而影响细胞对氧自由基的自我保护作用，导致血管内皮细胞受到损伤。氧自由基也会中和氧化氮，因而削弱氧化氮介导的神经营养血管的扩张作用。

近年来，通过对动物和人糖尿病时细胞代谢异常的研究，发现糖尿病时周围神经中有肌醇的减少及山梨醇的积存。肌醇是合成磷脂酰肌醇的底物，而磷脂酰肌醇不仅能影响细胞膜 Na^+–K^+–ATP 酶的活性，而且还是细胞跨膜信息传递的重要物质。细胞对肌醇的摄取需要一种 Na^+ 依赖性载体，肌醇与葡萄糖的结构相似，高血糖可竞争性抑制 Na^+ 依赖性载体，减少细胞对肌醇的摄取，使细胞内肌醇水平下降，直接影响神经结构和功能。肌醇来源于食物及肾脏合成。因细胞的钠及能量依赖摄取系统的作用，神经细胞中肌醇的浓度比血清中约高 100 倍。高血糖及高山梨醇水平均抑制此种摄取，因而减低肌醇水平。醇为多磷酸肌醇的前体，后者为神经细胞膜的组成成分。肌醇减少会影响神经膜的功能，改变 Na^+/K^+ 三磷酸腺苷酶的活性，从而影响兴奋细胞的传导性。另外，高血糖时神经元的山梨醇通路活性增加，山梨醇和果糖积存，这些物质通透性不好，因此导致渗透压发生变化，使神经内膜液体增加，施万细胞皱缩，对神经产生一定影响。

（五）晚期糖基化终末产物——晚期糖基化终末产物受体 – 核因子

糖的醛基或羰基与蛋白质的氨基基团发生无酶反应，形成糖 – 蛋白质产物，经过一系列脱氢和碳骨架裂解反应后，转化成稳定的共价化学物质，称为糖基化终末产物（AGEs）。Tanji 等人研究发现，在糖尿病患者的体内组织中，AGEs 和 AGEs 受体表达增加，而由 AGEs 所介导的生化损伤会直接影响神经的血供，并降低身体对神经的营养支持。糖尿病常伴有大血管及微血管的改变。大血管的改变可能是通过血管内膜的损伤，促进动脉粥样硬化造成，微小血管病变可能与糖化作用产物（即 AGEs）及自由基等有关。高糖状态促使机体糖化进程加快，生成大量的 AGEs。AGEs 可与相邻的蛋白质结合，形成不可逆转且难以降解的交联结构，影响神经纤维的结构蛋白，从而影响神经功能。当 AGEs 沉积于血管壁时，导致血管管腔狭窄，进而促使神经发生缺血缺氧性损伤。另外，内皮细胞、脊髓运动神经元和皮质神经元中存在 AGEs 受体，即 RAGE。AGEs-RAGE 复合物引起细胞活化，增加多种物质表达，如细胞外基质蛋白、血管黏附分子、细胞活素、生长因子，还能增加活性氧中间产物的生成。活性氧中间体的产生使氧化应激增强，自由基生成增加，激活核因子 -κB（NF-κB），进一步加重神经损伤。微血管病变是发生单神经病变及多发性神经病变的基础，已有不少实验室及病理学的证据。

（六）蛋白激酶 C 的激活

高血糖促使内皮细胞及大动脉等的甘油二酯增加，激活蛋白激酶 C（PKC）等，导致花生四烯酸释放及前列腺素 E_2 生成增加。而这些对 Na^+、K^+ 及 ATP 酶均有抑制作用，导致神经传导速度减慢。高血糖过多的糖酵解，还导致线粒体电子传送链的过载，产生反应性氧化物，增加氧化压力。高血糖可使细胞内二酯酰基甘油（diacylgcerol，DAG）合成增加，继而激活 PKC。近年来大量证据表明，DAG-PKC 通路参与调节血管的一系列重要的生理功能，包括血管的通透性、基底膜的更新、血管细胞的生长和增生，以及血流动力学等，因此认为高血糖所致的 DAG-PKC 通路的激活可能是糖尿病慢性并发症的重要发病机制。

（七）代谢异常

糖代谢紊乱是指调节葡萄糖、果糖、半乳糖等代谢的激素或酶的结构、功能、浓度异常或组织、器官的病理生理变化。糖代谢紊乱也是糖尿病引起的酮中毒及合并的动脉硬化、改变微血管的性能，糖尿病患者的主要死因则是酮症酸中毒及合并感染，但现在应用胰岛素及抗生素治疗后，糖尿病性神经病变的症状及死亡的主要原因，则包含慢性血管病变。2 型糖尿病代谢异常的指标波动最大的就是脂质，这种异常脂质会导致胆固醇堆积在细胞内，加剧动脉粥样硬化。糖尿病时，肝脏亚油酸 -6 不饱和作用形成 γ- 亚油酸减少，进而引起花生四烯酸生成减少，扩血管的前列腺素如前列环素（PGI2）生成减少，直接或间接引起神经缺血，导致神经功能异常；同时可引起生物膜磷脂酰肌醇合成减少，引起一系列代谢异常，使神经功能下降。另外，正常情况下，N- 乙酰基 -L- 卡尼汀在脂肪代谢中促进胞液中长链脂肪酸转运至线粒体。患糖尿病时，该物质减少，导致胞液中长链脂肪酸蓄积，干扰神经细胞膜的正常功能，减少扩血管 PGI2 的生成，使神经血流降低。此外，糖尿病患者还有蛋白代谢紊乱。

（八）神经生成营养因子

神经生成营养因子包括神经生长因子（NGF）、IGF-1 等。NGF 是一种多肽物质，是神经营养因子家族中发现最早、研究最深的一类生长因子，主要存在于交感神经元及部分感觉神经元分布的靶区域细胞组织内，其生物学活性主要是维持交感神经和感觉神经的功能。糖尿病动物实验显示，足、皮肤和骨骼肌中的内生 NGF 水平随病程进展而逐步降低。也有研究发现，随着糖尿病病程的进展，不同组织的 NGF-mRNA 进行性下降，尤其是小腿肌肉和坐骨神经，糖尿病早期即显示 NGF-mRNA 降低。同时发现血和尿中低亲和力的 NGF 受体浓度增高，且这种低亲和力受体的免疫活性在施万细胞内也升高。现在认为，低亲和力受体是一种阻断受体，其可使 NGF 以最低限度转运，从而影响 NGF 作用的发挥，提示高血糖可能通过降低靶组织 NGF 的合成及受体亲和力，导致神经病变的发生和发展。以上研究均提示，NGF 与神经病变发病机制有关。由于胰岛素和 NGF 在结构和生化功能上部分相似，且胰岛素抗体可以与 NGF 交叉反应，使 NGF 减少，提示糖尿病性神经病变存在自身免疫机制的可能。IGFs 是一种具有胰岛素样作用的生长因子，具有促进神经生长和修复的作用。1995 年 IShii 已系统地提出糖尿病性神经病变的发病机制，认为胰岛素、IGFs 或 IGFs 结合蛋白（IGFBP）、IGFs 受体及受体后可引起胰岛素、IGFs 作用降低，神经营养支持减少，最终导致糖尿病性神经病变。IShii 认为糖尿病性神经病变与高血糖无直接关系，可能与胰岛素抵抗、高胰岛素血症有关。实验证明，糖尿病早期 IGFs 水平及作用降低，神经组织的 IGF 基因表达减少，在不改变高血糖的情况下，IGFs 能改善神经修复能力及神经传导速度（NCV）。这提示 IGFs 可能在糖尿病性神经病变发病中有一定作用。

（九）综合发病机制假说

以上信息综合后形成糖尿病性神经病变的发病机制模型。高血糖通过影响神经微血管舒张而导致神经血流减少与血液黏滞度增加。微血管的收缩紧张性增加，舒张性减弱，加上微血管血流减少，可增强粘连分子的表达，损伤血液 - 神经屏障，生成过氧化物根，并且激活 PKC 和 NF-KB。接踵而来的是神经内膜缺血和缺氧，结果导致脂解作用增加，高血糖诱导的 r- 亚麻酸缺乏，AGE 生成（AGE-RAGE-NF-KB），多元醇途径代谢过度活跃，PKC 与自动氧化作用以及生长因子缺乏导致脂质过氧化作用。糖尿病状态加重了对缺血的炎症反应。人中性粒细胞弹性蛋白酶（HNE）特别重要，因为它能够导致神经元、神经元附属物与支持细胞凋亡。近年也有学者发现多灶性糖尿病性神经病变有血管炎性改变。因此，代谢机制和血管机制很可能都是发生神经系统合并症的重要原因。导致神经病变的发病机制是错综复杂的，大部分可能的发病机制都是交错的，不同机制之间存在重要的相互作用与协同作用。

近年来，有不少学者明确提出一些因素可能与糖尿病性神经病变的发生有关。①血管内膜的损伤：导致神经微循环的障碍，是发生糖尿病性神经病变的重要机制。②维生素 D 的缺乏：因糖尿病患者需限制饮食，所以维生素摄入减少，同时消耗增多及利用障碍，使营养神经的维生素（尤其 B 族）缺乏，在某种程度上诱发神经病变的产生。③神经营养障碍：神经元、神经纤维的营养有赖于细胞体的给养和支配的靶器官产生的营养及生长因子的作用。有选择地营养各种神经元、神经纤维的任何因子缺乏，就会影响神经的正常生理功能或损伤后的修复再生，进而引起不同程度的神经营养障碍。④细胞基质蛋白糖化：高血糖时，由于非酶蛋白糖基化作用，细胞基质蛋白糖化增加，使细胞内基质蛋白对周围神经纤维的营养作用也受到损伤。⑤组织蛋白糖基化：血糖升高可引起组织蛋白发生糖基化，糖基化蛋白终产物不仅是造成糖尿病全身性并发症的重要因素，而且还可破坏外周神经的髓鞘结构，引起髓鞘脱失，微丝、微管蛋白的糖基化可导致轴突变性，糖尿病患者这种组织蛋白的糖基化过程，在血糖水平恢复正常后仍可继续进行，造成持续性的周围神经损伤。⑥血管活性因子减少：糖尿病性周围神经病变血管活性因子（NO）减少，神经内膜滋养血管对血管舒张因子的敏感性降低，平滑肌舒张功能异常，导致微循环障碍。此外，花生四烯酸的代谢异常使 PGI2 和血栓烷素（TXA2）的比例下降，血管收缩，血液呈高凝状态，其结果是神经组织缺血缺氧。⑦免疫机制学说：研究显示，12% 糖尿病性周围神经病变患者血清抗 GM1 抗体阳性，且与远端对称性多发性神经病变有关，88% 患者抗磷脂抗体阳性，而无神经并发症的糖尿病患者仅 32% 有该抗体阳性，表明糖尿病性周围神经病变的发病机制与自身免疫有关。

同时，自噬已经被证实与肿瘤、神经退行性病变、糖尿病等多种疾病的发生密切相关。研究表明，糖尿病患者的机体可以通过自噬防御途径减轻氧化应激损伤，减缓多种慢性并发症的发生和进展。自噬是一种自我降解的过程，是细胞中受损的细胞器和错误折叠蛋白运输到溶酶体内消化降解的过程。自噬在维持细胞内环境稳态中起到了双面调节的作用。正常水平的自噬可以保护细胞免受环境刺激的影响，但自噬过度和自噬不足可能导致疾病的发生。一旦自噬功能受到破坏，机体神经系统会发生各种病理学改变，产生包括神经退行性病变在内的一系列疾病。由于细胞自噬既是一种广泛存在的正常生理过程，又是细胞对不良环境的一种防御机制，自噬在糖尿病性神经病变中到底扮演着怎样的角色仍不明确，可能取决于细胞当时所处环境下的病理状态。但是在动物实验中可以看到，自噬是参与血糖改变引起神经病变的发生发展过程中一个重要环节，糖尿病引起的神经病变多伴随一系列的自噬调节失衡现象。

上述因素与神经病的发生有一定的关系，由此，这些因素也可能因而改变我们对糖尿病性神经病变进行治疗的策略。

高血糖症可以引起代谢改变，是因为代谢改变直接影响神经而发生病理改变，也可能是代谢改变致使血管改变，因而使神经发生病理改变。糖尿病患者神经改变的主要有两个方面：一是营养神经的小血管改变；二是神经本身的改变。血管的改变主要表现有血管腔变窄、玻璃样变性及内膜下有 PAS 阳性物质的积存。糖尿病性神经病变病理改变广泛，主要可累及周围神经、自主神经、颅神经，脑及脊髓也可受累。早期表现为神经纤维脱髓鞘和轴突变性。施万细胞增生，随着病程进展，表现为轴突变性和髓鞘纤维消失，在髓鞘纤维变性的同时有再生丛的产生，随着病变的进展，再生丛密度降低，提示为一种不恰当修复，此种现象尤其在 2 型糖尿病中常见。有时，糖尿病性神经病变的临床资料和电生理检查提示为慢性炎症性脱髓鞘性多神经病变（chronic inflammatory demyelinating polyneuropathy，CIDP），其主要改变是炎性浸润、脱髓鞘和轴突丧失，与特发性 CIDP 很难鉴别。自主神经受累时，主要表现为内脏自主神经及交感神经节细胞的变性。微血管受累的表现主要是内皮细胞增生肥大，血管壁增厚、管腔变窄、透明变性，毛细血管数目减少，严重者可发生小血管闭塞。脑部病变主要累及脑血管，易发生脑卒中，尤其是脑梗死，有些可发生脑萎缩和脑硬化。脊髓病变以后索损伤为主，主要为变性改变。电镜发现有毛细血管内膜和细胞周围基膜增生。基膜增生为糖尿病微血管病变的早期表现，与神经病变的严重程度相一致。

二、糖尿病性神经病变的发病原因与发病机制

（一）远端对称性感觉运动性多发神经病变

周围性感觉性多发神经病变为糖尿病性神经病变的最常见类型，常伴有自主神经受累。糖尿病患者在肢体感觉缺失发生之前，常常有数月或数年的感觉异常，如麻刺感、痒及疼痛感。疼痛可有多种多样的表现形式，如很轻微的感觉异常、严重剧烈的疼痛等，夜间可能更为明显。患者可因下肢不适而不能活动，可有胸部和腹部的放射性疼痛，且很难与胸腹腔内疾病引起的疼痛相区别。患者最终可出现麻木、触觉敏感性下降，感觉缺失通常是双侧、对称性的，伴有振动觉、痛觉以及温度觉减退。周围感觉神经病变以下肢明显，手也可受累。周围神经中的感觉神经传导速度减慢，踝反射消失。目前，临床已有一种高灵敏度的神经感觉测量仪，可用于测试痛觉阈及触觉阈，这有助于早期发现感觉神经受损的患者，以及具有神经病变性足溃疡潜在危险的患者。由于受损神经受到压力的作用可使感觉障碍进一步恶化，所以那些受到压力作用的神经可首先表现出相应的症状，如腕管综合征的正中神经或踝关节周围的神经。有感觉神经病变的糖尿病患者可出现典型的、与不能感知损伤有关的综合

征，包括手与足的骨病、膝关节与踝关节变形（夏科关节），以及足的神经性溃疡等。糖尿病性神经病变是最为常见的糖尿病慢性并发症，影响着神经系统的各个部分，具有广泛的不同的临床表现。最常见的神经病变是慢性感觉运动性远端对称性多支神经病变和自主神经病变。感觉运动神经病变和周围自主神经病变联合，成为足溃疡发生的重要病因。

1. 感觉运动神经病变

这种神经病变非常常见，大约有50%的老年2型糖尿病患者合并此症，临床检查中有感觉缺失或明显减退的证据，这些患者处于无感觉的足损伤的高度危险之中，患者常常有袜套样感觉缺失和小肌肉萎缩。一些患者可有典型的神经病症状，如烧灼感、针刺感、麻木和夜间加重。另一些患者有感觉缺失，无任何症状。还有一些患者可以有"疼痛－无痛的"的足、一种自然的继发于神经病变症状的不舒适，但在检查时，这些患者同时有小、大神经纤维的感觉缺失，这些患者更容易发生无痛的糖尿病足。神经病变患者的临床表现各异，一部分患者表现为剧痛，另外一些患者则表现为无痛。两种患者都有明显的感觉缺失。最具有临床挑战性的是那些感觉缺失且无症状的患者，因为他们无不适表现，所以意识不到自己处于发生糖尿病足的高度危险之中，也很难做到定期的糖尿病足筛查。重要的信息是，神经病变的症状与感觉缺失相关很差，症状的缺乏绝不意味着不发生糖尿病足。因此，评估糖尿病足风险应该包括让患者脱鞋脱袜进行仔细检查，而与是否有神经病变病史无关。对于感觉缺失的患者，医患双方都应该认识到，双足失去感觉就意味着丧失了警报信号痛觉，失去痛觉就是失去了对足保护的功能。对于那些没有得到过专业培训的患者而言，关注失去感觉的足是个挑战。有时很难理解，一位患者会购买过小的鞋子，以至于穿鞋后出现由于鞋子不适引起的足溃疡。实际上，解释很简单，这就是感觉减退，非常紧的鞋子压迫神经末端。英国的前辈教授 Brand，曾经作为外科医生和传教士在南印度工作，他将疼痛描述为是上帝赐予人类的礼物。他给他的学生强调，任何有足底破溃但没有跛行的患者走进诊所时，肯定合并有神经病变。

2. 周围交感自主神经病变

下肢交感自主神经病变导致出汗减少，引起皮肤干燥以致更容易开裂；动静脉短路以致局部血流增加，进而引起局部皮温升高（如果没有大血管堵塞的话）。由于神经病变导致的肌肉萎缩，引起足趾、足弓变形，足底压力增加发生胼胝，足趾呈现爪形趾，足底和趾背容易发生溃疡。

对称性运动神经病变远比感觉神经病变少见的多，临床表现为运动神经传导速度减慢、肌无力和肌萎缩。发生的机制一般认为与感觉缺失相同。当某一特殊神经干的营养血管阻塞时，可发生单一神经病变，一个以上神经干受累则出现多发性单神经炎。

少数患者开始用胰岛素治疗时，反而出现感觉性神经病变，主要原因则是由于胰岛素使用后引起的神经病变。

（二）糖尿病性自主神经病变

1. 心血管系统

许多学者指出，迷走神经病变是糖尿病性自主神经病变最多见的类型，但本文观察糖尿病患者交感神经病变并不少见。李西林等曾对30例糖尿病患者进行自主神经功能测定，结果显示自主神经功能变化主要为心率异常和直立性低血压。

（1）心率异常：心血管自主神经病变（cardiovascular autonomic neuropathy，CAN）是糖尿病比较常见的慢性并发症之一，有报道约1/4 1型糖尿病患者可伴有心脏自主神经病变，其发生率随病程延长、年龄增长和尿白蛋白排泄的增加而增高。其常表现为心率调节障碍及冠脉血流动力学改变等一系列异常表现。早期为心率变异性（heart rate variability，HBRY）降低及心脏的副交感神经功能减低或交感神经活性增强，导致致命性心律失常发作。糖尿病性自主神经病变的发生与年龄及糖尿病的类型无关，血糖控制不良是发病的重要因素，强化治疗可能延缓自主神经病变的发生与发展。心血管自主神经病变的早期常首先累及迷走神经，以致交感神经相对兴奋，患者心率呈增快的倾向。如患者在休息或睡眠时心率仍持续大于 90 次 / 分，则应怀疑累及脑神经，此种心率增快常比较固定，对阿托品或普萘洛尔均无明显反应；有时患者心率可持续大于 120 ～ 130 次 / 分，而无心力衰竭、休克和发热等临床表现时，则更提示心脏迷走神经病变。晚期可损伤交感神经，使心脏处于失神经支配状态，似无神经的"移植心脏"。心脏自主神经病变除致心率增快之外，常影响心脏的舒张和收缩功能，合并冠心病者表现为无痛性心肌缺血或心肌梗死，并使"猝死"的发生率增加。

心血管自主神经病变时由于无症状性心肌缺血及患者 Q-T 间期延长而容易引起致命性心律失常，猝死增加。副交感神经功能受损时，出现静息心动过速，如合并交感神经功能受损，心脏呈现去神经支配状态，心率不能随运动等应急而增加，表现为较快的固定心率，心输出量也不能相应增加，运动耐量减少。左心室功能障碍，特别是舒张功能障碍的发生率高。交感神经功能受损，体位改变时反射性周围血管收缩能力降低，部分患者表现为直立性低血压，从仰卧位变为直立位时，收缩压下降＞ 30 mmHg 或舒张压下降＞ 10 mmHg，由于心脏传入神经纤维功能障碍及痛阈的改变，心脏缺血时常无胸痛发作，即使发生心肌梗死也可无胸痛症状，容易造成漏诊或误诊，延误治疗，死亡率增加。

（2）直立性低血压：主要由于交感神经受损、容量和压力感受器（左心房容量感受器、主动脉弓和颈动脉窦压力感受器）敏感性降低共同作用所致，可引起头晕、黑蒙及心前区不适等症状。Leveston 等人研究表明，糖尿病直立性低血压患者由于交感神经节后纤维受损，儿茶酚胺合成功能减退，由卧位向立位变化时，儿茶酚胺释放显著减少，外周阻力血管收缩不良，故引起直立性低血压。

临床心脏自主神经病变的基本诊断试验最常应用心电图结合呼吸和体位的改变，通过计算心率和血压的变化来反映，比较经典的床旁心电图试验包括：①休息时心率＞ 90 次 / 分，排除致心率增快的其他原因，如发热、心功能不全等，则提示可能存在心脏自主神经病变。②深呼吸时每分钟心率差。患者取平卧位，记录深呼吸时 II 导联心电图，测定单次深吸气和深呼气时，最短和最长 R-R 间期，分别计算深吸气和深呼气时的每分钟心率差。正常人群深呼吸时，心率差随年龄增长而减小，50 岁以下者呼吸差＞ 15 次 / 分，50 ～ 60 岁者＞ 10 ～ 15 次 / 分，60 岁以上者＞ 10 次 / 分；根据年龄组的不同，深呼吸时心率差小于上述相应次数者，提示心脏迷走神经病变。③乏氏（Valsalva）动作指数。嘱患者深吸气后掩鼻闭口，用力做呼气动作 15 秒（即乏氏动作），测定做乏氏动作时最长和最短 R-R 间期，并计算比值（即乏氏动作反应指数），一般以 1.10 ～ 1.20 为可疑异常；≤ 1.10 为异常反应。此指数降低反映早期迷走神经功能紊乱。④立卧位时每分钟心率差。记录平卧位平静状态 II 导联心电图后，在 5 秒内迅速站起并继续记录 30 次心搏，测定立位和卧位时 R-R 间期并计算其每分钟心率差，正常人常＞ 15 次 / 分，该心率差减小，反映糖尿病交感神经病变。⑤立卧位第 15 次和第 30 次心搏时 R-R 间期比值（简称 30/15 比值）。正常人由卧位骤然站立时，由于反射性交感神经兴奋，心率加速，约在站立后 10 秒（第 10 ～ 15 次心搏）时 R-R 间期明显缩短，继之由于迷走神经兴奋，至 20 秒时 R-R 间期明显延长；正常人 30/15 比值≥ 1.03，糖尿病患者早期迷走神经受损时，R-R 间期常＜ 1.03，甚至≤ 1.0。直立性低血压是指由卧位站立时，如收缩压下降＞ 30 mmHg（4 kPa），舒张压下降＞ 20 mmHg（2.67 kPa），主要反映交感神经病变，属于糖尿病自主神经病变的中晚期表现。近年来心率功率频谱分析常被用于定量评价心脏自主神经病变且较敏感，其中低中频段（0.03～0.2 Hz）主要反映交感神经活性，高段（0.2～0.4 Hz）主要反映迷走神经活性，低频/高频（1 F/HF）标志着交感神经与迷走神经平衡的消长。

有学者报告，蹲踞试验（squatting test）是简单有效反映糖尿病性脑神经病变的试验。具体方法：患者静立3分钟（Ⅰ期），在2秒内蹲下，保持1分钟（Ⅱ期），然后在吸气时立起，保持1分钟（Ⅲ期），期间记录Ⅱ导联心电图，再进一步计算蹲踞副交感神经比例（SqTs：Ⅰ期最后10次R-R间期均数/Ⅲ期前15秒最长R-R间期，反映副交感神经活性）和蹲踞交感神经比例（SqTs：Ⅰ期最后10次R-R间期均数/Ⅳ期10～20秒最短R-R间期，反映交感神经活性）。最近建议1-β碘苯甲胍（MIBG）单电子计算机闪烁照相（SPECT）作为非侵入性方法，在体内通过测定节后突触前对去甲肾上腺素摄取，来评价心脏交感神经活性，该技术显示在糖尿病伴心脏自主神经病变的患者中，心肌1-MIBG堆积减少，可能比标准心血管反射试验敏感。其他反映心血管自主神经功能试验方法尚有多种，如24小时动态心电图R-R间期的标准差统计学计算、Q-T间期延长、头面部浸入水中强烈屏气时心率改变、用力握拳时血压改变及药物（如阿托品和普萘洛尔）试验。另外，测定血浆去甲肾上腺素对站立或运动后的反应、肾上腺素对低血糖的反应可帮助对心血管自主神经功能的评价，绝大多数伴自主神经病变的糖尿病患者在站立或运动后去甲肾上腺素水平无明显上升，同时其基础水平也偏低。

2. 消化系统

消化系统疾病是糖尿病患者常见并发症之一，可不同程度地累及食管、胃肠、肝、胆等，产生功能紊乱和（或）病变，临床表现不一，主要包括糖尿病性胃肠病变、糖尿病性胆石和胆道感染、糖尿病性肝脏病变等。糖尿病性胃肠病变发生率占糖尿病患者的1/2左右，有报道表明，其中胃部病变占10%左右，腹泻和便秘各约占20%，因部分患者无临床表现，故临床就诊发病率比实际发病率低。糖尿病消化系统并发症是由于高血糖引起自主神经系统（ANS）病变，包括交感神经与副交感神经病变、自主神经轴突脱髓鞘及神经节病变，同时部分患者会发生中枢神经系统（ENS）病变，从而影响胃肠道动力；高血糖同时可引起平滑肌变形、缺血以及神经营养降低。糖尿病患者出现的胃肠道运动异常又进一步影响机体对血糖水平的控制。糖尿病患者胃肠道运动功能提示糖尿病的不同阶段，胃肠功能障碍及其机制可能有所不同。糖尿病胃肠道运动障碍十分常见，多数发生消化不良的症状。胃肠系统从食管至肛门任何部位均可能受累。

（1）食管症状：常比较轻，可见心前区烧灼感，重者可伴吞咽困难。

（2）胃无张力：由于迷走神经病变致胃排空延缓，并损伤胃液的头相分泌，胃排空的变化可能也是导致一些患者血糖控制不稳定的因素之一。有研究报道，1/5无胃肠症状的糖尿病患者存在胃潴留的放射学证据，一些患者因神经病变，胃张力减低，胃内容物排空延迟，可致食后上腹饱胀，严重者致胃扩张，表现为恶心、呕吐，有时吐宿食和大量胃液。体格检查提示，胃部饱满和振水音阳性。影像学检查（常用的方法有同位素扫描、放射不透光标志物和钡餐检查等。最近有学者提出，磁共振成像检查可直接测定胃排空时间，以及胃各种不同的功能）可见：胃张力减低、收缩力减弱，胃排空时间延长，胃内容物滞留明显增多，十二指肠张力减低，且不伴幽门梗阻。最常见的是糖尿病性胃轻瘫（diabetic gastroparesis, DGP），患者早期多无症状；主要表现为消化系统神经支配功能障碍，可引起吞咽不畅、上腹胀、呃逆，严重者出现顽固性呕吐。

（3）肠道：肠功能紊乱可引起慢性腹泻，尤其在下半夜多见，俗称"五更泻"；亦可表现为腹泻、便秘交替出现等。糖尿病性肠道脑神经病变主要临床表现为便秘和腹泻。便秘是糖尿病患者最常见的胃肠道症状，约发生在 2/3 糖尿病患者中。伴明显糖尿病性神经病变患者，约 90% 表现为不同程度的便秘，但也有 1/3 伴便秘的患者无神经病变的症状。便秘有时是间歇性的或与腹泻交替出现。糖尿病患者腹泻的原因不十分清楚，可能是神经源性，也可能是由于小肠细菌过度生长、非热带性口炎性肠病和胰腺外分泌功能不全，部分患者伴肛门内外括约肌功能减退。糖尿病性腹泻的大便常呈糊状或稀水状，以餐后、黎明前或半夜为多见。严重者呈水样泻，一天数次至 20 余次不等，一般无脓血，大便培养无感染的证据，常与便秘交替出现。空肠活检无特异性病变，小肠吸收试验无异常。X 线检查可见：非特异性肠袢扩张、黏膜及其皱襞增粗而不规则，蠕动失常，小肠内容物排空时间延长，张力及收缩力均降低。

（4）胆囊：胆囊张力降低使胆囊收缩能力降低，胆汁排泄降低，常可致胆囊膨大，结果可能与糖尿病患者胆囊炎和胆石症的发生率增加有关。

内脏自主神经包括迷走神经和交感神经两种，糖尿病患者自主神经病变发生率为 20% ～ 40%，常与以下几点相关：①迷走神经和交感神经节发生退行性改变，进而引起胃肠蠕动功能障碍和内分泌功能下降，导致胃轻瘫、胃潴留、便秘等。同时因为内脏神经节的改变，导致迷走神经与交感神经电偶联异常，电偶联增强时使肠蠕动增加，产生腹泻；电偶联减弱时，则表现为便秘。②胃肠暴发峰电位减弱，影响胃肠的协调运动，导致便秘等发生。

目前有多种关于自主神经病变的学说。①多元醇通路学说：糖尿病时，多元醇通路活性增加，在醛糖还原酶作用下，产生一系列酶联反应，使神经细胞内山梨醇通路代谢上升，果糖生成增加，易致神经细胞水肿。②山梨醇 - 肌醇失常学说：糖尿病患者常有肌醇水平降低，代谢产物磷酸肌醇生成减少，使神经元细胞膜上 Na^+-K^+-ATP 酶活性下降，Na^+ 在细胞内增加，导致神经节去极化减弱，神经传导速度下降或失去。③氧自由基学说：糖尿病患者在糖代谢过程中可产生大量超氧化物和过氧化氢，这些高度活性物质在神经组织中增加，使神经细胞膜磷脂内不饱和磷脂酸发生过氧反应，导致一系列生化反应和结构改变，引起胃肠神经功能异常。④蛋白质非酶糖化学说：由于糖尿病患者过度糖基化终末产物生成增加，其参与修饰神经细胞内蛋白质表达，引起神经元细胞功能障碍。

3. 泌尿生殖系统

（1）膀胱功能异常：排尿是一种协同动作，膀胱逼尿肌的收缩和尿道内、外括约肌的松弛必须协同进行。糖尿病患者由于长期处于高血糖状态，导致大动脉粥样硬化和微血管病变，血管基底膜增厚，管腔变窄，血流缓慢，神经营养血管通透性改变，神经轴索血运障碍。膀胱主要受 S_2、S_3、S_4 三条副交感神经和 T_{11}、T_{12} 神经与 L_1、L_2 神经中 4 条交感神经所调节和支配。当糖尿病性神经病变累及上述神经时，出现节段性脱髓改变和神经传导障碍。副交感神经受损时引起膀胱收缩力减弱，内脏感觉传入神经受损引起排尿反射异常；交感神经受损时影响三角肌和内括约肌，增加排尿阻力以致引起尿潴留。膀胱过度充盈，容量超过 100 mL 则发生溢出性尿失禁。糖尿病患者并发以上大、小血管病变和神经病变是神经源性膀胱的发生机制。神经源性膀胱又称无力性膀胱，起病隐匿，常在无症状的情况下缓慢进展而不易被早期发现，直至出现尿路感染和尿潴留，严重者膀胱可渐充溢胀大至 1000 mL 以上容量而出现压力性尿失禁，小便淋漓不尽，小腹胀痛。由于长期膀胱残余尿增加尿路感染的机会，可发展为慢性膀胱炎和慢性肾盂肾炎，甚至造成肾功能不全。

（2）男性性功能障碍：阴茎勃起是在神经控制下的血管变化过程，勃起受中枢神经和周围神经的调控。正常勃起反射弧的传入神经为阴茎背神经和阴部神经，传出神经为骶副交感神经（第 2、3、4 骶节）。糖尿病性神经病变可引起反射弧的传入神经和（或）传出神经异常，而导致糖尿病性勃起功能障碍的发生。目前已证实，糖尿病性勃起功能障碍患者阴茎背神经传导速度明显下降。糖尿病性自主神经病变可以导致静脉瘘的形成，导致阴茎血液回流过快，降低阴茎勃起的硬度，缩短勃起的持续时间。周围神经病变使神经传导出现障碍，支持阴茎的舒血管肠肽能、胆碱酯、肾上腺素能神经受损，并引起与阴茎勃起相关的神经递质浓度改变，舒血管递质一氧化氮（NO）、血管活性肠肽等减少，而缩血管递质内皮素（ET）增加及肾素－血管紧张系统（RAS）激活等，最终导致勃起功能障碍的发生。NO 浓度的改变是糖尿病性勃起功能障碍发生的中心环节，NO 可使平滑肌松弛，增加动脉血流和海绵体静脉血流。阴茎－氧化氮合成酶（NOS）存在于非肾上腺素能非胆碱能神经末梢（神经型，nNOS）和内皮细胞中（内皮型，cNOS），许多实验证明，DM 时 NOS 活性降低可引起阴茎海绵体局部 NO 水平降低，导致勃起功能障碍。此外，晚期糖基化终末产物可使局部 NO 灭活增加，而降低阴茎中的 NO 浓度。Ratzinger 等人推测 DMED 的病因是继发于血管和神经系统异常所致。用快速眼球移动（REM）测量作为自主神经功能障碍的指标，对 10 例糖尿病性勃起功能障碍、9 例心理性勃起功能障碍，以及 10 例继发于骨盆外伤引起的勃起功能障碍进行比较，发现糖尿病性勃起功能障碍患者 REM 频度较低，结果提示中枢神经功能障碍是男性糖尿病患者勃起功能障碍的原因。糖尿病患者中枢神经系统代谢紊乱可改变睡眠和自主神经活动，用来解释糖尿病患者的睡眠和自主神经功能障碍。糖尿病患者常有副交感神经活动消失或损伤的神经病变，可阻止阴茎海绵体膨胀的发生。勃起功能障碍患者常于骶髓节段及传入、传出神经连接部位发生病变。约 1/4 青年糖尿病患者和约 1/2 50 岁左右的糖尿病患者，发生糖尿病性勃起功能障碍是由于糖尿病性多发性神经炎的结果。

多数学者认为，糖尿病性勃起功能障碍是由于控制阴茎勃起的骶副交感神经（第 2、3、4 骶节）病变所致，而自主神经病变的发生机制还不清楚。一般认为神经病变的可能机制是神经纤维上多元醇沉积，引起神经纤维的节段性脱鞘和髓质合成障碍。糖尿病患者常有代谢和病理方面的异常，如山梨醇、果糖、葡萄糖在神经细胞内积聚，因渗透压作用使神经细胞发生肿胀变性；酶的缺陷使神经髓鞘的成分发生变化；施万细胞功能异常；节段性脱髓鞘样变和轴索变性；微血管病变包括神经内血管进行性硬化，以及供应神经营养的血管闭塞所致循环障碍等。上述代谢和病理的变化，使糖尿病患者的神经易受损伤，因而对缺氧、高血糖尤为敏感，加之应激促发因素及感染、创伤等继发性有害因素，使糖尿病患者易罹患神经病变。胡新云等对 18 例 2 型糖尿病患者进行运动神经传导速度（MNCV）检测周围神经功能，其中 15 例 MNCV 异常，3 例 MNCV 正常；而在糖尿病不合并勃起功能障碍的 14 例中，MNCV 正常 11 例，异常 3 例。这说明两者之间有显著性差异，也证实了糖尿病性神经病变是发生勃起功能障碍的主要原因，并提出 MNCV 在糖尿病性神经病变和糖尿病自主神经病变检测中的敏感性很高，检测的阳性率分别为 96.6% 和 90.0%。Forsberg 等调查 37 例糖尿病患者，其中勃起功能障碍者 15 例（40.5%），勃起困难者 22 例。发现每例患者平均有两种明显异常，按其患病率排列有以下原因：①神经病变和精神因素的结合；②神经病变和血管疾病联合；③仅有周围神经病变；④内分泌紊乱和精神因素的联合；⑤三种或更多缺陷的结合；⑥仅有阴茎血管疾病或精神问题，或内分泌紊乱和周围神经病变的结合。从以上病因来看，神经病变和血管病变者居多。Hirshkowitz 等人用多形睡眠描记（polysomnography）评价 100 例糖尿病性勃起功能障碍患者睡眠与勃起功能障碍的关系，试验资料表示，糖尿病患者勃起功能障碍的发生机制包括神经和血管因素。

4. 体温调节

（1）出汗异常：大部分汗腺由交感神经节后纤维调节，当累及此组神经时，汗腺分泌功能减退或消失，以致少汗或无汗，常对称性分布或片状分布，以足部和腿部明显，严重时整个下半身甚至上肢亦受累，同时上半身、头颈部常呈代偿性多汗，尤其在运动后或在温暖的环境中易出汗。患者自觉上身畏热多汗，而下肢寒冷，有时可误以为低血糖，进食时多汗，甚至大汗淋漓，亦为其特征之一。上述患者在温热的环境中，体温调节功能差。

（2）低血糖：自主神经系统高反应性的症状和体征包括交感神经高反应性和迷走神经高反应性表现。前者有心动过速、心悸、出汗和震颤；后者有恶心和饥饿等。Cryer 曾提出，频繁发生低血糖（如糖尿病患者为了保持血糖正常而接受胰岛素强化治疗）会导致交感神经系统对低血糖失去反应。中枢神经系统对反复出现的低血糖会逐渐产生适应，这种适应与进入大脑的葡萄糖量的增加有关，虽然血糖水平仍低于正常。这是由于反复出现低血糖，导致血 - 脑屏障上的葡萄糖转运蛋白上调的结果。因此，机体识别低血糖的阈值会发生改变，只有更低的血浆、血糖水平才能启动自主神经系统的反应。此时，有些患者识别低血糖的能力早已受到损伤，导致神经系统缺乏葡萄糖。中枢神经系统的这种适应性，以及自主神经系统功能衰竭是慢性低血糖引起的结果，而不是糖尿病导致的损伤。胰岛素通过减少葡萄糖对胰腺 β 细胞的刺激、α- 肾上腺素能神经的效应，以及血循环中儿茶酚胺水平的增加，共同抑制交感神经系统，使内源性胰岛素分泌减少。这种反应性的胰岛素减少，促进了动员能量的储存（糖原分解和脂肪分解），增加了肝脏与糖原异生和酮体生成有关的酶活性，同时阻止肌肉组织消耗从肝脏释放出的血糖。血液循环中的儿茶酚胺和产生于交感神经末梢的去甲肾上腺素，通过激活 β- 肾上腺素能受体而动员肌糖原，并增加脂肪细胞甘油三酯的分解，从而使血浆游离脂肪酸水平提高，向肌肉组织提供替代能源。其心血管效应及其他副作用提示糖尿病患者需要快速摄入可吸收的糖类。

胰高血糖素通过交感神经支配和血液循环中儿茶酚胺对胰腺 A 细胞的 β- 肾上腺素能效应，以及通过低血糖本身对 A 细胞的直接刺激，促使胰高血糖素释放。胰高血糖素通过直接的糖原分解机，促进糖异生酶活性，从而增加肝脏葡萄糖的输出。

垂体促肾上腺皮质激素释放增多，与交感神经系统受神经性低血糖刺激有关。这使血浆皮质醇水平上升，继而促进脂肪分解，并有效地促进蛋白质分解代谢和肝脏氨基酸向葡萄糖的转化。

副交感神经末梢释放乙酰胆碱，其迷走神经效应为诱发饥饿感，发出需要进食的信号以对抗低血糖。此外，支配汗腺的交感神经系统节后纤维也释放乙酰胆碱，此时与所有其他交感神经节后纤维相反，后者无一例外地释放去甲肾上腺素。

（三）脑神经病变

糖尿病性脑神经病变属于糖尿病性周围神经病变类型之一，有关学说众多，可能是多种因子作用的结果。近年来，研究大致倾向于以下几种学说：微血管病变学说、代谢和生化异常学说、维生素缺乏学说。关于脑神经病变的发病机制，现在一般认为其是因微血管病变引起动眼神经缺血所致，由于支配瞳孔的纤维位于动眼神经的周边部位对缺血的影响比中心部位轻，因此多数豁免。其他易发生脑神经病变的有展神经、面神经等，单独的滑车神经受累很罕见。

（四）急性痛性神经病变

目前，急性痛性神经病变的发病机制尚未完全阐明，公认的发病机制是血流动力学异常、神经纤维结构轻微损伤及血糖波动导致代谢生化改变。胰岛素相关性急性痛性神经病变的启动因素可能是较高血糖的糖尿病患者，胰岛素治疗快速降低血糖，从而引起神经周围的血流动力学的异常改变，神经纤维的结构轻微损伤及其物质代谢的异常，综合作用的结果导致急性神经痛。Llewelyn 等人提出胰岛素相关性急性痛性神经病变的发病，可能与神经纤维再生和异位冲动形成有关。高血糖引起轴突损伤、变性，血糖正常后损伤的轴突再生，以及神经纤维急性损伤后快速而活跃的再生可引起疼痛。Tesfaye等人认为胰岛素神经炎的发生可能与神经内膜缺血有关。该研究发现患者神经外膜血管增生，且存在神经外膜动静脉短路，这些改变使得供给神经内膜的血液流向神经外膜，从而造成神经内膜缺血，进而引起神经痛。有研究认为，快速的血糖改善（即使没有低血糖），使神经细胞获得的葡萄糖相对减少，导致神经细胞缺血、缺氧，引起神经细胞能量危机，最终引起疼痛。

近端运动神经病变发病机制可能是供养神经的微血管病变，引起神经多发微梗死，上述观点已有病理支持。

对于躯干神经病发病机制，一般认为是由于神经根病变或多神经根病变所致，但有的病例肌电图仅见到前支支配肌肉的失神经现象，而无脊旁肌的异常，因此，病灶也可能局限于脊神经的前支或后支。引起神经病变的原因可能为缺血性。治疗时首先要很好地控制血糖，其次是控制疼痛，有时苯妥英钠或卡马西平可以减轻疼痛，也可在睡前服用阿米替林 25 ～ 100 mg。

总的来看，糖尿病性神经病变不是单一发病机制引起，而是遗传因素、神经缺氧/缺血、氧化应激、多元醇旁路过度活跃、晚期糖基化终末产物增加、γ- 亚麻酸缺乏、蛋白激酶 C 增加、生长因子缺乏、免疫异常等因素综合引起。

第四节　糖尿病性神经病变的病理

高血糖症可以引起代谢改变，是因为代谢改变可以直接影响神经而发生病理改变，也可能是代谢改变导致血管改变，因而造成神经发生病理改变。糖尿病患者发生神经改变主要有两个方面：一是营养神经的小血管改变；二是神经本身的改变。血管的改变主要表现有血管腔变窄、玻璃样变性及内膜下有 PAS 阳性物质的积存。电镜发现有毛细血管内膜和细胞周围基膜增生，基膜增生为糖尿病微血管病变的早期表现，与神经病变的严重程度相一致。另外，有血小板的凝聚增加，因血小板的聚集或纤维素的沉积，使微血管狭窄或闭塞，因而使神经发生缺血性改变。多发性神经病变的神经改变有沃勒变性、局部的轴索肿胀（包括神经丝、轴索萎缩）及原发的脱髓鞘。这些改变既影响粗的和细的有髓鞘纤维，也影响无髓鞘纤维，各人侧重可以不同，但究竟是髓鞘受累在先还是轴索病变在先，则有不少争论。单神经病变一般多认为由于神经的缺血性梗死引起，如曾在坐骨神经、股神经、闭孔神经的近端发现有多发的微梗死。近年来，有学者对糖尿病患者坐骨神经的不同水平的横切面进行研究，发现有多灶性损伤，结合他们对腓总神经的研究，认为多发性神经病变也是以缺血改变为基础。糖尿病性神经病变患者腓肠神经活检，显示粗、细神经纤维均有轴索受损。

董荣芳等人曾收集 14 例 2 型糖尿病性周围神经病变患者，局麻下行小腿外踝上方切口，取腓肠神经分支 1 ～ 2 cm，与 5 例非糖尿病、非神经损伤的尸检病例作为阴性对照，结果发现糖尿病性周围神经病变患者，其腓肠神经活检病理结果主要为：①神经纤维的髓鞘脱失和轴索变性，一般均有轴索变性，髓鞘病变相对较轻，可见髓鞘松解；②弥漫性的有髓纤维减少，神经纤维几乎全部脱失，仅存少许几根；③施万细胞变性以及增生，施万细胞明显增生但不形成新的髓鞘，可见"洋葱头"样结构，提示新生的施万细胞功能异常；④无髓及小薄髓纤维增多，部分呈小束状增生，提示存在再生现象，神经纤维严重减少的病例无髓及薄髓纤维也减少；⑤另可见微血管病变，血管管壁增厚、管腔变窄，内皮细胞变性、增生使血管腔缩窄甚至闭合，微血管管壁基底膜样物质增多，PAS 染色阳性，管壁层状结构模糊；⑥神经束膜增厚，部分病例增厚明显。为发现糖尿病性周围神经病变有无特异性的神经病变，研究者选取了糖尿病性周围神经病变组和对照组病例的腓肠神经，从神经纤维、施万细胞、血管、神经束膜等几个方面观察并进行形态测量分析。在轻度糖尿病性周围神经病变时，有髓纤维数目显著减少，形态计量有髓纤维密度显著低于正常组，推测主要因严重的神经纤维变性毁损所致。轴索变性和髓鞘变性都可以造成神经纤维变性毁损，在中—重度糖尿病性周围神经病变时，有显著的轴索变性，但轻度病变时较轻，且髓鞘病变并不明显，因此，推测髓鞘病变可能是继发于轴索变性或高糖对施万细胞的直接损伤。观察神经纤维面积和轴索面积分布可见，糖尿病性周围神经病变时，小直径纤维增多，尤其在轻度糖尿病性周围神经病变时；而大直径纤维较对照组减少，说明存在轴索变性萎缩或再生。g-ratio 显示，神经纤维轴索面积大小及髓鞘厚薄，可推测有或无轴索萎缩、脱髓鞘或再生的薄髓纤维。研究者结果显示，轻度糖尿病性周围神经病变组 g-ratio 较正常组增大，说明薄髓纤维增多。同时 g-ratio- 轴索面积散点图显示，糖尿病性周围神经病变组（尤以轻度病变组为著）较多的小直径纤维对应较大的 g-ratio，说明了这些小直径纤维为薄髓纤维，进一步证明了糖尿病性周围神经病变时脱髓鞘与髓鞘再生并存。通过观察髓鞘特异性蛋白——周围髓鞘蛋白 22（peripheral myelin protein 22，PMP22）和髓鞘碱性蛋白（myelin basic protein，MBP）在腓肠神经中的表达，以寻找评估髓鞘损伤的免疫指标，发现糖尿病性周围神经病变时，二者表达明显减少。PMP22 和 MBP 均为在髓鞘形成过程中起重要作用的蛋白，PMP22 有双重表达模式，一种出现在有髓纤维髓鞘化过程末期，参与了髓鞘化过程的调控，影响施万细胞膜的螺旋化、髓鞘的厚度及稳定性；另一种作为非成髓施万细胞的膜蛋白，也参与施万细胞的增生与凋亡，因此提示 PMP22 能更全面地反映髓鞘结构更新和非成髓施万细胞状态间的相互关系。糖尿病性周围神经病变时，PMP22 表达下调说明无髓纤维数量减少。MBP 是成熟施万细胞出现最晚的特异蛋白，位于髓鞘螺旋化的致密部，维持髓鞘结构和功能的稳定。在实验中，MBP 表达与我们在光镜和电镜下看到的有髓纤维数目减少一致。MBP 在有髓纤维的髓鞘上呈强阳性，主要反映髓鞘的数量和完整程度。在腓肠神经活检中，光镜和电镜观察通常只能判断病变是以脱髓鞘为主还是以轴索变性为主，而对周围神经病变发展过程中极其重要施万细胞，仅能观察其数量变化和局部形态，很少全面考虑其功能。因此，结合 PMP22 和 MBP 免疫组化染色，可全面评判施万细胞的功能状态和髓鞘情况。本实验结果表明，施万细胞数目 DPN 组高于对照组，差异显著（$P < 0.05$），S-100 的免疫组化染色也证实了这一点，在重度病变时可见"洋葱头"样结构形成。节段性脱髓鞘、髓鞘再生和"洋葱头"样结构形成，这都提示有反复的脱髓鞘与髓鞘再生，但在此过程中施万细胞虽然增生但不形成髓鞘，因此考虑施万细胞特异性蛋白的表达出现异常，使得这种增生的施万细胞不具备正常形成髓鞘的功能。本实验也显示，MBP 和 PMP22 免疫组化阳性表达在 DPN 时下调，因此，施万细胞特异性蛋白的表达异常，可能是糖尿病性周围神经病变进行性发展的重要病理学基础。实验中神经束膜的厚度在糖尿病性周围神经病变组中显著增高，与对照组差异显著，提示这可能是 DPN 特有的病变。神经束膜增厚可能有以下原因：①束膜细胞增生；②束膜细胞体积增加；③束膜细胞外基质增加。综上所述，糖尿病性周围神经病变的病理特点为，有髓纤维数目明显减少、轴索变性显著和髓鞘病变较轻，提示轴索变性可能是造成有髓纤维减少的主要原因；小直径纤维数目相对增多（尤其轻度病变时），而且多为薄髓纤维，因此可能为再生纤维，提示还是存在再生现象；施万细胞增生但并不能形成髓鞘，且 MBP 和 PMP22 表达下调，提示新生施万细胞功能异常微血管改变以基底膜样物质沉积为主，使管壁增厚结构不清；神经束膜增厚在糖尿病性周围神经病变中具有特征性。

纳仁高娃等人取糖尿病性神经病理性疼痛大鼠模型 L4-6DRG 神经元，观察发现 P2X3、P2X4 受体蛋白 mRNA 表达显著增加。P2X3 受体是 P2X 受体家族中的成员，研究表明 P2X3 受体选择性地表达于初级传入感觉神经元，如三叉神经节和结状神经节上，且以中、小型神经节细胞为主，认为其是伤害性感受器活化的关键分子之一，与感觉神经末梢释放的 ATP（P2X 受体激动剂）结合而参与疼痛的信息传递，由此表明 P2X3 受体在疼痛的感知和传递中发挥着重要的作用。Tsuzuki 等利用原位杂交方法研究发现，横断某些神经的分支后，P2X3 受体 mRNA 在损伤的背根神经节（dorsal root ganglion，DRG）神经元上显著降低，而在邻近未受损神经元上却表达增加。在大鼠坐骨神经慢性结扎损伤（chronic constriction injury，CCI）模型，P2X3 受体在中小神经元上表达增多。大鼠脊神经结扎（spinal nerve ligation，SNL）模型 DRG 神经元 P2X3 受体表达减少，免疫活性下降。慢性压迫损伤，三叉神经节 P2X3 受体免疫活性短暂增加。综上所述，在大鼠糖尿病神经性病理性疼痛模型病情发生发展过程中，随着机械痛阈的下降，出现 DRG 神经元 P2X3 受体 mRNA 表达增加，提示 P2X3 受体可能参与了该病的发生发展，引发和维持了机械痛阈的下降和痛觉过敏的发生。P2X4 受体也是 P2X 受体家族中的成员，研究表明，P2X4 受体主要分布于小胶质细胞中，认为其是伤害性感受器活化的关键分子之一，与感觉神经末梢释放的 ATP（P2X 受体激动剂）结合而参与疼痛的信息传递，由此表明 P2X4 受体在疼痛的感知和传递中发挥着重要的作用。糖尿病性神经病理性疼痛大鼠模型建立 1 周，即出现了脊髓背根神经节 P2X4 mRNA 的高表达，并且已经达到峰值。该模型中机械痛阈的改变在模型建立 1 周后出现了显著下降。以上结果可提示，P2X4 mRNA 的高表达可能在糖尿病性神经病理性疼痛形成的启动阶段发挥了重要作用。建模 2 周、4 周 P2X4 mRNA 的表达呈持续高表达状态，但是与 1 周组比较，有所下降，但与对照组比较仍有差异（$P < 0.05$）。机械痛阈在造模 2 周、4 周仍持续下降，可提示 P2X4 mRNA 的高表达对于糖尿病性神经病理性疼痛形成的维持阶段也发挥重要作用。在以往的研究中，利用 P2X1-4 的拮抗剂 TNP-ATP 可以缓解神经病理性疼痛；利用 P2X（1、3、5、7）的拮抗剂 PPADS，却不能缓解神经病理性疼痛，说明 P2X4 参与了神经病理性疼痛的发生过程。综上所述，在大鼠糖尿病性神经病理性疼痛模型病情发生发展过程中，随着机械痛阈的下降，出现 DRG 神经元 P2X4 受体 mRNA 表达的增加，提示了 P2X4R 可能参与了该病的发生发展，引发和维持了机械痛阈的下降和痛觉过敏的发生。

侯园花等人研究发现 HMGB1 是一种促炎细胞因子，在高血糖环境中，参与糖尿病及其多种并发症，其可能通过 HMGB1-RAGE/TLRs 轴，维系炎性反应状态、损伤胰岛细胞、介导胰岛素抵抗。高血糖引起 HMGB1 及晚期糖基化终末产物受体（RAGE）增加，HMGB1 与 RAGE 受体结合，引起持续炎症，减弱神经突起生长及轴突再生，抑制神经修复，激活 NF-κB、IL-6 等炎症介质过表达，影响微脉管系统，导致周围神经病变。HMGB1 蛋白过度表达可改变周围神经电生理及微细结构而影响神经功能。研究发现，糖尿病性周围神经病变组外周血清 HMGB1 含量及 mRNA 表达水平升高，高血糖可导致 Schwann 细胞炎症因子的表达。在糖尿病患者中，高血糖激活巨噬细胞，并渗入神经系统产生炎症因子，如 IL-1、IL-6、TNF，导致内皮细胞及神经纤维损伤。在周围神经系统中已经发现巨噬细胞渗入裂开的髓鞘中参与脱髓鞘的进程。糖尿病坐骨神经内皮细胞及施万细胞 NF-κB 表达增高，NF-κB 在诱发炎症及免疫反应中起着重要的作用，可引起神经内膜、缺血性纤维退行性变，导致轴突变性及施万细胞凋亡，炎症反应在糖尿病性周围神经病变中的作用是复杂的。由此可见，HMGB1 蛋白与糖尿病性周围神经病变的发展有紧密的联系。慢性神经炎症可能是渐进的神经退行性病变的驱动，而 HMGB1 在慢性神经炎症与进行性神经退行性疾病中起连接作用。HMGB1 作为前炎症因子参与了糖尿病性周围神经病变的发病，其可与 RAGE 结合，激活 NF-κB、IL-6 等炎症介质，诱发炎症及免疫反应，导致轴突变性及施万细胞凋亡；而施万细胞功能障碍可引起神经传导速度减慢、轴突萎缩、轴突再生障碍、脑源性神经营养因子（Brain-derived neurotrophic factor，BDNF）表达下降，神经营养因子缺乏在某种程度上也可影响轴突再生及髓鞘的形成。有研究报道，HMGB1 减弱 BDNF 在糖尿病视网膜病变中的神经保护作用。研究提示，血清 BDNF 与 HMGB1 水平相关，BDNF、HMGB1 可能在糖尿病性周围神经病变神经退行性病变、神经炎症中发挥一定的作用，其具体机制尚待进一步的研究证实。

对老年人糖尿病性局灶性、多发局灶性神经病的受累神经的病理进行研究，发现有较高比例的神经内膜出血及炎细胞浸润，提示血管炎性改变可能在发病机制中也起一定的作用。1 型、2 型糖尿病患者的上述改变是相同的。有疼痛表现与无疼痛表现的糖尿病患者的病理所见亦无明显区别。

第五节　神经系统的功能

神经系统（nervous system）是人体内最重要的调节系统，体内各系统和器官的功能活动都是在神经系统的直接或间接调控下完成的。通过神经调节，各系统和器官还能对内、外环境变化做出迅速而完善的适应性反应，调整其功能状态，满足当时生理活动的需要，以维持整个机体的正常生命活动。神经系统一般分为中枢神经系统（central nervous system）和周围神经系统（peripheral nervous system）两大部分，前者是指脑和脊髓部分，后者则为脑和脊髓以外的部分。

一、神经系统功能活动的基本原理

神经系统内主要有神经细胞和神经胶质细胞两类细胞。神经细胞又称神经元，是一种高度分化的细胞，其通过突触联系形成复杂的神经网络，完成神经系统的各种功能性活动，因而是构成神经系统的结构和功能的基本单位。神经胶质细胞简称胶质细胞，具有支持、保护和营养神经元的功能。

（一）神经元

1. 神经元的结构和功能

人类中枢神经系统内约含 10 个神经元，尽管其形态和大小有很大差别，但都有突起，突起可分为树突和轴突两类。以脊髓运动神经元为例，一个神经元可有多个树突，但只有一个轴突。树突数量极多，还有许多分支，可大大扩展细胞的表面积。胞体和树突在功能上主要是接受信息的传入，而轴突则主要是传出信息。胞体发出轴突的部位称为轴丘。轴突的起始部分称为始段，轴突的末端有许多分支，每个分支末梢的膨大部分称为突触小体，它与另一个神经元相接触而形成突触。轴突和感觉神经元的长树突二者统称为轴索，轴索外面包有髓鞘或神经膜进而成为神经纤维。神经纤维可分为有髓鞘神经纤维和无髓鞘神经纤维。神经纤维末端称为神经末梢。

神经元的主要功能是接受和传递信息。中枢神经元可通过传入神经接受体内、外环境变化的刺激信息，并对这些信息加以处理，再经过传出神经把调控信息传给相应的效应器，产生调节和控制效应。此外，有些神经元还能分泌激素，将神经信号转变为体液信号。

2. 神经纤维及分类神经纤维的功能

神经纤维和分类神经纤维的主要功能是传导兴奋。在神经纤维上传导的兴奋或动作电位称为神经冲动，简称冲动。冲动的传导速度受多种因素的影响。神经纤维直径越粗，传导速度越快。神经纤维直径与传导速度的关系大致是：传导速度（m/s）≈ 直径（μm）× 6。这里的直径是指包括轴索和髓鞘在一起的总直径。有髓鞘神经纤维以跳跃式传导的方式传导兴奋，因而其传导速度远比无髓鞘神经纤维快。有髓鞘神经纤维的髓鞘在一定范围内增厚，传导速度将随之增快；轴索直径与神经纤维直径之比为 0.6 时，传导速度最快。温度在一定范围内升高也可加快传导速度。神经传导速度的测定有助于诊断神经纤维的疾病和估计神经损伤的预后。

神经纤维传导兴奋具有以下特征。①完整性：神经纤维只有在其结构和功能上都完整时才能传导兴奋，如果神经纤维受损或被切断或局部应用麻醉药，兴奋传导将受阻。②绝缘性：一根神经干内含有许多神经纤维，但在神经纤维传导兴奋时基本上互不干扰，其主要原因是细胞外液对电流的短路作用，使局部电流主要在一条神经纤维上构成回路。③双向性：人为刺激神经纤维上任何一点，只要刺激强度足够大，引起的兴奋可沿纤维向两端传播；但在整体活动中，神经冲动总是由胞体传向末梢，表现为传导的单向性，这是由突触的极性所决定的。④相对不疲劳性：连续电刺激神经数小时至十几小时，神经纤维始终能保持其传导兴奋的能力，表现为不易发生疲劳；而突触传递则容易疲劳，可能与递质耗竭有关。

Erlanger 和 Gasser 根据神经纤维兴奋传导速度的差异，将哺乳动物的周围神经纤维分为 A、B、C 三类，又根据纤维的直径和来源将其分为 Ⅰ、Ⅱ、Ⅲ、Ⅳ四类，其中Ⅰ类纤维再分为Ⅰa 和Ⅰb 两个亚类。目前，前一种分类法多用于传出纤维，后一种分类法则常用于传入纤维。

3. 神经纤维的轴浆运输

轴突内的轴浆是经常流动的，轴浆的流动具有物质运输的作用，故称为轴浆运输。如果结扎神经纤维，可见到结扎部位的两端都有物质堆积，且近胞体端的堆积大于远胞体端，表明轴浆运输有自胞体向轴突末梢方向的顺向运输和自末梢向胞体方向的逆向运输，以顺向运输为主。如果切断轴突，不仅轴突远端部分发生变性，而且近端部分甚至胞体也将发生变性。由此可见，轴浆运输对维持神经元的结构和功能的完整性具有重要意义。

根据轴浆运输的速度，顺向轴浆运输又可分为快速和慢速轴浆运输两类。顺向快速运输主要运输具有膜结构的细胞器，如线粒体、突触囊泡和分泌颗粒等；在猴、猫等动物坐骨神经内的运输速度约为 410 mm/d，这种运输是通过一种类似于肌球蛋白的驱动蛋白而实现的。驱动蛋白具有一个杆部和两个呈球状的头部。杆部尾端的轻链可连接被运输的细胞器；头部则形成横桥，具有 ATP 酶活性，能与微管上的微管结合蛋白结合。当一个头部结合于微管时，ATP 酶被激活，横桥分解 ATP 而获能，使驱动蛋白的颈部发生扭动，于是，另一个头部即与微管上的下一个位点结合，如此不停地交替进行，细胞器便沿着微管被输送到轴突末梢。与此同时，微管也不断由胞体向轴突末梢方向移动。这是因为微管朝向末梢的一端不断形成，而朝着胞体的一端不断分解，从而使微管不断向末梢移动。慢速轴浆运输是指轴浆内可溶性成分随微管、微丝等结构不断向前延伸而发生的移动，其速度为 1 ~ 12 mm/d。

逆向轴浆运输可运输一些能被轴突末梢摄取的物质，如神经营养因子、狂犬病病毒、破伤风毒素等。这些物质入胞后可沿轴突被逆向运输到胞体，对神经元的活动和存活产生影响。逆向轴浆运输由动力蛋白完成，运输速度约为 205 mm/d。动力蛋白的结构和作用方式与驱动蛋白极为相似。辣根过氧化物酶（horseradish peroxidase，HRP）也可被逆向运输，因而在神经科学研究中可用作示踪剂。

4. 神经的营养性作用

神经能使所支配的组织在功能上发生变化，如引起肌肉收缩、腺体分泌等，这一作用称为神经的功能性作用。除此之外，神经末梢还经常释放某些营养性因子，持续地调整所支配组织的内在代谢活动，影响其持久性的结构、生化和生理的变化，这一作用称为神经的营养性作用。用局部麻醉药阻断神经冲动的传导，一般不能使所支配的肌肉发生代谢改变，表明神经的营养性作用与神经冲动关系不大。神经的营养性作用在正常情况下不易被觉察，但当神经被切断后即可明显表现出来，其所支配的肌肉内糖原合成减慢，蛋白质分解加速，肌肉逐渐萎缩，如脊髓灰质炎患者一旦前角运动神经元变性死亡，其所支配的肌肉将发生萎缩。

5. 神经营养因子的作用

神经的营养性作用可使支配组织维持正常的代谢和功能，反过来，神经元也需要支配组织或他组织的营养性支持。神经营养因子（neuro trophic，NT）是一类由神经所支配的组织（如肌肉）和星形胶质细胞产生，且为神经元生长与存活所必需的蛋白质分子。神经营养因子通常在神经末梢以受体介导式入胞的方式进入末梢，再经逆向轴浆运输抵达胞体，促进胞体合成有关的蛋白质，从而发挥其支持神经元生长、发育和功能完整性的作用。近年来，也发现有些神经营养因子由神经元产生，经顺向轴浆运输到达神经末梢，对突触后神经元的形态和功能完整性起支持作用。

目前已被确定的神经营养因子有神经生长因子（nerve growth factor，NGF）、脑源性神经营养因子（brain-derived neurotrophic factor，BDNF）、神经营养因子-3（NT-3）和神经营养因子-4/5（NT-4/5），可能还有神经营养因子-6（NT-6）。除以上经典的神经营养因子外，能影响神经元生长的还有睫状神经营养因子、胶质细胞源神经营养因子、白血病抑制因子、胰岛素样生长因子-1、转化生长因子、成纤维细胞生长因子和血小板源生长因子等。

（二）神经胶质细胞

神经胶质细胞广泛分布于中枢和周围神经系统中。在人类的中枢神经系统中，胶质细胞主要有星形胶质细胞、少突胶质细胞和小胶质细胞三类，其总数达（$1 \sim 5$）$\times 10^{12}$ 个，为神经元的 $10 \sim 50$ 倍。在周围神经系统中，胶质细胞主要有形成髓鞘的施万细胞和位于神经节内的卫星细胞等。

1. 胶质细胞的特征

胶质细胞与神经元相比，其在形态和功能上有很大差异。胶质细胞虽也有突起，但无树突和轴突之分；细胞之间不形成化学性突触，但普遍存在缝隙连接。其也有随细胞外 K^+ 浓度改变而改变的膜电位，但不能产生动作电位。在星形胶质细胞膜上还存在多种神经递质的受体。此外，胶质细胞终身具有分裂、增生能力。

2. 胶质细胞的功能

目前对胶质细胞的功能还很少了解，主要有以下几方面的推测。

（1）支持和引导神经元迁移：中枢内除神经元和血管外，其余空间主要由星形胶质细胞充填，它们以其长突起在脑和脊髓内交织成网，形成支持神经元胞体和纤维的支架。此外还观察到，在人和猴的大脑和小脑皮层发育过程中，发育中的神经元沿胶质细胞突起的方向迁移到它们最终的定居部位。

（2）修复和再生作用：当脑和脊髓受损而变性时，小胶质细胞能转变成巨噬细胞，加上来自血中的单核细胞和血管壁上的巨噬细胞，共同清除变性的神经组织碎片；碎片清除后留下的缺损，则主要依靠星形胶质细胞的增生来充填，但增生过强则可形成脑瘤。在周围神经再生过程中，轴突沿施万细胞所构成的索道生长。

（3）免疫应答作用：星形胶质细胞是中枢内的抗原呈递细胞，其质膜上存在特异性主要组织相容性复合分子 Ⅱ，后者能与经处理过的外来抗原结合，将其呈递给 T 淋巴细胞。

（4）形成髓鞘和屏障的作用：少突胶质细胞和施万细胞可分别在中枢和外周形成神经纤维髓鞘。髓鞘的主要作用可能在于提高传导速度，而绝缘作用则较为次要。中枢神经系统内存在血－脑屏障、血－脑脊液屏障和脑－脑脊液屏障。星形胶质细胞的血管周足是构成血－脑屏障的重要组成部分，构成血－脑脊液屏障和脑－脑脊液屏障的脉络丛上皮细胞和室管膜细胞也属于胶质细胞。

（5）物质代谢和营养作用：星形胶质细胞一方面通过血管周足和突起连接毛细血管与神经元，对神经元起运输营养物质和排除代谢产物的作用；另一方面还能产生神经营养因子，以维持神经元的生长、发育和功能的完整性。

（6）稳定细胞外的 K^+ 浓度：星形胶质细胞膜上的钠泵活动可将细胞外过多的 K^+ 泵入胞内，并通过缝隙连接将其分散到其他胶质细胞中，以维持细胞外合适的 K^+ 浓度，有助于神经元电活动的正常进行。当增生的胶质细胞发生瘢痕变化时，其泵 K^+ 的能力减弱，可导致细胞外高 K^+ 浓度，使神经元的兴奋性增高，从而形成局部癫痫病灶。

（7）参与某些活性物质的代谢：星形胶质细胞能摄取神经元释放的某些递质，如谷氨酸和 γ-氨基丁酸，再转变为谷氨酰胺而转运到神经元内，从而消除这类递质对神经元的持续作用，同时也为氨基酸类递质的合成提供前体物质。此外，星形胶质细胞还能合成和分泌多种生物活性物质，如血管紧张素原、前列腺素、白细胞介素，以及多种神经营养因子等。

二、突触传递

突触传递是神经系统中信息交流的一种重要方式。在反射弧中，神经元与神经元之间、神经元与效应器细胞之间都通过突触传递信息。神经元与效应器细胞之间的突触也称接头。

（一）几类重要的突触传递

根据突触传递媒介物性质的不同，可将突触分为化学性突触和电突触两大类，前者的信息传递媒介物是神经递质，而后者的信息传递媒介物则为局部电流。化学性突触一般由突触前成分、突触间隙和突触后成分三部分组成，根据突触前、后成分之间有无紧密的解剖学关系，可分为定向突触和非定向突触两种模式，前者末梢释放的递质仅作用于范围极为局限的突触后成分，如经典的突触和神经－骨骼肌接头；后者末梢释放的递质则可扩散至距离较远和范围较广的突触后成分，如神经－心肌接头和神经－平滑肌接头。

1. 经典的突触传递

（1）突触的微细结构：经典突触由突触前膜、突触后膜和突触间隙三部分组成。在电子显微镜下，突触前膜和突触后膜较一般神经元膜稍有增厚，约 7.5 nm，突触间隙宽 20～40 nm。在突触前膜内侧的轴浆内，含有较多的线粒体和大量的囊泡，后者称为突触囊泡或突触小泡，其直径为 20～80 nm，内含高浓度的神经递质。不同的突触内所含突触囊泡的大小和形态不完全相同，突触囊泡一般分为三种：①小而清亮透明的囊泡，内含乙酰胆碱或氨基酸类递质；②小而具有致密中心的囊泡，内含儿茶酚胺类递质；③大而具有致密中心的囊泡，内含神经肽类递质。上述第一种和第二种突触囊泡分布在轴浆内靠近突触前膜的部位，与膜融合和释放其内容物至突触间隙的过程十分迅速，并且递质释放仅限于在形态学上与其他部位具有明显区别的特定膜结构区域——活化区；在其相对应的突触后膜上则存在相应的特异性受体或化学门控通道。

（2）突触的分类：根据神经元互相接触的部位，通常将经典的突触分为三类。①轴突－树突式突触：由前一神经元的轴突与后一神经元的树突相接触而形成的突触，这类突触最为多见。②轴突－胞体式突触：为前一神经元的轴突与后一神经元的胞体相接触而形成的突触，这类突触也较常见。③轴突－轴突式突触：为前一神经元的轴突与另一神经元的轴突相接触而形成的突触，这类突触是构成突触前抑制和突触前易化的重要结构基础。

此外，由于中枢存在大量的局部神经元构成的局部神经元回路，因而还存在树突－树突式、树突－胞体式、树突－轴突式、胞体－树突式、胞体－胞体式、胞体－轴突式突触，以及两个化学性突触或化学性突触与电突触组合而成的串联性突触、交互性突触和混合性突触等。

（3）突触传递的过程：当突触前神经元有冲动传到末梢时，突触前膜发生去极化，当去极化达到一定水平时，前膜上电压门控钙通道开放，细胞外 Ca^{2+} 进入末梢轴浆内，导致轴浆内 Ca^{2+} 浓度瞬时升高，由此触发突触囊泡的出胞，引起末梢递质的量子式释放。然后，轴浆内的 Ca^{2+} 通过 Na^+–Ca^{2+} 交换迅速外流，使 Ca^{2+} 浓度迅速恢复。

由于轴浆内 Ca^{2+} 浓度瞬时升高触发递质释放的机制十分复杂，根据目前所知，平时突触囊泡由突触蛋白锚定于细胞骨架丝上，一般不能自由移动。当轴浆内 Ca^{2+} 浓度升高时，Ca^{2+} 与轴浆中的钙调蛋白结合为 Ca^{2+}–CaM 复合物。于是 Ca^{2+}–CaM 依赖的蛋白激酶Ⅱ被激活，促使突触蛋白发生磷酸化，使之与细胞骨架丝的结合力减弱，突触囊泡便从骨架丝上游离出来，这一步骤称为动员。然后，游离的突触囊泡在轴浆中一类小分子 G 蛋白 Rab3 的帮助下向活化区移动，这一步骤称为摆渡。被摆渡到活化区的突触囊泡在与突触前膜发生融合之前需固定于前膜上，这一步骤称为着位。参与着位的蛋白包括突触囊泡膜上的突触囊泡蛋白（v–SNARE 或 synapto–breven）和突触前膜上的靶蛋白（t–SNARE），目前已鉴定脑内的 t–SNAR 卫有突触融合蛋白和 SNAP–25 两种，当突触囊泡蛋白和两种靶蛋白结合后，着位即告完成。随即，突触囊泡膜上的另一种蛋白，即突触结合蛋白（synaptotagmin，或称 p65）在轴浆内高 Ca^{2+} 条件下发生变构，消除其对融合的钳制作用，于是突触囊泡膜和突触前膜发生融合。出胞是通过突触囊泡膜和突触前膜上暂时形成的融合孔进行的。可见，Ca^{2+} 触发突触囊泡释放递质需经历动员、摆渡、着位、融合和出胞等步骤。

递质释入突触间隙后，经扩散抵达突触后膜，作用于后膜上的特异性受体或化学门控通道，引起后膜对某些离子通透性的改变，使某些带电离子进出后膜，突触后膜即发生一定程度的去极化或超极化，从而形成突触后电位。

（4）突触后电位：根据突触后电位去极化和超极化的方向，可将突触后电位分为兴奋性突触后电位和抑制性突触后电位。另外，根据电位发生的快慢和持续时间的短长，又可将突触后电位分为快突触后电位和慢突触后电位。以下主要介绍快突触后电位。

1）兴奋性突触后电位：突触后膜在某种神经递质作用下产生的局部去极化电位变化称为兴奋性突触后电位（excitatory postsynaptic potential，EPSP）。例如，脊髓前角运动神经元接受肌梭的传入纤维投射而形成突触联系，当电刺激相应肌梭的传入纤维后约 0.5 ms，运动神经元胞体的突触后膜即发生去极化。这是一种快 EPSP，其与骨骼肌终板电位一样，具有局部兴奋的性质。EPSP 的形成机制是兴奋性递质作用于突触后膜的相应受体，使递质门控通道（化学门控通道）开放，后膜对 Na^+ 和 K^+ 的通透性增大，并且由于 Na^+ 的内流大于 K^+ 的外流，故发生净内向电流，导致细胞膜的局部去极化。

慢 EPSP 最早在牛蛙交感神经节中被记录到，后来发现广泛存在于中枢神经系统。慢 EPSP 的潜伏期为 100～500 毫秒，可持续数秒至数十秒，如在交感神经节记录到的慢 EPSP 可持续 30 秒。慢 EPSP 通常由膜的 K^+ 电导降低而引起。在交感神经节，K^+ 电导的降低由乙酰胆碱激活 M 型胆碱能受体所触发。慢 EPSP 的形成也与膜的 K^+ 电导降低有关，而有关递质可能是促性腺激素释放激素或与之酷似的肽类物质。

2）抑制性突触后电位：突触后膜在某种神经递质作用下，产生的局部超极化电位变化称为抑制性突触后电位（inhibitory postsynaptic potential，IPSP）。例如，来自伸肌肌梭的传入冲动在兴奋脊髓伸肌运动神经元的同时，通过抑制性中间神经元抑制脊髓屈肌运动神经元。若电刺激伸肌肌梭的传入纤维，屈肌运动神经元膜出现超极化，这是一种快 IPSP。其产生机制是抑制性中间神经元释放的抑制性递质作用于突触后膜，使后膜上的递质门控氯通道开放，引起外向电流，结果使突触后膜发生超极化。此外，IPSP 的形成还可能与突触后膜钾通道的开放或钠通道和钙通道的关闭有关。

在自主神经节和大脑皮层神经元也可记录到慢 IPSP，其潜伏期和持续时间与慢 EPSP 相似，发生在交感神经节的慢 IPSP 持续约 2 秒。慢 IPSP 通常由膜的 K^+ 电导增高而产生。引起交感神经节慢 IPSP 的递质可能是多巴胺，由一种特殊的中间神经元释放。

（5）突触后神经元的兴奋与抑制：由于一个突触后神经元常与多个突触前神经末梢构成突触，而产生的突触后电位既有 EPSP，也有 IPSP，因此，突触后神经元胞体就好比是一个整合器，突触后膜上电位改变的总趋势取决于同时产生的 EPSP 和 IPSP 的代数和。当总趋势为超极化时，突触后神经元表现为抑制；而当突触后膜去极化并达到阈电位水平时，即可爆发动作电位。但动作电位并不首先发生在胞体，而是发生在运动神经元和中间神经元的轴突始段，或是感觉神经元有髓鞘神经轴突的第一个郎飞结。这是因为电压门控钠通道在这些部位质膜上的密度较大，而在胞体和树突膜上则很少分布。动作电位一旦爆发，便可沿轴突传向末梢而完成兴奋传导，也可逆向传到胞体，其意义可能在于，消除神经元在此次兴奋前，不同程度的去极化或超极化，使其状态得到一次刷新。因为神经元在经历一次兴奋后即进入不应期，所以只有当不应期结束后，神经元才能接受新的刺激而再次兴奋。

（6）影响突触传递的因素

1）影响递质释放的因素：递质的释放量主要取决于进入末梢的 Ca^{2+} 量，因此，凡能影响末梢处 Ca^{2+} 内流的因素都能改变递质的释放量。例如，细胞外 Ca^{2+} 浓度升高和（或）Mg^{2+} 浓度降低能使递质释放增多；反之，则递质释放减少。到达突触前末梢动作电位的频率或幅度增加，也可使进入末梢的 Ca^{2+} 量增加。此外，突触前膜上存在突触前受体，其可在某些神经调质或递质的作用下，改变递质的释放量。

一些梭状芽孢菌毒素属于锌内肽酶，可灭活那些与突触囊泡着位有关的蛋白，因而能抑制递质释放。例如，破伤风毒素和肉毒梭菌毒素 B、D、F、G 能作用于突触囊泡蛋白，肉毒梭菌毒素 C 可作用于靶蛋白 syntaxin，而肉毒梭菌毒素 A、B 则能作用于靶蛋白 SNAP–25。在临床上可见破伤风感染常引起痉挛性麻痹，而肉毒梭菌感染则引起柔软性麻痹，这是因为破伤风毒素能阻碍中枢递质释放，而肉毒梭菌毒素则阻滞神经—骨骼肌接头处递质释放。

2）影响已释放递质消除的因素：已释放的递质通常被突触前末梢重摄取或被酶解代谢而消除，因此，凡能影响递质重摄取和酶解代谢的因素也能影响突触传递。例如，三环类抗抑郁药可抑制脑内去甲肾上腺素的末梢重摄取，从而加强该递质对受体的作用；利舍平能抑制交感末梢突触囊泡重摄取去甲肾上腺素，使递质被末梢重摄取后停留在轴浆内被酶解，结果导致囊泡内递质减少以致耗竭，使突触传递受阻；而新斯的明、有机磷农药等可抑制胆碱酯酶，使乙酰胆碱持续发挥作用，从而影响相应的突触传递。

3）影响受体的因素：在递质释放量发生改变时，受体与递质结合的亲和力，以及受体的数量均可发生改变，即受体发生上调或下调，从而影响突触传递。另外，由于突触间隙与细胞外液相通，因此凡能进入细胞外液的药物、毒素以及其他化学物质均能到达突触后膜而影响突触传递。

（7）突触的可塑性：突触的可塑性是指突触的形态和功能可发生较为持久改变的特性或现象。这一现象普遍存在于中枢神经系统，尤其是与学习和记忆有关的部位，因而被认为是学习和记忆产生机制的生理学基础。突触的可塑性主要有以下几种形式。

1）强直后增强：强直后增强是指突触前末梢在接受一短串高频刺激后，突触后电位幅度持续增大的现象。强直后增强通常可持续数分钟，最长可持续 1 小时或 1 小时以上。高频刺激时 Ca^{2+} 大量进入突触前末梢，而末梢内各种 Ca^{2+} 缓冲系统，如滑面内质网和线粒体出现暂时性 Ca^{2+} 饱和，轴浆内游离 Ca^{2+} 暂时过剩，对 Ca^{2+} 敏感的酶被激活，后者可促进突触囊泡的动员，使递质持续大量释放，导致突触后电位持续增强。

2）习惯化和敏感化：习惯化是指重复给予较温和的刺激时突触对刺激的反应逐渐减弱甚至消失的现象。敏感化是指重复性刺激（尤其是伤害性刺激）使突触对原有束应激反应增强和延长，传递效率提高的现象。习惯化是由于突触前末梢钙通道逐渐失活，Ca^{2+} 内流减少，末梢递质释放减少所致。敏感化则因突触前末梢 Ca^{2+} 内流增加，递质释放增多所致，实质上是突触前易化。

3）长时程增强和长时程压抑：长时程增强（long-term potentiation，LTP）是指突触前神经元在短时间内受到快速重复的刺激后，在突触后神经元快速形成的持续时间较长。EPSP 增强，表现为潜伏期缩短、幅度增高、斜率加大。与强直后增强相比，LTP 的持续时间要长得多，最长可达数天；且由突触后神经元胞质内 Ca^{2+} 增加，而非突触前末梢轴浆内 Ca^{2+} 增加而引起。LTP 可见于神经系统的许多部位，但研究最多、最深入的是海马。在海马有苔藓纤维 LTP 和 Schaffer 侧支 LTP 两种形式。前者发生于突触前，不依赖 NMDA 受体，其机制尚不清楚，可能与 cAMP 和一种超极化激活的阳离子通道（Jayper-polarization-activated channel）有关。

2. 非定向突触传递

非定向突触传递首先是在研究交感神经对平滑肌的支配方式时发现的。交感肾上腺素能神经元的轴突末梢有许多分支，在分支上形成串珠状的膨大结构，称为曲张体。曲张体外无施万细胞包裹，曲张体内含有大量小而具有致密中心的突触囊泡，内含有高浓度的去甲肾上腺素；但曲张体并不与平滑肌细胞（突触后成分）形成经典的突触联系，而是沿着分支穿行于平滑肌细胞的组织间隙。当神经冲动到达曲张体时，递质从曲张体释出，以扩散的方式到达平滑肌细胞，与膜上的相应受体结合，从而产生一定的效应。在心脏，胆碱能和肾上腺素能神经与心肌之间的接头传递也属于这类突触传递。这种传递模式也称为非突触性化学传递（non-synaptic chemical transmission）。非定向突触传递也可见于中枢神经系统，如在大脑皮层内有直径很细的无髓鞘去甲肾上腺素能纤维，其末梢分支上有许多曲张体，黑质多巴胺能纤维也有许多曲张体，中枢 5- 羟色胺能纤维也如此，这些曲张体及其效应器细胞之间多数形成非定向突触。可见，单胺类神经纤维大都能进行非定向突触传递。此外，非定向突触传递还能在轴突末梢以外的部位进行，如有的轴突膜能释放乙酰胆碱，有的树突膜能释放多巴胺等。

与定向突触传递相比，非定向突触传递具有以下特点：①突触前、后成分无特化的突触前膜和后膜。②曲张体与突触后成分不一一对应，一个曲张体释放的递质可作用于较多的突触后成分，即无特定的靶点；释放的递质能否产生效应，取决于突触后成分上有无相应的受体。③曲张体与突触后成分的间距一般大于 20 nm，有的可超过 400 nm，因而递质扩散距离较远，且远近不等；突触传递时间较长，且长短不一。

3. 电突触传递

电突触传递的结构基础是缝隙连接。局部电流和 EPSP 也能以电紧张的形式从一个细胞传向另一个细胞。电突触传递一般为双向传递，由于其电阻低，因而传递速度快，几乎不存在潜伏期。电突触传递广泛存在于中枢神经系统和视网膜中，主要发生在同类神经元之间，具有促进同步化活动的功能。

（二）神经递质和受体

化学性突触传递，包括定向和非定向突触传递，均以神经递质为信息传递的媒介物；神经递质需作用于相应的受体才能完成信息传递。因此，神经递质和受体是化学性突触传递最重要的物质基础。

1. 神经递质

神经递质是指由神经元合成，突触前末梢释放，能特异性作用于突触后膜受体，并产生突触后电位的信息传递物质。哺乳动物的神经递质种类很多，已知的达 100 多种。

（1）递质的鉴定：一般认为，经典的神经递质应符合或基本符合以下条件。①突触前神经元应具有合成递质的前体和酶系统，并能合成该递质；②递质储存于突触囊泡内，当兴奋冲动抵达末梢时，囊泡内的递质能释放入突触间隙；③递质释出后经突触间隙作用于突触后膜上的特异受体而发挥其生理作用，人为施加递质至突触后神经元或效应器细胞旁，应能引起相同的生理效应；④存在使该递质失活的酶或其他失活方式（如重摄取）；⑤有特异的受体激动剂和拮抗剂，能分别模拟或阻断相应递质的突触传递作用。随着科学的发展，已发现有些物质（如一氧化氮、一氧化碳等）虽不完全符合上述经典递质的 5 个条件，但所起的作用与递质完全相同，故也将其视为神经递质。

（2）调质的概念：除递质外，神经元还能合成和释放一些化学物质，这些化学物质并不在神经元之间直接起信息传递作用，而是增强或削弱递质的信息传递效应，这类对递质信息传递起调节作用的物质称为神经调质。调质所发挥的作用称为调制作用。由于递质在某些情况下也可起调质的作用，而在另外一些情况下，调质也可发挥递质的作用，因此，两者之间并无十分明显的界限。

（3）递质共存现象：过去一直认为，一个神经元内只存在一种递质，其全部末梢只释放同一种递质，这一观点称为戴尔原则。现在看来，这一观点应予修正。因为已发现可有两种或两种以上的递质（包括调质）共存于同一神经元内，这种现象称为递质共存（neurotransmitter co-existence）。递质共存的意义在于协调某些生理功能活动，如猫唾液腺接受副交感神经和交感神经的双重支配，副交感神经内含乙酰胆碱和血管活性肠肽，前者能引起唾液分泌，后者则可舒张血管，增加唾液腺的血供，并增强唾液腺上胆碱能受体的亲和力，两者共同作用，结果引起唾液腺分泌大量稀薄的唾液；交感神经内含去甲肾上腺素和神经肽 Y，前者有促进唾液分泌和减少血供的作用，后者则主要收缩血管，减少血供，结果使唾液腺分泌少量黏稠的唾液。

（4）递质的代谢：包括递质的合成、储存、释放、降解、重摄取和再合成等步骤。乙酰胆碱和胺类递质都在有关合成酶的催化下，且多在胞质中合成，然后储存于突触囊泡内。肽类递质则在基因调控下，通过核糖体的翻译和翻译后的酶切加工等过程而形成。突触前末梢释放递质的过程前文已述。递质作用于受体并产生效应后很快被消除。消除的方式主要有酶促降解、被突触前末梢和突触囊泡重摄取等。突触前末梢和突触囊泡对递质的重摄取是由膜转运体介导的。乙酰胆碱的消除依靠突触间隙中的胆碱酯酶，后者能迅速水解乙酰胆碱为胆碱和乙酸，胆碱则被重摄取回末梢内，用于递质的再合成；去甲肾上腺素主要通过末梢的重摄取及少量通过酶解失活而被消除；肽类递质的消除主要依靠酶促降解。

2. 受体

受体是指位于细胞膜上或细胞内能与某些化学物质（如递质、调质、激素等）特异结合并诱发特定生物学效应的特殊生物分子。位于细胞膜上的受体称为膜受体，是带有糖链的跨膜蛋白质分子。与递质结合的受体一般为膜受体，且主要分布于突触后膜上。能与受体特异结合，结合后能产生特定效应的化学物质，称为受体的激动剂；能与受体特异结合，但结合后本身不产生效应，反因占据受体而产生对抗激动剂效应的化学物质，则称为受体的拮抗剂或阻断剂。激动剂和拮抗剂二者统称为配体，但在多数情况下配体主要是指激动剂。

（1）受体的亚型：据目前所知，每一种受体都有多种亚型。例如，胆碱能受体可分为毒蕈碱受体（M 受体）和烟碱受体（N 受体），N 受体可再分为 N_1 和 N_2 受体亚型；肾上腺素能受体则可分为 α 受体和 β 受体。受体亚型的出现，表明一种递质能选择性地作用于多种效应器细胞而产生多种多样的生物学效应。

（2）突触前受体：受体一般分布于突触后膜，但也可位于突触前膜。位于突触前膜的受体称为突触前受体或自身受体。通常，突触前受体激活后可抑制递质释放，实现负反馈控制。有时，突触前受体也能易化递质释放。

（3）受体的作用机制：受体在与递质发生特异性结合后被激活，然后通过一定的跨膜信号转导途径，使突触后神经元活动改变，或使效应器细胞产生效应。根据跨膜信号转导的不同途径，递质受体大致可分成 G 蛋白偶联受体和离子通道型受体两大家族，前者占绝大多数。

（4）受体的浓集：在与突触前膜活化区相对应的突触后膜上有成簇的受体浓集，因为此处存在受体的特异结合蛋白（specific binding protein）。神经 – 肌肉接头处烟碱受体的特异结合蛋白是 rapsyn，谷氨酸受体和 GABA 受体的浓集分别与 PB2– 结合蛋白族和 gephyrin 蛋白有关，而在视网膜中的 GABA 受体则通过 MAP-1B 蛋白结合于细胞骨架上。

（5）受体的调节：膜受体的数量和与递质结合的亲和力，在不同的生理或病理情况下均可发生改变。当递质释放不足时，受体的数量将逐渐增加，亲和力也逐渐升高，称为受体的上调；反之，当递质分泌过多时，则受体的数量和亲和力均下降，称为受体的下调。有些膜受体的上调可通过膜的流动性将暂时储存于胞内膜结构上的受体蛋白表达于细胞膜上而实现；而有些膜受体的下调则可通过受体蛋白的内吞入胞，即受体的内化，以减少膜上受体的数量而实现；也有些膜受体的下调是由于受体蛋白发生磷酸化而使其反应性降低所致。

3. 主要的递质和受体系统

（1）乙酰胆碱及其受体：乙酰胆碱（acetylcholine，Ach）是胆碱的乙酰酯。以 Ach 为递质的神经元称为胆碱能神经元。胆碱能神经元在中枢分布极为广泛，如脊髓前角运动神经元、丘脑后腹核的特异感觉投射神经元等，都是胆碱能神经元。脑干网状结构上行激动系统的各个环节、纹状体、边缘系统的梨状区、杏仁核、海马等部位也都有胆碱能神经元。以 Ach 为递质的神经纤维称为胆碱能纤维。在外周，支配骨骼肌的运动神经纤维、所有自主神经节前纤维、大多数副交感节后纤维（除少数释放肽类或嘌呤类递质的纤维外）、少数交感节后纤维（支配温热性汗腺的纤维和支配骨骼肌血管的交感舒血管纤维）都属于胆碱能纤维。

能与 Ach 特异结合的受体称为胆碱能受体。根据药理学特性，胆碱能受体可分成两类，一类能与天然植物中的毒蕈碱结合，称为毒蕈碱受体（muscarinic receptor），简称 M 受体；另一类能与天然植物中的烟碱结合，称为烟碱受体（nicotinic receptor），简称 N 受体。两类受体与 Ach 结合后产生不同的生物学效应。

胆碱能受体广泛分布于中枢和周围神经系统。分布有胆碱能受体的神经元称为胆碱能敏感神经元。中枢胆碱能系统参与神经系统几乎所有功能，包括学习和记忆、觉醒与睡眠、感觉与运动、内脏活动以及情绪等多方面的调节活动。在外周，M 受体分布于大多数副交感节后纤维（除少数释放肽类或嘌呤类递质的纤维外）支配的效应器细胞、交感节后纤维支配的汗腺和骨骼肌血管的平滑肌。M 受体激活后可产生一系列自主神经效应，包括心脏活动抑制，支气管和胃肠平滑肌、膀胱逼尿肌、虹膜环行肌收缩，消化腺、汗腺分泌增加和骨骼肌血管舒张等。这些作用统称为毒蕈碱样作用，简称 M 样作用。M 样作用可被 M 受体拮抗剂阿托品阻断。小剂量 Ach 作用于 N 受体后，能兴奋自主神经节后神经元，也能收缩骨骼肌；而大剂量 Ach 作用于 N 受体后，则可阻断自主神经节的突触传递，这些作用统称为烟碱样作用（nicotine-like action），简称 N 样作用。

（2）去甲肾上腺素和肾上腺素及其受体：去甲肾上腺素（Norepinephrine，NE 或 Noradrenaline，NA）和肾上腺素（Epinephrine，E 或 Adrenaline，A）均属儿茶酚胺类物质，即含邻苯二酚结构的胺类。

在中枢，以 NE 为递质的神经元称为去甲肾上腺素能神经元。其胞体绝大多数位于低位脑干，尤其是中脑网状结构、脑桥的蓝斑以及延髓网状结构的腹外侧部分。其纤维投射分上行部分、下行部分和支配低位脑干部分，上行部分投射到大脑皮层、边缘前脑和下丘脑；下行部分投射至脊髓后角的胶质区、侧角和前角；而支配低位脑干部分的纤维则分布于低位脑干内部。在外周，多数交感节后纤维（除支配汗腺和骨骼肌血管的交感胆碱能纤维外）释放的递质是 NE。能与 NE 或 E 结合的受体称为肾上腺素能受体，主要分为 α 型肾上腺素能受体（简称 α 受体）和 β 型肾上腺素能受体（简称 β 受体）两种。

肾上腺素能受体广泛分布于中枢和周围神经系统。分布有肾上腺素能受体的神经元称为肾上腺素敏感神经元（adrenergic sensitive neuron）。中枢去甲肾上腺素能神经元的功能主要涉及心血管活动、情绪、体温、摄食和觉醒等方面的调节，而中枢肾上腺素能神经元的功能则主要参与心血管活动的调节。

（3）多巴胺及其受体：多巴胺（Dopamine，DA）也属于儿茶酚胺类。DA 系统主要存在于中枢神经系统，包括黑质—纹状体系统、中脑边缘系统和结节—漏斗三个部分。脑内的 DA 主要由中脑黑质产生，沿黑质—纹状体投射系统分布，储存于纹状体，其中以尾核的含量最高。已发现并克隆出 $D_1 \sim D_5$ 五种受体亚型，这些亚型都是 G 蛋白偶联受体。中枢多巴胺系统主要参与对躯体运动、精神情绪活动、垂体内分泌功能以及心血管活动等的调节。

（4）5- 羟色胺及其受体：5- 羟色胺（5-Hydroxytryptamine，5-HT）系统主要存在于中枢。5-HT 能神经元胞体主要集中于低位脑干的中缝核内。其纤维投射分上行部分、下行部分和支配低位脑干部分，上行部分的神经元位于中缝核上部（此处 5-HT 含量最多），纤维投射到纹状体、丘脑、下丘脑、边缘前脑和大脑皮层；下行部分的神经元位于中缝核下部，纤维下达脊髓后角、侧角和前角；支配低位脑干部分的纤维则分布于低位脑干内部。

（5）组胺及其受体：组胺系统和其他单胺能系统一样，中枢组胺能神经元胞体分布的区域非常局限，集中在下丘脑后部的结节乳头核内；其纤维投射却相当广泛，几乎到达中枢神经系统的所有部位。中枢组胺系统可能与觉醒、性行为、腺垂体激素的分泌、血压、饮水和痛觉等调节有关。

（6）氨基酸类递质及其受体

1）兴奋性氨基酸：主要包括谷氨酸和门冬氨酸。谷氨酸是脑和脊髓内主要的兴奋性递质，在大脑皮层和脊髓背侧部分含量相对较高；门冬氨酸则多见于视皮层的锥体细胞和多棘星状细胞。谷氨酸受体可分为促离子型受体和促代谢型受体两种类型。

2）抑制性氨基酸：主要包括 γ- 氨基丁酸和甘氨酸。γ- 氨基丁酸（γ- aminobutyric acid，GABA）是脑内主要的抑制性递质，在大脑皮层浅层和小脑皮层普肯耶细胞层含量较高，也存在于纹状体及其投射纤维中。甘氨酸则主要分布于脊髓和脑干中。GABA 受体可分出 GABA-A、GABA-B 和 GABA-C 三种受体亚型。甘氨酸受体是一种促离子型受体，其偶联通道也是氯通道，通道开放时允许 Cl⁻ 和其他单价阴离子进入膜内，引起突触后膜超极化。此外，甘氨酸可结合于 NMDA 受体而产生兴奋效应，且为谷氨酸兴奋 NMDA 受体所必需。

（7）神经肽及其受体：神经肽（neuropeptide）是指分布于神经系统起递质或调质作用的肽类物质。主要有以下几类。

1）速激肽：哺乳动物的速激肽（tachykinin）包括 P 物质（substance P）、神经激肽 A、神经肽 K、神经肽 Y、神经激肽 A（3-10）和神经激肽 B 六个成员。已克隆出三种神经激肽受体，即 NK-1、NK-2 和 NK-3 受体，分别对 P 物质、神经激肽 K 和神经激肽 B 敏感。它们都是 G 蛋白偶联受体，激活后均可通过活化磷脂酶而增加 IP3 和 DG。P 物质在脊髓初级传入纤维中，含量丰富，很可能是慢痛传入通路中第一级突触的调质；在黑质 - 纹状体通路中 P 物质的浓度也很高，其含量与多巴胺成正比；而在下丘脑中可能起神经内分泌调节作用。在外周，P 物质可引起肠平滑肌收缩、血管舒张和血压下降等效应。

2）阿片肽：目前已被鉴定有活性的阿片肽有 20 多个，其中最主要的是 p- 内啡肽、脑啡肽和强啡肽三类。p- 内啡肽主要分布于腺垂体、下丘脑、杏仁核、丘脑、脑干和脊髓等处，在缓解机体应激反应中具有重要作用。脑啡肽主要有甲硫脑啡肽和亮脑啡肽两种。脑啡肽在脑内分布广泛，在纹状体、下丘脑、苍白球、杏仁核、延髓和脊髓中浓度较高。强啡肽在脑内的分布与脑啡肽有较多重叠，但其浓度低于脑啡肽。阿片肽的生理作用极为广泛，在调节感觉（主要是痛觉）、运动、内脏活动、免疫、内分泌、体温、摄食行为等方面都有重要作用。由于各种阿片肽对不同受体的作用相互重叠，且亲和力高低不等，因此分布在神经系统各处的阿片肽及其受体的作用十分复杂。

3）下丘脑调节肽和神经垂体肽：下丘脑调节腺垂体功能的肽类激素称为下丘脑调节肽（hypothalamic regulatory peptides，HRP）。其中大部分激素及其受体也存在于下丘脑以外的脑区和周围神经系统，提示它们可能是神经递质。例如，生长抑素存在于许多脑区，并以递质的形式释放，参与调节感觉传入、运动和智能活动等。已发现 ssTR1 ～ ssTR5 五种生长抑素受体，这些受体都是 G 蛋白偶联受体，都通过降低环磷酸腺苷（cyclic adenosine monophosphate，cAMP）水平而引起不同的生理效应。其中 ssTR2 受体可能介导智能活动和抑制生长激素的分泌，而 ssTR5 受体则可能参与抑制胰岛素的分泌。此外，室旁核含有缩宫素和血管升压素的神经元发出的轴突向脑干和脊髓投射，具有调节交感神经和副交感神经活动的作用，并能抑制痛觉。

4）脑 - 肠肽：脑 - 肠肽是指在胃肠道和脑内双重分布的肽类物质，主要有缩胆囊素、血管活性肠肽、胃泌素、神经降压素、甘丙肽、胃泌素释放肽等。

5）其他神经肽：在神经系统中还发现多种其他肽类物质由神经元释放，参与神经系统的调节活动，如降钙素基因相关肽、神经肽 Y（neuro peptide Y，NPY）、血管紧张素 Ⅱ、心房钠尿肽、内皮素、肾上腺髓质素、尾加压素 Ⅱ 等。

（8）嘌呤类递质及其受体：嘌呤类递质主要有腺苷和 ATP。腺苷是一种抑制性中枢调质。茶和咖啡对中枢的兴奋效应是通过茶碱和咖啡因抑制腺苷的作用而产生的。腺苷也能引起心脏的血管舒张。ATP 在体内也具有广泛的受体介导效应，如自主神经系统的快速突触反应和缰核的快反应。嘌呤能受体可分为腺苷（P1）受体和嘌呤核苷酸（P2）受体两类。前者以腺苷为自然配体，后者则以 ATP 为自然配体。P1 受体在中枢和周围神经系统中均有分布，P2 受体主要存在于周围神经系统中。

（9）气体类递质：气体类递质主要有以下几类。

1）一氧化氮：一氧化氮（nitric oxide，NO）与经典的递质不同，NO 不储存于突触囊泡内，不以出胞的形式释放，也不与靶细胞膜上的特异性受体结合。它以扩散的方式到达邻近的靶细胞，直接结合并激活一种可溶性鸟苷酸环化酶，使胞质内 cGMP 水平升高，引起一系列生物学效应。NO 广泛分布于脑内，海马内某些神经元释放的 NO 可逆向作用于突触前神经元，使突触前末梢释放递质增加，因而在 LTP 的形成中起重要作用。

2）一氧化碳：一氧化碳（carbon monoxide，CO）也是一种气体分子。CO 的作用与 NO 相似，也通过激活鸟苷酸环化酶而发挥其生物学效应。

（10）其他可能的递质：前列腺素（prostaglandin，PG）也存在于神经系统中。有报道称神经元膜上可能存在 12 次跨膜的前列腺素转运体。此外，糖皮质激素和一些性激素可影响脑的功能，故被称为神经活性类固醇。脑内神经元存在多种性激素和糖皮质激素受体，但大多数类固醇对脑功能的调节仍有待进一步研究。

三、神经系统对内脏活动的调节

（一）自主神经系统

自主神经系统（autonomic nervous system）也称内脏神经系统，其主要功能是调节内脏活动。和躯体神经一样，自主神经系统也包括传入（感觉）神经和传出（运动）神经两部分，但习惯上仅指其传出部分。自主神经包括交感神经（sympathetic nerve）和副交感神经（parasympathetic nerve），分布于内脏、心血管和腺体并调节这些器官的功能。自主神经也受中枢神经系统的控制。

1. 自主神经的结构特征

自主神经由节前和节后两个神经元组成。节前神经元胞体位于中枢，其轴突组成节前纤维到达神经节内换元，节后神经元的轴突组成节后纤维支配效应器官。节前纤维属于 B 类纤维，传导速度较快；节后纤维属于 C 类纤维，传导速度较慢。交感神经节位于椎旁节和椎前节中，离效应器官较远，因此，节前纤维短而节后纤维长；副交感神经节通常位于效应器官壁内，因此，节前纤维长而节后纤维短。

交感神经起自脊髓胸、腰段灰质的侧角，兴奋时产生的效应较广泛；而副交感神经起自脑干的脑神经核和脊髓骶段灰质相当于侧角的部位，兴奋时的效应相对局限。其原因是：①交感神经几乎支配全身所有内脏器官，而副交感神经则分布较局限。有些器官无副交感神经支配，如皮肤和肌肉的血管、一般的汗腺、竖毛肌、肾上腺髓质和肾都只有交感神经支配。②交感节前与节后神经元的突触联系辐散程度较高，而副交感神经则不然。

此外，哺乳动物的交感节后纤维除直接支配效应器官细胞外，还有少量纤维支配器官（如心脏和膀胱）壁内的神经节细胞，对副交感神经发挥调节作用。

2. 自主神经系统的功能

自主神经系统的功能主要在于调节心肌、平滑肌和腺体（消化腺、汗腺、部分内分泌腺）的活动，其调节功能是通过不同的递质和受体系统实现的。交感神经和副交感神经的主要递质和受体是乙酰胆碱和去甲肾上腺素及其相应的受体。除胆碱能和肾上腺素能系统外，自主神经系统内还存在肽类和嘌呤类递质及其受体。

3. 自主神经系统的功能特征

（1）紧张性支配：自主神经对效应器的支配一般具有紧张性作用。这可通过切断神经后观察它所支配的器官活动是否发生改变而得到证实，如切断心迷走神经，心率即加快；切断心交感神经，心率则减慢。切断支配虹膜的副交感神经，瞳孔即散大；而切断其交感神经，瞳孔则缩小。一般认为，自主神经的紧张性来源于中枢，而中枢的紧张性则来源于神经反射和体液因素等多种原因。

（2）对同一效应器的双重支配：许多组织器官都受交感和副交感神经的双重支配，两者的作用往往是相互拮抗的。例如，心交感神经能加强心脏的活动，而心迷走神经则起相反作用；迷走神经可促进小肠的运动和分泌，而交感神经则起抑制作用。这种正反两方面的调节可使器官的活动状态能很快调整到适合于机体当时的需要。有时交感和副交感神经对某一器官的作用也有一致的方面，如两类神经都能促进唾液腺的分泌，但仍有一定区别，交感神经兴奋可促使少量黏稠的唾液分泌；而副交感神经兴奋则能引起大量稀薄的唾液分泌。

（3）受效应器所处功能状态的影响：自主神经的活动度与效应器当时的功能状态有关，如刺激交感神经可引起未孕动物的子宫运动抑制，而对有孕子宫可加强其运动。胃幽门处于收缩状态时，刺激迷走神经能使之舒张；而幽门处于舒张状态时，刺激迷走神经则使之收缩。

（4）对整体生理功能调节的意义：在环境急骤变化的情况下，交感神经系统可以动员机体许多器官的潜在能力以适应环境的急剧变化。例如，在肌肉剧烈运动、窒息、失血或寒冷环境等情况下，机体出现心率加速、皮肤与腹腔内脏的血管收缩、血液储存库排出血液以增加循环血量、红细胞计数增加、支气管扩张、肝糖原分解加速以及血糖浓度升高、儿茶酚胺分泌增加等现象。交感神经系统活动具有广泛性，但对于一定的刺激，不同部分的交感神经的反应方式和程度是不同的，表现为不同的整合形式。

副交感神经系统的活动相对比较局限，其整个系统活动的意义主要在于保护机体、休整恢复、促进消化、积蓄能量以及加强排泄和生殖功能等方面。例如，机体在安静时副交感神经活动往往加强，此时心脏活动减弱、瞳孔缩小、消化功能增强以促进营养物质的吸收和能量的补充等。

（二）下丘脑的内脏调节功能

下丘脑大致可分为前区、内侧区、外侧区和后区四个区。前区的最前端为视前核，严格讲，其应属于前脑的范畴，稍后为视上核、视交叉上核、室旁核，再后是下丘脑前核；内侧区又称结节区，紧靠着下丘脑前核，其中有腹内侧核、背内侧核、结节核与灰白结节，还有弓状核与结节乳头核；外侧区有分散的下丘脑外侧核，其间穿插有内侧前脑束；后区主要是下丘脑后核和乳头体核。

下丘脑与边缘前脑及脑干网状结构有紧密的形态和功能联系，传入下丘脑的冲动可来自边缘前脑、丘脑、脑干网状结构，下丘脑的传出冲动也可抵达这些部位，下丘脑还可通过垂体门脉系统和下丘脑—垂体束调节腺垂体和神经垂体的活动。下丘脑被认为是较高级的内脏活动调节中枢，刺激下丘脑能产生自主神经反应，但又似乎并不与内脏功能调节有直接关联，而多半为更复杂的生理活动（如调节体温、摄食行为、水平衡、情绪活动、生物节律等）中的一些组成部分。

第二章　糖尿病性神经病变的中医认识

第一节　疾病源流

根据临床表现，中国传统医学的消渴病与现代医学的糖尿病基本一致。中医学对消渴病的认识历史悠久、源远流长，其理论基础源于《黄帝内经》。"消渴"之名首见于《内经》，方治始自《金匮要略》，证候分类始于《诸病源候论》，体系形成和发展于唐宋，成熟于明清，历代医家对"消渴"的辨治论述宏富。糖尿病性神经病变为消渴病的并发症之一，中医学中虽无这一病名，但在中医古籍中却有对该病的相关论述。

一、先秦至两汉时期

据甲骨文记载，殷商时代即已提出"尿病"一说，这可能是最早认识消渴病的记载。在先秦时期，《淮南子·说三训》曰："嫁女于病消者，夫死后难复处也。"这里病消即指消疾。经考证，为古代最早的糖尿病记载。消渴包括糖尿病、糖尿病并发症、尿崩症等疾病。《马王堆医术·天下至道谈》提到，"怒而不大者，肌不至也；大而不坚者，筋不至也；坚而不热者，气不至也"，这是对糖尿病性勃起功能障碍病机的最早论述。

"消渴"之名首见于《素问·奇病论》，"有病口甘者，病名为何？何以得之？岐伯曰：此五气之溢也，名为脾瘅。夫五味入口藏于胃，脾为之行其精气，津液在脾，故令人口甘也。此肥美之所发也。此人必数食甘美，而多肥也。肥者令人内热，甘者令人中满，故其气上溢，转为消渴"。在此段论述中即涉及"脾瘅"和"消渴"两个病名。瘅者，热病也，故"脾瘅"之病名表明了该病的属性为热，病位在脾；消者，消耗、消灼之谓，渴为口渴，"消渴"这一病名即表明了该病的特点为慢性消耗性疾病，而口渴是其主要症状。《内经》中这一论述清楚地阐明了消渴病是由"脾瘅"发展而来，或者说脾瘅为消渴病的前期表现，病情较消渴病轻；同时指出肥甘美食为导致消渴的重要诱因，指出其病机为"内热""中满""气上溢"。

中医很早就对糖尿病的并发症有所认识。早于春秋战国时期，《黄帝内经》就对糖尿病的数个常见并发症有所描述，并提出病机、治法与预后。对于糖尿病其他并发症，《黄帝内经》虽然未有明确的界定，但已提出了若干的理论指导，譬如骨痹。《素问·痹论》说"有所远行劳倦，逢大热而渴，则阳气内伐，内伐则热舍于肾。肾者水藏也，今水不胜火，骨枯而髓虚，故足不任身，发为骨痹"。这里的骨痹，与糖尿病并发周围神经病变骨痹相类，病机也是肾虚、水涸火炎。古代中医对"眩晕"病因有多种描述，如《素问·至真要大论》中"诸风掉眩，皆属于肝"，《素问·气交变大论》中"岁木太过，风气流行，脾土受邪，民病飧泄，食减……甚则忽忽善怒，眩冒颠疾"，提示眩晕当从肝论治。这些理论为糖尿病并发直立性低血压的治疗提供了理论基础。此外，《素问·阴阳应象大论》称"肝生筋"，肝在体合筋，广义的筋是指肌腱和韧带，附着于骨而聚于关节，是连接关节、肌肉，主司关节运动的组织。《素问·厥论》云："前阴者，宗筋之所聚。"《灵枢·经脉》篇言："肝足厥阴之脉，起于大指丛毛之际……循股阴入毛中，环阴器，抵少腹，挟胃。"因此，宗筋是肝在体合筋的一部分。肝精肝血充足则筋力强健，运动灵活，筋收缩则紧张有力，筋迟缓则乏力松弛，故称肝为"罢极之本"。筋的功能依赖于肝精、肝血的濡养。肝精、肝血充足，筋得其养，才能运动灵活而有力，如果肝血不濡养筋脉，则筋的运动能力就会减退。而由于宗筋痿而不举，或行房虽挺而不坚，或坚而不长久，以致无以正常行房事的阳痿，即为肝为罢极之本的具体表现。这些论述为后世医家探讨糖尿病性勃起功能障碍的病因病机提供了理论基础。此外，有关糖尿病性脑神经病变之动眼神经麻痹，《黄帝内经》中并未记载"眼睑""睑"或类似的解剖结构，也就不可能提出眼睑下垂精确的病变部位，而只是以"目不开""瞑目"来描述其症状，但《黄帝内经》论述"目不开"产生的机制为"太阳为目上网，阳明为目下网……热则筋纵，目不开"，已从司目开合之"目网"的功能障碍来认识该病。虽并未认识到眼睑下垂的实质是上眼睑位置异常，而是将其机制归结为上、下"目网"同时发病，但这为后世医家研究该并发症提供了理论基础与学习思路。

春秋战国时期百家争鸣，医学也得到了迅速发展，尽管现存属于该时期的医学著作相当有限，但人们对消渴病的认识已有了很大的发展。马王堆出土的我国现存最古的医学方书——《五十二病方》，就有消渴病症状的记载，如"病胜瘦，多溺溺，眷嗜饮"。《灵枢·百病始生》云"必因虚邪之风，与其身形，两虚相得，乃客其形。两实相逢，众人肉坚"，《素问·评热病论》云"邪之所凑，其气必虚"。《素问遗篇·刺法论》云"正气存内，邪不可干"，这些论述均强调了消渴病发病的关键是正气不足。《黄帝内经》对消渴病发病的认识，既强调禀赋薄弱的先天遗传因素是发病的内在条件，也指出饮食不节、情志失调、劳欲过度等后天环境因素是发病的外在条件。《素问·气厥论》说"大肠移热于胃，善食而瘦"。燥热内盛是病之标，脾肾虚弱，精微不能正常输布而流失，致阴津不足而化燥生热，故有"消谷善饥，溺色黄"，这与糖尿病性胃肠病变有一定的联系。《灵枢经·师传》曰"胃中热则消谷，令人悬心善饥"，指出消渴病可致心慌饥饿，说明古人已认识到消渴病日久可继发心慌、气促等心脏自主神经病变的症状。

《金匮要略》中张仲景将消渴病与"淋病"合为一篇讨论，并在条文中相提并论，这不仅反映其病变都涉及肾与膀胱，而且提示张仲景已认识到消渴病可并发小便不利和水气症。"脉浮，小便不利，微热消渴者，宜利小便，发汗，五苓散主之。"条文中"消渴者"，笔者认为并非仅指单纯的口渴症。素有消渴者，出现脉浮、小便不利、微热，反映病情发生了变化。此时水热互结、兼有表证为急，急则治其标，故以五苓散通阳化气利水，兼以解表为先。"脉浮发热，渴欲饮水，小便不利者，猪苓汤主之。"本条水热互结与阴虚内热并重，故标本兼治，方用猪苓汤以滋阴利水。"小便不利者，有水气，其人若渴，瓜蒌瞿麦丸主之。"消渴日久，阴虚及阳或气虚及阳，下焦阳气虚弱则见小便不利、水肿，治宜培补脾肾为主，以化气利水、润燥清热为法，方用瓜蒌瞿麦丸。张仲景对消渴病并发小便不利、水气症的描述，与糖尿病性神经源性膀胱的表现较为相似，提出的治标、治本及标本兼治三法及其方药，至今对临床仍有指导意义。

《金匮要略》原文第十三篇第二条说"趺阳脉浮而数，浮即为气，数即消谷而大坚，气盛则溲数……坚数相搏，即为消渴"，指出消渴的形成，是脾胃受肥甘厚味损伤后脾不散精、阳明从燥化所致。燥在胃则消谷，燥在肠则大便坚，而水饮并入三焦，故小便多，这与糖尿病性便秘的病因病机相吻合。

《金匮要略》十三篇第五条指出"男子消渴，小便反多……肾气丸主之"，张景岳说"有阳不化气，则水精不布，水不得火，则有降无升，所以直入膀胱……是皆真阴不足，水亏于下的下消症也"。消渴病发展加剧，久而及肾。"男子消渴，小便反多，以饮一斗，小便一斗，肾气丸主之"，指出糖尿病可继发小便过多，即西医所讲的糖尿病性神经源性膀胱。中医认为，肾为先天之本，主藏精而寓元阴元阳，肾阴亏损则虚火内生，上燔心肺则多饮，中灼脾胃则消谷，阴虚阳亢，固摄失司，津液不布则多饮，下焦不摄则多尿。

先秦两汉时期是消渴病发展的萌芽时期，诸如《黄帝内经》《金匮要略》等典籍，对消渴病及其并发症的认识奠定了后世研究消渴病的基础，正是那些散落于大大小小数十个篇章中，关于消渴病病因病机、治则方药、临床表现、预后禁忌等的记载，成为后世消渴病理论形成与发展的渊源，对后世诊治消渴病的方向产生重大的影响。

二、隋代

隋代巢元方的《诸病源候论》更为明确地描述出糖尿病的并发症。书中曾记载消渴患者有八候，包括消渴候、渴病候、大渴后虚乏候、渴利候、渴利后损候、渴利后发疮候、内消候、强中候。巢元方在"渴利候"中说"利多不得润养五脏，脏衰则生诸病"，概括了所有糖尿病并发症的病因病机。其中在渴病候有"其久病变，或发痈疽，或成水疾"的论述，并且巢元方还首次对消渴病并发痈疽和水疾的机制做了解释，即"以其内热，小便利故也，小便利则津液竭，津液竭则经络涩，经络涩则荣卫不行，荣卫不行，则热气留滞，故成痈疽"。这一临床表现和病机与后世医家对糖尿病性神经源性膀胱，以及糖尿病并发皮肤感染的认识是一致的。此外，《诸病源候论》中已经有关于"强中候"的描述，"强中病者，茎长兴盛不痿，精液自出"，并且指出这是由于下焦虚热，肾虚不复能制精液而成，这给后世医家对糖尿病性神经病变中的糖尿病勃起功能障碍的认识提供了思路与参考。巢元方亦补充及肯定了消渴可并发心病，即糖尿病性心脏自主神经病变，曰"消渴重，心中疼"，强调了消渴病日久可致心痛、心热等症状。另外，《诸病源候论》曰"风头眩者，由气血亏虚，风邪入脑"，认为肝肾阴虚，气血不足，内外之风邪上犯于脑引发眩晕，阐明了"消渴病"合并"眩晕""头晕"的病因病机。此外，《诸病源候论》中记载了"睑"这一解剖结构，并在"睢目候"的条目下，有"风客于睑肤之间……其皮缓纵，垂覆于目，则不能开"的描述，明确提出眼睑下垂的病变部位在"睑"，这和糖尿病性脑神经病变之动眼神经麻痹的病变部位有相似之处。此后，亦有医家以"眼皮下达""胞垂""胞合""睥倦"来描述该病，但无论"眼皮""目胞"还是"睥轮"，与眼睑名异而实同。故可以认为，自《诸病源候论》之后，眼睑下垂的明确病位便逐渐确立下来了。

三、唐代

唐代对糖尿病性神经病变的认识与防治又有所进展。《外台秘要》认为消渴病严重阶段，可伴有"淋闭不通""强中生诸病方六首"或"身浮气如水病"，"渴后恐成水病方三首，又可伴目不明，肝气不足方二首"，揭示了对糖尿病性神经源性膀胱及眼病的认识。另一部唐代医学巨著——孙思邈的《千金方》，亦承续了对糖尿病并发症防治的研究，道出了早期糖尿病性血管神经病变的表现。《备急千金要方》说"消渴之人，愈与未愈，常须思虑有大痈，何者消渴之人，必于大骨节间发痈疽而卒，所以戒之在大痈，当预备痈药以防之……心烦热，两脚酸"，这指出了大骨节间发痈疽又常是除感染外四肢血管病变的后果，即现代医学所说糖尿病性周围神经病变。当血管病变发生在下肢时，其早期的症状往往是两脚酸。《千金翼方》有"防己散主消渴，肌肤羸瘦，或乃转筋不能自止，小便不禁，悉主之方"，这指出了转筋不能自止是糖尿病引起的四肢血管及神经病变的早期表现。《备急千金要方》有"治岭南山瘴，从热毒气入肾中，变寒热脚弱，虚满而渴方"，又有"阿胶汤治虚热，小便利而多服石散，人虚热，当风取冷，患脚气，喜发动，兼渴消肾，脉细弱，服此汤立减"。孙思邈在消渴病中谈脚气，并非错把脚气病的内容混入消渴病中。消渴病篇与脚气病篇所说的脚气病有相同的症状，即脚或寒或热或麻木不仁，或软弱无力、缓弱不收，但消渴病篇所说的脚气病是糖尿病的并发症糖尿病足。脚气、手足寒热、筋不能自止等多为糖尿病并发四肢血管神经疾病的表现。孙思邈把这些病症放在消渴病篇进行论述，反映了他对糖尿病并发症和糖尿病性神经病变的认识水平。此外，《备急千金要方》曰"痰热相感而动风，风心相乱则闷瞀，故谓之风眩"，提出了"风、热、痰"三因致眩的观点，阐明了糖尿病直立性低血压的病因病机。唐代甄立言《古今录验方论》明确提到"消渴饮水不能多，但腿肿脚先瘦小，阴痿弱，数小便者，此时肾消病也"。这里的"肾消病"即后世所讲的糖尿病性勃起功能障碍。

四、宋代

宋代继承了前代关于糖尿病并发症的认识，此时期的医家更重视消渴病并发症的论治，并提供大量行之有效的方剂。王怀隐的《太平圣惠方》将消渴病按主症或并发症分为"消渴""消中""肾消""消肾小便白浊""消渴烦躁""消渴口干舌燥""消渴饮水过""消渴饮水腹胀""热渴""暴渴""渴利成痈疽""渴利后发疮""渴后成水病""大渴后虚乏"等14个类型并列方论治。《圣济总录》设有"消渴腹胀"专篇，无独有偶，《太平圣惠方》中也列有"治消渴饮水腹胀诸方"。由此可见，宋代医家已经发现消渴可引起腹胀，并给予了足够的重视，据《圣济总录》和《太平圣惠方》书中所记载，消渴腹胀者的主要临床表现为"心腹胀满""不能下食""不思饮食""烦热呕吐""小便复涩"等。有学者认为这与现代医学所说的糖尿病性胃轻瘫的临床表现极为相似。糖尿病性胃轻瘫是糖尿病的常见慢性合并症之一，其发病率较高，临床上以糖尿病患者餐后上腹饱胀、干呕、恶心、大便异常为主要临床表现。宋代医家还对其病机做了简要的概括，认为其主要与"脾气虚""胃气不和""脾得湿气"及"饮水过度，内溃脾土，土不制水"有密切关系，这对目前糖尿病性胃轻瘫的中医治疗具有重要的指导意义。杨士瀛在《仁斋直指方论》中描述了消渴病的并发症及其机制。严用和（《济生方》）发明的方子，如济生肾气丸、实脾饮治疗糖尿病性肾病水肿；归脾汤、小蓟饮子治尿血，至今仍为常用处方。此外，有关糖尿病性脑神经病变之动眼神经麻痹的相关记载，宋代以前的中医文献在论及眼睑下垂时，其症状描述多局限于眼睑的位置，而宋初的官修方书《太平圣惠方》列出"治眼睑垂肿诸方"，加入了对眼睑部肿胀的形态描述。有学者推断该书记载的"眼睑垂肿"可能属于由眼睑肿瘤、淀粉样变、炎症水肿等造成的"机械性上睑下垂"，该理论的提出反映了中医对眼睑下垂病因、病机认识的丰富。但该书将所有涉及眼睑下垂的疾病都归在"眼睑垂肿"这一疾病条目下，认识难免片面与单一。在宋徽宗政和年间的官修方书《圣济总录》则对此进行了修正，以"眼睑垂缓"作为此类疾病的统称，将"眼睑垂肿"归为其下属的一个亚型，另立不伴肿胀的眼睑下垂证治若干条，说明当时的医家已能对不同成因造成的眼睑下垂进行基本的鉴别。早期的中医文献描述眼睑下垂时，侧重于患者的客观体征。从宋代开始，则逐渐兼顾反映患者的主观感受。朱肱的《南阳活人书》以"目睑重不欲开"描述眼睑下垂，"睑重"即是患者抬睑无力的自觉症状；其后《和剂局方·绍兴续添方》亦载有"目睑垂重"的临床表现。这些文献记载都为后世医家、学者探讨动眼神经麻痹提供了理论基础。

五、金元时期

金元时期是医学发展史上相对特殊的一个时期。清代《四库全书提要》中提出"医家之门户分于金元"，是指在这一时期内，医学领域出现了各具特色的学术派别，以及空前活跃的学术争鸣。这种争鸣也使医学界出现了革新求实的新局面，对中医学的迅速发展有着极大的促进作用。在金元医学的学派争鸣中，最有代表性的是被后人誉为"金元四大家"的刘完素、张从正、李杲、朱丹溪。他们对前人的医学理论提出了许多新的见解，为中医学的发展注入了新的生机与活力。金元四大家多自小习医，或改儒习医，都是有丰富临床实践经验的医家，其理论及实践涉及临床各科，在对糖尿病并发症的认识及防治方面，他们提出了许多新的见解。

刘完素主燥热论，提倡滋阴降火法，"治消渴者，补肾水阴寒之虚，而泻心火阳热之实"，被后世称为"寒凉派"创始人。其不仅确立了比较完善的三焦分证辨治消渴的理法，还不受阴虚燥热论的束缚，创造性地提出了全新的燥热忧郁之说。他还特别反对滥用温药治疗消渴，根据"肾本寒，虚则热"理论，从心、肾关系失调的角度，阐述了消渴的病机，提出寒凉养肾的治法。但他并不将使用寒凉作为消渴病的唯一治法，而是较为全面地总结了消渴病的治则——补肾水阴寒之虚，而泻心火阳热之实，除肠胃燥热之甚，济人身津液之衰，使道路散而不结，津液生而不枯，气血利而不涩，则病日已矣。

张从正提倡"三消当从火断"的学术观点，治疗方面主张调下并用、护治结合，被后世称为"攻下派"的创始人。张从正还认识到消渴病发生与生活方式有关，并初步认识到了消渴病的传变规律，提出的消渴病患者宜低盐饮食的主张也非常具有实际指导意义。其在《儒门事亲·三消》中指出"夫一身之心火……外甚而不已，则消及于筋骨，四脏皆消尽，则心始自焚而死矣"，该观点与现代医学所说的糖尿病性心脏自主神经病变最终导致心功能衰竭相一致。

李杲在理论和治疗上均摆脱古人的束缚，立论创新，发明"内伤"一词，论述了《黄帝内经》中"四时皆以胃气为本"的重要性，从而阐述了自己的学术观点重在脾胃，并创立了"脾胃学说"，因为在五行当中，脾胃属于中央土，因此其学说又被称为"补土派"。李杲对消渴病学术发展的贡献，主要反映在《兰室秘藏》一书中。他强调脾胃在消渴病发病中的作用，认为消渴病的主要病因为"数食甘美而多肥胖"，肥者令人内热，甘者令人中满；而脾为阴土，喜燥而恶湿，性降主升胃为阳土，喜润而恶燥，性升主降。肥甘生热助湿，湿则伤脾阳，热则败胃阴。久之，脾胃俱伤。他在《东垣十书》中进一步指出"饮食失节，伤之重者必有渴"。他认为病机有二：一是津血不足；二是血中伏火。治疗时特别注重升发脾阳，擅长应用升麻、柴胡、杏仁等药物；并强调养血、活血以润燥，擅长应用当归、红花等药物。李杲的"升脾阳""降阴火"的辨证理论，体现在了消渴病的治疗中。在继承前人经验的基础上，根据自己的临床经验和独特的学术观点，在《兰室秘藏》创制了七首治疗消渴病的方剂：和血益气汤、当归润燥汤、生津甘露汤、辛润缓肌汤、甘草石膏汤、甘露膏、生津甘露饮子。其中有两首用了人参，两首用了炙甘草，人参、炙甘草均有益元气的作用，同时配伍升麻、柴胡升下陷的脾阳。脾阳升，元气益，阳不下陷于阴，元气自旺于阳，则阴火必然潜降，下安其位，不致上乘脾胃，干心灼肺，则为守位的"相火"，温养脾胃、腐熟水谷，诚如李杲所言"泻阴火，以诸风药，升发阳气，以滋肝胆之用，是今阳气生，上出于阴分"。对于消渴病的治疗，李杲在升脾阳的同时还不忘降阴火，方中常常在一些辛甘升浮药物中配伍石膏、黄芩、黄连、知母、黄柏等苦寒之药以直泻阴火，此即《脾胃论》"有辛甘温药，非独用也，复有苦寒、大寒之剂，亦非独用也"。此外，《兰室秘藏·头痛》指出"恶心呕吐，不食，痰唾稠粘，眼黑头眩，目不能开，如在风云中"，认为脾胃气虚，浊淡上逆所致眩晕，阐明了糖尿病直立性低血压的病因病机。

朱丹溪运用其哲学思维方式对自然界进行观察，得出结论是"阳常有余、阴常不足"，其学说被后世称为"滋阴派"。朱丹溪在《格致余论》中说"人受天地之气以生，天之阳气为气，地之阴气为血，故气常有余，血常不足"，认为出现上述现象的原因为"天，大也，为阳，而运于地之外，地居天之中为阴，天之大气举之"。这种观点源于《黄帝内经》，这是以"天包地"体会到阳多阴少，故曰"阳常有余，阴常不足"。这个论点本是理学家的恒言，但朱丹溪进一步从天体的运行中察觉到日属阳常满、月属阴常亏的自然现象，联系到正常人的生理变化，认为"人身之阴气，其消长视月之盈缺"。以天地阴阳来比喻人体的气血，认为人的生理状态和自然界一样，处于气常有余，血常不足，阳常有余，阴常不足的状态。朱丹溪说"人之生，男子十六而精通，女子十四而经行，是有形之后，犹有待乳哺水谷之养，阴气渐成，而可与阳气为配""古人必近三十、二十而后嫁娶者，可见阴气之难成……年至四十，阴气自半而起居衰矣"。总之，在人体生长发育过程中，津血常处于不足的状态。再者，相火妄动，耗伤津血，进一步加重不足之阴，产生"炎火上熏，脏腑生热。燥炽盛，津液干，焦渴饮水浆而不能自禁"。因此，消渴病发病有了物质基础。阳常有余，主要是指气实、火甚为主，朱丹溪在《丹溪手镜》中指出"渴、热也，在里也""盖火甚于上为隔膜之消，病则舌上赤裂，大渴引饮……火甚于中则为肠胃之消，病善饮者，自瘦自汗，大便硬，小便数……火甚于下则为肾消，病则烦躁，小便淋浊如膏油之状……"认为消渴病是本虚标实之证，治疗则以"养肺、降火、生血"为主。朱丹溪对消渴病的论述充分体现了此学术理论特点，认为"阳常有余，阴常不足"是消渴病产生的内因，"相火妄动"为消渴病的发病诱因，"去欲生静"是预防消渴病和促进消渴病康复的重要手段。同时，《丹溪心法》也强调"无痰不作眩"，为糖尿病直立性低血压的病因病机做出了补充。

此外，元代《原机启微》有描述眼睑下垂患者有"眼睫无力，常欲垂闭，不敢久视，久视则酸疼"的伴随症状，这和糖尿病性脑神经病变之动眼神经麻痹的症状相似。

六、明代

明代医家对消渴病并发症又有了一些新的认识，消渴病气尿的发现首见于明代戴思恭的《证治要诀》，"三消久而小便不臭，反作甜，气在溺桶中翻涌，其病为重。更有浮在溺面如猪脂，溅在桶边如柏烛泪，此精不禁，真元竭矣"，这与当今学者所重视的"气尿"的临床表现是一致的。气尿是糖尿病患者膀胱中的细菌作用于葡萄糖产生氢气（须与膀胱阴道炎、膀胱直肠瘘鉴别），这是检测该病细菌感染复发的一个简易指标，对病情程度的判定有一定的参考价值。早在500余年前戴思恭就已经认识到，这是消渴病并发感染后病情加重的一个征兆，实在是非常难能可贵。而当时的西方医学界还不知道有"尿甜"这一说法。王肯堂在《证治准绳》中也有对"气尿"的记载，并提出相应的治疗方剂。至于水肿，他认为消渴后成水气，方书虽有紫苏汤、瞿麦汤、草厉丸，皆克泻之剂，不若五皮饮送济生肾气丸，及东垣中满分消诸方为妥；虞传、王肯堂均认为糖尿病并发症如中风、目疾等与精血不足密切相关，重视从气血论治，说"三消久之，精血既亏，或目无见，或手足偏瘤如风疾，然此证消肾得之为多，但用治下消中诸补药，滋生精血自愈术"。汪机在《外科理例》记载"一膏粱年逾五十亦患此，色紫黑，脚掀痛……喜其饮食如故，动息自宁，为疮善症……次年忽发渴，服生津等药愈盛，用八味丸而愈"。《先醒斋广笔记》记载有消渴患者出现牙齿疼痛、牙齿松动、牙齿脱落的案例。《续名医类案》还首次记载了消渴病并发牙周炎，患者不仅有"饮水益多，小便如注，状如膏，肌肉尽消"的消渴病的常见症状，而且还伴有"齿间紫血，满口齿痛不可忍，齿俱摇动"的症状，在另一则医案中，患者除了消渴病的表现外，还有"齿痛龈露"的症状。另外，对酮症酸中毒及神经系统并发症也有了一定的论述，张璐《张氏医通》有"食过则昏思卧"，戴思恭《证治要诀》有"三消久之，精血即亏，或目无所见，或手足偏废如风疾，外风也，此证肾消得于甚多"。朱楠《普济方》则提供大量治疗糖尿病并发心病的方剂，此外亦有描述"肾消口干，眼涩阴痿，手足烦痛"。赵献可《医贯》论述消渴病时也提到"或小便频数，或白浊阴痿"，即后世所讲的糖尿病性勃起功能障碍。

七、清代

清代总结了前代治疗糖尿病并发症的经验。李彣在《金匮要略广注·消渴小便不利淋病脉证治第十三》中提出应撇开门户之见，找寻总结消渴病的认识，其认为"渴之一证，在消渴病固有之，在伤寒病亦有之，在小便不利诸杂症俱有之，得其意，则治伤寒者，即可以治消渴；治消渴者，并可以治小便不利诸杂症，又何拘乎一偏也哉"。此时期，医家对糖尿病并发症也有新的体会。鲍相傲编辑的《验方新编》中，介绍了四妙勇安汤治疗脱疽，并谓"一连十剂，永无后患"，该方药物组成相传自东汉华佗的《神医秘传》。对于糖尿病并发痈疽的治法，《张氏医通》提出"清除湿热"的治法。魏之琇的《续名医类案》中则载有采用黄连解毒汤、凉膈散、黄芪六一汤、加减八味丸治疗消渴痈疽的案例。此书又首次记载了消渴病并发牙周炎的症状。叶桂在《临证指南医案·三消》中有"心境愁郁，内火自燃，乃消渴大病"，提出心情抑郁可以导致糖尿病及其并发症的发生。此外，清代《眼科奇书》记载眼睑下垂患者"上眼皮时常下达，不喜睁开"；《望诊遵经》记载该病患者有"睑涩"的症状，《双燕草堂眼科》直接以反映患者主观感受的"睥倦"（意为睥轮疲倦）作为眼睑下垂的病名，《目经大成》则记载患者"视目内如常，自觉亦无恙，只上下左右两睑，日夜长闭而不能开，攀开而不能眨"。中医文献中关于眼睑下垂的症状描述日趋翔实全面，细致入微，这也为后世医家认识糖尿病性脑神经病变之动眼神经麻痹的临床表现提供了理论基础。

第二节 病因病机

一、远端对称性感觉运动性多发神经病变

（一）病因

1. 病久失治

《王旭高医案》云："消渴日久，但见手足麻木。"消渴病久失治，阴液亏虚，虚火上炎，津液重伤，燥热甚则阴愈虚，阴愈虚则燥热愈甚，阴耗气伤，肌肤经络失养。或病程日久，阴损及阳，阳气虚弱，寒从内生，血凝不畅，或虚热消蒸津液，血行瘀滞，瘀血阻络，虚实错杂，这是糖尿病性周围

神经病变发生的主要因素。

2. 饮食不节

长期过食肥甘，醇酒厚味，致脾胃运化失司，积热内蕴，化燥耗津，《备急千金要方·消渴》篇云："饮啖无度，咀嚼鲊酱，不择酸甜，积年长夜，醹兴不懈，遂使三焦猛热，五脏干燥，木石犹且焦枯，在人何能不渴?"《丹溪心法·消渴》篇云："酒面无节，酷嗜炙……于是炎火上熏，腑脏生热，燥热炽盛，津液干焦，渴饮水浆而不能自禁。"饮食不节，损伤脾胃，生化乏源，肌肤经络失养，故见肢体麻木不仁。

3. 情志失调

郁怒不畅，肝失条达，气失疏泄，肝气郁结，久则化火，消烁肺胃阴津，《儒门事亲·河间三消论》曰："耗乱精神，过违其度……之所成也。"《临证指南医案·三消》云："心境愁郁，内火自燃，乃消症大病。"故五志过极，气机郁结，血行瘀滞，瘀血阻络，不通则痛，故见肢体疼痛不适。

4. 劳欲过度

素体阴虚，复因房事不节，劳欲过度，损耗阴精，阴虚火旺，上蒸肺、胃，《备急千金要方·消渴》篇云："凡人生放恣者众，盛壮之时，不自慎惜，快情纵欲，极意房中，稍至年长，肾气虚竭……此皆由房事不节之所致也。"《外台秘要·消渴消中》篇云："房事过度，致今肾气虚耗故也，下焦生热，热则肾燥，肾燥则渴。"这说明房事过度，耗伤肾精，肾燥精虚，久则阴阳俱虚，是糖尿病性周围神经病变发病的根本因素。

（二）病机

1. 病久瘀血阻络

瘀血既是糖尿病性周围神经病变的病因，又可作为其病理产物，是贯穿该病的重要病机。《临证指南医案》云"初病在经，久病入络，以经主气，络主血""病久、痛久则入血络"。消渴日久，失治误治，久病入络，以致气血运行失调。气为血帅，气虚或气滞，不能推动血液的正常运行；或病损及阳，以致阴阳两虚，寒邪内生，筋脉蜷缩拘急，血液凝滞不畅，或虚热内盛，耗津灼液，血行瘀滞，均可形成瘀血。《血证论·发渴篇》亦云"瘀血发渴者，以津液之生，其根出于肾水……有瘀血，则气为血阻，不得上升，水津因不能随气上布，是以发渴"，可以认为，阴虚燥热是瘀血形成的主要因素。张仲景《金匮要略》曰："病者如热状，烦满，口干燥而渴，其脉反无热，此为阴伏，是瘀血也。""患者胸满，唇痿舌青，口燥但欲漱水，不欲咽，无寒热，脉微大来迟，腹不满，其人言我满，为有瘀血。"此即为张仲景提出瘀血可致消渴的理论。消渴病久，伤阴耗气，气虚无力推动血行而致瘀血；津血同源，阴血燥热，煎熬津液，津亏液少不能载血畅行亦可致瘀血，即祝湛予老中医所说的"气虚血瘀，气滞血瘀"。由于气虚则行血无力，阴虚则血行瘀滞，寒凝则血流不畅，痰瘀阻络，虚实错杂，故瘀血阻络贯穿糖尿病性周围神经病变整个病程。其病机又可分为不荣则痛和不通则痛，分述如下。

（1）不荣则痛：饮食不节，嗜食厚味，损伤脾胃，气血津液生化之源不足，气阴亏虚，无以养五脏，筋脉肌肤失养，不荣则痛，出现肢体麻木不仁，故《素问·举痛论》云："脉泣则血虚，血虚则痛。"

（2）不通则痛：《素问·举痛论篇》有"经络流行不止，环周不休，寒气入经而稽迟，泣而不行，客于脉外则血少，客于脉中则气不通，故卒然而痛"的记载。感受寒邪，或阴虚内热，耗津灼液，血行瘀滞，或情志不调，气机郁结，气滞血瘀，阻滞经络；或素为脾虚湿盛之体，脾失运化，聚湿生痰，痰阻脉络，气血运行不畅，四肢失于气血濡养，以致寒、瘀、痰阻滞经络，不通则痛；或气虚血痹，消渴耗伤日久，气血两虚，筋脉失于濡养而见肢体麻木，气虚血行不畅，不通则痛而见刺痛。故《证治要诀》云："痛则不通，通则不痛。"

2. 阴虚为本，燥热为标

两者往往互为因果，燥热甚则阴愈虚，阴愈虚则燥热愈甚。病变的脏腑着重于肺、胃、肾，而以肾为关键。三者之中，虽各有偏重，但往往又相互影响。肺主治节，为水之上源，如肺燥阴虚，津液失于滋布，则胃失濡润，肾失滋源。消渴耗伤肺肾之阴津，津液亏耗则不能输布五脏，筋脉失去温养而下肢痿躄，肌肉萎缩。胃热偏盛，则可灼伤肺津，耗损肾阴；而肾阴不足，阴虚火旺，亦可上炎肺、胃，终至肺燥、胃热、肾虚，三者常可同时存在。故《临证指南医案·三消》指出："三消一证，虽有上、中、下之分，其实不越阴亏阳亢，津涸热淫而已。"

3. 气阴两虚，久则阴阳俱虚

糖尿病性周围神经病变迁延日久，阴损及阳，可见气阴两伤或阴阳俱虚，肾为先天之本，主藏精而寓元阴元阳，肾阴亏虚则虚火内生，上燔心肺，中灼脾胃则胃热消谷，下则肾开阖失司，水谷精微直趋下泄，甚则表现肾阳失微之候。或消渴日久，气阴两伤，阴损及阳，阴阳气血虚弱，营卫不调，气血运行不畅，使血凝脉内，而致脉络损伤。其中以脾肾阳虚为重点，脾虚则运化无力，气血津液乏源，经脉失其濡养，则肢体无力、麻木；脾气亏虚，消渴日久，脾胃阴伤，脾不为胃行其津液，运化输布失常，无以营养四肢肌肉宗筋而肢体痿软，久则肌肉萎缩。脾阳虚不能温养四肢，寒凝脉中，痹阻经络，且肾阳不足，阳不达四肢而四肢寒凉，阳不化气，四肢失于温养则肢体发凉、疼痛等症状。亦有初起即兼有气虚或阳虚者，多与患者素体阳虚气弱有关，临床上虽属少见，但亦不应忽略。

二、自主神经病变

（一）心血管系统

1. 直立性低血压

中医自古以来并没有糖尿病合并直立性低血压病名，从该病典型、较为单一的临床症状分析，多认为其属中医"消渴病"合并"眩晕""头晕"范畴。

古代中医对"眩晕"病因有多种描述，如《素问·至真要大论》中提到"诸风掉眩，皆属于肝"。《素问·气交变大论》云"岁木太过，风气流行，脾主受邪，民病飧泄，食减，体重……甚则忽忽善怒，眩冒巅疾"，提示眩晕当从肝论治。《诸病源候论》曰"风头眩者，由气血亏虚，风邪入脑"，认为肝肾阴虚，气血不足，内外之风邪上犯于脑引发眩晕；《千金方》曰"痰热相感而动风，风火相乱则闷瞀，故谓之风眩"，提出了"风、热、痰"三因致眩的观点；《兰室秘藏·头痛》云"恶心呕吐，不食，痰唾稠黏，眼黑头眩，目不能开，如在风云中"，认为脾胃气虚，浊痰上逆致眩晕；《丹溪心法》也强调"无痰不作眩"；《医学正传》提出"血瘀致眩"等，认为多种因素致血瘀不行，瘀血停聚胸中，闭阻脑窍，发为眩晕。总括起来，眩晕多由风、火、痰、瘀、虚等不同病理因素导致。

现代中医学认为直立性低血压主要以气虚为主，气阴两虚、精血不足、升举鼓动无力、脑失所养是其辨证要点。胡爱民教授提出中气不足，气虚下陷，清阳不升是导致直立性低血压的重要病因病机，由此可见，该病与气的关系最为密切。气虚可导致大脑亏虚，尤其当气虚下陷而导致清阳不升，此为直立性低血压的病机。与气陷相关的脏腑主要是脾、肝、肾。

（1）气陷与脾：气陷多由气虚病变发展而来，而气虚与脾的关系最为密切。脾为后天之本、气血生化之源，若素体虚弱，或病久耗伤，致脾气虚损，脾气虚弱，则气血生化不足，血脉失充，五脏失养；脾主升清，脾气亏虚，气虚下陷，清阳不升，无力将水谷精微上输于头目，致头目失养，可见眩晕。同时脾虚易生痰湿，也是气虚无力运行津液所致，痰蒙上窍，而致眩晕发生，也就是所谓的"无痰不作眩"之说。肝、脾调理气机，经常相互影响。黄坤云："土弱而不能达木，则木气郁塞，肝病下陷而胆病上逆，木邪横侵，土被其贼，脾不能升，胃不能降。"肝木易克脾土，脾虚易致肝乘，共同影响体内气机的正常运行。

（2）气陷与肝：《素问·至真要大论》云："诸风掉眩，皆属于肝。"肝为风木之脏，主疏泄，肝气主升主动，肝对人体的气机具有重要的调节作用，只有肝气升发条达，脏腑经络之气的运行才能通畅无阻，整个机体才能正常运作。肝气郁滞，或水不涵木，都会导致肝气的疏泄失常，失其条达，易引起各种变证，导致血瘀、痰浊等病理因素的产生，从而增加疾病的判断难度，也加重了病情的发展，情绪舒畅，肝气疏泄正常，对整体气机的调节有重要作用。"土壅木郁""主得木而达"，脾气的升清作用有赖于肝气的疏发，脾为湿生之脏，其化湿浊升清作用全赖肝气的升发条达，方能遂其升长养之性，故肝气亏虚，升发不及，易成气机下陷，导致眩晕的发生。

（3）气陷与肾：肾气由肾精所化，由于肾精的主体成分是先天之精，故肾气主要为先天之气，肾为元气之根，肾气有阴阳两种成分，肾阴为一身阴气之源，"五脏之阴气，非此不能滋"，其气抑制、凉润、宁静，内收内敛，表现为肾的封藏作用。肾能封藏，精气才能充足，元气才能充沛，下元才能牢固而不致下陷。肾阳主蒸腾气化，气机在肾阳的推动下才能正常运行，才有向上升发之力，肾精虚损，全身各脏腑组织的生理功能及整体的气机调节失常，下元不固，易致气陷。《景岳全书·眩晕》中"头眩虽属上虚，然不能无涉于下。盖上虚者，阳中之阳虚也；下虚者，阴中之阳虚也。阳中之阳虚者，宜治其气，如四君子汤……归脾汤、补中益气汤……阴中之阳虚者，宜补其精，如……左归饮、右归饮、四物汤之类是也"，亦是说明了眩晕与肾之间的关系。

气陷与脾、肝、肾有关，同时又能影响到血和津液。气能生血、行血，血液的化生、运行离不开气的推动作用，气的充盛则化生血液的功能增强，血液充足，血液运行顺畅；相反，气的亏少则无力推动血液，血液运行失常，气陷时血随气下，易致血虚、血瘀的发生。同时，血能养气、载气，反过来又易导致气虚气滞，加重气机升发条达，故临床上治疗气虚气陷证，经常会同时加用补血活血药物，效果奇佳。正所谓"血气不和，百病乃变化而生"，故调节气血的关系尤为重要。气是津液生成的动力，气的运行依附于津液，气机虚损，则化生津液力量减弱，导致津液不足，津液是气的载体，又会导致气机不足，气机运转失常，终致气阴两虚，故治疗气虚时往往会适量用一些养阴药，两者相合，互利互用。

综上所述，现代中医学认为糖尿病合并直立性低血压归属"消渴"合并"眩晕"，以气虚为主，气虚下陷是该病的关键，与肝、脾、肾相关，同时兼有血瘀、血虚、痰阻、阴虚。

2.静息时心动过速

静息时心动过速是常见的糖尿病性心脏自主神经病变之一，属于中医"消渴"并发"心悸""怔忡"等范畴。该病多由糖尿病久治不愈，脏腑功能失调，导致气血阴阳亏虚，痰火瘀血内阻，心失所养，神无所依，发为心悸、怔忡。

（1）病因：可概括为以下五类。

1）禀赋不足：先天禀赋不足，五脏虚弱，特别是素体阴虚者，是消渴病及其并发症发病的重要内在因素。正如《灵枢·五变》所记载，"黄帝曰：人之善病消瘅者，何以候之？少俞答曰：五脏皆柔弱者，善病消瘅。"《灵枢·本藏》亦有"心脆则善病消瘅热中""肺脆则苦病消瘅易伤""肝脆则善病消瘅易伤""脾脆则苦病消瘅易伤""肾脆则善病消瘅易伤"的记载。上述内容皆反映了先天禀赋不足，则滋养和温化无力，导致五脏脆弱，藏精不利，精气不足，后天失养而津血化生不足，脏真亏耗，使脏腑阴阳气血失衡，燥热内生，成为导致该病的主要内在因素。《景岳全书·杂证谟》中指出，"怔忡之病，心胸筑筑振动，惶惶惕惕，无时得宁者是也。此证惟阴虚劳损之人有之。盖阴虚于下，则宗气无根，而气不归源"，说明患者素体不足，或心虚胆怯，或久病不愈等因素，而致机体气血阴阳亏虚，发为心悸。《济生方》中"怔忡者，此心血不足也"，说明心血虚，心失濡养不能藏神，故神不安而志不宁，发为心悸。

2）饮食不节：饮食不节是引发糖尿病性心脏自主神经病变的一个重要外在因素。脾主运化，食物主要是依赖脾胃的纳运功能进行消化吸收。长期过食肥甘厚味，饮酒过度，可致胃肠积热，脾胃运化失司，湿热内蕴，日久化燥伤津，消谷耗液，导致消渴，聚湿生痰，湿痰化热，可致血瘀。关于饮食不节导致糖尿病性心脏自主神经病变，在历代文献中也有相关论述的记载，如《证治要诀》中记载："消心之病，往往因欲饮食过多，及食啖辛热"。消渴病患者阴虚燥热的体质，加上嗜食膏粱厚味，更易蕴热化火生痰，痰火热毒扰心，发为心烦、心悸或损伤脾胃，运化失司，水液输布失常，滋生痰浊，痰阻心气，而致心悸。

3）情志失调：精神刺激或长期郁怒，肝火上炎，上扰于心，出现心神不宁，平素情志不舒，肝气郁结，气机不畅，气为血帅，气滞血瘀，心脉不畅，心脉受阻，心神失养，引发心悸；思虑过度，心气郁结，郁而化火，心火亢盛，致心烦，或影响脾胃功能，致生化之源不足，气血两虚，心失所养，发为心悸。金代刘河间在《三消论》中指出，"此乃五志过极，皆从火化，热成伤阴，致令消渴"。《丹溪心法·六郁》有"气血冲和，百病不生；一有怫郁，诸病生焉"等论述。由此说明情志失调，肝失疏泄是消渴并发"心悸""怔忡"的一个重要因素。

4）劳逸过度：房事不节，劳逸太过，则肾气虚竭，肾精亏损，虚火内生，而为消渴。张景岳《类经·消瘅热中》云："壮盛之时，不自保养，快情恣欲……遂使肾水枯竭，心火燔盛，三焦猛烈，五脏渴燥，由是渴利生焉。"明代马兆圣《医学正印·三消》也云："人惟淫欲志意思虑无节……于是一身之中，纯乎邪热，以致炎火上熏脏腑，燥烁津液，干焦口燥，咽枯，引水而莫能自禁。"这些都说明了劳欲过度，久则真气脱而热气盛，也即肾精亏虚，虚火上炎，引起其他脏腑的病变，从而引发糖尿病性心脏自主神经病变。

5）外感六淫：外感六淫，燥火风热毒邪侵害，寒热失调，化燥伤津，旁及脏腑，由肺燥、胃热、肾虚传遍，出现"三消"见症，可以导致消渴病的发生。《素问·气交变大论》说："岁水太过，寒气流行，邪害心火，民病身热……渴而妄冒。"《灵枢·五变篇》说："余闻百病之始期也，必生于风雨寒暑，循毫毛而如腠理……或为消瘅。"由此可知，外感致消渴发病的论点古代已有论述。因此，外感六淫，毒邪侵害，寒热失调，可以导致消渴病及其并发症的发生。

（2）病机：糖尿病并发静息时心动过速的发生，主要原因为耗伤气阴，损伤心脾，脾不生血，致气血不足。心气虚，心神失养，神不守舍；心血虚，心失濡养不能藏神，故神不安而志不宁，发为心悸。病程迁延，伤及于肾，肾阴虚或肾水亏损，水不济火，虚火妄动，上扰心神；阴损及阳，阳气衰微，不能温养心脉，故悸动不安。"久病必瘀"，肺气亏损，不能助心以治节；肝气郁滞，气滞血瘀，心脉痹阻，营血运行不畅，而致心悸怔忡。该病的病变部位在心，涉及肝、肾、脾、肺，病性为本虚标实，以气血不足，阴阳两虚为本，痰、火、瘀为标。

《伤寒明理论·悸》曰"其气虚者，由阳气内弱，心下空虚，正气内动而为悸也"，说明心气虚，心神失养，神不守舍，神不安而志不宁，发为心悸。消渴病以肾虚为主，如是肾阴虚者为肾水真阴之虚，肾水无以上济于心，使心火亢盛，日久致心中津液不足，出现心悸、心烦热、怔忡等心阴不足导致的病理变化。古代医家多数认为人们由于素体阴虚，或过服丹石等温燥之品，或年壮之时劳欲过度，或平素情志失调，皆可损耗肾精，造成肾阴亏虚的体质，导致消渴病的发生，该病日久不愈，肾水愈虚，水不济火，心火偏亢，火热扰心，引起心神不宁，心悸心烦。瘀血是消渴病发展过程中的主要病理产物，也是造成消渴病心病的重要因素。阳虚燥热，耗灼血中津液，使血液黏稠致瘀。气虚则推动血液运行力度不够，导致血液运行不畅致瘀；阳虚则寒，寒则血凝成瘀，或脉道失于温通而滞湿成瘀。因此，消渴病患者极易出现血瘀症状。脾虚生痰，痰浊内阻，指出消渴病的病机为脾虚胃热，痰郁化火，加上高粱醇酒乃甘温的习惯，更易蕴热化火生痰热扰心致心悸、心烦。此外，岳仁宋教授认为糖尿病性心脏自主神经病变的发生与肝胆有一定联系，指出心、肝胆经络交互连属。《灵枢经脉》曰："心手少阴之脉，起于心中……是主心所生病者，目黄，胁痛。"又曰："胆足少阳之脉……以下胸中、贯膈……循胁里，其直者，从缺盆下腋、循胸、过季胁，是动则病口苦、善太息、心胁痛、不能转侧。"足少阳胆经分支"……与前脉会合于缺盆后，进入体腔，穿过膈肌，络肝，属胆……"，明确揭示了心与肝胆经脉在生理上相互联系，故病理上亦相互影响。肝胆属木，胆为阳木，心属火，为阳中之阳脏。肝胆与心为母子关系，其病理影响常为母病及子。消渴病久，若情志抑郁，气机不利，胆木化火，火热上扰心神，耗损心阴，可呈现胸闷胁痛、心烦、心悸、口干、口苦等症；此即张景岳所谓"相火识则君火亦炎"之旨。肝胆气结克制脾土，脾的运化功能受制，必然导致水湿停滞体内，从而使痰、饮等病理产物产生。湿邪郁遏阳气，或湿伤阳气，心阳失于温煦则心悸；痰火扰心，或痰饮凌心，均可致心悸不安。气机郁滞，阳气被遏，郁滞于里，不能外达四散而上浮，则但头汗出。脾虚运化水湿功能失常，水液留滞体内则见遍身水肿、脘腹胀满；脾主肌肉四肢，脾虚则气血生化乏源，导致肢体酸楚、乏力倦怠；脾虚不能运化水谷精微，清浊不分，下趋大肠则泄泻。肝胆气机郁滞，伤阴损阳致使糖尿病性心脏自主神经病变诸多症状的发生，其不仅有心悸不宁、胸闷、胸痛等典型的临床表现，尚有口干、口苦、心烦、头汗出，肢体酸楚、倦怠乏力，脘腹痞满，全身水肿，泄泻，舌体胖大或边有齿痕，舌质暗或有瘀斑、瘀点，苔白腻或水滑，脉象沉细、弦滑或结代等症状。

3. 无痛性心肌梗死

无痛性心肌梗死是常见的糖尿病性心血管系统自主神经病变，属于中医学"消渴病心病"范畴。"消渴病心病"是指消渴病久病及心，络脉瘀结所致的心胸憋闷疼痛、心悸气短，甚或支脉水肿、气短不能平卧为典型症状的病症。"消渴病心病"以消渴病为基础病，"心病"提示该证中心病位在心，与心主血脉、主藏神，心肺气血相关。心肾之君火、相火不能互相温煦，可表现为心脉痹阻、心神不用、心气虚衰，甚或心阳暴脱危候，如心胸憋闷、心悸气短，甚或肢体水肿，气短不能平卧等。其病因病机可归纳为如下几个方面。

消渴病心病病机主要是本虚标实为主。正气不足，瘀血痰浊内生，心脉痹阻。消渴病久，脏腑虚弱，正气不足。气阴亏虚，阴损及阳，导致阴阳两虚，由于阳气不足，血行不畅，容易继发瘀血内阻、痰湿内生、气机阻滞等病理变化，导致心脉痹阻，出现胸痹等证。

瘀血是消渴病发展过程中的主要病理产物，也是造成"消渴病心病"的重要因素。《血证论》云"血与气本不离，内有瘀血，故气不得通，不能载水津上升，是以为渴，名为血渴，瘀去则不渴矣"，阐述了瘀血与消渴的关系，说明消渴常与瘀血有关。或是阴虚燥热，煎熬津液，使血液黏稠而致血瘀。或是情志抑郁，气机不畅，气行则血行，气滞则血瘀。或是消渴病漫长，阴损及阳则阴阳两虚，阳虚血瘀阻滞心脉，络脉不通发生心痛，或心脉痹阻，心失所养，故胸闷心悸。消渴日久，脏腑功能失调，气化不利，水液代谢障碍，水液停聚而形成痰浊。如脾失健运，水湿内生，凝聚生痰；或是肾阳不足，水液不得蒸化，也可停而化生痰饮；或是喜食肥甘厚味，湿浊内生；或是七情内伤，气郁水停，凝聚成痰；或是瘀血阻滞，水液不行，形成痰瘀互结。痰为阴邪，重浊黏滞，阻于心脉，胸阳失展，气机不畅，故出现胸闷。糖尿病患者大多体形肥胖，内分泌紊乱，出现高甘油三酯血症，或伴有血中胆固醇升高，舌苔往往有浊腻表现。痰浊壅塞内阻，阻滞脉络而使气机阻滞不通，导致心肌供血不足，故心电图出现心肌缺血或心律不齐的改变。瘀热，是指瘀和热两种病理因素互相搏结，所形成的具有新的特质的病理因素，属中医学病机概念范畴。也有学者认为，胃肠燥热是糖尿病及其并发症的基本病机，胃肠燥热易伤津灼液，血行不畅，日久则血瘀结于心，表现为瘀热互结，导致消渴病心病发生。《灵枢·经脉》曰"足阳明之经……属胃，散之脾，上通于心"，说明心与胃的经络关系，且心属火、胃属土，二者为母子相生关系，病理上是子病犯母。周仲琪认为糖尿病的病机是"三热"，即湿热、燥热、瘀热。瘀热是因湿热、燥热郁结日久，煎熬津血，血液黏滞，运行不畅，痰郁化热，久病入络，而致络热血瘀。这说明在消渴病燥热的病机和心胃相关理论的基础上，瘀热互结容易导致消渴病心病的发生，并成为其主要病机。"消渴病心病"发展到后期气血阴阳俱虚，主要是心肾阳虚，水气凌心犯肺，多见于心力衰竭的阶段。病变后期，心阳虚衰，温运无力，可见心悸、怔忡、胸闷、气短；阳虚生内寒，寒凝心脉，可见胸闷心痛。同时，肾阳亏虚，不能温煦心阳，日久可形成心肾阳衰之证。消渴病心病后期，多个脏腑受损，气血阴阳俱虚，主要以心肾虚衰为主，而后以脏腑功能衰竭、厥脱昏迷为危重阶段。

　　近代学者也对"消渴病心病"病机进行了探讨，其论述有以气阴两虚、瘀血内阻而论者，有以气阴两虚、痰瘀内阻而论者，亦有以气阴两虚、瘀热并见而论者。而究其根本，气阴两虚是其发病基础，同时热、痰、瘀并现，互为因果。例如，林兰教授认为"消渴病心病"的病因主要有阴虚燥热、痰浊闭阻、血瘀阻滞三个方面。消渴病主要病机为阴虚热盛、气阴两虚及阴阳两虚，阴虚为其本，燥热、瘀血为其标，血瘀是各种致病因素作用下引起消渴发病的重要病理机制，阴虚、燥热、瘀血又皆为胸痹、心痛等病证发生的基础。张润云等学者认为气血虚弱，血脉瘀阻为消渴心系病变的共同基础。许成群指出，消渴病日久不愈可致气阴两虚；阴虚而现燥热，燥热煎阴血为瘀，灼津成痰为瘀，瘀血阻滞心脉而发为胸痹，由此可见瘀血阻滞心脉贯穿该病发展的始末。刘冰、温兴韬等学者指出，该病为本虚标实之证，瘀血是在气阴两虚的基础上形成的，气虚、阴虚均可致瘀血，故治疗当以益气养阴活血为其大法。章小平、赵胜等学者指出，该病主要是消渴日久，气阴两虚，气虚无力行血不畅而成瘀，阴虚虚热之邪灼津耗液炼化成痰，久而损及于心，心体受损，失其常用，痰浊、瘀血之邪痹阻心脉而发为胸痹，其本为气阴两虚，其标痰瘀交阻。沈国江等学者亦认为本虚标实是"消渴病心病"的基本病机，本虚以气阴两虚为主，而标实以"瘀"和"热"为多。以上各家对该病病因病机之论虽各有侧重，但基本认为该病是消渴日久不愈所致。其总病机以气阴两虚为基础，合以痰、瘀、湿、热等邪，闭阻心脉发为胸痹，其病位在心，肝、脾、肾等与之关系密切。

（二）胃肠道系统

　　糖尿病性胃肠病属于中医"痞满""呕吐""便秘""泄泻"等范畴。该病的病因为素体脾虚胃强或肝郁脾虚，糖尿病迁延日久，耗气伤阴，五脏受损，挟痰、热、郁、瘀等致病。另外，由于糖尿病的失治、误治或过用苦寒或温补滋腻之剂亦伤脾胃、大肠功能，导致该病迁延难治。其中内因是糖尿病导致脾、胃、肝、肾功能失常及七情不畅，外因主要是不良饮食习惯。该病的病机是本虚标实。本虚是脾胃虚弱（寒）、脾肾阳虚、肝胃阴虚，标实为痰、热、郁、瘀。所及脏腑以脾胃为主，累及肝肾、大肠。

中医藏象学说强调"五脏相关"，五脏作为人体的核心，不仅在生理功能上密切联系，而且在病理上亦相互影响。运用五行学说的生、克、乘、侮规律来阐述：肝脾为木土相克关系，肝木疏土，脾土营木，脾（胃）与肝生理上相辅相成。脾胃居于中焦，为气血生化之源，亦是气机升降之枢纽，《黄帝内经·素问》有"脾胃者，仓廪之官"之说。脾主升清，主运化，脾气畅通，有利于运化水谷精微及人体的气机升降出入；胃主受纳、主降，脾胃协同完成所饮食物的消化、吸收和输布。肝为刚脏，主疏泄，分泌胆汁，输于肠道，可协助胃的腐熟，以实现脾胃运化水谷精微和水湿的功能，而脾胃得肝之疏泄，则气机升降协调，运化功能保持健旺。《类证治裁》云："凡上升之气，皆从肝出。"若情志不调，肝郁不达，气机阻滞不能宣畅，横逆犯于脾胃两脏，易致脾胃气机失常，见脘腹胀满、恶心、呕吐等症。脾胃气虚，易受邪气侵袭，邪气损伤脾气则脾虚更甚，遍生他病。李东垣《脾胃论》云："内伤脾胃，百病由生。"脾虚容易内生寒湿，气滞湿阻，而致腹胀、便溏或泄泻；脾虚则木更易乘之，出现一系列脾虚肝旺之证。糖尿病胃肠神经病变的发生，是在多种病机的共同作用下，最终导致"脾升胃降"功能的异常，即脾不能升清而胃不得通降，其中胃主通降的生理功能，包括小肠将胃已消化的食物下输于大肠，以及大肠传化糟粕的功能。糖尿病患者情绪抑郁，肝胆失于疏泄，气机郁滞，则出现胁肋胀满；郁而化火，胆火上炎，伤阴耗液，则口干口苦；火热扰心故心烦易怒、失眠。肝气郁滞，横逆犯脾，或逢素来脾虚之人，木易乘之，影响脾胃气机升降，运化功能失常而出现脘腹胀满、纳差、恶心、呕吐、便溏或大便黏滞不爽，舌淡红、苔白腻，脉弦滑或弦细等各种胃肠神经病变的表现。总之，该病发病之初肝脾（胃）不和，寒热错杂，痰湿中阻，升降失司，日久渐至脾胃两虚；病情迁延，阴损及阳，伤及于肾；病变晚期，脾肾阴阳衰败，气血亏损，五脏俱虚。糖尿病胃肠病早期临床症状多不明显，可见餐后饱胀、食欲减退、嗳气、恶心呕吐、胃灼热、上腹部闷胀感、顽固性便秘或腹泻与便秘交替或无痛性腹泻、稀水样便，甚至大便失禁等症状，至晚期，胃肠功能衰竭时，出现更严重的消化道症状。其病因病机和症状特征分以下三个方面。

1. 糖尿病性胃轻瘫

中医学尚无糖尿病性胃轻瘫的病名，但根据其临床症状特点，古代医籍中依稀可见叙述。如《赤水玄珠》记载："消渴……饮食减半，神色大瘁……不能食者必传中满鼓胀。"其中所论"中满"与糖尿病性胃轻瘫关系密切。目前根据临床症状特点，将其归属于中医学"痞满""呕吐""反胃"范畴。《脾胃论》曰："呕吐哕皆属脾胃虚弱，或寒热所侵，或饮食所伤，致气上逆而食不得下。"《丹溪心法》曰："有中气虚弱，不能运化精微为痞者，有饮食、痰饮不能施化为痞者。"《圣济总录·消渴门》曰："能食者，末传脑疽背；不能食者，末传中满臌胀。"《杂病源流犀烛·肿胀》亦曰："痞满，脾病也。本由脾气虚，及气郁不能运行，心下痞塞胀满，故有中气不足，不能运化而成者。"《神农本草经疏》中"痞气属脾气虚及气郁所致"，认为该病是由消渴病程日久，耗伤脾胃，运化无力，升降失常，痰湿食滞中焦，气机不利所致。综上所述，该病是因糖尿病迁延日久，气阴耗伤，脾胃失养，纳运无权，升降失和；又因七情不畅，肝疏泄不利，横逆犯胃，受纳运化失常所致。

该病以脾胃虚弱、运化无力为本，湿阻气滞、胃失和降为标，为虚实夹杂之证。许多患者表现为脾虚胃失和降之候。现代学者对糖尿病性胃轻瘫的病机认识尚不统一。张国顺认为：久病阴损及阳，致气血阴阳俱虚，可产生食滞、气滞、痰阻、血瘀等病理产物，以致胃气上逆，继而产生各种临床症状，属虚实兼杂证。武翠凡等认为：脾虚不能正常运化、升清、散精，水谷精微和水湿不布而停于中焦，致脾胃升降失调、中焦气机郁滞，甚或阻碍气血津液的运行，酿生痰浊、瘀血等。王瑞丽认为：该病病机为消渴病变日久，损伤脾胃，脾胃虚弱，气血生化不足，脾升胃降功能失常，中焦气机阻滞，升降失和，以致虚实夹杂诸证。曾红文等认为：由于消渴日久，阴损及阳，气阴两伤，脾胃亏虚，升降失常，运化无力，内生痰浊，瘀阻脉络而成，该病病位在脾胃，病性总归本虚（气阴两虚）标实（痰瘀阻滞），病机为中焦气机失调、脾胃升降失司。在古代医家研究的基础上，结合现代医家对糖尿病性胃轻瘫的理论研究和多年临床经验，认为糖尿病的发生以阴虚燥热为本，病程日久，损及脾胃，脾胃虚弱，气机升降失司，气滞于中焦，从而产生痰浊、瘀血、湿阻、食滞等病理产物。

2. 糖尿病性便秘

糖尿病性便秘属中医"消渴"合并"便秘"范畴。

中医认为，过食肥甘厚味、辛辣燥热，容易使食物内积胃肠，而使其浊腻壅塞、气机不畅、运行失调等。其中过食辛辣，湿热中生，湿热弥漫则湿阻气机，致使大便黏滞、排便不畅；过食肥甘厚味，蕴湿生痰，痰湿困脾，脾气不醒，运化失常，糟粕内停而致便秘。另外，《内经》记载"水谷者，常并居于胃中，成糟粕而俱下于大肠""大肠者，传导之官，变化出焉"。食积于脾胃致使湿热内阻、灼津而痰生，糟粕不能顺利下传于大肠则内停而生成便秘。大肠传化糟粕功能正常与否，依赖于气机的升降是否有序，如肺的宣发肃降、肝的疏泄条达。明代秦景明在《症因脉治·大便秘结论》提出"若元气不足，肺气不能下达，则大肠不得传道之令，而大便亦结"，肺气宣发肃降失节，则不能使津液顺利下行，濡润肠道失职，而致便秘。再者糖尿病患者由于长期服药及饮食结构、生活习惯的改变，患者易出现紧张、焦虑或者抑郁、烦躁的现象，上焦肺气郁滞，津液不布，则肠枯而成便秘。长期焦虑、抑郁易使肝气不舒，肝主气，肝气郁滞，则无力推动糟粕运行，易致大肠气机阻滞，气机不能够畅达，则通降失常，致传导失司、大便秘结。糖尿病日久气血阴阳俱虚，尤以肾虚常见，肾主水，司二便。《内经》中即有记载"脉盛、皮热、腹胀、前后不通、闷瞀，此为五实"的言论，"前后不通"指的就是便秘。肾主二阴，前后不通主要是由于肾气实造成的，肾气不足，气虚失常，则无力推动运化，不行则不通，而致便秘；若肾阳不足，则温煦无力，阴寒凝结，糟粕内阻，而易致阳虚便秘；肾阴不足，则阴液不足，阴亏津乏，而使肠道失于濡润，肠道干燥、无水行舟，则大便干结难以排除；阴虚燥热，伤津耗液，燥屎内结故大便不通。或脏腑经络虚损则失其滋养作用，功能减退，发为便秘。

3. 糖尿病性腹泻

根据糖尿病性腹泻的临床表现，中医学多认为糖尿病性腹泻属"泄泻"的范畴，病位在肠，主病之脏属脾，并与肝、肾密切相关。现代医学认为糖尿病性腹泻的发生大致有肠道动力下降、胆囊排空功能障碍、直肠及肛门功能障碍、胰腺外分泌功能障碍、肠道菌群失调、小肠吸收不良及胃肠激素紊乱等多种病因。中医界普遍认为该病发生与消渴日久感受外邪、情志失调、饮食所伤、脏腑虚弱等因素密切相关，《伤寒论·辨厥阴病脉证并治第十二》中有"厥阴之为病，消渴，气上撞心……下之利不止"的记载；《圣济总录·消渴》有"消渴饮水过度，内浸脾土，不能制水，故内胀则为腹胀之疾也"的记载；《景岳全书·泄泻》提出"泄泻之本，无不由脾胃"的观点。可见，消渴后正气受损，脾胃虚弱，运化失司，水谷不化，致湿浊内生，混杂而下，则见泄泻。《景岳全书》中提到"泄泻之本，无不由于脾胃"，又提到"阴气盛极之时，即令人洞泄不止也"。这说明糖尿病日久，耗伤脾胃之阴，阴损及阳，脾阳亦虚，脾失运化，导致腹泻。对于糖尿病性腹泻病机的认识，各家都有自己的临床经验和独到见解，于世家等学者认为该病为消渴日久，正气受损，脾虚失运，运化失常，水谷不化，湿浊内生，混杂而下，故见泄泻。姚沛雨认为消渴患者情绪波动，肝气郁结，用药疏泄太过，脾土受伐，不能转运水湿而发泄泻。陆长清认为消渴日久，损伤脾气，又加之进食生冷黏腻、情志不舒或寒邪外侵等，重伤于脾，致使脾气虚弱或虚寒，脾失健运，聚而生湿，瘀久化热，甚则伤及脾肾之阳而生泄泻。吴卫明认为脾虚湿盛是该病的发病关键，或肝气乘脾，或命门火衰，腐熟无权。总属脾胃纳运不健，小肠受损和大肠传导失常所致。综上所述，糖尿病性腹泻主要由脾虚湿盛、脾失健运而致。脾气虚损，运化失司，水谷精微不能输布周身，留滞中焦，气机阻塞，聚而成湿，而生泄泻。总之，糖尿病日久或迁延失治，脾胃受损，健运失职，气机不利，郁而不行，饮食水谷滞留于胃；加之土虚木旺，肝气横逆犯脾，肝脾不和，气机郁滞，肠道分清泌浊功能失调，或发为便秘，或发为泄泻，抑或交替发作，终致虚实夹杂之证，发为该病。

（三）泌尿生殖系统和糖尿病性膀胱病变

1. 糖尿病神经源性膀胱

糖尿病神经源性膀胱是糖尿病慢性并发症之一。糖尿病患者多素体肥胖、过食肥甘厚味，肥者令人内热，甘者令人中满，日久湿热内生；或因肺脾肾功能失常，水液代谢失常，水湿内停，日久湿郁化热；或因先天肾脏亏虚，或房劳伤肾，或糖尿病患病日久，病及肝肾，终致肾阳亏虚，膀胱气化不利；糖尿病患者阴虚血液涩滞，气虚血流不畅，瘀血内生，瘀水互结于膀胱。若情志不畅，三焦水道阻滞，亦可诱发该病。清代罗国纲在《罗氏会约医镜·论三消》说："大约此病系高粱肥甘之变，酒色劳伤之过，富贵者多有之，而贫贱者鲜也。"这说明素喜肥甘厚味、嗜酒、色欲、劳欲过度均是糖尿病神经源性膀胱的病因。上海中医药大学唐汉钧教授结合中医"久病入络，血滞成瘀"的理论指出，该病的成因还与脉络瘀阻有关，认为消渴病久，肾阳虚衰，气不足以致无力推动血液运行，久则形成血瘀，瘀浊内停，气化被阻，也可致癃闭或遗溺。《灵枢·本脏》中"脾脆，善病消瘅"，即明确指出脾气亏虚是发生消瘅的重要病因。《景岳全书》中"凡癃闭之症……或槁血阻塞水道而不通也"，即指出经脉瘀阻，血行不利、可导致膀胱脉络失养，血瘀水停于下焦而出现一系列排尿异常，是癃闭的另一种病因。《素问·宣明五气》载："膀胱不利为癃，不约为遗溺。"《素问·五常政大论》载："其病癃闭，邪伤肾也。"《素问·本输》载："三焦，实则闭癃，虚则遗溺。"《素问·灵兰秘典论篇》载："膀胱者，州都之官，津液藏焉，气化则能出矣。"中医认为正常排尿有赖于膀胱与三焦的气化功能，而膀胱和三焦的气化又有赖于肾阳的温煦气化功能。《圣济总录》指出："消渴日久，肾气受伤，肾主水，肾气衰竭，气化失常，开阖不利。"若患者久病消渴，阴损及阳，命门火衰，阳不化气，膀胱开阖失司，则病发癃闭、遗溺。故糖尿病神经源性膀胱是糖尿病日久，膀胱气化不利、开阖失司而致，为本虚标实之证。发病之初为本虚标实并重，本虚虽与肺、脾、肾、三焦相关，然与肾和膀胱关系最为密切。标实以湿热瘀血为主，瘀血往往与水湿互结，日久酿毒生变。病至后期，瘀毒、湿毒、热毒互结，损伤正气。若情志不舒，肝气郁滞则三焦水道阻滞不通，膀胱气化失调而发生癃闭。过食肥甘或肺、脾、肾功能失常均可导致湿热内蕴。湿流于下，下注膀胱，则膀胱气化不利、开阖失司，发生癃闭。糖尿病患者阴虚血滞，气虚浊流，瘀血内生；若瘀热阻滞于下焦，气机不畅，尿道闭塞，则发生癃闭。糖尿病日久肾阳亏虚，蒸腾气化功能失常，既可出现"关门不利"的小便量少，又可出现气不化水的小便清长。若肾阳不足，气化失司，膀胱阖而不开，则发生癃闭。脾胃居中州，为气机升降之枢纽，脾胃强健，则清阳上升，浊阴下降，而糖尿病患者又多脾胃虚弱。《灵枢·素问》曰："中气不足，溲便为之变。"可见脾虚不能履行其"蒸津液，化其精微"之功，以致气机津液升降乖戾，清阳不升，浊阴不降，故见小便不利，或癃或闭；脾气亏虚，气虚下陷，不能固摄，又可出现小便遗溺。糖尿病患者脾肾阳虚，日久瘀血内阻；脾虚不能升提，肾阳虚气化无力，瘀血内阻则气机升降受阻，导致水液蒸腾气化障碍，停聚于膀胱导致尿频、尿失禁，以及小便不利甚则不通。仝小林认为气郁是该病发病的始动因素，气化不利，则水津代谢异常，三焦水道阻滞，累及肺、脾、肾。气郁、水停进一步发展，血瘀证的出现不可避免。牟淑敏等阐述了该病出现尿潴留的发病机制，即糖尿病日久，导致脾肾阳虚，瘀血内阻。脾虚不能升提，肾阳虚气化无力，瘀血内阻则气机升降受阻，导致水液蒸腾气化障碍，停聚于膀胱。总体来看，脾肾两虚是糖尿病性膀胱病变的发病之本，气机失调是导致该病的重要环节，瘀血既是病理产物，反过来又是新的致病因素，加重脾肾阳虚，阻滞气机，往复循环，互为因果，使疾病更加缠绵难愈。所以，标本并存、虚实夹杂为该病之病机特点。

2. 糖尿病性勃起功能障碍

糖尿病性勃起功能障碍是糖尿病常见的神经病变之一。中医学将糖尿病归为"消渴病""消瘅"的范畴，勃起功能障碍归为"阴痿""筋痿""阴器不用""宗筋弛纵"。根据糖尿病性勃起功能障碍的临床特点，将其归属于中医学"消渴"并"阳痿"的范畴。现代医家根据中医理论并结合临床实践提出，脾失健运是消渴的主要病机，因此，消渴并阳痿也是在脾失健运的基础上，由于脾的运化失常，脾运化水湿乏力，聚湿蕴热，湿热蕴结肝经，下注宗筋，而致阳痿不举；脾失健运，水谷精微不化气血，气血不足以濡养宗筋，肾精亏虚，阴损及阳，命门火衰终致阳痿。故消渴并阳痿有虚、实两种表现，实证多为功能性勃起功能障碍，以肝经湿热为主要证型；虚证多为器质性勃起功能障碍，以肾阳虚衰为主要证型。实证则气机阻滞而致血瘀，虚证则气虚无力推动而致血瘀，故血瘀贯穿于消渴并阳痿的始终。其病因病机可归纳如下。

（1）脾失健运导致消渴：《素问·奇病论》有记载，"有病口甘者，病名为何，何以得之？岐伯曰：此五气之溢也，名曰脾瘅。夫五味入口，藏于胃，脾为之行其精气，津液在脾，故令人口甘也。此人必多食甘美而多肥也，肥者令人内热，甘者令人中满，故其气上溢，转为消渴。治之以兰，除陈气也"。脾胃为后天之本，气血生化之源。饮食无常、肥甘醇酒、嗜食无度，是引起消渴的一个重要的始动因素，并有其他诸如情志变化、劳逸失度等消渴的病因，将直接或间接地导致脾胃功能的损伤，使脾失健运。首先，脾运化水谷、化生气血津液功能受损，气血生化不足，阴血阴液不足，阴不足无以制阳，阴虚则热，产生内热；其次，脾胃不能将水谷精微化为气血津液，食滞胃肠，郁而化热，则阴更伤；第三，在脾主运化水谷的功能中，还包括脾的转输和散精功能。《素问·经脉别论》记载"食气入胃，散精于肝，浊气归心，淫精于脉"和"饮入于胃，游溢精气，上输于脾，脾气散精，上归于肺"等，即把水谷精微布散至全身。若脾健运失司，其转输和散精的功能必然不能正常发挥，则即使水谷转为精微，也不能转运至肺、胃、肾等脏腑，脏腑得不到精微滋养，则其阴伤更重。阴虚内热，虚热则灼伤津液，口渴多饮；胃阴不足，胃热消谷，多食易饥；肺阴虚，肺失宣降，水液下趋膀胱，而且肾阴亏虚，导致肾封藏功能受损，故尿频量多、尿有甜味等，"三多一甜"都是在脾的正常机能下降，即脾失健运的前提下产生的。因此，消渴的病机是以脾的运化机能下降，即脾失健运为关键。

（2）消渴并阳痿实证：《素问·阴阳应象大论》称"肝生筋"，肝在体合筋。广义的筋，是指肌腱和韧带，附着于骨而聚于关节，是连接关节、肌肉，主司关节运动的组织。《素问·厥论》云："前阴者，宗筋之所聚。"《灵枢·经脉》篇言："肝足厥阴之脉，起于大指丛毛之际……循股阴入毛中，环阴器，抵少腹，挟胃。"因此，宗筋是肝在体合筋的一部分。肝精、肝血充足则筋力强健，运动灵活，筋收缩则紧张有力，筋迟缓则乏力松弛，故称肝为"罢极之本"。筋的功能依赖于肝精、肝血的濡养。肝精、肝血充足，筋得其养，才能运动灵活而有力，如果肝血不濡养筋脉，则筋的运动能力就会减退。若患者因宗筋痿而不举，或行房虽挺而不坚，或坚而不长久以致无以正常行房事，即肝为罢极之本的具体表现。其原因正是肝精、肝血不养宗筋，宗筋则痿而不用。肝主疏泄，调畅气机，协调脾胃升降，促进脾胃对食物的消化，以及对精微的吸收和输布功能；脾气健旺，运化正常，水谷精微充足，气血生化有源，肝体得以濡养而使肝气冲和条达，有利于疏泄功能的发挥。脾失健运，酿生湿热，阻碍气血，不养肝体，则导致肝失疏泄。现代医学认为，在脾失健运导致消渴的基础上，由于脾的运化能力失常，脾运化水液能力下降，水液停滞，上不归肺，下不输膀胱，导致水湿内停，湿郁日久，郁而化热，合为湿热；脾运化水谷能力下降，肥甘厚味醇酒聚于脾胃，饮食不化，停滞仓廪，酿生湿热，脾不升清，胃不降浊，更使湿热酝酿难散。湿热黏腻，阻碍肝经气血循行，肝失疏泄，气机受阻，筋络失畅，气不行血。肝主藏血，调节血量，肝血充足，藏泻有度，血量得以正常调节；气血受湿热困厄，不能达到宗筋，则宗筋不荣而致宗筋不聚。气行则血行，气滞则血瘀。若气血受到湿热阻滞，气机不畅，阻遏脉络，造成血液运行不畅，进而导致血液在肝脉瘀积不行，形成瘀血。《血证论·吐血》曰："气为血之帅，血随之而运行；血为气之守，气得之而静谧。气结则血凝，气虚则血脱，气迫则血走。"血瘀与湿热互结，更阻碍气血荣养宗筋，进一步引发和加重阳痿。由此可见，脾不运化水液、水谷，酿生湿热，湿热夹瘀，肝气疏泄失常，肝血不能充养宗筋，会导致消渴并阳痿的实证。

（3）消渴并阳痿虚证：《素问·五常政大论》载有"其藏肾，肾其畏湿，其主二阴"。《素问·金匮真言论》亦曰"北方色黑，入通于肾，开窍于二阴，藏精于肾"，二阴中的前阴是指人体的外生殖器，其生殖功能与肾精、肾气的关系密切，故前阴性器官又有"外肾"之称。前阴，在男子是精窍与溺窍合而为一的阴茎，以主房事和生殖，也就是宗筋。《素问·六节藏象论》指出"肾者主蛰，封藏之本，精之处也"，《素问·金匮真言论》提到"夫精者，生之本也"，肾中所藏之精持续化生肾阴、肾阳。肾阴为一身阴气之源，"五脏之阴气，非此不能滋"，能抑制和调控脏腑的各种机能，调控机体的气化过程，使气凝聚成形而为精血、津液，所谓"无形化有形"；肾阳为一身阳气之本，"五脏之阳气，非此不能发"，能推动和激发脏腑经络的各种机能，温煦全身脏腑、形体、官窍，进而促进精血、津液的化生和运行、输布，并激发精血、津液化生为气或能量，即促进"有形化无形"的气化过程。肾阳充盛，脏腑、形体、官窍得以温煦，其功能活动得以促进和推动，各种生理活动得以正常发挥。肾虚精亏，肾阳衰微，则宗筋无以做强。《外台秘要·虚劳阳痿候》指出，"肾开窍于阴，若劳伤于肾，肾虚不能荣于阴器，故萎弱也"。命门首见于《灵枢·根结》，后来《难经·三十六难》提出"肾两者，皆非肾也，其左者为肾，右者为命门。命门者，诸神精之所舍，元气之所系也；故男子以藏精，女子以系胞"，引起后世各家对命门的形态、部位、功能的争鸣，但对命门的主要生理功能，以及命门的生理功能与肾息息相通都是没有分歧的。肾为五脏之本，内寓真阴真阳，人体五脏六腑之阴，都由肾阴滋助，五脏六腑之阳又都由肾阳温煦。肾阴、肾阳亦称为真阴、真阳和元阴、元阳。古代医家之所以称肾曰命门，无非强调肾中阴阳的重要性。故肾阳衰微亦指命门火衰，致男子阳痿。脾为后天之本，肾为先天之本，脾肾两者首先表现为先天与后天的互促互助关系。先天与后天相互滋生：脾主运化水谷精微，化生气血，为后天之本；肾藏先天之精，是生命之本原，为先天之本。脾运化水谷，是脾气及脾阴、脾阳的协同作用，但有赖于肾气及肾阴、肾阳的资助和促进，始能健旺；肾所藏先天之精及其化生的元气，亦赖于脾气运化的水谷之精及其化生的谷气的不断充养和培育，方能充盛。后天与先天，相互滋生，相互促进。先天温养激发后天，后天补充培育先天。病理上，肾精不足与脾精不充，脾气虚弱与肾气虚亏，脾阳虚损与命门火衰等，常可相互影响，互为因果。《医宗必读·肾为先天本脾为后天本论》提到"先天之本在肾，水为天一之源，后天之本在脾，脾为中宫之土，土为万物之源"。若脾失健运，脾阳不足，脾阳虚日久，进而可损及肾阳，而成脾肾阳虚之证。脾失健运是消渴病的病机，消渴日久，脾对饮食水谷的消化吸收和营养物质的输送、布散功能下降，水谷之精微不被吸收，精微不能化生为气血、津液，精血同源，精气互化，气血不足则精亦不足，后天之精无以充养先天之精，肾阳不足，肾中元阳不足，命门之火亦衰，肾阳不足以温煦阴器，更不能推动气血荣养阴器，则阴器无以为用，发为阳痿。在脾失健运导致消渴的基础上，气血阴阳俱虚，阴血本不足，阳气又无力运血，血行缓慢，易于瘀滞，久成血瘀。虚瘀交错，虚而不荣，瘀而不通，更加重气血不荣宗筋，进一步导致和加重阳痿。脾失健运，脾生化气血不足，不充养先天，肾阳不足，命门火衰，终致消渴并阳痿虚证。综上所述，在脾失健运导致消渴的基础上，酿生湿热，下注肝经，致阳痿不举；气血生化不足，肾阳虚衰亦导致阳痿。而无论虚实，均有血瘀参与全病程。

（四）出汗异常

糖尿病的发展过程中，汗出异常是糖尿病性自主神经病变的一个重要体征，有60%糖尿病患者最终出现排汗障碍。足部出汗减少或停止，是糖尿病性自主神经病变的最早表现之一，重者涉及下肢和下半身，而上半身出汗增加，包括头胸、背部，常常大汗淋漓，这可能是对下半身出汗减少的一种代偿。此外，患者可表现出多汗症、少汗症、局限性多汗症、味觉性多汗症（进食后几分钟内颈部及满头大汗，可由某些食物激发）等多种汗出异常。中医将其归为"汗证"范畴。《素问·阴阳别论》提到"阳加于阴谓之汗"。《素问·评热病论》曰："阴虚者，阳必凑之，故少气时热而汗出也。"糖尿病泌汗异常是由于糖尿病日久脾失健运，胃失和降，酿生内热；或情志不畅，日久气郁化火；或先天肾脏亏虚，或房劳伤肾，又及肝肾，肾精更亏。由于上述原因使卫气受损、腠理不固；阴虚于内，虚热内蒸；肺胃热盛，热迫津泄，腠理开阖失司，从而导致糖尿病患者出汗异常。故糖尿病泌汗异常为本虚标实之证。病之初多本虚标实并重，既有饮食不节酿生之内热，又有情志不畅、气机郁滞所化之火，致使内热熏蒸、迫津外泄而多汗。病程迁延则以阴虚于内、虚热内扰为主。异常出汗日久，则以本虚为主，其中气虚不固、腠理疏松尤为常见。临床上有自汗、盗汗、头汗、偏汗、冷汗、手心出汗等分类，其病机如下。①自汗：多由肺气虚弱、卫阳不固、津液外泄所致，故常伴有神疲、乏力、气短、畏寒等阳气虚损的症状。②盗汗：指入睡则汗出，醒后则汗止，盗汗多由阴虚而致，阴虚则阳亢，阴不御阳，津随液为汗，常伴有五心烦热、失眠、口咽干燥等症状。③头汗：指仅限头部出汗，多由上焦邪热，或中焦湿热郁蒸所致，多见于湿热症；若见于久病，或老年人气喘而头额汗出，则多为虚症；如重病期突然额汗大出，是属虚阴上越，阴虚不能附阳，阴津随气而脱的危象。④偏汗：见于左侧或右侧，上半身或下半身出汗，为风痰或风湿之邪阻滞经脉，或营卫不周，或气血不和所致，多见于偏瘫患者。若老人出偏汗可能为中风先兆。⑤冷汗：指畏寒、肢冷而出汗，汗前并不发热，口不渴，常伴有精神不振、面色苍白、大便稀溏、小便清长、脉迟沉、舌淡等寒证表现。多由平素阳虚、卫气不足所致，也可因受惊吓引起。此外，手心出汗往往是精神过于紧张，胸口出汗是思虑过度；经常稍一动就出汗者，多由于肥胖或体质虚弱。若糖尿病外邪袭表或肺气虚弱，皆可导致腠理疏松，卫气失去固外开阖之权而自汗出。此时营阴亦不能内守，形成营卫不和之病机。由于糖尿病患者肺脾肾不足或久病体虚导致气虚固摄失职，气虚不能固摄津液，津液失固而外泄。糖尿病患者饮食不节、情志郁结，或糖尿病日久，病及下焦而致肝肾阴虚。阴虚生内热，虚火内扰，津液不藏而外泄。若阴津亏损，汗液乏源，亦可出现汗出过少。

（五）糖尿病性低血糖

糖尿病性低血糖属于中医"消渴""虚劳"的范畴，患者常因禀赋不足、年老体虚、久病而导致脾虚不健、气血亏虚、气虚下陷而致此病，久则损及阴阳，致阴阳两虚。王晓峰认为低血糖患者常因禀赋素弱、病后体虚、脾胃不健或气血乏源而导致心肝失养、元神失主，进而引发此病。王国姿等学者认为导致糖尿病低血糖发生的因素主要分为以下3种。①饮食调节不良：大部分老年糖尿病患者对低血糖的反应阈值偏高，当患者察觉身体异常时，低血糖已比较严重。研究显示，睡前血糖低于6 mmol/L，夜间低血糖的发生率可高达80%，且多为无症状低血糖。因此，糖尿病患者应注意节制肥甘厚腻、辛辣重味饮食，调整不合理的饮食习惯，否则即使按时用药，低血糖现象仍无法有效控制。②情绪控制不良：《儒门事亲》中提出消渴因"不节喜怒，病已而复作"，表明患者血糖紊乱是由情绪调节不良引起的。因此，保持良好的心情状态，心情愉快、睡眠安稳，对血糖调节可起到一定作用。③运动强度不良：糖尿病患者应循序渐进地增加运动强度，不合理的运动量或者因工作等原因过度消耗体力，会造成代谢加快，也容易引发低血糖。李青伟等学者对低血糖型糖尿病患者证候分布讨论分析结果表明，脾虚胃热、中气亏虚、气阴两虚3种证型占低血糖型糖尿病患者的近80%。气阴两虚一直被认为是"消渴病"的基本病机，气阴两虚症状在糖尿病患者中非常普遍，糖尿病性低血糖也不例外，因此可以认为气阴两虚是糖尿病的基础证型，而脾虚胃热、中气亏虚是低血糖型糖尿病的核心证型。仝小林教授认为，脾虚胃热与中气亏虚的共同点体现在"虚"，而"虚"可能是低血糖型糖尿病的核心病机。西医认为糖尿病性低血糖是胰岛功能衰竭所致，多见于1型糖尿病以及部分胰岛功能接近衰竭的2型糖尿病患者。因此，胰岛功能衰竭（减退）可能是中医病机"虚"在糖尿病性患者的病理体现。总之，糖尿病性低血糖是多种因素综合作用的结果，病机为阴津亏耗、燥热偏盛，病因主要为饮食不节、素体阴虚和情志失调，阴虚为本，燥热为标，长期运化失常、气滞血瘀，导致气阴两虚、阴阳两虚。

三、脑神经病变

（一）糖尿病性认知功能障碍

糖尿病与认知功能障碍存在密切关系。随着人口老龄化进程的加快，2型糖尿病和老年痴呆均已成为全球面临的严重的社会问题。糖尿病性认知功能障碍属于糖尿性脑神经病变，在中医学属于"消渴呆病"范畴。近年来有学者创立了以脑为轴心的"胰（脾）-脑-肾轴"学说，很好地概括了消渴呆病的病因病机。《灵枢·海论》云："脑为髓之海，诸髓皆属于脑。"脑居天阳之位，乃至高、至贵之脏，为元神之府，藏髓主神志，智能之所出也。脑协调五脏六腑，统辖四肢百骸，在人体诸脏中居主导地位。清代王清任在《医林改错·脑髓说》中提到"灵机记性不在心而在脑"，清代熊叔陵在《中风论》中记载"夫居元首之内，贯腰脊中，统领百骸，联络关节，为动魂魄之窟宅，性命之枢机者，脑髓是也"，进一步明确了脑在人的智能中的重要作用，暗示脑是通过五脏精气的联系而影响情感、思维、意志等精神活动的。脑要进行意识思维并协调全身各脏腑的活动，全赖五脏之精华以灌注，六腑清阳之气以濡养。肾藏精生髓上充于脑，肾精是人体正常精神意识思维活动的物质基础，也是五脏六腑赖以濡养的源泉。《灵枢·海论》云："髓海有余，则轻劲多力，自过其度；髓海不足，则脑转耳鸣，胫酸眩冒，目无所见，懈怠安卧。"脑中真气以脑中真阴，即脑髓为基础而化生，脑主神明的功能亦因真阴、真气和合而张扬，故有"肾生脑"之说；脾主运化而为气血生化之源，脾以升为健，脑中清阳之气必借脾之升清以补给，清气升而条达，以保证脑海质清不浊。脑髓虽为肾精所生，但又依赖后天之气血濡养，脾胃健旺，气血生化有源，肾中精气充盈，则髓海得养，脑的发育因此健全，就能充分发挥其"精明之府"的生理功能。自古以来，中医未将胰作为一个独立的脏腑，其功能归属于脾，只有脾（胰）功能正常，肾精充足，脾气散精和转输、肾气蒸腾和气化功能正常，才能精气旺盛。脑中气血、阴阳、津精等物质殷实，髓海充盈，神机敏锐，也能协调五脏六腑以及统辖四肢百骸。如此则思维敏捷，耳聪目明，博学强记。反之，病累及于脾，致脾气不能散精达肺则津液少，不能通调水道则小便无节；精不生髓则精神萎靡，反应迟钝，神昏耳聋，健忘失聪。金代李杲《兰室秘藏》指出，"消渴病，四肢萎弱，前阴如冰，喜怒健忘"。在整个发病环节中，肾虚是"消渴呆病"最本质的特征。肾气虚，气不生精，肾精匮乏，髓海失充，元神失养，或者肾气日衰，温煦推动无力，水液精津不能蒸腾气化，则脑髓空虚，神机失用。此外，脾（胰）是发病的始动因子，脾气虚不仅使气血津液生化乏源，而且推动血液运行无力，不能运化水湿，导致痰浊、瘀血的产生。形成2型糖尿病的"多食少动"的生活方式，恰好属于《证治汇补·痰症》指出的"脾主湿，湿动则为痰"，而痰浊阻闭于脑窍埋下了祸根，正如《石室秘录》所说"痰势最盛，呆气最深"。

（二）糖尿病性动眼神经麻痹

历代医家对糖尿病性动眼神经麻痹的认识大都为"眼睑下垂"，在中医学属"上胞下垂""睑倦""睢目候""胞垂""睥倦""睑废""风牵偏视""视歧"等范畴。

动眼神经麻痹在中医学中属目系统病，《灵枢·大惑论》曰"五脏六腑之精气，皆上注于目而为之精，精之窠为眼，骨之精为瞳子，筋之精为黑眼，血之精为络，其窠气之精为白眼，肌肉之精为约束，裹撷筋骨血气之精而与脉并为系"；《诸病源候论·目偏视》曰"目是五脏之精华，人脏腑虚而风邪入于目"；《灵枢·经筋》曰"足太阳之筋……其支者为目上纲"。由此可看出，目系统要发挥正常生理功能需要经络通达，得到五脏六腑之精气充养，与心、肝、脾、胃、肾、经络密切相关。因此，中医认为动眼神经麻痹的主要病机是机体五脏受损、脾虚气陷、精血不足、阴阳失调、营卫失养，以及足太阳经、足少阳经经络失养所致。中医认为动眼神经麻痹属气阴两虚、气滞血瘀所致疾病，目系气血亏虚、气滞血瘀，则气血运行不畅；筋脉失养而致眼睑下垂、筋肉活动失灵。研究报道，糖尿病性动眼神经麻痹的主要病因病机是患者肝肾阴虚、脾胃虚弱、脉络瘀滞。肝阴血虚则目失于濡润，导致眼球涩滞、视物双影；肾阴精虚则瞳孔散大、视物倾斜；脾气虚，使眼睑下垂、升举运动无力。若阴虚燥热，兼有脾失健运，导致痰浊阻内，阻闭经络，会使眼部气血运行不畅、筋脉失养，眼球运动不灵。刘玉梅认为，糖尿病性动眼神经麻痹的病因病机是阴虚生热，热灼津液成痰，痰随气升降，与风相合，使气血运行不畅，气滞血瘀，瘀则痰滞，痰瘀互结，留于眼部经络，筋脉失养。赵越娟等认为，糖尿病性动眼神经麻痹的主要病因是"风"，初期为气血亏虚与风痰阻络；病程日久未愈时，风灭痰消，肾及肝肾不足。胡楠认为，糖尿病的病机多为脾胃虚弱、肾阴亏虚、肝藏血功能减弱，脏腑功能失调，最重要的证候是脾阳虚。

临床篇

第三章　糖尿病性神经病变的流行病学

随着经济和社会的发展，人们生活方式的改变，人口的老龄化，糖尿病尤其是 2 型糖尿病的发病率逐年增加，随之而来的糖尿病多种血管神经并发症所导致的死亡、失明、肢残发病率也在逐年增加，糖尿病性神经病变与糖尿病性肾病、眼病，被人们习惯上称为"三联病征"。

糖尿病患者常患有糖尿病微血管和大血管并发症。在大血管并发症中，脑血管和心血管疾病是糖尿病患者死亡的主要原因，糖尿病患者的死亡率高于非糖尿病患者微血管并发症。视网膜病变和肾病分别是导致失明和血液透析的主要原因。糖尿病性神经病变是导致截肢的主要原因。糖尿病合并自主神经病变的患者预后不良，有时会因心血管自主神经病变而猝死。因此，糖尿病性神经病变，更准确地说是感觉 / 自主神经多发性神经病，广泛地扰乱了患者的生活质量。

糖尿病性神经病变是指影响神经系统，具有不同解剖特征、临床过程和表型的多种临床疾病，常见的潜在病理生理为高血糖和微血管病变，是糖尿病最常见的微血管并发症，在糖尿病患者中发展最早。糖尿病性神经病变最常见的形式是远端对称性感觉、运动多发性神经病变，但大多数自主神经系统也会受到自主神经的影响。糖尿病性神经病变不仅给患者及其家庭带来巨大经济负担，对患者的生活质量造成不良影响，而且治疗选择有限，所以预防仍然是主要目标。

糖尿病性神经病变涉及范围广，根据其临床表现，相当于中医学文献中消渴病的继发疾病，如"血痹""痿证""厥证""痛证""失眠""中风""汗证""阳痿"等证候。《内经》时代，《素问·通评虚实论》就曾将"消瘅"与"痿厥""仆击""偏枯"等并称；《古今录验方》更明确指出消渴病肾病的表现，即"但腿肿，脚先瘦小"。这些皆是糖尿病性神经病变的有关论述。该病在现代医学文献中主要包括周围神经系统病变和中枢神经系统病变。周围神经系统病变包括脊神经、脑神经及自主神经病变，以传递神经冲动为临床表现，其中运动和感觉功能异常，特别是以支配内脏器官的内分泌功能异常为主；中枢神经系统即大脑和脊髓的病变，以分析、综合、归纳等功能异常为临床表现。糖尿病性神经病变早期主要为生理生化改变，后期出现病理改变，临床表现复杂。糖尿病性神经病变患者如能及早诊断、严格控制，则某些神经病变是可逆的，尤其是运动神经传导速度。但是，以下几类患者预后较差：①心血管自主神经功能异常，如无痛性心肌梗死、心源性休克、严重心律不齐等；②严重胃肠功能异常，如慢性腹泻伴小肠吸收不良症者；③屡发低血糖症而症状不明显者；④脑部病变伴脑血管意外等。

糖尿病性神经病变患病率有以下特点：①性别差异不明显，男女几乎相等；②患病年龄 7 ～ 80 岁，随年龄增长而上升，高峰见于 50 ～ 60 岁组；③患病率与病程关系不明显；④糖尿病高血糖状态。糖尿病性神经损伤的分类至今缺乏一致意见，可根据解剖学、病变部位、发病机制、治疗结果等方式分类。目前，国内主要以病变部位分类，具体内容如下。

（1）糖尿病性周围神经病变：①对称性周围神经病变；②不对称性周围神经病变；③神经根病变；④自主神经系统内脏神经病；⑤脑神经病变。

（2）糖尿病性脊髓综合征：①糖尿病性脊髓病；②糖尿病性肌萎缩；③急性脊髓血管综合征。

（3）糖尿病性脑综合征：①慢性脑血管硬化；②急性脑血管意外；③大脑功能紊乱；④糖尿病昏迷所致的脑病变（如酮症酸中毒、高渗非酮症性糖尿病昏迷等）；⑤糖尿病性脑病。

（4）糖尿病孕妇产下的婴儿神经异常。

糖尿病性神经病变患病率的影响因素包括：①该病患病率随年龄增长而增加，常见于老年糖尿病患者，不少 2 型糖尿病患者诊断时已存在神经病变，罕见于儿童；②病程越长，患病率越高，2 型糖尿病因病程很难确定，10%～20% 患者在诊断时已存在神经病变；③血糖控制不佳者，神经病变发生率明显增高；④酒精可增加神经病变的严重性；⑤吸烟可促进糖尿病性神经病变的发生和发展。

此外，还与有无高血压等疾病相关。糖尿病性神经病变可以侵及神经系统的各个部位，包括中枢神经、脑神经、感觉神经、运动神经和自主神经。该病严重影响患者的生活质量，但目前临床尚缺乏特异性的治疗方法。

总之，糖尿病性神经病变是糖尿病很常见的并发症之一。糖尿病已在全球范围内达到流行病的程度，国际糖尿病联合会（International Diabetes Federation）的估计表明，2011 年北美部分国家超过 8.3% 的人口患有糖尿病，其中包括儿童和成人。糖尿病的患病率取决于糖尿病的类型和患者的年龄。

糖尿病性神经病变的发病率文献报道差异很大，由于检查方法、记载的详细程度、调查对象与评估方法、诊断标准不同，被研究的糖尿病患者群也存在差异等因素，一般估计糖尿病性神经病变总的患病率为 15%～95%。有研究显示，糖尿病前期也与神经病有关。在圣路易斯谷地区队列中，糖尿病患者周围神经病变的患病率为 25.8%，而糖耐量受损（IGT）的受试者为 11.2%，对照组为 3.9%。奥格斯堡地区心血管 / 合作研究的监测趋势和决定因素（MONICA/KORA）的研究者发现，神经性疼痛的患病率在糖尿病患者中为 13.3%，在葡萄糖耐量减低（IGT）、空腹血糖受损（IFG）和对照组的受试者中分别为 8.7%、4.2% 和 1.2%。前瞻性代谢和胰岛细胞评估（promise）纵向随访了有患糖尿病风险的患者。患有糖尿病的 3 岁患者，其神经病变的患病率（使用密歇根州神经病筛查仪进行评估）为 50%，患有糖尿病的患者为 49%，而对照组为 29%。据罗彻斯特地区（1993 年）的一项调查表明，该地区 6 万余人口中，检出糖尿病 870 例。从中随机选择 380 例做研究后发现，1 型糖尿病中有神经病变者占 66%，其中 15% 有临床症状，6% 症状严重；在 2 型糖尿病中，则分别为 59%、13% 和 1%。1995 年，Galissi 综合 1976—1994 年的文献资料，报道北美部分国家糖尿病患者神经病变的患病率为 5%～50%。1993 年，Young 统计英国 118 家糖尿病诊所收治的 6487 例糖尿病患者，神经病变的患病率为 28.5%，患病率随年龄增长、病程延长而增加；20～29 岁仅为 5%，而 70～79 岁则为 44.2%；病程＜ 5 年者为 20.8%，而＞ 10 年者则增为 36.88%。1993 年，德国 Zieder 通过振动觉等检查，发现 1 型和 2 型糖尿病中，有神经病变者分别占 17.1% 和 34.8%。1995 年，芬兰 Partanen 对 80 例 2 型糖尿病患者定期做神经传导速度（NCV）等检查长达 10 年后发现，有神经病变者从原来的 8.3% 增至 41.9%。1994 年，南非 Tuch 对 50 例 1 型糖尿病做自主神经功能检查，有 16 例结果异常，其中 14 例仅累及副交感神经，另 2 例交感、副交感神经均累及。1993 年，意大利 Veglio 对 Piemonte 地区 766 例 1 型糖尿病患者做振动觉等检查后发现，28.5% 患有神经病变，其中无症状者占 7.2%。患病率随年龄或病程增加而增高，但与性别无关。1992 年，英国 Walters 收集糖尿病 1077 例，统计出神经病变的患病率为 16.3%，2 型糖尿病的患病率（17.2%）高于 1 型糖尿病（12.7%）。Vinik 报道糖尿病人群中，近 25% 有症状性神经病变，如采用更精确的实验室检测方法，则可高达 75%～95%。在 Rochester 糖尿病研究中，59%2 型糖尿病和 66%1 型糖尿病伴有神经病变；Pairrt 在糖尿病临床工作中，完成了一项纳入 4400 余例诊断患者的前瞻性研究，发现大约 10% 患者在被诊断糖尿病时已存在神经病变，患病 25 年后，超过 50% 的患者存在神经病变；北美部分国家的一项 6478 例糖尿病患者参与的多中心横向研究中显示，年龄在 70 ～ 79 岁的人群中神经病变的患病率为 44%。

还有研究发现，在确诊 1 年的糖尿病患者中神经病变的发病率为 7%，而病程 25 年以上者，发病率 ＞ 50%，但用肌电图、神经传导速度及脑诱发电位等检查发现早期、轻微神经系统改变的发生率可高达 90%。糖尿病性神经病变的症状与体征大多不可逆，而且严重影响患者的生活质量。一旦自主神经系统受累，5 年死亡率高达 50%。糖尿病性周围神经病变是全世界神经病变的最常见原因，据估计可影响约一半的糖尿病患者，导致相当高的发病率，损伤患者生活质量，并增加了死亡率。

另有国外研究发现，不同种族的神经病变有差异。1998 年，Cohen 等人在糖尿病性神经病变一个系列研究中发现，非西班牙裔白色人种和非洲裔黑色人种患病率分别为 47% 和 37%（$P < 0.01$）。1994 年，英国前瞻性糖尿病研究（United Kingdom Prospective Diabetes Study, UKPDS）显示，与亚洲和非洲加勒比地区相比，男性和女性白种人的患病率都有所上升，男性分别为 13%、4% 和 6%；女性分别为 6%、4% 和 2%（$P < 0.001$）。1991 年，Hamman 等人在一项研究中发现，西班牙裔和非西班牙裔白人的患病率没有差异。

以往国内有关糖尿病性神经病变患病率的资料大多来自临床估计，明显低于国外文献。近年来，随着神经传导速度及自主神经功能检查等新技术的开展，所报道的患病率有增加趋势。例如，在 1937 年，王叔咸报道糖尿病患者 307 例中有神经病变者仅占 4.6%；1995 年，邵丙扬统计糖尿病患者 107 例中，仅 3.7% 有神经病变；1959 年，上海医科大学华山医院分析糖尿病患者 922 例中，有神经病变者占 6%，但次年复诊 175 例中，有感觉障碍者占 40%；1980 年，上海地区在 10 万人口中新发现糖尿病患者 150 例，检出有神经病变者占 90%，以周围神经病变居多（94.07%），其次为自主神经病变（62.9%）；1980 年，北京协和医院对 215 例糖尿病患者进行较详细的临床和实验室（包括电生理）检查，确诊糖尿病性神经病变占 40%，可疑糖尿病性神经病变占 20%，电生理异常达 86.2%。糖尿病性神经病变患病率主要与病程及血糖控制程度有关，病程长者发病率高。1981 年，据郑白蒂统计，糖尿病发病 5 年，糖尿病性神经病变发病率为 10%，10 年后发病率是 48%。有报道 832 例在诊断糖尿病同时发现神经病变者占 22%，10 年后则高达 48%。还有报道用统一标准观察糖尿病患者 5 年，其神经病变比例为 10%，而 25 年后达 50% 以上。

糖尿病类型不同其神经病变发病率亦不同，1 型糖尿病早期神经病变甚少，而 2 型则较高。有报道观察 2 型糖尿病 1028 例 20 年，神经病变达 72%。成人 2 型糖尿病由于发病时间、病程有时难定，往往在发现糖尿病的同时，也有相当高的概率出现神经病变，有报告可高达 50%。而青少年 1 型糖尿病则由于起病突然，时间较明确，其有神经病变的概率亦低，为 2% ～ 26%。

糖尿病性神经病变的发病机制尚未完全阐明，目前认为，代谢因素、自身免疫与血管因素是最主要的发病基础。其发病与糖尿病引起的糖、脂肪、磷脂等代谢障碍，以及周围神经等的滋养血管出现动脉硬化、中外膜肥厚、玻璃样变性，甚至闭塞等血管性障碍有关，这些因素可导致神经纤维节段性脱髓鞘性变化、轴索肿胀变性、纤维化及运动终板肿瘤等。病变部位主要见于周围神经、后根，亦可见于脊髓后索及肌肉。糖尿病性神经病变的临床表现主要包括体神经、自主神经和中枢神经损伤。

第一节　糖尿病性周围神经病变

周围神经病变是一种高度复杂和普遍的疾病，超过 8% 的普通人群患有周围神经病变。2004 年，Gregg 等研究发现，在 40 岁以上人群中这一数字增加到 15%。在北美和欧洲地区，周围神经病变的最常见原因是糖尿病前期和 2 型糖尿病（T_2DM）。至少所有糖尿病患者，包括 1 型糖尿病（T_1DM）患者，一生中都会出现某种形式的神经病变。2014 年，国际糖尿病联盟指出糖尿病前期和 2 型糖尿病是一种全球流行病，其发病率持续上升，特别是在采用西餐饮食的国家中。2015 年，据 Menke 等人研究，估计目前有超过 2000 万北美国家的人患有继发于糖尿病前期，1 型或 2 型的神经病变，并且随着越来越多的北美国家的人罹患糖尿病前期和 2 型糖尿病，这一数字将翻倍。此外，糖尿病前期和糖尿病分别影响全世界 3.16 亿人和 3.87 亿人，尽管缺乏确切的数字，但全世界至少有 2 亿受影响的人患有相关的神经病变。

糖尿病会产生几种类型的周围神经系统（PNS）损伤。神经损伤的最常见类型是对脚部神经的双侧和对称性损伤，其严重程度从远侧到近侧呈梯度变化，被称为长袜 – 手套样神经病变。因为这种神经损伤的模式非常普遍，所以这种神经病变被称为糖尿病性神经病变。2015 年，Lee 等报告，糖尿病前期也有类似的损伤模式，这支持了糖尿病继发的神经损伤是从正常血糖到不同水平的高血糖的连续过程。糖尿病性神经病变主要是一种感觉神经疾病，在糖尿病性神经病变的早期，患者通常会出现脚部的积极感觉症状，如疼痛、刺痛、刺痛感（感觉异常）以及消极症状（麻木）；感觉处理混乱，如触摸脚可能会引起疼痛（异常性疼痛），并增加对有害刺激的敏感性（痛觉过敏）。仅在病程晚期，才有运动神经功能障碍的迹象，如脚趾远端无力，在极端情况下，脚踝和小腿也无力。与运动轴突相比，为什么感觉轴突特别容易患糖尿病，其潜在机制尚不清楚。随着时间的流逝，下肢感觉的逐渐丧失，运动无力会导致患者失去平衡、跌倒和脚麻木。

糖尿病性周围神经病变是糖尿病最常见的慢性并发症之一，指在排除其他导致周围神经功能障碍原因的情况下，糖尿病患者出现与周围神经功能障碍相关的症状和（或）体征，症状可累及全身神经系统，病变可累及中枢神经和周围神经，后者尤为常见。糖尿病性周围神经病变属于糖尿病性神经病变范畴，其典型表现为肢体麻木、疼痛，并可伴有手足感觉异常、皮肤蚁行感，如冷凉、麻木、疼痛、灼热及腹泻、泌汗异常等，晚期患者肢体肌肉可发生萎缩，导致功能失用。在临床上，根据不同的阶段，患者有不同的表现。早期阶段可出现感觉异常、疼痛、感觉过敏等症状，随着病情进展，运动神经、感觉神经及自主神经均可受累，临床上可表现为感觉缺失、腱反射消失，同时也可伴有其他并发症，如糖尿病性肾病、心脏、血管病等。一旦患者出现神经病变，则很难逆转。糖尿病性周围神经病变是糖尿病性神经并发症研究的焦点。糖尿病性周围神经病变发病的性别差异不大，患病年龄可大可小，但随着年龄增长有上升趋势，高峰年龄为 50 ～ 60 岁。患病率与病程关系不明显，约 20%2 型糖尿病患者在糖尿病症状出现以前就存在神经病变。患病率与糖尿病情严重程度的关系也不明显，但高血糖长期控制不良者，患病率可明显增加。

欧洲糖尿病及并发症前瞻性研究（European diabetes prospective complications study，EURODIAB）表明，除了血糖控制和糖尿病持续时间外，大血管疾病的传统标志物在糖尿病性周围神经病变的发病机制中似乎也很重要。对 31 个中心的 1172 例 1 型糖尿病患者进行随访 7.3 年，探讨糖尿病性肾病发生的危险因素时发现，糖尿病性周围神经病变的累积发生率为 23.5%。调整糖尿病病程和糖化血红蛋白后，观察到可改变的心血管危险因素与糖尿病性周围神经病变发病率之间的关联。当患者患有高血压（比值比，1.92）、甘油三酯水平升高（比值比，1.35）、吸烟（比值比，1.55）或肥胖（比值比，1.4）时，糖尿病性周围神经病变的发生率更高。G.Charnogursky 等人发现微血管疾病基线检查（如蛋白尿的比值比为 1.48；视网膜病变的比值比为 1.7）也与糖尿病性周围神经病变发病率增加有关，基线时即存在的心血管疾病会使神经病变的风险增加 1 倍（比值比，2.74）。

Boulton 及其同事将糖尿病性神经病变描述为至少由以下两种异常组成的疾病，即症状、体征、神经传导异常、定量感觉测试结果或定量自主神经测试结果异常。他们提出一个系统，要求两种异常之一必须包括定量测试结果或电生理结果。如果包括轻度到重度的神经系统损伤，糖尿病引起的神经病变估计会影响 60% ～ 70% 糖尿病患者。根据所使用的定义，不同系列的患病率不同。1993 年，戴克和他的同事发现，66% 糖尿病患者存在某种形式的神经病变，即周围神经或自主神经病变，使用基于症状、体征、神经传导研究、感觉测试和自主神经测试的定义，患病率估计值因年龄、糖尿病持续时间、所用神经病变的定义、是否存在疼痛以及是否排除其他形式的神经病变而不同。疼痛性糖尿病性神经病变的患病率估计为 10% ～ 20%。

根据糖尿病性周围神经病变的不同临床表现可分为 4 种类型，最常见的分型如下。①远端对称性多发性神经病变：是糖尿病性周围神经病变最常见的类型。②局灶性单神经病变（或称为单神经病变）：可累及单支脑神经或脊神经。③非对称性的多发局灶性神经病变：同时累及多个单神经的神经病变称为多灶性单神经病变（或非对称性多神经病变）。④多发神经根病变：以腰段多发神经根病变最为常见，主要为 L_2 ～ L_4 等高腰段的神经根病变引起的一系列症状。据统计，糖尿病诊断 10 年内常有明显的临床糖尿病性神经病变的发生，其发生率与病程相关。神经功能检查发现 60% ～ 90% 患者有不同程度的神经病变，其中 30% ～ 40% 患者无症状。2001 年国内调查发现，61.8%2 型糖尿病患者并发神经病变。在吸烟、年龄超过 40 岁、血糖控制差的糖尿病患者中，神经病变的患病率更高。

有研究表明，20 世纪 70 年代国内糖尿病性神经病变发生率仅 4%，近年来由于神经系统检测手段的不断提高，检出率上升到 70% ～ 90%。可见，糖尿病性周围神经病变的发病率确实是很高的，应引起广大医学工作者高度注意。糖尿病性周围神经病变虽不是糖尿病的致死病因，但在感染或应激等诱因下引起的致残率不容忽视。由于缺乏统一的诊断标准和检测方法，关于糖尿病性周围神经病变的发生率报道不一。糖尿病性周围神经病变的患病率有较大差异，在 10% ～ 96%。1980 年，上海地区在 10 万人口中新发现糖尿病 150 例，检出有神经病变者占 90%，而周围神经病变者占 94.07%，其患病率主要与病程及血糖控制程度有关。根据欧洲多中心研究报道，28% 糖尿病患者有周围神经病变的证据。在 Rochester 的研究中发现，50% 以上随机选择的患者在研究基础状态有多神经病变的证据，其中仅 13% 有症状。在 1 型和 2 型糖尿病患者中，血糖控制的好坏与糖尿病性神经病变的进程有关。Partanen 等人对 2 型糖尿病追踪观察 10 年后报道，下肢的神经电生理异常由 8% 增至 42%。

国外部分学者对糖尿病性周围神经病变也有相关研究。在西班牙的一项研究中报道，糖尿病性周围神经病变在初级保健患者中的患病率为 21%，而医院中这一比例为 27%。Rochester 神经病变研究评估了 380 名参与者的数据，使用多方面的方法确诊糖尿病性周围神经病变，包括神经病症状评分、神经病残疾评分和神经传导研究，结果显示在 1 型和 2 型糖尿病患者中的患病率分别为 66% 和 59%，重要的是，大约 10% 参与者患有非糖尿病性神经病。一项大规模的多中心研究（N=6500）显示糖尿病性周围神经病变（基于问卷调查和检查）占 28.5%。一项基于社区的研究对约 15 000 例糖尿病患者进行了统计，结果显示，34% 患者患有疼痛性神经病变症状，而 2 型糖尿病患者、女性和南亚血统人士的风险增加。早期 1 型糖尿病患者的糖尿病性周围神经病变患病率低，然而在接受糖尿病控制和并发症试验（diabetes control and complications trial，DCCT）的参与者中，经过约 5 年随访，在常规治疗中神经系统检查结果异常的发生率几乎为 20%，在强化治疗中为 10%。在欧洲糖尿病及并发症前瞻性研究胰岛素依赖型糖尿病（insulin-dependent diabetes melitus，IDDM）并发症研究中，对 16 个国家和地区的 3000 多例患者进行了评估，基线神经病变患病率为 28%，而 7 年后上升了 23.5%。神经病变发展的危险因素包括年龄、糖尿病持续时间、血糖控制不良、低密度脂蛋白胆固醇甘油三酸酯和升高，以及高血压、肥胖和吸烟。糖尿病干预和并发症的流行病学研究（epidemiology of diabetes interventions and complications，EDIC）对 DCCT 最初 6.5 年后随访 13 年的患者进行了随访，结果显示，与常规治疗期间相比，强化治疗的糖尿病性周围神经病变风险最初降低了 64%。在后续的 EDIC 研究期间，DCCT 期间的风险降低了 30%。最近，对持续时间较短的糖尿病年轻患者的糖尿病性周围神经病变的患病率进行了重新评估。研究使用密歇根神经病变筛查仪搜索持续时间 5 年以上的糖尿病年轻患者（年龄＜20 岁）的队列进行评估。有研究发现，在 1374 例 1 型糖尿病患者和 258 例 2 型糖尿病患者的调查数据中，发现糖尿病性周围神经病变的患病率分别为 7% 和 22%，表明即使在青少年中糖尿病性周围神经病变负担依然过重。

有研究表明脑神经损伤的发生率为 0.4%～19.7%，平均 5%，其中以支配眼外肌的脑神经受损较为常见。黑川真树曾报道 12 例糖尿病性眼肌麻痹。日本文献还报道面神经合并动眼神经麻痹 1 例和合并外展神经麻痹 1 例。该报道也是 12 例，其中有两例合并眼内肌麻痹。复发性眼肌麻痹见于同侧者为 7 例，发生于对侧者为 4 例。10 例患者在眼肌麻痹发生时，其血糖控制不佳。对于糖尿病性耳聋的情况各家报道不一。早在 1857 年，Jordao 发表糖尿病患者听力障碍的报道，事后大量研究证明，糖尿病性听力障碍的发生率达 35%～55%。糖尿病性耳聋主要发生于老年患者中，Gibbin 对 50 岁以上糖尿病患者与同龄非糖尿病患者进行 2 年多的研究，结果表明，糖尿病患者听阈显著高于对照组，听力减退率为 48%，而对照组为 10%。在北京协和医院神经科的 135 例糖尿病患者中，有 5 例听力减退，占 3.7%。

因糖尿病性周围神经病变以对称性肢体麻木、疼痛为主要表现，故西医主要通过控制血糖、扩张血管、营养神经、改善微循环、醛糖还原酶抑制药及抗氧化等治疗糖尿病性神经病变；但是其临床疗效及不良反应限制了临床应用，因而进行中医药治疗对于糖尿病性周围神经病变的防治研究具有十分重要的意义。

关于糖尿病性周围神经病变，目前应用最广泛、最简单的分类方法是由 Thomas 最早提出的。具体分类内容介绍如下。

一、远端对称性感觉运动性多发神经病变

远端对称性感觉运动性多发神经病变是糖尿病性周围神经病变中最常见的，占所有糖尿病性神经病变的 50% 以上，又可称为远端对称性多发性神经病变（distal symmetrical polyneuropathy，DSPN），是指周围神经受到一个或多个病理过程影响，导致运动、感觉和（或）自主症状的一组疾病。远端对称性多发性神经病是糖尿病性周围神经病变患者中最常见的慢性并发症，占全部周围神经病变的 70%，导致感觉和运动性多发性神经病变。DSPN 发病多隐匿，一般来说，其症状是弥漫性、对称性的，主要发生在远端。肌肉无力可能局限在远端，或者在慢性病例中可能更广泛。感觉症状的范围包括从完全

丧失感觉至轻微刺痛，再到难以忍受的疼痛性感觉障碍。自主神经功能障碍，如血压紊乱，可能存在于某些多发性神经病变。糖尿病性神经病变的大多数神经病变是缓慢进展的，以逐步或持续向下进展的方式发生恶化。

国外有研究显示，神经损伤过程首先影响自主神经和远端感觉纤维，导致感觉进行性丧失。内皮细胞周围的基底膜重叠导致小血管壁增厚和透明化，提示神经缺血在糖尿病性神经病变中的影响。1986 年，Newrick 报道，糖尿病晚期多发性神经病变患者的腓肠神经内氧张力也降低。神经病变发展的可能机制包括氧化应激、非酶糖基化、多元醇途径、已糖胺途径、蛋白激酶 C 途径、聚 ADP- 核糖聚合酶和神经营养因子的减少。这些致病因子可能协同作用引起糖尿病性周围神经病变。

远端对称性多发性神经病变主要以感觉障碍为特征，伴有不同程度的运动障碍和自主神经功能障碍，依感觉神经受累的方式不同，又可分为大纤维型、小纤维型和混合型三类，具体内容如下。

（1）大纤维型：最早见、最常见的症状是行走不稳或站立不稳等感觉性共济失调。深感觉异常可从很轻的踩棉感，发展至不能翻书页或区分钱币。体格检查可以发现节段性或末梢性远端加重的感觉减退，特别是振动觉和关节位置觉减退明显，腓肠肌压痛和痛觉过敏，肌张力减退，腱反射减弱或消失，其中踝反射的早期减弱有诊断意义。

（2）小纤维型：突出的症状是感觉异常，从很轻的不适、浅表的皮肤痛到难以忍受的不适或深部"绞痛"。除疼痛外，还会有麻木、发冷感。双手触摸精细的物品时常有蚁走感或麻木感。下肢症状比上肢重。体格检查可以见到"手套、袜子"样分布的远端加重的痛，温觉减退和消失。自主神经病变多见有下肢远端无汗，皮肤干燥、皲裂，皮肤温度高，直立性低血压，阳痿，心动过速，瞳孔对光反射反应迟钝，四肢厥冷等。

（3）混合型：表现为大小纤维均受累，深浅感觉明显障碍，自主神经功能广泛受损，肢体远端肌萎缩和肌无力，大多有较严重的"手套、袜子"样深感觉减退，有严重的关节病变和糖尿病足。

历史上，糖尿病性周围神经病变的评估主要集中在有髓神经，这主要是由于技术原因。在人类腓肠神经活检（显微镜分析的标准组织）的形态计量学研究中，有髓轴突比无髓轴突更容易量化变化。同样，神经传导速度的标准功能测试也没有提供无髓神经传导的信息，随着新的免疫组化标志物和显微镜技术的引入，皮肤活检在糖尿病性神经病变检测中的应用最近得到了发展。在糖尿病患者的皮肤中发现了无髓感觉纤维的丢失。值得注意的是，在正常传导速度测量的糖尿病患者中观察到小的感觉纤维丢失，这与糖尿病早期无髓鞘神经纤维（小的感觉和自主神经）发生变化的观点一致。糖尿病是否存在与周围神经病变分离的临床实体，仍然是一个有争议的问题，其中有少量纤维的选择性丢失，相对保留大的感觉纤维，称为"小纤维神经病"。

在成年糖尿病患者中，远端对称性多发性神经病变的患病率接近 53.6%。至 2012 年，中国有 9240 万名糖尿病患者，对国家卫生系统构成沉重负担。采用问卷调查大量病例的感觉神经病发生率，在 1 型和 2 型糖尿病中分别为 30% 和 36%。约 25% 患者有心血管系统症状，且发生率随年龄增长而增加。有报道 1 型糖尿病在无自主神经症状的糖尿病性周围神经病变患者中，1/3 有 Valsalva 比率异常，15% 经心电图检查提示既往有心肌梗死；还有报道心脏自主神经功能异常占糖尿病患者的 44%，1/3 糖尿病性自主神经病患者经放射核素心室图（radionuclide ventriculography）检查，发现左心室功能低下，并与心脏自主神经病变的严重程度相关。在门诊的糖尿病患者，75% 有胃肠道病变的表现，其中便秘占 1/2，腹痛、恶心、呕吐、食管运动异常各占 1/3，腹泻、大便失禁则各占 1/5。有报道在 4400 例门诊糖尿病患者中，约 10% 于刚诊断时即有神经病变，发病率随病程延长逐年增高。国外资料表明，

88% 糖尿病患者可有泌尿系统症状，经过详细检查，发现其中约 52% 患者的膀胱有不同程度受累，且与患者年龄、糖尿病类型及发病时间长短没有相关性。50% ～ 70% 男性糖尿病患者出现阳痿，而在有 15 ～ 20 年病程的患者中则高达 75%。阳痿与病情或病程无密切关系。少数可为糖尿病性神经病变的首发症状。在一组连续就诊的 110 例糖尿病阳痿患者中，65% 有周围神经病变，20% 有两项以上自主神经功能检查异常。27% 糖尿病患者阳痿的唯一原因是神经病变，22% 阳痿的主要原因是神经病变，而神经病变还是 18% 阳痿的促发因素。糖尿病多发性神经病（diabetic polyneuropathy，DP）在中国相对普遍，可能是由于糖尿病控制不佳和糖尿病的晚期诊断所致。尽管有指南建议，但许多中国糖尿病患者无法进行远端对称性多发性神经病变的常规筛查，这可能是因为医生缺乏门诊时间来进行必要的身体检查。缺乏对远端对称性多发性神经病变的常规筛查，会延迟其诊断和治疗，增加糖尿病足溃疡形成的机会，这是非创伤性下肢截肢的中心原因。在发达国家，糖尿病足溃疡比其他任何糖尿病并发症都要占用更多的病床。

据估计，高达 50%1 型或 2 型糖尿病患者会有神经病变的并发症。糖尿病中自主神经病变定义为亚临床或临床病变，这取决于是否存在明显的症状。糖尿病性自主神经病变可影响自主神经系统的各个部分，但其影响常常被低估。该病变会导致一系列虚弱的症状，其症状和体征可表现为心血管、胃肠道、泌尿生殖系统、代谢、催汗或瞳孔紊乱，包括直立性低血压、胃轻瘫、胃肠动力紊乱、阳痿和膀胱功能障碍等，而且其还会增加心血管疾病死亡的风险。糖尿病性神经病变的发生与血供减少、神经再生障碍、轴突运输障碍、神经营养支持丧失、高血糖引起的代谢改变（包括线粒体功能障碍）有关。这些赤字可以导致氧化应激的产生，进而导致神经损伤。对动物模型的研究表明，并非所有的自主神经细胞亚群在糖尿病中都会退化，一旦神经病变发展起来，某些亚群就更难治疗。最近的证据表明，代谢活性水平的差异和自主神经细胞亚群内在防御机制的差异，可能解释了它们对糖尿病性神经病变发展的不同易感性。另外，Genuth 在 2006 年的研究显示，危险因素流行病学研究已确定，高血糖持续时间和严重程度是 1 型和 2 型糖尿病患者糖尿病性神经病变发展的主要危险因素。糖尿病并发症和对照试验显示，强化血糖控制可使自主神经功能障碍的患病率降低 53%，临床神经病变的患病率降低 60% ～ 69%。

二、自主神经病变

糖尿病的发病率已被描述为达到流行病的比例，特别是在西方国家。据估计，高达 50% 的 1 型或 2 型糖尿病患者会有神经病变的并发症。自主神经功能异常在长期糖尿病患者中很常见，但临床上明显的自主神经功能异常并不常见。自主神经病变是一种渐进性和缓慢进行性的疾病，当自主神经系统受到影响时，可影响心血管、胃肠道和泌尿生殖系统等，导致心动过速、直立性低血压、胃轻瘫、便秘、腹泻、大便失禁、阳痿、膀胱功能障碍等多种症状，从而显著影响糖尿病患者的生活质量。此外，自主神经病变的存在显著增加了心血管死亡的风险。皮肤自主神经供应的缺陷也会扰乱微血管的流动，排汗功能受损，导致足部溃疡的发生，这是糖尿病性感觉神经病变相关的感觉缺陷的结果。

（1）心血管系统：心血管自主神经病变的临床表现包括静息性心动过速、运动不耐受和直立性低血压，可导致无症状心肌梗死。许多研究表明，与非糖尿病患者相比，心血管自主神经病变可能导致糖尿病患者无症状心肌梗死发生率的增加，并增加这些患者的死亡率。有心血管自主神经病变的糖尿病患者死亡率为 27%，而没有心血管自主神经病变的糖尿病患者死亡率为 8%（$P > 0.01$）。Jermendy 等人于 1991 年研究发现，有和无心血管自主神经病变的患者死亡率分别为 40% 和 4%（$P < 0.01$）。其他研究者发现，有心血管自主神经病变的患者死亡率为 23% ～ 40%，而没有心血管自主神经病变的患者死亡率为 3% ～ 12%。

在自主神经功能测试、心血管自主神经病变（cardiovascular autonomic neuropathy，CAN）的定义和受试者的研究中，对心血管自主神经病变与死亡率之间关系的研究各不相同，但总的来说，他们提供了一致的证据，证明有心血管自主神经病变的糖尿病患者的死亡率比没有心血管自主神经病变的糖尿病患者的死亡率有所增加。Sampson 等人的研究发现，有心血管自主神经病变的 1 型糖尿病患者的 10 年死亡率仅在有症状的患者中增加，而在无症状的患者中没有增加。Vinik 等人对 15 项随访 1 ～ 16 年的研究进行荟萃分析得出结论，在 2900 名受试者基础上，与正常基线评估相比，基线时有心血管自主神经病变的受试者，相对死亡风险的综合估计值为 2.14。在多变量分析中，心血管自主神经病变是死亡率最重要的独立预测因子，1 型糖尿病合并心血管自主神经病变患者的 5 年累积死亡率增加了 5 倍以上。然而，心血管自主神经病变与死亡率之间的因果关系仍然是推测性的。研究为糖尿病合并心血管自主神经病变患者的死亡率增加提供了其他可能的解释，包括无症状心肌缺血、无症状缺血导致致命性心律失常、低血糖意识受损和发病率增加、伴发疾病和其他糖尿病并发症。其他研究也提到，Q-T 间期延长以及与其他心血管危险因素的相互关系也可能参与其中。

（2）胃肠道系统：主要表现为以下两种情况。①胃轻瘫：自主神经病变可通过减少食管运动引起胃轻瘫，患者因此出现吞咽困难、胃灼热、胃排空减少、呕吐和血糖波动。对于胃轻瘫的诊断通常是基于临床评估症状，有时通过出现水花钡餐吞咽和后续检查，或胃镜检查，可能会发现胃中有明显的食物残留。②自主性腹泻：患者可出现腹泻，通常在夜间更严重，或出现便秘。

（3）泌尿生殖系统和糖尿病性膀胱病变：膀胱功能障碍是骶神经自主神经病变的罕见并发症，可引起犹豫不决和（或）排尿频率增加；严重的情况下，出现尿潴留和溢流性尿失禁，可能会引发尿路感染。对于男性来说，可能会引起勃起功能障碍和逆行射精；对于女性而言，会引起性功能障碍，如性欲丧失等。

（4）出汗异常：出汗增多，通常影响面部，常由进食引起（味觉出汗），可使患者非常尴尬且难以治疗。口服抗胆碱能药物，如奥昔布丁、丙硫磷和甘吡咯酸盐，可以改善症状，但口干、便秘、胃轻瘫恶化和精神错乱等不良反应限制了这些药物的使用。

目前尚缺乏证实糖耐量受损与神经病变关系的前瞻性研究，但一些研究表明糖耐量受损可能导致神经病变。在两项针对特发性周围神经病变患者的研究中，糖耐量受损的患病率 34% ～ 56%，高于糖耐量正常的年龄匹配对照组患病率的 3 倍。虽然一些研究确实表明糖耐量受损是多发性神经病的一个重要原因，但其他研究并未证实这种关系，可能是由于患者群体、对照组、血糖暴露和糖尿病并发症评估的差异。Monika/Kora-Augsburg 调查 S2 和 S3 显示，28% 糖尿病患者、13% 糖耐量受损患者、11.3% 空腹血糖受损患者和 7.4% 糖耐量正常患者患有多发性神经病。糖尿病性自主神经病变的患病率也因研究而异，从低至 8% 的 1 型糖尿病患者到 80%2 型糖尿病早期患者和 90% 胰岛素非依赖性潜在胰腺移植受者。糖尿病性自主神经病变的定义、检测方式、糖尿病持续时间和类型、患者队列和血糖控制方面的差异是报道的一些混杂因素。1992 年，齐格勒等人研究了来自欧洲 20 多个中心的 1000 多例糖尿病患者，发现在 25%1 型糖尿病患者和 34%2 型糖尿病患者中，有超过 1/3 患者的自主神经功能测试中有异常发现。

评价糖尿病性自主神经病变的特殊意义的一个问题是，在出现明显症状之前，可能会出现自主神经病变。此外，自主神经功能很难用无创技术进行临床评估。目前，评估糖尿病患者自主神经功能的唯一标准方法是测量深呼吸、站立和 Valsalva 动作的心率和血压反应。心率变异性丧失是心血管自主神经病变的最早指标，据报道，新诊断的 1 型糖尿病患者中有 7% ～ 10% 心率变异性异常，因此，至少在心血管系统内，有证据表明自主神经病变是糖尿病的早期并发症。此外，有心血管自主神经病变迹象的糖尿病患者，5 年死亡率明显高于无此类迹象的糖尿病患者。目前正在研究开发自主神经功能的替代试验，包括瞳孔、催汗剂、膀胱和勃起功能的评估。此外，大多数此类测试评估反射活动，不提供最易受损伤的外周自主神经通路内特定部位的信息。糖尿病患者内脏器官自主神经供应的病理变化通常是由间接证据推断出来的，如心血管功能测试异常和（或）明显症状，因此，阐明糖尿病性自主神经病变的本质，很大程度上依赖于动物模型的研究。有相关的动物研究实验结果显示，在动物身上发生的变化有些也发生在人类的糖尿病上。例如，一氧化氮介导的勃起组织受损的副交感神经控制，在临床和实验性糖尿病的勃起功能障碍中都有牵连。同样，在糖尿病患者和 1 型糖尿病大鼠及小鼠模型的标本中，观察到交感腹腔 / 肠系膜上神经节（CG/SMG）中存在神经轴突营养不良。

实验性糖尿病研究揭示的自主神经病变的一个重要特征是，并非所有自主神经群都受到糖尿病的影响。因此，神经轴索营养不良和积聚发生在同一动物的椎前交感神经节（CG/SMG），而不是椎旁交感上颈神经节（SCG）。国外部分临床实验是从感觉神经元的体外研究中获得的，一般认为类似的机制发生在体内，也解释了自主神经病变。尽管临床试验证明不太成功，但神经生长因子治疗糖尿病大鼠已经证明可以预防和（或）逆转糖尿病引起的感觉神经元损伤。近年来，由胰岛素样生长因子 1（IGF-1）、胰岛素和 C 肽组成的生长因子家族的神经营养作用受到人们的关注。胰岛素样生长因子 1 类似于胰岛素原，其是被切割产生胰岛素和 C 肽的前体。在 1 型糖尿病中，胰岛素、C 肽和 IGF-1 的循环水平降低，有体外证据表明，这三个因素都能增加神经元存活率和突起生长。此外，向糖尿病大鼠体内补充 IGF-1、胰岛素或 C 肽已被证明即使高血糖仍然存在，也可防止大鼠体内感觉缺陷的发展。此外，IGF-1 逆转糖尿病大鼠交感神经轴索营养不良。这些发现的意义在于提供了证据表明，在 1 型糖尿病中，高血糖本身可能不是神经病变改变的原因。伴随 1 型糖尿病高血糖的胰岛素和 C 肽的减少，可能导致神经营养支持的丧失，从而加剧高糖的有害影响。通过比较 1 型和 2 型糖尿病动物模型的研究表明，尽管高血糖水平相似，但 1 型糖尿病的感觉神经病变和自主神经病变更严重。

三、急性疼痛性神经病变

疼痛是糖尿病性周围神经病变常见和严重的症状，病因复杂，治疗困难。约 20% 远端对称性多发性神经病变患者会发展为神经性疼痛。这给患者的心理、身体健康造成了障碍，给患者的生活带来沉重的负担。

急性疼痛性神经病变是对称性多发性神经病变的一个独特变种，这种类型少见，主要发生于病情控制不良的糖尿病患者，并且主要发生在中青年 1 型或 2 型糖尿病患者，尤其是 1 型糖尿病患者。所有患者最突出的症状是疼痛，这是典型的神经病变并伴有严重的夜间发作。出现神经疼痛者，常有神经纤维损伤，同时还存在神经节脱髓鞘病变。有研究显示，少数患者，尤其是 1 型糖尿病患者，胰岛素治疗后出现急性痛性神经病变，这种急性起病可能与小型有髓鞘的 Aδ 纤维和无髓鞘的 C 纤维轴突变性为主的损伤有关。急性发病的剧烈疼痛和痛觉过敏，在下肢远端最为显著，也可波及整个下肢、躯干或手部。常伴有肌无力、萎缩、体重减轻与抑郁，有些患者呈神经病变性恶病质。此型对胰岛素治疗的效果较好，但恢复的时间常较长。

1933 年，Caravati 首次报道了胰岛素性神经炎 1 例，描述了糖尿病患者进行胰岛素治疗后，很快出现手足烧灼样疼痛、感觉异常和触痛，这种剧烈的疼痛限制了正常运动功能，并且常常干扰行走和日常活动。Caravati 把这种现象称为"胰岛素性神经炎"。这种新型的糖尿病并发症引起了国内外学者的注意。随后几十年间，临床上相继有一些学者对胰岛素治疗后出现的糖尿病痛性神经病变进行了报道。Tesfaye 推荐使用"快速血糖控制引起的急性痛性神经病变"一词。按照 Tesfaye 等的报道，快速血糖控制引起的急性痛性神经病变的临床特征主要是在胰岛素治疗后出现下肢烧灼样疼痛。这种特殊类型的神经病变与其他类型的神经病变在临床表现上没有明显区别，但引起其发病的原因有所不同，与胰岛素治疗快速血糖下降有关。

四、高血糖性神经病变

糖尿病相关的周围神经病变可能有不同的临床表现形式，无论是弥漫型还是局灶型。疼痛性糖尿病性神经病变，特别是致残的形式，实际上是一个异质性实体，不仅包括远端对称性小纤维神经病的通常表现，而且还包括诸如急性高血糖神经病、疼痛性近端糖尿病性神经病变或腰骶神经根神经病变和其他变型。

来自大型前瞻性研究的高血糖纵向数据，如 1995 年 1 型糖尿病的糖尿病控制和并发症试验，1998 年 2 型糖尿病的英国前瞻性糖尿病研究，以及 Dyck 于 1999 年基于人群的罗切斯特队列的纵向数据，为高血糖的作用提供了强有力的支持人类神经病变的病因病机。Partanen 等人于 1995 年对新诊断的 2 型糖尿病患者的 10 年随访研究清楚地表明，神经病变的总体严重程度与高血糖程度有关。最近对特发性疼痛性神经病变患者的研究，进一步支持了高血糖和疼痛性神经病变之间的关系，即 Singleton 等人在 2001 年的研究发现，糖耐量受损在特发性疼痛性神经病变患者中比在普通人群中更为常见。

五、治疗诱发性神经病变

糖尿病性周围神经病变是糖尿病并发症中最常见的一种，其病因及发病机制尚未完全阐明。代谢障碍及血管损伤对糖尿病性神经病变的发生具有重要作用。代谢障碍与长期高血糖有关，高血糖可使细胞内渗透压增高、神经细胞肿胀、纤维变性，直接影响施万细胞或髓鞘及轴索，导致神经节段性脱髓鞘及轴索变性，使神经传导速度减慢或运动单位电位波幅降低，中枢神经纤维亦可同样受到累及。高血糖和代谢紊乱直接影响神经内膜上的微血管壁的结构和功能，引起神经元细胞缺血、缺氧，导致神经纤维变性。

糖尿病性神经系统病理改变远早于临床神经症状出现，而以往主要根据临床表现诊断糖尿病性神经病变，常造成神经病变发现较迟，患者往往因此失去了早期治疗机会。既往神经电生理神经传导速度的检测可及早发现糖尿病性周围神经病变的亚临床损伤，但不能发现糖尿病中枢神经系统损伤。近年来，神经电生理诱发电位的检测方法，为及早发现糖尿病中枢神经系统损伤提供了一条新的途径。

诸多文献显示，已证明体感诱发电位（SEP）可通过测定神经传导速度和动作电位波幅异常对糖尿病性周围神经病变有诊断价值。有文献报道在发现糖尿病时，糖尿病性周围神经病变的发生率为

7.5%～19%，若进行神经电生理检查则患病率会更高，最终发生率可达100%。因其电生理表现为神经传导速度减慢和失神经改变，主要表现为潜伏期延长、波幅降低、波形离散，严重时波形消失，这些改变与深感觉障碍程度一致。而体感诱发电位作为无创检测，应用于糖尿病性周围神经病变的筛查诊断，具有无创、快捷、方便、对无症状和体征的糖尿病性周围神经病变检出率高等优点，且由于其是中枢神经感觉通路早期病变，潜伏期测量，可发现无神经系统症状及体征的亚临床型神经损伤比较敏感，故而可用其进行早期干预治疗，以阻止或减缓糖尿病性神经病的发生发展，改善糖尿病患者的生活质量和预后。另有研究显示，近年发展起来的一项新的电生理诊断技术，应用经皮层、脊髓电刺激运动诱发电位（MEP）对中枢运动神经系统及近体端神经损伤具有重要诊断意义。临床上主要用于评价锥体束功能状况，并可结合神经电图（ENG）、体感诱发电位等检查对神经根及近体端神经功能做出正确评价。

六、对称性下肢近端神经病变

对称性下肢近端神经病变一般以一侧下肢近端严重疼痛为多见，可与远端运动神经同时受累，伴迅速进展的肌无力和肌萎缩，是肌肉最常受到累及的类型。发病呈缓慢进展，约数月到数年。新的研究发现，90%患者出现慢性炎症性多神经脱髓鞘病变，还包括血管炎、单克隆丙种球蛋白病以及免疫介导的神经元凋亡。大多数这种情况对治疗反应良好，仅10%患者可能由于糖尿病本身的进展而呈现慢性、逐渐加重的过程。

七、脑神经病变

在糖尿病性单一脑神经病变中，最常见的是动眼神经麻痹。起初表现为复视，几天内进展为完全的上睑下垂和瞳孔散大。糖尿病性动眼神经麻痹一般在6～12周内自行恢复，但可有复发或发生双侧的病变。关于脑神经病变，糖尿病患者最常见的是累及第Ⅲ对脑神经的单神经病变，表现为突然出现复视、单眼皮下垂和（或）头部或患眼后疼痛。患者可能会表现为注视不协调、患眼侧倾，但损伤注视的运动中垂直瞳孔反应可能正常或异常。涉及其他神经的脑神经病变并不常见。2004年，Gilden研究发现，贝尔麻痹似乎在糖尿病患者中比在血糖正常的患者中更常见。1982年，Pecket和Schattner对126例贝尔麻痹患者的研究显示，39%患者有生化或显性糖尿病的证据。贝尔麻痹患者可能会抱怨一侧面部肌肉无力或瘫痪。经检查，患侧面部皱纹及鼻唇沟、前额皱纹消失，嘴角下垂，眼睑不闭，下眼睑下垂。与无糖尿病患者相比，糖尿病患者的味觉受损较少，这表明糖尿病性面神经麻痹的病变位于鼓索支远端。糖尿病患者贝尔麻痹的治疗与非糖尿病患者的治疗没有区别，除非考虑到类固醇加剧高血糖的风险，如果使用类固醇，应谨慎。2型糖尿病患者脑缺血性卒中发生率增加。有研究显示，133例2型糖尿病患者随访10年，19例发生1次以上的脑卒中。其中，交感神经与副交感神经病变是脑卒中的独立危险因素。

八、胸腹部神经病变

糖尿病引起的胸腹部神经病变综合征，主要表现为单发性或复合性肋间神经痛，其疼痛性质类似胸腹内脏病变（如冠心病、胆囊疾病、急性阑尾炎）所引起的疼痛。除非尽早做出诊断，否则，患者需做各种介入性检查。相关报道很少，其发病年龄在 50 ～ 60 岁，以 l 型糖尿病患者居多；病程与采用哪种治疗糖尿病的方法无关；大多数患者主诉有渐发性烧灼样疼痛（类似于肝痛），且有明显触痛，夜间加剧。疼痛局限于胸廓上部、下部或上腹部，有时放射至胸部或腹部其他部位，有时可并发肌无力。至于其他常见神经病变，包括感觉运动神经末梢病变和自主神经病变和（或）复合性神经炎。大多数患者出现疼痛后体重下降。

九、局部肢体神经病变

局部肢体神经病变，也称单神经病变，是因单根神经或一组神经受损所引起的。大多数单神经病变来得相当突然，而且是疼痛性的。神经损伤不会从起初受累的神经向别处扩散，而且一般过一会儿就会消退。但是，有些单神经病变会出现一些与危及生命病症（如心脏病发作、脑卒中）相似的症状，而且不看医生不会消退。与其他单神经病变不同，如腕管综合征，该病往往会逐渐加重，而且能持续较长一段时间。局部肢体神经病变可由全身代谢性疾病引起，如糖尿病。局部肢体神经病变的临床常常表现为桡神经麻痹、正中神经麻痹、尺神经麻痹、腓总神经麻痹、胫神经麻痹、臂丛神经麻痹、肋间神经麻痹、股外侧皮神经麻痹、坐骨神经痛、股神经痛等。一项调查糖尿病患者症状性单神经病变频率的研究发现，由于外部压迫引起的局灶性肢体神经病变更为常见。在 642 例患有各种急性症状性单神经病变的连续患者中，桡神经、尺神经病变和腓骨神经病变患者，糖尿病发病率明显高于根据普通人群中预测的糖尿病发病率。有相关研究表明，躯干单神经病变多见于 50 ～ 70 岁病程长的男性患者，发病后数月至 2 年内多自行缓解。急性或慢性起病，不对称的胸腹部疼痛，多在前胸上方和上腹部，呈持续性灼痛或针刺痛，疼痛可向其他部位放射。体格检查可见 T_3 ～ T_{12} 的胸神经根、胸神经根的背支或腹支及其支配区内的感觉过敏或感觉不良。国外有研究对 100 例连续糖尿病患者中对非优势肢进行了电生理学研究，在 28% 研究人群中发现了中位性单神经病变（经调整的 Wald 95%CI：20% ～ 37%）。该病在女性中更为常见，50 岁以上患者中显示出更常见的趋势，并且与糖尿病多发性神经病的严重程度，以及神经传导研究中异常神经的数量相关。在没有糖尿病多发性神经病证据的患者中，18.1% 患者存在该病。没有发现其与糖尿病的持续时间和类型相关。这也证实了在糖尿病患者中，中位性单神经病变的高发生率。综上，在没有糖尿病多发性神经病的情况下，大量患者中存在中位性单神经病变，并且随着糖尿病多发性神经病变严重程度的提高，中位性单神经病变检测的可能性也随之增加。

十、糖尿病性肌萎缩

关于局灶性和多灶性神经病变，有学者认为两者可分为脑神经病变、肢体单一神经病变（压迫和压迫性神经病变）、躯干单一神经病变和不对称下肢运动神经病变（肌萎缩）。人们对导致肌萎缩或近端运动神经病发展的因素知之甚少。糖尿病性肌萎缩，又称弥散性近端神经病变，通常发生在老年 2 型糖尿病患者中，可出现严重的神经病理性疼痛，影响一侧或两侧下肢。这种疼痛在大腿区域可能是非常麻烦的，有明显的夜间发作和睡眠中断。病史和临床特征通常可提示这种情况，因为这些患者在排除恶性疾病的情况下，通常也有明显的体重减轻。详细的肌电图和电生理研究表明

（Boulton 等人，2004），需特别注意的是与慢性炎性脱髓鞘神经病变（chronic inflammatory demyelinating polyradiculoneuropathy，CIDP）的鉴别诊断，鉴别点是后者对免疫调节治疗有反应。事实上，CIDP 应该被怀疑存在于任何快速进展的运动神经病变和有糖尿病性神经病变的其他非典型特征的患者中。糖尿病性肌萎缩的治疗缺乏证据基础，但通常需要对神经性疼痛进行治疗，并根据推荐的最佳水平控制血糖，尽管在对照试验中尚未证实有任何特殊益处。建议进行物理治疗，这种情况的自然史在 6 ～ 12 个月内逐渐改善，但病态前的肌肉力量通常不会完全恢复。

第二节　亚临床糖尿病性神经病变

根据国外的糖尿病研究组织及神经病学会 1988 年 San-Antonio 糖尿病性神经病变分类，糖尿病性神经病变可分为：①亚临床型糖尿病性神经病变，由电生理试验及定量的感觉神经功能试验判定；②临床型糖尿病性神经病变，根据累及神经纤维种类不同又分为弥漫性及局部性两种。随着现代医学的进步发展，临床研究显示，亚临床糖尿病性神经病患者虽然可能没有明显的临床表现，但神经传导速度会有减慢的征象，电位波幅会有降低的表现，特别是远端波幅降低更为显著。近年研究显示，F 波有利于发现亚临床病变。糖尿病患者病程越长，亚临床神经病变的发生率越高，可能与糖尿病引起血管病变的病因有关。其中糖尿病性亚临床远端对称性多发性神经病变是糖尿病的常见并发症，发病率约为 95%，是糖尿病患者发生足溃疡和截肢的主要病因。诸多研究显示，糖尿病性亚临床远端对称性多发性神经病变发生后，患者的神经传导功能将大幅降低。另外，微血管病变是糖尿病的病理基础，也是引起相关部位发生损伤的基础，因而监测患者血流具有一定的临床意义。

胰岛素依赖性糖尿病患儿在初诊时经常有神经传导异常而没有临床神经病变。国外有研究者采用常规的神经传导研究，如热特异性和热痛敏感性测试以及通过交感皮肤反应和测定 R–R 间隔变化的方法，对 33 例无神经学症状的 1 型糖尿病患儿和 69 名年龄相匹配的健康对照者进行了神经生理学的评估，通过评估大体和小体神经纤维的功能来评估自主神经纤维功能，包括躯体自主神经纤维功能。结果显示，健康组和糖尿病组之间存在显著差异。在 87%1 型糖尿病患儿中，发现了由神经生理学确定的亚临床神经病变。在下肢发现了大多数异常记录。下肢躯体运动大神经纤维类型的功能障碍发生改变的患者占比为 57%，躯体感觉大神经纤维类型功能障碍的患者为 39%，躯体感觉小神经纤维类型功能障碍的患者为 45%，交感神经功能障碍的为 45%。最主要的异常是足部交感性皮肤反应延迟，有 42% 糖尿病患儿出现该表现，然后是腓肠神经动作电位的幅度降低，36% 糖尿病患儿出现该表现。整个录音谱显示神经功能分散。没有暴露于有害因素的神经纤维类型的选择性和敏感性。此研究建议对无症状的 1 型糖尿病患儿进行亚临床神经病的神经生理学评估，包括标准神经传导研究以及心理物理检查和自主神经功能测试，以评估大、小神经纤维的功能。

还有学者对 2009 年 1 月至 2011 年 1 月之间，就诊于雅典大学的两个儿科糖尿病诊所的所有 8 岁以上、糖尿病持续时间超过 2 年的 1 型糖尿病儿童和青少年进行了横断面研究，排除患有其他疾病或正在接受可能影响中枢或周围神经系统的药物治疗的受试者。相关的自身免疫性疾病（即桥本甲状腺炎、乳糜泻）或 1 型糖尿病并发症（即微量白蛋白尿）不在排除标准之列。甲状腺炎患者甲状腺功能亢进，必要时应用左甲状腺素进行治疗。在检查时，患者没有伴随的高热疾病、近期肢体损伤或低血糖症。在 119 例符合纳入标准的 1 型糖尿病患者中，有 85 例患者（45 例男孩和 40 例女孩），平均年龄为（13.5±3.4）岁，平均糖尿病持续时间为（5.5±3.4）年。检查从完整的神经系统检查开始。神经传导研究（NCS）使用表面电极通过标准技术进行。确定正中神经和腓神经的运动神经传导速度（MCV）、复合肌肉动作电位（CMAP）和远端运动潜伏期（DML）。感觉神经传导速度（SCV）、感觉神经动作电位（SNAP）的振幅和潜伏期（SL）在正中神经和腓肠神经使用逆向记录进行测定。使用相同的技术将结果与健康受试者的测试值进行比较，并统计分析研究结果。结果显示虽然主要是无症状的，但在1型糖尿病儿童和青少年中有1/3存在电生理学上的周围神经功能障碍。感觉纤维和下肢首先受到大纤维糖尿病性神经病变的影响，但是在上肢中也可以发现异常的神经传导。

另外，国外有学者对患有体细胞糖尿病性神经病变的患者，是否有亚临床自主心血管病变和异常心血管的自主神经进行试验。纳入的糖尿病患者为15例无自主神经病变症状的糖尿病性自主神经病变患者和15名对照组。入选的糖尿病患者病程超过3年，测定所有入选者的神经传导速度以确定周围神经病变情况。受试者和患者在研究前48小时未服用抗胆碱能或β受体阻滞剂。结果显示，10例为非胰岛素依赖型糖尿病，5例为胰岛素依赖型糖尿病。平均病程12.2年。所有患者均无直立性低血压或其他心血管系统症状。研究证明，在所有糖尿病患者中，存在远端对称的感觉运动神经病变，下肢神经传导速度明显低于上肢。研究发现，在时间域和频率域的R–R间期和SBF间隔变异性显著降低。多数患者SBF波幅变异性也降低，但无显著性差异。发现从心血管角度看无症状的躯体周围神经病变患者的R–R间期和SBF在时域和频域的变异性均降低。这些发现高度提示大多数糖尿病性神经病变患者存在亚临床心脏和血管运动自主神经病变。

澳大利亚查尔斯斯图尔特大学有研究显示，亚临床肾病与糖尿病性自主神经病变有关。另有研究者通过对无神经系统症状的糖尿病患者传导速度分布的研究，来评估糖尿病患者亚临床运动和感觉神经改变的发生率。通过对138例稳定代谢控制的糖尿病患者进行常规的神经生理学检测，并对腓肠肌、尺神经和双侧感觉神经（正中神经）传导速度进行常规传导速度检测。通过标准测试发现，67.2%患者和28%患者有运动和感觉神经的改变，82.2%患者和58.3%患者有神经传导速度分布的改变。糖化血红蛋白含量超过8%的患者存在较高的变异频率。

第四章　糖尿病性神经病变的诊断与鉴别诊断

第一节　远端对称性感觉运动性多发神经病变

一、西医诊断与鉴别诊断

1.临床表现

（1）感觉障碍：长神经远端感觉障碍在糖尿病性神经病中最为常见，并常以感觉障碍为首发，四肢呈对称性，表现为主观感觉疼痛及感觉异常。对称性下肢疼痛多见，可在下肢任何部位，似乎小腿、足趾最多，足背疼痛也不少，大腿部也常见，也会出现足跖面疼痛。疼痛的性质多为针刺样，也可见灼痛、钝痛、钻凿痛，有时剧痛难忍；以两足烧灼样疼痛为主者，有文献称为"烧灼足综合征"。一般夜间疼痛更明显，也有白天疼痛严重或阵发性疼痛加重者，寒冷可加重疼痛。约 1/4 患者出现浅感觉障碍，多呈双侧对称性分布如袜子或手套样，麻木感最常见，或麻或木或麻木同见，尚可有灼热感、虫爬感、触电感、踏棉垫感，可伴痛觉过敏，即使穿衣着被也可诱发疼痛。浅感觉障碍，尤其是麻木感似乎在上肢更为常见，这可能与上肢更容易引起患者注意有关。客观检查振动觉减退较浅感觉减退或缺失常见，2/3 以上患者在疾病早期即可出现明显的振动觉减退甚至消失，下肢比上肢多见且更重。关节位置觉障碍比较少。感觉神经传导速度减慢、传导时间延长在糖尿病早期即可发现，一般传导减慢先远端后近端。

（2）运动障碍：一般认为运动障碍发病晚于感觉障碍，但也有以运动障碍起病的患者，肌张力常减低，特别是以股四头肌、臀肌、腘旁肌、肩胛带肌、肱三头肌、肱二头肌、三角肌、长旋后肌等四肢近端肌肉常见，腓肠肌受累者也有，对称性占绝大多数，软弱无力，起立行走困难，上肢不能高举旋后，常伴特征性局部麻痹、疼痛。远端运动丧失可特异地累及足肌肉，形成足部特异变形，典型现象是高足弓及踇趾扰乱样改变（cock-up change），结果造成跖骨头部及足趾趾尖负重，易于引起损伤，导致感染等。早期反射亢进，晚期减低甚至消失。严重者有足垂症，甚至完全瘫痪，可伴肌萎缩、踝部水肿等。运动障碍常见于糖尿病控制不良的患者，糖尿病控制后症状可明显改善，但病程较久者恢复有一定难度。

（3）腱反射改变：腱反射早期可能亢进，但历时一般不长，继之减退甚至消失。以跟腱反射消失者居多，1/4 ～ 1/2 患者膝腱反射消失或减退。上肢腱反射减弱或消失者较少见。腱反射减弱或消失一般呈对称性，非对称性罕见。糖尿病性末梢神经病变尚可伴发神经性关节病或夏科关节病，也可引发坐骨神经痛。

2.辅助检查

（1）筛查方法：主要有以下几种。

1）痛觉：通过测定足部对针刺疼痛的不同反应，初步评估末梢感觉神经的功能情况。

2）温度觉：通过特定的仪器测定足部对温度变化感觉的敏感性。

3）压力觉：常用 Semmes–Weinstein 单丝（5.07/10 g 单丝）检测。以双足姆趾及第Ⅰ、第Ⅴ跖骨头的掌面为检查部位（避开胼胝及溃疡部位），将单丝置于检查部位压弯，持续 1～2 秒，患者闭眼，回答是否感觉到单丝的刺激。于每个部位各测试 3 次，3 次中 2 次以上回答错误则判为压力觉缺失，3 次中 2 次以上回答正确则判为压力觉存在。

4）振动觉：常用 128 Hz 音叉进行检查。将振动的音叉末端置于双足姆趾背面的骨隆突处各测试 3 次，在患者闭眼的状况下，询问能否感觉到音叉的振动。3 次中 2 次以上回答错误则判为振动觉缺失，3 次中 2 次以上回答正确则判为振动觉存在。

5）踝反射：根据踝反射情况分为反射亢进、减弱及正常，可反映下肢深感觉的功能情况。

（2）神经电生理检查以及形态学检查：主要分为以下几类。

1）神经电生理检查：适用于经上述检查后高度怀疑糖尿病性周围神经病变的患者，可评估周围有髓鞘的粗纤维神经传导电信号的能力。若神经髓鞘、郎飞结节及轴索病变，则检查结果异常。通常检测正中神经、尺神经、腓总神经、胫神经及腓肠神经等。

2）形态学检查：主要包括皮肤活检和神经活检。①皮肤活检：取直径 3 mm 的皮肤，观察表皮内神经纤维密度及平均神经分支长度。该检查主要评估细神经纤维病变。②神经活检：外踝后方的腓肠神经是常用的活检部位。此检查只反映某一时刻、某一根神经的某一个位点上的信息，而不能反映完整的神经反应环的功能。

3）其他诊断和评估方法：主要分为以下 4 种。

①定量感觉检查（QST）：QST 仪器具有多种感觉测量模式，其中轻触觉及振动觉可评估有髓的粗神经纤维功能，痛温觉可评估薄髓或无髓的小细神经纤维功能。该检查主观性强，可作为辅助诊断。②振动觉阈值测定（VPT）：VPT 测定简便、无创、重复性好，患者顺应性好。临床上常以 VPT > 25V 作为评判足溃疡风险的重要指标。③神经功能评分：较详细全面，如密歇根评分法，多用于糖尿病性周围神经病变的流行病学调查。④脊神经根的冠状位 MRI：疑为多发神经根病变者，可进行脊神经根的冠状位 MRI 的 T_1 加权像薄层（2～3 mm）扫描检查。有助于鉴别诊断与确诊。

3. 诊断

（1）诊断标准：①明确的糖尿病病史。②诊断糖尿病时或之后出现的神经病变。③临床症状和体征与糖尿病性周围神经病变的表现相符。④有临床症状（疼痛、麻木、感觉异常等）者，5 项检查（踝反射、针刺痛觉、振动觉、压力觉、温度觉）中任 1 项异常；无临床症状者，5 项检查中任 2 项异常，临床诊断为糖尿病性周围神经病变。

（2）鉴别诊断：诊断时应排除其他有类似症状的疾病。①其他病因引起的神经病变，如颈腰椎病变（神经根压迫、椎管狭窄、颈腰椎退行性变）、脑梗死、格林–巴利综合征；严重动静脉血管性病变（静脉栓塞、淋巴管炎）等；②药物尤其是化疗药物引起的神经毒性作用以及肾功能不全引起的代谢毒物对神经的损伤。如根据以上检查仍不能确诊，需要进行鉴别诊断，可以做神经肌电图检查。

（3）诊断分层：诊断分层的标准包括以下几点。①确诊：有糖尿病性周围神经病变症状或体征，同时存在神经传导功能异常。②临床诊断：有糖尿病性周围神经病变症状及 1 项阳性体征，或无症状但有 ≥ 2 项阳性体征。③疑似：有糖尿病性周围神经病变症状但无体征，或无症状但有 1 项阳性体征。④亚临床：无糖尿病性周围神经病变症状和体征，仅存在神经传导功能异常。

二、中医诊断与鉴别诊断

1. 临床表现

临床表现有肢体麻木、疼痛、蚁行感、怕凉，肢体疼痛可呈刺痛、灼痛、钻凿痛，时有触觉过敏，或者肢体软弱无力，伴不同程度的肌肉萎缩。

2. 诊断

（1）辨证要点

1）麻木为主期：多由于消渴肺燥津伤，或胃热伤阴耗气，气阴两虚，血行瘀滞；或气虚血瘀，或阴虚血瘀；或气阴两虚致瘀，脉络瘀滞，肢体失荣。临床可见手足麻木时作，或如蚁行、步如踩棉、感觉减退等。

2）疼痛为主期：气虚血瘀、阴虚血瘀，迁延不愈；或气损及阳，或阴损及阳，阳虚失煦，阴寒凝滞，血瘀为甚；或复因气不布津，阳不化气，痰浊内生，痰瘀互结，痹阻脉络，不通则痛。临床上常呈刺痛、钻凿痛或痛剧如截肢，夜间加重，甚者彻夜不眠等。

3）肌肉萎缩为主期：多由于上述两期迁延所致。由于久病气血亏虚，阴阳俱虚；或因麻木疼痛而肢体活动长期受限，血行缓慢，脉络瘀滞，肢体、肌肉、筋脉失于充养，则肌肉日渐萎缩、肢体软弱无力。常伴有不同程度的麻木、疼痛等表现。

糖尿病性周围神经病变病位主要在肌肤、筋肉、脉络，以气虚、阴虚或气阴两虚为本，或由此导致肢体脉络失荣而出现以虚为主的证候，或由此导致的脏腑代谢紊乱产生的病理产物血瘀、痰浊相互交阻，留滞于肌肤、筋肉、脉络，表现为本虚标实之候。但无论是以虚为主还是本虚标实，血瘀均贯穿糖尿病性周围神经病变始终。

（2）辨证分型标准

1）气虚血瘀：手足麻木，如有蚁行，肢末时痛，多呈刺痛，下肢为主，入夜痛甚；气短乏力，神疲倦怠，自汗畏风，易于感冒，舌质暗淡，或有瘀点，苔薄白，脉细涩。

2）阴虚血瘀：肢体麻木，腿足挛急，酸胀疼痛，或肢体灼热，或小腿抽搐，夜间为甚，五心烦热，失眠多梦，皮肤干燥，腰膝酸软，头晕耳鸣，口干少饮，多有便秘，舌质嫩红或暗红，苔花剥少津，脉细数或细涩。

3）阳虚寒凝：肢体麻木不仁，四末冷痛，得温痛减，遇寒痛增，下肢为著，入夜更甚，神疲乏力，畏寒怕冷，倦怠懒言，舌质暗淡或有瘀点，苔白滑，脉沉紧。

4）痰瘀阻络：麻木不止，常有定处，足如踩棉，肢体困倦，头重如裹，昏蒙不清，体多肥胖，口黏乏味，胸闷纳呆，腹胀不适，大便黏滞，舌质紫黯，舌体胖大、有齿痕，苔白厚腻，脉沉滑或沉涩。

5）肝肾亏虚：肢体痿软无力，肌肉萎缩，甚者痿废不用，腰膝酸软，性功能减退，骨松齿摇，头晕耳鸣，舌质淡，少苔或无苔，脉沉细无力。

（3）鉴别诊断

1）肢痹与脉痹：二者的症状均可见肢体麻木、疼痛等。肢痹疼痛多为刺痛、烧灼痛、闪电痛，并伴有四肢冷凉、皮肤蚁行感、袜套感，晚期肌肉可发生萎缩。脉痹以下肢间歇性跛行为主要表现，疼痛症状较为突出，可表现为夜间静息痛，抬高患肢加重，下垂肢体减轻，桡动脉或足背动脉搏动减弱。

2）痹证与痿证：二者的症状主要都在肢体关节、肌肉。鉴别要点首先在于痛与不痛，痹证以筋骨、肌肉、关节疼痛为主；痿证以肢体筋脉弛缓不收或痿弱不用，肌肉瘦削为特点，多无疼痛。

第二节　自主神经病变

一、西医诊断与鉴别诊断

1.临床表现

自主神经系统（autonomic nervous system）是外周传出神经系统的一部分，由交感神经系统和副交感神经系统两部分组成，支配和调节机体各器官、血管、平滑肌和腺体的活动和分泌，并参与内分泌调节和葡萄糖、脂肪、水、电解质代谢以及体温、睡眠和血压等的调控。自主神经主在分布在内脏、心血管和腺体，这些组织的中枢部也在脑和脊髓内；周围部包括内脏运动（传出）纤维和内脏感觉（传入）纤维，分别构成内脏运动神经和内脏感觉神经，其在体内分布的广泛性决定了自主神经病变临床表现的多样性。

（1）心血管系统：患者可表现为静息时心动过速、运动后心率增快较正常人减低、直立性低血压、头晕、晕厥、冠状动脉舒缩功能异常、无痛性心肌梗死和心肌缺血、心脏骤停或猝死等。

（2）消化系统：食管运动异常症状如吞咽困难、胸骨后不适以及胃灼热等，胃无张力可表现为上腹饱胀感、食欲差、恶心、呕吐；可出现胆囊增大，一般无症状；肠道异常症状如便秘、腹泻或便秘腹泻交替等。

（3）泌尿生殖系统：膀胱功能障碍，如为排尿障碍、尿失禁、尿潴留、尿路感染等；性功能障碍，男性表现为勃起功能障碍和（或）逆向射精，女性表现为性欲减退、性交疼痛。

（4）代谢系统：患者可表现为对低血糖感知减退或无反应，低血糖恢复的过程延长。

（5）体温调节：表现为足部或躯干下部出汗减少或不出汗，上半身可能出汗过多；有味觉性出汗、皮肤干燥等。

2.辅助检查

（1）心脏血管自主神经病变的诊断试验：其相应的试验项目和异常值如下。

1）休息时心率：＞100次/分为异常。

2）深呼吸时心率变化：用心电监测，仰卧深呼吸6次/分。测试前及晚上未饮咖啡，无低血糖发作；心率差＜10次/分，或呼气：吸气R-R比＞1.17为异常。

3）心率在站起时的变化：测量站起时第15次与第30次心跳的R-R间期（正常先出现心跳加快，继而出现反射性心率减慢）计算比值，30：15比值＞1.03为异常。

4）Valsalva操作法时的心率反应：患者通过有压力计的嘴管呼氧，维持压力在40 mmHg 15秒时最长和最短的R-R间期比＜1.2为异常。

5）立卧位血压：测量仰卧位及站起2分钟时的收缩压，下跌＞30 mmHg（10～29 mmHg为边缘）为异常。

6）等长运动时的舒张压反应：按最大握力计值的30%，持续5分钟，同测上臂舒张压增加＜16 mmHg为异常。

7）ECG Q-T/Q-Tc间期：Q-Tc间期＞440毫秒为异常。

（2）消化系统功能检查：胃排空试验，目前核素扫描是金标准，提示胃排空延迟。胃电活动记录可以记录胃电节律失常，主要是胃电过速，其次是节律紊乱及胃电过缓。根据控制肛门括约肌的自主神经受损后，排便时肛门括约肌不能正常松弛、直肠不能正常收缩的表现来诊断。直肠肛门测压也是较常用的检查方法。

（3）泌尿生殖系统检查：包括阴茎动脉血压指数和骶副交感神经丛的检查，如肛门括约肌的张力、肛周感觉、球状海绵体肌反射与阴茎勃起相关的神经去神经支配等的检查。泌尿系统特异性检查包括膀胱残余尿 B 超检查、尿流动力学检查等。

（4）泌汗功能的检查：包括泌汗轴突反射定量试验（OSART）、汗印试验、温控排汗试验（TST）、交感皮肤试验等。其中泌汗轴突定量试验是用电离子渗透方法，将胆碱能激动剂用于皮内以测量轴突反射介导的泌汗反应、定量评估节后泌汗神经纤维功能的一种方法，多选择一处前臂和三处下肢皮肤进行测试。该试验具有较高的敏感性、特异性和可重复性，但设备昂贵，不易实施。而汗印试验则较其他试验简便易行，可用塑胶或硅胶膜贴于皮肤上测定汗腺的密度、汗滴大小及每块区域的汗量等指标。

3. 诊断

患者有明确的糖尿病病史，有或者无上述临床症状，但经过自主神经检查发现有自主神经病变，且排除其他器质性疾病后即可诊断。

4. 鉴别诊断

（1）与糖尿病性心脏自主神经病变鉴别如下。

1）心绞痛：心绞痛是冠心病的常见临床表现，为劳力时出现的一过性胸闷、胸痛，发作时间常为数分钟，休息或口含硝酸甘油可以缓解，严重时可持续 10 ~ 20 分钟。稳定型心绞痛患者的发作诱因常较为相似，糖尿病患者可表现为心力衰竭、不典型的心绞痛，甚至无临床症状，易误诊漏诊。

2）急性冠状动脉综合征：急性冠状动脉综合征有胸痛时间延长、程度加重、不容易缓解或诱因不明确等特点，为不稳定型心绞痛；如未能得到及时、正确治疗，可发展为急性 ST 段抬高性心肌梗死，心电图表现为相应导联 ST 段抬高；部分患者无心电图表现，但血肌钙蛋白 T 或肌钙蛋白 I 升高，提示存在心肌细胞坏死，为急性非 ST 段抬高性心肌梗死，以上 3 种情况临床上统称为急性冠状动脉综合征。糖尿病患者发生心肌梗死的概率明显高于非糖尿病患者，且无痛性心肌梗死多出 30% 以上。急性心肌梗死发病前常先表现为不稳定型心绞痛，时间可长达数周或数天，甚至仅数小时。除急性心肌梗死的典型症状外，可有呕吐、恶心、呼吸困难、无力等非特异性症状。心电图变化不典型时，应动态观察心电图变化及血清肌钙蛋白情况以协助诊断。心肌梗死后心律失常、心力衰竭、肺水肿及心源性休克的发生较非糖尿病患者多。

（2）与糖尿病性胃肠自主神经病变鉴别如下。

1）慢性胃扭转：慢性胃扭转患者常有非特异性症状，如胃部不适、消化不良、烧灼感，上腹胀满或腹鸣，多于餐后诱发。尽管患者很少有胃食管反流的症状，但内镜检查常可表现为食管炎。病史亦可辅助鉴别。

2）功能性消化不良：患者常表现为上腹疼痛、反酸、嗳气、胃灼热、上腹饱胀、恶心、呕吐、食欲减退等。内镜检查则提示完全正常或仅有胃炎。核素显像检测可辅助鉴别。

3）消化性溃疡：患者常表现为中上腹的疼痛，疼痛性质多呈隐痛、钝痛、刺痛、灼痛或饥饿样疼痛，多伴有胃灼热、反胃、反酸、嗳气、恶心、呕吐等其他胃肠道症状，内镜检查和钡餐检查可以确诊。必要时可行病理检查。与糖尿病无相关性。

4）肠易激综合征：可表现为腹泻、便秘或腹泻与便秘交替出现，其特征为女性较多见，30 ~ 40

岁为发病高峰期，主要症状以腹痛、腹胀为主，腹痛便后可缓解且以下腹痛、脐周痛为主，同时还可兼有恶心、呕吐、反酸等上消化道病变表现。

5）肠道传染性疾病：主要有细菌性痢疾、霍乱、病毒性腹泻等。这些疾病除有腹泻的表现外，全身症状多明显，如发热、脱水甚至休克，且发病可表现出明显的季节性，大便多为黏液便、脓血便等，便常规检查见白细胞增多，伴急性腹痛。与急性胃肠炎鉴别时，后者多有进食不洁食物、暴饮暴食等明显诱因，其起病急、病程短，伴发肠炎的患者可出现腹泻表现。

（3）与糖尿病性膀胱病鉴别如下。

1）前列腺增生：发生于 50 岁以上男性，有排尿困难、尿潴留，严重者可引起肾、输尿管扩张积水。直肠指诊、膀胱镜检查、膀胱造影可明确诊断。

2）膀胱颈梗阻：女性有排尿困难和尿潴留，肛门周围皮肤及会阴部感觉正常，膀胱镜检查或尿流动力学检查可鉴别。

3）女性压力性尿失禁：逼尿肌功能正常，尿道阻力降低，膀胱颈抬高试验阳性，膀胱尿道造影可见膀胱尿道后角消失，膀胱颈位置降低。

4）尿道狭窄：可为先天性或后天性，以排尿困难为主要表现。尿道探子检查尿道有明显狭窄段，尿道造影可明确诊断。

5）膀胱结石：排尿困难，多伴有排尿疼痛，在排尿过程中可突然发生尿流中断现象。超声检查可见强回声。膀胱区平片见不透光阴影。膀胱镜检可明确结石大小、数目。

6）膀胱癌：位于膀胱颈部、三角区附近的带蒂肿瘤，因堵塞尿道内口而引起排尿困难、尿潴留等症状。但患者一般有间歇性无痛性血尿，尿脱落细胞检查可发现癌细胞。静脉尿路造影可见膀胱区充盈缺损，膀胱镜检查可直接明确肿瘤的部位、大小、数目，并可同时取活组织检查。

（4）与糖尿病性性功能障碍鉴别如下。

精神性勃起功能不全往往与某一次精神神经创伤有关，常以突然发病为特点，问诊时应注意外科手术、创伤或服用某些药物引起的勃起功能不全，也可以呈突然发病。器质性勃起功能不全多起病缓慢，勃起功能不全程度逐渐加重直至功能完全丧失。精神性勃起功能不全患者主诉中往往存在有某些情况下可勃起，而在另一种情况下又不能勃起的情况，精神性勃起功能不全在睡眠中或初醒时常有勃起存在，而器质性勃起功能不全则没有此现象。对于勃起功能不全患者疑有糖尿病时，应及时做尿糖、空腹血糖及餐后 2 小时血糖测定，必要时可做葡萄糖耐量试验、胰岛素释放试验等检查。

（5）与糖尿病性泌汗功能异常鉴别如下。

1）甲状腺功能亢进：患者有高代谢综合征，可出现怕热、多汗，同时还有食欲亢进、消瘦、心慌、手抖、大便次数增多等症状，甲状腺功能检查可以鉴别，甲亢患者血游离三碘甲状腺原氨酸（FT_3）、游离甲状腺素（FT_4）增高，促甲状腺激素（TSH）降低，而糖尿病性泌汗功能异常者甲状腺功能正常。

2）甲状腺功能减退：因患者代谢率减低，临床可出现少汗、皮肤干燥、粗糙、脱屑等症状，同时还可出现畏寒、乏力、手足肿胀感、嗜睡、记忆力减退、关节疼痛、体重增加、便秘、女性月经紊乱或者月经过多、不孕等典型症状。甲状腺功能检查可以鉴别，甲减患者血清 TSH 升高，FT_4、总甲状腺素（TT4）降低。

二、中医诊断与鉴别诊断

（一）糖尿病性心脏自主神经病变

1. 临床表现

该病临床表现有自觉心脏搏动异常，如心律快速、缓慢，或跳动过重、忽跳忽止，呈阵发性或持续不懈、神情紧张、心慌不安、不能自主，伴有胸闷不舒、易激动、心烦寐差、颤抖乏力、头晕等症。中老年患者可伴有心胸疼痛，甚则喘促，汗出肢冷，或见晕厥。

2. 诊断

（1）辨证要点

1）辨虚实：心悸证候特点多为虚实夹杂，虚者指脏腑气血阴阳亏虚，实者多指痰饮、瘀血、火邪之类。辨证时，要注意分清虚实的多寡，以决定治疗原则。

2）辨脉象：一般认为，阳盛则促，数为阳热，若脉虽数、促而沉细或微细，伴有面浮肢肿，动则气短，形寒肢冷，舌淡者，为虚寒之象。阴盛则结，迟而无力为虚，脉象迟、结、代者，一般多属虚寒，其中结脉表示气血凝滞，代脉常为元气虚衰、脏气衰微。凡久病体虚而脉象弦滑搏指者为逆，病情重笃而脉象散乱模糊者为病危之象。

（2）辨证分型标准

1）阴虚血瘀：心悸怔忡，五心烦热，失眠多梦，口干舌燥，耳鸣腰酸，舌质暗红、少苔，脉细或结代。

2）心脾两虚：心悸怔忡，心中空虚，失眠健忘，体倦乏力，面色萎黄，唇甲色淡，舌淡，脉虚细或细数。

（3）鉴别诊断

1）惊悸与怔忡：惊悸发病，多与情绪因素有关，可由骤遇惊恐、忧思恼怒、悲哀过极或过度紧张而诱发，多为阵发性，病来虽速，病情较轻，实证居多，病势轻浅，可自行缓解，不发病时如常人。怔忡多由久病体虚，心脏受损所致，无精神等因素亦可发生，常持续心悸，心中惕惕，不能自控，活动后加重，多属虚证，或虚中夹实，病来虽渐，病情较重，不发时亦可兼见脏腑虚损症状。心悸日久不愈，亦可形成怔忡。

2）心悸与奔豚：奔豚发作之时，亦觉心胸躁动不安。该病与心悸的鉴别要点为：心悸为心中剧烈跳动，发自于心；奔豚乃上下冲逆，发自少腹。

（二）糖尿病性胃轻瘫（消渴痞证）

1. 临床表现

该病临床表现包括有或无典型"三多一少"的症状，伴恶心、呕吐、嗳气、早饱、上腹部不适或疼痛、食欲缺乏等消化道症状；多无典型体征，有时表现为上腹部轻压痛、体重下降。

2. 诊断

（1）辨证要点：首辨虚实，外邪所犯、暴饮暴食、食滞内停、痰湿中生、湿热内蕴、情志失调等所成之痞为实；脾胃气虚、无力运化，或胃阴不足、失于濡养所致之痞属虚。

（2）辨证分型标准

1）脾胃虚弱：脘腹胀满不适，食后尤甚，恶心，纳呆，神倦乏力，或头身困重，舌淡胖、边有齿痕、苔薄白或润，脉濡细或细而无力。

2）肝气犯胃：呕吐吞酸，嗳气频繁，心烦口渴，胸胁胀痛，上述诸症随情志的变化而加重或缓解。舌质红、苔薄腻，脉弦。

3）胃阴亏虚：呕吐反复发作，脘腹胀满不适，饥不欲食，口干口渴，大便干，小便短赤，舌红苔少或干，脉细数。

4）脾肾阳虚：食欲缺乏，泛吐清涎，澄澈清冷，朝食暮吐，暮食朝吐，完谷不化，形寒肢冷，腰膝冷痛，腹胀泄泻，神疲欲寐，舌淡苔滑，脉沉细迟。

5）痰浊瘀滞：脘腹满闷，食后尤甚，恶心呕吐，头晕身重，困倦乏力，或咳吐痰涎，口苦而黏，舌质紫黯或淡紫，苔白腻或滑润，脉滑或沉弦。

（3）鉴别诊断

1）消渴痞证与胃痛：病位同在胃脘部，且常相兼出现。然胃痛以疼痛为主，胃痞以满闷不适为患，可累及胸膈；胃痛病势多急，压之可痛，而胃痞起病较缓，压无痛感，两者差别显著。

2）鼓胀与消渴痞证：均为自觉腹部胀满的病证，但鼓胀以腹部胀大如鼓、皮色苍黄、脉络暴露为主证，胃痞则以自觉满闷不舒、外无胀形为特征。鼓胀可有胁痛、黄疸积聚等病史，胃痞可有胃痛、嘈杂、吞酸等胃病病史。

3）胸痹与消渴痞证：胸痹是胸中痞塞不通而致胸膺内外疼痛之证，以胸闷、胸痛、短气为主证，偶兼脘腹不舒。消渴痞证则以脘腹满闷不舒为主证，多兼饮食纳运无力之症，偶有胸膈不适，并无胸痛等表现。

（三）糖尿病性泄泻（消渴泄泻）

1. 临床表现

该病临床表现包括：大便次数增多，粪质清稀；大便次数不多，粪质清稀甚如水状；完谷不化。常兼有腹胀、腹痛，起病或急或缓，常先有腹痛，旋即泄泻，经常有反复发作病史，多由寒热、饮食、情志等因素诱发。

2. 诊断

（1）辨证要点

1）辨轻重缓急：泄泻而饮食如常，说明脾胃未败，多为轻证；泄而不能食，形体消瘦，多为重证；急性泄泻发病急，病程短，常以湿盛为主；慢性泄泻发病缓，病程长，常以脾虚，脾肾同病为主。

2）辨寒热虚实：粪质清稀如水，腹痛喜温，完谷不化，多属寒证；粪便黄褐，味臭较重，泻下急迫，肛门灼热，多属热证；凡病势急骤，脘腹胀满，腹痛拒按，泻后痛减，小便不利者，多属实证。凡病程较长，腹痛不甚且喜按，小便利，口不渴，多属虚证。

3）辨泻下：大便粪质溏稀，或如水样，气味腥秽者，多属寒湿证；大便稀溏，色黄褐，气味臭秽，多为湿热证；大便溏垢，臭如败卵，完谷不化，多为伤食证。

4）辨久泻特点：久泻迁延不愈，倦怠乏力，稍有饮食不当，或劳倦过度即发，多以脾虚为主；泄泻反复不愈，每因情志不遂复发，多为肝郁克脾为主；五更泄泻，完谷不化，腰酸肢冷，多为肾阳不足。

（2）辨证分型标准

1）脾胃气虚：大便溏泄，水谷不化，脘腹胀满，纳呆，恶食油腻之品，倦怠乏力，面色萎黄，舌淡苔薄白，脉濡细。

2）肝郁脾虚：腹痛泄泻，泻后痛缓，矢气频作，上述症状随情志变化而加重或缓解。胸胁胀满不适，倦怠乏力，舌淡红或边有齿痕瘀斑，苔薄白，脉弦细。

3）脾肾阳虚：大便溏泄或见五更泄，完谷不化，纳差，面色苍白，形寒肢冷，腰膝酸软乏力，舌淡胖苔白，脉沉细无力。

（3）鉴别诊断

1）痢疾：两者均系大便次数增多、粪质稀薄的病证。痢疾以腹痛、里急后重，便下赤白脓血为主证，而泄泻以大便次数增多、粪质稀薄，甚至泻出如水样为主证，其大便中无脓血，也无里急后重，腹痛也或有或无。

2）霍乱：猝然起病，剧烈上吐下泻，吐泻并作的病证。泄泻与霍乱相比，同有大便清稀如水的症状，故需鉴别。霍乱的发病特点是来势急骤、变化迅速、病情凶险，起病时常先突然腹痛，继则吐泻交作，所吐之物均为未消化之食物，气味酸腐热臭，所泻之物多为黄色粪水或如米泔，常伴恶寒、发热。部分患者在吐泻之后，津液耗伤，迅速消瘦，或发生转筋，腹中绞痛，若吐泻剧烈，则见面色苍白、目眶凹陷、汗出肢冷等津竭阳衰之危候。而泄泻只以大便次数增多、粪质稀薄，甚至泻出如水样为主证，一般起病不急骤，泄水量不大，无米泔水样便，津伤较轻，无危证。

（四）糖尿病性便秘（消渴便秘）

1. 临床表现

该病临床表现包括：患者常有饮食不节、情志内伤、劳倦过度等病史；大便粪质干结，排出艰难，或欲大便而艰涩不畅，排便间隔时间超过自己的习惯1天以上，或两次排便时间间隔3天以上，常伴有腹胀、腹痛、口臭、纳差及神疲乏力、头眩心悸等症；多无典型体征，有时表现为腹部轻压痛。

2. 诊断

（1）辨证要点：便秘辨证当分虚实，实者当辨热秘、气秘和冷秘，虚者当辨气虚、血虚、阴虚和阳虚。

（2）辨证分型标准

1）脾胃气虚：大便并不干硬，虽有便意，但排便困难，用力努挣则汗出短气，便后乏力、面白神疲、倦怠懒言、舌淡苔白、脉弱。

2）津血亏虚：大便干结，排出困难，口咽干燥，五心烦热，盗汗，头晕目眩，心悸气短，健忘，腰膝酸软，口唇色淡，舌淡苔白少津，脉细或细数。

3）肝郁脾虚：大便秘结、欲便不得便，胸胁脘腹胀满，甚者腹痛、嗳气频作，纳呆少食，舌苔薄腻，脉弦滑。

4）脾肾阳虚：大便秘结，小便清长，面色㿠白，四肢不温，喜热怕冷，腹中怕冷，腰膝酸软，舌淡苔白，脉沉迟。

（3）鉴别诊断：便秘与肠结均可出现腹部包块，但便秘者常出现在小腹左侧，肠结则在腹部各处均可出现；便秘多扪及索条状物，肠结则形状不定；便秘之包块为燥屎内结，通下排便后消失或减少，肠结之包块则与排便无关。

（五）糖尿病性膀胱（消渴癃闭/遗溺）

1. 临床表现

该病临床表现有小便不利，点滴不畅或小便闭塞不通，小腹或胀或不胀。

2. 诊断

（1）辨证要点：癃闭的辨证首先要判别病之虚实，实证当辨湿热、浊瘀、肺热、肝郁之偏胜；虚证当辨脾、肾虚衰之不同，阴阳亏虚之差别。其次要了解病情之缓急，病势之轻重。水蓄膀胱，小便闭塞不通为急病；小便量少，但点滴能出，无水蓄膀胱者为缓证。由"癃"转"闭"为病势加重，由"闭"转"癃"为病势减轻。

（2）辨证分型标准

1）湿热下注：尿频、急迫、灼热、涩痛，舌苔黄腻，脉滑数。

2）湿瘀蕴结：尿频、急迫、灼热、涩痛，舌苔黄腻，舌色暗，舌下静脉迂曲，有瘀点、瘀斑，脉滑数或脉沉弦涩。

3）肝郁气滞：尿浊，神疲乏力，气短懒言，咽干口燥，头晕多梦，或尿频尿多，手足心热，心悸不宁，舌体瘦薄，质红或淡红，苔少而干，脉沉细无力。

4）中气下陷：尿浊，神疲乏力，气短懒言，面色淡白或萎黄，头晕目眩，唇甲色淡，心悸失眠，腰膝酸痛，舌淡脉弱。

5）肾阳不足：尿浊，神疲畏寒，腰膝酸冷，肢体浮肿，下肢尤甚，面色㿠白，小便清长或短少，夜尿增多，或五更泄泻，舌淡体胖有齿痕，脉沉迟无力。

（3）鉴别诊断

1）淋证：淋证以小便频急，滴沥不尽，尿道涩痛，小腹拘急，痛引腰腹为特征。癃闭以排便困难、全日总尿量明显减少、点滴而出，甚则小便闭塞不通、点滴全无为临床特征。《医学心悟·小便不通》谓："小便不通谓之癃闭；癃闭与淋证不同，淋则便数而茎痛，癃闭则小便点滴难通。"

2）关格：关格是小便不通和呕吐并见的一种病症，二者皆有小便不通，故需鉴别。关格必有呕吐，而癃闭一般无呕吐症状，只以小便量极少或全无为特征。二者的关系是癃闭可发展为关格，而关格不一定都是由癃闭发展而来，还可由水肿、淋证发展而成。

（六）糖尿病性功能障碍（消渴早泄/阳痿）

1. 临床表现

该病有勃起功能障碍、逆行射精或不射精、早泄、性欲减退等一系列表现。

2. 诊断

（1）辨证要点

1）辨虚实：实证由七情所伤，饮食不节，外邪侵袭，以致肝气郁结，肝经湿热，痰湿阻络，肝经瘀滞者属实证，多见于中青年。虚证多因恣情纵欲，思虑惊恐，久病不愈、年老体衰致心脾两虚，惊恐伤肾，命门火衰者则属虚证，多见于中老年。

2）审寒热：热证者，其热常与湿邪夹杂侵犯肝经，临床多见阴囊潮湿，舌苔黄腻，脉弦数或伴见手足心热，潮热腰酸，舌红苔腻，脉弦细数等热灼肾阴、虚热内生之候。寒证者为命门火衰之虚寒，临床可见腰膝酸冷，肢体畏寒，夜尿频作，小便清长，舌质淡，脉沉细迟。

（2）辨证分型标准

1）气阴两虚：阳痿不用，气短神疲，倦怠乏力，口干口渴，容易汗出，腰膝酸软，虚浮便溏，舌淡体胖，苔薄白干或少苔，脉虚细无力。

2）肾阴亏损：阳痿不举或举而不坚，伴五心烦热，头晕耳鸣，腰膝酸软，口干咽燥，舌红苔少，脉细数。

肾阳不足：阳痿难举，性欲淡漠，面色苍白，畏寒肢冷，阴冷引缩，短气乏力，腰酸冷痛，夜尿频数，舌淡胖润或有齿印，苔薄白，脉沉迟、沉细、尺脉弱、无力。

4）肝气郁滞：阳痿失用，情志抑郁，默默不言，或易激动，心烦口苦，失眠多梦，腰膝酸软，舌暗苔白，脉弦。

5）心脾两虚：阳痿不举或举而不坚，性欲减退，精神不振，面色萎黄，气短懒言，失眠多梦，心悸怔忡，面色无华，食少纳呆，腹胀泛恶，便溏泄泻，倦怠乏力，舌质淡，苔薄白或白腻，脉沉细弱。

6）脾弱胃强：表现为阳事不举，微感乏力，咽干舌燥，易饥多食，溲赤便秘，舌红苔黄，脉弦微数。

7）痰湿阻滞：阴茎痿软，勃起迟缓，素体丰腴，体倦易疲，晨起痰多，头晕目眩，肢体困重，或见胸闷，泛恶，口中黏腻，舌淡，苔白腻，脉沉滑。

8）湿热蕴结：阳痿茎软，阴囊潮湿，异味痒痛，下肢酸困，小便短赤，舌红苔黄腻，脉濡数。

9）瘀血阻络：阳痿不举或举而不坚，手足麻木，头晕无力，少腹时有坠胀刺痛，舌质紫黯，苔薄白，脉细涩。

（3）鉴别诊断：阳痿是指欲性交时阴茎不能勃起，或举而不坚，或坚而不久，不能进行正常性生活的病症；而早泄是同房时，阴茎能勃起，但因过早射精，射精后阴茎萎软的病症。二者在临床表现上有明显差别，但在病因、病机上有相同之处，若早泄日久不愈，可进一步导致阳痿。故阳痿病情重于早泄。

（七）糖尿病性泌汗功能异常（消渴汗证）

1. 临床表现

该病临床表现有全身多汗，或精神紧张即汗出增多，或进食时头面部汗出增多甚至大汗淋漓，出汗过少甚至无汗，皮肤干燥。

2. 诊断

（1）辨证要点：辨阴阳虚实。自汗多属气虚不固，盗汗多属阴虚内热。因肝火、湿热等邪热郁蒸所致者，则属实证。

（2）辨证分型标准

1）营卫不和：时自汗出，周身汗出或以头、胸部汗出为主，或仅头部汗出，可兼见肢体酸楚或身体微热。舌质淡、苔薄白，脉浮缓。

2）卫表不固：汗出恶风、活动后加重，乏力倦怠，舌质淡、苔薄白，脉弱。

3）阴虚火旺：盗汗，五心烦热，腰膝酸软，口干不多饮，舌质红、少苔，脉细数。

4）湿热蕴蒸：头部蒸蒸汗出，口腻作渴，身热不扬，身体困重，舌红、苔黄腻，脉濡数或滑数。

5）阴津亏虚：汗出减少，皮肤干燥，咽干口渴，或见两目干涩，腰膝酸软，舌质暗红少津、少苔或无苔，脉细。

6）肺胃热盛：多饮多食或兼烦热，进餐时头面手足汗出蒸蒸，小便黄赤，大便干结，舌质红、苔黄而干，脉滑数或虚数。

（3）鉴别诊断

1）自汗与脱汗：脱汗表现为大汗淋漓，汗出如珠，常同时出现声低息微、精神疲惫、四肢厥冷、脉微欲绝或散大无力，多在疾病危重时出现，为病势危急的征象，故脱汗又称为绝汗。

2）自汗与战汗：战汗主要出现于急性热病过程中，表现为突然恶寒战栗、全身汗出、发热、口渴、烦躁不安，为邪正交争的征象。若汗出之后，热退脉静、气息调畅，为正气拒邪，病趋好转。

第三节　急性疼痛性神经病变

一、西医诊断与鉴别诊断

1. 临床表现

急骤发生的剧烈疼痛是该病的突出表现，也可表现为由轻到重的明显进展过程，从疼痛开始出现到疼痛高峰常在2天以内。疼痛是对称性的，两侧常同时发病。疼痛的部位最常见的是下肢大腿，其次是下肢远端，也可见于身体其他部位的神经，如胸腹神经、第Ⅲ对脑神经等。疼痛的性质常为刺痛、钻凿痛，也可以是烧灼痛，持续性疼痛，可有阵发性加剧，夜间尤甚。受凉或寒冷刺激可加重疼痛。患者常因疼痛而影响睡眠，疼痛稍有缓解则困倦嗜睡，极其疲乏。多伴有心烦、焦虑甚至恐惧，饮食一般尚可。这种情况可归入一个特征性综合征，有学者曾对该病做了如下描述：随着明显的骤然的体重下降，下肢远端产生严重的不缓解的烧灼性疼痛，夜间尤为难忍，且伴有不愉快的腿部接触性感觉性过敏；一些患者除了丧失踝反射外，其腱反射及运动神经元功能是完好的，感觉丧失通常是轻微的。除阳痿外，自主神经功能障碍并不明显。

2. 辅助检查

神经系统检查一般无严重异常，四肢腱反射、肌力多正常，振动觉亦常正常，神经传导速度大多正常或轻度异常。

3. 诊断

全国科学技术名词审定委员会在2017年《老年医学名词》（第1版）中指出，该病的定义为：与血糖控制不良有关的神经性突发严重疼痛。该病主要累及大腿、下肢，伴有严重的肌肉萎缩、肌无力，并可导致抑郁、糖尿病恶病质。

4. 鉴别诊断

（1）急性疼痛性第Ⅲ对脑神经麻痹与颅内肿瘤、动脉瘤：糖尿病性第Ⅲ对脑神经损伤的特征是不影响瞳孔功能，而颅内肿瘤/动脉瘤压迫性神经病变则不然。这不是绝对的区别，因此可能需要行MRI检查。

（2）急性疼痛性神经病变与对称性末梢感觉神经病变疼痛：后者以轻、中度疼痛为主，感觉障碍明显，振动觉下降及神经传导速度减慢明显，大多伴有其他自主神经病变的临床表现。

（3）其他：糖尿病性急性疼痛性神经病变的症状典型易于发现，但缺乏阳性检查结果，故有被归结为精神神经症状的危险。躯体的单神经病变及神经根病变则需与脊髓受压损伤相鉴别。

二、中医诊断与鉴别诊断

1. 临床表现

该病临床表现有持续带烧灼感的疼痛，可有间歇的灸热样刺痛，以足底最重，脚多感觉肿胀，从足往上放射至小腿，也可累及整个下肢，偶包括手掌，晚上较剧。部分患者可有跟腱反射消失。

2. 诊断

（1）辨证要点：辨阴阳，阴虚者常有虚热内扰之证；阳虚者一派虚寒之象，再结合舌脉可以鉴别。

（2）辨证分型标准

1）阴虚燥热：以突发局部尤其多见于双下肢剧痛为主要症状，多为持续性或有阵发性加剧，常夜间更重；口干欲饮水或大便干燥，常伴心烦、失眠、紧张或焦虑等。舌质红，苔薄黄，脉细数。

2）阳虚络闭：身体局部疼痛，夜间加重，甚至彻夜难眠，呈冷痛，遇冷加重，纳食减少，或便溏、尿清冷、夜尿增多，伴腰膝酸冷、阳事不举、四肢厥冷。舌淡，苔白腻，脉弱。

（3）鉴别诊断：注意痹证与痿证的鉴别，二者的症状主要都在肢体关节、肌肉。鉴别要点首先在于痛与不痛，痹证以筋骨、肌肉、关节疼痛为主；痿证以肢体筋脉弛缓不收或痿弱不用、肌肉瘦削为特点，多无疼痛。

第四节　脑神经病变

一、西医诊断与鉴别诊断

（一）眼肌麻痹

1. 临床表现

脑神经病变起病多急，主要表现是动眼神经和外展神经受累而引起的眼肌麻痹（眼球外肌失神经支配而致眼球旋外不能），面神经也可累及，已有报道提出听神经可受累。发病率为 0.4% ～ 19.8%，多见于中老年患者。日本统计的 38 例患者，平均发病年龄为 58 岁，国内报道 65 岁左右较多。动眼神经受累者，一般突然起病，部分患者一天或数天前有先兆症状，如上唇小针刺感或发麻，有的患者感到眼球后面或眼球上面疼痛，也有的感到同侧额部疼痛，但约有一半患者无此种先兆性疼痛。检查有眼睑下垂，眼球的内收、上下活动受限，瞳孔一般无改变（不完全性动眼神经麻痹）；但也有的表现为眼睑下垂、眼球固定、瞳孔扩大、光反射消失，此为完全性动眼神经麻痹，动眼神经支配的眼外肌及眼内肌均受累，可伴头痛、眼眶部疼痛、复视等。双侧受累机会均等。部分患者有自愈倾向，并可反复发作。白求恩医科大学第三临床医学院报道了 1 例糖尿病并发双支脑神经病变（左动眼神经麻痹、右面神经麻痹）患者，表现为左眼睑下垂，明显复视，左眼上视、下视、内收均有明显障碍，双眼外展良好，双侧额纹对称，右鼻唇沟变浅，右口角低垂。

2. 辅助检查

（1）眼位检测：对眼球位置进行的检查。眼球位置又分为正位视、隐斜视和显斜视。常用的四种检查方法是遮盖法、角膜映光法、单视标检查法（两眼视网膜的物像是同一物体的景象）和双视标检查法（两只眼分别注视两个不同的视标）。

1）遮盖法：患者的眼球必须有运动功能才能利用遮盖法检查眼位，如果患者眼球运动功能严重受损，甚至不能运动，则不适合用遮盖法检查眼位。另外，患者两只眼都必须具备注视能力，需精力集中，能够配合。

2）角膜映光法：如果患者一只眼或两只眼注视不好，不能稳定地持续注视正前方的视标，或是眼球运动功能很差，或是存在严重的限制因素，使眼球不能运动，或者患者年幼、注意力太差不能合作，以上情况都适合做角膜映光法检查眼位。这种方法只能粗略地估计斜视角，远不如三棱镜遮盖法精确，而且在评估斜视时，不能把 Kappa 角除外。

3）单视标检查法：两只眼同时观察一个视标，使患者产生复视，根据复视像的位置变化来判断眼位。主要包括三种方法，即红色滤光片法、单马氏杆检查法和双马氏杆检查法。

4）双视标检查法：该方法是指患者不仅用两只眼分别注视各自的视标，而且是用各自的中心凹注视视标。这样，在各个诊断眼位上检查到的既是主观斜视角，也是客观斜视角。在为患者检查斜视角时，先查第一斜视角，再查第二斜视角。这类检查法要求患者必须具备正常视网膜对应关系。

（2）电生理检查：瞬目反射（BR）、双侧面神经传导速度、额肌和口轮匝肌肌电图（EMG）检查是面神经麻痹后常用的评价方法。

1）瞬目反射：通过观察瞬目反射中患侧及对侧的 R_1、R_2 是否出现，以及 R_1 的潜伏期和波幅了解病变是否完全。

2）双侧面神经传导速度：面神经传导速度测定一般在鼻旁肌、眼轮匝肌或口轮匝肌记录，主要是观察对比两侧肌肉动作电位的波幅及潜伏期。

3）肌电图检查：该检查主要是用同芯针电极在额肌、眼轮匝肌或口轮匝肌做记录，观察是否出现自发电位以及运动单位电位的情况从而判断病情的严重程度。一般自发电位在失神经支配的大约 2 周后出现，常见的是在患侧观察到纤颤电位或正锐波，在神经修复期会出现高波幅、长时限的运动单位电位。

（3）MRI 检查：MRI 具有软组织分辨率高、多参数成像、无电离辐射等优点，可以作为面神经影像检查的首选方法。3D-MRI 成像序列提供的毫米级、亚毫米级图像结合三维重建（MPR）技术，不仅能清晰显示面神经，还能显示面神经与邻近组织结构的空间关系，如周围是否存在血管、占位等压迫面神经。3D-T_2WI（3D-TSE、3D-FIESTA、3D-CISS、3D-SPACE 等）序列的神经 – 脑脊液间信号对比高，在显示脑池段面神经形态方面具有优势。3D-T_1WI（3D-TOF、3D-FLASH、3D-SPGR、3D-VIBE 等）可以显示面神经主干全程及周围动脉血管，有利于评估血管压迫面神经，也是面神经增强扫描的首选序列。

3. 诊断

该病具有脑神经病变相关的临床表现，有糖尿病病史或脑神经病变可为糖尿病首发症状，先于糖尿病症状而出现，排除其他可能引起该脑神经病变的疾病。脑神经病变与糖尿病病程和严重程度无明显相关性，该病预后较好，很少有复发，多自行缓解。

眼肌麻痹诊断标准，参照国家中医药管理局制定的《中医病证诊断及疗效标准》中的诊断标准：①眼位偏斜，患眼向麻痹肌作用的相反方向偏斜；②眼球活动障碍，患眼向麻痹肌作用方向活动受限；③第二斜视角大于第一斜视角；④代偿头位，头向麻痹肌方向偏斜；⑤复视，双眼视一为二；⑥头晕目眩，或有恶心、呕吐。

（二）周围性面神经麻痹

1. 临床症状

部分患者发病前或病初有同侧耳内、下颌角或耳后颈枕部疼痛，极少数患者早期有发冷、发热。典型表现为患侧面部所有表情肌瘫痪，如额纹变浅或消失，眼睑不能闭合，或闭合不全时露白，属贝尔现象；有时自然流泪或遇风流泪；患侧耳听力下降或听觉过敏，个别伴有眩晕；部分患者患侧舌麻木、味觉减退，患侧面部僵硬不舒，口角下垂并被牵向健侧，咀嚼时患侧无力，进食卡塞、漏水。

2. 体征

面神经分布区的主观检查可见患侧皱额、皱眉、闭眼、蹙鼻、鼓腮、露齿、噘嘴和吹口哨等动作无力或完全不能，部分患者耳后乳突区域压痛，或耳郭、外耳道出现疱疹；角膜反射患侧减退，患侧听觉气导增强或减退，舌前 2/3 味觉减退，可同时出现，也可单独出现。极端个案出现患侧面瘫，同时伴有同侧听力下降、咽反射消失，咽腭弓松弛，属第Ⅶ、Ⅷ、Ⅸ对脑神经同时受累，而无其他脑神经及肢体病变。

3. 诊断

（1）瞬目反射异常范围标准：参照党静霞介绍的《瞬目反射正常值标准》（2005）确定的瞬目反射异常范围标准。具体内容为：患侧 R_1、R_2 及对侧 R_2 波幅下降或未出现，R_1 潜伏期 ≥ 12 ms；双侧 R_1 潜伏期之差 ≥ 2 ms；双侧 R_2 及对侧 R_2 潜伏期 ≥ 37 ms；双侧 R_2 潜伏期之差 ≥ 4 ms。

（2）面神经传导速度测定的异常标准：①患侧未引出明确波形；②双侧潜伏期之差 ≥ 0.5 ms；③患侧波幅较健侧波幅下降。

（3）肌电图检测的异常标准：静息时出现纤颤电位、正锐波等；轻收缩时出现长时限、高波幅的运动单位电位；最大力收缩时呈单纯相或混合相。

4. 鉴别诊断

（1）糖尿病性眼肌麻痹

1）Tolosa-Hunt 综合征：多为颅内颈内动脉非特异性炎症所致，疼痛较为明显，且多为完全性动脉神经麻痹。

2）重症肌无力：慢性起病，症状呈现典型的晨轻暮重；可以伴有吞咽障碍，新斯的明试验及疲劳试验阳性，肌电图低频刺激呈明显递减现象。

3）后交通动脉瘤：急性发病，伴有或不伴有头痛，有瞳孔受累，做 CT 血管成像或数字剪影血管造影可确定诊断表现。

4）脑干卒中性眼肌麻痹：符合中国脑血管病防治指南的诊断标准，具有脑血管病危险因素，卒中样起病，经过头部 MRI 检查脑干有小的梗死灶或少量出血，经过改善循环治疗后症状好转，排除动脉瘤及占位病变。

5）痛性眼肌麻痹：多为颈内动脉颅内段非特异性炎症所致，疼痛较为明显，且多为完全性动眼神经麻痹，部分患者 CT 检查有海绵窦扩大、密度增高、眶尖高密度影像等，常伴血沉、C 反应蛋白或类风湿因子的异常，激素治疗有效。

（2）糖尿病性面神经麻痹

1）中枢性面瘫：患者面上部的表情肌并无瘫痪，故蹙额、皱眉、闭目动作均完好，平静时患侧口角也不呈下坠现象。

2）急性感染性多发性神经炎（吉兰－巴雷综合征）：可有周围性面神经麻痹，但常为双侧性，绝大多数伴有其他脑神经及肢体对称性瘫痪，以及脑脊液蛋白细胞分离现象等。

3）面神经管邻近结构的病变：见于中耳炎、乳突炎、中耳乳突部手术及颅底骨折等，可有相应的病史及临床症状。

4）脑桥小脑角损伤：多同时损伤外展神经、三叉神经、位听神经及同侧小脑、延髓。故除周围性面瘫外，还不同程度伴有同侧面部痛觉障碍、耳鸣、耳聋、眩晕、眼球震颤、麻痹性斜视、肢体共济失调及对侧肢体瘫痪等症状，称"脑桥小脑角综合征"，多见于该部肿瘤、炎症等。

5）茎乳孔以外的病变：见于胆脂瘤、腮腺炎、腮腺肿瘤、颌颈部及腮腺区手术等。除周围性面瘫外，尚有相应疾病的病史及临床表现。

6）桥脑损伤：脑桥面神经核及其纤维损伤可出现周围性面瘫，但常伴有脑桥内部邻近结构，如外展神经、三叉神经、锥体束、脊髓下行纤维等的损伤，而出现同侧眼外直肌瘫痪、面部感觉障碍和对侧肢体瘫痪（交叉性瘫痪）。见于该部肿瘤、炎症、血管病变等。

7）白血病：可在发病一定阶段发生双侧或单侧周围性面瘫，多是病变侵及脑部的一种表现。侵犯不同脑神经出现的相应症状和体征，应与单纯的面神经麻痹鉴别。

二、中医诊断与鉴别诊断

（一）糖尿病性眼肌麻痹（消渴睑废／斜视）

1. 临床表现

该病临床表现主要包括有或无消渴病"三多一少"的症状，伴复视、眼肌麻痹、上眼睑下垂、瞳孔功能障碍、眼球运动受限及对光反射消失。

2. 诊断

（1）辨证要点：辨虚实，虚证者多为脾虚，中气下陷，清阳不升；实证者多为风痰、瘀血阻络。

（2）辨证分型标准

1）脾虚气弱：上胞提举乏力，掩及瞳神，晨起或休息后较轻，午后或劳累后加重，每伴神疲肢倦、食欲缺乏等症。舌淡，苔薄，脉弱。

2）风痰袭络：多为单侧上胞下垂，起病突然，多伴有目珠转动失灵，目偏视，视一为二，常伴眉额酸胀。舌红，苔白腻，脉弦滑。

3）瘀血内阻：消渴日久，上胞下垂，胞睑肿硬变厚，致上胞重坠难举，可伴有眼痛，舌质暗淡或有瘀点、瘀斑，脉细涩。

（3）鉴别诊断：注意与沙眼的鉴别，后者是由沙眼衣原体感染引起的一种慢性眼病，病眼睑结膜血管模糊，粗糙不平，形似沙粒。沙眼严重者后期可出现上胞下垂，邪毒壅盛，脉络瘀阻，胞睑肿硬变厚，致上胞重坠难举，或病变累及提睑筋肉而无力提举。

（二）糖尿病性面瘫（中风－中经络）

1. 临床表现

该病临床表现为急性起病，于清晨洗脸、漱口等时自己发现或被人发现口角㖞斜。病初可有下颌角或耳后疼痛。症状于数小时或1～2天内达高峰，常一侧面部表情肌瘫痪，额纹消失，不能皱额、蹙眉，上睑下垂，或眼裂扩大而致眼睑不能闭合或闭合不全，试闭眼时，瘫痪侧眼球向上外方转动，露出白色巩膜。病侧鼻唇沟变浅，口角下垂，露齿时口角歪向健侧，鼓气或吹口哨时漏气。

2. 诊断

（1）辨证要点：辨中经络、中脏腑。中经络者虽有半身不遂、口眼㖞斜、语言不利，但意识清楚；中脏腑则昏不知人，或神志昏糊、迷蒙，伴见肢体不用。

（2）辨证分型标准

1）风痰阻络：突然起病，以口眼㖞斜、面部抽动，或口角流涎、流泪等为主证。可伴有口淡无味、头昏困重、面部或肢体麻木，舌胖、苔腻。

2）气滞血瘀：发病或急或缓，逐渐加重，出现口眼㖞斜，下颌或耳后疼痛，舌质瘀暗，或伴胸闷头昏。

3）痰瘀互结：口眼㖞斜病程已久，久未痊愈，仍流泪、流涎，可多次反复发作，可有面舌麻木，大便干燥、排便不畅，舌质瘀暗或胖大。

（3）鉴别诊断

1）中风与口僻：口僻俗称吊线风，主要症状是口眼㖞斜，但常伴耳后疼痛，口角流涎，言语不清，而无半身不遂或神志障碍等表现，多因正气不足，风邪入脉络，气血痹阻所致，不同年龄均可罹患。

2）中风与厥证：厥证也有突然昏仆、不省人事之表现。一般而言，厥证神昏时间短暂，发作时常伴有四肢逆冷，移动时多可自行苏醒，醒后无半身不遂、口眼㖞斜、言语不利等表现。

3）中风与痉证：痉证以四肢抽搐、项背强直，甚至角弓反张为主证，发病时也可伴有神昏，需与中风闭证相鉴别。痉证之神昏多出现在抽搐之后，而中风患者多在起病时即有神昏，而后可以出现抽搐；痉证抽搐时间长，中风抽搐时间短；痉证患者无半身不遂、口眼㖞斜等症状。

4）中风与痿证：痿证可以有肢体瘫痪、活动无力等类似中风之表现，而中风后半身不遂日久不能恢复者，亦可见肌肉瘦削、筋脉弛缓，两者应予以区别。痿证一般起病缓慢，以双下肢或四肢瘫痪，或肌肉萎缩、筋惕肉瞤多见，而中风的肢体瘫痪多起病急骤，且以偏瘫不遂为主；痿证起病时无神昏，中风则常有不同程度的神昏。

第五章　糖尿病性神经病变的治疗

第一节　糖尿病性神经病变的西医治疗

糖尿病性神经病变是糖尿病最常见的慢性并发症之一，病变可累及中枢神经和周围神经，以后者多见。糖尿病性神经病变的发生与糖尿病病程、血糖控制等因素相关，病程达 10 年以上者，易出现明显的神经病变临床表现。糖尿病中枢神经病变是指大脑、小脑、脑干、脊髓一级运动神经元及其神经纤维的损伤，还包括在脊髓内上行的感觉神经纤维的损伤。糖尿病性周围神经病变是指周围神经功能障碍，包含脊神经、脑神经及自主神经病变，其中以远端对称性多发性神经病变（distal symmetric polyneuropathy neuropathy，DSPN）最具代表性。

目前临床上无法根治该病，只能根据现有证据寻找可行或可能有益的方法，以此减少患者痛苦，降低致残率，提高生存质量。

一、基础疾病治疗

（一）严格控制血糖

研究表明，在 1 型糖尿病患者中，通过强化降糖 6.5 年，使糖尿病控制的终末阶段和并发症发生推迟了至少 8 年。一方面，血糖控制不佳会导致糖尿病痛性神经病变的发生，也有证据表明血糖升高会促进糖尿病性神经病变的发展。此外，糖尿病痛性神经病变的疼痛程度与血糖波动有一定的相关性。另一方面，长期高血糖状态会导致一系列代谢紊乱，异常的代谢产物既可直接损伤神经，又可通过影响神经的营养和血供而损伤神经。可能的发病机制为：①多元醇代谢通路的活性增高。大量研究发现在糖尿病高渗状态下，醛糖还原酶活性大大提高，而此时山梨醇脱氢酶活性却降低，导致山梨醇在神经细胞内大量蓄积，细胞水肿变性坏死，使肌醇磷脂合成减少，最终导致 Na^+–K^+–ATP 酶活性降低，神经细胞去极化而传导速度减慢。此外，钠潴留还会导致细胞水肿，髓鞘肿胀，轴索分离和变性。②由于葡萄糖与肌醇为同分异构体，故可竞争性抑制神经细胞肌醇的摄取，神经细胞内肌醇的减少在糖尿病性神经病变的发生中起着重要作用。③长期高血糖可促进体内各种蛋白质尤其是长寿命的蛋白质发生非酶促糖基化作用，形成 Shifft 碱，从而生成糖基化终末产物（advanced glycation end products，AGEs）使组织结构功能改变，导致器官功能障碍。

基于上述因素，许多学者提出严格控制血糖是防治神经病变的基本措施。不能仅满足于糖化血红蛋白值达标，而是要使糖尿病患者尽快达到正常平稳的血糖控制目标，即将控制血糖作为治疗糖尿病性神经病变的第一步，同时不能忽视强化降糖治疗带来的体质量增长及低血糖风险。北美部分国家实施的糖尿病控制与并发症研究及英国前瞻性糖尿病研究（United Kingdom prospective diabetes study，UKPDS）均已报告，虽然控制血糖在 1 型和 2 型糖尿病中所占地位，因发病机制不同而有所差异，但严格的血糖控制是目前唯一已被证实的治疗途径。良好的血糖控制是治疗糖尿病性周围神经病变的基础，开始越早，治疗效果越明显。理想的血糖控制措施包括严格控制饮食、适量运动、合理应用降糖药物、适当应用胰岛素制剂及严格血糖监测等。目前临床常用的新型降糖药物为胰高血糖素样肽1（GLP-1）长效类似物制剂和二肽基肽酶-4（DPP-4）抑制剂等，降糖效果良好且安全性高。

近年来，许多临床试验包括多中心对照试验也证明，严格的血糖控制能延缓糖尿病多神经病变的发生和发展，明显延缓运动或感觉神经传导速度的减慢。血糖控制不良者，神经病变的发生率较高。如2009年Duckworth等随访了1791名退伍军人，中位随访年限5.6年，发现严格控制血糖后糖尿病性周围神经病变减少约5%；Linn等报道随访49例糖尿病患者约5年，强化降糖治疗后神经病变可减少70%。严格控制饮食、适量运动、合理应用降糖药物和适当的应用胰岛素制剂及严格血糖监测，使患者血糖控制在理想水平且密切监测危险指标，能使糖尿病性周围神经病变得到有效的防治，多数学者将血糖控制的靶目标推荐为糖化血红蛋白小于7.0%，在确保没有显著低血糖时，患者糖化血红蛋白应尽可能接近正常，这可使糖尿病性周围神经病变得到有效防治。

也有研究提出，一般的血糖控制也能延缓神经病变的进展，但这些研究存在样本含量少、随访时间短的缺陷。部分患者尽管用强化胰岛素治疗，也不能将其血糖控制在正常范围内。有时良好的血糖控制并不能使神经功能完全改善。更重要的是严格的血糖控制，有引起严重的低血糖可能，严重者可出现昏迷、癫痫发作，还可引起急性疼痛性神经病变。动物实验发现，低血糖还可导致轴突变性。因此必须在控制血糖的基础上，综合应用其他治疗方法。

（二）积极治疗代谢综合征

近年来欧洲糖尿病基础多项研究表明，糖尿病性周围神经病变的影响因素除高血糖外，还包括高血脂、高血压、肥胖、吸烟等代谢因子，这些因素均与糖尿病性周围神经病变独立相关，可加快神经病变损伤，因此控制血糖的同时积极调整生活方式，纠正高血压与高血脂，改善代谢紊乱，对预防治疗糖尿病性周围神经病变同样关键。积极控制高血糖与代谢综合征的治疗是防治糖尿病性周围神经病变最重要和最根本的手段。另外，做好卫生宣教，对糖尿病患者加强健康教育是增强患者自我保健意识、提高患者自我保健能力的唯一基本手段，应引起充分重视。

二、基于发病机制的治疗

糖尿病性神经病变是多种发病机制共同作用的结果，应基于不同的发病机制选择不同的治疗方法。

（一）醛糖还原酶抑制剂

醛糖还原酶抑制剂是目前临床使用较广泛且效果较为理想的药物。大量的实验表明，使用醛糖还原酶抑制剂通过抑制醛糖还原酶活性，可以降低神经细胞内山梨醇水平，减少山梨醇和果糖在周围神经组织的沉积，恢复肌醇及Na^+-K^+-ATP酶活性，明显改善神经传导速度及神经的形态学异常，同时增加神经细胞血供，还可以缓解患者麻木、自发性疼痛等症状，延缓糖尿病性神经病变的发展。醛糖还原酶抑制剂常用的药物有依帕司他（Epalrestat）、托瑞司他（Tolrestat）、菲达瑞斯（Fidarestat）等。

Hotta等通过一项为期3年的随机对照试验研究证明依帕司他能有效延缓糖尿病性神经病变的发展，改善相关症状，提高患者的生活质量。吴桂林采用依帕司他片治疗糖尿病性周围神经病变患者86

例，连续治疗 3 周后患者各种症状评分均明显下降（$P < 0.05$），尺神经、胫神经及正中神经的运动神经传导速度（MNCV）和感觉神经传导速度（SNCV）均较治疗前显著改善（$P < 0.05$），且治疗总有效率达 90.70%，取得令人满意的疗效。一项纳入 7 篇随机对照试验（RCT）和 2 篇临床对照试验（CCT）共涉及 793 例患者的系统评价结果显示，单用依帕司他治疗糖尿病性周围神经病变的有效率为 75.0%，明显高于对照组的 44.9%，且仅有一篇出现不良反应，初步证明了依帕司他治疗糖尿病性周围神经病变的有效性与安全性。

Nicolucu 等对 Tolrestat（醛糖还原酶抑制剂的一种）治疗糖尿病周围神经病的效果进行了 Meta 分析。共纳入了三个随机对照试验，共 738 人，全部入选者均为糖尿病周围感觉或运动神经病变患者。入选者被随机地分为试验组和对照组，试验组给予托瑞司他 200 mg/d 或 400 mg/d，对照组给予安慰剂，随访时间 24 ~ 52 周，其终点指标为运动神经传导速度。Meta 分析结果显示：与安慰剂对照组相比，神经功能进一步损伤的危险度明显降低。该 Meta 分析认为需要进行以糖尿病足为终点指标的长期临床试验。Nakayama 等观察了 28 例亚临床或轻型糖尿病性神经病变患者，随机地分为对照组（$n=13$）和试验组（$n=15$），试验组给予依帕司他 150 mg/d，随访时间 24 周。结果表明，依帕司他对糖尿病性神经病变的早期阶段有治疗效果。目前欧洲临床上应用的有 Torestat 和依帕司他。其临床效果未达到理想效果，可能是因为醛糖还原酶抑制剂可以减慢而不能逆转糖尿病性神经病变的进展，故需进一步做严格的高质量的临床试验来证实其效用。

（二）糖基化产物抑制剂

糖基化反应是糖尿病性神经病变的重要发病机制之一。持久的高血糖使体内晚期糖基化终末产物不断积累，沉积于神经组织的糖基化终末产物不仅修饰了细胞骨架蛋白、髓鞘蛋白及基质蛋白等，从而直接损伤神经结构与功能，而且还通过增强氧化应激反应或与神经元表面糖基化终末产物受体（RAGE）作用进一步导致神经功能紊乱。糖基化终末产物还可引起神经微循环障碍。

氨基胍是最早发现的糖基化终末产物抑制剂，除氨基胍（AG）外，还有多种抗糖基化终末产物抑制剂，如吡哆胺、OPB-9195、吡哆醛 - 氨基胍复合物、ALT-711 等。氨基胍和 OPB-9195 可与 Amadori 产物反应阻止早期糖基化产物的进一步重排，从而抑制糖基化终末产物的生成，对糖基化终末产物的交联也有一定的影响；并有动物实验证明氨基胍对脑缺血 - 再灌注神经细胞损伤具有一定的保护作用。ALT-711 是维生素 B_1 的衍生物，主要通过阻断糖基化终末产物的交联作用减轻糖基化终末产物对组织的损伤。此外，目前已知的糖基化终末产物受体阻断剂有抗糖基化终末产物受体抗体和可溶性糖基化终末产物受体（sRAGE）两种，抗糖基化终末产物受体抗体可封闭细胞膜表面的糖基化终末产物受体，使其不能与糖基化终末产物结合发挥生物学效应；可溶性糖基化终末产物受体缺少完整糖基化终末产物受体分子的跨膜域和胞内域，可竞争性地与糖基化终末产物结合而抑制其细胞效应。

Feng 等研究报道，糖基化终末产物抑制剂可抑制神经内糖基化终末产物生成与聚集，保护血管内皮细胞，改善神经微血管的有效血流量与完整性，提高神经传导速度。Samuel 等研究发现有些降血糖药物，如吡格列酮、二甲双胍及己酮可可碱，除了可以降低血糖、治疗糖尿病性周围血管病变外，还具有抑制糖基化的作用。

（三）抗氧化剂

氧化应激可能是导致糖尿病性神经病变的共同因素。研究表明，糖尿病状态下，由于非酶糖基化及多元醇通路活性增强，引起自由基产生过多和（或）抗氧化作用障碍，促进蛋白、低密度脂蛋白、DNA 的氧化，导致血管内皮细胞损伤，最终使局部神经缺血、缺氧，引起神经元变性，阻碍轴突运输和信号转导，从而引起糖尿病性神经病变的发生。因此，自由基清除剂和抗氧化剂被用于糖尿病性神经病变的治疗。此类药物通过抑制神经内氧化应激状态，改善神经细胞缺血、缺氧状态，加快神经传导速度，从而改善糖尿病性神经病变的症状。硫辛酸（ALA）、依达拉奉、蛋白激酶抑制剂（PKC）等应用较多。

硫辛酸被认为是目前已知的效果最强的天然抗氧化剂，可以清除自由基、螯合金属离子、再生抗氧化物质，可静脉注射或口服，在欧美地区广泛应用，具有显著缓解糖尿病性周围神经病变患者临床症状的作用，且副作用少。动物实验提示，一定剂量的硫辛酸可阻止糖尿病动物模型中脂多糖的生成，提高周围神经传导速度和血流水平，显著减弱组织中的氧化应激状态，逆转糖尿病性神经病变损伤和神经病变的症状。Zieglerd 等报道，600 mg/d 静脉注射 α- 硫辛酸 3 周可明显改善糖尿病性周围神经病变症状，并伴有神经反应性和传导速度功能改善，使用安全性高。另有研究表明每天口服 600 mg 的 α- 硫辛酸治疗 5 周，可以减轻糖尿病性周围神经病变的主要症状，包括有临床意义的疼痛、自主神经感觉异常以及麻木。临床和预后的相关研究显示了此药物的安全性和有效性。在一项纳入 18 个随机对照试验，共涉及 1268 例患者的 Meta 分析结果中，硫辛酸治疗组的治疗效果明显优于对照组（OR=1.30，95%CI 为 1.21 ~ 1.39），表明其治疗糖尿病性周围神经病变具有确切的疗效。一个多中心随机对照试验发现硫辛酸可以轻微改善心脏自主神经功能，且没有明显的副作用；但亦有相反的结果，另一多中心随机对照试验未发现硫辛酸能明显改善神经病变症状，故需进一步研究证实其作用。

依达拉奉具有捕获羟自由基的活性及拮抗脂质过氧化反应，缓解组织损伤，改善神经缺血缺氧，从而促进神经传导改善及受损神经组织修复的作用。研究发现经依达拉奉治疗组的神经传导功能及氧自由基清除能力指标改善幅度均明显高于对照组，其治疗总有效率也明显较高。

（四）神经营养和修复

常用药物有神经营养因子、辅酶类（甲钴胺）、神经节苷脂等。

1. 神经营养因子

目前已发现了多种神经营养因子，包括神经生长因子（NGF）、神经营养肽、NT-3、类胰岛素样生长因子（IGF）等，其中研究较多的为神经生长因子和类胰岛样生长因子。近年来神经生长因子已被批准上市并用于糖尿病性周围神经病变的辅助治疗，临床试验结果显示，补充外源性神经生长因子后，糖尿病性周围神经病变患者临床症状得到明显改善，自觉症状改善率高达 87.3%，明显高于对照组的57.6%。单唾酸神经节脂（GMI）、三磷酸胞苷二钠（CTP）、小牛血去蛋白提取物等均有用于治疗糖尿病性周围神经病变的临床报道，也有不同程度的促进糖尿病性周围神经病变患者临床症状改善的效果。

2. 辅酶类（甲钴胺）

甲钴胺是蛋氨酸合成酶的辅酶，也是维生素 B_{12} 在体内的活性代谢产物，在外周神经中，其比维生素 B_{12} 含量更高，可直接转运入神经细胞内，并通过甲基化作用，刺激轴浆蛋白质及卵磷脂的合成，促进髓鞘形成和受损的神经组织修复，改善神经组织传递及代谢障碍。大量临床研究表明，甲钴胺能明显改善糖尿病合并末梢神经病变患者的临床症状，对糖尿病性周围神经病变，尤其是伴有周围神经损伤者，具有显著的防治效果。

动物实验显示，对糖尿病大鼠早期（第 8 天）单用甲钴胺治疗，2 个月后腓肠神经的髓鞘神经纤维数量、髓鞘神经纤维密度、神经轴索和髓鞘的大小均显著优于对照的糖尿病组，故单用甲钴胺治疗对糖尿病性周围神经病变的损伤有一定的防治作用，且对周围感觉神经损伤的疗效尤优。临床应用甲钴胺制剂治疗 3 个月后，75% 患者的自发肢体疼痛、麻木有较显著的改善，超过 50% 病例的皮肤感觉减退、发冷、发热、口干、排尿障碍等症状明显改善。一项为期 4 周的随机对照试验证明，将甲钴胺 500 μg 加入 250 mL 生理盐水中静脉滴注，1 次 / 日，可显著改善糖尿病性周围神经病变的症状和肌电图检查的相关指标。

3. 神经节苷脂

外源性给予神经节苷脂（GS）可以改善运动神经传导速度，使再生神经纤维直径增大，并且神经节苷脂能进入神经细胞膜，激活离子泵酶的活性，对自主神经病变也有一定疗效。姚爱瑛等观察了 40 例患者，将患者随机地分为试验组（采用神经节苷脂治疗）和对照组（给予 B 族维生素）。结果显示试验组神经传导速度和临床症状明显改善（$P < 0.01$），而且无不良反应，近期疗效好。但亦有不同意见，在临床治疗过程中患者有格林 – 巴利综合征发生，但无证据支持其与应用神经节苷脂有关。目前认为神经节苷脂有较好耐受性和安全性。

（五）肌醇

研究认为神经细胞内肌醇的减少是糖尿病性神经病变的发病机制之一，L- 岩藻糖是依赖 Na^+ 的肌醇转运过程的竞争性抑制剂。Anders 等用 L- 岩藻糖喂养大鼠 24 周，发现神经细胞内肌醇水平和 Na^+– K^+–ATP 酶的活性明显下降，神经传导速度下降，若加入 1% 肌醇，则可以完全阻止上述改变。临床上早期应用肌醇可有一定疗效，但起效较慢，需进一步探索。

（六）必需脂肪酸

两个多中心随机对照试验表明，亚麻酸（GLA）能明显改善神经的生理功能和临床症状，但亚麻酸治疗需与其他治疗，如醛糖还原酶抑制剂（ARIs）等相配合。动物实验证明，亚麻酸和还原酶抑制剂在恢复神经功能方面有明显的相互作用。

（七）血管扩张药及改善微循环治疗

1. 钙离子拮抗药

钙离子拮抗药如尼莫地平、硝苯地平等能阻断钙离子内流，促进周围血管扩张，增加神经末梢血流，改善周围神经缺血、缺氧，同时还对神经组织具有直接保护的作用。

吴慧咏等人观察了 78 例糖尿病性周围神经病变患者，将试验对象随机分为试验组（n=38, 给予尼莫地平）和对照组（n=40, 给予川芎嗪），疗程为 2 周。结果表明，尼莫地平治疗组有效率与对照组相比差异有统计学意义，而且在治疗过程中无明显副作用。需注意的是，脑水肿或颅内压明显升高者禁用尼莫地平，低血压者慎用。尼莫地平治疗糖尿病性周围神经病变值得在临床上推广。陆建宏将糖尿病性周围神经病变患者随机分组后，对照组给予常规治疗，治疗组则加用尼莫地平口服，结果治疗组总有效率和显效率均明显高于对照组，治疗组仅 2 例出现不良反应，经处理后均缓解，提示尼莫地平治疗糖尿病性周围神经病变安全、有效。国外有研究采用钙离子通道拮抗药，包括尼莫地平、硝苯地平、氨氯地平和地尔硫䓬与安慰药剂进行随机双盲试验后发现，钙离子通道拮抗药具有显著地改善血管内皮功能、增加神经末梢周围血流量、促进微血管生长、改善周围缺血缺氧等的作用，同时还参与抗感染和抗氧化应激反应，促进神经传导速度加快，从而缓解糖尿病性周围神经病变患者临床症状。

2. 前列地尔

前列地尔即前列腺素 E_1（PGE_1），具有扩张血管、降低血液黏稠度、抑制血小板聚集等作用，同时可清除微血栓，防止血栓形成，能增加神经末梢血流，改善微循环障碍，从而改善神经组织缺血、缺氧，促进神经功能恢复。我国 2 型糖尿病防治指南中将改善糖尿病性周围神经病变症状纳入此类药物适应证。刘琳等研究报道应用脂微球前列腺素 E_1 能使糖尿病性周围神经病变患者神经病变症状明显改善和神经传导速度明显提高，并且副作用少。钱峰等人将 80 例糖尿病性周围神经病变患者进行随机分组后，对照组 40 例予甲钴胺针剂注射治疗，治疗组 40 例予前列地尔脂微球载体注射液治疗，结果两组患者经治疗后疼痛和麻木感均明显改善，但相比较而言前列地尔改善效果更优（$P < 0.05$），进一步观察显示两组患者正中神经感觉和运动传导速度均显著增加，两组间改善效果相近，提示前列地尔能显著改善糖尿病性周围神经病变患者疼痛和麻木感，同时明显改善神经传导速度。

3. 其他

近年来研究发现血管紧张素转化酶抑制剂（ACEI）、双嘧达莫、巴曲酶、蝮蛇抗栓酶等对糖尿病性周围神经病变具有确切的疗效，或者与其他药物联合使用可提高对糖尿病性周围神经病变的治疗效果。

三、对症治疗

糖尿病患者有自主神经受累是相当常见的，据多数文献报道，其患病率为 17% ~ 40%。个别学者报道的患病率达 72% 及 80%，可能与测试手段及标准不同有关，但可以清楚地看到自主神经受累在糖尿病患者中是很常见的。其中相当一部分患者并无症状，仅通过自主神经检查才发现有自主神经受累。一部分患者仅一个或两个系统受累，也有不少患者有多系统的自主神经受累。

（一）糖尿病性心血管自主神经病变

该病主要表现为心率变异性下降（HRV）、静息心动过速、直立性低血压及猝死（恶性心律失常）。早期确诊糖尿病性心血管自主神经病变（diabetic cardiovascular autonomic neuropath，DCAN）对治疗的成功是至关重要的。已经表明定期功率自行车耐力训练可逆转 DCAN 早期患者的心率变异性下降，而对严重 DCAN 患者是无效的。DCAN 治疗的目的是控制症状或减缓加重。目前的方法是使用非药物和药理学方法的组合，包括改变生活方式、强化血糖控制和治疗潜在的风险因素，如高脂血症和高血压。其中，非药物治疗是治疗 DCAN 的基石，是多途径的治疗方式。

1. 对症治疗的方式

（1）血糖控制：来自 29 个中心的糖尿病控制和并发症试验研究对 1441 例 1 型糖尿病患者随访 9 年，采用传统心血管反射试验评估是否存在 DCAN，发现强化治疗降低血糖可延缓 DCAN 的进展，此后血糖与 DCAN 的关系则越来越受重视。从机制上看，高血糖及胰岛素抵抗通过山梨醇 / 烟酰胺腺嘌呤二核苷酸磷酸（NADPH）途径、一氧化氮途径以及非酯化脂肪酸的共同作用导致心脏自主神经功能异常。从影响上看，血糖水平又是 DCAN 的重要影响因素，糖化血红蛋白被视为 2 型糖尿病心血管自主神经病变的独立危险因素，在 1 型糖尿病患儿中，糖化血红蛋白也被认为是心率变异性频域指标高频功率（HF）、低频功率（LF）和总功率（TP）的重要预测因子。血糖的稳定性及变异性与自主神经病变也存在一定联系，最近一项研究显示，在新诊断且控制良好的 2 型糖尿病女性患者中，血糖波动幅度增加与心血管自主神经调节减弱相关。国内也有研究证实，在高血压合并糖尿病且糖化血红蛋白相同的患者中，血糖变异性低者心率变异性正常；而血糖变异性高者心率变异性减低、心率加快，且以静息心率和夜间心率加快为主，其交感神经及迷走神经张力均降低。以上研究可以看出，血糖与DCAN关系密切，血糖的良好控制在DCAN的治疗中发挥了至关重要的作用，而这种控制不仅在于合理降糖，也在于稳定血糖的波动。

（2）运动：运动可改善自主神经功能，但运动时间及运动形式的不同可对自主神经产生不同的影响。李瑾等人通过观察4周个体化运动治疗且经心血管反射试验确诊合并有DCAN的冠心病、高血压及糖尿病患者30例，发现运动后交感神经及副交感神经功能均有所改善，但副交感神经功能的改善更为明显。然而另一项研究发现，1型糖尿病患儿进行为期12周的步行训练，在达到60%最大耗氧量的强度后，代表交感神经和副交感神经综合功能的总功率和代表交感神经及副交感神经功能的低频功率皆有所增高，反而代表副交感神经功能的高频功率在治疗前后没有差异。这种治疗效果的区别可能来自于受试人群及运动时间的不同。有研究显示，持续6个月每周2～3次的有氧运动可有效提高2型糖尿病患者迷走神经张力、减低交感神经张力，从而有效调节自主神经。有氧运动的获益可能与头端延髓腹外侧区、孤束核、下丘脑室旁核等的作用有关，也有研究认为一氧化氮水平对其产生了影响；而对低氧运动的研究显示低氧运动对心率变异性可能没有影响。坚持瑜伽训练可以缩短2型糖尿病患者Q-T间期，增加副交感神经主导地位，而运动强度更轻的遛狗，甚至改变久坐不动的习惯也被证实有轻度改善DCAN的效果。以上研究表明，短期及长期运动皆对自主神经有益，但因对运动强度耐受的差异及运动方法上的差别，个体获益会有所不同，但运动即不拘于时间，也不拘于强度及形式，可适用于不同糖尿病人群。

（3）肥胖与减重：肥胖与心血管病变的发生有关。有研究根据腰围（男性腰围≥85 cm，女性腰围≥80 cm）进行分组，行24小时动态心电图分析其时域指标及频域指标，发现异常组各指标均下降，证实中心性肥胖者存在交感神经活性的增加，以及迷走神经活性的降低。体质指数（BMI）对心率变异性影响较大，有研究以BMI 25 kg/m² 为临界值将人群分为超重及肥胖，采用24小时动态心电图行心率变异性分析，发现超重主要表现为迷走神经受损，而肥胖则主要表现为交感神经受损。有研究进一步分析了全身脂肪、皮下脂肪和内脏脂肪与心率变异性的关系，其中内脏脂肪与心率变异性频域指标低频功率标化值〔LF（nu）〕及LF/HF呈正相关，与高频功率标化值〔HF（nu）〕呈负相关，指出内脏脂肪可能与自主神经的关系更为密切。基于以上原因，有研究试图通过外科手术强制减重以观察心率变异性是否有改善，行腹腔镜胃轴状切除术减重后跟踪7、30、90、180天的心率变异性指标，90天时心率变异性频域指标LF/HF最为稳定，180天后心率变异性频域指标总功率、低频功率、高频功率皆有所提升；行胃旁路术进行减重1年后，体质量下降（79±20）%，此时心率变异性时域指标有明显改善。以上研究表明，肥胖与自主神经病变、心血管病变有着密切关系，肥胖糖尿病患者更应对其重视，适当减轻体质量，抑制肥胖发展。

（4）戒烟：吸烟对自主神经的损伤表现为吸烟后交感神经活性明显增强，副交感神经活性明显降低，心率变异程度减低。这可能与烟草中含有的尼古丁（烟碱）有关，烟碱型受体是胆碱受体的一类，副交感神经节内的快突触电位由胆碱能神经受体介导，所以吸烟可能更易导致副交感神经损伤，同时吸烟还可使血肾上腺素水平上升、交感神经活跃。吸烟在2型糖尿病患者中可使Q-T间期延长，在男性2型糖尿病初诊患者中，随着吸烟量的增加，代表迷走神经功能的心率变异性指标下降更为明显。迷走神经对心脏的保护作用由于吸烟而遭破坏，是吸烟导致心血管自主神经病变的机制之一，因此戒烟的重要性不言而喻。

2. 直立性低血压

对症治疗主要是针对糖尿病性心血管自主神经病变的临床表现，如对静息时心动过速、运动不耐受、直立性低血压等的治疗，其中仅对直立性低血压的治疗有针对性。

直立性低血压的定义尚无统一标准，目前较为公认的定义为：在主动或被动站立（直立倾斜试验，倾斜角度 ≥ 60°）过程中，站立 3 分钟内收缩压至少下降 20 mmHg（1 mmHg=0.133 kPa）或舒张压至少下降 10 mmHg。直立性低血压是体位性血压改变的形式之一，其发生通常与自主神经系统功能失调有关。直立性低血压的发生机制包括自主神经功能降低、颈动脉窦压力感受器功能降低、骨骼肌泵作用下降、有效循环血量减少等。直立性低血压的治疗目的是减少患者症状的发生，改善其活动能力，提高其生活质量，而不是使其血压达到某一个特定的数值。

（1）教育和非药物治疗：教育和非药物治疗是直立性低血压治疗的基石，同时应注意治疗方案的个体化。

1）健康教育：健康教育对有效治疗直立性低血压是至关重要的。首先，避免可能引发症状和晕厥的诱发因素，如晨起或进餐后，从坐位或卧位改为直立位时动作应缓慢；避免在高温状态下长时间久站；夜间入睡时头部抬高 30°，以预防夜间尿频及体液耗损的发生。其次，使用简单的物理措施减少血压下降，如双腿交叉站立、下蹲和紧绷大腿及臀部肌肉。双腿交叉站立大约可以增加血压 20/10 mmHg。向前弯曲亦可升高直立性血压，其机制是因降低心脏水平，并通过腹部受压增加了心排血量。再次，鼓励患者多进食水分和食盐，建议患者每天饮水量达 1.5 L，食盐量应达每天 10 g，但心肾功能不全患者需谨慎。另外，更重要的是告知患者，通过直立倾斜试验及时识别自身血流动力学变化预警信号，在不可逆循环衰竭或血管迷走神经反射激活发生之前，及时发现直立性低血压情况。

2）停用相关药物：药物诱发的自主神经功能失调可能是体位性低血压性晕厥最常见的原因，主要治疗方法是停药，仅有少数患者由于病情不能停药。目前一些药物用于治疗缺血性心肌病、心力衰竭、心律失常和高血压，但这些药物可能有直立性低血压的不良反应。Canney 等观察到接受 β 受体阻滞剂治疗的高血压患者，其患直立性低血压的概率增加 2 倍。关于高血压合并直立性低血压患者的管理仍然是一个挑战，建议在平均血压低于目标值的患者停用抗高血压药物。但是平均血压高于阈值时不建议停用抗高血压药物，因为不受控制的血压升高可通过压力 - 尿钠排泄加重直立性低血压。暂没有发现血管紧张素转化酶抑制药、钙通道阻滞药等一线降压药物与直立性低血压之间的直接相关性。因此个体化治疗是必要的，以避免药物加重直立性低血压的症状。此外，对于某些患者，特别是年龄 > 70 岁、经常表现出窦房结功能不全的患者，应重新评价 β 受体阻滞药的使用，然而，在最严重的情况下，停止抗高血压治疗可能是唯一解决症状性直立性低血压的办法。

3）佩戴弹性长袜和腹部加压：当直立性低血压的症状非常明显，且通过患者健康教育亦没有实质性的改善时，那么弹性长袜和腹部绑定加压可能是有效的。四肢和腹部加压可提高症状性直立性低血压患者的血压达 40%。推荐腿部加压的压力是 30 ～ 50 mmHg，腹部加压的压力是 20 ～ 30 mmHg。由于下肢的静脉分布范围小于腹部区域，所以腿部加压并没有腹部加压有效，依据最优的原则，腹部绑定加压应该使用推广；这种方法的主要缺点是穿加压服装并不方便，尤其是对老年和残疾患者，以及在炎热的夏季。然而，对影响血流动力学的直立性低血压患者，尤其是长期有直立性低血压或晕厥发作者，穿加压服装将显得尤其重要。

4）心脏起搏器：心脏起搏器对直立性低血压的治疗是很有限的。如果合并心脏变时性功能不全（即窦房结对运动或代谢等病理生理变化丧失应有的正常心率反应）的直立性低血压患者，尤其是老年患者，起搏器植入也可以考虑。De Maria 等报道了 1 例完全性右束支传导阻滞合并左前分支传导阻滞及伴有长 P-R 间期（P-R > 400 ms）的患者，在植入起搏器治疗后其植入起搏器前的直立性低血压的症状完全消失，究其原因，考虑与长 P-R 间期所致心室充盈受损有关，该患者植入双腔起搏器后，优化了房室间期，纠正了舒张功能障碍，提高了对直立位置后的低血压反应的耐受。然而，实际上伴有超长的 P-R 间期者并不多见，因此尚不能推广至所有长 P-R 间期伴有直立性低血压或晕厥的患者植入起搏器治疗。

（2）药物治疗：上述条件无效的情况下，临床可启动药物治疗。尽管这些药物在临床上广泛使用，但其疗效一再受到质疑，并且能够使用的药物种类极少，目前药物治疗上仅有米多君和屈昔多巴，分别于 1996 年、2014 年被国外批准用于直立性低血压治疗，而阿莫西汀、氟氢可的松、溴吡斯的明、麻黄碱及伪麻黄碱、去氨加压素在文献中虽有提及，但均缺少多中心的随机对照临床试验研究。

1）米多君：是一种前体药物，其代谢产物脱甘氨酸米多君是一种 α_1 受体激动剂，可增加血管阻力使血压升高。通常剂量为清醒时 1 ~ 3 次 / 日，每次 2.5 ~ 15 mg，每天 3 次的实例方案是在起床前、午饭前和午后给药。剂量通常可上调至症状缓解。在多个临床试验中，米多君可导致收缩压和舒张压显著增加，并适度改善直立性低血压症状。米多君存在显著导致卧位高血压的风险，故不建议睡前 5 小时内服用。米多君给药后不久如发生卧位高血压，不应对其减量或停用，而应尽量避免仰卧位。对 7 项米多君临床试验（共 325 例受试者）的荟萃分析发现，米多君会导致卧位高血压发生率增加，汇集风险比值为 6.38。然而，值得重申的是，用米多君治疗的患者不应采取平卧位休息或睡眠，卧位时应始终处于头高位。米多君的其他不良反应包括头晕、头皮瘙痒和尿潴留。充血性心力衰竭和慢性肾衰竭患者应慎用。

2）屈昔多巴：是口服给药的去甲肾上腺素前体药物，其在中枢神经系统和外周组织中（包括交感外周神经末梢）转化为去甲肾上腺素。使用屈昔多巴治疗后 6 小时循环血中去甲肾上腺素水平增加达到峰值，去甲肾上腺素水平保持升高至少 46 小时。目前认为，屈昔多巴改善直立性低血压的主要机制是补充神经系统中的去甲肾上腺素。推荐清醒时间内给药，3 次 / 日，每次 100 ~ 600 mg。推荐给药方案为清晨 8 点、中午和下午 4 点。临床试验中，屈昔多巴滴定 48 小时 / 次，调整剂量至症状得到改善及不能耐受的不良事件之间。临床上已经在 3 期研究中对屈昔多巴进行了评估，结果表明其对直立性低血压引起的头晕、轻度头痛、虚弱、疲乏均有显著缓解，对日常生活活动能力的改善也有帮助。此外，在屈昔多巴治疗直立性低血压的研究中，与安慰剂组相比，屈昔多巴治疗组患者跌倒和跌倒相关不良事件发生率呈现有利的趋势（但无统计学意义）。最近一项关于屈昔多巴治疗直立性低血压的事后分析研究表明，屈昔多巴治疗组比安慰剂组跌倒减少 68%（229 例 VS 716 例）。与其他直立性低血压治疗药物相同，为避免卧位高血压，不建议睡前 5 小时内服用屈昔多巴。已知屈昔多巴的不良反应包括头痛、头晕、恶心、疲乏和卧位高血压。充血性心力衰竭和慢性肾衰竭患者应慎用。

3）氟氢可的松：虽然支持氟氢可的松治疗直立性低血压的研究数据水平较低，但由于多年来氟氢可的松被广泛用于治疗直立性低血压，根据专家意见仍将其纳入治疗指南。该药通过增加肾脏对钠和水的重吸收增加血容量发挥作用，但其长期疗效可能与增加血管阻力有关。氟氢可的松的剂量通常为 0.1 ~ 0.2 mg/d，剂量增加至 0.3 mg/d 以上未见明显益处（且不良反应相关风险增加，包括对下丘脑 – 垂体 – 肾上腺轴的抑制）。药物在使用 3 ~ 7 天后药物起效。氟氢可的松的主要不良反应包括卧位高血压、低钾血症和水肿。充血性心力衰竭患者应慎用。

4）溴吡斯的明：是一种乙酰胆碱酯酶抑制剂，其促进周围胆碱能突触（包括交感神经节内）的神经传递，故可以用于治疗直立性低血压。溴吡斯的明是通过增强立位应激反应引起交感神经活性增加，从而对直立性低血压起作用。因此，溴吡斯的明对残存有部分交感神经功能的不严重患者可能更有用，且具有不会使卧位高血压恶化的优点。常用剂量为 3 次 / 天，每次 30 ～ 60 mg。几项小型研究报道了溴吡斯的明对直立性低血压症状的适度改善作用。患者可能发生与胆碱能刺激相关的不良反应，包括腹部绞痛、腹泻、流涎、出汗过多和尿失禁。由于许多直立性低血压患者有自主神经功能障碍导致的便秘和无汗，因此这些不良反应对某些患者可能是有益的。

（二）糖尿病性胃肠系统病变

研究者对不同程度老年 2 型糖尿病性周围神经病变患者胃肠动力障碍进行相关分析，结果发现老年 2 型糖尿病性周围神经病变患者的胃电图在前期就会发生异常，并且伴随患者病情加重，其胃电图异常会更显著。

1. 糖尿病性胃轻瘫

胃轻瘫是以早饱、餐后中上腹饱胀、恶心、呕吐、上腹痛等为主要临床表现，且胃排空明显延缓而无上消化道器质性病变的一种临床综合征。2013 年国外颁布了《胃轻瘫临床管理指南》。其诊断标准主要包括：有胃轻瘫的临床症状；确诊胃排空延迟；没有胃出口梗阻或溃疡。有无胃出口梗阻或溃疡可通过电子胃镜明确，因此诊断胃轻瘫的重点是有胃排空延迟的证据。目前主要有以下 3 种手段可供选择：闪烁照相、无线动力胶囊内镜和 C13 呼气试验。其中固体试餐的闪烁照相是检测胃排空延迟的良好方法。最可靠的参数是闪烁照相固体试餐后 4 小时的胃潴留情况。需要指出的是，在进行该检测前，至少停用可延缓胃排空的药物 48 小时以上，高血糖的患者至少控制血糖水平低于 15.3 mmol/L（275 mg/dL）。

糖尿病性胃轻瘫（diabetic gastroparesis，DGP）的治疗策略是以营养支持为主，药物及其他治疗为辅。

（1）治疗胃轻瘫的首要目标是维持水、电解质平衡，因此，营养支持、控制血糖以及补充水、电解质和营养物质是首选疗法。患者 3 ～ 6 个月体质量下降至少 10% 和（或）反复因难治性症状而入院的患者应进行肠内营养治疗。

（2）5-HT$_4$ 受体激动剂可促进乙酰胆碱释放，增强胃及小肠运动，被推荐用于治疗 DGP。研究发现新型选择性 5-HT$_4$ 受体激动剂莫沙必利可明显减少血液胃泌素、胃动素分泌，增加生长抑素分泌，加速 DGP 患者胃排空，有效改善糖尿病胃肠功能紊乱的临床症状及体征，如恶心、呕吐、饱胀、便秘、腹部灼热感以及腹痛等；阿奇霉素与莫沙必利联合使用不仅可更好地控制血糖、促进血糖和糖化血红蛋白达标，而且不良反应轻。研究显示高选择性 5-HT$_4$ 受体激动剂那罗比利可促进肠蠕动，加速 DGP 患者胃排空。由于莫沙必利和那罗比利对人类 HERG 基因心脏钾通道的亲和力低，可大幅降低心脑血管不良风险及锥体外系反应，安全性明显优于西沙比利和替加色罗。

（3）红霉素是大环内酯类抗生素，也是胃动素受体激动药，可刺激胃肠收缩和蠕动，住院患者可以考虑静脉给予红霉素治疗，口服红霉素也有效。研究发现静脉给予红霉素可用于治疗 DGP 患者胃排空延迟，改善胃肠道菌群，但长期应用会增加恶心、呕吐，以及肝功能损伤、心源性猝死的风险。

（4）促胃肠动力药可用于改善胃排空、缓解胃轻瘫症状，其中将甲氧氯普胺作为胃轻瘫治疗的一线药物。多项研究显示，多巴胺受体阻断药多潘立酮与甲氧氯普安改善 DGP 患者恶心、呕吐症状作用相当，但多潘立酮不会引起锥体外系反应，不良反应少，临床应用更广泛。而另一种多巴胺 D$_2$ 受体阻滞剂伊托必利，可抑制乙酰胆碱酯酶，在治疗 DGP 的疗效优于多潘立酮和莫沙必利。

（5）生长素激动剂可激动胃底部黏膜的内源性脑肠肽，促进胃排空；最新研究报道，目前新型的 Ghrelin 类药物激动剂可加快 20%DGP 患者胃固体排空速率，且减轻上消化道症状，患者易耐受，无明显不良反应，可在将来成为治疗 DGP 患者的主要药物之一。

（6）止吐药和三环抗抑郁药可用来缓解恶心、呕吐的症状，但对胃排空无益。

（7）其他：有研究证明 2 型糖尿病患者的胃轻瘫症状与幽门螺杆菌（Helicobacter pylori，Hp）感染有着密切关系。Hp 根除疗法能够有效清除 Hp，改善 2 型糖尿病患者胃轻瘫症状。除药物治疗外，胃电刺激疗法、手术及针灸亦可用于胃轻瘫的治疗。

2. 肠道自主神经病变致腹泻

作为糖尿病并发症，有报道称，糖尿病性腹泻发病率为 4%～22%，其发病与肠道自主神经病变、肠道菌群失调、胰腺外分泌不足等因素有关。目前临床上针对糖尿病性腹泻的治疗是困难的，现代临床多根据发病机制研究的结果，采用对因治疗的方法选用药物进行治疗，或者针对腹泻症状对症治疗以及给予经验性的治疗。另外，在起始治疗之前，需排除引起腹泻的其他病因。

（1）饮食及生活方式干预：低糖低脂、高纤维素饮食，少食多餐，控制体重，严格限制脂类摄入量，忌辛辣等刺激性强的食物，戒烟戒酒，可显著减轻腹泻的症状；高纤维素饮食可吸收肠道过多水分，改善大便稀稠度，减少大便次数，从而达到治疗腹泻的目的。

（2）控制高血糖：因为腹泻症状多发生于血糖控制不佳的时期，尤其是合并胃肠自主神经病变的中晚期患者，高血糖可引起胃肠运动节律异常导致腹泻。实践证明，如果采用降糖药物严格控制血糖使糖尿病病情缓解后，可逆转糖尿病胃肠道自主神经病变，延缓胃肠道病变进展，减轻腹泻，而不良的血糖控制则可以加重腹泻症状。

（3）治疗自主神经病变：由于糖尿病患者常伴有胃肠道自主神经病变，可出现胃肠道运动失调、肛门括约肌功能紊乱，导致腹泻，因此，临床常用抗氧化剂及神经生长因子等药物抑制氧化应激，可部分缓解自主神经功能紊乱，增加胃肠动力和缓解直肠肛门括约肌功能障碍，减轻腹泻。使用营养神经的药物如维生素 B_1、维生素 B_{12} 肌内注射，有一定的疗效。

（4）抗胆碱及阿片类药物：山莨菪碱、洛哌丁胺及地芬诺酯等药物可抑制肠道蠕动，减少肠道黏膜分泌，减轻部分患者腹泻症状，减少大便次数。

（5）抗菌药物：小肠细菌过度生长见于大约 40% 糖尿病性腹泻患者，因其可影响胆盐解离而导致腹泻，临床常使用的抗生素有阿莫西林 / 克拉维酸、四环素、小檗碱或喹诺酮类药物，可以改善小肠细菌过度生长的情况，减轻腹泻症状。在一项小样本前瞻性研究中，8 例糖尿病腹泻患者通过氢呼气试验证实存在小肠细菌过度生长，给予阿莫西林 / 克拉维酸治疗 10 天，其中 6 例患者腹泻明显缓解。

（6）调节胃肠动力药及其他助消化药物：糖尿病患者常出现胃肠运动失调，可予多潘立酮、甲氧氯普胺等促进胃肠蠕动，减少小肠细菌过度生长。另外，可乐定可刺激肠道黏膜细胞 α_2 肾上腺能受体，调节胃肠动力，促进肠道水盐吸收，从而减少排便次数及排便量，减轻腹泻。

（7）改善胰腺外分泌功能：糖尿病性腹泻患者常由于胰腺外分泌不足而致病情反复发作，不易根治，补充胰酶制剂如多酶片或胰酶片等，可以促进胃肠道消化和吸收功能，有效地缓解腹泻症状。如果患者伴有胆汁排泄障碍，临床多采用考来烯胺口服，可以改善胆汁酸代谢，减轻脂肪泻。

（8）调节胃肠激素分泌异常：选择性 5- 羟色胺受体拮抗药雷莫司琼能够延长结肠运送时间，抑制小肠黏膜分泌，可显著改善严重的糖尿病性腹泻症状。

（9）生长抑素类药物：生长抑素类药物奥曲肽能够直接作用于生长抑素受体-2，降低舒血管肠肽、胃动素、血清素等的水平，增强胃肠道吸收功能及抑制胃动素的作用，促进肠道对水电解质的吸收，减少腹泻次数及量，改善营养吸收障碍。

（10）肠道黏膜保护药及非选择性胆碱受体拮抗药：洛哌丁胺作为肠道黏膜保护药可通过在肠道表面形成层纹状结构来吸收肠道病毒及毒素，降低肠道对外来刺激的敏感性，改善糖尿病性腹泻患者症状；而奥替溴铵作为非选择性胆碱受体拮抗药，能够明显解除消化道平滑肌痉挛，而且，奥替溴铵还是选择性胃肠道钙离子拮抗药，可特异性结合、阻滞 L 型钙离子通道和 M 型受体，从而抑制速激肽 NK_1 和 NK_2 受体，发挥强烈的解痉作用，明显改善糖尿病性腹泻患者的腹痛及腹胀症状。另外，奥替溴铵还可改善内脏对外界刺激的敏感性，继而改善糖尿病性腹泻患者症状。有研究证实，奥替溴铵作用优于洛哌丁胺。

（11）益生菌制剂：该类药物能够促进肠道正常菌群的生长繁殖、抑制致病菌的生长繁殖，具有调节肠道微环境的功效，保持肠道微生态平衡，常用的益生菌制剂包括嗜酸乳杆菌、干酪乳杆菌、双歧杆菌、布拉酵母菌等，这些药物常被广泛用于急、慢性消化性疾病（包括糖尿病性腹泻）的治疗。有报道称曲美布汀联合双歧杆菌四联活菌片可调节胃肠激素紊乱、改善肠道微生态失调，从而延缓胃肠排空、缓解糖尿病性腹泻患者症状，其效果优于单用曲美布汀。

3. 糖尿病性便秘

糖尿病性便秘以排便间隔时间延长，或不延长但排便困难为临床特点。主要原因是长期高血糖使胃肠自主神经功能受损，导致胃动力减退、胃排空延迟。便秘不但使患者痛苦，还会给患者造成心理负担，影响情绪，使胰岛素的对抗激素（如肾上腺素、肾上腺皮质激素、胰高血糖素等）分泌增加，成为血糖升高的诱因，尤其是同时伴有脑、心、肾等并发症的患者，该症状危害更大，必须提高重视程度。便秘在糖尿病患者中很常见，常规应用促胃肠动力药如莫沙必利等治疗有一定疗效，但临床观察对一些病情严重的糖尿病性便秘者往往无效，此时需在控制血糖的基础上，采取综合治疗的措施，即在控制血糖的基础上观其症状并分析其背后的具体原因，标本兼治，从而避免泻药的乱服现象或长久服药造成药物依赖，以此有效解决糖尿病患者便秘的问题。

（1）控制好血糖：长期处于高血糖水平状态是引发糖尿病患者便秘的根本原因，糖尿病患者若能将血糖水平控制好，可以减少或延缓自主神经发生病变的进程，从根本上防治糖尿病性便秘。作为最能直接反映糖尿病病情的指标，血糖水平的检测尤为重要，轻者可用阿卡波糖片、二甲双胍、格列齐特等口服；重者则用胰岛素皮下注射。加强血糖监测，及时调整降糖药，以控制血糖达标。

（2）加强体能锻炼：锻炼有助于增强肠蠕动，辅之以顺时针方向轻揉腹部，每日做收腹提肛运动，提高排便能力，养成定时排便的习惯，可有助于缓解便秘。同时应尽量避免长时间的平卧与坐位，养成多走多立的生活习惯。

（3）合理饮食：对于糖尿病性便秘患者，一般推荐高纤维、低脂、低糖的食物，多食豆类、五谷杂粮以及降血糖的食物，不食高糖分、高胆固醇以及高脂食物。少量多餐，积极控制体重，少吃甚至禁食辛辣食物，禁止吸烟。常吃蔬菜水果，多饮水能够软化粪便，有利于排便。研究发现，燕麦粥能够缓解糖尿病性便秘，辅之以莫沙比利后效果更好，这主要是由于燕麦麸作为燕麦的主要成分，属于一类可溶性纤维，有利于水分的吸附与肠胃的蠕动，软化大便，价格低廉且安全性高。

（4）药物疗法：维生素 B_1、甲钴胺等 B 族维生素能够辅助治疗糖尿病性神经病变；莫沙必利片等肠胃促动力药能够加强肠道的蠕动速度与动力，进一步提高患者的排便频率；开塞露、乳果糖及甘油等可以润肠通便，从而促进患者产生便意，帮助有大便硬结、难排情况的糖尿病性便秘患者软化大便。但仍需提醒的是，长期使用灌肠药与栓剂会降低肠壁的敏感性，因此在用药时应注意适量。

（5）微生态制剂：随着肠道微生物学研究的不断深入，肠道微生物与糖尿病性便秘之间的相关性也逐渐被揭示，因此补充必要的微生物制剂，对于缺乏双歧杆菌的便秘患者来说，不仅能够有效调节其肠道内的菌群种类与含量，还能加强肠道平滑肌的收缩，以促进排便。目前主要的微生物制剂包括益生元、益生菌，以及两者的混合制剂合生元。益生元属于一类膳食补充剂，不能为宿主所吸收，仅刺激有益菌群在肠道内的活性与生长；益生菌则对于宿主的活性微生物具有良好的作用；而合生元既有益生元的功效，又兼具益生菌的优势。尽管三者的作用机制不尽相同，但均具有调节肠道菌群、维持肠道微生物稳态的作用，从而可以有效地治疗糖尿病性便秘。有人认为，粪便菌群移植也可列为微生物治疗，但由于其在糖尿病性便秘治疗方面的相关研究较少，仍存在一定的潜在危险，需要进一步深入研究。

（6）心理疗法：心理治疗是指应用心理学的原则和方法，通过治疗者与患者的相互作用关系，治疗患者的心理、情绪、认知行为等问题。对于因长期便秘而引发焦虑、抑郁等不良心理情绪的患者，应及时对其进行心理疏导，使其了解到糖尿病性便秘的发病机制及其治疗方案等相关知识，进而消除其紧张情绪。严重者考虑给予精神药物辅以治疗，使患者消除紧张情绪。

（7）生物反馈疗法：生物反馈疗法是利用现代生理学仪器，通过人体内生理或病理信息的自身反馈，使患者经过特殊训练后，进行有意识的"意念"控制和心理训练，从而消除病理过程、恢复身心健康的新型治疗方法。这种方法可以明显改善便秘患者的排便困难、粪便太硬、便意减少等症状，并使患者学会正确的排便动作，从而有效治疗便秘。

（8）外科治疗：对于严重顽固性便秘，上述所有治疗均无效者，若为结肠传输功能障碍型便秘，病情严重者可考虑手术治疗。外科手术的适应证包括继发性巨结肠、部分结肠冗长、结肠无力、重度的直肠前膨出症、直肠内套叠、直肠黏膜内脱垂等。

（三）糖尿病性泌尿生殖系统病变

1.勃起功能障碍

糖尿病引发男性勃起功能障碍的机制包括神经、血管、内分泌、社会心理等多个方面的因素。针对男性勃起功能障碍的治疗也不单单是针对勃起功能障碍进行的，更多的是从上述机制出发而发展的一种综合性治疗手段。

首先，该勃起功能障碍是由糖尿病诱发的，因此对糖尿病及其并发症的治疗是必要的。研究表明，胰岛素强化治疗相较于口服降糖药可以有效治疗糖尿病性勃起功能障碍。其次，高血压、高血脂、吸烟、饮酒等对勃起功能障碍均有一定的影响，应该从生活、医疗等方面综合治疗上述可逆因素，而且尽量选择对勃起功能影响较小的药物。再者针对勃起功能障碍，目前临床治疗方法主要有以下几种。

（1）磷酸二酯酶5型抑制药：目前临床上将口服药物磷酸二酯酶5抑制药（phosphodiesterase type 5 inhibitor，PDE5i）作为一线治疗药物，包括西地那非、他达拉非、伐地那非等。该类药物的作用机制为：在性刺激时，阴茎海绵体非肾上腺能非胆碱能神经元及血管内皮细胞一氧化氮合成酶（NOS）催化L- 精氨酸合成一氧化氮，或者激活鸟苷酸环化酶使环鸟苷酸（cGMP）合成增加，继而引起阴茎海绵体平滑肌和阴茎小动脉平滑肌的松弛，血液注入阴茎海绵窦，使阴茎勃起，同时cGMP又可被磷酸二酯酶（PDE）水解，因此，抑制 PDE 可以提高 cGMP 水平，从而达到治疗糖尿病性勃起功能障碍的目的。阴茎中主要存在 5 型磷酸二酯酶（PDE5），PDE5 特异性抑制剂可以提高 cGMP 的活性和作用时间，从而改善勃起功能，又因为该作用机制需要一氧化氮的存在，故 PDE 抑制剂只有在性刺激的情况下才能发挥作用。该药物总体上说具有满意的治疗效果和耐受性，有效率接近 70%。临床研究报告指出，使用叶酸与 PDE5 抑制药同时进行干预治疗，能有效达到治疗糖尿病勃起功能障碍的效果，且相对于单用PDE5 抑制药的患者，共同治疗的患者对药物耐受性更好。

1）西地那非：临床应用西地那非治疗勃起功能障碍主要目的是恢复正常性功能，当产生性冲动时阴茎自然勃起，同时具有延时效果。在性活动前 1 小时服用，短时间起效，且能被身体完全代谢排出。通过口服可被迅速吸收，而且在人体内利用度较高，代谢以肝脏为主，部分从尿液代谢。对大多数患者，推荐初始剂量为 50 mg，每日最多服用 1 次；药效持久达 4～8 小时。对于部分耐受患者，可适当加大剂量，但不得超过 100 mg。对于肾脏及肝脏有病史者，应适当减少剂量，以 25 mg 为宜；研究表明该药与新型醛糖还原酶抑制药——依帕司他联合使用治疗 2 型糖尿病合并勃起功能障碍效果更佳。但是需要注意的是，尽管西地那非的使用说明书显示对大鼠没有生殖毒性，健康志愿者单剂口服100 mg 西地那非后精子活力和形态学未受影响。但一些独立的研究结果显示，临床上有近 1/3 使用西地那非的男性患者没有生育过；实验动物给予西地那非后会导致阴茎海绵体组织纤维化并影响受孕；人群体外研究结果显示，高剂量的西地那非会降低精子活力，并引起精子过早顶体反应，降低精子受精能力；西地那非亦会降低糖尿病性勃起功能障碍患者的精子密度和总数。由于西地那非的使用对象包括绝大多数中老年男性，该类人群通常伴有较高的前列腺增生发病率，而西地那非的不良反应包括导致前列腺疾病，故前列腺增生患者长期使用西地那非是否会加重前列腺增生症状，其发生机制如何，值得进一步深入研究。

2）他达拉非：口服吸收不受饮食和酒精影响，具有长达 17.5 小时的半衰期，服用他达拉非的有效治疗时间窗可长达 36 小时。他达拉非对糖尿病性勃起功能障碍治疗的有效性分析显示，他达拉非可以有效提高插入成功率和性交成功率，显著改善阴茎勃起功能。研究表明，小剂量他达拉非隔日 5 mg或 10 mg 与每日 5 mg 或 10 mg，都可以改善患者的勃起，其临床有效率相似，约 73.9%；隔日 5 mg 对长期口服治疗勃起功能障碍的糖尿病患者，可能是一种更经济的治疗方法，有利于降低患者的治疗费用，为个体化治疗糖尿病性勃起功能障碍提供新的思路，但仍需要大样本多中心循证研究。

3）阿伐那非、伐地那非：单独使用阿伐那非或伐地那非干预治疗的患者，其平均动脉压和海绵体内压均可得到部分恢复，且海绵体对神经刺激的反应发生了明显的改善，使糖尿病患者的勃起功能得到了有效的治疗，但同时存在头痛、鼻咽炎以及鼻窦充血等不良反应。资料显示将烟酸和伐地那非联合使用治疗糖尿病性勃起功能障碍，可提高患者的内皮功能，并比单用伐地那非更能改善患者勃起功能，不过相关研究较少。阿昔莫司作为烟酸的衍生物，具有抑制体内脂肪的分解、减少游离脂肪酸释放的作用，因此能减少甘油三酯、极低密度脂蛋白（VLDL-C）和 LDL-C 的合成，起到保护内皮的效果。有研究尝试性地用伐地那非联合阿昔莫司治疗糖尿病勃起功能障碍，结果表明疗效优于单纯伐地那非治疗，夫妻双方对性生活满意率高，同时不良反应无明显增加，为临床治疗糖尿病性勃起功能障碍拓展了新的思路。虽然初步疗效满意，但出于对远期疗效的不确定性，该疗法是否可以作为提高糖尿病性勃起功能障碍治愈率的常用方法，还需要大量研究进行探讨。

（2）睾酮补充治疗：该治疗可提升睾酮水平。睾酮调控了阴茎海绵体上一氧化氮合成酶的表达和一氧化氮的产量。糖尿病引起的睾丸间质细胞形态改变以及氧化应激反应均影响了睾酮的合成，使患者体内睾酮缺乏，进一步导致一氧化氮有效产量减少，这是引发勃起功能障碍的重要因素。睾酮补充疗法可有效提高糖尿病性勃起功能障碍患者体内睾酮水平，而达到改善勃起功能的目的。糖尿病大鼠的睾酮补充治疗研究显示，持续的皮下注射睾酮，能使海绵体内压和平均动脉压的比值下降并降低iNOS、IL-6 和 TNF-α mRNA 表达，恢复 e NOS 和 Sirt-1 的表达，抑制 2 型糖尿病和代谢紊乱引起的炎症反应并改善内皮和勃起功能。临床报告表明，睾酮补充疗法改善了 2 型糖尿病患者的糖化血红蛋白和总胆固醇水平，改善了勃起功能，其效果与血清睾酮的恢复水平和治疗时间相关，且 3 ～ 6 个月的治疗时间已被证明可以达到最大的治疗效果；但是单纯给予睾酮补充治疗糖尿病性勃起功能障碍的疗效并不理想。因此，雄性激素缺乏可能是糖尿病性勃起功能障碍的次要因素。临床上在充分考虑不良反应的情况下，可以给予雄性激素联合治疗糖尿病性勃起功能障碍。

（3）尿道内栓剂：如前列地尔栓可以通过尿道吸收并达到海绵体部，引起血管的扩张和平滑肌的舒张。有研究显示其使用后性交成功率达到 64.9%。

（4）阴茎海绵体注射治疗：在阴茎海绵体内注射酚妥拉明、前列地尔、罂粟碱等药物，可通过相应的受体或拮抗相应的配体对血管、平滑肌等产生舒张作用。目前的观点认为该治疗方法可以达到长期有效的结果，但是其也存在海绵体纤维化和持续勃起的并发症，因此目前临床上推荐先单独使用前列地尔，若效果欠佳则联合使用其他药物。研究资料表明，前列地尔联合胰激肽原酶肠溶片通过扩张血管、改善微循环治疗，疗效显著，但该研究所选病例均为病史不太长、年龄不太大的患者。

（5）真空负压勃起装置：该装置由橡胶环、真空泵及一个圆筒状负压真空管组成，开动负压器后使得圆筒内负压形成，进而诱发阴茎充血并勃起，有研究显示 70% 患者对其效果较满意，但其他患者存在射精困难、阴茎疼痛不适等。

（6）手术治疗：即阴茎假体植入，对于上述办法均无效的患者，临床可以进行阴茎假体植入。假体可以分为半硬性及可膨胀性两种，尤其是可膨胀性假体，患者几乎可以达到正常的勃起和松弛。研究表明，患者对假体的满意度高达 93%。

（7）其他：除上述治疗方法之外，基因治疗和干细胞治疗是疾病治疗的新领域，目前在研究中的治疗勃起功能障碍的靶基因主要包括 *NOS*、*PDE-5*、血管内皮生长因子等，其在动物模型上展示出良好的治疗效果。结合现实，阴茎是一个体表器官，对基因和干细胞治疗而言，存在易定位、易控制局部血循环等优势，而且海绵体细胞是一个功能合胞体，加上阴茎部位的血管平滑肌代谢慢，这些都有利于将基因和干细胞治疗的效果限制于阴茎部位，减少对阴茎以外组织的副作用。因此，尽管基因和干细胞治疗仍处于研究之中，但在治疗勃起功能障碍方面具有广阔的前景。

综上，临床上将目前普遍公认的口服药物治疗（5 型磷酸二酯酶抑制剂）及真空勃起装置的无创治疗，作为一线治疗；如果在合适的药物剂量及教育的情况下，口服药物不能起效或者没有充分的效果，阴茎海绵体内血管活性剂注射等微创性治疗被定为二线治疗；当这些模式都不满意时，阴茎假体植入术治疗作为一种创伤性治疗，往往是最佳的选择，被列为三线治疗方法。

2. 糖尿病神经源性膀胱

糖尿病神经性膀胱（diabetic neurogenic bladder，DNB）是指由自主神经，尤其是副交感神经障碍所引起的排尿反射异常、膀胱功能障碍。DNB 的典型症状是膀胱感觉减少、容量增加以及膀胱排空受损，从而导致排尿后膀胱残余尿量增加，主要临床表现有尿频、尿急、尿无力、排尿时间延长、小便淋漓不尽、膀胱残余尿量增多、尿潴留等，并可引起反复泌尿系感染、肾积水或导致肾衰竭等。DNB 的发生严重影响了患者的生活质量。目前认为 DNB 的发病主要与以下因素有关：胆碱能受体、内皮源性一氧化氮、氧化应激作用、神经生长因子、神经免疫因素、必需脂肪酸代谢异常、ROCK 通道等方面。

对于糖尿病神经源性膀胱的总体治疗首先是治疗原发性疾病，在原发性疾病未稳定以前应以保守治疗为主，后遵循逐渐从无创、微创、再到有创的原则。部分患者病情具有临床进展性，因此，对糖尿病神经源性膀胱患者治疗后应定期随访，随访应伴终身，病情进展时应及时调整治疗方案。

（1）基础治疗：①控制血糖至理想水平；②定时排尿，不论有无尿意，指导并训练患者按时排尿，适当延长排尿时间，将尿液尽最大可能排尽。对于逼尿肌收缩无力导致膀胱难以排空的患者，清洁间歇导尿术是协助膀胱排空的首选方案，研究表明清洁间歇导尿有助于减少泌尿系统感染的发生，避免肾功能损伤。对于 DNB 合并大量残余尿的患者，配合药物治疗及膀胱功能锻炼、行间歇性清洁导尿可提高患者的生活质量。对于伴有大量残余尿以及慢性尿潴留的糖尿病患者，容易发生尿路感染，加重下尿路功能障碍，影响其生活质量，应用抗生素预防感染显得尤其重要。

（2）药物治疗：主要包括以下几种。

1）甲基维生素 B_{12}、神经节苷脂的应用：B 族维生素是糖代谢及维持神经功能的重要辅酶类物质，在神经营养、轴突运输、神经元兴奋性及神经递质合成中具有重要作用。甲基维生素 B_{12} 能促进神经的修复和再生，改善糖尿病性自主神经病变。甲钴胺为活性维生素 B_{12} 制剂，在甲基转移过程中起辅酶作用，参与卵磷脂和乙酰胆碱的生物合成。前者是髓鞘的重要组成部分，后者则是一种重要的神经递质。因此，甲钴胺有助于糖尿病性神经病变损伤神经的修复，500 μg 肌注，1 次 / 天，4 周为 1 个疗程；也可用维生素 B_{12} 500 μg，肌注，1 次 / 天，4 周为 1 个疗程。研究证实，盐酸特拉唑嗪联合甲钴胺对糖尿病神经源性膀胱患者疗效确切，效果优于单用甲钴胺，联合应用可降低血清 CysC、γ-GT 水平，改善氧化应激和神经活性指标，安全性高。单唾液酸神经节苷脂（GM1）能进入到轴突后膜激活相关的酶系所在的神经元鞘膜，影响酶的活性，从而平衡轴突膜内外离子，提高神经传导速度，修复受损神经。

2）增加胆碱能神经递质释放及活性的药物：小檗碱通过同时增强突触前神经递质的释放和突触后嘌呤传导调节的反应，并增加突触前膜乙酰胆碱释放，促进逼尿肌收缩，减少残余尿。

3）5-羟色胺（5-HT）的应用：Dolber 等报道，选择性 5-HT1A 受体激动剂 8-OH-DPAT，修复了尿道外括约肌（external urethral sphincter，EUS）的阶段性松弛，逆转了逼尿肌括约肌协同失调，并且使排尿过程中的 EUS 松弛时间延长，从而提高了排尿率。Gu 等报道，8-OH-DPAT 改善排尿率，促进了周期性 EUS 的松弛，并有可能改善膀胱收缩功能，导致排尿量增加和膀胱容量减少。

4）α-硫辛酸的应用：α-硫辛酸可以通过诱导排尿，使单次排尿量、残余尿减少，进而减小膀胱容量。α-硫辛酸可以通过调节氧化应激，明显地逆转丙二醛水平的增加，降低超氧化物歧化酶和过氧化氢酶的活性，也可以提高神经生长因子（NGF）的表达水平，修复受损的神经，改善膀胱功能。α-硫辛酸与甲钴胺应用于糖尿病神经源性膀胱的治疗可获得更理想的临床疗效，有助于改善患者神经尿流动力学与血清指标水平，值得临床推广应用。

5）α-肾上腺受体阻滞药的应用：α-肾上腺受体阻滞药通过阻滞前列腺部、膀胱颈、后尿道的 α_1 受体，解除前列腺尿道部以及膀胱颈痉挛，缓解膀胱出口梗阻，减轻相应症状。有研究显示，α_1-肾上腺受体阻滞药可以降低膀胱灌注压和减小膀胱灌注压的波动。酚妥拉明作为 α 受体阻滞药，有对抗肾上腺素和去甲肾上腺素的作用，可直接作用于血管平滑肌，增加组织血流，使支配膀胱的受损神经逐渐恢复，对神经源性膀胱有一定的治疗作用。用法：酚妥拉明 20 mg + 0.9% NaCl 250 mL 稀释后静滴，0.08 ～ 0.12 mg/min，1 次 / 日，15 天为 1 个疗程。

6）抗凝血药：如降纤酶因含有丰富的神经生长因子，且具有抗凝、去纤、溶栓、降脂、扩血管、降低血液黏稠度等作用，因此对糖尿病患者自主神经细胞的生长、修复、维持生理功能可起到根本的治疗作用。用法：降纤酶 5 U 加入 0.9% NaCl 250 mL 稀释后静滴，1 次 / 日，连用 2 周；也可用蝮蛇抗栓酶 0.008 U/kg 加入 0.9%NaCl 250 mL 稀释后静滴，1 次 / 日，连用 2 周。使用抗凝药一定要监测凝血机制，以防出血。

7）抗胆碱酯酶药：对膀胱平滑肌有兴奋作用，能增加膀胱逼尿肌的收缩力，对治疗糖尿病的尿残余有效，但易产生耐药性，停药后易复发。用法：溴吡斯的明 60 mg，3 次 / 日，口服；或新斯的明 0.25 ~ 0.5 mg，肌内或皮下注射。

8）胃肠动力促进药：如西沙比利，是一种苯甲酰胺衍生物，通过对 5- 羟色胺（5-HT）不同受体的多重作用实现其促动力效应，增加纵行平滑肌的收缩频率和振幅，从而增强膀胱逼尿肌的收缩强度，减少膀胱剩余尿及排尿次数。用法：5 ~ 10 mg/ 次，3 次 / 日，口服；也可用甲氧氯普胺 10 mg/ 次，3 次 / 日，肌内注射。

9）新靶标药物的应用：研究发现，选择性大麻素 CB1 受体拮抗剂可以阻断大麻素受体激动剂诱导的对钙离子内流的抑制和促轴突生长作用，内源性大麻素的神经保护特性，使 CB1 受体可能通过改变信号参与糖尿病性神经病变的发病机制。CB2 受体通过激活 mTORC1 信号通路可诱导神经祖细胞增生和神经形成。大麻素受体可以作为药物治疗糖尿病神经源性膀胱的一个有望实现的靶标。

10）其他：如肌醇、醛糖还原酶抑制药等均可减轻神经损伤，不再赘述。

（3）基因疗法：有研究显示，通过转基因技术将神经生长因子基因以 HSV-1（单纯疱疹病毒Ⅰ型）为载体转移至膀胱和膀胱传入神经通路上，并成功表达，可以使膀胱容量增加，残余尿量减少。克隆大鼠成肌调节因子 MyoD 全长 cDNA，以质粒构建 pEG-FP-MyoD 真核表达载体，在制备糖尿病大鼠模型基础上，分离提取并原代培养逼尿肌成纤维细胞，通过体外脂质体转染的方法将 MyoD 序列导入逼尿肌成纤维细胞内，成功促使其转化为成肌细胞，这为膀胱活动度减低的治疗提供了新的方向。

（4）细胞疗法：将体外培养的健康的同源膀胱平滑肌细胞（SMCs）移植入膀胱黏膜下层后，可以改善膀胱收缩功能，减少残余尿。移植后细胞存活率大约为 1.5%。将体外培养的自体成纤维细胞移植入膀胱输尿管连接处（VUJ），则成功定植和存活的移植成纤维细胞会整合到远端输尿管的细胞外基质，增强宿主组织功能。这为细胞重建替代疗法提供了可能。子宫内膜干细胞（EnSCs）通过组织工程学技术，经肌源性生长因子的诱导，成功分化为 SMCs。EnSCs 可用于妇女自体膀胱壁再生，又不会产生免疫排斥。这为糖尿病神经源性膀胱患者的膀胱壁再生开辟了新思路。脂肪干细胞（ADSCs）可以通过旁分泌功能，抑制细胞凋亡和促进血管形成，促进糖尿病神经源性膀胱功能的恢复。ADSCs 也可以通过分化为 SMCs，改善膀胱收缩功能，减少残余尿。

（5）电刺激治疗：体外电刺激，一方面可以促进大鼠背根神经节（DRG）的降钙素基因相关肽（CGRP）蛋白的合成，并将 CGRP 蛋白成功地运输至糖尿病大鼠膀胱壁，改善膀胱充盈感觉功能；另一方面可以通过上调神经生长因子的表达，促进受损神经的修复，还可以通过增强 Ca^{2+}-ATP 酶以及胆碱能受体的活性和减少乙酰胆碱酯酶的表达，促进乙酰胆碱释放，减少乙酰胆碱的降解，直接增强逼尿肌收缩力，减少残余尿，从而发挥治疗作用。

（6）骨髓间充质干细胞移植：间充质干细胞能分泌不同种类的细胞因子，具有免疫调节、保护细胞、促进细胞存活等作用。其通过增生和分化为平滑肌细胞从而修复膀胱及尿道功能，同时可合成多种生长因子，对膀胱内局部微环境产生营养性旁分泌作用，有效治疗糖尿病神经源性膀胱。但其相关研究较少，安全性及有效性有待进一步研究。

（7）A 型肉毒素注射治疗：通过尿道外括约肌多点注射，阻断副交感神经的胆碱能神经传出通路，抑制尿道括约肌内乙酰胆碱的释放和传递，产生去神经作用，松弛尿道外括约肌，降低尿道压力以利于排尿。该方法为有创治疗，较难接受。

（8）泌尿外科处理：在有肾功能不全和（或）肾积水时首先要进行导尿，并持续引流，有时甚至需直接肾脏引流，以最大限度地恢复肾功能。在肾功能恢复满意的情况下可考虑进行改善膀胱储尿要求的处置。

（9）手术治疗：DNB 治疗的常见手术方式为膀胱造瘘术、骶后跟切断及前根电刺激、腰神经及骶神经吻接、尿道外括约肌切开术和（或）内括约肌切开术等。而对于保守治疗无效的有大量残余尿患者可以行膀胱颈内切开，解除梗阻。

（四）糖尿病性泌汗功能异常

糖尿病性泌汗异常的临床特点表现为上半身出汗多，活动后尤甚；下半身出汗少或无汗，肢体过冷、下肢及足部明显，出汗多尤以味觉性多汗明显，亦可表现少汗、皮肤干燥等。糖尿病性泌汗功能异常有糖尿病性多汗症、糖尿病性少汗症、局限性多汗症等。有 60% 糖尿病患者最终将出现排汗障碍。正常人皮肤温度从头到足渐降，而糖尿病患者此种温度梯度不明显，甚至相反。发病随年龄增长而增加，多见于老年人，罕见于儿童。糖尿病病程愈长，其患病率愈高，吸烟、饮酒可增加其发病率。糖尿病患者自主神经受损者可引起末梢，尤其是皮肤毛细血管扩张，致使皮肤循环血量增加并进一步导致皮温升高。糖尿病患者受损的游离神经末梢对温热的耐受性降低，可通过温热性发汗反射引起出汗。精神与情绪的障碍在糖尿病性神经病变患者中是极为常见的，这可导致掌心、脚底、腋窝等处的精神性发汗。受损的口腔痛觉神经可能对多种食物刺激发生反应而引起头颈部出汗。以上神经受损到一定程度，可能反应性降低而使出汗减少甚至无汗。但上述认识不足以满意解释糖尿病患者的出汗异常，还需进一步研究。具体治疗措施如下。

1. 控制血糖

高血糖本身可引起少汗，这可能与高血糖对交感神经的抑制作用有关，只要高血糖迅速得到控制，这种少汗就可迅速改善或恢复。高血糖导致的快速发生的糖尿病性自主神经损伤早期（可逆期），如果表现出多汗等出汗异常，理想的血糖控制可使神经损伤恢复，从而多汗也得到有效控制。最好能在 1～2 周内把空腹血糖控制在 7 mmol/L、餐后 2 小时血糖控制在 11 mmol/L 以下，进一步则希望能把空腹血糖控制在 6 mmol/L、餐后 2 小时血糖控制在 7.8 mmol/L 以内，并且尽可能使疗效平稳，血糖不大起大落。如果患者口服降糖药用量尚不大且有效，可以应用口服降糖药控制血糖；否则，宜早期应用胰岛素。

2. 神经病变的治疗

具体用药见前述（二、基于发病机制的治疗）。

3. 个体化治疗

个体化治疗包括：①精神性出汗异常者，可予地西泮或阿普唑仑等，协助控制激动、紧张、焦虑等；②味觉性出汗者，应减少刺激性食物的摄取，食物不宜过热、过烫；③咀嚼出汗者，可短期内吃易消化软食或半流食，以减少咀嚼；④多汗者，可考虑用抗胆碱药，如阿托品、山莨菪碱，应注意掌握用量，否则患者不易接受；⑤出汗过少、皮肤干燥者，可给一些鱼肝油、维生素等，尽量不用碱性香皂洗澡，应用酸性香皂洗澡；⑥肢体远端多汗可用 3%～5% 甲醛溶液局部搽用；⑦顽固性多汗可考虑交感神经封闭术。

（五）痛性神经病变

糖尿病性神经病变引起的疼痛对患者生活质量产生重要的影响，尤其是对睡眠和娱乐产生严重干扰。然而，疼痛治疗效果的衡量尺度很难确定，并且简单的镇痛药不足以控制疼痛。一项关于治疗神经性疼痛的调查表明，有效的治疗只占一小部分，其中抑郁药 40%、抗惊厥药 35%、阿片类药物30%、简单的镇痛药 18%。最佳治疗方案应该是在有效性和安全性之间达到一个平衡点。与糖尿病性神经病变的对因治疗方案不同，对症治疗只是缓解疼痛，而不能改善根本性的神经病变。

疼痛症状的药物对症治疗方案应努力做到个体化，英国国家健康与临床优化研究所、多伦多糖尿病性神经病变国际共识小组、欧洲神经科学学会联盟等组织发布的临床指南，均推荐不同的抗惊厥药物或抗抑郁药物作为糖尿病性周围神经病变患者疼痛的一线治疗药物，阿片类药物作为二线治疗药物使用。Ziegler 等报道对上述指南比较分析后认为其存在较大不同的制定依据，虽然普瑞巴林、加巴喷丁、阿米替林、度洛西丁与文拉法辛作为主要的一线治疗药物，但选择药物应依据患者对药物本身的耐受性、患者的合并症与药物之间的相互作用等具体情况而定。对于单一药物治疗后疼痛无明显缓解患者，治疗计划是增加单药治疗剂量或联合另一类推荐药物。目前尚无相关临床证据，推荐的联合用药方案为抗惊厥药物合用抗抑郁药物或阿片类药物，患者持续几个月无痛后应考虑逐渐减量。BOYLE等报道了一项随机、双盲、对照研究表明对于慢性糖尿病性周围神经病变患者疼痛，普瑞巴林、阿米替林与度洛西丁的镇痛效果差异无统计学意义。Rudroju 等人进行的一项 Meta 分析比较了普瑞巴林、加巴喷丁、阿米替林、度洛西丁与文拉法辛等的镇痛效果，表明加巴喷丁最有效，阿米替林安全性最差。我国发布的诊疗共识强调药物治疗应遵循个体化原则，一般采用单药治疗，从最小剂量开始，缓慢滴定，减轻副作用，逐渐增加剂量到满意疗效。

1. 抗惊厥药

抗惊厥药的作用是降低神经元钠离子和钙离子内流、抑制 GABA、降低兴奋性神经递质谷氨酸的活性，通常在使用三环类抗抑郁药无效者才会考虑使用该类药物。抗惊厥药物用于临床治疗神经痛已多年，包括卡马西平、苯妥英钠、丙戊酸钠、普瑞巴林、加巴喷丁、托吡酯、拉莫三嗪、拉科酰胺、奥卡西平等。

（1）苯妥英钠与卡马西平虽能有效缓解糖尿病性周围神经病变症状，但因副作用较大致其临床应用受限，因此不推荐使用卡马西平治疗。

（2）丙戊酸钠为广谱抗癫痫药物，治疗糖尿病性周围神经病变安全、有效且耐受性好。

（3）新一代抗惊厥药物普瑞巴林和加巴喷丁均能有效缓解糖尿病性周围神经病变患者末梢神经病理性疼痛，并改善继发的睡眠困难，提高生活质量且耐受性良好。加巴喷丁的镇痛机制尚未完全明确。一项为期 8 周的研究发现，60% 使用加巴喷丁的患者疼痛症状得到了中等程度的缓解，而安慰剂组疼痛缓解率只有 33%。头晕和嗜睡是最常见的不良反应，发生频率小于 24%。普瑞巴林是抑制性神经递质，其作为配体与钙离子通道的亚单位结合，通过减少钙离子依赖的兴奋性神经递质的释放，来缓解疼痛。Devi 等通过一项为期 12 周的随机对照试验研究发现，与加巴喷丁和度洛西汀相比，服用普瑞巴林可以更加显著缓解糖尿病性神经病变引起的疼痛，改善睡眠质量。服用普瑞巴林最常见的不良反应是嗜睡、头晕、面部水肿、周围性水肿和体质量增加，但这些症状发生率较低，且均是轻微或者中等程度的，患者一般可以耐受。Freeman 等对普瑞巴林的 7 项双盲、随机、安慰剂对照试验进行 Meta

分析，结果得出普瑞巴林能有效缓解糖尿病性周围神经病变疼痛并改善患者生活质量，安全性良好，并有证据充分肯定普瑞巴林的治疗效果及安全性且呈量效关系。

（4）其他抗惊厥药，如奥卡西平、托吡酯和拉莫三嗪均在临床试验阶段表现出潜在应用价值，但其有效性和安全性尚待进一步研究证实。

2. 抗抑郁药

抗抑郁药可分为三环类抗抑郁药、5- 羟色胺 - 去甲肾上腺素重吸收抑制剂与选择性 5- 羟色胺再摄取抑制剂。

（1）三环类抗抑郁药是神经性疼痛的一线治疗药物，其镇痛原理是通过抑制神经突触对神经递质的再摄取来抑制疼痛感受器、提高疼痛阈值。较严重的不良反应有心脏传导阻滞、心律失常等，老年人或有心血管疾病史者需谨慎选用；也因为其相对高的不良反应发生率和一些禁忌证，应用受到限制。代表药物有阿米替林与丙米嗪。阿米替林常作为评价新药镇痛疗效的对照，但临床此药物抗胆碱及抗组胺不良反应较明显，且禁用于近期有心肌梗死、心力衰竭等病史的心血管疾病患者，因此使其临床应用受限。

（2）5- 羟色胺 - 去甲肾上腺素重吸收抑制剂，代表药物有度洛西丁与文拉法辛，临床可有效缓解糖尿病性周围神经病变患者疼痛，且抗胆碱及抗组胺不良反应较轻。度洛西汀可以作为疼痛的初始治疗药物。研究表明，每天服用 60 mg 或者 120 mg 度洛西汀可以有效缓解糖尿病性周围神经病变引起的疼痛。度洛西汀最常见的不良反应是恶心、嗜睡、头晕、便秘、口干以及食欲减退，这些不良反应往往是轻微或者中等强度的，而且通常是短暂的，不会增加心血管事件危险性。梅斌等报道，度洛西丁治疗糖尿病性周围神经病变有效且副作用较阿米替林小，但度洛西丁是否影响血糖控制有待于进一步证实。文拉法辛也是一种安全性和耐受性都得到肯定的镇痛药物，其镇痛效果在治疗的第二周表现明显，主要副作用是可能对血压及心率有不同程度的升高作用。

（3）选择性 5- 羟色胺再摄取抑制剂，代表药物有舍曲林、氟西汀、帕罗西汀、西酞普兰等，其缓解糖尿病性周围神经病变疼痛效果不如三环类抗抑郁药。

3. 阿片类药物

常用的阿片类药物有曲马朵、羟考酮、吗啡等。弱阿片类药物曲马朵可以有效缓解糖尿病性周围神经病变引起的疼痛，严重的疼痛常需要强阿片类药物羟考酮才能控制。有学者报道，控释型羟考酮与普瑞巴林联用效果强于控释型羟考酮单药治疗糖尿病性周围神经病变疼痛；虽然许多文献报道支持阿片类药物治疗糖尿病性周围神经病变疼痛效果良好，但鉴于阿片类药的耐受性和成瘾性，长期应用证据尚不充分，目前通常用于其他治疗无效的糖尿病性周围神经病变患者。《多伦多专家共识》推荐将普瑞巴林、加巴喷丁、阿米替林、度洛西丁、文拉法辛作为一线治疗药物，阿片类镇痛药作为二线治疗药物，将一种一线药物用至最大耐受量后再换用或联用另一种不同的一线药物，只有当一线药物都失去效果后才推荐使用二线药物。

也有研究表明，曲马朵和对乙酰氨基酚联合应用对糖尿病神经性疼痛的镇痛效果与加巴喷丁相当。加巴喷丁和吗啡联合治疗与单药治疗相比，最大耐受剂量明显降低，并且治疗效果有所提高，这表明了两种药物之间相互影响，因此，在确保患者不反对标准治疗、规律检测、适当的剂量调整以及适当的不良反应处理的基础上，也可以选择阿片类药物联合其他药物治疗痛性糖尿病性神经病变。

4. 神经阻滞治疗

对糖尿病引起的自主神经性疼痛可采用神经阻滞疗法，此法具有扩张血管、解除肌痉挛、抗感染和抗过敏的作用，疗效确切、作用迅速，故其在该类疾病的治疗中占有主导地位。神经阻滞疗法包括星状神经节阻滞、神经干阻滞、椎旁交感神经阻滞、连续硬膜外阻滞、局部痛点阻滞、静脉局部交感神经阻滞等。

（1）手腕管综合征：可选用 1% 利多卡因 7 mL 或 0.25% 丁哌卡因 5 mL 做星状神经节阻滞，另加 1% 利多卡因 3 mL 或 0.25% 丁哌卡因 2 mL 做正中神经阻滞，可有良好的治疗效果。

（2）末梢性手足痛：可选用 1% 利多卡因做指神经、趾神经阻滞，另加 0.5% 利多卡因于腕上部和外踝上部做环状阻滞，可取得良好效果。

（3）糖尿病性腰骶神经根病症：可选用硬膜外阻滞，注入 0.5% 利多卡因加维生素 B_{12} 混合液，每日 1 次，7 次为 1 个疗程，直至疼痛消失为止。此时应忌用激素类药物，尽可能避免留置导管。

（4）自主神经型疼痛：根据疼痛部位选用星状神经节阻滞或腰部交感神经节阻滞。景存仁用 1% 利多卡因加维生素 B_{12} 500 μg 行星状神经节阻滞，共 8～10 mL，隔日 1 次，5 次为 1 个疗程。结果显示，16 例患者中 1 例经 3 个疗程治疗，血糖、血脂均恢复正常，随访 3 个月无复发。2 例注射胰岛素患者，胰岛素用量减小，血糖维持在正常水平。3 例治疗 2 个疗程后，血糖无明显变化。

（5）下肢缺血性疼痛：Szerb J. 等用神经刺激器定位坐骨神经导管置入法治疗糖尿病引起的下肢缺血性疼痛，认为周围神经丛置管是治疗缺血性疼痛较安全的方法，但传统的 0.1 ms 脉冲电流刺激不能引起运动反应，在 1.0 ms 才能引起反应。Mashiah 等对 373 例下肢缺血性坏疽伴严重顽固疼痛患者，其中 226 例（60.6%）为糖尿病引起且即将行截肢术，用苯酚（Phenol）行腰交感神经阻断术，随访 24～120 个月，其中 219 例（58.7%）患者溃疡愈合、疼痛明显缓解，主要是伴有静息痛的糖尿病患者。

5. 外用药物疗法

外用药物治疗主要用于疼痛部位相对局限的患者，具有全身副作用小且无药物交叉影响等优点，常用有硝酸异山梨酯喷剂或贴皮剂、硝酸甘油贴膜剂、利多卡因贴片、辣椒素乳膏、可乐定霜或贴皮剂、氯胺酮凝胶等。有学者报道，使用 5% 利多卡因贴片 3 周后，患者疼痛及生活质量得到明显改善。辣椒素是从智利辣椒中提取的活性成分，通过辣椒素受体修复神经膜，并阻断周围感觉神经传导递质 P 物质而减轻疼痛，研究证实每日将 0.075% 辣椒素乳膏涂于痛处 4 次，治疗 8 周可明显缓解疼痛，但辣椒素乳膏涂抹时需戴手套，使用初期局部可能有烧灼感且可促进表皮神经纤维的退化，这些可能会限制其临床应用，特别是感觉迟钝的糖尿病足患者。研究表明，下肢皮肤局部应用硝酸异山梨酯喷剂或贴皮剂、硝酸甘油贴膜剂可有效缓解糖尿病性周围神经病变患者疼痛。

6. 非药物治疗

对于痛性神经病患者，非药物治疗常与药物治疗相结合或作为药物治疗的补充。由于痛性神经病治疗的个体差异较大，一些患者尽管接受了大剂量药物治疗，但疼痛控制仍然不佳，或因为药物带来的不良反应，让患者服药的依从性下降；而此时非药物治疗便成为不错的选择。

（1）经皮神经电刺激（transcuataneous electrical nerve stimulation，TENS）：该检查被国外的神经病学学会（American Academy of Neurology，AAN）推荐用于糖尿病性周围神经病变的疼痛治疗。TENS 属于低频电疗法，是通过皮肤将特定的低频脉冲电流输入人体以治疗疼痛的一种电疗方法，治疗机制可能与内源性吗啡样物质释放、门控学说和局部微循环有关，传统的电刺激主要是刺激运动纤维，而 TENS 则是刺激感觉纤维。一些随机试验表明，TENS 对于糖尿病性周围神经病变的患者有效，可以推荐使用。王海澜等人观察了 TENS 配合微波治疗痛性糖尿病性周围神经病变的康复治疗模式，结果表明 TENS 配合微波能够有效治疗痛性糖尿病性周围神经病变，比单纯药物治疗效果显著。认为其机制是电刺激能够有效改善微循环、改善神经的营养状况、促进神经髓鞘及轴突的修复与再生，从而促进周围神经的恢复。Upton G. A. 等探讨了两种不同强度的 TENS 对糖尿病性周围神经病变患者的影响，结果认为 2 Hz、200 ms 的针刺样刺激模式更能够缓解糖尿病性周围神经病变引起的疼痛，且无不良反应。目前研究认为电刺激的理论基础是改善了糖尿病性周围神经病变患者的微循环，增加了神经血流量，从而缓解因缺血引起的疼痛。其途径主要有两种，一是痛觉闸门理论，该理论认为 TENS 可兴奋 A 类纤维，进一步兴奋脊髓抑制性中间神经元，抑制疼痛信息向中枢传导，最终产生镇痛作用；另一种是 TENS 还可通过激活组织疼痛抑制系统，增加内源性 5-HT、阿片肽等镇痛物质的释放，从而发挥镇痛作用。然而，Gossrau G. 等进行了一项随机安慰剂对照试验，结果认为 TENS 的治疗效果并不优于安慰剂组，差异无统计学意义。另外，一项关于 TENS 治疗痛性糖尿病性周围神经病变的系统评价亦认为 TENS 治疗痛性糖尿病性周围神经病变的疗效并不确切，认为现有研究样本量小且干预时间较短，并不能为 TENS 的临床应用提供最佳证据。TENS 具有安全无创、操作简便及依从性好等优点，但对其确切作用还存在争议，可能与现有研究的样本量较小、干预周期短、长期疗效不明确及缺乏循证依据等有关。其临床推广应用因此受到限制。

（2）脊髓电刺激（spinal cord stimulation，SCS）：是一种介入微创治疗，将电极植入脊柱椎管内，以脉冲电流刺激脊髓神经治疗疾病的方法。患者随身携带控制器，可随时治疗。SCS 在慢性疼痛的治疗上有很好的效果，近年来被广泛应用于糖尿病性周围神经病变治疗的研究，并且被证明能显著减轻糖尿病性周围神经病变的症状。Daousi 等对 6 例糖尿病性周围神经病变患者进行了 SCS 治疗，并随访 3 年左右发现患者不仅能减轻超过 50% 的症状，而且部分患者不再需要额外的药物来控制症状，有 1 例患者出现了轻微的皮肤脱皮症状，虽然本研究样本容量很小，但是为 SCS 的长期治疗研究提供了很好的参考依据。DeVos 等研究发现，SCS 治疗效果较好，治疗后血流灌注有所改善，有 1 例患者出现轻度感染，2 例患者由于操作不当进行了再次植入手术，可用于传统疗法效果不佳的患者。Thakral 等分析了 8 项运用电刺激治疗痛性神经病的研究，其中 6 项研究结果显示电刺激能有效缓解患者的疼痛。

（3）袜式电极电刺激：袜式电极是用一种镀银的尼龙或涤纶制作而成的电极，可用于缓解疼痛治疗。Armstrong 等研究发现，10 例患者使用该种电极治疗 4 周后通过视觉模拟评分法（visual analogue scale/score，VAS）测定发现评分明显降低，疼痛症状明显减轻，在终止治疗后的 4 周随访中，通过 VAS 测定发现治疗前的评分略高于治疗 4 周后，但显著低于治疗前的 VAS 评分，认为治疗效果可能与该试验组患者较好的血流灌注有关，该研究不足的是缺乏对照组。Oyibo 等做了与 Armstrong 等相似的试验发现，30 例患者中只有 14 例完成该试验，且该方法顺从性较差，退出率较高，在试验组和对照组之间疼痛减少的差异无统计学意义。

（4）高频外部肌肉刺激（high-frequency external muscle stimulation，hfEMS）：是将电极置于下肢肌肉，通过高频率的电刺激达到治疗的目的。R.Eichstein 等将 hfEMS 和 TENS 的 VAS 评分结果进行对比，发现 hfEMS 组评分显著低于 TENS 组，但是该研究治疗周期较短，尚不能确定其安全性。

（5）磁疗：即以磁场作用于人体来治疗疾病的方法，有镇痛、消肿、促进血液及淋巴循环等作用，分为静磁疗法、动磁疗法和磁针疗法等。目前动磁疗法中针对糖尿病性周围神经病变治疗的研究主要倾向于脉冲磁疗法。Wróbel 等在研究中使用低频脉冲磁疗方法来治疗 61 例糖尿病性周围神经病变患者（磁场强度为 100 μT，频率在 180 ~ 195 Hz，20 分钟 / 日，5 天 / 周），发现 3 周以后不仅疼痛症状明显减轻，而且 VAS 评分明显降低。在 Weintraub 等的研究中，对 225 例患者使用了多级静磁鞋垫来治疗糖尿病性周围神经病变（2 小时 / 日，磁场强度为 1800 G），结果显示无论是 VAS 评分还是神经传导速度都没有明显减少，该研究中在治疗前后对 35 例患者的亚组进行了皮肤活检，对比结果显示无明显不同，认为该剂量对治疗糖尿病性周围神经病变是无效的。Weintraub 等的进一步研究中对 375 例患者进行了糖尿病性周围神经病变治疗（24 小时 / 日，磁场强度为 450 G），治疗后 4 个月，通过 VAS 评分发现疼痛症状明显减轻，尤其是在第 3 个月和第 4 个月的治疗中效果最明显，认为该治疗方法可用于糖尿病性周围神经病变的单一治疗或辅助治疗，建议在未来的研究中延长随访时间。

（6）超声疗法：指应用超声能量作用于人体产生的刺激，改变机体的功能和组织状态，以达到治疗疾病目的的一种方法。从投用的剂量与对人体作用的结果看，可分为不致构成人体组织不可逆损伤的小剂量和不等程度破坏组织或病变的大剂量的超声治疗方法。理疗范畴的超声疗法是指应用安全剂量进行无损伤的治疗的方法，是一种应用历史较长、涉及治疗范围较广的治疗的方法。按治疗方式可分为直接治疗法与间接治疗法，还有采用特制的超声探头作用于人体穴位的穴位治疗法等。

（7）近红外线治疗：红外线又分为近红外线、短波红外线、中波长红外线。一项双盲随机对照试验表明，近红外线治疗能恢复糖尿病性周围神经病变患者的感觉，缓解疼痛。

（8）低强度激光治疗：使用低强度激光照射相关区域，可缓解痛性神经病变患者的疼痛。

第二节　糖尿病性神经病变的中医治疗

一、辨证分型

辨证分型具有较强的针对性和灵活性，是最能体现中医辨证论治理念的治疗方式，适应个体化治疗的需求，临床疗效满意。糖尿病性周围神经病变的中医辨证分型目前尚不统一，然而都未偏离该病气阴两虚、痰瘀阻络的基本病机；多数医家采用辨病与辨证相结合的形式，针对糖尿病性周围神经病变的不同临床类型分别做了分型论治，以更加科学、准确地反映疾病特点，贴合临床实际。

（一）临床证型

1. 气虚血瘀

（1）症状：手足麻木，如有蚁行，肢末时痛，多呈刺痛，下肢为主，入夜痛甚，气短乏力，神疲倦怠，自汗畏风，易于感冒，舌质暗淡或有瘀点，苔薄白，脉细涩。

（2）治法：补气活血，化瘀通络。

（3）主方：补阳还五汤加减。①组成：生黄芪、当归尾、川芎、赤芍、桃仁、红花、地龙。②加减：气虚明显者，可加重黄芪用量；气短自汗明显者，加太子参、麦冬；易于感冒者，加白术、防风；血虚明显者，加熟地黄、阿胶；病变以上肢为主者，加桑枝、桂枝，以下肢为主者，加川牛膝、木瓜。

2. 阴虚血瘀

（1）症状：肢体麻木，腿足挛急，酸胀疼痛，或肢体灼热，或小腿抽搐，夜间为甚，五心烦热，失眠多梦，皮肤干燥，腰膝酸软，头晕耳鸣，口干少饮，多有便秘，舌质嫩红或暗红，苔花剥少津，脉细数或细涩。

（2）治法：滋阴活血，柔筋缓急。

（3）主方：芍药甘草汤合四物汤加减。①组成：白芍、生甘草、生地黄、当归、川芎、木瓜、怀牛膝、炒枳壳等。②加减：腿足挛急，时发抽搐者，加全蝎、蜈蚣；头晕耳鸣，失眠多梦者，加生龙骨、生牡蛎、柏子仁、炒酸枣仁；五心烦热者，加地骨皮、胡黄连；大便秘结者，加生大黄。

3. 阳虚寒凝

（1）症状：肢体麻木不仁，四末冷痛，得温痛减，遇寒痛增，下肢为著，入夜更甚，神疲乏力，畏寒怕冷，倦怠懒言，舌质暗淡或有瘀点，苔白滑，脉沉紧。

（2）治法：温经散寒，通络镇痛。

（3）主方：当归四逆汤加减。①组成：当归、赤芍、桂枝、细辛、通草、干姜、制乳香、制没药、甘草等。②加减：阴寒凝滞明显者，加制川草乌（先煎），甘草宜用炙甘草；若肢体持续疼痛，入夜更甚者，加附子、水蛭；以下肢尤以足疼痛为甚者，可酌加川断、牛膝、鸡血藤、木瓜等；内有久寒，兼有水饮呕逆者，加吴茱萸、生姜。

4. 痰瘀阻络

（1）症状：麻木不止，常有定处，足如踩棉，肢体困倦，头重如裹，昏蒙不清，体多肥胖，口黏乏味，胸闷纳呆，腹胀不适，大便黏滞，舌质紫黯，舌体胖大有齿痕，苔白厚腻，脉沉滑或沉涩。

（2）治法：化痰活血，宣痹通络。

（3）主方：指迷茯苓丸合黄芪桂枝五物汤加减。①组成：茯苓、姜半夏、枳壳、生黄芪、桂枝、白芍、苍术、薏苡仁、川芎、生甘草。②加减：胸闷呕恶，口黏者，加藿香、佩兰，枳壳易为枳实；肢体麻木如蚁行较重者，加独活、防风、僵蚕；疼痛部位固定不移者，加白附子、白芥子。

5. 肝肾亏虚

（1）症状：肢体痿软无力，肌肉萎缩，甚者痿废不用，腰膝酸软，性功能减退，骨松齿摇，头晕耳鸣，舌质淡，少苔或无苔，脉沉细无力。

（2）治法：滋补肝肾，填髓充肉。

（3）主方：壮骨丸（《丹溪心法》）加减。①组成：龟板、黄柏、知母、熟地黄、白芍、锁阳、虎骨（用狗骨或牛骨代替）、怀牛膝、当归。②加减：肾精不足明显者，加牛骨髓、菟丝子；阴虚明显者，加枸杞子、女贞子。

（二）现代医家辨治经验

1. 林兰教授辨治经验

林兰教授认为糖尿病性周围神经病变属于消渴病的继发病变，临床上以麻、凉、汗、痛、瘦为主要特点，基本符合"痿证"的表现，命名为"消渴痿证"。该病的发生与消渴病失治误治、禀赋不足、饮食失宜、情志失调、劳欲过度和起居不慎等密切相关，此症的发病是在消渴病气阴两虚的基础上，阴虚内热，耗气伤津，迁延日久，致虚、致瘀，最终出现气血阴阳亏虚、瘀血痰湿闭阻经络而成的。因此，林兰教授认为消渴痿证的病机以气血亏虚为本，瘀血、痰湿、气滞闭阻脉络为标，虚实错杂，其中血瘀这一病机贯穿于该病的始终，其病位涉及肌肤、经络、五脏。主要分为以下类型。

（1）气阴两虚，脉络瘀阻：临床症见手足麻木、刺痛、入夜尤甚，肌肤甲错、皮肤粗糙，尤以下肢明显，神疲乏力，头晕，面色无华，口干咽燥，心悸气短，食欲不振，手足心热，舌暗有瘀斑，脉沉细涩。治法为益气养阴，活血化瘀。方选自拟方（基础方+糖痛方）加减。①药物：基础方组成包括太子参 12 g，麦冬 10 g，五味子 10 g，酸枣仁 15 g，柏子仁 12 g，丹参 20 g，砂仁 6 g，檀香 6 g；糖痛方组成包括川芎 10 g，红花 10 g，桃仁 10 g，土鳖虫 10 g，牛膝 10 g，白芍 10 g，生地 15 g，姜黄 12 g，桂枝 10 g，黄芪 20 g。②加减：气虚明显者，重用黄芪，且气能行血，增强活血化瘀的功效；血虚明显者，加熟地、阿胶以养血补虚；痰浊内生，脘腹胀满者，加苍术、厚朴以健脾燥湿和胃；筋脉挛急者，加白芍、甘草以酸甘化阴，柔筋止痉。

（2）阴损及阳，寒湿痹阻：临床症见肢体发凉、麻木、重着，病变部位喜温喜按，形体羸弱，或面色㿠白，形寒肢冷，或潮热盗汗，五心烦热，舌淡苔白，脉沉细。治法为益气养阴，温经散寒除湿。方选黄芪桂枝五物汤合独活寄生汤。①药物：自拟基础方药物，包括黄芪 20 g，桂枝 10 g，白芍 10 g，生姜 10 g，大枣 7 枚，独活 10 g，桑寄生 20 g，秦艽 10 g，细辛 3 g，防风 10 g 等。②临证加减：痹证日久，肝肾亏虚者，可加杜仲、牛膝以滋补肝肾，强筋骨，加当归、熟地、白芍以养血柔肝；寒凝闭阻明显者，可加制草乌以温经除湿镇痛，但草乌毒性强，剂量宜小；筋脉闭阻、四肢疼痛者，可加土鳖虫、地龙、川芎以活血化瘀，瘀散痛自消；寒凝闭阻心脉者，可加瓜蒌、薤白以通阳散结、行气镇痛。

（3）脾胃受损，痰湿阻络：临床症见肢体麻木、疼痛、重着，常有定处，头晕目眩，头重如裹，乏力，脘腹胀满，食纳不佳，大便溏泄，舌紫黯，舌体胖大、有齿痕，苔白厚腻，脉滑。治法为益气养阴，健运脾胃，化痰通痹。方选基础方合茯苓丸加减。①药物：自拟基础方药物加茯苓 15 g，枳壳 10 g，半夏 9 g，党参 12 g，砂仁 6 g，白术 10 g，白扁豆 10 g，薏苡仁 12 g，山药 20 g，莲子 12 g，桔梗 12 g，甘草 6 g。②加减：食纳不佳明显者，加炒麦芽、焦山楂、炒神曲以健脾消食和胃；痰湿明显者，加陈皮，与方中半夏、茯苓、甘草共奏燥湿化痰、理气和中之意；肢体重着、疼痛明显者，可加白芥子、马钱子、没药以温通经络、散寒除湿；痹证日久入络，肢体刺痛甚者，可加僵蚕、土鳖虫、地龙以活血通络。

（4）肝肾阴虚，筋脉失养：临床症见四肢发凉、发麻，肌肉酸软无力，腰膝酸软，头晕耳鸣、听力下降，手足心热，潮热盗汗，齿摇发落，性功能减退，舌红少苔，脉弦细或数。治法为益气养阴，补益肝肾，活血通络。方选基础方合六味地黄汤合四物汤加减。①药物：自拟基础方药物加丹皮 10 g，泽泻 10 g，山茱萸 10 g，茯苓 12 g，生熟地 15 g，当归 10 g，川芎 10 g，牛膝 10 g，甘草 6 g，黄芪 20 g。②加减：阴虚明显者，加女贞子、旱莲草，甘凉平补肝肾阴精；遗精、早泄者，加金樱子、芡实、益智仁、覆盆子以固精涩遗；骨蒸潮热明显者，加地骨皮、银柴胡以退热除蒸；阴虚阳亢、头晕目眩甚者，加生龙牡、珍珠母以平肝潜阳。

林兰教授善用药对，相须为用，增强药效。①土鳖虫与黄芪：土鳖虫活血通络，黄芪补气，血随气行，两药相伍，活血化瘀镇痛。②当归与白芍：当归补血活血，白芍养阴、柔筋止痉，对于阴血不足，血不荣经者，出现四肢麻木、发凉者，以当归、白芍伍用，配合黄芪、太子参、丹参等补气、行气、活血之品，当可获奇效。③夜交藤与酸枣仁：阴血不足，血不荣经，可出现手足麻木、痹痛，而痹证严重影响患者的睡眠休息，酸枣仁能养心阴、益肝血而有安神之效，夜交藤能补养阴血，养心安神，两药合用，既能补养阴血之不足以治本，又能安神入眠以治标。④羌活与独活：羌活偏于祛上半身风湿，独活偏于散下半身风湿，风寒湿邪侵袭机体，脉络闭阻，气血不能通达四末，手足麻木、冷痛者投以羌独活，佐以乳没、川芎等活血行气化瘀之品，可收奇效。⑤丹皮与赤芍：丹皮赤芍两者皆可活血化瘀，两者合用，适用于血脉瘀阻所致的消渴痹证，佐以补气、行气类药物以增强活血之效。⑥土鳖虫、地龙：取法"虫蚁通络"，能有效改善血循环，缓解消渴痹证所带来的麻木、发凉、疼痛感。⑦苍术与厚朴：苍术燥湿健脾和胃，厚朴下气燥湿除满，两药合用可健脾运，祛湿浊，消痞满，湿浊化除，气机调畅，水谷精微能够顺利地输送到手足，营养四末，适用于湿浊内阻之消渴痹证。⑧郁金与延胡索：郁金既能入气分，又入血分，善行气活血镇痛；延胡索行血中气滞，气中血滞，两药伍用，能消除气滞血瘀所致的疼痛，兼有痰湿者可加半夏、枳实、苍术、厚朴等化痰除湿。⑨桂枝与姜黄：桂枝、姜黄可通络，作为引经药，与丹皮、赤芍、红花、丹参等活血化瘀药合用，可引诸药达四肢，适用于消渴痹证伴有四肢发凉、麻木、疼痛者。

2. 吕仁和教授辨治经验

吕仁和教授认为糖尿病是一种慢性复杂性疾病，糖尿病性周围神经病变是糖尿病特发性并发症之一，病因病机复杂，且患者往往同时存在着多种慢性并发症，因此，很难简单地用几个证型概括全面。吕教授根据糖尿病性周围神经病变虚实夹杂的病机特点，提出了"以正虚定证型，以邪实定证候"的辨证思路。证型和证候是通过正虚和邪实的两个侧面来描述病情的，一般来说，证型是相对稳定的，不易变动的，是由患者的体质类型、机体的反应性、发病阶段、长期用药等多种因素决定的。证候则是相对活跃的，常受情志、饮食、起居、气候等环境因素的直接影响。证候附属于证型，证型也不是孤立于证候之外的。在同一个时期，具体到一个患者，总要表现为某种证型，同时又常常兼有一种或几种不同的证候。这种分证型与分证候相结合的开放式辨证思路，正可以确切地描述患者病情的标本虚实，从而更好地指导临床用药。吕仁和教授将糖尿病性周围神经病变分为如下证型和证候。

（1）按证型分类：

1）气阴两虚：糖尿病性神经病变症状加倦怠乏力，动则汗出，或口干多饮，手足心热，舌质红，偏瘦，苔薄白，脉细弱。治法为补益气阴。常用药物为太子参、麦冬、五味子、生地、丹参、赤芍、牛膝、木瓜、狗脊、川断、枸杞、黄精等。

2）肝肾阴虚：糖尿病性神经病变症状加口干咽燥，腰膝酸软，胁痛，耳鸣健忘，舌红少苔，脉细数。治法为补益肝肾。常用药物为熟地、山药、桑寄生、黄精、狗脊、川断、丹参、川芎、乌蛇、土鳖虫、地龙等。

3）脾肾阳虚：糖尿病性周围神经病变症状加畏寒肢冷，腰膝以下疼痛，遇寒加重，舌淡胖、苔白或白腻，脉沉细。治法为温补脾肾。常用药物为党参、肉桂、制附片、生芪、地黄、牛膝、乌蛇、蜈蚣、地龙、土鳖虫等。

4）精亏髓乏：糖尿病性周围神经病变症状加腰膝酸软，肌肉萎缩，精神萎顿，甚则不能行走，舌淡、苔白，脉沉细。治法为填精补髓。常用药物为人参、白术、当归、熟地、鹿胶、龟胶、枸杞、紫河车、牛膝、土鳖虫、地龙等。

（2）按证候分类：

1）肺胃燥热：口渴多饮，多食易饥，小便量多，舌红少苔，脉滑数。治法为滋阴湿热、生津润燥。用药为麦冬、天冬、石膏、知母、沙参、石斛、酒军等。

2）肝郁气滞：两胁胀满（痛），善太息，口干咽燥，急躁易怒，舌质暗或有瘀斑、瘀点，苔薄白，脉弦。治法为疏肝理气。用药为柴胡、枳壳、白芍、木香、陈皮、香附、乌药等。

3）脾胃湿热：脘腹痞满，纳食欠佳，口渴少饮，舌体胖嫩、苔黄腻，脉滑数。治法：清化湿热。用药为苍术、黄连、薏米、藿香、石膏等。

4）胃肠结滞：大便干燥，脘腹胀满，舌红、苔黄厚，脉数有力。治法为清热润肠。用药为大黄、酒军、芒硝、番泻叶、郁李仁、桃仁等。

5）瘀血内阻：疼痛如刀割、针刺，夜间加重，舌质紫黯或见瘀斑、瘀点，面色晦暗，脉细涩。治法为活血化瘀。在用药方面，轻者可用丹参、赤芍、川芎、红花；重者则用土鳖虫、水蛭、山甲珠、地龙、蜈蚣、卫茅等。

6）痰湿阻滞：四肢沉困、酸懒、咳吐痰浊，苔白黏腻，脉滑。治法为化痰除湿。用药为陈皮、半夏、茯苓、白芥子、薏米等。

7）湿热下注：小便黄浊，带下黄稠，大便黏滞，舌苔黄腻，脉滑数。治法为清利下焦湿热。用药为苍术、黄柏、牛膝、茯苓、龙胆草等。

8）肝胆湿热：急躁易怒，口苦泛恶，带下黄稠，舌苔黄腻，脉弦滑数。治法为清利肝胆、清热。用药为龙胆草、黄芩、栀子、柴胡、车前子、生甘草等。

上述证型与证候在糖尿病性周围神经病变早、中、晚期均可出现，且证候与证型可以参互并见，如气阴两虚、瘀血阻络，又如气阴两虚、肝郁气滞等。临证常用加味四妙散治疗湿热阻滞，组方为苍术 10～30 g，黄柏 10 g，牛膝 10～30 g，生薏米 10～30 g，猪苓 20 g，茯苓 15 g，厚朴 10 g，茵陈 30 g，陈皮 10 g，葛根 10 g。善用加味四逆散治疗肝郁气滞，组方为醋柴胡 6～10 g，枳壳、枳实各 3～10 g，赤芍、白芍各 15～30 g，炙或生甘草 3～6 g。体弱便溏者用小量，体壮便干者用大量。脘腹胀酌加苏梗、厚朴、佛手、川楝子、玫瑰花，少腹痛胀加香附、乌药、荔枝核、橘核，心烦易怒加栀子、香附等。四逆散是调和肝脾的代表方，吕教授的加味四逆散更加切合消渴病气郁证的病机。瘀血内阻，是糖尿病性神经病变最常见的证候之一，吕教授非常重视活血化瘀治法，主张根据血瘀的部位、程度、成因，选用适当的活血化瘀药。血阻经脉者，常选用鸡血藤、川牛膝、川断、苏木、水蛭、土鳖虫、血竭粉等。瘀血轻证，多用桃仁、红花、赤芍、丹皮、丹参、当归、川芎等力量相对柔和的活血化瘀药；瘀结较甚的重证，则常用大黄、水蛭、土鳖虫、三棱、莪术、卫茅、姜黄等破血逐瘀药物。至于久病入络之陈年瘀滞，则必用虫类搜剔之品，去络中之顽邪宿瘀，如水蛭、土鳖虫、地龙、蜈蚣、全蝎、穿山甲、乌梢蛇等。阴虚血瘀者，选酒大黄、赤芍、丹皮、丹参、水蛭等凉血活血药；阳虚血瘀者，选桂枝、姜黄、川芎、川断、桃仁、红花、鸡血藤、山楂等温通活血药。针对糖尿病性神经病变临床中常见的肝肾亏虚、瘀血阻络，吕教授创制了活络止消丸，每袋含狗脊 10 g，川断 10 g，木瓜 15 g，丹参 15 g，川芎 10 g，水蛭 3 g，卫茅 10 g，蜈蚣 2 条，土鳖虫 5 g，每次 1 袋，每日 2 次口服，配合糖尿病基础治疗，8 周为 1 个疗程。单方治疗糖尿病性周围神经病变有效率达 83.5%。

3. 吴深涛教授辨治经验

吴深涛教授认为糖尿病性周围神经病变不仅与消渴日久、阴虚燥热、伤阴耗气致气阴亏虚有关，还与阳虚寒凝、浊毒阻络相关，属本虚标实之证。气阴两虚是糖尿病性周围神经病变发病的基础，瘀浊痹阻、脉络失养是其病理特点，而且瘀浊始终贯穿于糖尿病性周围神经病变整个过程。其中毒侵经脉四末，从而变生糖尿病性周围神经病变。周围神经病变可据其兼杂之浊毒的性质不同，采取活血化浊解毒或温阳解毒等不同的治法，临床应用多有良效。临床将其分为以下五种证型。

（1）血虚寒凝：临床症见四肢麻木怕凉、疼痛，舌淡苔白，脉沉细或细。治则为温经散寒，养血通脉。方用当归四逆汤合芪桂五物汤化裁。用药为当归 15 g，桂枝 30 g，芍药 30 g，细辛 6 g，生甘草 10 g，通草 10 g，大枣 3 枚，生黄芪 30 g。以上肢麻木疼痛为主者，可酌加姜黄、桑枝、桂枝、葛根等；以下肢麻木疼痛怕凉为主者，可酌加川断、怀牛膝、鸡血藤、木瓜等。

（2）热毒内蕴：临床症见患肢皮肤色暗红，触之灼热，疼痛，或可见发热口渴，舌红，脉数。治则为清热解毒，活血镇痛。方用四妙勇安汤合五味消毒饮加减。用药为银花 30 g，当归 30 g，元参 30 g，生甘草 10 g，野菊花 30 g，蒲公英 30 g，紫花地丁 20 g，紫背天葵子 20 g。

（3）寒滞经脉：临床症见四肢逆冷，手足麻木不仁、疼痛剧烈，舌淡苔白薄，脉浮弦有紧象。治则为双解表里寒邪。方用乌头桂枝汤化裁。用药为乌头 5 g（先煎 30 分钟），桂枝 30 g，芍药 30 g，大枣 3 枚，生姜 10 g。以上肢痛为主者，加羌活、白芷、威灵仙、姜黄等；以下肢痛为主者，加独活、杜仲、桑寄生、狗脊、怀牛膝等。

（4）燥湿相兼：临床症见腰以下痿软，行走不正，或瘫痪不能动，舌质红，苔干而腻。治则为清热燥湿，益气养阴。方用清燥汤化裁。用药为黄连 10 g，酒黄柏 10 g，柴胡 20 g，麦门冬 20 g，当归 15 g，生地黄 30 g，炙甘草 6 g，猪苓 30 g，神曲 10 g，太子参 30 g，白茯苓 30 g，升麻 10 g，橘皮 15 g，白术 20 g，泽泻 15 g，苍术 15 g，生黄芪 30 g，五味子 15 g。

（5）浊毒瘀滞：临床症见麻木、常有定处，肢体困倦，口苦黏腻，尿液混浊，消瘦或肥胖，头身困重，神疲乏力，腰膝酸软，大便不爽或干燥，舌面之白涎线甚或舌苔浊腻。治则为化浊解毒，活血通络。方用化浊解毒活血通络法。用药为黄连 20 g，黄芪 25 g，苍术 15 g，玄参 30 g，丹参 20 g，生地 20 g，熟大黄 10 g，僵蚕 10 g，姜黄 20 g，天花粉 30 g，赤芍 20 g，鬼箭羽 15 g。

4. 魏子孝教授辨治经验

魏子孝教授认为糖尿病并发症均属本虚标实之证，所谓本虚是指阴虚→气阴两虚→阴阳俱虚的病机发展过程；所谓标实是正气虚弱、气血运行阻滞而致的瘀血、痰浊等有形之邪。糖尿病性神经病变是因消渴日久，气血耗伤，甚者阴阳俱虚，气虚无力推动血行，而致内生瘀血，阻滞络脉，或肾阳虚，气化失职，致内生湿邪而易外感寒湿，阻于络脉而成。故将糖尿病性神经病变的主要病机归结为气虚血瘀阻络和阳虚寒湿阻络两种，将肢体麻木、发凉、肿胀疼痛作为糖尿病性神经病变 3 个主要症状，以麻木为主者多辨为气虚血瘀证，以发凉为主者多辨为阳虚寒凝证，以肿胀疼痛为主者多辨为阳虚湿阻证。

（1）气虚血瘀阻络：主症见肢体麻木不仁，困倦乏力，以下肢为甚，活动后好转，或伴肢凉、疼痛，入夜疼痛加剧，舌质淡红略暗或有瘀斑，苔薄白，脉细无力。魏子孝教授认为此型可参考血痹治疗，张仲景将血痹和虚劳合为一篇，知血痹以血脉虚为主，经典方剂为黄芪桂枝五物汤。但以此方治之，药轻病重，而主张依据补阳还五汤方为益气养血与活血并重。症状较轻者，以补阳还五汤原方稍作增减为基础方，用药为生黄芪、陈皮、鸡血藤、当归、川芎、川牛膝、赤白芍、桃仁、红花、地龙、土鳖虫；症状重者，加强破血行瘀镇痛之力，仍仿补阳还五汤方义组方，用药为生黄芪（重用）、陈皮、鸡血藤、桑枝、木瓜、当归、川芎、赤芍、白芍、桃仁、红花、水蛭、制乳香、制没药，随证加减。①畏寒肢冷：可依次选加仙灵脾、葫芦巴、桂枝、吴茱萸、附片，肢冷重症可暂加细辛散寒。②疼痛明显：属热证者，赤白芍改为白芍并重用，加生甘草、徐长卿；属寒证者，加桂枝、制川草乌（先煎 1 小时）、细辛；有灼热感且伴有阴虚者，去当归，加玄参、丹皮。

（2）阳虚寒湿阻络：主症见足胫肿重无力，行动不便，麻木冷痛，下肢皮温偏低，喜热畏凉，舌淡胖大、边有齿痕，苔滑或薄白，脉沉细。魏老认为此型可参考湿脚气论治。古医籍所载脚气多因久立湿地感受风毒邪气所致，魏老认为其与糖尿病性周围神经病变的病因虽区别较大，但在治疗方面有较大借鉴意义。魏子孝教授参考《类编朱氏集验医方》所载鸡鸣散（槟榔、陈皮、木瓜、吴茱萸、桔梗、生姜、紫苏茎叶）方义组方，即槟榔、木瓜、吴茱萸、生姜、苏叶、桑枝、生薏苡仁、羌活、独活，并根据临床所见加减变化，此型多合并糖尿病性周围血管病变，在治疗上当兼顾，疼痛明显者，可加穿山甲、土鳖虫、白芍、徐长卿、蜈蚣、全蝎以祛瘀通络镇痛；若湿郁化热明显者，先予四妙勇安汤（银花、玄参、当归、甘草）合四妙散（苍术、黄柏、川牛膝、薏苡仁）治之，并酌情配伍羚羊角粉、秦皮、海桐皮、炙蜂房等清热镇痛之品。

5. 张发荣辨治经验

张发荣教授认为，该病是消渴病日久损及肝肾，导致肝肾气阴亏损，久病入络，络脉闭阻，不通则痛，不通则肌肤失荣，而出现肢体麻木、疼痛、局部发凉等症状，最终导致四肢萎废不用。故糖尿病性周围神经病变的病机特征为本虚标实。本虚在于气阴不足、阴津耗损，兼内有虚热；标实为痰浊闭阻、瘀血阻滞，痰瘀交阻，络脉不通。其中，标实（痰瘀阻络）是糖尿病性周围神经病变发病的直接病因。根据其病因病机和临床表现，该病分为四种证型。

（1）气阴两虚：临床症见手足麻木灼痛，渐至整个肢体，盗汗自汗，五心烦热，倦怠乏力，少气懒言，腰膝酸软，口干思饮，大便偏干不畅，舌淡红、少苔或无苔，脉细。治法为益气养阴，佐以活血通络。方选六味地黄汤合生脉散加减。处方为黄芪60 g，山药30 g，生地黄、麦冬、五味子、熟地黄、山茱萸、牡丹皮、茯苓、泽泻各15 g，三七粉（冲服）3 g，细辛5 g。

（2）脾虚湿滞：临床症见手足麻木沉重，脘腹痞闷胀痛，食少便溏，头身困重，小便短少而黄，舌淡、苔腻微黄，脉濡数或缓。治法为健脾益气，化湿通络。方选葛根芩连汤合平胃散加减。处方为葛根、陈皮、炒麦芽、丹参、薏苡仁各30 g，鸡内金、草果、黄芩各15 g，黄连、生甘草各10 g，厚朴12 g。

（3）肝肾阴虚：临床症见手足心发热，感觉异常，全身低热、夜晚热甚，头晕目眩，失眠健忘，胁肋疼痛，口渴多饮，腰膝酸软，舌淡红、苔薄，脉细或数。治法为滋阴益肾、疏肝柔肝。方选滋水清肝饮加减。处方为当归、山茱萸、牡丹皮、茯苓、泽泻、白术各15 g，白芍20 g，柴胡12 g，山药、炒麦芽、茯苓各30 g，生甘草、生姜、薄荷、郁金各10 g。

（4）痰瘀交阻：临床症见手足麻木，肢体重着酸痛，时而呈针刺样、烧灼样疼痛，夜间加重，肢软无力，部分可见头昏嗜睡，口咸、口苦或有异味等，舌边有瘀斑瘀点、苔腻，脉濡缓或脉涩。治法为活血化瘀、豁痰通络。方选二陈汤合补阳还五汤加减。处方为法半夏、地龙各15 g，陈皮20 g，茯苓、延胡索各18 g，黄芪、丹参、鸡血藤各30 g，白芷12 g，白芥子、甘草、乳香、没药各10 g，水蛭5 g。

6. 高怀林辨治经验

高怀林认为糖尿病性周围神经病变由消渴日久，脾失健运，气阴两伤，痰阻滞脉络所致，属本虚标实之证，脉络阻滞贯穿病变始终，为发病的关键病理环节，因此治疗时应以"络以通为用"为总的治疗原则，注意通络法及通络药物的运用，在扶正治本的基础上，辅以通络治疗，则可达到络通痛止的功效。将其分为以下证型。

（1）气阴两虚，络脉瘀阻：临床症见肢体麻木疼痛，沉重酸胀，倦怠乏力，动则汗出，口渴多饮，手足心热，舌质红或暗红，苔薄白，脉细弱。消渴日久，耗气伤阴，气阴两虚，气虚不能推动血液，阴虚络道涩滞，血阻滞络道，肌肤失于气血濡养，故见肢体麻木疼痛，沉重酸胀，气虚生化乏源，固摄不力，故见倦怠乏力，动则汗出，阴虚津不上承则口渴多饮，阴虚生内热则手足心热，舌质红或暗红，苔薄白，脉细弱也为气阴两虚之证。治则为益气养阴，化通络。方用自拟周络通加减。处方为黄芪18 g，生地黄18 g，水蛭6 g，当归12 g，知母12 g，桂枝4 g，甘草6 g。方中黄芪健脾益气，生地黄养阴生津，辅黄芪以治气阴两虚之本；水蛭，乃叶天士化瘀通络之要药，善除络中之血，知母清热泻火，滋阴润燥，生津止渴；当归养血和血，桂枝通达四肢，温通经脉，助阳化气，引诸药达于四肢而入于络脉而止疼痛；甘草调和诸药。诸药合用，气血双补，调和营卫，温经通络。

（2）肝肾阴虚，脉络瘀阻：临床症见肢体拘挛，麻木疼痛，痛如针刺，如电灼，昼轻夜重，皮肤粗糙，口干咽燥，腰膝酸软，口干咽燥，五心烦热，耳鸣健忘，舌红少苔，有斑点，脉弦细或细数。肝主筋，肾主骨，肝肾阴亏，络道涩滞，络脉阻，不通则痛，故见肢体拘挛，麻木疼痛。腰为肾之府，肾阴不足，则腰膝酸软；阴液不足，津不上承则口干咽燥，阴虚生内热则五心烦热，肝肾不足，精气不荣于脑则耳鸣健忘，舌脉也为肝肾阴虚、血内阻的表现。治则：滋补肝肾，通络镇痛。方用知柏地黄汤加减。处方为知母 10 g，生地黄 10 g，黄柏 10 g，当归 10 g，牡丹皮 10 g，牛膝 12 g，山药 10 g，泽泻 12 g，山萸肉 20 g，鸡血藤 15 g，水蛭 6 g，赤芍 12 g。方中知母、生地黄养阴清热，黄柏、丹皮滋阴降火，山药、山萸肉滋补肝肾，泽泻利湿祛浊，当归、赤芍活血和血；水蛭、鸡血藤化瘀通络，牛膝健腰膝。

（3）脾肾阳虚，寒凝血滞：临床症见肢体麻木，发凉怕冷疼痛，得温痛减，遇寒加重，常以下肢为著，每于入夜后明显，常伴神疲乏力，面色㿠白，大便溏薄，舌质淡胖、舌色暗淡，脉沉弱。脾肾阳虚，寒从内生，失于温化，寒凝血，阻滞脉络，故见肢体麻木，发凉怕冷疼痛；"血得温则行，得寒则凝"，故得温痛减，遇寒加重；阳虚生内寒，阳虚气也不足故见神疲乏力，面色㿠白；大便溏薄，舌质淡胖、舌色暗淡，脉沉弱为阳虚寒凝之象。治则为温补脾肾，化瘀通络。方用金匮肾气丸加减。处方为熟地黄 24 g，山药 18 g，山萸肉 12 g，茯苓 15 g，制附子（先煎）6 g，黄芪 18 g，桂枝 12 g，水蛭 6 g，赤芍 12 g，川断 12 g，牛膝 12 g，甘草 6 g。方中附子、黄芪益气温阳，熟地黄、山药、山萸肉滋补肝肾，茯苓健脾化温，桂枝辛温通络，水蛭化瘀通络，赤芍活血和血，川断、牛膝强壮腰膝，甘草调和诸药。

（4）痰瘀痹阻，脉络滞塞：临床症见肢体麻木沉重，酸痛无力，甚则肌肉萎缩，伴形体肥胖，舌质紫黯或有斑，苔白腻，脉滑。痰瘀胶结，混处络中，痹阻脉络，脉络末端渗灌濡养功能受阻，肢体失于血液濡养，故见麻木沉重，酸痛无力，甚则肢体失用而见肌肉萎缩，舌脉为痰互阻的表现。方用双合汤加减。处方为陈皮 10 g，半夏 10 g，茯苓 15 g，白芥子 10 g，僵蚕 10 g，水蛭 6 g，桃仁 15 g，地龙 15 g。方中陈皮、半夏、茯苓、白芥子、僵蚕化痰祛湿，水蛭、桃仁化瘀通络，地龙搜风通络镇痛。

7. 陈雪梅辨治经验

陈雪梅教授认为糖尿病性周围神经病变的肢体麻木疼痛、下肢拘挛，是由于气滞血瘀，气血不能通达四肢末端，肌肉筋脉失养所致。现代研究亦证明，糖尿病患者血流缓慢，血小板聚集增高，全血黏度增高，表现为微循环障碍，此为中医所认为的该病病机"瘀血阻络"提供了客观依据。针对糖尿病性周围神经病变的这一病理基础，结合临床观察，陈雪梅将该病分为阴虚血燥、湿热互结、气阴两虚及脾肾阳虚等四种证型。

（1）阴虚血燥，瘀血痹阻：症状表现为手足麻木，四肢挛急，肢端疼痛，痛处固定，疼痛剧烈时犹如针刺，可见肢端发凉或灼热，常兼见头晕目眩，腰酸耳鸣，五心烦热，舌质暗红或紫黯有瘀斑，舌苔薄少或见花剥苔，脉沉涩或细数。治法为养阴清热，活血通络。用药为生地、丹皮、桃仁、赤芍、黄柏、知母、丝瓜络、地龙、全蝎、枸杞、菊花。

（2）湿热互结，痰瘀错杂：症状表现为手足麻木，肢体重着酸痛，肢软无力，或可见小腿及足踝肿胀，部分可有头昏嗜睡，口咸、口苦或口中有异味等，舌苔厚腻或黄腻，脉濡缓或濡数。治法为健脾化湿，开郁通痹。用药为苍术、怀牛膝、车前子、薏苡仁、半夏、茯苓、茵陈、丹参、砂仁、葛根、姜黄、黄连。

（3）气阴两虚，脉络不通：症状表现为手足麻木，犹如虫行，四肢畏寒、发冷、肢端疼痛或肌肉萎软无力，常兼见神疲倦怠、面色苍白、自汗畏风、心悸、失眠、纳呆、大便秘结或溏泄，舌质暗淡，或舌体胖大有齿痕，舌苔薄白或白腻，脉沉细。治法：益气健脾，养阴通络。用药为黄芪、桂枝、赤芍、白术、地龙、山药、麦冬、人参、蕲蛇、鸡血藤、薏苡仁。

（4）脾肾阳虚，血滞痰痹：症状表现为肢体麻木疼痛、发凉、怕冷、肌肉萎缩，常伴形寒肢冷、水肿、大便溏泄、恶心不欲食、神倦嗜卧、夜尿频多、舌质淡白无华或胖嫩、苔白厚或浊、脉沉细或沉迟。治法为温补脾肾，助阳通痹。用药为当归、桂枝、细辛、丹参、川芎、通草、黄芪、淫羊藿、白芥子、益母草、茯苓。

8. 刘国用辨治经验

刘国用认为糖尿病性周围神经病变系因糖尿病久病不愈，久病必虚，耗伤正气，引起气血不足，营卫不调，络脉空虚，气血运行不畅所致。《类证治裁》记载"诸气血凝滞，久而成痹"，王肯堂《医统正脉全书·类证活人书》曰"大凡病久，不必泥于治病，只补正气以固本"，正如《内经》云"五脏皆柔弱者，善病消瘅"，说明久病必虚之义，以及糖尿病与脏腑功能减退有明显关系。糖尿病的基本病机是气阴两虚，阴虚生内热，热耗阴津，炼液成痰；肝阴不足，肝阳亢盛，则阳失潜藏，阴虚动风，血随气升，流窜脉络；肾阴亏虚，精不化血，肝失濡养，脾气虚，脾运不健，升降失司，湿浊中阻，聚湿生痰，痰瘀交阻，气血生化不足；气为血之帅，气行则血行，气虚则血行不畅，血脉瘀阻，不通则痛，气滞不畅而血瘀，不通则痛。血属阴，赖阳气以运行，气行则血行，气虚则血行不畅，而形成糖尿病性周围神经病变"虚、瘀、风、痰"之病机特点，主病在肝、脾、肾。临床将其分为以下证型。

（1）气阴两虚夹瘀：临床症见肢体麻木不仁，肢冷刺痛，以下肢为甚，入夜疼痛加重，面色无华，神疲乏力，自汗气短，舌质淡，苔薄白，脉细。治法为益气养阴，活血通络。处方为黄芪15g，黄精15g，女贞子15g，旱莲草15g，归尾15g，赤芍12g，玄胡10g，威灵仙10g，伸筋草10g，牛膝15g，木瓜15g。气虚较重者，加白术15g，太子参15g，重用黄芪30g；自汗出者加桂枝9g，白芍12g，益气固表，调和营卫之功；腰膝酸痛者，加杜仲10g，川断15g，以益肾壮腰。

（2）肝肾亏虚：临床症见手足麻木，四肢挛急、疼痛，痛如针刺，头晕目眩，腰膝酸软，舌淡红，少苔，脉弦细。治法为滋补肝肾，缓急镇痛。方用为独活寄生汤加减。药物为独活15g，桑寄生15g，秦艽10g，防风10g，当归10g，川芎10g，熟地15g，白芍15g，杜仲10g，牛膝15g，木瓜15g，甘草5g。头晕目眩，加天麻15g，钩藤10g，夏枯草10g，以平肝熄风；腰酸膝软，加女贞子15g，旱莲草15g；阴虚偏盛者，可加用生地15g，枸杞子15g，山萸肉15g，女贞子15g；疼痛重者，加桑枝10g，鸡血藤15g，丹参15g，以养血疏经通络。

（3）气滞血瘀：临床症见四肢麻木伴有郁胀疼痛，痛如针刺感，痛有定处，肌肤甲错，面色晦暗，舌质可见紫色瘀斑，脉细涩。治法为行气活血，化瘀通络。处方为四逆散合桃红四物汤加减。药物为柴胡10g，枳壳10g，白芍15g，桃仁10g，红花10g，当归12g，生地15g，川芎10g，赤芍12g，制水蛭6g。疼痛甚者加乳香10g，没药10g，牛膝15g，以行气通络镇痛；瘀滞日久，加黄芪30g，桂枝9g，以益气助阳，通达血脉；加祛风通络之品，青风藤10g，海风藤10g，鸡血藤15g。该处方也可用于熏洗治疗，利用药力和热力使汗孔开张，使药物从皮肤吸收，通过经脉的传导，激发调节脏腑及经络功能，疏通气血，纠正阴阳的偏盛偏衰，具有吸收快、见效快的特点。

9. 殷丽平辨治经验

殷丽平认为糖尿病性周围神经病变可分为早、中、晚三期论治。

（1）早期：此阶段病在皮毛，营卫不和。《素问·评热病论》记载"邪之所凑，其气必虚"，肺主皮毛，易为外邪所中。外邪所伤，皮毛受之，故见肌肤不仁、麻木蚁行、手足如裹。其症类似《金匮要略·血痹虚劳病脉证并治篇》提到的"血痹，脉阴阳俱微，寸口关上微，尺中小紧，外证身体不仁，如风痹状，黄芪桂枝五物汤主之"，以黄芪桂枝五物汤甘温益气，通阳行痹。黄芪桂枝五物汤是由桂枝汤去炙甘草、倍生姜、加黄芪而成，方中黄芪甘温益气，倍生姜助桂枝以通阳行卫；桂枝通阳行卫，入血通脉，芍药和营敛阴；生姜、大枣调和营卫，营卫和，气血周流如常，则可以灌溉四旁，营养周身，从而起到扩张末梢血管、改善血液循环、增加对周围神经的营养、促进新陈代谢的药理功效。

（2）中期：此阶段肌腠受累，气虚络瘀。脾主运化、升清，主肌肉四肢，为气血生化之源，运化水谷精微以生气血、输布津液以溉周身，内养五脏六腑，外濡四肢百骸。"脾病不能为胃行其津液，四支不得禀水谷气，气日以衰，脉道不利，筋骨肌肉，皆无气以生，故不用焉。"故脾的功能失常，健运失司，气血生化乏源，则水谷无以化精，气血运行受阻，必生痰浊瘀血，进而痹阻脉络，使阳气不能达于四末，肌肉筋脉失于濡养而出现肢端发凉、麻木、疼痛、烧灼感，伴见气短懒言、口干咽燥、倦怠乏力，甚则四肢麻疼明显，肌肉虽无萎缩，但工作能力受影响，神经传导速度测定示神经元性受损。终归"气不至则麻""血不荣则木""气血失充则痿"，其病位在肌腠，病变脏腑以"脾"为关键。治以健脾益气、温经通络。选用宋代医家钱乙的《小儿药证直诀》所载名方七味白术散加减。该方由四君子汤加葛根、藿香、木香组成，方中四君为益气健脾第一要方，配藿香、木香，药性辛苦温，有芳香化湿、和胃健脾、行气和中之效；葛根辛甘又可升发清阳，鼓舞脾胃之气上行，《本草正义》谓葛根"最能升发脾胃清阳之气"，加黄芪健运脾胃，补气升阳；七味白术散全方融补、运、升、降为一体，补而不滞，使脾气健运，痰湿得去，气旺血行，则诸症自除，可起到标本兼顾的治疗效果。

（3）晚期：此阶段病入经髓，肝肾两虚。肝藏血，主筋，肝血充足，筋脉得以濡养，人体全身的关节、肌肉才能屈伸自如，筋脉才能耐受疲劳而无拘挛、疼痛、麻木等症状的发生。肾主骨生髓，久病及肾，故病久则肝肾亏损，精血不足，筋骨失于濡养而见筋脉收引，四肢拘挛，无以活动屈伸甚而瘫痪。《丹溪心法》述"腿膝枯细，骨节酸疼"等。糖尿病性周围神经病变患者肢体功能完全失代偿，上下肢麻木、疼痛，肌肉萎缩，甚至肢体失用，丧失工作能力，神经传导速度测定示神经元性受损及肌电图异常。以补益肝肾，养血柔筋立法，方选当归补血汤合补阳还五汤加减。其中李东垣所创当归补血汤乃益气补血之代表，并可补养肝血以柔筋活络；而补阳还五汤则是体现王清任所创气虚血瘀理论的代表方剂，全方以大量补气药与少量活血药相配，重用生黄芪为君药，大补脾胃之元气，使气旺血行，瘀去络通；当归尾长于活血，兼能养血，因而有化瘀而不伤血之妙，而为臣药。赤芍、川芎、桃仁、红花助当归尾活血祛瘀，地龙通经活络共为佐药。诸药相配，活血而又不伤正，共奏补气活血通络之功。若见肢体疼痛明显、拘挛者，多用虫类搜风镇痛药物，深入髓络攻剔痼结之痰瘀，以通经达络镇痛。常用的药物有全蝎、蜈蚣、水蛭、穿山甲、乌梢蛇等，可焙干研末，既可减少临床用量，又可提高临床疗效。

殷丽平等人常在临床治疗过程中灵活加减。如肢麻者，酌加豨莶草、鸡血藤；有肌肤瘙痒者，选以轻清疏达之蝉蜕、白蒺藜、地肤子；若不知痛痒者，可重用黄芪，酌加归尾；若兼偏枯而肢体不举者，与补阳还五汤配合使用；病久者，可加重桂枝用量，再配路路通；若兼游窜作痛者，加防风、红花；兼血瘀作痛者，可加桃仁、红花。肢体麻木疼痛、手足肌肉挛急者，可加重用白芍、甘草以养血、缓急，再加鸡血藤、络石藤、桃仁、红花等养血舒筋、活血通络之药，可起到事半功倍的效果。

10. 刘承琴辨治经验

刘承琴等以中医理论为指导,善抓主证及主要矛盾,在辨证与辨病相结合的基础上,将糖尿病性周围神经病变分三型论治。

(1)气阴两虚,瘀血阻络:临床症见倦怠乏力,动则汗出,口渴多饮,手足心热,肢体麻木疼痛、沉重酸胀,舌质红或暗红,舌体胖,苔薄白,脉细弱。治法为滋肾健脾。常用药物为黄芪、山药、桑寄生、生地黄、当归、川续断、淮牛膝、赤芍、丹参、川芎、鸡血藤、地龙等。

(2)肝肾阴虚,血瘀风动:临床症见口干咽燥,腰膝酸软,耳鸣健忘,肢麻疼痛如针刺、如电灼、拘挛急痛、昼轻夜重、不敢触摸,皮肤干燥,阳事不举,舌红少苔,有瘀斑、瘀点,脉弦细或细数。治法为滋补肝肾、息风通络、活血逐瘀。常用药物为生地黄、桑寄生、黄精、当归、淮牛膝、狗脊、川续断、丹参、赤芍、地龙、蛤蚧、全蝎、僵蚕等。

(3)脾肾阳虚,痰瘀互阻:临床多见于单侧神经病变,以肢体近端感觉神经或运动神经损伤为主,如畏寒肢冷,行走无力甚或步履艰难,舌质淡,舌体胖,苔白腻,脉沉细弱。治法为温补脾肾、化痰逐瘀通络。常用药物为制附子或川乌、桂枝、党参、狗脊、川续断、淮牛膝、黄芪、薏苡仁、白芥子、胆南星、地龙、蛤蚧、全蝎、水蛭等。

刘承琴等人认为瘀血阻络导致的缺血性改变是糖尿病性周围神经病变的重要原因之一,瘀血证的存在贯穿疾病的全过程。糖尿病日久,阴津亏耗无以载气,导致气阴两虚。气虚则血行无力,阴虚则脉络失养。另外,脾虚痰盛、痰瘀互结,也可导致络脉瘀阻、血行不畅,终致引动肝风,入血入络,出现肢体麻木、疼痛拘挛、痿废失用等临床表现。现代医学认为,糖尿病导致的神经病变,一是营养神经的微血管病变,二是神经纤维本身的病变。临床表现为血管狭窄,血管基底膜增厚,内皮细胞肿胀增生,毛细血管闭塞。加之血液流变学的异常变化,使血液流速减慢,神经细胞因缺血而发生变性、轴索肿胀,出现脱髓鞘改变。因此,运用活血化瘀法改善周围神经的营养状态是该病治疗中的重要环节。在运用活血化瘀法时应处理好补虚与祛邪、辨病与辨证的关系,以预防为主,防患于未然。

11. 刘文峰教授辨治经验

刘文峰教授以中医经典理论指导临床,根据《内经》记载的"凡治消瘅、仆击、偏枯、痿厥、气满发逆,肥贵人,则高粱之疾也",及《医林绳墨》所述的"有所谓不仁者,谓肌肤麻痹,或周身不知痛痒,如绳扎缚初解之状"认为,此病是消渴迁延日久而发,应属于"消渴病变证"范畴,可称其为"消渴痹证"。"痹"即闭阻不通,临床上主要表现为四肢麻木、疼痛、冷凉、束缚感,甚则痿弱无力等。消渴痹证的发生与消渴日久、失治误治,外感风、寒、湿,饮食失宜,脏腑功能失调等密切相关;消渴日久,气阴两虚;久病阴损及阳,血行无力,脉络失于温煦,寒凝血瘀则出现肢体不温,麻木疼痛;气虚,尤其是脾气虚为消渴痹证的始动因素,脾气受损,脾易生湿,运化不利,不能化生水谷精微,气血无生化之源,不能荣养四肢百脉,脉络空虚,经脉失于濡养而见肢体疼痛、麻木不仁;气虚至盛则生湿、生痰、生瘀,痰瘀互结,留于经髓脉络,阻遏气血流通,导致络阻血瘀则见肢体局部发凉、疼痛症状。

同时,刘文峰教授认为肝在此病全过程中居重要地位,如黄坤载在《素灵微蕴·消渴解》中云"消渴病,则独责之肝木,而不责之肺金"。肝郁则血瘀,致气滞血瘀,可化火伤阴致阴虚燥热,阴虚日久则耗气,致气阴两虚或肝郁乘土致脾虚,也可致气阴两虚,所以肝郁气滞血瘀既是病理产物也是重要的致病因素,如此形成恶性循环,加重病情,发而为痹。刘教授将此病的病机概括为"气血亏虚,痰瘀阻络",气血亏虚既为因也为果,痰瘀阻络既为果也为因,病位在肌肉、经络,内及肝脾。故刘教授选方以补阳还五汤为基础方，随证变法。在糖尿病性周围神经病变早期，常取茯苓、麸炒白术配伍黄芪。茯苓、白术两药均归入脾经，白术甘、苦、温，甘以益脾，苦温能燥湿，功偏于健脾；而茯苓甘、淡、性平气降，甘以扶脾，淡以利湿，功偏于渗湿而益脾。配伍之后，一升一降，一燥一渗，相辅相成。水得温则化，脾得温能运，两药合用，补则健脾助运，泻则增强利水祛湿之功效，即土能制水之意。刘教授注重药物炮制之法，故用麸炒白术代生白术，以增其健脾燥湿之效。生黄芪补脾肺之气，一方面使得脾胃健运，气生则血生，气行则血行，黄芪补宗气以贯心脉助血运，起补气养血、行滞通痹之功效；另一方面黄芪性甘、微温；入脾肺经，补气以杜绝痰湿之源。诸药合用，补气、健脾、渗湿相得益彰，未病先防，已病防变，可有效防止消渴痹症的发生、发展。

刘文峰教授认为，糖尿病性周围神经病变属于本虚标实之证，以正虚为主，虽然病机关键为气血亏虚，痰瘀阻络，但是消渴日久，伤阴耗气，阴损及阳，血行无力，脉络失于温煦，寒凝血瘀则出现肢体不温、麻木疼痛症状，故在治疗过程中调补阴阳更为重要。取张仲景之名方桂枝汤中桂枝与白芍，桂枝性味辛甘而温，可助阳化气，阳充则精足，后天之本得滋，则阴寒之气可散；白芍性味苦酸寒主入阴经，长于养血敛阴，柔肝缓急，桂枝辛甘化阳以温阳气，芍药酸甘化阴以养阴血，且善缓急镇痛，可使阴阳复，疼痛止。正如《金匮要略论注》曰"桂枝芍药通阳固阴"。营卫气血亏虚，阳气不足，阴血涩滞，邪遂客于血脉，易致肌肤麻木不仁之血痹证。《灵枢·邪脏腑病形篇》云："明阳形气俱不足，勿取以针，而调以甘药。"《本草再新》中记载桂枝"治手足发冷作麻、筋抽疼痛，并外感寒凉等症"。《本草疏证》云："桂枝亦能入血，辛能散结。"桂枝温散，能散风寒而温经通痹；白芍酸甘能养血和营而通血痹；辛酸甘合用，调养营卫、祛风散邪、益气温经、和血通痹。刘教授提倡简方，用药精到，故取桂枝、芍药两药配伍，桂枝辛甘、温化阳，主散；芍药酸甘、寒化阴，主收。内可调和阴阳，于散中有收，补中有化，相辅相成，桂枝辛甘宣散化阳，其作用向上向外，温阳行血，芍药苦泻属于阴，其作用向下向内，一阴一阳，一动一静，相互制约协调，以使机体达到"阴平阳秘"的状态。对临床上糖尿病性周围神经病变肢体末梢冷凉感为著者尤为适用。

消渴的病位主要在肺、脾、肾三脏。丹溪学派王纶在《明医杂著·卷之二·痰饮》中提出了"痰之本，水也，原于肾；痰之动，湿也主于脾"的著名论断。肾气亏损，津液难降，败浊为痰，故王纶指出"痰之本，水也，原于肾"。脾主司运化，脾虚不运，湿停聚不动成痰，故指出"痰之动，湿也，主于脾"。故刘教授认为糖尿病日久不愈，久则生痰。朱丹溪在《丹溪心法》云："手足乃胃土之末，十指麻木，乃胃中有食积湿痰死血所致。"故取陈皮、半夏配伍白芥子，陈皮、半夏出自二陈汤，朱丹溪以二陈汤为治痰基本方，燥湿化痰，理气和中。陈皮，味辛、苦，性温，入脾、肺经。既理气宽中，又燥湿化痰。半夏，味辛，性温，有毒，入肺、脾、胃经，燥湿化痰作用良好。白芥子，味辛，性温，有毒，归肺、胃经，辛散滑利，利气豁痰，消肿散结，为治寒痰及阴疽流注的常用药。陈皮与半夏配伍，一收一散，燥湿、理气、化痰，加之白芥子增强祛痰除麻之力的同时，兼以镇痛。刘教授认为消渴日久，久病入络，久病必瘀，久血凝滞不行，变生痰混瘀浊，导致经络闭塞不通，不通则发为痹痛。

此外，刘教授认为肝在消渴发生、发展过程中居于重要地位，肝气郁结，气滞血瘀，可化火伤阴，导致阴虚燥热，阴虚日久则耗气，致气阴两虚，故肝木乘土可致脾虚，气阴两虚。正如郑钦安在《医理真传·三消症起于何因》中也说："消症生于厥阴，风木主气，盖以厥阴下木而上火，风火相煽，故生消渴诸症。"气阴两虚与肝郁气滞血瘀互为因果，形成恶性循环，加重病情。刘教授研制出以香附为君药，黄连和蚕砂共为臣药制成纯中药制剂——糖利平胶囊。方中香附理气解郁，通经镇痛；蚕砂祛风除湿，活血化瘀；黄连清解胃肠之热；共奏疏肝清热、活血化瘀之功效。另外，刘教授取象比类，藤能入络，络能通脉，藤枝类药有通经活络作用，藤枝类药物有引经的作用，可引诸药达四肢病所。故取藤枝类药物鸡血藤用以活血调经，舒筋活血，补血；既能行血，补血，又能舒筋活络、祛瘀通经。刘教授认为消渴痹症日久非一般草木之品所能宣达，必借虫蚁之类搜剔窜透，方能浊去凝开，气通络畅，深伏之邪除，困滞之正复；故又取蜈蚣、水蛭两味虫类药。蜈蚣，辛温有毒，性燥烈，息风止痉，通络镇痛，走窜之力最速，内而脏腑，外而经络，气血凝聚之外皆能开之，用于"痹痛甚效"。水蛭性咸、苦、平，气腥善行，入血破散，"主逐恶血"，可破血通经，逐瘀消癥。现代药理学研究表明，水蛭小分子可入血成分具有较好的活血效应。鸡血藤配伍蜈蚣、烫水蛭共奏通经活络之功，对于消渴痹证瘀阻痹痛为甚者尤为适宜，配伍颇为精当。

二、单验方

近年来，众多医家在中医药理论的指导下，结合临床经验及现代药理实验研究成果，应用中药处方治疗糖尿病性周围神经病变，经临床验证多能取得满意的疗效。

1. 加味补阳还五汤

陈莉娜等人在西医常规治疗的基础上加用加味补阳还五汤治疗糖尿病性周围神经病变42例，研究结果证明该方能显著改善糖尿病性周围神经病变的临床症状，提高患者神经传导速度。加味补阳还五汤方用生黄芪20g，炙黄芪20g，地龙10g，桃仁10g，红花10g，当归尾10g，白芍10g，苍术10g，川芎12g，赤芍12g，桂枝6g，白芥子6g，玄参15g，葛根15g，鸡血藤20g。中医学认为气虚血瘀寒凝是糖尿病性神经病变的病机关键，其发病机制为病久暗耗气血，阴损及阳，致气血双亏，阴阳俱虚，因虚致瘀，因虚生痰。此外，由于经脉空虚，痰瘀阻络，筋脉失其濡养而出现麻木疼痛，四肢感觉减退。因此，糖尿病性神经病变应采用活血化瘀治疗。补阳还五汤来源于王清任的《医林改错》，是补气、活血和通络的著名方剂。配伍组成中黄芪补气，气旺则血行，瘀去则络通；方剂中的桂枝温经络；鸡血藤、葛根通络活血；桃仁、红花活血祛瘀通经；地龙通经活络。诸药合用有益气活血化瘀等功效。而现代医学药理研究显示：黄芪对神经生长因子NCF受体有明显的兴奋功能，可以保护神经元免受损伤及营养支持作用，并且黄芪还有扩张血管、降低血小板黏附率、改善微循环等作用。此方重当归、川芎、红花、鸡血藤等，其均具有促进血液循环、抑制血栓形成等作用。补阳还五汤能明显改善糖尿病性神经病变症状，提高神经传导速度，消除肢体麻木和感觉障碍。研究认为加味补阳还五汤治疗疗效明显，能显著改善糖尿病性周围神经病变患者的临床症状，提高患者神经传导速度，值得临床广泛推广应用。

2. 加味黄芪桂枝五物汤

董红运用加味黄芪桂枝五物汤治疗糖尿病性周围神经病变56例，研究结果表明加味黄芪桂枝五物汤能够有效缓解临床症状，降低血液黏稠度，明显提高胫神经、腓总神经及腓肠神经传导速度。加味黄芪桂枝五物汤方用黄芪40g，桂枝、王不留行、赤芍及当归各15g，鸡血藤40g，生姜、红花各10g，大枣3枚。临床传统治疗在控制血压的同时，加用钙拮抗药、血管抑制药等，但是效果不佳。中医认为糖尿病性周围神经病变属于"消渴""痹证"范畴，为消渴病久，阴阳皆损，气血不畅，血脉瘀滞，经脉失养所致。黄芪桂枝五物汤为中医治疗痹证方剂之一，其中黄芪补气通阳，桂枝调和营卫、利血通阳，王不留行、鸡血藤舒经活血、通络镇痛，赤芍、当归活血行瘀、养气活血，生姜、红花及大枣生血益气、健脾和胃。诸药合用共奏活血通络、益气温阳、和营通痹之功效。现代药理学研究证明，黄芪桂枝五物汤各成分具有消除氧自由基、改善微循环及组织缺氧、降低血黏度、抗凝、保护内皮细胞及促进神经细胞修复等作用，能够有效改善受损周围神经功能。

3. 黄芪通络化痰汤

张旺在西医基础治疗上加用自拟黄芪通络化痰汤治疗糖尿病性周围神经病变 80 例，研究结果表明该方在改善血液黏度、神经传导速度、临床症状等方面均有较好作用。自拟黄芪通络化痰汤方用黄芪 30 g，白芥子 10 g，天南星 10 g，白芍 15 g，夜交藤 30 g，鸡血藤 15 g，全蝎 5 g，蜈蚣 3 条，王不留行 10 g，桂枝 10 g，当归 10 g，炙甘草 10 g。气虚明显者，加人参（另炖）10 g，阳虚明显者，加淫羊藿、鹿角各 10 g；阴虚明显者，加生地黄 30 g；上肢症状重者，加桂枝 15 g；下肢症状重者，加川牛膝 10 g。方中黄芪甘温，补气升阳，偏于补脾阳，益气健脾，气旺血行，具有降糖作用。现代研究显示，黄芪具有抗氧化、抑制血小板聚集、清除氧自由基等作用；当归、白芍养血；桂枝温阳通络；鸡血藤补血活血、舒筋活络；针对该证多夜间加重，以夜交藤养血安神、通络祛风；王不留行活血通络；全蝎、蜈蚣两虫类药搜剔通络、加强舒筋通络作用；白芥子、天南星化痰通络镇痛；炙甘草益气健脾、调和诸药，同时与白芍合用缓急镇痛。诸药合用，共奏益气养血温阳、活血化痰通络作用。该方对改善血液黏度、神经传导速度、临床症状等均有较好作用。

4. 加味补肝汤

程富香在基础治疗基础上加用加味补肝汤治疗糖尿病性周围神经病变 40 例，研究结果表明，该方可有效改善糖尿病性周围神经病变患者的临床症状、膝 / 跟腱反射和肌电图神经传导速度，可提高患者血清胰岛素样生长因子 –1 水平、降低血清血管内皮生长因子水平。加味补肝汤方用当归 10 ～ 12 g，熟地黄、白芍各 10 ～ 15 g，川芎 9 ～ 12 g，木瓜 10 ～ 15 g，麦冬、桑寄生、枸杞子、丹参各 15 ～ 10 g，酸枣仁 10 g，甘草 3 ～ 5 g。局部灼热者，加葛根、忍冬藤各 15 ～ 10 g；局部发凉者，去麦冬，加（制）附片、桂枝各 6 ～ 10 g。中医学认为肝主疏泄和藏血，该功能对气血运行和分布的作用是相互配合、相辅相成的。消渴日久，肝肾精亏则肝血不足；肝主筋，筋失血养则肢体麻木、屈伸不利等，这些表现与糖尿病性周围神经病变临床症状相符；根据中医久病必瘀、久病入络理论，糖尿病日久可损伤肢体脉络，并发糖尿病性周围神经病变，因此调肝养肝、活血通络是治疗糖尿病性周围神经病变的重要手段之一。补肝汤出自《医宗金鉴·杂病心法要诀·虚劳》篇，是滋养肝血的代表方剂。加味补肝汤由四物汤加酸枣仁、甘草、木瓜、丹参、桑寄生、枸杞子、麦冬、天花粉等组成。方中熟地黄甘温具补，归肝、肾经，养血滋阴，为君药；当归辛苦甘温，归经入肝，补血活血，用以为臣；佐以白芍，苦酸微寒，养血敛阴，木瓜、甘草酸甘化阴，舒筋活络，麦冬、酸枣仁滋养肝阴；使以川芎，辛温入肝，活血行气；配桑寄生、枸杞子补肾养肝，丹参活血通络，天花粉清热生津、润燥止渴等。全方共奏养肝活血通络之功。本试验结果显示，加味补肝汤联合常规治疗与单用常规治疗均能改善糖尿病性周围神经病变患者的自觉症状、膝 / 跟腱反射和肌电图神经传导速度，但加用加味补肝汤的疗效显著高于西医常规治疗。进一步检测患者血清血管内皮生长因子和胰岛素样生长因子 –1 水平提示，加味补肝汤干预可显著升高糖尿病性周围神经病变患者的血清胰岛素样生长因子 –1 水平，并降低血清血管内皮生长因子水平，其疗效优于单纯西医常规治疗，说明其疗效机制可能与血清血管内皮生长因子和胰岛素样生长因子 –1 水平的改变有密切关系。

5. 补肾通络方

张社峰在常规治疗 + 硫辛酸针治疗基础上，配合补肾通络方治疗糖尿病性周围神经病变 48 例，研究结果表明该方可以提高临床疗效，改善血脂代谢，降低氧化应激反应，提高神经传导速度。补肾通络方由续断、桑寄生、川牛膝、细辛、桂枝、黄芪、当归、赤芍、生地黄、麻黄、地龙、甘草组成。张社峰等认为糖尿病性周围神经病变的主要病机是本虚标实，肾阳虚为病变之本，瘀血阻络为病变之标，肾虚血瘀是糖尿病及其神经并发症共同的病理基础，补肾通络是治疗糖尿病性周围神经病变的重要方法。既往张社峰等应用补肾通络方治疗糖尿病性周围神经病变效果显著，据此推测该病为肾虚、血瘀双因素驱动下的局部代谢异常。毒性产物的瘀积、炎性反应增加是氧化应激反应发生的始动因素，肾虚、血瘀和氧化应激反应之间在糖尿病性周围神经病变发病中有一定关联性。药理研究表明，补肾化瘀中药有明确的抗自由基功效，糖尿病性周围神经病变多见于疾病发展的中后期，符合"久病及肾""久病必瘀"的中医理论，糖尿病性周围神经病变虽然临床表现复杂多变，但病变累及部位多以下肢为主，除麻木、疼痛、肌肉萎缩等共同症状外，多兼有腰膝酸软无力、畏寒肢冷、男子阳痿、女性性欲淡漠等肾虚表现，符合中医"腰者肾之府""腰膝以下，肾气主之"的理论。糖尿病性周围神经病变多因病程较长或病情控制不佳，造成病程迁延，肾虚逐渐加重，诸脏功能不足，不能帅血运行，血流缓慢，瘀阻脉络，"不通则痛"；实验室检查发现患者血液流变性异常，有血液黏稠、红细胞变形能力降低、血小板聚集性增强、微循环灌注不足等"无形之瘀"。综上，结合现代药理研究成果，在上述思路指导下张社峰等优化了补肾通络方的组方，用以治疗糖尿病性周围神经病变。方中川续断、桑寄生、川牛膝以补肝肾，强筋骨；桂枝、细辛以温经散寒，温通经脉；生地黄以滋阴凉血并制约桂枝、细辛之燥；黄芪、当归、赤芍以益气活血；甘草调和诸药。诸药合用，共奏补肾化瘀通络之效，切合糖尿病性周围神经病变肾虚血瘀之病机。

6. 加味芍药甘草汤

孙平在基础治疗上应用加味芍药甘草汤治疗糖尿病性周围神经病变30例，研究结果表明该方可缓解临床症状，改善评分及神经传导速度。加味芍药甘草汤由芍药、甘草、当归、鸡血藤、桑枝、地龙、香附、川牛膝等药物组成。芍药甘草汤为张仲景治疗"脚挛急"之要方，方中大剂量芍药与甘草温养脾土而生阴血，酸甘化阴，缓急镇痛，体现了"急则治标"的治则。现代药理研究显示芍药苷有较好的解痉、镇痛、镇静、扩张冠状动脉及下肢血管等药理作用。在加味芍药甘草汤中，以芍药、甘草为君药；臣以当归、鸡血藤，养血活血，舒筋通络；桑枝、地龙、香附为佐，通达四肢经络血脉，行气镇痛；川牛膝为使，补肝肾、强筋骨，通血脉利关节，引药下行。诸药合用，共奏养血通络、镇痛除麻之功，标本兼治，尤以治标效著。总之，该方在缓解临床症状、改善 TCSS 评分及神经传导方面均有较好效果，优于单纯西药治疗，服用安全，值得推广。

7. 补肝汤

刘占萍等运用补肝汤治疗糖尿病性周围神经病变30例，结果显示补肝汤可大幅改善血管神经病变，增加周围神经的供血和营养，达到消除或减轻患者疼痛及麻木的目的。所用处方为川芎、白芍、当归、生地各 10 g，酸枣仁、木瓜、丹参、益母草、葛根各 15 g，鸡血藤 18 g，水蛭、甘草各 6 g。水煎服，每日1剂，每日2次，一般以治疗8周为1个疗程。刘占萍等认为该病属中医"消渴""血痹""痿证"范畴，阴虚燥热是消渴的主要病机。阴虚生内热后，燥热又进一步消烁津液，消渴日久，耗伤阴血，使阴血更加亏虚，脉道不充，气血运行无力，血行滞涩不畅，脉络痹阻不通，血不荣筋，筋脉拘挛而出现肢体麻木疼痛。方中川芎、白芍、当归、熟地养血，活血；白芍、甘草酸甘化阴；酸枣仁既能养血又能安神定志；木瓜、鸡血藤、益母草养血，舒筋通络；水蛭能破瘀；丹参、葛根疏通血脉，使得血脉通畅，输布全身，筋脉得养，麻木、疼痛停止。根据现代药理研究，活血化瘀药具有改善微循环作用，能加快微循环的血流速度，促进末梢血管神经的代谢，解除微血管痉挛，并对神经有保护作用，有镇静、镇痛效果。

8. 补肾活血通痹汤

陈军等人运用补肾活血通痹汤治疗糖尿病性周围神经病变88例，经治疗后，糖尿病性周围神经病变患者症状体征、神经传导速度明显改善。所用处方为熟地黄20 g，桑椹20 g，肉苁蓉20 g，山茱萸15 g，黄精20 g，当归15 g，桃仁10 g，红花15 g，地龙20 g，地鳖虫15 g，川芎15 g，丝瓜络20 g，威灵仙20 g，木瓜15 g，鸡血藤20 g，黄芪30 g，山药30 g，甘草10 g。肢冷重者，加桂枝20 g，菟丝子10 g，鹿角霜10 g；手足心热者，加女贞子、旱莲草各10 g；上肢麻痛者，加姜黄、白芷各12 g；下肢麻痛者，加狗脊、怀牛膝各15 g。每日1剂，水煎取汁300 mL，早晚分服。方中熟地黄、桑椹、肉苁蓉、山茱萸、黄精补肾固本，平补阴阳；当归补血行血；桃仁、红花、地龙、地鳖虫、川芎、地龙活血化瘀；丝瓜络、威灵仙、木瓜、鸡血藤舒经通络；黄芪配合山药、甘草益气健脾，气血化生有源，气行则血亦行，祛瘀不伤正。全方补中兼行，攻伐有度，通过补肾生精、健脾益气、活血通络，诸药相伍，使肾精足、筋肉充、瘀血祛、络脉通，诸症得缓，用其治疗糖尿病性周围神经病变取得了很好疗效。因此，在有效控制血糖的基础上，采用补肾活血通络汤治疗可有效改善肢体微循环状态，使受损的神经组织得到充分的营养和修复，进而达到治疗的目的。

9. 加味补阳还五汤

刘静凌等人运用加味补阳还五汤联合西药治疗糖尿病性周围神经病变50例，药后患者肢体异常、麻木、疼痛等症状自觉有明显减轻，肢软乏力现象得到改善。所用处方组成为白芍18 g，当归、地龙各10 g，黄芪60 g，山药、丹参各30 g，红花、桂枝、水蛭各10 g，熟地、山萸各15 g，川芎10 g，葛根15 g，三七粉6 g。刘静凌等人认为糖尿病性周围神经病变是一种常见的糖尿病系统并发症，有60%～90%的发病率，是糖尿病患者主要致残原因之一，机制尚未明确，通常认为是糖尿病患者的病情未能得到有效控制，以致长期处于高血糖状态，造成能量代谢失衡、缺血缺氧、神经细胞轴突水肿变性，导致鞘黏膜代谢失常引发。该病属于中医学"痹证"范畴，为消渴久治不愈、脉络空虚、血行无力、耗伤正气、瘀血阻络、期许日久、不通则痛才出现的病症。采用加味补阳还五汤进行治疗，方中黄芪补气，使气旺，以促血行；以当归、赤芍活血补血；红花可活血化瘀；地龙疏通脉络，因此该方能够祛癣通络。药理研究表明，芍药、黄芪具备还原酶活性和抗醛糖功效，将两者合并应用，能够消除、减轻充血水肿和玻璃样变，有效改善糖尿病性周围神经病变患者的血管神经功能、血液循环等；当归、红花、地龙具有改善微循环作用，具有溶解血栓、缓解血小板凝聚作用，可有效增加毛细血管张力，降低其通透性，对降低血压、胆固醇等均具有较好疗效；葛根素具有扩张血管，抗血小板凝聚，提升神经传导速度，改善缺血缺氧症状等功效。加味补阳还五汤联合西药治疗糖尿病性周围神经病变疗效显著，无不良反应，值得应用推广。

10. 除湿通络方

李辉等人运用除湿通络方治疗糖尿病性周围神经病变41例，药后患者肢体异常、麻木、疼痛等症状自觉有明显减轻，肢软乏力现象得到改善，且明显提高振动觉阈值。所用处方组成为苍术10 g，生黄芪30 g，茯苓15 g，制天南星6 g，防风10 g，桂枝6 g，鸡血藤30 g，地龙10 g，威灵仙12 g，络石藤30 g，陈皮10 g。每日1剂，水煎取汁400mL，分2次口服。李辉等人认为，中医学对于该病相关症状的记载和认识很早，根据患者的临床表现，多表现为肢体麻木、感觉异常，甚至疼痛，故而属于中医学"痹证"范畴。《素问·痹论篇》载："风寒湿三气杂至合而为痹也。其风气胜者为行痹，寒气胜者为痛痹，湿气胜者为著痹也。"著痹以受病的肢体、关节或筋骨肌肉感到明显沉重、举动费力，自觉像带有重物，或有局部肿胀，顽麻不仁，患处重着、肿胀、发凉、缠绵难愈等为辨证要点，舌上多津、水滑或舌体胖有齿痕，结合该病患者多年龄偏大，且有病程较长、病势较缓而缠绵不愈的特点，可诊断著痹。据此分析可知，该病病机特点属于以虚为主，虚实夹杂，而邪实以湿为主。糖尿病性周围神经病变患者大多不存在环境因素导致的风、寒、湿邪，但是存在内在的致病因素，即内湿与内寒。脾主运化，脾虚则运化失职，不能分清别浊，精微物质变为湿浊等病理产物，流于经络四肢，久则为瘀，阻滞气血的正常运行，并导致经络，尤其是经络的血瘀与血虚。脾气虚损日久则会进一步导致阳气不足，阳虚则阴寒内盛，进一步妨碍气血在经络中的运行，从而加重经络病变。对于此种情况，中医有着深刻的认识，如叶天士曾提出"久病必入络脉"，国医大师任继学提出"病在四肢末端明显，属络病"。关于痹证的治疗，不外针对致病因素治疗，即所谓治病求本。《医宗必读·痹》有记载"治着痹者，利湿为主，祛风散寒亦不可缺，大抵参以补脾补气之剂，盖土强可以胜湿，而气足自无顽麻也。"宗此义，该组方针对湿浊阻络的病机，以除湿通络为大法，配合健脾益气、活血镇痛法。方中苍术燥湿健脾，兼能敛脾精，生黄芪健脾益气兼能行血，二药为君药，健脾以绝生痰之源，共奏治病求本之功；茯苓健脾而渗湿化痰，制天南星善通经络之痰湿，为臣药；桂枝、威灵仙温经通络，鸡血藤入血分活血养血，地龙为血肉有情之品，通络镇痛；陈皮理气兼能化痰。全方健脾除湿以治本，兼温经通络以治标，佐以活血养血，标本兼顾；防风取风能胜湿之义，为佐药；络石藤以藤达络，引经而能去湿，为使药。此外，全方药性偏温，宗"病痰饮者，当以温药和之"之义。纵观本方药物组成，温而不燥，攻而不峻，动静结合，刚柔相济。现代药理学研究显示，苍术可以降低血糖与胆固醇；黄芪可增强免疫功能，提高机体应激能力，抗疲劳，抗缺氧，抗衰老，对血糖有双向调节作用；络石藤有抗感染作用；鸡血藤有抗感染、抗血小板聚集、降低胆固醇作用；茯苓有增强免疫力、降血糖作用；桂枝有镇静、镇痛及抗感染作用；威灵仙有镇痛作用；地龙有溶栓、抗凝、降压作用；制天南星有镇静、镇痛作用；防风现代药理学证实，可以促进皮肤血液循环，尚有有镇静、镇痛作用；陈皮有抗感染、降低胆固醇及防治动脉粥样硬化作用。中药现代药理学研究表明，上述药物可能通过改善代谢、改善微循环、降低血糖及提高机体免疫力等多个途径改善患者的周围神经功能障碍，与现代医学的药物作用机制可谓殊途同归。

11. 川乌通络方

丁来标运用川乌通络方治疗糖尿病性周围神经病变 80 例。药后患者肢体麻、凉、痛、痿的症状及体征均有好转，神经传导速度较治疗前均有提高。川乌通络方由制川乌、黄芪、地黄、玄参、桂枝、白芍、当归、水蛭等组成。每日 1 剂，分 2 次口服。丁来标等人认为糖尿病性周围神经病变发病机制复杂，一般认为是在糖代谢紊乱的基础上，多种因素共同作用的结果，与高血糖引起的代谢紊乱、血管损伤、神经营养障碍、氧化应激、自身免疫及遗传因素等有关。高血糖可通过多种途径介导产生过多的自由基，导致氧化系统与抗氧化系统失衡，从而引起糖尿病性周围神经病变，提示抗氧化应激是治疗糖尿病并发症的重要途径。α-硫辛酸是一种有效的抗氧化药，能多途径阻断糖尿病性神经病变，清除自由基，再生抗氧化物质，减弱氧化反应，改善神经功能。糖尿病性周围神经病变属中医的"消渴病痹证"，该病属糖尿病微血管并发症之一，也是典型的由脉络病变致气络病变的病理过程，属于络病的范畴。消渴日久，在脾运失健、气阴两伤的基础上出现久病入络、络脉瘀阻的病变表现，正如叶天士所云"病久气血推行不利，血络之中，必有瘀凝，故致病气缠绵不去""久发、频发之恙，必伤及络"。瘀滞之邪，久存脉络，络中气血阻滞不通，必卒然而痛，脉络中气血阴阳不足，营卫不调，不能滋濡温养气络，络虚不荣，"不荣则痛""其不痛不仁者，病久入深"，久痛入络，后期阴损及阳可致阴阳两虚，更加重瘀血阻络，进而形成恶性循环。因此患者的病机是由于气阳亏虚、营阴不足、脉络瘀阻。川乌通络方的组成包括制川乌、黄芪、地黄、玄参、桂枝、白芍、当归、水蛭。方中川乌性辛、苦、热，有大毒，归心、肝、肾、脾经，既可散在表之风邪，又可逐在里之寒湿，具有祛风除湿、温经散寒、镇痛的功效，用药时需久煎，既可以去其毒性又可以保留其祛痹的疗效。制川乌可祛风除痹、温经镇痛，治疗糖尿病性周围神经病变有良好效果。黄芪具有健脾益卫气、补气升阳、扶正祛邪的功效，能促进血液的正常运行。现代研究表明，黄芪含有黄芪皂苷、黄芪多糖、氨基酸等多种成分，可以降低血小板聚集，缓解高凝状态，改变血瘀时血流状态，使毛细血管开放、血流量增加、疏通微循环。黄芪与制川乌可温经益气，行滞祛瘀为君；桂枝具有镇痛、降糖、抗凝血、抑制血小板聚集、抗炎性反应等作用，能解肌而和卫阳、通达四肢、温通经脉、助阳化气，引诸药达于四肢。芍药养血和营通痹，与桂枝相合调营卫和表里，共为臣药。白芍与川乌配伍能增加祛痹镇痛之效，佐以当归养血和血，地黄、玄参养阴生津润燥，水蛭化瘀通络，乃叶天士化瘀通络之要药，善除络中之瘀血，祛瘀生新，入于络脉而止疼痛，对糖尿病性周围神经病变有良好疗效。诸药合用，调和营卫，温经通络而治脉痹。

12. 地黄饮子合四物汤

郑春燕等人运用地黄饮子合四物汤治疗 2 型糖尿病性周围神经病变 54 例，治疗后患者肢体麻木、疼痛有所好转，皮肤瘙痒症状亦有缓解，神经传导速度较治疗前均有提高。地黄饮子合四物汤方剂组成为人参 9 g，黄芪、生地、熟地、天冬、麦冬各 20 g，泽泻、石斛、枇杷叶各 15 g，当归、川芎各 10 g，赤芍 15 g，炙甘草 6 g。每日 1 剂，水煎取汁 200 mL，分 2 次口服。郑春燕等人认为到目前为止，糖尿病性周围神经病变的发病机制尚未完全阐明，至今现代医学尚无有效的治疗方法。目前治疗糖尿病性周围神经病变主要是在控制血糖、纠正代谢紊乱的基础上选用醛糖还原酶抑制剂、抗氧化剂、神经营养素（神经节苷脂、甲钴胺、神经营养因子）、糖基化终末产物抑制剂及对症治疗，疗效目前尚不确定。中医学其相关论述散见于"痹证""痿证""痿躄""麻木"等病证中。消渴病痹痿日久导致气阴两伤，久病入络，因此而络脉痹阻不通，不通则痛，肌肤失荣，出现肢体疼痛、麻木、乏力等表现，终致四肢萎废不用。以气阴两虚、络脉痹阻证型为常见。治疗以益气养阴、活血化瘀法为主，已经得到多数中西医临床实践的肯定。地黄饮子合四物汤以人参、黄芪、生地、熟地、天冬、麦冬、泽泻、石斛、枇杷叶、当归、川芎、赤芍、炙甘草为组方，其中人参、黄芪、生地、熟地、天冬、麦冬、石斛益气养阴，当归、川芎、赤芍养血活血。全方补益气阴，补而不滞，活血化瘀，通痹镇痛，而无破血耗血之弊。方剂的配伍符合糖尿病性周围神经病变气阴两虚、络脉痹阻证型，不同于具有清热养阴、活血化瘀作用的疏血通注射液（由牛膝、玄参、石斛、金银花等组成），也不同于补阳还五汤。此外，本研究结果显示，地黄饮子合四物汤综合疗效优于疏血通注射液，提示气阴两虚仍为该病病机。其次，两组有效病例也揭示存在络脉瘀阻病理。治疗 2 周的结果以肢体疼痛疗效最明显，继续治疗，终点症状疗效依次为肢体疼痛、皮肤瘙痒、肢体麻木有明显改善。说明口服给药疗效不逊于静脉直接给药，问题的焦点是气阴两虚络脉瘀阻的权重。

13. 归龙丸

李再叶等人运用归龙丸方治疗糖尿病性周围神经病变 60 例，药后患者麻木、疼痛、蚁行感、发凉、肌无力等肢体感觉、运动神经病变症状及深浅感觉、跟腱反射、膝腱反射等体征较前都明显减轻，肌电图检查神经传导速度明显提高。归龙丸方由归尾、地龙、赤芍、桂枝、细辛、路路通等组方。糖尿病性周围神经病变以肢体疼痛、麻木、发凉等为主症,属中医"痹证""血痹"范畴。中医认为该病的发生当责在于血瘀,血瘀则脉络运行不畅,则出现肢体疼痛、麻木、发凉等表现。针对此病机,李再叶等人拟定归龙丸方治疗糖尿病性周围神经病变。归龙丸方取自张仲景《伤寒论》中经方《当归四逆汤》,当归甘温,归入肝经,为补肝血要药,具有补血活血镇痛之功;赤芍苦微寒,亦归肝经,清热凉血,祛瘀镇痛,二者共用为君;桂枝温通经脉,与地龙、路路通共为臣药,且地龙为虫类药物,通络力尤强;佐以银杏叶,清热散结;细辛芳香气浓,性善走窜,药理研究证实细辛对动物有明显的镇痛作用,既通络镇痛,又能引药入病所,而为使药。诸药合用,活血通络而无伤阴之弊,寒温并用既不温燥耗津,又不寒凉留滞,共奏活血通络之功效。现代中药药理学研究表明,当归主要含有藁苯内酯类及其异构物、香豆素类、黄酮类以及有机酸类等化学成分,其主要作用是抗血栓、改善血液循环、抗感染镇痛、清除氧自由基及抗脂质过氧化,从而改善动脉粥样硬化;赤芍具有消除炎症水肿,改善微循环,调节免疫功能,解除肌肉痉挛、疼痛等功能;桂枝的主要成分桂皮醛具有镇痛、消炎、控制感染、解热等作用,可以减轻糖尿病性周围神经病变患者的炎症反应;路路通的有效成分三七皂苷有增强机体功能、扩张血管、增强组织对缺氧的耐受性、抑制血小板、降低血脂及血黏度、抗自由基损伤等作用。通过临床观察60例糖尿病性周围神经病变患者使用归龙丸后的效果,发现归龙丸方能明显缓解患者下肢疼痛、麻木、发凉等症状,减轻血管免疫炎症反应,提高神经传导速度,是一种治疗糖尿病性周围神经病变的安全有效的制剂。

14. 加味黄芪桂枝五物汤

陈志颖等人运用加味黄芪桂枝五物汤治疗糖尿病性周围神经病变28例,治疗后患者麻木、疼痛、蚁行感、发凉、肌无力等肢体感觉和运动神经病变症状及深浅感觉、跟腱反射、膝腱反射等体征较前都明显减轻,肌电图检查神经传导速度明显提高。症状以上肢为主者加桑枝15 g,片姜黄10 g;下肢为主者加王不留行15 g,千年健10 g。每日1剂,加水500 mL煎取200 mL,分两次服,4周为1个疗程。目前,甲钴胺临床常用于糖尿病性周围神经病变的治疗。甲钴胺可促进核酸及蛋白质的合成,从而提高神经纤维的兴奋性,还能修复受损的神经纤维和髓鞘,但在症状改善方面中医药也有其独特的优势。糖尿病性周围神经病变属于中医学"痹证"范畴。主要病机是气虚(或阳虚)血瘀,脉络瘀阻。气虚则无力运血,血瘀则脉行迟滞,两者均可导致脉络瘀阻,出现肢体麻木、疼痛、发凉,甚则肌肉萎缩无力,与中医"久病必虚""久病入络""久病必瘀"的理论相吻合。治宜益气养血,活血通络。黄芪桂枝五物汤出自《金匮要略·血痹虚劳》,由黄芪、桂枝、芍药、生姜、大枣五味药组成,即桂枝汤去甘草、倍生姜、加黄芪为方。其中黄芪补气固表,桂枝温经通阳,芍药养血益营,姜枣调和营卫,五药相协,温、补、通、调并用,共奏益气温经、和营通痹之效。加味方中重用黄芪大补元气,合桂枝益气通阳,桂枝合芍药姜枣以调和营卫;加鸡血藤、红花、桃仁以活血化瘀;当归、川芎行气活血,全蝎、地龙通络镇痛;牛膝引药下行。诸药合用,共奏气血旺盛、邪去痹通、营卫调和、肌肤得养之功效。并且有研究显示,黄芪可改善微循环,有利于神经细胞损伤的恢复;地龙、红花、丹参可降低血液黏稠度,从而改善神经功能。黄芪桂枝五汤加味可以明显改善糖尿病患者的周围神经病变症状,并有助于降低血糖。

15. 活血通络润燥汤

薛瑜峰等人运用活血通络润燥汤配合西药治疗糖尿病性周围神经病变40例,服药后患者麻木、疼痛、蚁行感、发凉、肌无力等肢体感觉和运动神经病变症状及深浅感觉、跟腱反射、膝腱反射等体征较前都明显减轻,肌电图检查神经传导速度明显提高。活血通络润燥汤,药物组成为当归15 g,鸡血藤 30 g，赤芍 10 g，黄芪 20 g，桂枝 6 g，黄柏 15 g，知母 15 g，生地黄 15 g，桑白皮 15 g，地骨皮 15 g，炙甘草 6 g，麦冬 20 g，天冬 20 g，茯苓 15 g，升麻 6 g。每日 3 次口服，每次 150 mL，连续服用 30 天。糖尿病并发症的发病机制极其复杂，至今尚未完全阐明。目前认为与遗传易感性、胰岛素抵抗、高血糖、氧化应激等多种因素有关。目前，西医治疗糖尿病性周围神经病变多采用的方法有控制血糖、B 族维生素、血管扩张药、钙拮抗药及神经营养因子等对症治疗。中医学认为，糖尿病性周围神经病变属于"痹证""痿证"等范畴。中医将糖尿病纳入消渴病中，认为其病因为禀赋不足、饮食失节、情志失调、劳欲过度等，病变的主要脏腑在肺、脾、肾，病机为阴虚燥热。而消渴病日久，影响气血运行，且阴虚内热，耗伤津液，亦使血行不畅致血脉瘀滞。故血瘀是消渴病的重要病机之一，且常导致各种并发症。因此，薛瑜峰等人在学习历代医家遣方用药的基础上，结合临床经验，自拟活血通络润燥汤治疗糖尿病性周围神经病变。方中当归、鸡血藤、赤芍活血补血，活血而不伤正，补血而不壅滞；黄柏、知母、生地黄滋肾阴，泻内热；桑白皮、地骨皮润肺清热；炙甘草、麦冬、天冬、茯苓、升麻、黄芪补脾阴，健脾气，复中焦之运化；桂枝活血通经络，并防止养阴药滋腻太过。诸药合用，共奏活血通络、养阴润燥之功效。活血通络润燥汤对糖尿病患者外周神经病变有较好的疗效，对临床治疗有一定的实际意义。

16. 加味附子汤

宿艳等人运用加味附子汤治疗糖尿病性周围神经病变 60 例。加味附子汤的药物组成为芍药 12 g，白术 15 g，茯苓 12 g，川芎 10 g，人参 6 g，全蝎 4 g。水煎浓缩至 400 mL，分早、晚两次服用，每次 200 mL，持续治疗 30 天。经过一段时间的治疗，患者麻木、疼痛、蚁行感、发凉、肌无力等肢体感觉和运动神经病变症状及深浅感觉、跟腱反射、膝腱反射等体征较前都明显减轻，肌电图检查神经传导速度明显提高。糖尿病性周围神经病变病机是动态演变的过程，随着糖尿病的发展，按照气虚夹瘀或阴虚夹瘀—气阴两虚夹瘀—阴阳两虚夹瘀的规律而演变。阴亏是发生糖尿病性周围神经病变的关键，气虚是迁延不愈的症结，阳虚是发展的必然趋势，血瘀是造成该病的主要原因。该病大致可以分为四个阶段，即麻木为主期、疼痛为主期、肌肉萎缩为主期及与糖尿病足并存期。其病因病机十分复杂。中医方面认为糖尿病属于消渴病，而由于糖尿病所导致的周围神经病变则属于消渴痹证，主要是由于消渴病日久所导致，而消渴病则主要是情志失调、饮食不节所导致的气阴两虚，消渴病日久则可引起筋脉痹痛，使患者出现下肢发凉、麻木以及乏力等症状，故宿艳等人采用加味附子汤对糖尿病性周围神经病变患者进行了治疗。加味附子汤是在附子汤的基础上添加川芎和全蝎所组成，其中，附子汤所对应的病机为寒湿凝滞以及肾阳虚衰，川芎则可以起到行气活血、散瘀镇痛的作用，全蝎则归肝经，可以起到通络镇痛的作用，在此方之中，诸药合用起到祛湿通络的功效，使四肢可以得到温养，血脉通利，缓解患者的乏力、麻木、下肢发凉以及刺痛等临床症状，缓解患者的病痛，临床效果较为显著。对糖尿病性周围神经病变患者采用加味附子汤进行治疗，可以显著改善患者的临床指标数值，降低患者的空腹血糖水平以及提高糖化血红蛋白水平，显著改善患者的刺痛、麻木等临床症状，从而有效提高患者的临床治疗效果，并降低中医证候总积分，临床价值较高，值得进行推广与运用。

17. 六味地黄联合黄芪桂枝五物汤

薛江博运用六味地黄联合黄芪桂枝五物汤治疗糖尿病性周围神经病变 47 例，经过系统全面的治疗后，患者麻木、疼痛、蚁行感、发凉、肌无力等肢体感觉和运动神经病变症状及深浅感觉、跟腱反射、膝腱反射等体征较前都明显减轻，肌电图检查神经传导速度明显提高。所选方剂六味地黄合黄芪桂枝五物汤，其药物组成依据症状加减，包括生地 30 g，山茱萸 15 g，茯苓 20 g，丹皮 10 g，泽泻

10 g，黄芪 30 g，桂枝 10 g，芍药 20 g，当归 25 g，丹参 15 g，生姜 3 片，大枣 3 枚。对于肢体麻木严重者，加水蛭 10 g；伴剧烈疼痛者，给予元胡 10 g，米壳 20 g。水煎取汁服用，每日 2 次，每日 1 剂。现代研究表明，代谢异常和血管损伤在糖尿病性周围神经病变发生的过程中起主要作用。当血管损伤特别是微血管发生病变时，毛细血管基底膜增厚，血管内皮增生、肿胀、变性、糖蛋白沉积等均可使管腔变窄，导致神经组织缺血缺氧，进而产生一系列病变。中医学将糖尿病性周围神经病变归属为"消渴""血痹"范畴。中医辨证以阴虚为本，燥热为标。消渴病日久，气阴两虚，煎熬津液，血黏成瘀，气血不能贯行于四肢肌肉，致使筋脉失养，导致糖尿病性周围神经病变的发生。六味地黄汤具有滋阴补肾的功效，可以针对病因进行治疗；而黄芪桂枝五物汤则具有益气养血和通痹作用，可以治标。黄芪桂枝五物汤方剂中黄芪、当归和生地具有益气行血滋阴的功效，可以使气旺血行；中医认为"不通则痛"，芍药和丹皮可以活血行瘀，进而减少痛症；配合山茱萸、茯苓和泽泻滋补肝肾，泻去肝肾之火，并辅以姜和枣益脾和胃的作用。以上中药相配伍，明显改善了患者的患者肢端感觉异常，使肢体痛温觉明显恢复，同时也明显改善了患者的神经传导功能，提高了患者的生活质量。六味地黄联合黄芪桂枝五物汤对糖尿病性周围神经病变可以达到标本兼治的作用，具有很好的疗效，值得推广应用。

18. 木芍柔肝舒筋汤

张兆和等人自拟木芍柔肝舒筋汤治疗糖尿病性周围神经病变。木芍柔肝舒筋汤方剂组成包括木瓜 20 g，白芍 15 g，黄芪 30 g，当归 15 g，熟地 15 g，地龙 10 g，桃仁 15 g，丹参 15 g，牛膝 15 g，杜仲 10 g，蜈蚣 10 g，豨莶草 10 g。每日 1 剂，水煎取汁 300 mL，分早晚 2 次服。治疗后患者麻木、疼痛、蚁行感、发凉、肌无力等肢体感觉和运动神经病变症状及深浅感觉、跟腱反射、膝腱反射等体征较前都明显减轻，肌电图检查神经传导速度明显提高。糖尿病性周围神经病变是糖尿病常见的慢性并发症之一，发病隐匿，缠绵难愈，其发病机制尚未阐明。目前多数人认为，由于糖尿病患者长期处于高血糖状态，能量代谢失常，葡萄糖不能被充分氧化利用，以致神经细胞轴突、鞘膜代谢失常；同时脂质代谢异常，促进动脉壁脂质沉积和动脉平滑肌增生引起微血管狭窄或闭塞，使组织发生缺血缺氧改变。糖尿病性周围神经病变属中医"消渴""血痹""麻木""痿证"范畴，糖尿病性周围神经病变的发病机制较为复杂。除高血糖作为该病发生的始动因素外，血管、代谢、自身免疫障碍、基因表达异常及环境等诸多因素均参与了该病的发生与发展，并且这些因素相互作用影响。中医认为该病因饮食不节、情绪失调、劳欲过度，进而导致阴津耗伤、燥热偏胜所致。所出现的肺燥、胃热和肾虚之上、中、下三消致津耗、水停、瘀阻、痰结，阻碍气血正常运行、络脉闭塞而成。该病病机多由消渴日久、气阴两虚、血行不畅、脉络瘀滞而致，即久病入络、久病多瘀。痰瘀、阻络是该病发生的关键，而阴虚燥热是该病的根本。张兆和等人运用中医药治疗糖尿病性周围神经病变，根据肝藏血、肝主筋、肝血养筋的中医理论，通过养肝、柔肝、舒筋、活血等方法，改善肝脏的藏血功能，使肝气调达，气血平和，血运通畅，筋有所养，从而使肝之阴血不足而不能养筋所致的肢体麻木、疼痛等诸症得以缓解和康复。木芍柔肝舒筋汤由木瓜、白芍、黄芪、当归、熟地、地龙、桃仁、丹参、牛膝、杜仲、蜈蚣、豨莶草组成。方中以黄芪大补元气，气旺血行，配以白芍、熟地生津润燥以补肝阴之不足，祛瘀而不伤正；桃仁、丹参、牛膝为活血要药，上达下行，通行四末，又可助诸药直达病所；地龙搜风通络，木瓜平肝舒筋，杜仲补肝肾、强筋骨，蜈蚣通络镇痛、解毒散结，豨莶草舒筋活络，合用对四肢麻疼疗效甚佳。诸药合用，标本兼治，具有柔肝舒筋、通络除痹之功，使气旺、血行、络通，以通为补，祛瘀生新，气血畅通，瘀祛络通而助病速愈。运用木芍柔肝舒筋汤治疗糖尿病性周围神经病变，可明显改善临床症状，并且对血糖及神经传导速度亦有明显改善作用，无明显毒副作用，易于推广。

19. 三妙血府汤

陈小弟运用三妙血府汤治疗糖尿病性周围神经病变。三妙血府汤方药组成为苍术6 g，黄柏6 g，柴胡10 g，枳壳6 g，桔梗10 g，红花10 g，当归10 g，川芎6 g，生地15 g，甘草6 g，牛膝15 g，桃仁10 g，赤芍10 g。每日1剂，水煎取300 mL，早、晚分两次温服。治疗后患者麻木、疼痛、蚁行感、发凉、肌无力等肢体感觉和运动神经病变症状及深浅感觉、跟腱反射、膝腱反射等体征较前都明显减轻，肌电图检查神经传导速度明显提高。糖尿病性周围神经病变是糖尿病最常见的慢性并发症之一，临床以下肢感觉障碍、麻木以及难以忍受的自发性疼痛为主要表现。其病因迄今尚未完全阐明，目前认为糖尿病性周围神经病变的发病与代谢紊乱、微血管病变、自身免疫因素以及神经激素、营养因子缺乏等有关。该病常规治疗效果差，目前尚无确切有效的治疗方法。该病患病率高、痛苦大、致残率高，给患者及其家庭带来了较大的负担，因此，寻找有效的治疗方法是当务之急。糖尿病性周围神经病变在中医学中虽无相应病名，但历代医家早有针对其临床表现的散在论述，《丹溪心法》记载有消渴病可出现"腿膝枯细，骨节酸疼"；《王旭高医案》中有消渴日久，但见"手足麻木，肢冷如冰"的记载，颇似中医学中的"痹证""痿证"。故陈小弟将消渴病后出现的四肢麻木疼痛、痿弱无力以及晚期出现的肌肉萎缩等临床症状统称"消渴病痿痹"，列为"痹证""痿证"中的一种特殊类型，并认为湿与热是形成"痹证""痿证"的主要成因，诚如《素问·生气通天论》所述，"因于湿，首如裹，湿热不攘，大筋软短，小筋弛长，软短为拘，弛长为痿。"总之，糖尿病性周围神经病变是在消渴病的基础上发病，阴虚燥热是其发病之本，痰湿瘀阻是为标。阴虚燥热，耗气伤阴，肺燥，胃热，肾虚使津液代谢异常，停痰留湿；热灼津液，血黏成瘀。痰、湿、瘀阻滞经络，气血不能通达四肢，肌肉筋脉失于濡养，出现肢体疼痛、麻木不仁。治疗则以治标为主，兼顾其本。选方为三妙血府汤，其由三妙丸和血府逐瘀汤组成。三妙丸是治疗湿热下注的名方，方中黄柏苦寒，清热燥湿，且泻火又能滋阴；苍术苦温，善能燥湿，现代药理证实苍术具有降低血糖并有抗菌消炎的功效；牛膝具有活血化瘀、引药下行的作用。血府逐瘀汤是王清任治疗血瘀证的有效方剂。故二方组合具有清热燥湿、活血化瘀并具滋阴功效，甚合糖尿病性周围神经病变病机，值得临床进一步推广应用。

20. 身痛逐瘀汤

李增祥等人运用身痛逐瘀汤加减治疗糖尿病性周围神经病变。身痛逐瘀汤的方药为桃仁12 g，红花12 g，秦艽9 g，川芎12 g，羌活6 g，当归30 g，香附15 g，牛膝30 g，地龙10 g，黄芪30 g，黄柏12 g，丹参20 g，桂枝15 g，鸡血藤30 g。每日1剂，早、晚分两2次温服。经过一段时间的治疗后患者麻木、疼痛、蚁行感、发凉、肌无力等肢体感觉、运动神经病变症状及深浅感觉、跟腱反射、膝腱反射等体征较前都明显减轻，肌电图检查神经传导速度明显提高。糖尿病性周围神经病变是糖尿病常见的慢性并发症，不及时干预将致残，严重影响患者生活质量。西医在治疗上仍是以营养神经等的药物为主，临床效果往往不理想，通过临床观察中西医结合治疗可以有效地改善患者症状、提高患者生活质量。糖尿病性周围神经病变归属于中医"痹证""痿证"等范畴，临床认为气滞血瘀、脉络闭塞是其基本病机，湿热多为加重因素，应用身痛逐瘀汤加减治疗取得了较为满意的疗效。在身痛逐瘀汤中，用黄芪、丹参、当归益气养血活血；配桃仁、红花以增强活血化瘀之功；川芎、香附增强行气之功；地龙、鸡血藤通络，桂枝温经通络；牛膝引药达病所；秦艽、羌活祛风湿止痹痛；黄柏祛湿。现代药理表明黄芪含多糖、黄酮、皂苷类等多种化学成分，具有降低血糖、扩张血管、降低外周血管阻力、清除自由基、抗氧化损伤及调节免疫等药理作用；地龙提取液能促进纤维溶解、抑制血小板聚集和增强红细胞膜稳定性；桂枝含有的桂皮油能促进血管扩张，调整血液循环，使血液流向体表；丹参具有抗血栓形成、改善微循环功能；当归有抑制血小板聚集、抗血栓形成作用。中医治疗重在辨证论治，在辨证论治的基础上结合现代药理研究，运用于临床往往能收到较满意的效果。通过临床观察，身痛逐淤汤加减治疗糖尿病性周围神经病变具有良好的效果。

21. 糖周方

李锋自拟中药基础——糖周方，联合甲钴胺注射液治疗糖尿病性周围神经病变。糖周方基础方药物组成为苍术 9 g，川牛膝、怀牛膝各 15 g，薏苡仁 30 g，威灵仙 15 g，五爪龙 30 g，当归 12 g，川芎 9 g，赤芍 12 g，生地 15 g 等。基础方随证加减，气虚重者，加用黄芪、党参；阴虚重者，加用女贞子、旱莲草；瘀血重者，加用桃仁、红花；四肢麻木明显者，加用鸡血藤、络石藤；肢体疼痛明显者，加用延胡索、伸筋草等药物。诸药加水 600 mL 煎至 250 mL，每日 1 剂，分 2 次服用。经过一段时间系统的治疗，患者麻木、疼痛、蚁行感、发凉、肌无力等肢体感觉和运动神经病变症状及深浅感觉、跟腱反射、膝腱反射等体征较前都明显减轻，肌电图检查神经传导速度明显提高。糖尿病性周围神经病变是糖尿病常见慢性并发症之一，在糖尿病截肢患者中，几乎均存在周围神经病变表现。糖尿病强化控制与并发症研究以及英国前瞻性糖尿病研究均证实良好的血糖控制可以阻止神经病变的发生和进展。糖尿病性周围神经病变的发病因素较多，主要包括以下几个方面：①微血管及血流动力学的变化导致神经组织血供减少及缺氧；②蛋白质非酶促糖基化作用干扰和损伤了蛋白质的正常结构和功能；③高血糖引起多元醇通路活性增加，导致山梨醇的蓄积等。有研究表明，慢性高血糖是引起糖尿病性周围神经病变发病的主要原因。糖尿病性周围神经病变的病理学改变是无髓鞘神经纤维轴突变性、消失，有髓鞘神经纤维髓鞘节段性或弥散性皱缩或脱髓鞘，髓鞘再生引起的朗飞结节间长度改变。糖尿病性周围神经病变发病机制目前尚未完全明确，主要是在糖代谢紊乱基础上由于微循环障碍、免疫机制以及生长因子不足等引起，目前治疗尚缺乏有效方法。甲钴胺是维生素 B_{12} 的衍生物，通过转甲基作用参与核酸、蛋白质和脂肪的代谢过程，在神经细胞内，促进核酸、蛋白质、卵磷脂的合成，刺激轴突再生，从而修复损伤的神经，形成髓鞘，提高神经传导速度，达到营养神经的作用。甲钴胺副作用极低，是治疗糖尿病性神经病变安全且疗效确切的一种药物。糖尿病性周围神经病变属于中医"消渴""痹证"疾病范畴，阴津亏损、燥热偏盛是消渴病的基本病机，阴虚为本，燥热为标，消渴病情迁延日久或失治、误治，引起燥热亢盛、伤津耗气，而致气阴两虚、气虚无力运血或血液黏滞，最终可致脉络瘀阻、气血运行不畅、气滞血瘀。不通则痛，风寒湿热邪气痹阻关节、筋脉，出现肢体末梢麻木、疼痛、感觉异常，而并发糖尿病性周围神经病变表现。气阴两虚、脉络瘀阻，兼燥热内结证者为消渴基本病证，脉络瘀阻为痹证主要病机。在糖周方中，五爪龙、生地益气养阴，当归、川芎、赤芍活血祛瘀，川牛膝、怀牛膝、威灵仙强筋骨、通经络，苍术、薏苡仁祛风除湿通络。气虚重加用黄芪、党参，阴虚重加用女贞子、旱莲草，瘀血重加用桃仁、红花，四肢麻木明显加用鸡血藤、络石藤通经活络，肢体疼痛加用延胡索、伸筋草等。针对糖尿病性周围神经病变患者中医辨证属气阴两虚、脉络瘀阻者，以糖周方为基础方，全方侧重活血祛瘀，通经活络，益气养阴，兼顾风湿邪气痹阻筋脉。全方扶正与祛邪并用，辨病与辨证相结合，针对糖尿病性周围神经病变主要临床表现，侧重缓解患者麻木、疼痛及感觉异常等症状，提高临床疗效。糖尿病性周围神经病变治疗中，单独应用甲钴胺虽有一定的防治作用，但不能完全缓解糖尿病性周围神经病变的症状，疗效欠佳，所以对糖尿病性周围神经病变采取综合性防治是最佳策略。甲钴胺与糖周方联合使用，可明显缓解症状及提高治疗效果，值得临床治疗借鉴。

22. 通痹活血汤

季海锋等人运用自拟通痹活血汤治疗糖尿病性周围神经病变。通痹活血汤的药物组成为薏苡仁 30 g，生黄芪 30 g，怀山药 20 g，葛根 20 g，鸡血藤 15 g，当归 10 g，赤芍 10 g，川芎 10 g，地龙 10 g，桃仁 10 g，红花 6 g，水蛭 6 g，三七 3 g。每日 1 剂，分 3 次服。药后患者麻木、疼痛、蚁行感、发凉、肌无力等肢体感觉和运动神经病变症状及深浅感觉、跟腱反射、膝腱反射等体征较前都明显减轻，肌电图检查神经传导速度明显提高。糖尿病性周围神经病变对患者正常生活和工作造成的严重影响，是导致糖尿病患者精神焦虑和情绪波动的重要因素。其发病机制尚未完全阐明，一般认为与高血糖及糖化产物对微血管及周围神经的长期损伤有关，长期的高血糖状态导致患者局部血流动力学指标改变，影响周围神经系统的血液供应。中医学认为，糖尿病性周围神经病变属"消渴病痹证"，乃消渴日久，气阴两虚，筋脉失养痹阻所致。为了进一步提高治疗效果，季海峰等人在常规降血糖治疗的基础上联合应用中药配方颗粒通痹活血汤对患者进行治疗，本方以补阳还五汤为基础方，方中薏苡仁、生黄芪、淮山药、葛根、鸡血藤、当归、赤芍、川芎、地龙、桃仁、红花、水蛭、三七均为临床常用中药，取材方便，配伍合理，诸药合用可有效达到活血通络，益补气血，短期内改善患者微循环受阻状态的目的，并可有效抑制局部长期缺血、缺氧导致的炎症过程。

23. 血府逐瘀汤

李四方运用血府逐瘀汤治疗糖尿病性周围神经病变。血府逐瘀汤其基本方为桃仁 12 g，红花 9 g，当归 9 g，生地黄 10 g，川芎 10 g，赤芍 6 g，川牛膝 15 g，桔梗 5 g，柴胡 3 g，枳壳 6 g，甘草 3 g，全蝎 10 g，蜈蚣 1 条。病变以上肢为主，加秦艽、桑枝；以下肢为主，重用牛膝；肢体灼痛，加忍冬藤、蒲公英、金银花；口干，重用玄参；舌苔黄腻者，加黄柏、苍术；大便干结，加大黄等随证加减。每日 1 剂，水煎服。治疗后患者麻木、疼痛、蚁行感、发凉、肌无力等肢体感觉和运动神经病变症状及深浅感觉、跟腱反射、膝腱反射等体征较前都明显减轻，肌电图检查神经传导速度明显提高。糖尿病性周围神经病变的发生机制与高血糖、高血脂、高黏血症以及高凝状态存在导致的代谢紊乱、微循环障碍和微小血管病变，进而引起的神经缺血、缺氧有关。病情常呈缓慢性进展，临床治愈好转率低。中医学认为糖尿病性周围神经病变是在消渴的基础上发病，阴虚燥热是其发病之本，日久耗气伤阴，气虚运血无力，血行缓慢而为瘀，燥热熬津灼液，血黏成瘀，津凝为痰，痰瘀互结，闭阻经络，气血不能通达四肢，筋脉失于濡养，而产生以上症状。血府逐瘀汤为清代王清任所创活血祛瘀之名方，方中桃仁、红花活血祛瘀，牛膝祛瘀血、通血脉，并引血下行，为方中主要组成成分；柴胡解郁升阳，桔梗、枳壳行气，生地凉血。全方共奏活血祛瘀、行气镇痛之效。血脉瘀阻是糖尿病性周围神经病变的主要病理基础，故在治疗上以活血化瘀法为主。符合消渴病久气滞血瘀之病机，因此以此方加减应用获得了良好效果。国内有关血府逐瘀汤作用的实验研究表明，该方可使患者的全血及血浆比黏度、红细胞压积、血浆纤维蛋白原含量均有不同程度的降低，防止细胞叠连，从而改善血浆浓、黏、聚、凝状态，使瘀祛血行，肌肤筋脉得养，从而改善肢体麻木、疼痛症状。

24. 养血活络方

别还兵运用养血活络方治疗糖尿病性周围神经病变，药物组成为仙鹤草 20 g，当归 15 g，鸡血藤 20 g，丹参 20 g，酸枣仁 10 g，黄柏 10 g，威灵仙 15 g，川芎 15 g，姜黄 15 g，桂枝 10 g，海风藤 6 g，蜈蚣粉 6 g。以上肢病变为主者，加羌活、桑枝、白芥子；以下肢病变为主者，加牛膝、木瓜；若四肢末冷痛、得温痛减、遇寒痛增、入夜更甚者，加用当归四逆汤或以北细辛、肉桂替代桂枝；肢体麻木游走不定者，加独活、防风、僵蚕；疼痛不移者，加白附子、穿山甲、全蝎；阴虚明显者，加石斛、生地、菟丝子；湿重者，加苍术、薏仁、茯苓；阳气亏虚者，加人参、黄芪、五味子、鹿角霜等。每日1剂，水煎分3次服。治疗后患者麻木、疼痛、蚁行感、发凉、肌无力等肢体感觉和运动神经病变症状及深浅感觉、跟腱反射、膝腱反射等体征较前都明显减轻，肌电图检查神经传导速度明显提高。糖尿病性周围神经病变可归属于中医学"痹证""痛证""筋痿""麻木"等范畴。后世医家多按阴虚血瘀、阳虚血瘀、阴虚风动、痰瘀络阻论治，蔚成主流。后世医家认为患者的临床表现，如肢体末端麻木、疼痛等，多因消渴日久，燥热伤津，或耗伤气阴，阴阳气血亏虚，或醛吃不节，导致痰湿内生，血络瘀滞所致，属本虚标实证。病位在脉络，内及肝、肾、脾等脏腑，以阳气、阴血虚不荣为本，瘀风痰湿阻络为标。有专家认为，糖尿病性神经病变很难见到典型的四种证型，即气虚血瘀、阴虚血瘀、痰瘀阻络、肝肾亏虚，而以虚实杂合更为多见，故予仙鹤草与当归、酸枣仁、山药配合以滋阴养血；威灵仙、鸡血藤疏风通络；姜黄可以"行血中气滞，气中血滞，故专治一身上下诸痛"，与丹参、川芎相伍能行周身之气血；桂枝、肉桂能温经通脉，使方滋而不腻；黄柏清热坚阴、佐治浮热；蜈蚣、全蝎等搜剔窜透使瘀浊凝开，经行络通，对麻木、疼痛效果可靠。张锡纯在《中华药海》中指出蜈蚣"走窜力速，通络力强"，与丹参川芎合伍能使瘀血消于无形。诸药合用，共奏养血活血、化瘀通络之功效。运用这种方法不仅可以消除临床症状，还能改善微循环，纠正高糖、高凝状态，减少血栓形成，修复损伤的髓鞘，改善神经传导速度，达到治疗目的。养血活络方在控制好血糖的基础上，能很好地改善糖尿病性周围神经病变引起的肢体麻、凉、痛等感觉异常及运动神经障碍引起的症状，其疗效明显优于单纯西药治疗。

25. 抑消通络汤

刘红英运用自拟抑消通络汤治疗糖尿病性周围神经病变。抑消通络汤药物配伍为黄芪30 g，麦冬、葛根、丹参、木瓜、川牛膝、延胡索、忍冬藤、鸡血藤各15 g，地龙10 g。气阴两虚血瘀者，配用太子参或西洋参、生地、山萸肉、山药；胃热炽盛血瘀者，配用黄芩、黄连、石膏；阴虚燥热血瘀者，配用知母、地骨皮、女贞子；阳虚寒凝血瘀者，配用淫羊藿、桂枝、桑寄生。每日1剂，水煎内服。治疗后患者麻木、疼痛、蚁行感、发凉、肌无力等肢体感觉和运动神经病变症状及深浅感觉、跟腱反射、膝腱反射等体征较前都明显减轻，肌电图检查神经传导速度明显提高。目前，西医对糖尿病性血管神经病变无特效的治疗方法，且该病的发病机制也不十分明确，而中医药治疗该病正呈现良好的发展势头。该病属于中医学"血痹"范畴，瘀血内阻、经脉不畅是该病的共同病机，从既往患者检查的指标看，其血脂、血流变学均存在不同程度的异常。由于患者的病程以及治疗情况不同，患者并发症出现的时间和病情的轻重也有很大差异，临床表现也复杂。经观察，气阴不足、瘀血阻络贯穿始终，兼见的证型有胃热炽盛、阴虚燥热、阳虚寒凝。故自拟益气养阴、活血通络镇痛的抑消通络汤，在此基础上，根据不同的证型，配合相应的药物，以不变应万变，起到简便易行的作用。例如，阴虚燥热者，加用养阴清热之品；阳虚寒凝者，加用温阳散寒之品，标本兼顾，体现了中医辨证治疗的特色。现代研究证明，益气养阴、活血化瘀药均有改善微循环和神经传导的作用，同时还有一定的降脂作用。此外，在选用药物时也应注意选用经试验证实具有较好降糖作用的药物，如人参、黄芪、麦冬、淫羊藿、黄连、地黄、地骨皮等，这样在治疗周围神经病变的同时，患者的血糖和血脂也可以得到有效的治疗和控制。

26. 益气活血通络汤

疏志华运用自拟益气活血通络汤治疗糖尿病性周围神经病变。自拟益气活血通络汤的药物组成为黄芪25 g，太子参15 g，麦冬15 g，生地15 g，山药15 g，葛根15 g，赤芍15 g，红花10 g，当归

15 g，川芎 15 g，丹参 15 g。每日 1 剂，水煎服，早、晚分两次服。服药后患者麻木、疼痛、蚁行感、发凉、肌无力等肢体感觉和运动神经病变症状及深浅感觉、跟腱反射、膝腱反射等体征较前都明显减轻，肌电图检查神经传导速度明显提高。糖尿病性周围神经病变在治疗上应采取严格控制血糖、降低血液黏稠度、扩张血管、营养神经、镇痛等综合治疗方案。故在常规治疗基础上（控制饮食、适当运动、糖尿病教育），予以口服降糖药或胰岛素严格控制血糖，静滴丹参改善微循环，静滴胞磷胆碱和口服甲钴胺营养神经，口服拜阿司匹林抗血小板聚集、降低血液黏稠度等综合治疗。中医认为，该病属"痹证""痿证"等范畴。消渴以阴虚为本，燥热为标，日久阴损耗气及阳，而致气阴两伤，阴阳俱虚。阴虚内热，损津耗液，则血脉为之虚涩而成血瘀。气阴两虚，加之血液生化乏源，运行无力，也生瘀血。血瘀使血脉不通，致四肢失其濡养而出现肢体麻木、疼痛、怕冷、腓肠肌压痛、肢体感觉减退、腰膝酸痛等症状。研究表明，糖尿病瘀血病理表现较普遍，瘀血贯穿该病始末，瘀血阻络是导致糖尿病性血管神经并发症产生和加重的根本原因。因此，益气养阴、活血化瘀、通经活络是糖尿病性神经病变的基本治法。在益气活血通络方中，黄芪、太子参益气生津，大补元气；麦冬、生地、山药养阴生津；葛根生津止渴；赤芍、桃仁、当归、川芎、丹参活血化瘀，全方共奏益气养阴、活血化瘀之功效，进而改善微循环、提高机体免疫力、营养神经、改善神经的供血供氧，从而达到缓解糖尿病性周围神经病变的目的。

27. 益气养阴活血汤

杜金玲等人运用自拟益气养阴活血汤治疗糖尿病性周围神经病变。自拟益气养阴活血汤的药物组成为生黄芪 30 g，沙参 15 g，玄参 15 g，当归 12 g，桃仁 12 g，红花 9 g，赤芍药 12 g，白芍药 12 g，怀牛膝 15 g，木瓜 15 g，鸡血藤 30 g，路路通 15 g，地龙 15 g，桑枝 30 g。兼有湿热，加苍术 12 g，黄柏 10 g，薏苡仁 30 g；兼有阳虚，加桂枝 10 g，制附子 6 g。每日 1 剂，水煎取汁 400 mL，早、晚 2 次分服。服用中药治疗后患者麻木、疼痛、蚁行感、发凉、肌无力等肢体感觉和运动神经病变症状及深浅感觉、跟腱反射、膝腱反射等体征较前都明显减轻，肌电图检查神经传导速度明显提高。糖尿病属中医学消渴范畴，主要与禀赋因素、嗜食肥甘厚味、情绪、运动等因素有关，或为郁热，或为湿热，或为痰火，或为积热、燥热，皆可伤阴，致阴虚内热，内热伤阴，更可耗气，则成气阴两伤之局；气虚则帅血无力，阴虚液耗，阴阳俱损，血脉失于温通，故出现肢体麻木、疼痛、感觉迟钝、发凉等症状，应以益气养阴、活血通络为主要治法。在益气养阴活血汤方中，生黄芪、沙参、玄参可益气养阴，为君药；当归、桃仁、红花、赤芍药、白芍药可活血化瘀，为臣药；怀牛膝、木瓜、鸡血藤、路路通、地龙、桑枝可活血通络。全方使气阴得复，瘀血得化，络脉得通，标本兼治，共达益气养阴、活血通络之功效。现代药理研究表明，黄芪能够降低血糖，调整机体免疫功能；当归、桃仁、红花、赤芍药等活血化瘀药，不仅具有扩张血管、降低血管阻力、增加血流量、改善微循环、降低血液凝固性的作用，同时还有抗感染、减轻炎症反应、使炎症病灶局限化的作用，并可以改善胰岛素抵抗或胰岛素样作用。

28. 滋阴活血通络方

齐学林运用自拟滋阴活血通络方治疗糖尿病性周围神经病变。自拟滋阴活血通络方的药物组成为太子参、牛膝、狗脊、地龙、麦冬各 15 g，五味子、续断、乌梢蛇各 10 g，生地 20 g，丹参、赤芍各 30 g，蜈蚣 3 条。水煎至 200 mL，早、晚分 2 次服，每日 1 剂。服用中药治疗后患者麻木、疼痛、蚁行感、发凉、肌无力等肢体感觉和运动神经病变症状及深浅感觉和、跟腱反射、膝腱反射等体征较前都明显减轻，肌电图检查神经传导速度明显提高。古代中医称糖尿病为消渴病，中医学早在《黄帝内经》中就已提出禀赋不足、五脏虚弱是消渴病发生的病理基础。在病因方面，指出五脏虚弱是发生消渴的重要因素，对于饮食不节、情志失调等致病因素也分别进行了论述；在病理方面，指出胃肠热结、耗伤津液是消渴发病的主要机制。中医学认为糖尿病基本病机是素体阴虚，加之饮食不节、情志失调，致燥热亢盛、阴津亏损所致。糖尿病性周围神经病变属于中医学的"痿证""痹证"。该病病理可概括为虚和瘀，虚为气血阴阳虚损，瘀为瘀血，贯穿疾病始终，因虚致瘀，虚瘀夹杂，以虚为本，以瘀为标，气虚不能帅血，血行不畅，而致血络瘀滞；气血不能运行至四肢末端，筋脉失养而致肢体麻木、肌肤不仁。总之，该病病机为气血阴阳亏虚，因虚致瘀，血瘀又是诱发和加快该病发展的病理基础。本研究采用中药治疗糖尿病性周围神经病变气虚血瘀型，方中重用太子参、生地补气阴为主；乌梢蛇、地龙、蜈蚣通络活血为辅；佐以狗脊、续断补肾等治疗。故综合全方，具有滋养胃阴、益气活血通络之功。

29. 益气活血通络方

于文艳自拟益气活血通络方治疗糖尿病性周围神经病变。自拟益气活血通络方的处方为生黄芪15 g，当归10 g，怀牛膝10 g，生地黄10 g，赤芍10 g，红花10 g，桃仁10 g，丹参10 g，川芎5 g，葛根30 g，蜈蚣1条，木瓜15 g，水蛭3 g，全蝎3 g。气虚者，加党参15 g，白术15 g；血虚明显者，加熟地9 g，阿胶10 g；上肢麻木明显者，加桑枝30 g，威灵仙15 g；下肢麻木者，加地龙10 g，川牛膝10 g；肢体冷痛者，加桂枝10 g。煎煮30分钟，取汁200 mL，再加水煎煮30分钟，取汁200 mL，共400 mL分早、晚2次，各服200 mL。服用中药治疗后患者麻木、疼痛、蚁行感、发凉、肌无力等肢体感觉和运动神经病变症状及深浅感觉、跟腱反射、膝腱反射等体征较前都明显减轻，肌电图检查神经传导速度明显提高。糖尿病性周围神经病变随糖尿病发病率的升高而增加，属糖尿病并发症，是糖尿病致残的主因之一，其神经病变可累及感觉神经、运动神经及自主神经，产生运动及感觉障碍。糖尿病性周围神经病变在古医籍中无确切病名，多数学者将其归属中医"消渴"合并"痹证""痿证"范畴。中医学认为，消渴病的基本病机是阴虚燥热、耗气伤阴、气阴两虚，导致血瘀脉络，筋脉肌肉失养，气机瘀滞血行不畅，不通则痛，出现肢体麻木、肢末发凉、针刺样疼痛、蚁行感、触电感、腱反射减弱等异常症状。临床观察中还可发现，糖尿病性周围神经病变先是以麻木为主，逐渐发展为麻木兼疼痛，最后呈现出肢体麻木、疼痛、发凉皆有，辨证属阴虚热盛，又发展为气阴两虚、阴损及阳，最后逐渐发展为阴阳两虚、络脉郁阻。糖尿病性周围神经病变在中医辨证中可分为多种证型，针对气阴两虚、络脉郁阻型，在纠正糖代谢紊乱基础上可采用益气活血通络法治疗。方中黄芪、当归、木瓜益气养血荣筋，气行则血行；牛膝、生地黄滋补肝肾，疏通经络，开瘀宣痹；桃仁、川芎、红花、赤芍、丹参活血通络；葛根温阳通脉；蜈蚣、水蛭、全蝎搜风剔邪，活络镇痛。全方具有益气养阴、养血活血、行滞镇痛、活络宣痹的功效，与该病发病机制相合。服用本方后气行则血行，四末得温，百脉通利，诸症缓解，标本同治，攻补兼施。临床观察表明，自拟益气活血通络方疗效明显，无明显毒副作用，在糖尿病性周围神经病变临床治疗中是一个不错的选择。

30. 化瘀通脉汤

郭炜等人运用自拟化瘀通脉汤治疗糖尿病性周围神经病变。自拟化瘀通脉汤的处方为黄芪60 g，当归15 g，桂枝15 g，酒炙大黄3 g，水蛭6 g，丹参10 g，红花10 g，泽兰10 g，牛膝15 g。每日1剂，水煎分2次口服。服用中药治疗后，患者麻木、疼痛、蚁行感、发凉、肌无力等肢体感觉和运动神经病变症状及深浅感觉、跟腱反射、膝腱反射等体征较前都明显减轻，肌电图检查神经传导速度明显提高。对于糖尿病性周围神经病变，中医古代文献虽无具体病名，但对其临床表现早有描述，如《王旭高医案》记载"消渴日久，但见手足麻木，肢冷如冰"，《丹溪心法》记载消渴病可出现"腿膝枯细，骨节酸疼"。现代医家多将糖尿病性周围神经病变归属于中医"痹证（血痹）""痿证""痛证"等范畴。其发病机制主要为消渴日久，伤阴耗气，气阴两虚，气虚运血无力，瘀血阻络；阴虚生内热，耗灼营阴，津亏液竭致血行迟缓；脉络失养，络脉瘀阻，不通则痛，故出现肢体疼痛、感觉异常、麻木、重着等证。证属本虚标实，以气血亏虚为本，瘀血阻络为标。瘀血阻络、脉络失养是糖尿病性周围神经病变的病机关键，并贯穿于疾病的始终。因此，在治疗上以活血化瘀、益气通络为原则。化瘀通脉汤重用黄芪补气，使气行则血行，增加了推动血液运行之力，配合当归、丹参补血养血，活血镇痛；桂枝温经通阳，血瘀自畅；水蛭、大黄、红花、泽兰破血逐瘀，通络镇痛；牛膝补肝肾、强筋骨，祛风除湿，通血脉而利关节，性善走下，引血引药下行。诸药相合使瘀祛络通，通则不痛，筋脉得养则肢体麻木、疼痛得以缓解。现代药理研究显示，黄芪具有明显的降低血糖、扩张血管、改善微循环、抑制醛糖还原酶活性等功能。黄芪中含有微量元素硒，硒能提高血中环磷腺苷的浓度，有利于神经细胞的增生和施万细胞的生长。当归有较强的抗凝血、抗血栓、抗氧化、增强机体的免疫功能以及保护缺血损伤等多方面的作用，有利于周围神经的恢复与生长。桂枝扩张血管，促进血液循环，又有镇痛解痉作用以及较强的抗醛糖还原酶活性作用。水蛭含水蛭素、肝素和抗血栓素，能阻止凝血酶的作用，阻碍血液凝固，增加微循环灌注，从而改善组织的缺血缺氧，使组织得到充分的营养供给，最终使神经功能得到改善。红花、泽兰、牛膝能改善周围血液循环，降血糖、增加机体耐缺氧能力，能使损伤的神经细胞再生或修复，在改善周围神经病变临床症状的同时也有辅助降糖的作用。通过临床观察显示，化瘀通脉汤治疗糖尿病性周围神经病变，能显著改善患者肢体麻木、疼痛的临床症状，提高其生活质量，对糖尿病性周围神经病变具有较好的疗效，值得临床推广应用。

31. 皮痹复仁汤

周俊娣运用自拟方皮痹复仁汤联合甲钴胺治疗糖尿病性周围神经病变。自拟方皮痹复仁汤药物组成为天麻 15 g，当归 12 g，川芎 12 g，赤芍 12 g，生地 20 g，全蝎 10 g，地龙 10 g，桂枝 10 g，黄芪 30 g，红花 10 g，薏仁 15 g，桑皮 12 g，白芥子 10 g。每日 1 剂，水煎分 2 次服。服用中药治疗后患者麻木、疼痛、蚁行感、发凉、肌无力等肢体感觉和运动神经病变症状及深浅感觉、跟腱反射、膝腱反射等体征较前都明显减轻，肌电图检查神经传导速度明显提高。近年大量的临床和试验研究认为，糖尿病性周围神经病变的发病机制有多种，如代谢障碍学说、氧化应激增强学说、微血管病变学说、神经营养血管学说等。周俊娣结合多年的临床实践认为，糖尿病性周围神经病变的多种机制是有一定关联的，其与微循环异常、自身免疫力受损、炎症反应有关。同时，该病与患者年龄、血糖控制程度、病程和局部神经供血等情况也有关，与病程正相关。代谢异常、小血管病变和神经营养缺乏起到了至关重要的作用，会导致患者的神经内膜缺血、缺氧和神经纤维受损，最终发展成神经病变。其病理改变为斑块状脱髓鞘变性，神经细胞结构和功能改变，神经传导速度减慢。糖尿病性周围神经病变属中医"痿证""痹证""痛证"等范围。因消渴日久，气阴两虚，气虚血行不畅，脉络痹阻，筋脉失养，肝肾阴虚，因肝主筋，肝阴虚，筋脉失于肝血滋养，血不养筋，正如《内经》中提到的"不通则痛，荣气虚则不仁"，所以导致肢体麻木、疼痛、感觉异常。对糖尿病性周围神经病变的治疗以扶正为主，兼以祛邪原则，投以益气养阴、化瘀通经为法。自拟皮痹复仁汤，有益气活血、息风通络之效，方中生地养阴清热；黄芪、薏仁益气健脾；当归活血祛瘀；川芎、赤芍、红花助当归活血祛瘀；桂枝通达血脉；地龙活血通络；全蝎、天麻搜风、息风通络，活血镇痛；白芥子化无形之痰、通络；桑皮为引经药以皮治皮，引药力行皮毛腠理间，纵观全方，有的放矢，共奏益气活血、息风通络之功效。

三、中成药

中成药具有便于携带、使用方便等特点，用于临床治疗依从性强。近年来的许多相关研究证明，应用中成药治疗糖尿病性周围神经病变能取得较为满意的疗效。

1. 糖脉康颗粒

糖脉康颗粒由黄芪、地黄、丹参、赤芍、牛膝、黄精、葛根、麦冬、黄连、淫羊藿、桑叶等药物组成，具有养阴清热、活血化瘀、益气固肾的功效。其中地黄、桑叶、黄连、黄精、淫羊藿有降血糖的作用；丹参、牛膝、黄连、淫羊藿有降血脂的作用；黄芪、赤芍、黄连、淫羊藿有改善血液循环的作用；黄芪、牛膝、葛根、黄连、淫羊藿有降压的作用；黄芪、地黄、丹参、黄精、牛膝、淫羊藿有保护肾脏的作用。诸药共用可以扩张血管，增加神经内膜中血流，抑制血小板聚集，拮抗凝血机制紊乱，对糖尿病性周围神经病变引起的自发痛、皮肤感觉异常等症状有效。现代药理研究证明，黄芪、地黄等中药可调节内皮素与一氧化氮的平衡，扩张外周血管，降低血小板聚集性，减少血栓形成，改善血液高凝状态，能明显拮抗内皮素1所致的血管收缩效应，还能降低血浆水平、抑制血小板聚集，改善微循环及代谢，纠正神经缺血缺氧，改善周围神经及其环境的缺血缺氧症状，缓解肢体麻木、疼痛等；同时它还可显著降低四氧嘧啶所致糖尿病患者的血浆黏度、全血还原黏度、红细胞聚集指数及红细胞刚性指数的升高幅度，对高脂血症患者的血清甘油三酯及胆固醇均有降低作用。糖脉康颗粒整体作用是可以舒张血管、改善微循环；抑制血小板和红细胞聚集，调节血脂，降低血液黏度，改善血液流变性；清除氧自由基；防治神经元缺血性损伤。郭莲等人在糖尿病常规治疗基础上加用糖脉康颗粒与甲钴胺治疗对比，糖脉康颗粒治疗对神经传导速度和同型半胱氨酸的改善基本接近甲钴胺的疗效；但在血脂、糖化血红蛋白的改善上优于甲钴胺。于红岩实验观察证明，糖脉康具有降糖、调节血脂、改善血液循环障碍等多种药理作用，有利于糖尿病性周围神经病变的恢复。其实验治疗组常规治疗基础上加服糖脉康颗粒，总有效率84.4%，对比对照组的总有效率51.4%，差异有统计学意义。陈应辉等人研究表明，糖脉康颗粒联合甲钴胺较单独使用甲钴胺注射液，可显著舒张血管改善微循环，抑制血小板和红细胞聚集，调节血脂，降低血液黏稠度，改善血液流变性，清除氧自由基，防治神经元缺血性损伤，改善患者临床症状。

2. 糖末宁颗粒

糖末宁颗粒由黄芪、延胡索、三七、川芎、丹参、赤芍、红花、苏木、鸡血藤组成，具有益气活血、祛瘀生新、通络镇痛之功效。其中延胡索活血、利气、镇痛，主治四肢血滞、疼痛；鸡血藤活血舒筋、养血调经，可祛瘀血、生新血、流利经脉，主治手足麻木、肢体瘫痪、风湿痹痛；丹参祛瘀镇痛、活血通经。该方适用于糖尿病性周围神经病变，中医辨证为气虚络阻证者。现代药理研究表明，三七总皂苷可以选择性阻断钙离子通道，具有明显降低血液黏稠度、抑制血小板聚集、降血脂、清除自由基的作用，同时可解除血管平滑肌痉挛，改善微循环及神经组织缺血、缺氧，促进周围病变神经组织功能恢复；丹参酮 II A 作为中药丹参根部的主要药效成分，以其稳定细胞结构、增强细胞抗氧化能力和提高机体超氧化物歧化酶的活性的药效，可以有效发挥其促进神经细胞功能恢复而增强临床疗效的作用；苏木可以提升血清超氧化物歧化酶的含量，降低血清物质含量，其治疗作用与 α- 硫辛酸相当，对治疗糖尿病性神经病变有一定的促进作用，并且可以达到降糖的功效。对糖末宁颗粒进行的临床前研究也表明，该制剂对链脲佐菌素（streptozotocin，STZ）糖尿病大鼠神经传导速度减慢有明显的改善作用，对糖尿病大鼠红细胞山梨醇含量升高有显著抑制作用，能明显增加糖尿病大鼠的痛阈值，具有良好的镇痛作用；同时，能提高糖尿病大鼠坐骨神经酶活性、改善糖尿病性周围神经病变患者血浆 β- 内啡肽水平、改善血液流变学异常、上调糖尿病大鼠坐骨神经表达及提高坐骨神经含量，对神经损伤有一定的保护作用。寇秋海等人的实验研究以甲钴胺片为阳性对照，对 448 例糖尿病性周围神经病变患者进行了系统的观察，结果表明糖末宁颗粒对糖尿病性周围神经病变有较好的治疗作用，能在较短时间内改善患者的临床症状，如四肢麻木、疼痛等，尤其对面色晦暗、自汗的改善优于对照组，且对患者的神经传导速度也有一定程度的改善。邢清通过对治疗前、后糖尿病性周围神经病变患者四肢麻木、疼痛、感觉异常、烧灼感的发生次数和程度进行评分，观察糖末宁颗粒对糖尿病性周围神经病变患者的疗效，两组分数都降低（$P < 0.01$），糖末宁颗粒联合甲钴胺组比监管组效果更好（$P < 0.01$）。常辰的临床试验结果显示，糖尿病性周围神经病变患者服用糖末宁颗粒和西药后，有效率为 89.8%，明显优于西药组的 73.5%，表明糖末宁颗粒能减轻糖尿病性周围神经病变患者的症状，改善其生活质量。陈慧晓等人研究发现，糖尿病大鼠神经传导速度下降，给予糖末宁颗粒和 α- 硫辛酸治疗 12 周后，其神经传导速度明显加快，较单纯 α- 硫辛酸治疗更显效（$P < 0.05$）。杨文强的动物实验也证实了糖末宁颗粒能增加神经传导速度，并且效果好于甲钴胺组（$P < 0.01$）。白弘波收集 100 例糖尿病性周围神经病变患者，观察其服用糖末宁颗粒联合 α- 硫辛酸治疗糖尿病性周围神经病变的效果，结果糖末宁颗粒组神经传导速度增快，优于对照组（$P < 0.05$），进一步说明糖末宁颗粒能加快神经传导速度，逆转糖尿病性周围神经病变的发展。糖末宁颗粒可以升高血清 β- 内啡肽水平，降低 5- 羟色胺水平，上调糖尿病大鼠基因的表达，发挥抗氧化应激作用等多重机制，起到对糖尿病性周围神经病变的治疗作用。

3. 筋脉通胶囊

筋脉通胶囊主要由菟丝子、女贞子、水蛭、桂枝、元胡、细辛等药物组成。其中以女贞子配伍菟丝子滋阴益肾、阴阳俱补，寓阳中求阴之意，正是对证糖尿病及糖尿病性周围神经病变肾虚之本，且滋阴同时还可补肾固阳，对糖尿病及糖尿病性周围神经病变久病迁延、阴损及阳者亦可治疗；水蛭、桂枝、元胡、细辛四味共奏活血逐瘀、温经通络之效，与女贞子、菟丝子配伍使得补肾与活血并行，祛邪而不伤正，治疗瘀血阻络证候，符合现代医学对糖尿病性周围神经病变微血管病变机制的认识。诸药合用，补虚泻实，正合糖尿病性周围神经病变之病机。现代药理研究表明，多酚是女贞子降血糖的主要活性成分，赵岩等人采用链脲佐菌素（STZ）结合高脂饲料诱导构建糖尿病小鼠模型，试药组小鼠灌胃女贞子提取物，3 周后发现试药组小鼠血糖水平较模型组显著降低，血清中胆固醇、甘油三酯、低密度脂蛋白、糖化血红蛋白、丙二醛及尿素氮水平显著降低，胰岛素和高密度脂蛋白水平显著升高，说明女贞子提取物具有显著的降血糖作用；另有研究表明，女贞子生品和酒炙品不同部位提取物均具有较好的降血糖作用。筋脉通胶囊对糖尿病性周围神经病变患者的神经系统症状（运动、感觉、自主神经）有明显改善作用，对针刺痛觉等反映小纤维神经病变的体征和指标异常改善亦有一定疗效。研究证实，筋脉通能改善糖尿病性周围神经病变患者和大鼠的血糖和血脂代谢、降低醛糖还原酶活性、减轻红细胞山梨醇的蓄积、提高红细胞相关酶活性；能抗脂质过氧化，上调神经生长因子、睫状神经生长因子蛋白和信使 RNA 的表达；改善糖尿病大鼠坐骨神经的形态测量学异常，减少异常高表达；其含药血清可提高高糖培养施万细胞的增生活性及神经生长因子、睫状神经生长因子的表达水平。屈岭等人的实验表明，筋脉通胶囊通过抑制多元醇代谢途径的激活；下调糖基化终产物及其受体的表达，减少周围神经中晚期糖基化终末产物的生成，减弱相互作用，从而减轻周围神经组织的损伤；减轻氧化应激损伤，保护神经元和神经胶质细胞；有效抑制炎性途径；调节不同神经的营养供应，减少周围神经损伤；下调磷酸化水平以增加细胞自噬，从而促进周围神经组织的修复；减少高血糖所致的神经元及胶质细胞的凋亡来治疗糖尿病性周围神经病变。该研究通过随机对照双盲试验方法，观察筋脉通胶囊对糖尿病性周围神经病变患者的疗效，发现筋脉通胶囊不仅能明显改善糖尿病性周围神经病变患者口干多饮、乏力自汗、腰膝酸软、肢体麻凉痛等症状，而且可改善正中神经、尺神经、腓神经的感觉和运动神经的传导速度、波幅及末端潜伏期等神经电生理指标；筋脉通胶囊组与甲钴胺组予以对照，筋脉通胶囊组患者中医症状总分与神经功能评分明显下降，神经系统症状减轻，神经体征改善，肢波幅和尺神经运动波幅明显增高。筋脉通胶囊在防治糖尿病性周围神经病变患者神经病变的同时尚能降低空腹血糖、餐后 2 小时血糖、总胆固醇、甘油三酯、全血黏度及血浆黏度，改善红细胞变形能力，降低红细胞醛糖还原酶活性和山梨醇浓度，升高 Na^+/k^+-ATP 酶活性。筋脉通胶囊治疗组患者服药期间无明确不良反应，其肝、肾功能及血、尿常规检测未见异常改变。上述结果提示，筋脉通胶囊不仅能明显改善糖尿病性周围神经病变患者的临床症状和神经体征，而且对神经电生理参数、代谢指标及血液流变学参数亦有一定作用。可见筋脉通胶囊是一种治疗糖尿病性周围神经病变有效而安全的药物。

4. 消渴通脉胶囊

消渴通脉胶囊由黄芪、水蛭、当归尾、赤白芍、川芎、鸡血藤、桃仁、红花、蜈蚣、桂枝、川牛膝、伸筋草、苏木、没药、地鳖虫、炙甘草等药物组成。其中黄芪性甘温，能益气补虚损，以助活血之品，使气旺血行，祛瘀而不伤正，助诸药周行全身，使血行四肢，瘀通荣至，诸症得解；水蛭、当归尾、赤白芍、川芎、鸡血藤、桃仁、红花、蜈蚣养血活血通络，通达四肢，尤其选用水蛭一药，破血逐瘀，长于透络，又专入血分，功力虽猛，但不伤正；桂枝性温芳香，通达一身之阳，温经通脉；川牛膝益肝肾，强腰膝、引药下行；伸筋草、苏木舒筋通络；没药、地鳖虫活血镇痛；炙甘草调和诸药。诸药合用，可达益气活血、舒筋通络之功效。有研究表明，针对合并周围神经病变的糖尿病患者，给予红花注射液治疗，通过观察发现，患者空腹血糖水平、心电图、糖化血红蛋白水平均得到显著改善。由此证实，糖尿病并发症患者经红花注射液治疗时，可以获得理想的治疗效果，临床价值显著；蜈蚣粗提物和多肽单体属于作用于外周部位的抗感染镇痛药。蜈蚣粗提物和多肽单体可通过抑制花生四烯酸和环氧化酶产生、阻断前列腺素的生物合成或抑制 5- 脂氧化酶而发挥有消炎、解热、镇痛作用；伸筋草具有抗感染镇痛的功效。曹莹等人的实验表明，在常规给予糖尿病治疗的基础上，对照组采用维生素 B_1 针 100 mg 肌内注射，甲钴铵 500 μg 肌内注射，1 次 / 天。治疗组在此基础上加用消渴通脉胶囊，每次 5 粒，每日 3 次。治疗组治疗后全血低切黏度、全血高切黏度、血浆黏度、纤维蛋白原与治疗前比较均有改善，有显著性差异（$P < 0.05$）；血浆内皮素及血清一氧化氮含量方面，治疗组治疗后，血浆内皮素含量显著降低，一氧化氮含量显著增加，与治疗前比较均有改善，有显著性差异（$P < 0.05$）；神经传导速度方面，治疗组与对照组治疗后神经传导速度均有改善，但治疗组治疗后正中神经及腓神经的神经传导速度与治疗前比较有显著性差异（$P < 0.01$），与对照组治疗后比较，也有显著性差异（$P < 0.05$）。该研究显示，代谢异常及血管内皮损伤对糖尿病性周围神经病变的发生具有重要作用，参与了糖尿病性周围神经病变的发生发展，糖尿病性周围神经病变患者血浆内皮素含量明显升高，一氧化氮明显降低。消渴通脉胶囊可明显改善糖尿病性周围神经病变患者的临床症状，可有效降低血浆内皮素含量，增加一氧化氮含量，同时可改善血液流变指标及神经传导速度，从而达到治愈糖尿病性周围神经病变的目的。

5. 通脉降糖胶囊

通脉降糖胶囊由黄芪、太子参、玄参、葛根、山药、苍术、冬葵果、黄连、丹参、水蛭、生地等药物组成,主要功能为益气健脾、养阴清热、活血通络。其中水蛭、丹参可活血化瘀、疏通经络;黄芪、生地益气养血,以培补中焦生化之源。诸药相伍,即可培土而化痰湿,又可活血而通瘀滞,该药对气阴两虚、脉络瘀阻所致的糖尿病性周围神经病变,在改善血液流变学、改善神经缺血缺氧、提高神经传导速度、改善肢体麻木疼痛或感觉减退等症状方面有较满意的疗效。杨文强等人采用 STZ 诱导法成功建立糖尿病大鼠模型后,应用通脉降糖胶囊治疗 4 周,并以临床上治疗糖尿病性周围神经病变的常用药物甲钴胺作为阳性对照,观察通脉降糖胶囊对糖尿病性周围神经病变相关周围神经病变指标的影响。治疗后与模型组比较,通脉降糖胶囊组神经传导速度明显增快,差异有统计学意义;经表皮内神经纤维及周围神经组织病理学证实,治疗后与模型组大鼠的表皮内神经纤维形态、数量得到明显改善,周围神经病理损伤亦得到改善。甲钴胺是改善神经损伤的常用药物,可以改善神经细胞能量代谢,修复受损神经,在此用于对照。本实验发现,通脉降糖胶囊和甲钴胺均可以改善糖尿病性周围神经病变大鼠足迹步态参数、神经传导速度,但通脉降糖胶囊对于神经传导速度的改善效果优于甲钴胺片。孔德梅采用通脉降糖胶囊对糖尿病性周围神经病变进行治疗,结果显示,通脉降糖胶囊治疗的总有效率为 91.7%,且采用通脉降糖胶囊的实验组患者正中神经和腓神经的运动传导速度和感觉传导速度相比于治疗前有明显提高,且优于对照组治疗后的数据($P < 0.05$)。徐静研究表明,甲钴胺联合通脉降糖胶囊能进一步提高糖尿病性神经病变的神经修复程度,提高神经传导速度,提高疗效。通脉降糖胶囊在改善糖尿病性周围神经病变的神经功能、神经组织结构方面具有明显的作用,且可以明显缓解四肢发凉、麻木的症状,降低患者血脂水平,减少高血脂对血管的损伤、保护血管,是防止糖尿病性神经病变的有效药物。

6. 津力达颗粒

津力达颗粒由人参、黄精、麦冬、葛根、苍术、苦参、地黄、何首乌、山茱萸、茯苓、地骨皮、黄连、知母、淫羊藿(炙)、荔枝核、佩兰、丹参组成,以络病理论指导组方,创立运脾生津新治则,着重从脾论治,以益气养阴、健脾运津为主,清热化湿、活血通络为辅。其中人参是君,益脾气;黄精补脾益气;苍术、苦参清热燥湿,健脾运气,组成臣药,以养脾阴、清脾热。麦冬泻热生津,地黄养血补血,何首乌养血滋阴,山茱萸滋补气血,茯苓安神利湿,佩兰化湿醒脾,黄连清热燥湿,知母滋阴降燥,淫羊藿补精益气,丹参祛瘀活血,上药组成佐药,化脾湿,温脾阳。使药葛根,生津止渴,升阳止泻;荔枝核可散滞气。方剂配伍从脾开始,使气旺阴足,而精自生,脾升清化之为气血,机体得其养,津自生,力自达。对津力达颗粒中单味药物药效的研究发现,人参皂苷、人参多糖、黄精多糖、山茱萸总萜及环烯醚萜总苷、黄连提取物小檗碱、苍术素均具有降低血糖水平的能力,同时能修复和改善 β 细胞损伤,增加胰岛素分泌;部分成分兼具有抗脂代谢紊乱、对抗氧化应激、抑制肿瘤生长、抗感染、提升自身免疫能力等的功效。研究发现,给鹌鹑喂养何首乌醇提取物后 6 周,胆固醇和甘油三酯水平明显下降;何首乌水提取物用于小鼠的研究提示,何首乌水提取物能升高高密度脂蛋白水平、下调总胆固醇水平。麦冬皂苷、麦冬多糖能降低机体过氧化水平,调控炎性因子的分泌,修复血管内皮细胞,减少血栓形成。仝小林等人总结分析了 15 项津力达颗粒治疗 2 型糖尿病的随机对照试验,共纳入 1810 例患者,结果显示在应用二甲双胍、胰岛素等药物的同时联用津力达颗粒可降低血糖水平,相关的证据质量很高,而对胰岛功能和胰岛素抵抗影响的证据质量一般,对体重指数的影响质量较差。马晶等人观察了糖尿病性周围神经病变患者在甲钴胺治疗基础之上辅以津力达颗粒的临床疗效,显示联合治疗组效果在症状评分和肌电图方面均更明显。赵淑杰等人研究结果分析津力达颗粒治疗糖尿病性周围神经病变可能与有效改善脂代谢和减轻胰岛素抵抗有关,并且通过降低血糖水平达到治疗作用。津力达颗粒能降低体内氧化应激水平，其机制可能与方剂中多种药理成分有关，调节多个参与氧化还原细胞因子的水平，用于肝、肾、心血管等多个系统。对应用津力达颗粒的糖尿病性周围神经病变患者神经症状评分、神经体征评分、神经电生理检测等的研究结果显示，津力达颗粒能改善患者症状以及神经传导速度，有效降低神经症状和体征评分，有效率高。

7. 糖络通胶囊

糖络通胶囊由水蛭、白芥子、冰片、制首乌、西洋参、当归等药物组成。水蛭，性咸、苦、平，有小毒，归肝经，功能破血逐瘀通经。白芥子，性辛温，归肺、胃经，功能利气豁痰、温中散寒、通络镇痛、善攻逐皮里膜外之凝痰。二者共为君药，以疏通经络而止痹痛。冰片，性辛苦微寒，归心、脾、肺经，辛香走窜，具有开通走穴之性，长于松动经络中之顽痰浊瘀，以助君药发挥疗效。西洋参益气以助血行，并佐首乌养血，血旺可化精，并用疏通津液之品可助消痰；当归，补血活血镇痛，以活血镇痛之品控制症状，二者共为佐药。另外，冰片还能携诸药达患处，故兼使药之作用。现代药理研究表明，水蛭、当归等可抗凝、溶栓、扩张血管，可改善微循环，恢复神经血供；当归中的醛糖还原酶抑制剂能调整组织中的糖醇代谢；白芥子、当归、西洋参中所含的多种脂肪酸、氨基酸均对糖尿病性周围神经病变有一定的益处；冰片具有一定的扩血管作用，可改善外周循环，促进药物进入神经鞘膜发挥作用。刘士格等研究糖络通治疗组和肌醇对照组治疗过程中发现两组空腹血糖、餐后2小时血糖均在所要求的范围内，且从糖化血红蛋白可见血糖较为稳定，最低限度地排除血糖波动对神经病变的影响。经治疗60天后，治疗组和对照组疗效均较明显，治疗组在一定程度上优于对照组，两组治疗前后神经传导速度和踇趾振动阈明显提高。在治疗过程中，未见糖络通胶囊明显的毒副作用。从综合疗效来看，糖络通胶囊在西医疗效上与肌醇组无明显差异，但在症状的改善方面优于肌醇组。通过比较，治疗组对糖尿病性周围神经病变的麻、痛、针刺感以及舌脉等证都有更明显的缓解作用。大量临床实验表明，中药大多能很好地改善临床症状，并对实验室指标有一定的影响，但中药的降血糖作用一般较弱，与西药降糖等药物结合可取得较好的治疗效果。同样本研究中患者服用糖络通胶囊并配合常规降糖治疗后临床症状减轻，中医证候积分显著减低。在研究中经糖络通胶囊和肌醇治疗后腓总神经感觉传导速度和踇趾振动阈均有显著改善。糖络通胶囊的药物成分具有抗凝、抗栓、扩张血管作用和醛糖还原酶抑制剂样作用，能够改善神经代谢，恢复神经的氧供，改善神经传导功能；具有抗感染、抗缺氧和调节神经系统的自身免疫功能的作用；具有抗应激作用，可减轻神经细胞在应激时的超敏状态，减少神经细胞的损伤；还可能有增加神经营养因子或本身有神经营养因子样作用，促进了受损神经细胞的修复；含有多种营养物质和微量元素，有对神经细胞的直接营养作用；且有一定的镇静、镇痛作用，可直接改善症状。通过以上的多种作用机制相互配合，糖络通可达到改善神经功能的治疗目的。在中医学方面，糖络通胶囊组方上标本兼顾，具有化痰、活血、通经络、止痹痛和补肾及益气养阴之功效。

8. 芪归糖痛宁颗粒

芪归糖痛宁颗粒由黄芪、当归、生地黄、延胡索、葛根、鸡血藤、威灵仙等药物组成。其中黄芪性甘、温，有益气固本、补脾升阳、祛瘀通络、通调血脉的作用，因中医学有"治血先治气，气行则血行"的观点，即气旺则血行，故以之为君。此外，《本草便读》中说："黄芪之补，善达表益卫，温分肉，肥腠理，使阳气和利……自无瘀滞耳。"该方以当归为臣，主要考虑到大量应用活血化瘀药后，恐伤其血，选用当归发挥其补血养血、活血生新之功效；以葛根为佐，滋阴生津止渴，温经通阳，与黄芪配伍，辅佐黄芪充分发挥益气升阳之作用，振奋阳气，促进血行；生地黄敛阴和营，益气养阴；

延胡索、威灵仙辛、甘、温为使，扶气通络；最后，芪归糖痛宁颗粒中加入了鸡血藤类活血通络药物，与上述药物一起起到益气养阴、活血通络的作用。全方具有益气活血、温经通络之功。现代药理研究表明，黄芪富含氨基酸等多种微量元素等，具有增强及调节机体免疫功能的作用，可抗感染、抗疲劳、抗血栓、增加机体免疫力及双向调节血糖，对醛糖还原酶有明显的抑制作用，对胰岛 β 细胞分泌胰岛素有促进作用。其主要成分黄芪总酮及总皂苷，能清除氧自由基，具有良好的抗氧化作用，所以在糖尿病临床治疗中被广泛应用。当归注射液可改善神经损伤，具有增加血液灌流、促进侧支循环建立的作用，故对糖尿病性神经病变有治疗作用。生地水煎液可明显提高小鼠血中谷胱甘肽过氧化物酶的活力和超氧化物歧化酶活性，显著降低过氧化脂质含量，有效清除氧自由基，从而抑制脂质过氧化。葛根素具有对抗脂质过氧化损伤，清除自由基，抑制血小板聚集，拮抗血栓素，提高相关物质的含量，改善微循环，扩张血管，抑制蛋白质糖基化等药理作用。糖化血红蛋白能够增加血红蛋白与氧的亲和力，使氧的释放能力减弱造成组织缺氧，且与神经传导速度呈负相关。葛根素能明显降低糖化血红蛋白的含量，有助于神经组织的修复。葛根素还是一种醛糖化酶抑制剂，可降低组织中山梨醇的含量，纠正糖尿病时减低的神经传导速度。威灵仙根中含有糖类、白头翁内酯、甾醇和白头翁素等化学成分，近年来还分离到多种皂苷成分，其中的活性成分白头翁素具有缓解疼痛和镇静安眠的作用。鸡血藤能改善糖尿病微血管病变，降低血小板聚集，降低血黏度，增加四肢和外周神经血液和氧气供应，提高运动神经传导速度，促进周围神经损伤的修复。上述诸药具有增加血管流量、抑制血小板聚集、改善血液黏滞状态、提高外周组织耐缺氧能力的作用，可加快神经修复。诸药合用，可使气旺血行、瘀去络通，改善周围神经的缺氧状态，减轻对周围神经的损伤，使神经得到更多营养，进而得以恢复，从而延缓糖尿病性周围神经病变的进展、更好地改善神经血管的供血与代谢、促进纤维组织修复、提高神经传导速度。范力红报道治疗组在对照组治疗的基础上加用芪归糖痛宁颗粒后，治疗组的总有效率高于对照组，有显著性差异（$P < 0.05$），且无明显不良反应发生。芪归糖痛宁颗粒具有一定的抗大鼠糖尿病性周围神经病变作用，可降低血黏度、改善微循环、增加血流量，显著降低肿瘤坏死因子含量，升高超氧化物歧化酶水平。芪归糖痛宁颗粒具有益气养阴，活血化瘀的作用。通过补元气化瘀血，改善糖尿病性周围神经病变的症状；通过祛瘀血，恢复血管壁弹性，缓解疼痛，增加血流量，提高神经传导速度，延缓糖尿病性周围神经病变的进展。在临床试验过程中，患者无不良反应，肝、肾功能无明显变化，故芪归糖痛宁颗粒是防治糖尿病性周围神经病变安全有效的药物。

9. 复荣通脉胶囊

复荣通脉胶囊主要由水蛭、地龙、全蝎、黄芪、当归、玄参、葛根、穿山甲、首乌藤、川牛膝、甘草等药物组成。其中水蛭破血逐瘀，直通血脉，为君药；地龙、全蝎解毒通络，为臣药；黄芪、当归有补气养血活血之功，同时防止君、臣峻烈伤正。玄参、葛根、穿山甲滋阴活血，以消燥热、行凝血；何首乌藤养心安神，通络祛风，为佐药；川牛膝引药性下行，兼有活血化瘀之性；甘草调和诸药兼解毒，为使药。诸药合用，共奏破血通络、益气养阴、安神镇痛之功。现代药理表明，水蛭水煎剂有抗凝血作用，水蛭提取物、水蛭素能明显抗血小板聚集，改善血液流变学，降低血脂，改善动脉硬化斑块。地龙提取物具有纤溶、抗凝作用，全蝎有抗惊厥、抗凝、镇痛作用。黄芪能促进机体代谢、抗疲劳、调节免疫功能，降低血小板黏附力，减少血栓形成。当归有抗血栓作用。玄参具有降压、抗感染、镇静、抗惊厥的作用。葛根素能改善微循环，提高局部微血流量，抑制血小板聚集，有轻度的降血糖作用。首乌藤有镇静、催眠的功效，首乌藤醇提取物能抑制试验性大鼠高脂血症，对试验性动脉粥样硬化具有一定防治作用，并能提高机体免疫功能。川牛膝能减低大鼠全血黏度、红细胞比容、红细胞聚集指数，有抗凝、抗感染、镇痛作用，能提高机体免疫功能。穿山甲具有祛风除湿、抗感染、镇痛的疗效。甘草能抗菌、抗病毒、抗感染、抗过敏，还能抗利尿、降脂、保肝。药理研究显示，复荣通脉胶囊可明显增加小鼠耳郭微动脉和微静脉管径，加快血管内红细胞流速，改善小鼠微循环；可明显减轻试验性大鼠体内血栓形成。从中医角度讲可以有效改善患者的症状。宋惠丽等人研究表明复荣通脉胶囊能明显改善临床症状，加快正中神经及腓神经感觉神经的传导速度。姜旭等人研究复荣通络胶囊对糖尿病性周围神经病变患者的临床疗效，结果显示，观察组临床疗效显著高于对照组（$P < 0.05$），且临床症状积分、神经病变评分以及神经传导速度均较对照组显著改善（$P < 0.05$），与相关研究结果相似。这表明复荣通脉胶囊联合西医营养神经、改善微循环常规方案治疗糖尿病性周围神经病变疗效显著，可显著改善患者临床症状以及神经病变。

10. 消渴通痹颗粒

消渴通痹颗粒由黄芪、党参、熟地黄、女贞子、菟丝子、当归、地龙、水蛭、牛膝、黄连等药物组成。其中黄芪性甘、微温，升脾散精补中气，可充养、升腾人体正气，助生化之源，故重用黄芪合党参大补元气，使脾气健旺以助血行；熟地黄被誉为"壮水之主"，可入肾滋阴，与山药、女贞子、菟丝子合用，补肾益精填髓，强壮真阴以濡养脉络；当归补血活血，合虫药地龙、水蛭祛瘀通络以除痹痛，少佐黄连祛络脉之伏热；牛膝引血下行兼使药之用。诸药合用，共奏大补元气、滋养阴精、活血养血、通络除痹之功效。现代药理研究表明，黄芪含黄芪多糖、皂苷类、黄酮类及微量元素，具有增强免疫、抗心肌缺血、保护血管内皮细胞、清除自由基及保护神经等作用；女贞子含齐墩果酸、红景天苷、熊果酸等，具有保肝、调节免疫、抗动脉粥样硬化、抗感染等作用，还能降血糖、降血脂、抗衰老；水蛭含水蛭素、地龙含蚯蚓纤溶酶，有抗凝、改善血液流变学和抗血栓、抗感染、镇痛、抗肿瘤等多种药理作用。孔芳丽等人研究提示，在西医降糖等治疗的基础上加用消渴通痹汤治疗糖尿病性周围神经病变，在中医综合疗效、证候评分等方面的改善明显优于单纯西医治疗。周卓宁等人研究表明，消渴通痹方联合甲钴胺治疗气阴两虚夹瘀的糖尿病性周围神经病变，可显著改善患者的症状、体征，提高神经传导速度。消渴通痹汤有明显改善糖尿病性周围神经病变患者症状的作用，比甲钴胺效果更好且无明显不良反应，值得在日后的临床工作中进一步推广使用。

11. 糖肢康胶囊

糖肢康胶囊由生地黄、知母、黄芪、党参、枸杞子、桑寄生、当归、红花、川芎、水蛭、鸡血藤、木瓜、天花粉组成。其中以生地黄、川芎、红花、水蛭、鸡血藤为主药，以活血祛痰，破瘀通络；辅以黄芪、党参益气，黄芪性甘微温，能益气补虚损，以助活血之力，使气旺血行，祛瘀而不伤正；佐以天花粉、知母滋阴清热；木瓜、枸杞子、桑寄生补肝肾，强筋骨，舒筋活络。诸药合用，共奏滋阴活血、益气通络之效。现代药理研究证实，川芎、红花、鸡血藤能抑制血小板积聚、提高红细胞变形能力；水蛭含肝素样物质，具有抗凝作用，能解聚细胞，降低血黏度，改善循环和组织缺血、缺氧状况，使组织得到充分的营养供给，从而使神经功能得到改善；生地黄、天花粉、知母均具有降糖作用。临床观察糖肢康胶囊治疗糖尿病性周围神经病变的疗效及安全性，结果显示糖肢康胶囊能明显改善患者临床症状、血液流变学指标及神经传导速度状态，无明显毒副作用，总有效率达80.5%，疗效满意。

12. 经络舒胶囊

经络舒胶囊由黄芪、丹参、三七、川芎、元胡、葛根等药物组成。其中黄芪味甘，性微温，归脾、肺经，有补气固表之功，主治脾肺气虚等，可针对消渴气阴两虚患者主要病机治疗。近年在对黄芪注射液的研究中，发现其有改善胰岛素抵抗、增加胰岛素敏感性的作用，可针对 2 型糖尿病的核心病机治疗。丹参味苦、性微寒，归心、肝经，具有活血调经、凉血消痈、清心除烦、养血安神之效。三七味苦微甘、性温，归肝、胃经，具有止血、散瘀、消肿、镇痛之效。川芎味辛、性温，有活血行气、祛风镇痛之功，临床主要用于血瘀气滞的痛证，被誉为血中之气药，能"上行头目，下行血海，旁通四肢，外彻皮毛"，可针对消渴痹证治疗，改善肢体疼痛等症。葛根味甘、辛、性凉，有养阴生津之效，可改善患者肢体麻木等症状，为针对消渴患者阴虚的基本病机的治疗。元胡味辛、苦，性温，有活血散瘀、行气镇痛的功效，临床用于全身各部气滞血瘀之痛。全方共奏益气养阴、活血化瘀、通络镇痛之功，对气虚血瘀、阴虚血瘀之主要病机具良好治疗针对性，标本兼顾，故可获较好疗效。孔德明研究发现，治疗 6 周后，治疗组和对照组患者主要临床证候都得到明显改善，其总有效率分别为 80%、60%（$P < 0.05$）。治疗组总有效率明显高于对照组（$P < 0.05$），表明经络舒胶囊可明显改善患者的主要临床证候，其有效改善程度优于合成药甲钴胺。经络舒胶囊治疗 6 周后，治疗组正中神经和腓总神经的传导速度均较治疗前明显增快（$P < 0.05$），而潜伏期都明显缩短（$P < 0.05$）。由于神经传导速度减慢是该病发生发展的关键性病机，经络舒胶囊改善、增快神经传导速度的作用十分重要，进一步表明了其治疗的有效性。对照组患者经甲钴胺治疗后，其神经传导速度也有改善、增快，但其改善程度明显弱于治疗组（$P < 0.05$）。这表明经络舒胶囊改善、增快患者周围神经传导速度的作用优于合成药甲钴胺。结合治疗后主要临床证候和神经传导速度共同改善情况来判定经络舒胶囊治疗的疗效性，获得了与上述同样的结果，进一步说明经络舒胶囊治疗可获良好疗效，其疗效优于合成药甲钴胺。治疗后复查两组患者的血、尿、大便常规，肝、肾功能和心电图皆无异常发现，治疗过程中两组患者亦无明显不适表现，表明经络舒胶囊临床使用是安全的。综上，说明经络舒胶囊治疗是有效的和安全的，值得临床推广应用和进一步深度开发。

13. 银丹心脑通软胶囊

银丹心脑通软胶囊是由银杏叶、丹参、灯盏细辛、三七、山楂、绞股蓝、大蒜、天然冰片等药物配伍组成的，应用国际先进的液态萃取技术，去除无用的杂质，提高了有效成分的浓度。银杏叶的提取物主要包括银杏黄酮苷、银杏苦内酯、白果内酯等，研究表明，银杏叶注射液能扩张血管、抗血栓、清除氧自由基、改善神经组织缺血缺氧。经系统评价分析，银杏可明显改善患者临床症状和体征，提高腓总神经和正中神经的感觉、运动神经传导速度，故银杏治疗糖尿病性神经病变有一定疗效且相对安全。丹参酮 Ⅱ A 作为中药丹参根部的主要药效成分，以其稳定细胞结构、增强细胞抗氧化能力和提高机体超氧化物歧化酶的活性的药效，可以有效发挥其促进神经细胞功能恢复，进而增强临床疗效的作用。灯盏花具有扩张微细血管、降低血液黏度、抗血小板及红细胞聚集、增加红细胞变形能力、增加组织血液灌注量的作用，还能降低血浆脂质过氧化物含量、清除有害氧自由基。临床观察灯盏花素注射液治疗糖尿病性周围神经病变，因其黄酮是醛糖还原酶抑制剂，对醛糖还原酶有较强的抑制作用；灯盏乙素具有改善微循环、抗凝的作用；灯盏花素能明显升高一氧化氮水平，故可有效地治疗糖尿病性周围神经病变。银杏叶、灯盏细辛、丹参、三七等具有改善血液流变学异常，扩张血管，改善微循环以增加周围组织血流量，抑制血小板凝集的作用；天然冰片具有抗感染性损伤的功效；绞股蓝具有较强的抗氧化作用，对缺血的周围组织具有明显的保护作用，此外还具有抗血栓功能；山楂可扩张血管，配合大蒜也可软化血管、改善周围血管的血流量。孔懿等人的临床研究显示，银丹心脑通软胶囊联合甲钴胺使用，能够有效地改善糖尿病性周围神经病变患者的症状和体征，具有提高神经传导速度、促进神经功能恢复、优化动作电位平均幅度、改善微循环、抗血小板凝集、降低血黏度、改善血流动力学的作用。在治疗过程中并未出现不良反应。杜运江认为甲钴胺是维生素 B_{12} 的衍生物，在进入人体后能够参与蛋白质代谢，进而对受损的神经纤维与神经细胞进行修复，促进轴突的再生与神经髓鞘的形成，同时能够使神经功能得到改善，提高神经纤维兴奋性，并防止神经纤维变性和脱髓鞘。因此，甲钴胺通常用于临床周围神经病变的治疗。而银丹心脑通软胶囊也能够起到扩张血管、抑制血小板凝集的作用，同时能够改善微循环并增加周围组织血流量。二者联合后，其疗效大大提高。在本次研究过程中，观察组患者通过银丹心脑通软胶囊联合甲钴胺治疗后，疗效更加明显。综上所述，从本次的研究结果来看，在治疗糖尿病性周围神经病变患者的过程中，银丹心脑通软胶囊联合甲钴胺能够有效缓解患者的各种临床症状，使神经病变获得改善，因此在临床上具有应用与推广的价值。王凤燕临床研究结果显示，银丹心脑通软胶囊联合甲钴胺治疗糖尿病性周围神经病变的总有效率为 82.5%，显著高于单用甲钴胺组（65%），差异有统计学意义（$P < 0.05$）；正中神经和腓总神经的运动神经传导速度与感觉神经传导速度均显著快于单用甲钴胺组，差异有统计学意义（$P < 0.05$）。这是由于银丹心脑通中的银杏黄酮以及独特的萜内酯类成分能够拮抗血小板活性因子，恢复已经硬化的神经组织的弹性；灯盏细辛和丹参可以抑制血小板聚集，进一步拮抗钙离子和钠离子的聚集，扩张血管，促进全身血液循环；绞股蓝和冰片又都具有抗氧化、抗感染的作用。以上成分联合甲钴胺对于神经损伤有较好的修复作用。故银丹心脑通软胶囊联合甲钴胺能够有效地改善糖尿病性周围神经病变患者的症状和体征，具有提高神经传导速度，促进病变神经功能恢复，优化动作电位平均幅度，改善微循环、抗血小板凝集，降低血黏度，改善血流动力学的作用。

14. 参蝎镇痛胶囊

参蝎镇痛胶囊以虫类药为主，契合其标本兼治理论，能够改善糖尿病性周围神经病变患者的临床症状和体征，其中，中医证候评分和甘油三酯水平均有明显下降（$P < 0.05$）。本次研究中参蝎组与硫辛酸组治疗后患者的甘油三酯水平、中医证候评分均明显降低（$P < 0.05$），且参蝎组疗效明显优于硫辛酸组，差异有统计学意义（$P < 0.05$），说明参蝎镇痛胶囊在改善糖尿病性周围神经病变患者主要症状方面的疗效优于硫辛酸片。两组药物均能改善 UENS 评分（$P < 0.05$），但两者差异无统计学意义（$P > 0.05$），说明两种药物在改善糖尿病性周围神经病变患者的体征上疗效相当。因甘油三酯侧重临床症状的评价，而 UENS 评分侧重临床体征的评价，糖尿病性周围神经病变患者症状改善较体征改善更容易达到，两种药物均能改善糖尿病性周围神经病变症状，而参蝎组较硫辛酸组疗效更优。糖尿病性周围神经病变体征主要包括踝反射、膝反射、振动觉等评价指标，较症状而言，体征短期内改善不显著，需要长期治疗观察。而两组空腹血糖、餐后血糖、糖化血红蛋白治疗后较治疗前皆稳中有降，其中硫辛酸可改善患者糖化血红蛋白，该结果与硫辛酸本身有一定降糖作用一致，参蝎止痛胶囊对糖代谢无明显影响。试验中参蝎组较硫辛酸组在改善糖代谢方面无明显疗效，提示参蝎镇痛胶囊在改善糖尿病性周围神经病变症状时可能不是以调节血糖的方式进行的。现代药理研究表明全蝎有镇痛、防止血栓形成的作用，蜈蚣在循环系统中的作用在于改善血液高凝状态，同时在解痉、镇痛、镇静方面有明显效果。研究中发现土鳖虫的活血化瘀之功要优于其他虫类药，可以降低全血黏度、纤维蛋白原，抑制血小板聚集、血栓形成，并可改善红细胞的变形能力。土鳖虫可能有改善血管内皮及促进纤溶的作用。杜清华研究发现，三七皂苷可降低相关物质的活性，从而改善微循环障碍，并认为这可能是参蝎镇痛胶囊降低血栓形成的机制之一。综上研究，参蝎镇痛胶囊作为虫类药与活血化瘀药的复合制剂，不仅能够改善血液流变学，而且能够解痉镇痛，符合中医活血化瘀、通经活络的理论，具有进一步临床推广的价值，但其具体作用机制有待进一步研究。参蝎镇痛胶囊可改善糖尿病性周围神经病变患者的神经症状、体征，未见肝、肾功能损伤，综合分析其临床疗效不劣于硫辛酸片。

15. 通络除痹丸

自拟通络除痹丸以桃红四物汤为基本方加减，具有益气活血、化瘀通痹之效。其中红参、黄芪为君，红参为人参蒸制而成，具有大补元气、补脾益肺之功效，炮制后的红参更具活血作用；黄芪甘温，善入脾胃，补气以行血，合当归寓当归补血汤之意，补血行血；臣以"桃红四物"，即当归、熟地、川芎、白芍、桃仁、红花养血活血；佐以全蝎、地龙、蜈蚣，取虫类药"善行蠕动"之特性，功在走窜，既可通络镇痛、搜风剔邪，又能携诸药直达病所，配合活血药，为治疗肢体经络病之经验组合；三七、丹参、鸡血藤、牛膝功在活血化瘀镇痛，其中牛膝又可引血下行，通达四末，兼做使药；炙甘草调和诸药，并可减虫类药物之毒性，为使药。药理学研究表明，红参、黄芪有调节血糖、抗氧化、改善循环等作用，为临床治疗糖尿病常用药；桃红四物汤可增加循环血容量，降低血液黏稠度，抑制血小板聚集；全蝎、地龙、蜈蚣具有抗凝、改善微循环、抗感染、解热镇痛等作用；三七、丹参、鸡血藤、牛膝具有抗氧化应激、改善造血系统功能、降低血脂血压、抗血栓形成等功效。本研究结果显示，在西医治疗基础上加服通络除痹丸可明显减轻气虚血瘀证糖尿病性周围神经病变患者四肢疼痛、麻木、发凉、感觉减退等的症状，加快运动传导速度以及感觉传导速度，提高治疗总有效率。说明通络除痹丸治疗气虚血瘀证糖尿病性周围神经病变疗效确切，提示在现代临床医学无法根治糖尿病性周围神经病变、只能减轻患者痛苦的大背景下，中医药治疗有独特的优势，具有较好的应用前景。

16. 芪归糖痹康颗粒

芪归糖痹康颗粒由黄芪、当归、葛根、鸡血藤、麦芽、醋延胡索等药物组成。黄芪甘、微温，归肺、脾经，补气升阳、固表止汗、生津养血、补脾，可使元气充足，进而血行通畅，以达活血通络功效。《本草汇言》也提到，黄芪补脾、肺可以收敛止汗，是"祛风运毒之药也"。当归甘、辛、温，归肝、心、脾经，有补血活血、调经镇痛的功效，中医学认为，味甘者能缓能补，味辛者能散能行，故当归能补血亦能行血。《本草纲目》中对于当归的评价有当归能润肠胃，治疗头痛、心腹痛等诸多疼痛，和血补血。二者以治本为主，同为君药，使补中有动而不会太过滋腻，行中有补而不损伤自身元气。葛根甘、辛、凉，归脾、胃、肺经，素来有解肌退热、升阳止泻、生津止渴的功效。《药性论》中葛根"开胃下食，止烦渴"。麦芽甘、平，归脾、胃经，本处方所用麦芽为炒麦芽，较生麦芽更能行气消食、健脾开胃。二者共助君药益气健胃、活血生津而为臣药。鸡血藤苦、甘、温，归肝、肾经，也是一味活血药，主要有活血补血、调经镇痛、舒筋活络的功效，《饮片新参》言"去瘀血，生新血，流利经脉"。醋延胡索辛、苦、温，归肝、脾经，醋制后其辛散活血、行气、镇痛的功效更加明显，《本草纲目》称延胡索为活血化气的第一药。鸡血藤和醋延胡索共奏活血行气之效，共为佐药。其余药味也有活血化瘀、养阴生津之功效。诸药合用，治气又治血，治标且治本，益气行气、和血活血、通络镇痛，虽补但不滋腻，利而不伤元气，相辅相成，用于治疗糖尿病性周围神经病变所出现的四肢疼痛、麻木、感觉迟钝、酸困、肌肤甲错等证。黄芪能够明显提高人体正常身体免疫能力。黄芪多糖能改善单核巨噬细胞的功能，增强其吞噬作用，并能增强正常人和肿瘤患者的淋巴细胞转化率，可有效提高机体细胞免疫功能。当归能够非常有效地抑制血管中血栓的形成，故也可以抗血栓的发展，其有效抑制血小板凝聚的成分为有机酸——阿魏酸。从当归中提取的挥发油可减缓血小板代谢。当归能改善外周血循环，扩张血管，改善毛细血管的微循环。其扩张血管的作用目前尚未完全探知，但是众多学者猜测可能与刺激 M- 受体及组织胺 H1- 受体兴奋有关。葛根素可明显降低高血糖大鼠的血糖，猜测对糖尿病及某些心血管并发症可能有一定改善作用。葛根素对正常大鼠的微循环有改善作用，对用局部滴加去甲肾上腺素法造模的微循环障碍大鼠亦有明显的改善作用。麦芽中含有的麦芽淀粉，服用后在体内消化成小分子糖类，不仅不会增加血糖，反而能有效降低血糖。麦芽渣水提醇沉后制成的注射液，可使正常家兔血糖降低，且能够维持较长时间。研究证实，芪归糖痹通颗粒对气虚血瘀型糖尿病性周围神经病变疗效较好。

17. 糖利平胶囊

糖利平胶囊由香附、蚕沙、黄连、鸡血藤等药物组成。方中香附理气解郁、通经镇痛；蚕沙祛风除湿、活血化瘀；黄连清解胃肠之热。全方共奏疏肝清热，活血化瘀之功效。藤能入络，络能通脉，藤枝类药有通经活络、引经的作用，可引诸药达四肢病所。故取藤枝类药物鸡血藤的活血调经、舒筋活血、补血之效，既能行血、补血，又能舒筋活络、祛瘀通经。消渴痹证日久非一般草木之品所能宣达，必借虫蚁之类搜剔窜透，方能浊去凝开、气通络畅、深伏之邪除、困滞之正复，故又取蜈蚣、水蛭两味虫类药。蜈蚣辛温有毒，性燥烈，可息风止痉、通络镇痛，走窜之力最速，内而脏腑，外而经络，气血凝聚之处皆能开之，用于"痹痛甚效"。水蛭性咸、苦、平，气腥善行，可入血破散，"主逐恶血"，破血通经，逐瘀消癥。现代药理学研究表明，水蛭小分子可入血成分具有较好的活血效应。鸡血藤配伍蜈蚣、烫水蛭共奏通经活络之功，对于消渴痹证之瘀阻痹痛为甚者尤为适宜，配伍颇为精当。

四、外治法

1. 中药熏洗疗法

中药煎汤趁热熏洗患处，药物可以通过皮肤吸收、经络传导，达到疏通经络、疏散瘀滞、调和气血的目的。中药熏蒸能使血液循环速度加快、毛细血管壁的通透性得以改善，从而使中药直达病变部位，营养病变神经组织，达到治疗作用。

陈蔚以足浴配合药物治疗2型糖尿病伴下肢周围神经病变，所拟药物为桃仁、红花、桂枝、地龙、没药、乳香、花椒、川芎各20 g。目前人们对糖尿病性周围神经病变的病因及其发病机制尚未明了，但多数人认为，以微血管及血流动力学的改变和长期高血糖致神经代谢紊乱为主要致病因素。该病属中医"痹证"范畴，主要病机为经络阻滞，气血运行不畅。陈蔚所拟中药足浴方具有活血通络作用，方中桂枝具有扩张血管、促进发汗、镇痛抗菌之效；红花等活血化瘀药具有改善血液的浓、黏、凝聚状态，抑制血小板聚集的功效。同时，配合足浴仪水流冲浪、震动加温可刺激患者皮肤、血管、神经起到松弛肌筋、疏松腠理、活血通络的作用，从而达到促进血液循环、扩张血管、改善周围神经组织营养、激发机体免疫调节功能和促进神经传导功能恢复的目的。

骆洁恒以自拟五藤通络汤配合中药熏洗治疗糖尿病性周围神经病变，自拟五藤通络汤方作为中药熏洗方：鸡血藤30 g，清风藤、络石藤、海风藤、钩藤各15 g，威灵仙12 g，丹参、红花、川芎、当归各10 g，白芍12 g，黄芪20 g，加上艾叶30 g，毛冬青30 g，乳香20 g，没药20 g，桂枝20 g。目前研究认为，糖尿病性周围神经病变的发病机制主要有代谢异常机制（山梨醇 - 肌醇机制）、神经缺血缺氧机制、血管活性因子障碍等理论，因此改善血液高黏及血小板高凝状态、改善微细血管循环、改善神经缺氧缺血状态是治疗该病的关键。该病属于中医学"痹证""痿证"范畴，"不通则痛""不荣则不仁"，骆洁恒认为该病多与"气虚血瘀""风寒湿"有关，故治宜益气活血，祛风除湿。方中鸡血藤、清风藤、络石藤、海风藤、钩藤、威灵仙祛风除湿，活血通络；红花、川芎、当归加强活血化瘀之功。现代药理研究认为，方中诸药具有扩张血管及抗氧化作用，通过降低血管的阻力，增加血流量，抑制血小板聚集、黏附，从而改善神经的缺血和缺氧状态。黄芪、丹参能扩张血管，改善血行，提高人体免疫力。上药配以艾叶、桂枝、毛冬青等活血温经通络之品浸泡双下肢，通过皮肤的吸收、经络的传导激发、调节神经及脏腑的功能，疏通气血，达到促进微循环、增加神经血流量，改善神经缺血、缺氧，提高神经传导速度的功效。此内外合治法比单用甲钴胺效果明显，且无毒副反应，值得临床推广。

赵立军运用自拟末梢神经洗剂治疗糖尿病性周围神经病变，末梢神经洗剂组成：透骨草30 g，豨莶草20 g，老鹳草20 g，伸筋草20 g，艾叶30 g，鸡血藤20 g，乳香、没药各15 g，红花10 g。糖尿病性周围神经病变的主要病理基础是高血糖，目前认为主要与糖尿病微血管病变和糖、脂肪、蛋白质代谢紊乱有关，其他因素包括神经生长因子减少、自由基产生增多以及自身免疫功能降低等。针对上述机制，目前用于该病治疗的药物种类较多，但疗效不甚理想。中医学早期并无糖尿病性周围神经病变的文献记载，近代医家多从其证候立论。现代研究证明，糖尿病性周围神经病变的血液流变大多呈高黏状态，与中医"血瘀"辨证十分一致。消证始起，燥热伤肺或湿热困中。燥热最易耗气伤阴，湿热化火尤易损伤阴津，气虚无力推动血脉运行，营阴被灼易成瘀血，则气血痹阻初显。经年累月，病由肺胃津液之方，渐至肝肾精血之伤。精血既伤，阳化内风，或内冲胸胁，或旁走四肢，或遍身如针刺，或如电灼，或手指、足趾麻木。病由燥热而来者，每夹瘀血；病由湿热而来者，每夹痰浊。盖因热盛伤津，津不载血，血行仄涩，此乃久病入络矣。中医学历来重视内病外治疗法，《五十二病方》中即有外敷、药浴、熨、灸、按摩等不同治法。现代研究证明，皮肤给药较之口服和注射给药，应属第三给药途径，其优点在于既可避免肝脏的"首过效应"，避免药物在胃肠道的破坏，又可减少血药浓度峰谷变化，降低药物毒副作用。该洗剂中艾叶性味苦、辛、温，功专温经、散寒、通络，用其制成的艾条可温通经脉，活血镇痛，疗效卓著，为中药外治之典范。透骨草性味甘辛、温，祛风舒筋，活血镇痛，由其制成的透骨草注射液治疗筋骨挛缩疼痛，疗效显著。豨莶草性味辛苦、寒，功专祛风湿、利关节，现代药理研究证明其可改善微循环，减轻血栓湿重。用其制成的豨莶草注射液对小鼠肠系膜微循环障碍后的恢复有显著促进作用。红花性味辛、温，可活血通经、去瘀镇痛。现代药理研究表明，其所含黄色素对血小板活化因子介导的人中性粒细胞的聚集、黏附及超氧化物的产生有明显抑制作用。推测红花黄色素的对抗血小板因子的作用，可能是其活血化瘀的重要机制之一。老鹳草性味辛、苦、平，可祛风湿、通经络。多项研究表明，其所含的鞣质类化合物有明显抗感染、抑制免疫和镇痛作用。乳香、没药性味苦、辛、温，可散血去瘀镇痛；伸筋草性苦、辛、温，功专舒筋活络；鸡血藤性味苦、甘、温，有补血、活血、通络之效。综观全方，艾叶、透骨草、伸筋草温通经络；红花、鸡血藤活血养血；乳香、没药散血去瘀；豨莶草性寒以防温过甚伤阴；老鹳草性平以调诸药。诸药合用，共达活血化瘀、通络镇痛之效。赵立军等人通过临床研究发现，末梢神经洗剂对糖尿病性周围神经病变疗效明显优于对照组，且其药物来源广泛，价格低廉，加之使用方便，有广泛的应用前景和推广价值。

李新华运用温经通络散外用治疗糖尿病合并神经病变，采用当地名老中医经验方温经通络散，由生川乌、生草乌、生胆南星、生半夏、麻黄各12 g，桃仁、石菖蒲、川牛膝各25 g，白芷、细辛各10 g，大血藤、小血藤、花血藤各20 g，通天窍、姜黄各15 g组成。组方以较多峻猛的中草药为主，外用以达到温经通络的作用。有些医家，配以虫类药物，加强搜风通络镇痛之效。

胡筱娟运用通络镇痛散1号熏洗治疗糖尿病性周围神经病变，通络镇痛散1号药物组成为肉桂、红花、延胡索各60 g，川乌、川芎各30 g。研究结果发现通络镇痛散1号能明显改善患者症状，并能明显修复感觉神经的损伤，改善微血管病变。糖尿病性周围神经病变属中医消渴痹证范畴，为消渴病的变证。中医学认为"久病入络""久病多瘀""不通则痛"。消渴病病机演变规律为：阴虚燥热→气阴两虚→阴阳两虚，其中瘀血内阻贯穿病机的始终。消渴痹证多为消渴病日久，病机演变为阴阳俱虚，瘀阻络脉，从而经络失去温煦濡养而出现麻木、疼痛、冰凉等证，故采用通络镇痛散1号之温经通络、活血镇痛的作用熏洗治疗该病。《理论骈文》认为"外治之理，即内治之理"，方中红花、元胡、川芎活血通络镇痛，肉桂、川乌温经散寒、通络镇痛。该药既有中药内服的治疗效果，又有局部热疗改善循环的作用。临床观察通络镇痛散1号熏洗治疗有以下优点：①有效，不仅能明显改善症状，并能明显修复感觉神经的损伤和改善微血管病变；②安全，药物外用，避免了口服药对消化道的刺激；③简便易行，在家中即可操作。

卜献春在基础治疗上加用豨莶草通络液泡足治疗糖尿病性周围神经病变。豨莶草通络液药物组成为豨莶草100 g，红花20 g，没药20 g，鸡血藤60 g，五加皮30 g，艾叶60 g，苦参20 g，忍冬藤60 g，透骨草30 g。治疗后患者局部血流量明显增加，血液流变学指标改善。糖尿病性周围神经病变属于中医"血痹""痿证"等病证范畴，多在阴虚燥热的基础上，感受风、寒、湿之邪，痹阻经络，血脉瘀滞而成。豨莶草通络液是卜献春治疗该病的经验方，方中豨莶草祛风胜湿，通痹镇痛；红花活血花瘀；没药、鸡血藤助红花活血通络，祛瘀镇痛；艾叶温经散寒；苦参燥湿；忍冬藤清热通络；透骨草引诸药直达病所，以便其更好地发挥祛风通络作用。诸药合用，有祛风除湿、活血化瘀、通络镇痛之效。采用足浴，使药物直接作用于病变局部，改善肢端血液循环，有效地发挥消炎镇痛、濡养神经的作用。验之临床，确有较好的治疗效果。糖尿病性周围神经病变发病机制尚未完全阐明，但近年来普遍认为其发生与血管微循环障碍、代谢紊乱、神经营养因子减少等多种因素共同作用有关，而微血管病变与神经病变关系尤为密切。卜献春等人在临床观察中发现，经足浴治疗后，患者局部血流量明显增加，血液流变学指标改善，说明足浴疗法可能是通过促进血液循环，改善神经缺血缺氧状态，而达到治疗神经病变的目的。卜献春等人对既往糖尿病性神经病变患者进行治疗前、后神经电生理检查，发现经足浴治疗后运动神经和感觉神经的传导速度均较治疗前明显加快，同时感觉障碍明显减轻，说明足浴疗法可能是在改善神经营养血管微循环的基础上，改善神经电生理，促进神经功能恢复。糖尿病性周围神经病变患者普遍痛阈下降，表现为肢体刺痛、灼痛、钻凿痛、皮肤触痛等症状。豨莶草通络液能明显提高痛阈值，减轻耳肿胀，临床试验显示足浴疗法对糖尿病性神经病变患者肢体疼痛有较好的治疗作用，可能是通过提高患者痛阈值，减轻局部炎症刺激，发挥消炎镇痛作用。

杨培林应用中药熏洗治疗糖尿病性周围神经病变，所用中药熏洗处方为透骨草30 g，制川乌、桂枝、赤芍、制草乌、白芥子、生麻黄、苏木、艾叶各10 g，木瓜、川椒各15 g，红花6 g。上述中药研磨为细粉并装入纱布袋内，以温水浸泡，水温需达37℃，对双足进行熏洗，时间为30分钟。治疗后患者麻木、疼痛、蚁行感、发凉、肌无力等肢体感觉和运动神经病变症状及深浅感觉、跟腱反射、膝腱反射等体征较前都明显减轻，肌电图检查神经传导速度明显提高。中医将糖尿病纳入到"消渴"范畴中，此类患者的典型症状表现为消瘦、口干、多尿和多饮等。糖尿病性周围神经病变患者的主症为肢麻、发凉等，与患者的消渴疾病存在密切相关性，因而中医也将糖尿病性周围神经病变疾病称之为消渴痹证，同时中医理论也认为由于糖尿病性周围神经病变患者素体阴虚再加上久病未治，导致其机体的阴损气耗阳伤，以致气血运行不畅而引发气机阻滞和经络痹阻，导致阳气无法通达于四末，因而肢体肌肉筋脉失养，最终诱发消渴痹证。中药熏洗疗法是中医传统的外治疗法，其作用机制在于通过中药药力及热力透皮汗孔进入机体之后，实现筋脉调和及气血流通等效果，最后达到改善机体血液循环、促进血管扩张以及改善神经器官和肌肉等相关功能的治疗价值。在杨培林等应用的中药熏洗方中，川乌、白芷和草乌具有温经通脉、镇痛以及荣筋活络等作用；而桂枝可发挥温经通脉以及发汗解肌等功效；方中艾叶能够温经散寒；加用川椒可发挥活血通络等治疗作用；而苏木可有效改善机体血液循环；赤芍、当归和川芎联用可发挥通经活络以及活血化瘀等治疗价值；方剂中白芥子能够消肿散结，还具有良好的镇痛效果；而木瓜则可舒筋活络，通常应用在关节疼痛的治疗中效果理想。从杨培林等人研究的结果来看，糖尿病性周围神经病变患者，在治疗中首先需要对其血糖水平进行有效控制，在此基础上通过配合中药熏洗疗法可显著提升临床疗效，有利于改善其神经传导速度，并缓解其相关临床症状。针对糖尿病性周围神经病变患者行中药熏洗疗法，其治疗效果理想，可显著改善患者临床症状并促进神经传导速度恢复。

揭英彪应用中药熏洗配合西药治疗 2 型糖尿病性周围神经病变，所用中药熏洗处方为水蛭 20 g，金银花 60 g，生地 60 g，红花 30 g，土茯苓 80 g，当归 60 g，桃仁 30 g，连翘 60 g，川芎 60 g，赤芍 60 g，怀牛膝 60 g。上药加水浸泡 30 分钟后放入煎锅中大火煮沸，再使用温火加热熬煮 30 分钟后，取汁倒入熏蒸盆中，嘱患者将足部放入熏蒸盆中，水面高度以达到患者膝部为准，继续加热温度至 38 ℃左右，持续蒸气熏蒸 10 分钟，熏蒸过程中需关注患者肢体感受，对于皮肤感觉差的患者需时刻关注，避免烫伤。熏洗结束后及时使用柔软质地的毛巾擦干皮肤，涂抹润肤膏后做好足部保暖工作。治疗后患者麻木、疼痛、蚁行感、发凉、肌无力等肢体感觉和运动神经病变症状及深浅感觉、跟腱反射、膝腱反射等体征较前都明显减轻，肌电图检查神经传导速度明显提高。中医学理论认为糖尿病属"消渴"范畴，而糖尿病性周围神经病变属"痹证"范畴，其病机是阴虚、热盛、热灼津液、血黏成淤阻络，中医治疗理论坚持益气活络、镇痛。中药组方中怀牛膝、赤芍、川芎具有活血、温经功效，当归可养血，连翘具有凉血、清热、解毒功效，桃仁可活血、补血，诸药联合使用通过足部熏洗刺激，可改善足部微血管循环，促进神经血氧供应，中药熏洗过程中药物的有效成分经皮肤吸收后，可促进蛋白质、髓鞘乙酰胆碱合成，有助于提升神经传导速度。两组患者均接受甲钴胺治疗，甲钴胺是神经递质治疗剂，用药后可促进生物体叶酸利用与核酸代谢，利于轴突运输与再生，修复血管内皮，营养神经，提高神经传导速度，改善症状。

郑仲华等人应用益气温阳活血方熏洗治疗糖尿病性周围神经病变，所用中药熏洗治疗方剂为黄芪 120 g，细辛 30 g，艾叶 30 g，红花 30 g，川芎 30 g，赤芍 30 g，地龙 30 g，怀牛膝 30 g，川牛膝 30 g，鸡血藤 30 g，伸筋草 30 g，络石藤 30 g，威灵仙 30 g。嘱患者取坐位，熏洗时将 1 份药液和 300 mL 100 ℃蒸馏水一起倒入足浴桶中，患者双足置于足浴桶中木凳上，先熏蒸，待水温降至 40 ℃左右时取出木凳，将双足置入药液中泡洗 30 分钟，每日 1 次。治疗后患者麻木、疼痛、蚁行感、发凉、肌无力等肢体感觉和运动神经病变症状及深浅感觉、跟腱反射、膝腱反射等体征较前都明显减轻，肌电图检查神经传导速度明显提高。糖尿病性周围神经病变常表现为感觉障碍，如对称性肢体麻木、疼痛等。中医学认为糖尿病性神经病变属于"消渴筋痹"，是由于长期糖毒积深，阳虚寒盛，导致血行凝涩，加之阴虚内热引起的阴血耗伤，造成血瘀内阻，治疗上以益气活血为主。本研究采用益气温阳活血方，方中黄芪是补气良药，可用来固表；细辛解表散寒，温肺化饮；艾叶温经止血，散寒镇痛；红花活血通经，散瘀镇痛，现代药理显示其具有降低血液黏度的作用，能够预防微血栓，增加微循环血量，从而促进神经纤维的修复；川芎活血行气，祛风镇痛，还能扩张微血管，改善组织血供，并阻滞钙内流，保护神经细胞；赤芍清热凉血，活血祛瘀；地龙通经活络，活血化瘀；怀牛膝活血散瘀，清热解毒；川牛膝逐瘀通经，通利关节；鸡血藤益精壮阳，散瘀镇痛；伸筋草祛风除湿，舒筋活络；络石藤祛风通络，凉血消肿；威灵仙祛风湿，通经络。诸药合用，共奏益气温阳、通络镇痛之效。郑仲华等人在研究中使用中药熏洗法时，先将药液与开水混合，用蒸汽作用于皮肤，使毛孔舒张，加快血液循环，这样中药的有效成分能够以分子形式进入毛孔内，然后待水温适中，再洗涤皮肤，并刺激足底穴位，使药效分子能够充分进入患者体内，说明中药通过改善微循环，促进神经细胞的修复，使神经传导速度大大加快。使用益气温阳活血中药熏洗方治疗糖尿病性周围神经病变患者，疗效显著，不仅能够提高周围神经传导速度，改善病变程度，还能提高患者生活质量。

张桂莲应用中药熏洗疗法治疗糖尿病性周围神经病变，所用中药熏洗治疗方剂为红花20 g，川芎15 g，鸡血藤15 g，艾叶15 g，路路通15 g，伸筋草15 g，桂枝10 g，乳香10 g，元胡9 g。使用该方剂熏洗足部时，需将上述中药用1000 mL清水煎煮后取汁，待药汁的温度冷却至40～45 ℃时，协助患者坐在有靠背的椅子上，将其双足浸泡于中药汁中，药汁以超过患者的踝关节为宜，若药汁不足以超过脚面，可加少量同等温度的白水，然后在盆口处盖一个大毛巾。浸泡20分钟后擦干双足即可。每天对患者进行一次熏洗治疗，每次熏洗30分钟。治疗后患者麻木、疼痛、蚁行感、发凉、肌无力等肢体感觉和运动神经病变症状及深浅感觉、跟腱反射、膝腱反射等体征较前都明显减轻，肌电图检查神经传导速度明显提高。糖尿病性周围神经病变可对患者周围神经系统的功能造成破坏，使患者的感觉神经、运动神经、自主神经等发生病变，使其出现四肢远端麻木、刺痛及肌肉无力和萎缩等症状，属于中医学"痹证""麻木"的范畴。在中医学理论中，有内病外治的治疗原则，因此，采用中药熏洗足部的方式对糖尿病性周围神经病变的患者实施治疗，具有足够的理论依据。在张桂莲所用的中药方剂中，川芎、红花、鸡血藤、路路通、伸筋草具有活血通络的功效，艾叶、桂枝具有温通经络的功效，乳香、元胡具有镇痛的功效，将这九味中药共同煎煮后，用其煎汁浴足可起到活血化瘀和缓解疼痛的作用。现代药理学研究发现，川芎的主要有效成分为川芎嗪，川芎嗪能够清除人体内的自由基，使血管充分扩张，促进血液的灌流。因此，通过中药熏洗足部的方式对糖尿病性周围神经病变患者进行治疗，可以使药物渗至患者的神经系统，进而发挥其对周围神经的滋养和修复作用。针对糖尿病性周围神经病变的患者采用中药熏洗足部的方式进行治疗，可以在短时间内控制其病症，提高治疗的总有效率。

张君普应用中药熏洗联合复方丹参滴丸干预糖尿病性周围神经病变，所用中药熏洗治疗方剂为黄芪、鸡血藤各40 g，牛膝、延胡索、木瓜、太子参各30 g，当归20 g，细辛10 g。上药加水3000 mL煮沸，热气熏蒸，待降至37 ℃左右，双足放于木桶内浸泡，每次40分钟，每日2次。治疗后患者麻木、疼痛、蚁行感、发凉、肌无力等肢体感觉和运动神经病变症状及深浅感觉、跟腱反射、膝腱反射等体征较前都明显减轻，肌电图检查神经传导速度明显提高。中药熏洗剂中，黄芪益气固表，托疮生肌；太子参补气健脾，生津润肺；延胡索活血行气镇痛；牛膝活血通经，补肝肾，强筋骨，利水通淋，引火下行；鸡血藤行血补血，调经，舒筋活络；当归补血调经，活血镇痛；润肠通便；细辛解表散寒，祛风镇痛，通窍，温肺化饮；木瓜舒筋活络，和胃化湿。诸药合奏瘀滞、通血脉、镇痹痛之功。熏洗为体表直接给药，采用温经活血通络、化瘀镇痛、清热解毒等中药组方，结合热力和药力的作用，肌肤腠理开泄，药物通过皮肤经筋腧穴和毛孔直达病所，避免多环节灭活作用，起效迅速，改善糖尿病性周围神经病变者肢体微循环障碍及局部组织营养，促进受损神经的修复，缓解患者的临床症状，延缓病情发展，同时避免内服药物的副作用。应用中药熏洗可明显改善糖尿病性周围神经病变患者肢体的临床症状，疗效确切，操作简单，副作用少，价廉，依从性高，值得在临床推广。

侯浩强等人应用中药熏洗联合依帕司他治疗糖尿病性周围神经病变，所用中药熏洗治疗方剂为透骨草、鸡血藤各30 g，红花20 g，姜黄、地龙各10 g。随证加减，疼痛明显者，加苏木10 g，细辛 10 g，穿山甲 6 g；肢体麻木明显者，加皂角 10 g，僵蚕 10 g；肢体寒凉明显者，加草乌 10 g，川乌 10 g，桂枝 10 g。水煎，每日 1 次，取药液进行熏洗，温度控制在 38 ~ 40 ℃，每次 20 ~ 30 分钟。治疗后患者麻木、疼痛、蚁行感、发凉、肌无力等肢体感觉和运动神经病变症状及深浅感觉、跟腱反射、膝腱反射等体征较前都明显减轻，肌电图检查神经传导速度明显提高。糖尿病性周围神经病变发生率较高，在 90% 左右。该病作为糖尿病患者中常见的一种慢性严重并发症，在加重患者病情的同时，严重影响其生活质量。中药熏洗是目前治疗糖尿病性周围神经病变的常用外治法之一。中医学认为，糖尿病性周围神经病变可归于"痹证""麻木"等范畴，是消渴病日久，失治误治，内热伤阴耗气，或阴损及阳，久病入络，血脉瘀塞而致血瘀，主要病理基础为血瘀，应以通络化瘀为治疗原则。本中药熏洗处方中，姜黄、鸡血藤和红花等均有通经镇痛、活血化瘀之效；地龙咸寒降泄，有较强息风通络的作用；透骨草则可祛风活血镇痛。全方共奏活血化瘀、通络镇痛之功，临床应用可再随不同伴随症状加减变化。现代医学研究发现，姜黄祛瘀功效明显，其主要成分姜黄素能够增强纤溶性，降低血浆和全血黏度，显著抑制血小板聚集。

曾豆云应用中药熏洗治疗糖尿病性周围神经病变，所用中药熏洗治疗方剂为透骨草 30 g，桂枝 10 g，川椒 15 g，艾叶 10 g，木瓜 15 g，苏木 10 g，红花 6 g，赤芍 10 g，白芷 10 g，川芎 10 g，制川乌 10 g，制草乌 10 g，生麻黄 10 g，白芥子 10 g 等。熏洗前，将上述药物共同研为细末，用纱布袋包好加温开水浸泡后熏洗双足，每日 1 次，水温设定 37 ℃，浸泡时间为 20 ~ 30 分钟。治疗后患者麻木、疼痛、蚁行感、发凉、肌无力等肢体感觉和运动神经病变症状及深浅感觉、跟腱反射、膝腱反射等体征较前都明显减轻，肌电图检查神经传导速度明显提高。中药熏洗的作用机制是借助热力，药物通过皮肤汗孔腠理进入机体，达到促使筋脉调和、气血流通的作用，最后起到促进血管扩张及血液循环，改善全身神经、肌肉、器官功能的作用。皮肤是人体最大的器官，中医脏象学说认为，皮肤腠理与脏腑可通过经络系统互相贯通，表里相属。而选用不同的中药进行熏洗时，中药性味、功效即可通过局部皮肤腠理，循经入五脏六腑，再通过升降、浮沉、聚散于形体四肢官窍、病灶部位，从而调节五脏六腑功能，使得全身气血阴阳达到平衡。已有多项研究提示中药熏洗能明显提高糖尿病性周围神经病变患者的神经传导速度。《黄帝内经》记载："阴脉集于足下，而聚于足心，谓经脉之行。"人体足部血管神经分布比较密集，且足三阴经（脾、肾、肝）、足三阳经（胃、膀胱、胆）在足部相互贯通，互为表里，并通过经络系统与全身脏器连通，中药熏洗能通过对足部的良性刺激，将中药方中的药物性味、药物性能输布到全身脏器及病变部位，从而达到行气活血、祛风散寒、疏通经络的作用。在该熏洗方药中，透骨草舒筋活络为君药；川乌、草乌、白芷辛散温通，温经通脉，荣筋活络，并有镇痛效果；桂枝辛甘温，辛散温通，具有温经通脉，发汗解肌的作用；艾叶温经散寒；川椒活血温经通络；苏木味辛能散，咸入血分，能改善血液循环；当归、川芎、赤芍活血化瘀，通经活络；白芥子善除"皮里膜外"之痰，性温能利气机、通经络，又能消肿散结镇痛；木瓜味酸入肝，益舒筋活络，常用于治疗关节疼痛；麻黄辛温散寒、开腠理、透毛窍，使全方药效通过毛窍、腠理进入机体。因此，该中药熏洗方有温经通络、活血散瘀之功效。

张静应用中药熏洗联合红光治疗仪治疗糖尿病性周围神经病变，所用中药熏洗治疗方剂为当归 30 g，乳香 10 g，没药 10 g，活血藤 30 g，红花 10 g，桂枝 12 g，川芎 10 g，桃仁 12 g，丹参 30 g，川牛膝 10 g。熏洗时，将经过严格消毒的足浴盆中加入 2 袋（即 200 mL）中药汤液，加水 2000 mL 配制成混合液，加温至 38 ~ 40 ℃时进行足浴，每日 1 次，每次足浴 30 分钟。治疗后患者麻木、疼痛、蚁行感、发凉、肌无力等肢体感觉和运动神经病变症状及深浅感觉、跟腱反射、膝腱反射等体征较前都明显减轻，肌电图检查神经传导速度明显提高。糖尿病性周围神经病变属中医学的"痹证"范畴，为消渴病的变症，其临床特点主要为凉、麻、痛、痿四大主症，是由于消渴日久，气血两虚，络脉瘀滞，筋脉失养，终致气血不能通达四肢，肌肉筋脉失于濡养而成。故扶正固本、活血化瘀应贯穿治疗始终。本熏洗方药中，以丹参、川芎、桃仁、红花、乳香、没药、活血藤、川牛膝活血化瘀通络为主，同时辅以当归活血补血镇痛，桂枝性温、温经通脉、散寒镇痛。诸药合用，共奏温经通络、活血镇痛之功。张静在应用传统改善循环、营养神经治疗的同时加上中药熏洗治疗，中草药在热能的作用下通过皮肤直接进入血络，输布全身而发挥温经通络、活血镇痛之药效。不仅安全可靠，同时简单易行、适用范围广、无创无损耗，可行性高，可提高糖尿病性神经病变治疗效果，最大限度地减轻患者痛苦，临床疗效显著，值得推广应用。

胡竹平等人应用中药熏洗法治疗 2 型糖尿病性周围神经病变，所用中药熏洗治疗方剂为红花 18 g、川芎 20 g、鸡血藤 50 g、赤芍 30 g、艾叶 18 g、桂枝 15 g、千年健 30 g、乌梢蛇 12 g、地龙 10 g、夏季添加忍冬藤 30 g、冬季添加细辛 5 g。将所有药物研成粉剂后放入布袋进行煎液，每日 1 剂。中药熏洗时，将双下肢放置在熏蒸架上进行熏蒸，温度控制在 50～60 ℃，熏蒸时间为 10～15 分钟；熏蒸结束后进行洗浴，洗浴药液需浸过足三里，温度控制在 37～40 ℃，洗浴时间为 10～15 分钟；结束后以软毛巾吸尽药液，特别是足趾间。治疗后患者麻木、疼痛、蚁行感、发凉、肌无力等肢体感觉和运动神经病变症状及深浅感觉、跟腱反射、膝腱反射等体征较前都明显减轻，肌电图检查神经传导速度明显提高。中医学认为，糖尿病性周围血管神经性病变属气阴两虚，脉络瘀阻。气虚无法推动血液在脉管中运行，阴虚则使脉道失于濡润导致瘀血阻于脉道，日久病情迁延、阴损及阳，造成肢体冷痛、麻木，皮肤感觉迟钝，肢体倦怠乏力等。熏蒸的药液中，艾叶、桂枝温经活络，发汗解肌；红花、川芎活血消肿，通经活络；鸡血藤活血养血，祛瘀镇痛；千年健祛风胜湿，通痹镇痛；乌梢蛇与地龙亦可祛风、通络；夏季治疗时添加忍冬藤可清热通络，冬季增加细辛有温经镇痛之效。诸药合用具有内外合治、改善血液循环、濡养神经、消炎镇痛之功效。

李淑华等人应用中药熏洗治疗糖尿病性周围神经病变，所用中药熏洗治疗方剂为制川乌 15 g、花椒、当归各 10 g、艾叶、白芷、徐长卿、桂枝、鸡血藤、独活各 30 g。水煎后，保持水温 38～40 ℃，然后进行双足熏洗，每次熏洗时间为 30 分钟，每日熏洗 1 次。熏洗结束后用软毛巾轻轻擦干双足。治疗后患者麻木、疼痛、蚁行感、发凉、肌无力等肢体感觉和运动神经病变症状及深浅感觉、跟腱反射、膝腱反射等体征较前都明显减轻，肌电图检查神经传导速度明显提高。糖尿病性周围神经病变在中医学中属"痹证""痿证"范围，其病机为寒湿瘀血阻滞经络。中药熏洗方中用制川乌大辛大热，善于祛风除湿、温经散寒，为治风寒湿痹证之佳品；花椒、艾叶散寒除湿；白芷、独活祛风除湿镇痛；徐长卿祛风通络镇痛；桂枝温经通脉；当归、鸡血藤活血化瘀。全方共奏散寒除湿、活血通络之功效。在熏洗的过程中，借药力和水的热力作用，通过皮肤毛孔吸收、经络传递，可使机体气血运行通畅。

2. 针灸疗法

针灸疗法包括针法和灸法，中医学认为，针灸具有调节阴阳平衡、调和脏腑、疏通经络、扶正祛邪等作用。现代医学证明，针刺不仅能直接改善糖尿病性周围神经病变的症状，还能有效地控制血糖，调整血脂，延缓糖尿病性周围神经病变的发展。

王素芳针灸治疗糖尿病性周围神经病变，选取三阴交、足三里、曲池、承山、合谷、太冲、太溪为主穴，阳池、阿是、腕骨、二间、阳溪为上肢配穴，解溪、阿是、昆仑、足临泣、内庭为下肢配穴。治疗后患者麻木、疼痛、蚁行感、发凉、肌无力等肢体感觉和运动神经病变症状及深浅感觉、跟腱反射、膝腱反射等体征较前都明显减轻，肌电图检查神经传导速度明显提高。糖尿病性周围神经病变是导致糖尿病患者残疾、死亡的重要原因，需要加以重视。目前，临床上对于该病没有特效治疗方式，只是控制血糖水平，进行针对性的治疗，但是该病治疗药物价格昂贵，疗效不一，大部分患者对治疗失去信心，造成病情的加重，直至死亡。近年来，中医在糖尿病的治疗上有深入性的研究和发展，尤其是针灸治疗方式，具有快捷、方便、成本低、疗效佳等特点，容易被患者接受。中医学认为糖尿病性周围神经病变属于"痹证"范畴，其病机在于肝肾阴亏、气血亏虚、气血运行不畅，肢体失养后出现疼痛，肝肾阴亏、精气不足会出现麻木痉挛情况。《针灸甲乙经》中记载针灸治疗糖尿病主要有六穴，这表示古人对糖尿病的诊断和治疗早已有了认识。现代中医学对糖尿病性周围神经病变的针灸治疗原则是调和脏腑、平衡阴阳、疏通经络以及理气活血。研究发现，针灸对胰岛素以及血糖水平的调节较为突出，可对微血管病变、血脂水平以及神经阻滞有一定的效果。

邹田应用针灸温阳疗法治疗糖尿病性周围神经病变，取患者阳陵泉、阴陵泉、曲池、合谷、足三里穴采用重手插入法进针，同时采用捻转手法轻缓提针，直至患者机体产生酸胀感，每次留针30分钟，以促进针感增强。针刺后，取患者肾俞、脾俞、大椎、气海、中脘、关元穴，使用艾条进行悬灸，每穴15分钟，直至局部温热感或以患者能耐受为宜。治疗后，患者麻木、疼痛、蚁行感、发凉、肌无力等肢体感觉和运动神经病变症状及深浅感觉、跟腱反射、膝腱反射等体征较前都明显减轻，肌电图检查神经传导速度明显提高。糖尿病性周围神经病变是糖尿病最常见的并发症之一，中医认为糖尿病日久脾肾亏虚、阴损及阳以致寒凝血脉易并发周围神经病变，因此，治疗的关键在于益气温阳，采用针灸温阳疗法。通过针刺肢端阳陵泉、阴陵泉、曲池、合谷、足三里等穴位，配合艾灸躯干部肾俞、脾俞、大椎、气海、中脘、关元等穴位，不仅能益气温阳以治本，还能化痰祛浊、健脾助运、活血化瘀以治标，从而达到标本兼顾的治疗效果。且现代研究证实，针灸温阳疗法不仅能有效改善患者机体血糖水平，同时还能促进其血液高浓、黏、凝、聚状态改变和红细胞变形能力增强，从而减轻或消除体内瘀血状况，并改善微循环障碍，进而有效改善患者神经细胞缺血、缺氧状态，提高其神经运动传导速度。

张珂珂等人应用针灸治疗糖尿病性周围神经病变，选取大椎、气海、关元、三阴交、足三里穴为主穴。选取配穴时，上肢取曲池、合谷和内关等穴；下肢取涌泉、阳陵泉、太溪等穴，背部取肝俞、脾俞、肾俞穴，每日针刺治疗1次，每次留针30分钟，每隔10分钟行针1次，行针时采用捻转法和提插法相结合。根据针刺部位不同，上下提插幅度为0.3～0.5寸，向前向后捻转角度在360°以内。对敏感者上述动作操作3次，一般患者操作5～6次。在得气基础上采用平补平泻法，让针刺部位出现酸麻肿胀感为止。起针后于大椎穴拔一火罐，留罐10分钟。以连针6次，每日1次，休息1天为1个疗程。治疗后患者麻木、疼痛、蚁行感、发凉、肌无力等肢体感觉和运动神经病变症状及深浅感觉、跟腱反射、膝腱反射等体征较前都明显减轻，肌电图检查神经传导速度明显提高。糖尿病性周围神经病变在中医学中没有专门的病名，但根据其临床特征，属于"消渴""痹证""痿证"等范畴，病机为气阴亏耗，浊邪阻滞，筋脉失养，瘀血阻滞、络脉不通，与脾、肝、肾三脏密切相关，气阴两虚为其本，痰湿瘀寒阻络为其标。治疗上应行气活血、温经通脉、散瘀镇痛、益气养阴，注重调节肝、脾、肾功能。近年来针灸作为营卫气血、温通经脉、扶正祛邪、濡养脏腑的重要方法，以其整体性和特异性的特点，对糖尿病性周围神经病变致病的诸多因素，从多靶点、多环节和多层次上发挥整合调节作用，在糖尿病性周围神经病变的治疗上取得了较理想的效果。现代医学研究表明，针灸治疗可有效地促进受损脊髓运动神经元树突形态的恢复，使神经元树突伸展范围恢复至接近正常状态，神经元树突的长度、数量与直径均能得到良好的恢复，通过松解、刺激周围神经，改善周围神经的生理功能而达到目的。大椎属督脉经穴，为诸阳之会，阳脉之海，总督一身阳气，可宣阳解表、祛风散寒、理气降逆，调节全身气血。临床研究表明，针灸大椎穴并配合局部取穴，可提高机体免疫力，调整神经系统的功能，改善神经传导速度，减轻肢端疼痛。足三里为足阳明胃经合穴，可健脾益气、调和气血、舒筋活络、助运化，又能助消痰祛瘀，使脏腑气血通畅、宗筋得养。三阴交为足三阴经交会穴，可调脾肾及肝经之气，既可健脾润肺补肾、活血化瘀，疏通下肢内侧经络，又生津养阴，有效促进气血畅通，为标本兼治之穴。关元为任脉与足三阴经的交会穴，可补肾培元、健脾补虚、养肝疏泄，为益气保健之要穴。东垣针法曰："若元气愈不足，治在腹上诸腑之募穴。"气海为任脉穴，可培补元气，补益回阳，使正气充足，进而促进瘀血消散。针刺曲池、合谷、内关穴，可激发阳明经气，益气通络、活血化瘀。针刺阳陵泉、涌泉、太溪穴，可补肝肾、强筋骨、舒筋活络、濡养筋脉。在选取主穴的基础上，依五脏六腑之经气输注于背腰部的特点，联合肝俞、脾俞、肾俞等背俞穴，可调节脏腑、疏肝理气、健脾益气、固本培元。现代医学和针灸学的相关研究证明，背俞穴与相应脏腑之间气血贯注、内外相应，其分布规律和脊神经节段性分布特点基本吻合，通过针刺背俞穴能引发神经纤维轴突反射、节段反射而作用到自主神经中枢，再经过高级神经中枢的整合及调整，从而达到调节脏腑虚实功能、恢复生理平衡的目的。针灸组穴治疗糖尿病性周围神经病变针对性强、效果显著、安全可靠、费用低廉，易被患者接受，值得在临床上推广应用。

王栋才应用针灸治疗糖尿病性周围神经病变，患者取仰卧位，取足三里、昆仑、气海、太冲、关元、悬钟穴，常规消毒后直刺，得气后快速行针，平补平泻，以针刺部位出现酸麻肿胀感为止，持续行针1分钟。针刺后，点燃清艾条，运用回旋灸法施灸于针刺穴位处，使局部产生温热感，施灸15分钟，留针30分钟后取针。针灸时还要注意患者的身体状况，如果患者有肢体麻木的情况，在阳陵泉、神阙穴上加灸，如果出现肢体发凉的状况，可增加足三里穴的针灸强度。每日针灸1次。治疗后患者麻木、疼痛、蚁行感、发凉、肌无力等肢体感觉和运动神经病变症状及深浅感觉、跟腱反射、膝腱反射等体征较前都明显减轻，肌电图检查神经传导速度明显提高。针灸对神经系统疾病有独特的效果，可疏通经络、扶正祛邪，对糖尿病患者而言能促进其微循环，能有效提高病变周围的血氧浓度，促进病变神经功能的恢复，也能提高神经传导的速度。针灸对患者缺氧状态起到了良好的调节作用，也能改善神经和血管功能，传统治疗方法能控制血糖、改善末梢循环，治疗时应考虑两种方法各自的优势。针灸治疗糖尿病性周围神经病变既能提高疗效，也能促进神经功能的恢复，减少并发症的发生，对糖尿病性周围神经病变的治疗有良好的作用。

夏胜华等人应用温针灸治疗气虚血瘀型糖尿病性周围神经病变，选取主穴为双侧足三里、关元、丰隆、三阴交、阴陵泉穴。针刺时，患者保持仰卧位，针灸使用的毫针规格为0.38 mm×50 mm，根据平补平泻法。足三里用针时向下倾斜，上肢出现麻痛症状时可配合人迎、曲池、合谷三穴治疗；对人迎穴用针时，患者全程保持仰卧位，喉结边1.5寸位置，将颈动脉拨开，使用毫针为0.38 mm×75 mm，进针深度至脊椎横突位置，主要使颈星状神经节出现得气感；合谷、曲池等穴位依照平补平泻法常规进针，加灸后留针30分钟左右，每日1次。治疗后患者麻木、疼痛、蚁行感、发凉、肌无力等肢体感觉和运动神经病变症状及深浅感觉、跟腱反射、膝腱反射等体征较前都明显减轻，肌电图检查神经传导速度明显提高。目前，中医学对糖尿病性周围神经病变的辨证分型仍然没能完全统一，部分学者认为在糖尿病性周围神经病变发展过程中，痰、瘀起到重要的作用。因此，在制订治疗方案过程中，多使用活血化瘀的方法配合治疗，对气虚血瘀型糖尿病性周围神经病变患者，多采用益气养阴、活血化瘀、通经络的方法进行治疗。在夏胜华等人的研究中，实验组患者使用温针灸治疗，温针灸是针刺与艾灸相结合的一种治疗方法，温针灸是指在留针后，在针柄上将艾绒点燃，通过毫针将艾绒燃烧的热力传导至患者体内穴位中，温针灸具有通经活络、活血化瘀之功效，对关节麻痹疼痛、湿寒入侵等病症能起到较为显著的治疗效果。据临床学者研究发现，糖尿病性周围神经病变患者感觉与神经传导速度减弱，都与患者体内气滞血瘀有一定关系。经络受阻或者神经元因子营养不良引起的脉络受阻，是患者出现肢体麻痛的主要原因。根据这些原因，夏胜华等人在临床治疗中，帮助患者活血化瘀通经络的同时，使用了温化痰湿的方法，使患者受阻的气血能向四肢疏通。针灸是我国的文化瑰宝，温针灸疗法可祛风寒、化瘀滞、消炎镇痛、促进细胞再生，从而达到保健、养生、美容之功效。温针灸还能预防疾病，增强体质，且还具有行气活血、消瘀散结之功效，药艾燃烧时所散发出的温热与特殊气味，能够快速开通人体的经络，加速人体的气血循环。但需要注意的是，进行温针灸时要注意避免艾火脱落烧伤皮肤，进行针灸时也要提醒患者移动幅度不要过大，以免灼烧皮肤。温针灸治疗气虚血瘀型糖尿病性周围神经病变疗效明显，能有效缓解患者多种临床症状，且治疗期间不良反应较少，操作方便，成本低廉，安全性高，值得临床推广。

3. 穴位注射疗法

穴位注射疗法是以中医基本理论为指导，将药液注射到相关腧穴或特定部位，通过穴位、药物、针刺的结合达到治疗目的的一种方法。穴位注射疗法治疗糖尿病性周围神经病变有其特有优势，一方面调节气血、改善局部血液循环；另一方面通过经络传导刺激末梢神经，营养神经血管，使神经及其支配的肌肉功能逐渐恢复。在腧穴的刺激基础上再给予药物，既能延长腧穴的治疗作用，又能发挥药物的治疗作用，因此，穴位注射疗法对糖尿病性周围神经病变患者疗效较佳。

李园等应用子午流注穴位注射疗法治疗糖尿病性周围神经病变，选用子午流注丹红注射液穴位注射。治疗时，患者取平卧位，选取双侧足三里穴，定位后适当按压，以刺激穴位，加强疗效，再用75%酒精常规消毒皮肤。随后，用注射器取1 mL丹红注射液，对准足三里穴垂直快速进针，待患者出现酸麻胀痛感觉，回抽无血后，缓慢注入丹红注射液，注射过程中观察患者是否出现晕厥、头晕、出冷汗等晕针情况。间隔2天后在对侧穴位进行注射，双侧交替。治疗时间为每周一、三、五的辰时（07：00—09：00）。治疗后患者麻木、疼痛、蚁行感、发凉、肌无力等肢体感觉和运动神经病变症状及深浅感觉、跟腱反射、膝腱反射等体征较前都明显减轻，肌电图检查神经传导速度明显提高。中医学认为，痰浊、血瘀是糖尿病性周围神经病变的主要病理因素，痰浊积聚，血行瘀滞，痰瘀互结，阻滞脉络，致气血阴阳失调，脏腑功能失调，最终发展成痹证。治疗上以活血化瘀、祛痰泻浊为主要原则。丹红注射液由丹参和红花组成，丹参活血通络，化瘀镇痛；红花活血化瘀，通络祛瘀。现代药理研究表明，丹红注射液具有抗氧化应激反应、改善血液微循环、调节内皮功能等作用。足三里属于足阳明胃经穴，具有强壮、活血、化瘀等作用，是治疗痿痹的主要穴位。子午流注以"天人相应""天人合一""经脉气血流注"为基础，认为人体功能活动、病理变化受时日的影响，并发展出"因时施治""按时针灸""按时给药"的时间治疗学。辰时是胃经当值时令，在辰时胃经旺盛，此时经血灌注胃经足三里穴，此时进行穴位注射，可以更好地发挥药物和穴位的作用，起到活血化瘀、通络镇痛的作用。

姚祈应用子午流注纳子法穴位注射灯盏细辛治疗糖尿病性周围神经病变，予子午流注纳子法穴位注射灯盏细辛治疗。治疗时，选取患者双侧足三里、曲池、丰隆、阳陵泉穴，先常规消毒，然后垂直进针1～1.8 cm，待得气后回抽，若无回血，将灯盏细辛注射液用注射器注入穴位，每穴0.5 mL，每日 1 次，每周 3 次（周一、三、五），双侧穴位交替进行。治疗后患者麻木、疼痛、蚁行感、发凉、肌无力等肢体感觉和运动神经病变症状及深浅感觉、跟腱反射、膝腱反射等体征较前都明显减轻，肌电图检查神经传导速度明显提高。该病主要以气虚、阴虚为病理基础，痰瘀互结、脉络痹阻是其发生病变的关键环节，故在临床治疗中应以益气活血通络为基本治疗原则。本研究所用子午流注纳子法穴位注射灯盏细辛选取穴位为足三里、曲池、丰隆、阳陵泉穴，其中足三里为足阳明经穴，可健脾益气，清解燥热，化痰祛瘀；丰隆能调理脾经，功在健脾活血，化痰祛浊；曲池属手阳明大肠经合穴，善于调理大肠经气；阳陵泉是足少阳胆经合上穴，能通络舒筋。诸穴合用，共奏益气健脾、活血舒筋、化痰通络、行痹镇痛之功效。所用灯盏细辛能活血舒筋，祛风除湿，散寒解表，活络镇痛。现代药理学研究表明，灯盏细辛具有抑制血小板聚集、降低血液黏度等作用，通过穴位注射可使药物直达病所，有利于加快微血管血流速度，促使微循环得到改善，从而调节局部代谢状态，促进周围神经功能恢复。

4. 其他中医外治疗法

按摩推拿疗法以中医"络病理论"和"皮部理论"为指导，通过按摩推拿给予体表一定刺激。一方面，可引营出卫，将停滞在经络里的病源宣现于体表以反映病症；另一方面，由卫入营，激发皮部卫外功能，并通过经络的感应传导作用，沟通表里，络通而气血营卫自和，使筋脉得以疏通和濡养，达到疏通经络、推行气血、扶伤镇痛、祛邪扶正、调和阴阳的作用，能显著改善糖尿病性周围神经病变的临床症状。龙洁儿等人治疗糖尿病性周围神经病变患者时，予穴位按摩联合传统推拿手法之一的经络拍打法治疗，按摩取穴太冲、太溪、足三里、三阴交、委中、承山穴，循双下肢膀胱、肝、胆、脾、胃、肾六条经络拍打，每次 15 分钟，每日 2 次，治疗后患者麻木、疼痛、蚁行感、发凉、肌无力等肢体感觉和运动神经病变症状及深浅感觉、跟腱反射、膝腱反射等体征较前都明显减轻，肌电图检查神经传导速度明显提高。

穴位贴敷疗法以中医整体观念和经络学说为指导，根据治疗需要将药物制成相应的剂型，贴敷于患处或相应穴位上的一种治疗方法。此疗法既有药物本身的渗透吸收作用，又有药物对穴位的刺激作用以及经络穴位的传导功能，三者相互影响、相互作用、相互补充，共同发挥整体叠加治疗作用，具有平衡脏腑阴阳、疏通经络气血等功效，在糖尿病性周围神经病变的防治中应用较广泛。王姗姗等人用自制药饼敷贴于糖尿病性周围神经病变患者足三里、三阴交、神阙、涌泉四穴，治疗后患者麻木、疼痛、蚁行感、发凉、肌无力等肢体感觉和运动神经病变症状及深浅感觉、跟腱反射、膝腱反射等体征较前都明显减轻，肌电图检查神经传导速度明显提高；空腹血糖、餐后 2 小时血糖、甘油三酯等指标明显改善。

除按摩推拿疗法、穴位贴敷疗法外，蜡疗技术、声波经络共振技术等中医外治法在糖尿病性周围神经病变治疗中也有所运用，在此不一一赘述。

第三节　糖尿病性神经病变的营养治疗与生活调摄

一、糖尿病性神经病变的营养治疗

（一）中国居民平衡膳食宝塔

膳食指南是一个国家或一个地区在一定时期内对所有居民或特殊人群的总指导原则。其依据营养学理论结合社区人群实际情况制定，是教育社区人群采取平衡膳食、摄取合理营养、促进健康的指导性意见。中国营养学会在 1989 年首次提出了《中国居民膳食指南》，后来根据 2019 年我国居民营养与健康现状调查结果，修订并发布了《中国居民膳食指南（2019）》。目前，我们仍面临着营养不良与营养过剩的双重挑战，微量营养素缺乏仍普遍（钙、铁、维生素 A），城乡居民贫血患病率达 15.2%，膳食高能量、高盐、高脂肪导致的超重、肥胖、糖尿病、高血压及血脂异常等疾病的患病率逐年上升。

1. 平衡膳食宝塔

《中国居民膳食指南（2019）》将我国居民平衡膳食宝塔分为五层，每层包含相应的食物种类。第一层为谷类、薯类及杂豆，推荐摄入量为 250 ～ 400 g，水 1200 mL；第二层为蔬菜类及水果类，推荐摄入量分别为 300 ～ 500 g 及 200 ～ 400 g；第三层畜禽肉类推荐摄入量为 50 ～ 75 g，鱼虾类 50 ～ 100 g，蛋类 25 ～ 50 g；第四层的奶类及奶制品推荐摄入量 300 g，大豆类及坚果 30 ～ 50 g；第五层塔尖的食用油每日推荐摄入量为 25 ～ 30 g，食用盐不超过 6 g。在此膳食宝塔中，糖类（碳水化合物）占总能量的 60% ～ 70%，蛋白质占总能量的 10% ～ 15%，脂肪占总能量的 20% ～ 25%，不宜超过 30%。新版的膳食平衡宝塔增加了水和身体活动的形象，强调了足量饮水和运动的重要性。水是膳食的重要组成部分，是一切生命必需的物质，其需求量主要受年龄、环境温度、身体活动等因素影响，在温和气候条件下生活的轻体力活动成年人每日至少饮水 1200 mL。目前，我国大多数成年人身体活动不足或缺乏运动，应改变久坐少动的不良生活方式。建议成年人每日进行累计相当于步行 6000 步以上的身体活动，如果身体条件允许，最好进行 30 分钟中等强度的运动。《中国居民膳食指南（2019）》的具体内容如下：

（1）第一层：谷类食物是米、面、杂粮的总和。以米面为主，其中搭配的杂粮每日总量不宜超过谷类总量的 1/3，这些食物是膳食中能量的主要来源。加工的谷类食品如面包、烙饼、切面等应折合成相应的面粉量来计算。

（2）第二层：蔬菜和水果每日应食用三个品种以上，其中，每日应当保证 1/2 为深色蔬菜；蔬菜与水果是两类食物，各有优势，不能相互替代，尤其是儿童，不可只吃水果，不吃蔬菜。蔬菜、水果的重量按照市售鲜重计算（表 3–1）。

（3）第三层：畜禽肉类、鱼虾类及蛋类为动物性食物（表 3–2）。鱼虾类及其他水产品脂肪含量较低，鱼肉脂肪中不饱和脂肪酸含量高达 60% 以上，且矿物质含量高于畜禽肉类，深海鱼肉中富含二十碳五烯酸（EPA，属于 Ω–3 脂肪酸）和二十二碳六烯酸（DHA，一种不饱和脂肪酸）。畜禽肉类中红肉（如猪肉）脂肪含量高，且多为饱和脂肪酸，所以在饮食中可适当减少红肉的食用，增加鱼、禽等白肉的摄入量。鸡蛋中含有丰富的卵磷脂及蛋白质，但胆固醇含量较高，推荐每日摄入不超过 1 个。

（4）第四层：奶类及其制品与大豆类及坚果主要提供优质蛋白、维生素 A、维生素 B_2 和钙。牛奶中含钙量丰富且利用率高，几乎包含了所有的维生素，是摄取钙和维生素的良好来源，所以奶类应为补钙的首选食物。豆类及其制品同样含有丰富的蛋白质，可以作为肉类及奶类的代替品，减少过多食用肉类而带来的不利影响。坚果可以作为零食以补充正餐营养摄入不足，但要计算到一日总热量中。

（5）塔尖：为精纯食品如食用油、食用盐。食用油包含菜籽油、橄榄油、色拉油、芝麻油、奶油等，每日不应超过 30 g。食用盐不超过 6 g，除食盐外，酱油、咸菜、味精等高钠食物也应限制摄入。儿童、青少年、老人应当少吃或适量摄入精纯食用糖及高糖食物，建议成人食用糖每日摄入不超过 20 g。

2. 平衡膳食宝塔应用原则

（1）根据自己的能量水平确定食物需要（表3-3）：膳食宝塔建议的每人每日各类食物适宜摄入量范围适用于一般健康成年人，可根据不同个体的年龄、性别、身高、体重、劳动强度及季节进行适当调整。能量是决定食物摄入量的首要因素，一般说人们的进食量可自动调节，当一个人的食欲得到满足时，对能量的需要也就会得到满足。但由于人们膳食中脂肪摄入的增加和日常身体活动减少，许多人的能量摄入超过了自身的实际需要。对于正常成年人，体重是判定能量平衡的最好指标，每个人应根据自身的体重及变化适当调整食物的摄入，主要应调整的是含能量较高的食物。

目前，按照 7 个能量水平分别建议 10 类食物的摄入量，应用时要根据自身的能量需要进行选择。如从事轻体力劳动的成年男子，可参照中等能量 2400 kcal 膳食选择进食量。女性一般需要的能量往往比从事同等体力活动的男性低 200 kcal 左右。建议量均为食物可食部分的生重量。

（2）食物同类互换，调配丰富多彩的膳食（表3-4 至表3-8）：应用膳食宝塔可把营养与美味结合起来，按照同类互换、多种多样的原则调配一日三餐。每一类别的食物都包括许多品种，同一类食物中所含营养成分大体相同，可以进行互换，以免膳食单一，久食生厌。例如，食用碳水化合物时，面条可与相等份量的馒头、米饭、烙饼、玉米、土豆等食物进行互换，增加主食的多样性；大豆可与同等的豆制品如豆腐皮、豆干、豆腐、腐竹等进行替换；畜禽肉类之间也可进行互换，如鸡肉、鱼肉、猪肉、牛肉、羊肉等；鱼类可与同等虾、蟹等其他水产品互换；牛奶可与羊奶、酸奶等进行互换。

丰富多彩的膳食要求我们每日至少摄入 12 种以上的膳食且应食用多种颜色的食物，如黑色的黑米、黑豆等，紫色的紫薯、紫甘蓝、茄子等，白色的白菜、面粉、大米、鸡肉、鱼肉等，绿色的青菜、黄瓜、西蓝花、绿豆等，黄色的香蕉、杧果、小米、胡萝卜等，红色的红豆、西红柿、草莓、苹果、猪肉、牛肉等。

（3）因地制宜，充分利用当地资源：我国地大物博、幅员辽阔，各地区的饮食习惯及食物不尽相同。一方水土养一方人，只有因地制宜才能最大限度地利用当地膳食资源来达到平衡膳食的目的。例如，沿海城市居民可适当提高鱼虾等水产品的摄入量，减少牛羊肉的摄入量；牧区居民可适当增多奶类制品的摄入量，减少豆类的摄入量；农村地区可利用羊奶、豆类来补充蛋白质；若无法进行同类互换时，也可用大豆暂时代替奶类及其制品，蛋类可代替肉类、鱼类等，坚果类也含有丰富的蛋白质及脂肪等营养物质，可代替动物性食物来补充营养摄入的不足。

（4）合理分配三餐食量：为了保持身体健康，必须保证每日三餐、按时进食；在每日摄入的总能量中，早餐提供的能量应占全天总能量的 25% ~ 30%，午餐应占 30% ~ 40%，晚餐应占 30% ~ 40%，可根据职业、劳动强度和生活习惯进行适当调整。一般情况下，早餐安排在 6：30—8：30，午餐在 11：30—13：30，晚餐在 18：00—20：00 进行为宜。谷类在每日食物摄入量中占 33% 左右，蔬菜水果类在每日食物摄入量中占 31% 左右，蛋肉鱼类在每日食物摄入量中占 20% 左右，奶豆类在每日食物摄入量中占 12% 左右，油脂类在每日食物摄入量中占 4% 左右。零食作为一日三餐之外的营养补充，可以合理选用，但来自零食的能量应计入全天总能量之中。

（5）要养成习惯，长期坚持：合理膳食对于健康的益处非一朝一夕可以呈现，是一个长期的作用结果。只有长期合理地应用平衡膳食宝塔，才能充分发挥其对人类健康的重大促进作用。

表 3-1 常见水果中三种维生素的含量

水果	维生素 C（mg/100 g）	胡萝卜素（μg/100 g）	核黄素（mg/100 g）
鲜枣	243	240	0.09
猕猴桃	62	130	0.02
柑	28	890	0.04
橘	19	520	0.03
杧果	23	8050	0.04
苹果	4	20	0.02
葡萄	25	50	0.02
桃	7	20	0.03
草莓	47	30	0.03

表 3-2 畜禽肉类的主要营养成分及组成特点

类别	蛋白含量	类别	蛋白含量
瘦猪肉	10%～17%	肥猪肉	2.2%
瘦牛肉	约 20%	肥牛肉	15.1%
瘦羊肉	17.3%	肥羊肉	9.3%
鸡肉	23.3%	鸭肉	16.5%
鹅肉	10.8%		

表 3-3 平衡膳食宝塔建议不同能量膳食的各类食物参考摄入量

（g/d）

食物	低能量（约 1800 kcal）	中等能量（约 2400 kcal）	高能量（约 2800 kcal）
谷类	300	400	500
蔬菜	400	450	500
水果	100	150	200
肉、禽	50	75	100
蛋类	25	40	50

食物	低能量 （约 1800 kcal）	中等能量 （约 2400 kcal）	高能量 （约 2800 kcal）
鱼虾	50	50	50
豆类及豆制品	50	50	50
奶类及奶制品	100	100	100
油脂	25	25	25

表 3-4　谷类食物互换表（相当于 100 g 米、面的谷物食物）

食物名称	重量（g）	食物名称	重量（g）
大米、糯米、小米	100	烧饼	140
富强粉、标准粉	100	烙饼	150
玉米面	100	馒头、花卷	160
挂面	100	窝头	140
面条（切面）	120	鲜玉米	750～800
面包	120～140	饼干	100

表 3-5　豆类食物互换表（相当于 40 g 大豆的豆类食物）

食物名称	重量（g）	食物名称	重量（g）
大豆	40	豆腐干、豆腐泡	80
腐竹	35	素鸡、素火腿	80
豆粉	40	素什锦	100
青豆、黑豆	40	北豆腐	120～160
蚕豆（炸、烤）	50	南豆腐	200～240
豆腐皮、五香豆豉	60	内酯豆腐（盒装）	280
豌豆、绿豆	65	豆奶、酸豆奶	600～640
豇豆、红小豆	70	豆浆	640～800

表 3-6　乳类食物互换表（相当于 100 g 鲜牛奶的乳类食物）

食物名称	重量（g）	食物名称	重量（g）
鲜牛奶	100	酸奶	100
速溶全脂奶粉	13～15	奶酪	12
速溶脱脂奶粉	13～15	奶片	25
炼乳	40	乳饮料	300

表 3-7　肉类互换表（相当于 100 g 生肉的肉类食物）

食物名称	重量（g）	食物名称	重量（g）
瘦猪肉	100	蛋青肠	160
猪肉松	50	小红肠	170
叉烧肉	80	鸭肉	100
香肠	85	酱鸭	100
大腊肠	160	盐水鸭	110
大肉肠	170	酱羊肉	80
鸡翅	160	兔肉	100
猪排骨	160～170	鸡肉	100
瘦牛肉	100	白条鸡	150
酱牛肉	65	牛肉干	45
瘦羊肉	100		

表 3-8　油脂类食物互换表

食物名称	重量（g）	食物名称	重量（g）
花生油（1 汤匙）	10	菜籽油（1 汤匙）	10
豆油（1 汤匙）	10	香油（1 汤匙）	10
核桃	15	花生米	15
猪油	10	牛油	10
羊油	10	黄油	10
葵花籽（带壳）	25	西瓜子（带壳）	40

（二）糖尿病性神经病变患者的健康饮食

1. 饮食原则

医学营养治疗是糖尿病的基础治疗手段，包括对患者进行个体化营养评估、营养诊断、制订相应营养干预计划，并在一定时间内实施及检测。此治疗通过调整饮食总能量、饮食结构及餐次分配比例，有利于控制血糖，有助于维持理想体重并预防营养不良发生，是糖尿病及其并发症的预防、治疗、自我管理以及教育的重要组成部分。饮食治疗是糖尿病的基本治疗方法，各种类型的糖尿病患者均应坚持科学合理的饮食，即平衡饮食。糖尿病饮食治疗不仅仅是简单的控制进食量，而是通过平衡饮食来达到医学营养治疗的目标：①维持健康体重，超重或肥胖患者减重目标是 3～6 个月减轻体重的 5%～10%，消瘦者应通过合理营养计划达到并长期维持理想体重；②供给营养均衡的膳食，满足患者对微量营养素的需求；③达到并维持理想的血糖水平，降低糖化血红蛋白水平；④减少心血管疾病的危险因素，包括控制血脂异常和高血压。饮食治疗的原则：①调控每日摄入的总热量；②均衡饮食，合理安排各种营养成分，提倡多食粗粮；③规律、定量饮食，少食多餐，与运动、药物治疗密切配合；④戒烟、限酒；⑤饮食治疗个体化，满足生长发育，满足妊娠、哺乳妇女的特殊要求；⑥严格遵守，长期坚持。

控制每日热量摄入，以维持糖尿病患者的理想体重，达到良好控制血糖、血脂、血压，并延缓并发症发生的目的。每日总热量的估计包括：①对每日总热量的限制以维持标准体重为原则，可按照桂法公式或 Broca 法公式粗略计算。桂法，即 [身高（cm）–100]×0.9；Broca 法，即身高（cm）–110（身高在 165 cm 以上）或身高（cm）–105（身高在 165 cm 以下）。其中，用桂法公式计算结果更接近我国承认的标准体重表。②营养状况的评价：实际体重在标准体重上下 10% 范围内为正常体重，超过标准体重 20% 为肥胖，超过 10%～20% 为超重，低于标准体重 10%～20% 为体重不足，低于 20% 为消瘦。也可以按照体重指数（body mass index，BMI）=[体重（kg）/ 身高²（m²）] 评价。按照我国标准，BMI 在 18～24 为正常范围，24 < BMI < 28 为超重，BMI > 28 为肥胖，BMI < 18 为体重偏低。③劳动强度可分为轻、中、重体力劳动，轻体力劳动指身体主要以坐位或站立为主的工作，包括办公室工作、读书、装配、酒店服务员、实验室工作、教师讲课、洗衣、做饭、驾驶汽车、缓慢行走等；中等体力劳动包括了搬运轻东西、持续长距离行走、环卫工作、庭院耕作、油漆、管道工、电焊工、采油工等；重体力劳动包括了重工业、重农业、室外建筑、搬运、铸造、收割、挖掘、钻井、采矿、伐木、木工等。④计算总热量，具体见表 3-9。

表 3-9　不同劳动强度每千克体重每日所需热量

（单位：kJ/kcal）

劳动强度	超重、肥胖	正常体重	体重不足、消瘦
休息状态	63/15	83/20	105/20
轻体力劳动	105/25	126/30	146/35
中体力劳动	126/30	146/35	168/40
重体力劳动	146/35	168/40	188/45

注：儿童、妊娠和哺乳期妇女按照 168 kJ 计算。

每克碳水化合物、蛋白质均产热 4 kcal，每克脂肪产热 9 kcal。按照每日所需总热量和各营养素比例，将热量换算为食物重量。膳食设计时应先计算碳水化合物，然后计算蛋白质量，再计算脂肪需要量，最后用炒菜油补足脂肪的需要量。三餐能量一般按照 1/5、2/5、2/5 或 1/7、2/7、2/7、2/7 或 1/3、1/3、1/3 分配。可根据个人饮食习惯、病情及配合药物治疗的需要适当调整。具体见表 3-10。

（1）碳水化合物：膳食中碳水化合物所提供的能量应占总能量的 50%～65%。低血糖指数食物有利于血糖控制，但应同时考虑血糖负荷。血糖指数（glucose index，GI）是指食入 50 g 碳水化合物的食物后在一定时间（一般为 2 小时）体内血糖反应水平，与食入相当量的葡萄糖后血糖反应水平的百分比值，反映食物与葡萄糖相比升高血糖的速度和能力。通常将葡萄糖的 GI 值定为 100。一般 GI < 55 为低 GI 食物，56～69 为中 GI 食物，> 70 为高 GI 食物。烹饪方法对于食物升糖指数存在明显影响，烹调方法越精细，升糖指数越高，如稀饭的烹调时间越长、口感越细软，对血糖的升高作用越明显。血糖负荷（glucose load，GL）是指食物 GI 值与其碳水化合物含量乘积的百分比。GL 值< 10 为低 GL 食物，11～19 为中 GL 食物，GL > 20 为高 GL 食物。例如，在水果中，西瓜的 GI 为 72，但每个单位西瓜中含有相对低的碳水化合物，其 GL 为 6，所以糖负荷相对较低，72×6/100=4.3，对血糖的影响也相应较低。而大米的 GI 为 69，每个单位中包含 30 g 碳水化合物，69×30/100=20.7，其糖负荷较高，对血糖的影响就比较高。GL 已经是心肌梗死的一个独立危险因素。研究结果显示，综合考虑 GI 和 GL 有助于对餐后血糖波动的控制，并能减少心血管病的危险因素。糖尿病患者摄入适量的糖醇和非营养性甜味剂是安全的，应定时、定量进餐，尽量保持碳水化合物均匀分配；控制添加糖摄入，不喝含糖饮料。

（2）蛋白质：肾功能正常的糖尿病患者，蛋白质摄入量可占功能比的 15%～20%，保证优质蛋白质比例超过 1/3。推荐的蛋白质摄入量约为 0.8 g/（kg·d），蛋白质来源应以优质动物蛋白为主，必要时可补充复方 α– 酮酸制剂。

（3）脂肪：膳食中由脂肪提供的能量应占总能量的 20%～30%。饱和脂肪酸摄入量不应超过饮食总能量的 7%，尽量减少反式脂肪酸的摄入。单不饱和脂肪酸在总脂肪摄入中的供能比宜达到 10%～20%，多不饱和脂肪酸摄入不宜超过总能量的 10%，并适当增加富含 ω–3 脂肪酸食物的摄入比例，富含 ω–3 脂肪酸的食物主要为深海鱼类和坚果类，如鲱鱼、鲑鱼、鳕鱼、核桃等。

（4）膳食纤维：豆类、富含纤维的谷物类（每份食物 ≥ 5 g 纤维）、水果、蔬菜和全谷物食物均为膳食纤维的良好来源。提高膳食纤维摄入对健康有益。建议糖尿病患者达到膳食纤维每日推荐摄入量，即 10～14 g/1000 kcal。

（5）钠及微量营养素：食盐摄入量限制在每日 6 g 以内，每日钠摄入量不超过 2000 mg，合并高血压患者更应严格限制摄入量，同时应限制摄入含钠高的调味品及食物，如味精、酱油、调味酱、腌制品等加工食品等。糖尿病患者容易缺乏 B 族维生素、维生素 C、维生素 D 以及铬、锌、硒、镁、铁、锰等多种微量元素，可根据营养评估结果进行适量补充。长期服用二甲双胍者应预防维生素 B_{12} 缺乏。不建议长期大量补充维生素 E、维生素 C 及胡萝卜素等具有抗氧化作用的制剂，其长期安全性仍待验证。

（6）饮酒：不推荐糖尿病患者饮酒，若饮酒应计算酒精中所含的总能量。女性一天饮酒的酒精量不超过 15 g，男性不超过 25 g（15 g 酒精相当于 350 mL 啤酒、150 mL 葡萄酒或 45 mL 蒸馏酒），每周不超过 2 次。应警惕酒精可能诱发的低血糖，避免空腹饮酒。

表 3–10 食物血糖指数和血糖负荷食品分类

分类	名称	血糖指数	血糖负荷
粮食	大米	69	30
	米饭	86	37
	糯米	92	44
	面包（馒头）	70	11
	面条	61	23
	燕麦片	68	23
蔬菜	黄豆	18	1
	玉米	53	9
	扁豆	29	5
	芋头	55	4
	山药	37	13
	西红柿	60	14
	鲜土豆	50	14
	胡萝卜	47	3

续表

分类	名称	血糖指数	血糖负荷
水果	苹果	38	6
	鲜桃	42	5
	香蕉	52	12
	葡萄	46	8
	橘子	42	5
	梨	38	4
	西瓜	72	4
其他	牛奶	27	3
	酸奶	36	3
	蜂蜜	55	10
	鸡蛋	37	15
	可乐	53	14
	橘汁	52	12

2. 糖尿病性神经病变与微量元素

糖尿病性神经病变是糖尿病变最常见和最重要的并发症之一，约有一半患者受到影响。其临床症状除了疼痛和感觉剥夺外，糖尿病性神经病变患者还可能患有四肢溃疡。糖尿病性神经病变的进展对健康有重大影响，也是糖尿病患者截肢的主要原因，严重降低了患者的生存质量。但是，造成这种并发症的机制目前尚不清楚。糖尿病性神经病变可通过多种途径继续发展，包括多元醇途径的激活增加、氧化应激、糖基化终产物形成提前、神经缺氧/缺血、蛋白激酶 C（protein kinase C，PKC）激活和神经生长因子减少等。微量元素是糖尿病领域新兴的热点。最近的研究证实，糖尿病条件下各种微量元素的转运、分布、排泄和积累发生了不同的变化，葡萄糖异常所引起的微量元素代谢紊乱与糖尿病的进展及并发症的发生有关，微量元素可能发挥保护或清除作用，并且是细胞内抗氧化防御中几种关键酶的必需成分。微量元素的缺乏或过量可能导致促氧化剂/抗氧化剂平衡的紊乱，并会随着疾病的发展而导致继发并发症的逐步出现。

（1）硒：是人体必需的微量元素，其对脂质代谢产生的过氧化物引起的细胞膜损伤具有保护能力。硒的抗氧化作用是通过谷胱甘肽过氧化物酶清除体内氧自由基，减少脂质过氧化，使质膜免受氧化物的损伤，保护胰岛素 A、B 肽链间二硫键免受氧化破坏，从而保证了胰岛素分子的完整结构和功能，起到降血糖的作用。硒对糖脂代谢的影响体现在硒对糖、脂代谢过程中一些关键酶的调控上。有越来越多的证据表明，硒与糖尿病之间存在关联，硒通过硒依赖性谷胱甘肽过氧化物酶和其他参与抗氧化系统的硒蛋白来预防糖尿病并发症的发生。来自不同国家的研究人员已经报道了在链脲佐菌素诱导的糖尿病大鼠中血浆硒含量显著增加，但是在注射胰岛素后这种异常得到改善。此外，维持维生素 E 和硒缺乏的饮食（即抗氧化剂状态差）的大鼠在正常服用非糖尿病剂量的链脲佐菌素后，对糖尿病的敏感性增强。以亚硒酸盐的形式向链脲佐菌素诱导的糖尿病大鼠施用硒可以大大降低高水平的血清葡萄糖，在重复服用亚硒酸盐后高血糖状态可以逐渐恢复正常。

平时要经常进食富含硒的食物，如高蛋白食物中的肉类、海产品、大蒜、蘑菇、谷类等。同时，由于食物过多精细的加工也是膳食缺硒的重要原因，因此要少食精加工食物。

（2）铬：是铬调素的组成成分，可以促进肌肉细胞及脂肪细胞中的糖酵解过程，充当肌细胞中糖原分解的抑制剂。在肾上腺皮质激素的分类中，其被归类为"降血糖金属元素"。铬是胰岛素作用的辅助因子，有助于维持葡萄糖稳态。其主要通过促进胰岛素与细胞受体的结合，增强胰岛素的生物学效应，并参与碳水化合物、脂质及蛋白质的代谢。铬还可以通过影响人体脂肪代谢与胆固醇代谢，使胆固醇氧化物不易过量沉积在血管壁中，从而预防动脉硬化的发生。糖尿病患者的血清铬较低，尿中铬含量急剧增加。低铬可能归因于损失增加与吸收减少同时存在，因为 1 型糖尿病中的代谢控制系统实际上需要额外的铬。经证实，糖尿病患者补充铬基化合物后胰岛素反应性得到改善，其机制可能是通过降低肿瘤坏死因子 α（tumor necrosis factor-alpha，TNF-α）抵抗素和白细胞介素 6（interleukins-6，IL-6）的浓度，增加胰岛素受体 RNA 信使的浓度，增强胰岛细胞敏感性。许多试验已经证实，补充铬可以改变高血糖状态和减缓并发症的进展。

铬广泛存在于食物中，其最好来源是肉类，特别是肝脏和其他内脏，这些都是生物有效性高的铬的来源。啤酒酵母、未加工的谷物、麸糠、坚果类、乳酪也提供较多的铬；软体动物、海藻、红糖、粗砂糖中铬的含量高于白糖。铬的丰富来源有干酪、蛋白类和肝。良好来源有苹果皮、香蕉、牛肉、啤酒、面包、红糖、黄油、鸡、玉米粉、面粉、植物油和全麦。一般来源有胡萝卜、青豆、柑橘、菠菜和草莓。微量来源有大部分水果和蔬菜、牛奶及糖。食品精加工后铬大量流失。

（3）锌：一种人体必需的营养素，已被证明具有多种胰岛素共佐剂特性，锌离子保护因子通过保护各种蛋白质和酶的巯基免受自由基的破坏而发挥抗氧化剂作用。饮食中锌摄入不足会增加葡萄糖、脂质、甘油三酯、尿素和肝脏脂质过氧化水平。缺锌饮食还会导致血清谷草转氨酶、谷丙转氨酶和肝谷胱甘肽 S 转移酶的增加，以及血清碱性磷酸酶和谷胱甘肽过氧化物酶活性的降低。异常的锌稳态是糖尿病并发症发病机制中的一种，目前已发现缺乏锌会增加患糖尿病和糖尿病并发症的风险。糖尿病的几种并发症可能与细胞内氧化剂和自由基的增加有关，这些自由基与细胞内锌和锌依赖性抗氧化剂的减少有关。锌可有效改善各种动物模型中与糖尿病相关的并发症。其也是有效的抗氧化剂金属硫蛋白（metallothionein，MT）的基因和蛋白质表达的有效诱导剂。金属硫蛋白在清除自由基中起关键作用，并且是细胞内锌运输、动员、储存和转移的主要调节剂，参与重金属的排毒，维持包括锌在内的必需金属在体内的平衡，并提供对活性氧（reactive oxygen species，ROS）的抗氧化作用。在当前的研究中发现，与非糖尿病大鼠相比，糖尿病大鼠的运动神经传导速度（motor nerve conduction velocity，MNCV）明显降低，MNCV 是糖尿病性神经病变中神经功能障碍的指标。补充锌可以部分逆转糖尿病大鼠 MNCV 的下降，这表明锌可能有助于改善糖尿病大鼠周围神经的神经功能。此外，与非糖尿病大鼠相比，糖尿病大鼠的触觉反应阈值有明显下降，但是锌的补充明显减轻了糖尿病性神经病变所带来的影响，这表明锌的补充部分减轻了糖尿病大鼠周围神经病变的进展。另外，锌最近被证明是可能的针对自由基损伤的保护剂。MT 在哺乳动物组织中普遍表达，并且可以被锌高度诱导，补充锌已显示可减轻人的糖尿病性神经病症状。因此，补锌的保护作用可以通过其对 MT 的作用来介导。锌参与胰岛素受体起始的信号及其合成的调控。糖尿病患者的血清锌水平较低，一项研究表明糖尿病患者的微血管并发症与血清锌水平低有关。补充锌可以通过控制血糖和胰岛素抵抗，同时改善 β 细胞功能来预防疾病发展为糖尿病。

锌的食物来源很广泛，但各种食物含锌量差异甚大。含锌量最高的为牡蛎、鲱鱼等海产品，每 100 g 中含有 100 mg 锌。除海产品外，肉、肝、禽、蛋、鱼等动物性食物一般含锌量较多，为 2～5 mg/100 g。植物性食物中全麦、糙米、大豆、花生、核桃、芝麻等，以及菌菇类、白菜、白萝卜中含锌量也稍多，但由于存在较多纤维素及植酸，锌的吸收利用率较差。

（4）镁：由于镁摄入量低和镁损失增加而引起的低镁血症在控制不佳的糖尿病患者中很常见。这些患者低镁的原因之一是由于高血糖、尿糖和胰岛素抵抗引起的肾脏排泄增加。此外，低细胞内镁浓度会对细胞葡萄糖的转运、酪氨酸激酶活性、受体后胰岛素作用以及胰腺中胰岛素的分泌产生负面影响。糖尿病足患者的低镁血症会恶化血糖控制，糖尿病的微血管和大血管并发症都与高血糖和（或）不受控制的血糖密切相关。有人指出糖尿病的特征是镁平衡失调，胃肠道吸收不足，肾脏重吸收改变和由代谢和（或）pH 紊乱引起的再分布。先前的研究表明，低血清镁水平与糖尿病足相关，低镁血症与神经病和血小板活性异常有关，两者都是发展糖尿病足的危险因素。镁被认为是 2 型糖尿病进展及其并发症的独立预测因子，临床试验已经证实，补充镁可以改善糖尿病患者的高血糖、氧化应激和炎症反应。一项研究发现镁与反映糖尿病性周围神经病变患者神经传导功效的参数有关。此外，在另一项研究中，补充镁可导致正常体重受试者的平均空腹血糖、甘油三酯水平和胰岛素抵抗显著降低。镁改善胰岛素代谢指标、脂质分布、炎症生物标志物和氧化应激的原因，可能是其对乙酰辅酶 A 羧化酶的影响，该酶催化丙二酰辅酶 A 的形成并与生理性胰岛素分泌有关，并且抑制核因子 κB（nuclear factor kappa B，NF-κB）。此外，服用镁可能竞争性地抑制电压依赖性钙通道，而钙通道已知在胰岛素分泌中起作用。在人类中，血清镁水平过低与超敏 C- 反应蛋白水平相关。Dibaba 等人的荟萃分析研究表明，饮食中镁的摄入与血清 C- 反应蛋白值显著成反比。几项横断面研究表明，镁摄入与某些炎症标记物（包括超敏 C- 反应蛋白）之间存在反比关系。在另一项研究中，患有无法解释的慢性疲劳的中度镁缺乏患者的抗氧化能力较低。但是，在血液透析受试者中，每周 3 次补充 440 mg 镁，连续 6 个月，这不会影响 C- 反应蛋白值。镁的抗感染作用可能归因于其对钙的拮抗作用以及对 N- 甲基 - 七叶皂苷受体失活的影响和对 NF-κB 的抑制作用。此外，镁的摄入可通过降低 ROS 的产生和增加谷胱甘肽过氧化物酶（glutathione peroxidase，GSH-Px）的活性来增加 TAC 的水平。

饮食摄入是镁离子的主要来源，其中以绿叶、大豆、坚果、蔬菜、谷类、海鲜等含量最多（表 3-11 ～表 3-13）。

表 3-11　100 g 可食部分锌的含量

名称	含量（mg）	名称	含量（mg）
肝	8.53	黄鳝	2.38
瘦猪肉	5.59	甲鱼	2.31
羊肉	3.98	虾	2.24
牛肉	3.71	鲫鱼	2.19
鸡胗	2.76	鲍鱼	1.75
猪蹄	2.64	墨鱼	1.72
肋排	2.64	南瓜子	7.12
鹌鹑	2.23	西瓜子	6.76
猪肉	2.06	葵花籽	5.91
兔肉	1.79	松子	5.49

名称	含量（mg）	名称	含量（mg）
鸡腿	1.69	莲子	2.78
干贝	5.05	花生米	2.5
虾仁	4.7	毛豆	4.21
螺蛳	4.04	豆腐皮	3.81
河蚌	3.95	百叶	3.01
鲤鱼	3.57	油豆腐	1.94
螃蟹	3.44	蚕豆	1.77

表 3-12 100 g 可食部分硒的含量

名称	含量（μg）	名称	含量（μg）
虾仁	101.9	猪蹄筋	17.8
蛋	98	心	14.5
干贝	76.4	猪肚	13.9
鳗鱼	61.1	鸭肉	13.7
小黄鱼	55.2	猪肉	12
墨鱼	48	鸽子	11.1
带鱼	44.4	牛肉	10.6
黄鳝	35.4	鸡胗	10.5
虾	29.7	鸡胸脯	10.5
鳜鱼	26.5	肋排	11.1
河蚌	20.2	全鸡	10.2
螺蛳	16.9	猪蹄	11.0
海蜇	16.6	咸鸭蛋	36.55
鲤鱼	15.7	鸡蛋黄	27.21
甲鱼	15.2	鹌鹑蛋	25.48
肾	48.4	皮蛋	10.85
肝	25.2	鸭蛋	7.59

表 3-13 100 g 可食部分镁的含量

名称	含量（mg）	名称	含量（mg）
苔菜	1257	海参（干）	1047
松子（生）	567	榛子（炒）	502

续表

名称	含量（mg）	名称	含量（mg）
西瓜子（炒）	448	麸皮	302
墨鱼（干）	359	鲍鱼（干）	352
桑椹（干）	332	山核桃	306
芝麻籽	290	虾皮	265
荞麦	258	黑豆	243
莲子	242	白菜（干）	219
黄豆	199	芸豆	197
绿茶	196	豆奶粉	184
菠菜（干）	183	杏仁	178
螺蛳	178	燕麦片	117
口蘑	167	腰果	153
豆腐卷	152	玉米糁	152
黑米	147	香菇（干）	147

3. 糖尿病性神经病变的食疗方

药膳是以药物和食物为原料，经过烹饪加工制成的一种具有食疗作用的膳食，将药物作为食物，赋食物以药用，药借食力，食助药威，既有营养价值又可防病治疗。药膳也是中医治疗学的重要组成部分，是中医医学知识与烹饪经验相结合的产物。药膳历史由来已久，目前在慢性病防治中应用广泛。

中医注重整体观念，认为人体是一个有机的整体，人与自然也是一个有机的整体，人体内阴阳平衡、气血调和，人就健康，可称之为阴平阳秘。当存在四季气候异常、过度劳累、饮食不节、情志失调等因素时，人体气血阴阳的平衡就会被影响，继而发病。生于大自然的动物、植物，禀受天地阴阳之气具有四气五味，这些动物、植物有的单纯作为药物，有的单纯作为食物，而有的既是药物又是食物，用药物、食物的偏性调节人体的气血阴阳失衡，即为药膳食疗的根本所在。正如《素问·脏气法时论》所言："毒药攻邪，五谷为养，五果为助，五禽为益，五蔬为充，气味合而服之，以补精益气。"

糖尿病属于中医学"消渴"范畴，其发病原因比较复杂，主要由于先天禀赋不足，素体阴虚，复因饮食不节、情志失调、劳欲过度导致脏腑功能失调、气血运行失常，出现阴虚燥热，导致该病发生。临床上，诸医家依据药物的四气五味归经，选取益气养阴、清热降火的中药制成药膳以扶正祛邪、标本兼顾，可有效防治糖尿病。依据"药食同源"之说，糖尿病患者的养生药膳中，益气药常用黄芪、党参、人参、太子参、灵芝、木耳等；益气养阴药常用西洋参、黄精等；滋阴润燥药常用玉竹、知母、石斛、百合、麦冬、天冬、沙参、银耳等；补益肝肾药常用枸杞子、女贞子、山萸肉、制何首乌、黑芝麻等；健脾补肾药有山药、芡实等；健脾药有茯苓、薏苡仁等；清热降火药有桑叶、葛根、天花粉、生地黄、玄参、地骨皮、大黄等；活血化瘀药有山楂、丹参等。其中，山药、枸杞子、人参、黄精、玉竹、黑芝麻、银耳、木耳、茯苓、薏苡仁、桑叶、葛根、山楂等，性味和口感较好，现代药理研究又显示其具有调节血糖和降糖作用，属"药食同源"之佳品。

在长期防治消渴病的过程中，古代医家认识到消渴病多是肥人膏粱之疾，所以特别指出控制饮食对防治消渴病可起到积极作用。《素问·腹中论》提出消渴"热中消中，不可服膏粱、芳草、石药"的观点。唐代孙思邈认为"食物消作小便"，食物在体内经过脾胃运化腐熟，最终化为糟粕、小便，这为糖尿病的饮食控制疗法提供了理论基础。他把控制饮食看成消渴病能否治愈的关键因素，提出"夫消渴者，凡积久饮酒，无有不成消渴病者……所慎者有三，一饮酒、二房事、三咸食及面，能慎此者，虽不服药，而自无可他，不知此者，纵有金丹，亦不可救，深思慎之"。《儒门事亲·三消之说当从火断》也强调"不减滋味，不戒嗜欲，不节喜怒，病已而复作"，说明消渴病因与饮食不节有密切关系。

饮食疗法中的药膳汤粥疗法是独特而实用的疗法，是中医药膳学宝库中的重要精华。《素问·五常政大论》中提到"谷肉果菜，食养尽之"，这种以粥扶正、以药治病的独特搭配理论，是药膳汤粥疗法的理论支撑。糖尿病被视为一种难以根治的慢性疾病，需要长期饮食调理和药物治疗。中药药膳性味平和，便于长期坚持和实施，是一种简便易行的糖尿病辅助治疗手段。

根据糖尿病阴虚为本、燥热为标的基本病机，予以养阴生津、清热润燥的治疗方法。由于病情迁延不愈，该病常发生气虚血瘀及阴损及阳的病变，则应适时地选用活血化瘀、健脾益气、滋补肾阴、温补肾阳、阴阳双补等治法，因此可将糖尿病分为下面几型施以药膳汤粥。

（1）肺胃阴虚燥热：该证型者表现为口渴欲饮、口干烦热、便干尿黄，舌红苔少，脉细数等。治法以养肺胃之阴为主。药膳汤粥可以北沙参、天花粉、玉竹、龟肉、银耳、粳米等益胃生津、养阴清热之品作为原材料。如天花粉粥，组成为天花粉 30 g，粳米 100 g。用法是先煎天花粉，煎好后去渣，取天花粉汁，然后加入粳米煮成粥。每日分 2 次食用。

（2）气阴两虚：该证型者表现为神疲乏力、气短自汗、咽干口渴、五心烦热、大便秘结，舌质淡或红，少苔，脉细等。治法当以补气养阴为主。药膳汤粥可选以山药、西洋参、黄精、龙眼、南沙参、乌梅等益气养阴之品。如黄精粥，组成为黄精 50 g，粳米 100 g。用法是将黄精用清水泡后捞出切碎，与粳米一同放入锅内煮粥。温服，每日 1 次。

（3）肝肾阴虚：该证型者表现为耳鸣目眩、失眠健忘、腰膝酸软、五心烦热、胸胁胀痛、盗汗遗精，舌红少苔，脉细数等。治法当以滋补肝肾为主。药膳汤粥可选择山药、枸杞、山茱萸、鸽肉、羊肾、黑芝麻等补益肝肾之品。如淮山枸杞子粥，组成为枸杞子 10 g，山药 15 g，大米 50 g。用法是把枸杞子、山药洗净，切薄片。大米洗干净后，与山药、枸杞子一同放入锅中，加水 500 mL。然后用武火煮沸，再文火煮 35～40 分钟即成。每日 1 次，每次吃粥 50 g，早餐食用。

（4）阴阳两虚：该证型者表现为疲乏无力、腰膝酸软、形寒肢冷，舌淡苔白，脉沉等。治法当滋阴助阳。药膳汤粥可选肉桂、韭菜、人参、黄精、羊肉等温阳补阴之品。如桂黄粥，组成为肉桂 3 g，熟地黄 10 g，鲜韭菜 30 g，大米 100 g。用法是先煎熟地黄和肉桂，去其渣取其汁，再加入大米一同煮粥，后加入韭菜，食用前加入油和食盐。每日 1 次。

（5）肺热：该证型者表现为烦渴燥热、口干喜饮、小便频多，舌红少津，苔薄黄，脉洪数等。治法当以清热润肺为主。药膳汤粥应选知母、绿豆、葛根、百合、玉竹等清热润肺、养阴生津之品。如竹笋粳米粥，组成为竹笋 1 个，粳米 100 g。用法是将鲜竹笋去皮洗净后切片，与粳米一同放入锅内煮成粥。每日分 2 次服。

（6）气虚血瘀：该证型者表现为面色淡白或晦暗、少气懒言、神倦乏力，或见胸胁刺痛、疼痛固定、拒按，舌淡或紫黯，脉沉涩等。治法当以补气活血为主。汤粥药膳可选择黄芪、山药、陈皮、当归、蘑菇、山楂、丹参等补气活血化瘀之品。如黄芪地龙桃仁粥，组成为黄芪 60 g，地龙 2 条，桃仁

10 g，粳米 50 g。用法是先煮黄芪、桃仁，取汁 150 mL，与粳米同煮成粥。地龙研成粉，调入药粥中。以上为 1 日量，1 个月为 1 个疗程。

（7）湿热中阻：该证型者表现为渴不欲饮、四肢困重、脘痞满闷、口苦而黏腻、小便黄、大便黏腻不爽，舌红，苔黄腻，脉濡数等；治法当以清热化湿为主。药膳汤粥应选薏苡仁、陈皮、白扁豆、黄连、苦瓜、茯苓等清热燥湿、化湿畅中之品。如薏苡仁粥，组成为薏苡仁 150 g，薄荷 15 g，荆芥 15 g，葱白 15 g，豆豉 50 g。用法是将薄荷、荆芥、葱白洗净后放入锅，加水 1500 mL，水开后文火煎 10 分钟，过滤后将汤汁倒入碗内备用，将薏苡仁洗后入锅，加入过滤后的汤汁，置中火上煮至薏苡仁开花蒸烂。食用时，加入食盐调味即可。每日 1 次。

除此之外，还有一些日常茶饮可以改善症状，总结如下。①山药黄芪茶：山药 100 g，黄芪 50 g，共煎水当茶饮。②红根内金茶：鲜菠菜根 100 g，鸡内金 15 g，共煎水服，每日 2～3 次。③玉米须茶：玉米须 50 g，煎汤代茶饮，有减轻消渴症状之效。④人参茶：每日 3～5 g 煎水或泡水代茶饮，可治疗因津液耗损而出现的口渴。⑤天麻橘皮饮：天麻 10 g，鲜橘皮 20 g，煎水代茶。适用于糖尿病合并高血压患者。⑥山楂：山楂 15 g，荷叶 10 g，研成粗末，煎水代茶，每日 1 剂。⑦参杞茶：红参片 3 g，枸杞 10 g，放入有盖杯中，用沸水冲泡，加盖闷 15 分钟，代茶饮。至水淡无味，再将红参片、枸杞嚼食。可治疗糖尿病气虚为主、燥热不甚者。人参益气生津，枸杞滋阴补肾，有降血糖作用，可常服。

还有一些使用药物、食物做成的点心和粥，部分可代替主食食用，增加糖尿病患者饮食的多样性，现总结如下。①荞麦饼：荞麦 300 g，糯米粉 150 g，葛根 50 g，橘皮 5 g，砂仁 3 g，乌梅 5 g。荞麦、葛根打成细粉备用。将橘皮、砂仁、乌梅用水 500 g 煎煮 20 分钟，滤取浓缩汁。将荞麦面、葛根粉、糯米粉同浓缩汁和成面团，做成小饼，放入锅中蒸熟，可代主食。②小米饼子：小米面 500 g，黄豆面 100 g，蚕蛹 50 g。蚕蛹烘干，研成面，与小米面、黄豆面一起加水适量，做成饼子，上屉蒸熟即可。具有和中、健脾、益肾、除烦热、止消渴、和胃安眠之功效。③莲子茯苓糕：莲子、茯苓、麦冬各 250 g。将原料分别洗净、晾干、研末，加水调匀，上笼蒸熟，每取适量作点心食用。④豆渣饼：豆腐渣掺玉米或高粱面，再加花椒、大料面及少量食盐，和面擀成饼子，蒸熟食用。⑤山药薏米粥：山药 25 g，薏苡仁 25 g，研细末，煮粥食用。适用于糖尿病患者腹泻、食欲缺乏或兼水肿者。⑥黄芪燕麦粥：黄芪 15 g（研末），燕麦 50 g，共煮粥常服。黄芪益气补虚，燕麦健脾补肾、养胃、降脂，尤适用于糖尿病合并脂肪肝、冠心病、高血压以及有虚汗、盗汗的糖尿病患者。⑦山药苡仁枸杞粥：糯米或粳米 50 g，山药 50 g，苡仁米 25 g，莲子 25 g，枸杞 12 g。将上述原料各自清洗后加水 500 mL，文火煮至米烂粥稠，分次食用。此粥有健脾固肾、益气养阴之功，尤适于糖尿病善后调理，以巩固疗效，预防复发，可经常食用之。⑧糯米桑白米花饮：糯米、米花各 30 g，桑白皮 15 g。将三物加水煮烂后服食，每日 1 次。有补中益气、养阴止渴之功，适用于治疗糖尿病之烦渴。

二、糖尿病性神经病变的预防及生活调摄（非药物疗法）

（一）糖尿病性神经病变的预防

2 型糖尿病性周围神经病变主要累及感觉神经、自主神经以及运动神经等，患者普遍存在疼痛感、麻木感以及运动功能障碍等临床症状。随着 2 型糖尿病发病年龄趋向年轻化，导致个体暴露于糖尿病的时间延长，将不可避免地增加糖尿病并发症风险。因此，在糖尿病仍然无法根治的背景下，积极预防显得尤为重要。目前普遍认为，遗传易感性、生活方式及环境因素的共同作用会促进 2 型糖尿病的发生，并且这些影响因素之间还存在着复杂的交互作用。糖尿病并发症的治疗和管理都大大增加了卫生经济负担，以美国为例，糖尿病患者 50% 以上的医疗支出都用于糖尿病性肾病、神经病变、视网膜病变、卒中和冠心病等糖尿病并发症的治疗。在此背景下，有人提出了糖尿病的精准预防，其内容为结合个体的生物信息学，如基因组学、表观遗传组学、转录组学、蛋白组学、肠道菌群谱和代谢物组学等，然后以个体化的方式提供饮食、运动等方案，以及如何规避一些环境危险因素等，从而实现更加精准有效的糖尿病预防。中医的辨证论治与糖尿病的精准预防在某种程度上不谋而合，均强调了个体化治疗，未来有待进一步探索，以便更好地进行糖尿病及其并发症的预防。

糖尿病性神经病变的预防包括以下几个方面。①控制代谢紊乱：严格控制血糖可以减少糖尿病性周围神经病变的风险。②加强足部护理：选择合适的鞋袜，软皮皮鞋、运动鞋是最理想的鞋子，还要经常检查并取出鞋内可能存在的异物。正确洗脚和护脚，建议糖尿病患者每日洗脚。秋冬季节足部容易干裂，可用润肤霜均匀涂擦在足的表面。③定期进行筛查及病情评价：患者在诊断为糖尿病后，至少每年筛查一次糖尿病性周围神经病变；对于长期使用二甲双胍的患者，应重视体内潜在的维生素 B_{12} 缺乏的可能；对于糖尿病病程较长或合并有眼底病变、肾病等微血管并发症的患者，应该每隔 3 ～ 6 个月检查双足感觉；一旦诊断为糖尿病性多发性末梢神经病变，应该特别保护丧失感觉的双足。

1. 生活方式干预

世界卫生组织（World Health Organization，WHO）将合理膳食、适量运动、戒烟限酒、心理平衡作为健康的四大基石，而不健康的生活方式将会损伤人们的健康。生活方式主要是指人们如何运用外在的环境资源形成一定的生活模式以满足自身对生活的需求，也就是如何生活。糖尿病的发生主要是由于遗传因素和环境因素引起的，而外在环境因素主要指的就是生活方式。生活方式是影响糖尿病发生的一个重要因素，生活方式主要由生活习惯和行为方式两个方面组成。生活习惯主要包括饮食习惯、作息习惯、运动习惯，行为方式主要有吸烟、饮酒、久坐等方面。近年来，我国糖尿病发病率迅速增加，尤其是 2 型糖尿病，而控制体重及维持健康生活方式等在一定程度上可以有效降低 2 型糖尿病的风险。大量研究显示，积极预防糖尿病的好处不仅仅是不患有或延迟患有糖尿病，更可以延长寿命、减少糖尿病各种并发症。一项始于 1986 年的研究显示，对 576 例餐后血糖偏高（糖耐量受损）的入组患者，其中 438 例患者给予饮食和（或）运动的生活方式干预治疗。经过 6 年积极生活方式治疗后，对受试者进行了长达 30 年的随访。结果显示，与没有接受生活方式干预的人相比，生活方式干预使糖耐量受损人群的糖尿病发病时间延迟 3.96 年。同时，生活方式干预使糖尿病发生风险降低 39%，心血管疾病发生风险降低 26%，糖尿病微血管病变发生率降低 35%，心血管疾病死亡率降低 33%，总死亡率降低 26%；平均预期寿命增加 1.44 年。

膳食高能量、高盐、高脂肪导致的超重、肥胖以及环境等因素造成了我国糖尿病前期的人数逐年增多。目前，我国约 50% 成人处于糖尿病前期，可以说是 2 型糖尿病的"后备军"，如果任其发展，则会给个人、家庭、社会带来沉重的经济负担。一般来说，对于肥胖者而言，体重减轻 5% ～ 7% 就能够有效降低患糖尿病前期的风险。我国 2 型糖尿病防治指南建议，糖尿病前期者应通过饮食控制和运动以降低糖尿病的发生风险。具体目标为：①超重或肥胖者 BMI 达到或接近 24，或体重至少下降 7%；②每日饮食总热量至少减少 400 ～ 500 kcal；③饱和脂肪酸摄入占总脂肪酸摄入的 30% 以下；④中等强度体力活动至少保持在 150 分钟 / 周。

肥胖是糖尿病的重要危险因素，肥胖导致的机体慢性炎症状态与胰岛素抵抗密切相关。肥胖状态下，脂肪细胞可分泌更高水平的 TNF-α，引发 IL-6 和单核细胞趋化因子的释放，从而诱导巨噬细胞与内皮细胞协同增效形成促炎状态。大多数糖尿病患者伴随着肥胖及脂肪细胞 TNF-α 高水平表达，所以积极减重可以有效地降低糖尿病发生的风险以及有助于更好地控制血糖，减少糖尿病并发症的出现。

2. 戒烟

根据 WHO 于 1997 年发布的规定，一生中连续或者累计吸烟 6 个月及 6 个月以上者被定义为吸烟者。我国是世界上最大的烟草生产国和消费国，最近一项覆盖全国的监测发现成年人群吸烟率为 28.3%，据此估计中国成年吸烟人群可达 3.96 亿人，吸烟、2 型糖尿病俨然成为当前危害公共健康的两个重要的危险因素，吸烟促进心脑血管疾病的发生发展，是 2 型糖尿病发生的独立危险因素，增加糖尿病大血管病变、微血管病变等的发病率及死亡率。吸烟被视为 2 型糖尿病可改变的一个危险因素，为了预防糖尿病，应鼓励戒烟。

吸烟产生的主要有害成分包括尼古丁、一氧化碳、焦油、丙烯醛等。香烟烟雾、雪茄、烟斗和无烟烟草等烟草产品燃烧后含有 5000 种化学物质，包括 50 种致癌物、刺激性和有毒物质，会损伤不同的器官、系统和生理过程的组织特异性。有研究表明，吸烟会导致血糖、血清胰岛素及胰岛素抵抗指数明显升高，从而导致胰岛素抵抗发生风险较高。Bergman 等人的研究观察到吸烟人群的胰岛素敏感性明显低于非吸烟人群，而在经历 2 周戒烟后的吸烟人群中胰岛素敏感性明显提高，且该研究还从细胞水平观察到，尼古丁可通过激活哺乳动物西罗莫司靶蛋白（mammalian target of rapamycin，mTOR），增强胰岛素受体底物（insulin receptor substrate，IRS）IRS-1 ser636 的磷酸化水平，而影响细胞内胰岛素转导通路，导致胰岛素抵抗的发生。针对儿童的研究也发现，在怀孕或哺乳时母亲有烟草烟雾暴露，也会导致儿童胰岛素抵抗的发生。还有研究表明，吸烟者更容易发生腹型肥胖，尽管吸烟会导致一定的体重下降，而腹型肥胖在吸烟所致胰岛素抵抗中扮演着重要的角色。McTernan 等人对无糖尿病史的不同对象不同部位的脂肪组织中抵抗素 mRNA 表达对比发现，腹部脂肪组织中抵抗素 mRNA 的表达较大腿脂肪组织高，提示腹部脂肪中的抵抗素表达增加与腹型肥胖相关 2 型糖尿病的发病有关。Abdella 等人则发现患有 2 型糖尿病的吸烟者不仅血糖水平较高，瘦素水平亦明显低于非吸烟者。尼古丁是香烟燃烧后的产物，也是吸烟引起糖尿病的罪魁祸首之一。Clair 等人研究了尼古丁在人体内的代谢物——可替丁水平与糖化血红蛋白的关系，结果显示体内可替丁水平 ≥ 3 ng/mL 与高糖化血红蛋白水平有相关性，提示吸烟会引起人体糖代谢异常进而导致糖尿病的发生。

吸烟还会导致胰腺及全身性的炎症，很多研究认为吸烟可通过介导炎症导致糖尿病的发生。神经元烟碱样乙酰胆碱受体（nicotinic acetylcholine receptors，nAChRs）在控制胰岛素分泌中起着重要的作用，而尼古丁可以与胰腺细胞上 nAchR 受体结合，从而调节胰腺细胞的细胞增生和胰岛素分泌。吸烟也会导致相关基因表型的改变，Yang 等人在人群中对 nAChRs 基因的单核苷酸的多态性位点与糖尿病的关系进行研究，发现 nAChRs 基因家族整体与胰岛素抵抗和 2 型糖尿病有着明显的关联。而在日本的一项调查中，研究者对白细胞介素 1-β（interleukin 1-β，IL1-β）、白细胞介素 2（interleukin 2，IL-2）、白细胞介素 4（interleukin 4，IL-4）等 8 种炎症相关基因多态性和吸烟的交互作用对糖化血红蛋白的影响分析发现，拥有 TT 表型 IL-1β、T-31C 基因重度吸烟者的糖化血红蛋白水平明显高于戒烟者和不吸烟者。有研究还发现，通过抑制 ikappa 激酶 B-β（ikappa B kinase β，IKK-β）/NF-kB 可以阻滞高脂膳食引起的肥胖和糖耐量异常，并可抑制空气污染物所致糖尿病病情加重。Wu 等则发现尼古丁暴露会激活腺苷酸活化蛋白激酶炎症通路引起小鼠胰岛素抵抗，其可能机制是尼古丁暴露激活了 AMPKα2 基因，进而异常激活 p38 应激活化蛋白激酶（cjun nterminal kinases，JNK）通路，介导 IRS-1 ser307 的磷酸化、诱导其降解并阻止 AKT ser473 的磷酸化，进而破坏胰岛素信号通路，进一步证实了吸烟导致糖尿病发生的机制可能是通过介导炎症而导致细胞炎症通路的激活和代谢的异常。

除此之外，胰岛细胞功能障碍和细胞凋亡也是吸烟引发糖尿病的重要原因。在对尼古丁暴露后的大鼠的研究发现，其 Fas 及 FasL 蛋白表达较对照组明显增加，Bcl2/Bax（burkit cell lymphoma 2/Bcl2 associated X protein）的比值增加，细胞色素 C 释放到细胞质并引起半胱氨酸蛋白酶 3 的激活，胰岛 β 细胞出现凋亡。动物模型研究发现，出生前的尼古丁暴露会影响其 β 细胞线粒体损伤引起凋亡，还会破坏胰岛的发育从而导致 β 细胞的功能障碍。Bruin 等人在胎儿至新生大鼠发育过程中进行尼古丁暴露，发现大鼠出生后线粒体形态改变、功能异常，随后出现糖耐量异常，同时出生后伴有 β 细胞凋亡，26 周出现功能下降，提示烟草暴露可引起胰岛细胞凋亡。此外，氧化应激在吸烟所致胰岛素抵抗或胰岛细胞损伤中的作用也曾被报道，Bruin 等人研究发现暴露于尼古丁的亲代鼠服用抗氧化剂，其子代鼠与在尼古丁暴露下不服用抗氧化剂后的子代鼠相比，胰岛 β 细胞凋亡减少。Bhattacharjee 等人通过维生素 B 抑制了尼古丁引起的大鼠胰岛细胞氧化应激及凋亡，同样 Basu 等人发现烟草提取物会引起的胰岛细胞损伤，且可以被氧化抑制剂逆转，提示氧化应激反应在吸烟致糖尿病发生的分子机制中亦扮演着重要的角色。

Cho 等人在韩国人群的前瞻性研究中调整混杂因素后发现吸烟是 2 型糖尿病的独立危险因素，轻度和重度吸烟者的糖尿病发生风险分别为从不吸烟者的 2.06 倍（OR=2.06，95%CI=1.35 ～ 3.16）和 2.41 倍（OR=2.06，95%CI=1.48 ～ 3.93）。2010 年 Yeh 等人在一项针对 10 892 人的多年随访调查中观察到，只要是曾经吸过烟的人群（戒烟很久、新近戒烟、现在吸烟）其糖尿病发生风险均高于从不吸烟人群。欧洲癌症与营养前瞻性调查中新发生 10 327 例 2 型糖尿病，Spijkerman 等人对其中吸烟与糖尿病发生的长期风险研究中发现，过去吸烟者（已戒烟）及现在吸烟者糖尿病发生风险均高于不吸烟者，大规模人群研究证据表明吸烟与糖尿病发生有明确的相关性。国内外流行病学研究均发现吸烟与糖尿病之间存在剂量反应关系。Nakanishi 等较早定量研究吸烟量与糖尿病的关系，发现在日本男性中，随吸烟量的上升，吸烟人群空腹血糖受损的相对危险度均有增加。Foy 等人研究吸烟包数与糖尿病发病的关系，发现相对于从不吸烟的人群，现在每年吸烟＞ 20 包的正常血糖人群的糖尿病发病率明显上升。流行病学领域的研究者们还对吸烟量、烟龄、戒烟时间等进行了更加详尽的分类以真实反映吸烟与糖尿病风险的关联。Radzeviciene 等人研究吸烟习惯、烟龄、吸烟（包/年）、戒烟时间与糖尿病发病的关系，进一步证实吸烟是糖尿病发生的独立危险因素，且随着烟龄增加其糖尿病发病风险呈剂量反应关系。胰岛素稳态模型常用来评估个体的胰岛分泌和抵抗情况，Wang 等人研究发现，与不吸烟者相比，现在吸烟者的胰岛 β 细胞功能指数较低，同时还发现 β 细胞功能随吸烟量的增加逐步降低，当吸烟量超过 20 包/年时，下降更为明显。吸烟指数常被用来反映吸烟累积量，国内一项对社区居民糖尿病患病率与吸烟指数关系的研究发现，吸烟指数与糖尿病患病率呈线性趋势关系，并且吸烟人群糖尿病风险（OR=1.776，95%CI=1.191 ～ 2.649）表明，吸烟累积量越高，发生糖尿病风险越高。一项纳入 88 项前瞻性研究队列、共计约 30 万参与者的大型荟萃分析结果显示，主动吸烟与被动吸烟均显著增加 2 型糖尿病的发生风险，而戒烟则可以降低糖尿病风险，并且戒烟的益处将随着戒烟时间的延长而增加。应劝告每一位吸烟的糖尿病患者停止吸烟或停用烟草类制品，减少被动吸烟，对患者吸烟情况以及尼古丁依赖程度进行评估，提供咨询、戒烟热线，必要时加用药物等帮助其戒烟。

烟草依赖程度评估：根据尼古丁依赖量表得分来确定依赖程度。烟草依赖治疗方案包括生理依赖治疗、心理依赖治疗、随访及复吸处理。

（1）药物治疗：当尼古丁依赖评分达到 24 分时，提示戒烟过程中容易出现戒断症状，且容易复吸，应当用戒烟药物来减轻戒断症状。常用一线药物有尼古丁替代疗法类产品、盐酸安非他酮和伐尼克兰。伐尼克兰为新型戒烟药物，非尼古丁替代剂，无成瘾性。其功效为缓解对尼古丁的渴求和戒断症状，减少吸烟的欣快感，降低对吸烟的期待，推荐用量为 1 mg，2 次 / 日，6 ～ 12 周为 1 个疗程。

（2）心理干预与行为支持：大多数吸烟患者会高估自己戒烟的毅力，实际上烟龄＞ 1 年的吸烟者戒烟成功率不到 5%。所以，临床医师对戒烟者应提供有效的心理干预和行为支持（询问、建议、评估、帮助、随访）。

（3）随访和复吸处理：尼古丁依赖评分＞ 4 分是预测患者复吸的独立危险因素。根据共识随访，随访时间至少 6 个月；随访频率为在戒烟日之后的第 1 周、第 2 周、1 个月、3 个月和 6 个月，总共随访次数不少于 6 次；随访形式包括戒烟者到戒烟门诊复诊、电话、短信或邮件形式。

3. 控制血压、血脂

（1）控制血压：高血压是糖尿病的常见并发症或伴发病之一，流行状况与糖尿病类型、年龄、是否肥胖以及人种等因素有关，发生率为 30% ～ 80%。我国相关部门的流行病调查结果显示，在各级医院门诊诊断的 5000 例高血压患者中，同时患有糖尿病或者出现其前期症状的患者占总数的 62.1%。其他研究也证实，2 型糖尿病患者中，有 40% 患者合并心血管疾病，其数量会因糖尿病病情的加重而不断提高，体现出两者间的密切关系。1 型糖尿病多在并发肾脏病变后出现高血压，2 型糖尿病往往合并原发性高血压，可以在 2 型糖尿病发病之前、同时或之后出现。糖尿病与高血压的并存使心血管病、卒中、肾病及视网膜病变的发生和进展风险明显增加，也增加了糖尿病患者的病死率；反之，控制高血压可显著降低糖尿病并发症发生和发展的风险。

2 型糖尿病的发病与高胰岛素血症有直接关系，高胰岛素血症可通过以下机制造成血压上升。其内容包括：①胰岛素具有增生与分裂血管平滑肌细胞的功能；②阳离子转移到血管平滑肌细胞内，加重血管的收缩；③交感神经的高度兴奋；④提升肾小管对 Na^+ 的再吸收。分子生物学领域的学术成果也指出高血压与糖尿病间的联系，高血压和 G 蛋白 β3 基因体现出的多态性有重要关系，基因亚型的各种人群患高血压的可能性是正常人的 3 倍。此基因导致的高血压致病机制和由高胰岛素血症而引起的高血压有较大的相似度，且与胰岛素抵抗有明显的关系。另外高血压家族史与 *Calpain-10* 糖尿病基因有关，携带此基因的患者会出现因胰岛素介导而降低葡萄糖的代谢率的情况。所以，2 型糖尿病合并高血压的因素之一是胰岛素抵抗。大部分 2 型糖尿病患者会出现血糖上升、胰岛素抵抗、肾脏组织受损等生理和病理异常现象，和高血压发病原理中血管、激素、神经、容量功能与结构的改变有直接关系。MRFTT 分析 表明，2 型糖尿病患者心血管病患病率、死亡率和患者收缩压情况具有明显的正相关性。亚太群组协作研究组织（Asia Pacific Customer Service Consortium，APCSC）对亚洲患者进行调查的结果为任何收缩压条件下，非糖尿病患者的心血管死亡率是 2 型糖尿病患者的 1/3。所以，糖尿病患者的血压水平逐步提升，特别是收缩压上升时，心血管疾病出现频率都超过非糖尿病患者，约 80% 患者因心脑血管疾病而死亡，其发生心脑血管死亡的概率是血压正常的糖尿病患者的 2 ～ 3 倍。高血压与高血糖相互影响，高血糖状态影响神经微血管舒张，导致神经血流减少、血液黏稠度增加，造成血液－神经屏障受损，使得神经内膜缺血、缺氧，进而引起患者循环系统紊乱和血压不稳，最终导致高血压产生；而高血压可引起长期慢性的血管损伤，加重或产生全身小动脉硬化，使神经缺血、缺氧、功能受损，从而导致糖尿病性周围神经病变发生。

根据《中国高血压防治指南 2010》，一般糖尿病合并高血压者降压目标应＜ 130/80 mmHg；老年或伴严重冠心病的糖尿病患者，考虑血压过低会对患者产生不利影响，可采取相对宽松的降压目标值，可将血压控制目标放宽至＜ 150/90 mmHg。糖尿病患者就诊时应当常规测量血压，以提高糖尿病患者的高血压知晓率。当诊室血压测量确诊高血压后，鉴于糖尿病患者易出现夜间血压增高和清晨高血压现象，建议患者在有条件的情况下进行家庭血压测量和 24 小时动态血压监测，便于有效地进行糖尿病患者血压管理。

生活方式干预是控制高血压的重要手段，主要包括健康教育、合理饮食、规律运动、戒烟限盐、控制体重、限制饮食、心理平衡等。

对糖尿病患者血压升高的初始干预方案应视血压水平而定。糖尿病患者的血压水平如果超过 120/80 mmHg，即应开始生活方式干预以预防高血压的发生；血压≥ 140/90 mmHg 者可考虑开始药物降压治疗；糖尿病患者血压≥ 160/100 mmHg 或高于目标值 20/10 mmHg 时，应立即开始降压药物治疗，并可以采取联合治疗方案。降压药物选择时应综合考虑降压疗效、心脑肾的保护作用、安全性和依从性以及对代谢的影响等因素。糖尿病患者降压治疗的获益主要与血压控制本身有关。由于糖尿病患者易存在夜间血压升高现象，可在 24 小时动态血压评估的基础上指导及调整药物使用，必要时可考虑睡前服药。优选长效制剂有效平稳控制 24 小时血压（包括夜间血压与晨峰血压），以减少血压昼夜波动，预防心脑血管事件发生。五类降压药物，即血管紧张素转化酶抑制药（Angiotensin Converting Enzyme Inhibitor，ACEI）、血管紧张素受体阻滞药（Angiotensin Receptor Blockers，ARB）、利尿药、钙拮抗药、β 受体阻滞药均可以用于糖尿病患者，其中 ACEI 或 ARB 为首选药物。为达到降压目标，通常需要多种降压药物联合应用。联合用药推荐以 ACEI 或 ARB 为基础的降压药物治疗方案，可以联合钙拮抗药、小剂量利尿药或选择性 β 受体阻滞药。在联合方案中更推荐单片固定复方制剂（ARB/ 钙拮抗药或 ARB 或 ACEI/ 利尿药）。固定复方制剂在疗效、依从性和安全性方面均优于上述药物自由联合。

（2）控制血脂：在细胞稳态的情况下，脂质的生成、运输以及利用处在动态平衡之中，而组织和器官的脂肪供应过剩会破坏细胞信号，促进线粒体功能障碍和（或）导致细胞出现异常，包括适应性自噬和（或）细胞死亡，这一过程被称为脂毒性。高脂因素会造成胰岛 β 细胞的凋亡，β 细胞凋亡过多而使胰岛 β 细胞数量减少至无法代偿产生足够的机体所需要的胰岛素后，就会引起糖尿病的产生。

2 型糖尿病患者常有血脂异常，表现为血甘油三酯（triglyceride，TG）、极低密度脂蛋白水平升高，游离脂肪酸水平升高，高密度脂蛋白水平下降，持续性餐后高脂血症及低密度脂蛋白水平轻度升高，小而密的低密度脂蛋白和小而密的高密度脂蛋白均增加。这些血脂异常是引起糖尿病血管病变的重要危险因素。脂代谢紊乱如低密度脂蛋白可以通过氧化或糖化修饰低密度脂蛋白胆固醇，然后与受体（LOX1、TLR4、RAGEs）结合，从而激活还原型烟酰胺腺嘌呤二核苷酸磷酸氧化酶导致氧化应激，进而使神经受损，导致糖尿病性周围神经病变的发生、进展；脂质过氧化导致游离脂肪酸产生增多，从而加重胰岛素抵抗及炎症反应；血脂异常还可使血液黏稠度、红细胞聚集性升高，导致血液流速减慢、红细胞聚集成团堵塞微血管，使微循环灌注减少，导致组织缺血、缺氧，损伤周围神经；脂代谢紊乱还能够通过血管活性因子如一氧化氮、内皮素 –1（ET–1）影响血管舒张收缩功能，从而损伤血管或直接损伤神经细胞结构与功能，导致或加重糖尿病性周围神经病变。此外，胆固醇可以同时被氧化，进而引起神经元细胞凋亡。胰岛素的抵抗与脂代谢紊乱的关系非常密切，血脂异常的脂毒性可干扰胰岛素在体内的利用，这些因素共同促进 2 型糖尿病及其并发症的发生发展。循证医学研究表明，降低总胆固醇（total cholesterol，TC）和低密度脂蛋白胆固醇（low density lipoprotein cholesterol，LDL–C）水平可显著降低糖尿病患者发生大血管病变和死亡的风险。临床上可根据动脉硬化性心血管疾病（arteriosclerotic cardiovascular disease，ASCVD）发病风险进行评估：极高危，有明确 ASCVD 病史；

高危，无 ASCVD 病史的糖尿病患者。

糖尿病患者应每年至少检查一次血脂，包括 TC、TG、LDL-C、高密度脂蛋白胆固醇（high density liptein cholesterol，HDL-C），接受调脂药物治疗者，根据疗效评估的需求，应增加血脂检测的次数。保持健康的生活方式，是维持合适血脂水平和控制血脂紊乱的重要措施，主要包括减少饱和脂肪酸、反式脂肪酸和胆固醇的摄入；增加 ω-3 脂肪酸、黏性纤维、植物固醇 / 甾醇的摄入；减轻体重；增加运动及戒烟、限酒等。

在进行调脂药物治疗时，推荐以降低 LDL-C 作为首要目标，非 HDL-C 为次要目标。依据患者的 ASCVD 危险度高低，推荐将 LDL-C 或非 HDL-C 降至目标值（LDL-C 在极高危与高危级别的目标值分别 < 1.8 mmol/L 和 < 2.6 mmol/L，非 HDL-C 在极高危与高危级别的目标值分别 < 2.6 mmol/L 和 < 3.4 mmol/L）。

临床药物首先选用他汀类调脂药物。起始宜应用中等强度他汀类药物，根据个体调脂疗效和耐受情况，适当调整剂量，若胆固醇水平不能达标，可与其他调脂药物联合使用以获得安全有效的调治效果。如果 LDL-C 基线值较高，现有调脂药物标准治疗 3 个月后，难以使 LDL-C 降至目标值，则可考虑将 LDL-C 至少降低 50% 作为替代目标。临床上也有部分极高危患者 LDL-C 基线值已在基本目标值以内，这时可将其 LDL-C 目标值设定为从基线值降低 30% 左右。

LDL-C 达标后，若 TG 水平仍较高（2.3 ～ 5.6 mmol/L），可在他汀类药物治疗的基础上加用降低 TG 的药物如贝特类（以非诺贝特为首选）或高纯度鱼油制剂，并使非 HDL-C 达到目标值。如果空腹 TG ≥ 5.7 mmol/L，为了预防急性胰腺炎，应首先使用降低 TG 的药物。

4. 控制血糖

2 型糖尿病是一种慢性进展性疾病，随着病程进展，血糖也呈逐渐升高的趋势，而高血糖状态可以使多种葡萄糖代谢途径如蛋白激酶 C（protein kinase C，PKC）、多元醇旁路等激活，导致山梨醇、果糖等代谢产物集聚在细胞内，使神经组织对肌醇的摄取减少，影响 Na^+-K^+-ATP 酶活性，使细胞内局部渗透压升高，细胞外液进入细胞内，导致神经纤维肿胀、变性，直至坏死，最终导致神经传导速度减慢；高血糖状态下由于葡萄糖的自身氧化和蛋白质的糖基化，使活性氧（reactive oxygen species，ROS）和活性氮（reactive nitrogen species，RNS）产生增多，加重血管内皮细胞功能障碍和胰岛素抵抗，破坏胰岛 β 细胞功能等，导致糖尿病微血管并发症的产生及进展；同时高血糖使血液黏稠度升高，导致血液流速减慢、微血管收缩，使周围神经缺血、缺氧；随着病程进展，微血管基底膜逐渐增厚并出现内皮细胞增厚等病理变化，导致微血管血栓形成、闭塞，最终导致周围神经坏死、变性从而导致糖尿病性周围神经病变发生。

高血糖会升高醛糖还原酶的活性，诱导可使血管舒张的血管内皮因子一氧化氮和缺血神经损伤的产生；PKC 激活产生的自由基通过改变血管通透性引起血管收缩，还可以激活细胞内的信号级联反应使炎性因子如纤溶酶原激活物抑制剂 1、NF-κB 和转化生长因子 β 等高表达，从而产生炎症反应；通过己糖胺途径，果糖 -6- 磷酸最终转换为尿苷二磷酸 -N- 乙酰氨基葡萄糖（uridine diphosphate-N-acetylglucosamine，UDP-GlcNAc），UDP-GlcNAc 附着在转录因子的丝氨酸和苏氨酸残基上，导致与糖尿病并发症相关的转录因子 Sp1 的激活增加，Sp1 还可导致 TGF-β1 和 PAI-1 产生，最终导致炎症反应。

氧化应激是机体在高血糖、缺血、缺氧等因素的作用下，体内产生的高活性分子如活性氧、活性氮过多或清除减少导致的。在生理状态下，机体也存在一定程度的氧化应激，是机体防御系统的重要组成部分，但过度的氧化应激会直接破坏蛋白质和核酸，导致周围神经受损。ROS 和 RNS 的增加是由于高糖状态下葡萄糖的自身氧化和蛋白质的糖基化所致，过多的 ROS、RNS 会对神经髓鞘结构的脂质造成损伤，导致轴突的丧失和周围神经系统微血管的中断；氧化应激还会导致线粒体功能障碍，产生过量超氧阴离子，该阴离子与一氧化氮形成的强氧化剂过氧亚硝酸盐会直接损伤血管内皮细胞；还有研究发现氧化应激会引起血小板活化、改变血小板的形态和功能，引起血栓形成，导致微循环障碍，最终导致糖尿病患者的慢性并发症。氧化应激与高血糖共同作用激活多聚 ADP- 核糖聚合酶，进一步将烟酰胺腺嘌呤二核苷酸裂解为烟酰胺和 ADP- 核糖残基，导致基因转录和表达的改变、烟酰胺腺嘌呤二核苷酸耗尽、氧化应激以及糖酵解中间物转移到其他致病途径。

高血糖、氧化应激等能激活 NF-κB 轴引发炎症和免疫反应，NF-κB 是一种氧化还原敏感的转录因子，一方面 NF-κB 可以上调炎性细胞因子如 TNF-α、IL-1 和 IL-6 等的表达，不仅能增强现有的炎症和免疫反应，还能促进细胞氧化应激的激活，导致细胞损伤；另一方面，NF-κB 还能调节许多炎症基因的表达包括环氧合酶 -2（cyclooxygenase-2，cox-2）、一氧化氮合酶、脂氧合酶、内皮素 -1 等加重炎症反应，损伤血管及神经元，导致神经元数量减少和传导速度减慢，最终引起糖尿病性周围神经病变。研究发现，炎性细胞因子 cox-2 的激活和前列腺素的产生，能减慢神经纤维的传导速度及减少神经元的数量，TNF-α 能诱导胰岛素抵抗，加快 2 型糖尿病病程进展。

在糖尿病并发症的预防上，除了积极控制糖尿病危险因素外，糖尿病的早期诊断和血糖控制达标尤为重要。高血糖被认为是并发症的主要驱动因素，所以控制血糖达标成为预防糖尿病并发症的首要条件。

随着病程的进展，血糖呈现逐渐升高的趋势，控制高血糖的治疗强度也应随之加强，常需要多种手段联合治疗。生活方式干预是 2 型糖尿病的基础治疗措施，应贯穿于糖尿病治疗的始终。如果单纯生活方式干预不能使血糖控制达标，应开始单药治疗，2 型糖尿病药物治疗的首选为二甲双胍。若无禁忌证，二甲双胍应一直保留在糖尿病的治疗方案中。不适合二甲双胍治疗的患者可选择 α- 糖苷酶抑制药或胰岛素促泌药。如单独使用二甲双胍治疗而血糖仍未达标，则可进行二联治疗，加用胰岛素促泌药、α- 糖苷酶抑制药、DPP-4 抑制药、TZDs、SGLT2 抑制药、胰岛素或 GLP-1 受体激动药。三联治疗：上述不同机制的降糖药物可以三种药物联合使用。如三联治疗血糖仍不达标，则应将治疗方案调整为多次胰岛素治疗（基础胰岛素、加餐时胰岛素或每日多次预混胰岛素）。采用多次胰岛素治疗时应停用胰岛素促泌药。血糖控制目标：空腹血糖 4.4～7.0 mmol/L；非空腹血糖 < 10 mmol/L。

糖化血红蛋白（glycated hemoglobin，GHb）是反映长期血糖控制水平的主要指标之一。GHb 水平的降低与糖尿病微血管并发症及神经病变的减少密切相关，有研究指出 GHb 从 10% 降到 9% 对减少并发症发生风险的影响要大于其从 7% 降至 6%。对于大多数非妊娠成年 2 型糖尿病患者而言，合理的 GHb 控制目标为 < 7%。更严格的 GHb 控制目标（如 6.5%，甚或尽可能接近正常）适合于病程较短、预期寿命较长、无并发症、未合并心血管疾病的 2 型糖尿病患者，其前提是无低血糖或其他不良反应。相对宽松的 GHb 目标（如 < 8%）可能更适合于有严重低血糖史、预期寿命较短、有显著的微血管或大血管并发症或有严重合并症、糖尿病病程很长，且尽管进行了糖尿病自我管理教育、适当的血糖监测、接受有效剂量的多种降糖药物包括胰岛素治疗，仍很难达到常规治疗目标的患者。治疗中应该避免因过度放宽控制标准而出现急性高血糖症状或与其相关的并发症的情况。在治疗调整中，可将 GHb ≥ 7% 作为 2 型糖尿病启动临床治疗或需要调整治疗方案的重要判断标准。血糖控制应根据 SMBG 的结果以及 GHb 水平综合判断（表 3-14）。

表 3-14　糖化血红蛋白（GHb）与平均血糖关系对照表

GHb（%）	平均血浆葡萄糖水平 [mmol/L（mg/dL）]
6	7.0（126）
7	8.6（154）
8	10.2（183）
9	11.8（212）
10	13.4（240）
11	14.9（269）
12	16.5（298）

（二）生活调摄之运动疗法

运动锻炼在 2 型糖尿病患者的综合管理中占重要地位。规律运动有助于控制血糖，减少心血管危险因素，减轻体重，提升幸福感，而且对糖尿病高危人群的一级预防效果显著。流行病学研究结果显示：规律运动 8 周以上可将 2 型糖尿病患者 GHb 降低 0.66%；坚持规律运动 12 ～ 14 年的糖尿病患者病死率显著降低。

运动疗法是根据患者自身状况，利用外界或自身力量促进患者全身或局部功能恢复的训练方法，是生活方式干预的重要组成部分，主要包括有氧运动及抗阻力运动。有氧运动是指机体通过增加氧气吸入量，提高组织对氧气的利用率，以增强心血管系统功能为首要目标的健身方式，具有节奏性、耐久性等特点。抗阻力运动是在运动过程中，通过某种形式，向机体施加一定阻力，以促进肌肉质量和力量增加的无氧运动。

运动疗法的治疗目的：①维持和提高关节灵活性。一方面，运动可增强关节周围肌肉力量，保证关节稳固性；另一方面，运动可通过提高关节活动幅度改善关节活动能力。②增强和维持肌力及肌肉耐力。运动会使肌纤维变粗、肌力及肌肉耐力增强，以适应强壮的肌肉活动。③增强和维持全身生理功能。运动能提高血管切应力，刺激血管释放一氧化氮，抑制一氧化氮的降解，改善内皮功能；运动能通过增加氧气吸入增加呼吸深度及呼吸储备，同时运动可通过改善腹肌张力改善呼吸系统功能；运动能促进心脏血液供给，提高心肌收缩力，使心脏表现出"机能节省化"现象；运动能改善脑部血液供给，改善神经系统的反应能力，使大脑兴奋与抑制过程合理交替，促进脑部功能的发展和完善。

1. 运动的原则及益处

2 型糖尿病患者运动时应遵循以下原则。

（1）运动治疗应在医师指导下进行：运动前进行必要的评估，特别是心肺功能和运动功能的医学评估（如运动负荷试验等）。

（2）持续一定运动时间：成年 2 型糖尿病患者每周至少 150 分钟（如每周运动 5 天，每次 30 分钟）中等强度（50% ～ 70% 最大心率，运动时有点用力，心跳呼吸加快但不急促）的有氧运动。研究发现即使进行一次短时的体育运动（如 10 分钟），每天累计 30 分钟，也是有益的。

（3）中等强度的体育运动包括快走、打太极拳、骑车、乒乓球、羽毛球和高尔夫球。较大强度运动包括快节奏舞蹈、有氧健身操、慢跑、游泳、骑车上坡、足球、篮球等。

（4）适量抗阻运动：如无禁忌证，每周最好进行 2 ～ 3 次抗阻运动（两次锻炼间隔 ≥ 48 小时），锻炼肌肉力量和耐力。锻炼部位应包括上肢、下肢、躯干等主要肌肉群，训练强度为中等。联合进行抗阻运动和有氧运动可获得更大程度的代谢改善。

（5）选择合适的运动：运动项目要与患者的年龄、病情及身体承受能力相适应，并定期评估，适时调整运动计划。记录运动日记有助于提高运动依从性。运动前后要加强血糖监测，运动量大或激烈运动时应建议患者临时调整饮食及药物治疗方案，以免发生低血糖。

（6）养成健康的生活习惯：培养活跃的生活方式，如增加日常身体活动，减少静坐时间，将有益的体育运动融入日常生活中。

运动疗法对于糖尿病患者的调节作用具体如下：①有利于降低血糖。运动能促进血液循环，增加身体产热，消耗更多的能量，加速血糖分解代谢，提高胰岛素的降糖作用，使高血糖降低。餐后的运动更能使血糖下降。Boucle 等人通过 14 项临床试验 Meta 分析发现，体重不减轻的情况下，50% ～ 60% 最大耗氧（VO_{2max}）的踏车练习使 2 型糖尿病患者的糖化血红蛋白水平下降 0.66%。运动后，肝脏和肌肉又使葡萄糖转化为糖原储存，使血糖持续下降。②改善胰岛素受体敏感性。长期运动消耗热量，可使体重下降，增加胰岛素受体敏感性，即使无体重下降，血浆胰岛素水平和胰岛素释放面积减低，葡萄糖消除率增加，胰岛素与其受体结合增加，也会改善胰岛素作用的敏感性。③改善脂质代谢。运动可加速脂肪组织分解，促进游离脂肪酸和胆固醇的利用，降低胆固醇和低密度脂蛋白浓度，提高高密度脂蛋白浓度，纠正脂代谢紊乱。④减轻体重。通过改善脂质代谢，大量脂肪被消耗，有利于减轻高胰岛素血症和胰岛素抵抗。长期运动锻炼，可以抑制下丘脑饮食中枢，减少食物摄入，起到减肥作用。⑤预防并发症。已有研究显示，糖尿病患者通过适当的运动，可以改善心、脑、肺功能，促进血液循环，增加冠状动脉供血量及血管弹性，可提高体内胰岛素受体的敏感性，防治代谢综合征、慢性并发症，如糖尿病性周围神经病变、肾脏病变等。⑥增强机体的适应能力。长期规律运动可以提高患者的心肺功能，增强体质，提高生活质量。从运动中获得心理功能的改善，可增加对日常活动的信心，消除紧张应激状态，积极改变不良的生活方式，增强机体对内外环境的适应能力。

大部分糖尿病患者适合运动治疗，但糖尿病患者出现下列情况时，不能进行运动锻炼。

1）病情尚不稳定：血糖波动范围较大时，不宜进行运动。糖尿病患者尤其是 1 型糖尿病患者，高血糖时运动会使血糖上升，甚至导致酮症酸中毒。血糖过低时进行运动，会使低血糖更加严重。

2）在饭前、注射胰岛素后要避免运动。1 型糖尿病患者由于胰岛素分泌绝对缺乏，需要皮下注射外源性胰岛素来控制血糖。运动时机体耗能增加，胰岛素敏感性增加，容易导致低血糖发生。正常状态下，当血糖低于 3.9 mmol/L 时内源性胰岛素分泌即受到抑制，而外源性胰岛素却不受低血糖抑制，尤其是胰岛素注射部位选择在运动时活动的肢体时，可能会进一步加快胰岛素的吸收，加重低血糖的发生。

3）糖尿病足或糖尿病足高危人群不宜进行运动。

4）糖尿病合并严重心血管疾病时不宜运动。

5）临床糖尿病肾病期的患者不宜运动，运动会使尿蛋白排出增加，加重肾脏病变。

6）糖尿病视网膜病变较重时，剧烈运动能明显增加患者眼压，造成视网膜和玻璃体积血和剥离，加剧增生性糖尿病视网膜病变，甚至导致视网膜脱落、失明。具有末梢神经性感知觉障碍的患者，在运动时必须注意保护足部，避免引起外伤或者溃疡。专业人员在指导糖尿病患者运动时应进行个体化的运动干预，严格掌握运动适应证及禁忌证。

2. 运动对于糖尿病性周围神经病变的作用

（1）运动疗法能改善神经纤维脱髓鞘、轴突变性及再生丛密度。糖尿病性周围神经病变病理改变广泛，随着病程进展，表现为轴突变性和髓鞘纤维消失，在髓鞘纤维变性的同时有再生丛的产生，随着病变的进展，再生丛密度降低，提示为一种不恰当修复。Feng-Qiao Li 等人发现周围神经损伤后，载脂蛋白 E-Mimetic 可刺激髓鞘再生。Stefano Cobianchi 等研究表明，运动疗法可通过增强神经因子的表达引起神经损伤后的轴突再生。Esther Udina 等人发现运动依赖理论可通过增加感觉输入和运动输出，促进神经肌肉功能的恢复，有效调整神经损伤后再生及神经元异常回路重塑，并且积极的跑步训练或骑车训练均可改善肌神经分配。Patricia M. Kluding 等人研究表明运动可改善内部表皮神经纤维密度及分支。

（2）运动疗法对糖尿病性周围神经病变细胞因子表达的影响。热休克蛋白 HSP 具有细胞保护功能。近年来对 C-Jun 氨基端激酶（the c-Jun NH-terminal kinase，JNK）途径的研究较多。JNK 可以使胰岛素受体底物 -1（IRS-1）ser307 磷酸化，减弱胰岛素刺激酪氨酸磷酸化作用，从而使胰岛素信号受到影响。HSP72 具有明显的抑制 JNK 的作用。大多数研究证实，长期的运动锻炼（最短 4 周）可提高骨骼肌组织 HSP72 的表达，并且与运动强度密切相关。

（3）运动疗法能改善糖尿病性周围神经病变引起的感觉障碍。当细小纤维受累时，患者的症状主要表现为疼痛和感觉异常。约 1/3 糖尿病性周围神经病变患者或 20% 糖尿病患者有痛性症状，夜间明显加重，影响睡眠质量。一旦下肢感觉异常很容易影响上肢，引起典型四肢末端对称性即手套或袜套状分布。这些改变可引起骨畸形及足底压力升高，导致足溃疡及外伤。Sahadev A. 等人研究发现强迫运动可改变中央及外周产生的内啡肽及内源性大麻素水平，起到运动镇痛作用。Yu-Wen Chen 等人发现物理运动可延缓痛性糖尿病性周围神经病变小鼠痛觉过敏及异常性疼痛的发展。如受累的是粗大纤维，则主要影响关节位置觉和振动觉，感觉症状主要表现为下肢本体感觉、反射及力量水平下降，出现步态与站立不稳等平衡机制障碍症状。Richardson 等人运用下肢力量训练项目进行试验，表明简单高强度的下肢运动项目可改善糖尿病性周围神经病变患者的 3 项平衡。Am J. Chin 等人发现为期 24 周的长期太极拳运动能改善糖尿病性周围神经病变患者的等速腿部力量。

（4）运动疗法可改善糖尿病性周围神经病变患者的神经传导速度。糖尿病性周围神经病变最常用的检测是神经传导速度和动作电位的波幅的检测，神经传导速度检测主要包括对运动神经传导速度及感觉神经传导速度的检测，上肢一般检测尺神经、正中神经，下肢通常为腓肠神经、胫后神经。由于糖尿病患者整条神经纤维的全长均可出现弥漫性的传导异常，故传导距离越长，异常可能表现越明显，因此往往较长的神经纤维（胫神经和腓肠神经）传导速度减慢的程度一般比正中神经、尺神经更明显。Jen-Wen Hung 等人通过对 28 例糖尿病患者（其中 5 人神经传导异常）及 32 例神经传导均正常的对照人群实施 12 周运动干预，发现运动可改善糖尿病患者双边正中神经及胫神经的运动神经传导速度及双边尺神经的远端感觉传导速度，对于波幅无明显影响，并且对正常对照组人群的神经传导速度无改善。

（5）运动疗法可改善糖尿病性周围神经病变患者的身体活动水平。身体活动不足与心血管疾病、2 型糖尿病等疾病的发生密切相关。糖尿病性周围神经病变患者下肢肌肉含有大量肌间脂肪组织且肌肉萎缩，影响其活动水平，然而活动水平降低会反过来促进糖尿病性周围神经病变的进展。研究表明，糖尿病性周围神经病变患者比健康同龄人走路慢 20%～30%，并且对于不规则的地面很难适应。Lori J. Tuttle 等报道，对有 30 年糖尿病及神经病变史的个体，实施为期 12 周的中等强度承重训练，可有效改善其六分钟步行及足踝功能测量问卷得分。研究报道，长期有氧运动能改善糖尿病性周围神经病变患者的功能步态等身体活动能力。

3. 运动的强度、频率及方式的选择

运动强度指身体练习对人体生理刺激的程度，运动强度的确定需要考虑运动的安全性和有效性。评价运动强度的指标有：①靶心率。一般采用公式计算，即靶心率＝安静心率＋安静心率×50%。②代谢当量和主观用力计分法。国外学者建议抗阻力运动做 2～4 组，力量训练重复 8～12 次，耐力训练重复 15～20 次，中老年人开始运动时最好重复 10～15 次。

对于抗阻力运动，国外学者建议每次运动结束后，至少休息 48 小时，运动时选取多种运动方式，争取训练到每个大肌肉群，训练频率为每周 2～3 次；有氧运动最好每周 3～5 次。

运动方式包括有氧运动及抗阻力运动。常见的有氧运动项目有走路、跑步、骑车、游泳、打太极拳、八段锦、五禽戏等。抗阻力运动使用的工具通常是哑铃、弹力绳。

4. 中国传统运动项目

（1）太极拳：该运动以中国传统儒、道哲学中的太极、阴阳辨证理念为核心思想，集颐养性情、强身健体、技术对抗等多种功能为一体，结合易学的阴阳五行之变化、中医经络学、古代的导引术和吐纳术形成的一种内外兼修、柔和、缓慢、轻灵、刚柔相济的中国传统拳术。作为一种饱含东方包容理念的运动形式，其习练者针对意、气、形、神的锻炼，非常符合人体生理和心理的要求，对人类个体身心健康以及人类群体的和谐共处，有着极为重要的促进作用。太极是中国古代最具特色和代表性的哲学思想之一，太极拳基于太极阴阳之理念，用意念统领全身，通过入静放松、以意导气、以气催形的反复习练，以进入妙手一运一太极，太极一运化乌有的境界，达到修身养性、陶冶情操、强身健体、益寿延年的目的。

太极拳要求：①静心用意，呼吸自然，即练拳都要求思想安静集中，专心引导动作，呼吸平稳，深匀自然，不可勉强憋气；②中正安舒，柔和缓慢，即身体保持舒松自然，不偏不倚，动作如行云流水，轻柔匀缓；③动作弧形，圆活完整，即动作要呈弧形式螺旋形，转换圆活不滞，同时以腰作轴，上下相随，周身组成一个整体；④连贯协调，虚实分明，即动作要连绵不断，衔接和顺，处处分清虚实，重心保持稳定；⑤轻灵沉着，刚柔相济，即每一动作都要轻灵沉着，不浮不僵，外柔内刚，发劲要完整，富有弹性，不可使用拙力。

（2）八段锦：该运动为传统医学中导引按蹻中绚丽多彩之瑰宝。一般有八节，锦者，誉其似锦之柔和优美。正如明朝高濂在其所著《遵生八笺》中"八段锦导引法"所讲："子后午前做，造化合乾坤。循环次第转，八卦是良因。""锦"字由"金""帛"组成，以表示其精美华贵。除此之外，"锦"字还可理解为单个导引术式的汇集，如丝锦一样连绵不断，是一套完整的健身方法。

八段锦之名最早出现在南宋洪迈所著《夷坚志》中，"政和七年，李似矩为起居郎……尝以夜半时起坐，嘘吸按摩，行所谓八段锦者"，说明八段锦在北宋已流传于世，并有坐势和立势之分。

立势八段锦在养生文献上首见于南宋曾慥著《道枢·众妙篇》："仰掌上举以治三焦者也；左肝右肺如射雕焉；东西独托，所以安其脾胃矣；返复而顾，所以理其伤劳矣；大小朝天，所以通其五脏矣；咽津补气，左右挑其手；摆鳝之尾，所以祛心之疾矣；左右手以攀其足，所以治其腰矣。"但这一时期的八段锦没有定名，其文字也尚未歌诀化。八段锦被分为南、北两派，行功时动作柔和，多采用站式动作的，被称为南派；动作多马步，以刚为主的，被称为北派。其功法特点可概括为：①柔和缓慢，圆活连贯。柔和，是指习练时动作不僵不拘，轻松自如，舒展大方；缓慢，是指习练时身体重心平稳，虚实分明，轻飘徐缓；圆活，是指动作路线带有弧形，不起棱角，不直来直往，符合人体各关节自然弯曲的状态。其以腰脊为轴带动四肢运动，上下相随，节节贯穿；连贯，是要求动作的虚实变化和姿势的转换衔接，无停顿断续之处。②松紧结合，动静相兼。松，是指习练时肌肉、关节以及中枢神经系统、内脏器官的放松。在意识的主动支配下，逐步达到呼吸柔和、心静体松，同时松而不懈，保持正确的姿态，并将这种放松程度不断加深；紧，是指习练中适当用力，且缓慢进行，主要体现在前一动作的结束与下一动作的开始之前；动，就是在意念的引导下，动作轻灵活泼、节节贯穿、舒适自然；静，是指在动作的节分处做到沉稳。③神与形合，气寓其中。神，是指人体的精神状态和正常的意识活动，以及在意识支配下的形体表现。"神为形之主，形乃神之宅"。

（3）五禽戏：华佗在《庄子》"二禽戏"（"熊经鸟伸"）的基础上创编了"五禽戏"。其名称及功效据《后汉书·方术列传·华佗传》记载："吾有一术，名五禽之戏：一曰虎，二曰鹿，三曰熊，四曰猿，五曰鸟。亦以除疾，兼利蹄足，以当导引。体有不快，起作一禽之戏，怡而汗出，因以著粉，身体轻便而欲食。普施行之，年九十余，耳目聪明，齿牙完坚。"

南北朝时陶弘景在其《养性延命录》中有比较详细的记载："虎戏者，四肢距地，前三掷，却二掷，长引腰，侧脚仰天，即返距行，前、却各七过也。鹿戏者，四肢距地，引项反顾，左三右二，左右伸脚，伸缩亦三亦二也。熊戏者，正仰以两手抱膝下，举头，左擗地七，右亦七，蹲地，以手左右托地。猿戏者，攀物自悬，伸缩身体，上下一七，以脚拘物自悬，左右七，手钩却立，按头各七。鸟戏者，双立手，翘一足，伸两臂，扬眉鼓力，各二七，坐伸脚，手挽足距各七，缩伸二臂各七也。夫五禽戏法，任力为之，以汗出为度，有汗以粉涂身，消谷食，益气力，除百病，能存行之者，必得延年。"陶弘景不但对五禽戏的具体操作步骤进行了描绘，而且提出了五禽戏的锻炼原则——"任力为之，以汗出为度"。

（三）生活调摄之情志疗法

情志是指人的怒、喜、思、悲、恐、忧、惊七种不同的情绪变化，是人对周围事物变化所做出的反应。总的来说，具有以下特性。

（1）情志具有生理、病理性：一方面，情志属于生理性的精神活动，情志的变化是五脏功能活动的生理表现之一，乃五脏之常气。其生理性具体表现为情志是以气的运动作为存在方式；另一方面，情志也可作为脏腑功能失调的病理征象出现，同时又可作为病因加重原有病证或引发新的疾病而伤及五脏。因此，情志具有病理兼病因的双重性。

（2）情志具有正邪性：情志在人，和则为正气，不和则为邪气。其正气性是指处于正常活动范围之内的情志活动，内可抵御七情、饮食之伤，外可防六淫之害，又能保证精神安宁，五脏因此不受邪而病无由起。情志之邪气性，是指过激或过久的情志变动，会引起气血逆乱、营卫失调，以致脏腑功能失常而成为致病因素。

（3）情志具有致病性和治疗性：邪情作为最重要的致病因素之一，可通过影响脏腑气机而导致多种疾病的产生。虽然如此，若能将情志产生的气机变化加以利用、疏导，则又可达到治病的效果，使之成为治疗手段之一。

总之，不管是"七情"还是"五志"，都是基于人的结构和功能而出现的一种感觉和反应，而不是一种独立于人之外的东西。我们也不否认上面提到的情志的多重内容，其与躯体表现作为一个整体出现，只是在出现的先后方面有区别，轻重有区别，情志之间相互影响，互为因果。

《素问·阴阳应象大论》说："天有四时五行，以生长收藏，以生寒暑燥湿风。人有五脏化五气，以生喜怒忧思恐。故喜怒伤气，寒暑伤形。"心之志为喜，肝之志为怒，脾之志为思，肺之志为忧，肾之志为恐。长期的不良精神刺激或突然发生超极限的、剧烈的精神情志改变，会使气血不和、阴阳失调、脏腑经络功能紊乱，进而就会导致疾病的发生。情志所伤主要表现为气机紊乱、升降失调。怒则气上，喜则气缓，悲则气消，恐则气下，惊则气乱，思则气结。心为五脏六腑之大主，七情虽各有脏腑所属，各有偏伤，然统归于心，所以情志养生，重点在于修心、养心。人体的七情变化和调节也要和自然界的变化同步。具体来说，要根据自然界四季变化的规律来调适情志变化。春季在五行属木，在五脏对应肝，阳气升发，所以肝火易旺，人容易生气，因此说春季应重点养肝；而七情在春季对应怒，所以要重点调整怒的情志，使人尽量少发怒，以此来养肝。夏季在五行属火，五脏应心，阳气生长，所以心火易旺，人容易心情烦躁；夏季要调养好心神，要晚睡早起，注意午休，养成一个良好的心态，勿急勿躁，以此来养心。秋季在五行属金，五脏应肺，阳气收敛，所以秋季要注意养肺；秋季在情志对应悲忧，在养生方面要注意以收为要，保持心境平静，情绪乐观，胸怀舒畅，尽量减少秋季肃杀之气对人体的影响。冬季在五行属水，五脏应肾，阳气收藏，阴气旺盛，情志应恐；冬季的养生要以藏为重，保持心态平和，精神安定，同时，冬季要注意防止情志抑郁、懒散嗜睡、昏昏沉沉的状态。

对于 2 型糖尿病患者，可以采用以下方法来调畅情志，使患者能保持良好的精神状态，提高患者的生活质量，延缓患者病情的进展。

（1）以情胜情法：《黄帝内经》七情相胜疗法的基本精神，是指有意识地采用另一种七情活动去控制、调节因某种七情刺激而引起的疾病，从而达到治愈的目的。人有七情，分属五脏，五脏相互制约，七情相互制胜，正常情况下保持阴阳平衡，异常情况下则出现喜、怒、忧、思、悲、恐、惊中的某种情绪太过或不足，即阴阳失衡。此时，在"阴阳调护论"原则的指导下，即根据怒伤肝，悲胜怒；喜伤心，恐胜喜；思伤脾，怒胜思；忧伤肺，喜胜忧；恐伤肾，思胜恐原则。采取"以悲胜怒、恐胜喜、怒胜思、喜胜忧、思胜恐"的方法进行针对性的调护，从而达到情绪稳定，阴阳平衡，身心健康。如忧虑（忧虑属阴）过度的 2 型糖尿病患者采用喜（喜属阳）的情绪去调理，采取多种方法使患者处于喜悦状态，使过度的忧虑情绪得到有效遏制，以达到阴阳平衡的健康状态。

（2）发泄悲郁法：对于悲伤、郁闷、焦虑的患者，可通过宣发疏泄之法，使心中悲哀、郁闷得以发泄，从而达到养生防病的方法。对于悲郁者，首先根据情况给予发泄的方法和技巧，如与患者深入沟通，让其尽量发泄心中不快；如对悲郁过度的 2 型糖尿病患者采取让其适当哭诉的方式使其悲郁之情得以外发而舒展，从而使其扩展心胸，提高患者对不良情绪刺激的耐受性，通过发泄将心中的悲郁情绪排解，达到阴阳平衡的良好状态。

（3）乐观调畅法：营造乐观、积极向上的良好氛围，倡导患者用乐观豁达的态度对待人生，以开朗豪放的情怀处理世事，凡事注意换位思考，不断提高自身境界，长期保持心情舒畅。《养生秘旨·却病千谈》中"患病时须宽慰自己，把疾病视为命运对自己的考验"，要正确对待自己的病情，严禁悲观、自暴自弃、愤怒、埋怨等不良情绪困扰。对于消极悲观的 2 型糖尿病患者，要从多方面营造轻松愉快的氛围，让患者深刻体会到人生的美好，鼓励患者热爱生活，树立自信，战胜疾病，使消极悲观的情绪得到有效改善，以达到阴阳平衡的良好状态。

（4）移情易性法：根据患者喜好和身体状况采取不同的方法，将患者不良情绪通过多种方法进行转移，从而达到调畅情志的方法。例如看电视、听笑话、听音乐、打八段锦等，可调理形体、疏通气机。对于焦虑的 2 型糖尿病患者，可根据其喜好，如果爱静的就听听悦耳的轻音乐，如果爱动的就打八段锦或散步等，让患者的注意力从疾病中转移出来，愉快地投入到喜好的运动中来，陶冶患者性情，使不良情绪得到有效控制，以达到阴阳平衡的良好状态。

（四）生活调摄之起居配合

起居主要指作息，也包括对平常各种生活细节的安排，比如生活方式的选择、衣食住行的安排、站立坐卧的习惯、一天从早到晚的活动、对一年四季变换的适应等。《内经》说"起居有常"才能"形与神俱"，维持人体的健康长寿。起居有常就是要求人们建立一套科学、合理、规律的日常生活作息制度，在日常生活中，工作、学习、休息、娱乐、饮食、睡眠等方面要顺应自然界的变化规律，并要持之以恒。这是强身健体、延年益寿的重要原则。

古代养生家认为，人们的寿命长短与能否合理安排自身起居作息有着密切的关系。《素问·上古天真论》说："上古之人，其知道者，法于阴阳，和以术数，食饮有节，起居有常，不妄作劳，养其精也。夫神气去，形独居，人乃死。能调养其神气，故能与形俱存，而尽终其天年。"有规律的周期性变化是宇宙间的普遍现象，从天体运行到人体生命活动，都有内在规律。现代医学已证实，人的生命活动都遵循着一定周期或者节律而展开，人体有着自己的生物钟，来调控人体的各种生理功能。例如，人的体温总在凌晨2—6时最低，下午2—8时最高；脉搏和呼吸是清晨最慢，白天较快；血压也是白天高，夜间低。规律的生活作息能使大脑皮层在机体内的调节活动形成有节律的条件反射系统，这是健康长寿的必要条件。规律的生活作息主要包括以下几个方面。

（1）顺应一日之阴阳：《素问·生气通天论》记载"阳气者，一日而主外，平旦阳气生，日中而阳气隆，日西而阳气已虚，气门乃拒"，说明阳气以日中为最盛之时，到傍晚则阳气已弱。人的起居和活动安排都要顺应这种变化，在白昼阳气隆盛之时从事日常活动，而到夜晚阳气衰微的时候安卧休息，不然就会使身体受损，"形乃困薄"。《素问·金匮真言论》还指出"平旦至日中，天之阳，阳中之阳也，日中至黄昏，天之阳，阳中之阴也；合夜至鸡鸣，天之阴，阴中之阴也，鸡鸣至平旦，天之阴，阴中之阳也"，更具体地说明了昼夜之间阴阳强弱及其消长情况。我们应该按照这种变化规律"日出而作、日落而息"，做到每日定时睡眠、定时起床、定时锻炼身体、定时洗澡等，这样才会健康长寿。现代医学研究也证实，人体内的生物钟与自然界的昼夜规律相符，按照体内生物钟的规律而作息，有利于身体健康。

（2）顺应四时之阴阳：中医学认为，人生活在自然界中，与大自然息息相关，人的起居只有顺应四时之阴阳变化，才能身体健康。《素问·四气调神大论》记载"夫四时阴阳者，万物之根本也，所以圣人春夏养阳，秋冬养阴，以其从根，故与万物沉浮于生长之门"，强调阴阳四时的变化对人体有极大的影响，起居顺应这种变化规律就健康，若违反这种变化规律，就会疾病丛生。《素问·四气调神大论》还指出，"春三月，此谓发陈。天地俱生，万物以荣。夜卧早起，广步于庭，被发缓形，以使志生"。春季，万物生发，应该早睡早起，穿宽松的衣服，使头发疏松，情志条达。"夏三月，此谓蕃秀，天地气交，万物华实，夜卧早起，无厌于日，使志无怒"。夏季稍晚一点睡觉，早些起床，可适当午睡。夏天炎热，保持床铺整洁，注意寝室的温度、湿度、通风要好。"秋三月，此谓容平，天气以急，地气以明，早卧早起，与鸡俱兴，使志安宁"。秋季应做到早睡早起，注意添加衣物，防止因受凉而伤肺。"冬三月，此为闭藏。水冰地坼，勿扰乎阳，早卧晚起，必待日光，使志若伏若匿，若有私意，若已有得，去寒就温，无泄皮肤，使气极夺"。冬季作息时间应早睡晚起，待太阳出来之后起床。冬季天气严寒，要注意添加衣物，防寒保暖。根据季节变化和个人的具体情况制订符合生理需要的作息制度，并养成按时作息的习惯，使人体的生理功能保持在稳定平衡的良好状态里，这就是起居有常的真谛所在。

（3）顺应年气之变化：《素问·六元正纪大论》指出，"先立其年以明其气，金木水火土运行之数，寒暑燥湿风临御之化，则天道可见，民气可调"，意为根据中医五运六气学说，可测知每一年的气候变化规律和对人体的影响，人们可根据此来采取针对性的防治和养生措施。每年的岁运、岁气均不相同，气运合化导致的复杂气象因素对人体脏腑、经络、气血的影响也会逐年不同。养生也应顺应各年气运之变化，以不同的饮食、药物来适应脏腑功能，采取相应的养生措施。比如，降水偏多之年，水湿流行，空气潮湿，人体易受湿邪侵袭，起居等各方面都必须注意防湿，也可用饮食（如多食辛、温之类的食物）和药物（相对多用一些芳香走窜之品）来对抗湿邪的侵扰。

（4）应做到劳逸结合：劳与逸是起居生活具有不同性质的两个方面，劳即劳动，逸即安逸，两者都是人体的生理需要。人们在生活中必须有劳有逸，既不能过劳，也不能过逸。起居养生要求劳逸有常有节，主张中和适度，劳逸结合。经常合理地从事一些体力劳动，有利于活动筋骨，通畅气血，强健体魄，增强体质；但劳累过度，可内伤脏腑，引起疾病的发生。同样，适当的休息也是生命活动的需求。适度安逸，能消除疲劳，调节心身，恢复体力和精力；若过于安逸，同样可以致病。贪逸无度，气机郁滞，人体功能活动就会衰退，故起居养生要求劳逸结合。劳与逸的形式多样，而且劳与逸又具有相对性，甚至可以相互转化，如娱乐是逸，过度则转为劳，应根据个人的具体情况合理安排生活起居。劳逸结合，相互协调，劳与逸可穿插交替进行，如劳动强度轻重要适宜，脑力劳动和体力劳动要相互结合等。

（5）要注重动静相宜：中医学认为，神为生命之主，形为生命之基，强调形神合一的生命观，养生主张形神共养。起居养生要求动静相宜，动以养形，静以养神，动静相宜则形神共养。我国古代养生家都很重视起居养生的动静相宜，主张动静结合、刚柔并济。养生名著《老老恒言》提到"闲暇散步所以养神"，睡前"绕室行千步，始就枕"，即以动求静，有助于快速入睡。晨起站桩静养，睡前摩腹擦足，一静一动，调气敛神。

第六章 糖尿病性神经病变名医经验

第一节 林兰临证经验

林兰教授为中国中医研究院首席研究员、博士研究生导师、国家中医药管理局内分泌重点学科学术带头人，从事中医药治疗糖尿病并发症 50 余载，在糖尿病及其并发心、脑、肾、神经病变等多种疾病的中医药治疗方面积累了丰富的临床经验，创立的"糖尿病三型辨证"理论至今仍被纳入《新药（中药）糖尿病（消渴病）临床研究指导原则》以指导临床。林教授认为，防治糖尿病的基本原则为益气养阴，而益气养阴、活血化瘀是防治糖尿病性周围神经病变的基本原则。林教授在糖尿病性周围神经病变的中医诊治方面有独到见解，现将其思想和经验简要介绍如下。

西医主要以抗氧化、抑制醛糖还原酶、营养神经、扩血管、镇痛等方法治疗糖尿病性周围神经病变，而中医药在该病的预防与治疗方面手段多样，效果显著。林教授总结多年临床工作经验认为糖尿病性周围神经病变属于中医学"消渴"所继发的"痹证""痿证""痛证""汗证""麻木""厥证"等范畴，《金匮要略》中记载："血痹者……外证身体不仁，如风痹状。"《医林绳墨》中曰："有所谓不仁者，谓肌肤麻痹，或周身不知痛痒，如绳扎缚初解之状。"林教授认为"痹"有痹阻不通之意，糖尿病性周围神经病变患者主要表现为肢体麻木、疼痛、屈伸不利，甚则肌肉萎缩无力，基本符合中医"消渴痹证"的表现，应命名为"消渴痹病"。

一、病因病机

林教授认为糖尿病性周围神经病变的病因病机主要有以下 5 个方面。

（1）气阴亏虚：消渴痹病由消渴发展而来，若禀赋不足，素体阴虚，则易发展为消渴，消渴失治误治，损伤气阴，阴愈虚则热愈盛，热愈盛则阴愈伤，四肢百脉失于濡养而发为痹证或消渴迁延日久，阴损及阳，阳气虚弱，寒从内生，寒凝血脉，闭阻不通，痹证乃发。瘀血郁而化热，复伤气阴，加剧痹证。

（2）肝郁气滞：平素情志不遂，肝气郁结，气滞血瘀或病久肝郁不舒，气机不畅，日久化火消烁津液成痰，痰瘀痹阻经络，不通则痛，故见肢体疼痛、重着。肝火横逆犯胃，木火刑金，气血生化之源受损，肺宣发肃降失司，精微物质不能外达，四肢失于荣养而发展为痹证。

（3）痰湿阻络：平素饮食失宜，过食辛辣肥甘厚味，滋生内热，化生痰瘀，痰瘀停滞脉络，而致痹证。或禀赋不足，脾胃虚弱，不能化生水谷精微荣养四肢百脉，发为肢体软弱或伴有不同程度的肌肉萎缩。

（4）血脉瘀阻：消渴患者本气阴亏虚，卫外不固，若起居不慎，感受寒邪，寒性收引，凝滞血脉，致使血行不畅、血脉瘀阻，则出现手足麻木、刺痛或情志不遂，气机不畅、气血凝滞不行痹阻经络而发为痹证。

（5）阳虚寒凝：消渴日久阴损及阳，阳气亏虚，不能温养四肢，寒入脉中，经脉拘急，血行不畅而凝滞脉络，发则见肢体怕凉、疼痛或病久脾肾阳虚蒸腾无力，水液停滞体内，久酿成痰，痰饮内阻，阻滞经络血脉，发为痹证。

二、诊疗思路

林教授认为痹证是在消渴气阴两虚的基础上所发生的。气为血之帅，气虚不能行血，血行不畅，瘀阻脉络；阴虚生热，煎熬津液，血液黏稠痹阻经络，水谷精微不能荣养四末，手足则出现发凉、发麻、疼痛等症，可见气阴两虚挟瘀是消渴痹证的主要病机之一。另外，阴阳互根，阴损及阳，阴亏日久可损伤阳气，出现阴阳两虚，阳虚蒸腾无力，水液停留体内而为病，湿邪内停，久酿成痰，阻碍气机，停滞脉络，发为痹证，所以阴阳两虚挟痰湿也是消渴痹证的主要病机之一。总之，林教授认为消渴痹证以气血阴阳亏虚为本，瘀血痰湿闭阻为标，本虚标实。其病位外及肌肤、经络，内及五脏。故治疗时应补其不足，通其所滞，通补并行，采取益气养阴、活血化瘀法，配合温经祛湿通阳药物。

三、辨证论治

林教授认为消渴痹证以麻、凉、痛、汗、痿为主要特点，临床辨证可分为四型。

（1）气阴两虚，脉络瘀阻：临床症见手足麻木、刺痛，入夜尤甚，肌肤甲错、皮肤粗糙，尤其下肢明显，神疲乏力，头晕，面色无华，口干咽燥，气短，食欲缺乏，手足发热，舌暗有瘀斑，脉沉细涩等。主要治则为益气养阴，活血化瘀。方选自拟方（基础方＋糖痛方）加减。①基础方：太子参、麦冬、五味子、酸枣仁、柏子仁、丹参、砂仁、檀香。②糖痛方：川芎、红花、桃仁、土鳖虫、牛膝、白芍、生地、姜黄、桂枝、黄芪等。

（2）阴损及阳，寒湿闭阻：临床症见肢体发凉、麻木、重着，病变部位喜温喜按，形体羸弱，或面色㿠白、形寒肢冷，或潮热盗汗、五心烦热，舌淡苔白，脉沉细等。治疗在益气养阴的基础上，选择温经散寒除湿。方选基础方合黄芪桂枝五物汤合独活寄生汤加减，主要药物除自拟基础方药物，还包括黄芪、桂枝、白芍、生姜、大枣、独活、桑寄生、秦艽、细辛、防风等。

（3）脾胃受损，痰湿阻络：临床症见肢体麻木、疼痛、重着，常有定处，头晕目眩，头重如裹，乏力，脘腹胀满，食纳不佳，大便溏泄，舌紫黯、舌体胖大有齿痕、苔白厚腻，脉滑等。临床治疗以益气养阴为前提，宜健运脾胃、化痰通痹。方选基础方合参苓白术散合茯苓丸加减，主要药物除自拟基础方药物，还包括茯苓、枳壳、半夏、党参、砂仁、白术、白扁豆、薏苡仁、山药、莲子、桔梗、甘草等。

（4）肝肾阴虚，筋脉失养：临床症见四肢发凉、发麻，肌肉松软无力，腰膝酸软，头晕目眩，耳鸣、听力下降，手足心热，潮热盗汗，齿摇发落，性功能减退，舌红少苔，脉弦细或数等。临床治疗以益气养阴为前提，宜补养肝肾、活血通经。方选基础方合六味地黄汤合四物汤加减，主要药物除自拟基础方药物，还包括丹皮、泽泻、山茱萸、麦冬、生熟地、当归、白芍、川芎、牛膝、甘草、黄芪等。

四、因症选药

临床上林教授对于消渴痹证伴有汗出异常者,常予黄芪、防风、白术益气固表止汗,桂枝、白芍调和营卫,通达四肢;手足刺痛明显者,常予白芍、甘草缓急镇痛,三七、川芎、土鳖虫、地龙活血行气镇痛;手足冷痛、重着者,常予白芥子、制草乌、羌活、独活温化寒湿,通络镇痛;四肢麻木、发凉者,常予当归、白芍补血敛阴,桂枝、姜黄温通经脉;手足软弱无力者,常予杜仲、牛膝、熟地、当归补肝肾阴,强筋健骨。

五、善用药对

林教授组方精巧,临床善用药对,利用药物相须特点,增强药效。①土鳖虫与黄芪:土鳖虫活血通络,黄芪补气,血随气行,两药伍用,取其补气、活血化瘀、镇痛之意。临床可营养神经和局部筋脉,缓解缺血缺氧,对改善麻木、感觉减退的效果良好。②当归与白芍:当归补血活血,白芍养阴、柔筋镇痛,对于阴血不足,血不荣经,出现四肢麻木、发凉者,以当归、白芍伍用,配合黄芪、太子参、丹参等补气、行气、活血之品,当可获奇效。③夜交藤与酸枣仁:阴血不足,血不荣经,可出现手足麻木、疼痛,而痹证严重影响患者的睡眠,酸枣仁可益肝血而有安神之效,夜交藤能补养阴血,也可安神,两药合用,既能补养阴血之不足以治本,又能安神入眠以治标。④羌活与独活:临床对手足麻木、冷痛者投羌活、独活,佐乳没、川芎等活血、行气、化瘀之品,可收奇效。⑤丹皮与赤芍:林教授认为,消渴痹证表现以血瘀证最为明显,丹皮、赤芍皆能活血化瘀,两药合用,适用于血脉瘀阻所致消渴痹证者,可佐补气、行气类药增强活血之效等。

第二节　张发荣临证经验

张发荣,现为成都中医药大学中医内科硕士、博士研究生导师,省级重点学科中医内科学学术带头人,第五批全国老中医药专家学术经验继承工作指导老师,享受国务院政府特殊津贴,首届四川省名中医,省劳动模范。张教授从事中医教研近60余年,学验俱丰,擅长诊治内分泌疾病及消化系统疾病,在长期临床探索中,对糖尿病性周围神经病变的病因病机、诊断、治疗有独到之处,现将其治疗糖尿病性周围神经病变的经验介绍如下。

一、病因病机

糖尿病性周围神经病变可累及全身神经系统,是糖尿病患者致残的主要原因。西医目前对糖尿病性周围神经病变的病因及发病机制的认识尚未完全清楚。中医文献对糖尿病性周围神经病变亦无确切记载和专病病名,但张教授认为据其临床表现,可归属于"痹证""脉痹""血痹""不仁""麻木"等范畴,其病因病机和消渴有诸多相似之处,具体内容如下。

(1)阴虚燥热为发病之本:消渴或因饮食不节,过食肥甘,积热内蕴,化燥伤津,或因情志失调,气机郁结化火,或因劳欲过度,损耗阴津,致阴虚火旺。这些病因均可以导致阴津耗伤,燥热偏盛,日久则发为消渴。消渴可按上、中、下分为肺燥、胃热、肾虚三部分，无论哪种类型均会对正常水液代谢产生影响，使肺失通调、脾不能散精化气、肾与膀胱失于气化，水液代谢失调，停积为痰。另外，消渴病阴虚内热，灼伤津液可导致瘀血内阻，痰瘀又可相互转化，终致痰瘀交阻，络道闭塞，形成痹证，即西医糖尿病性周围神经病变。因此，张教授认为阴虚燥热是消渴病与糖尿病性周围神经病变的共同根本病机，阴虚燥热引发消渴，进而影响气血的运行，导致痰瘀形成，阻闭经脉，最终导致糖尿病性周围神经病变的发生，因此阴虚燥热是糖尿病性周围神经病变发病的基本病机。

（2）痰瘀阻络为发病关键：张教授认为糖尿病性周围神经病变主要表现为麻木、疼痛，应属中医"痹证"范畴，其发病与邪阻经络，气血运行不畅有关，但糖尿病性周围神经病变所痹阻之邪非风寒湿热，而系消渴导致的痰瘀互结为患。痰瘀互结可阻碍气血正常运行，四肢络脉位于四末，络脉细而气血运行较缓，故最易为痰瘀所阻。此外，从糖尿病性周围神经病变临床表现的主要症状为麻木、疼痛等感觉障碍及舌质多暗、舌下脉络迂曲，均为痰瘀为患的佐证。

综上，张教授认为糖尿病性周围神经病变的病机特征为本虚标实，本虚在于气阴不足，阴津耗损兼内有虚热，标实为痰浊闭阻，瘀血阻滞，痰瘀交阻，络脉不通，其中标实（痰瘀阻络）是糖尿病性周围神经病变发病的直接病因。

二、辨证治疗

1. 中西结合，病证互参

糖尿病性周围神经病变作为消渴的并发症，由于先贤论述较少，故张教授认为更宜病证结合，中西合参，辨病与辨证互相补充，宏观与微观辨证互为参考，这也是张教授学术思想的一大特色。经过长期临床实践，张教授认为糖尿病性周围神经病变的诊断应参考西医诊断标准：①按照1980年WHO糖尿病诊断标准，确诊为糖尿病；②患肢麻木、疼痛、灼热、发凉、戴手（袜）套感、蚁行感等；③肌膜反射，如膝腱反射和（或）跟腱反射等减弱或消失；④肌电图异常，感觉和（或）运动神经传导速度＜40 m/s，肌电位增加20%以上。满足以上条件中①和④及②③中一项者即可诊断为糖尿病性周围神经病变。对于其治疗又应根据四诊资料辨证分型诊治，其常见证型如下。

（1）气阴两虚：症见手足麻木灼痛，渐至整个肢体，盗汗自汗，五心烦热，倦怠乏力，少气懒言，腰膝酸软，口干思饮，大便偏干不畅，舌淡红、少苔或无苔，脉细。治以益气养阴，佐以活血通络，方选六味地黄汤合生脉散加减。处方为黄芪60 g，山药30 g，生地黄、麦冬、五味子、熟地黄、山茱萸、牡丹皮、茯苓、泽泻各15 g，三七粉（冲服）3 g，细辛5 g。

（2）脾虚湿滞：症见手足麻木沉重，脘腹痞闷胀痛，食少便溏，头身困重，小便短少而黄，舌淡，苔腻微黄，脉濡数或缓。治以健脾益气、化湿通络，方选葛根芩连汤合平胃散加减。处方为葛根、陈皮、炒麦芽、丹参、薏苡仁各30 g，鸡内金、草果、黄芩各15 g，黄连、生甘草各10 g，厚朴12 g。

（3）肝肾阴虚：症见手足心发热，感觉异常，全身低热，夜晚热甚，头晕目眩，失眠健忘，胁肋疼痛，口渴多饮，腰膝酸软，舌淡红、苔薄，脉细或数。治以滋阴益肾、疏肝柔肝，方选滋水清肝饮加减。处方为当归、山茱萸、牡丹皮、泽泻、白术、各15 g，白芍20 g，柴胡12 g，山药、炒麦芽、茯苓各30 g，生甘草、生姜、薄荷、郁金各10 g。

（4）痰瘀交阻：症见手足麻木，肢体重着酸痛，时而呈针刺样、烧灼样疼痛，夜间加重，肢软无力，部分可见头昏嗜睡，口咸、口苦或有异味等，舌边有瘀斑或瘀点、苔腻，脉濡缓或脉涩。治以活血化瘀、豁痰通络，方选二陈汤合补阳还五汤加减。处方为法半夏、地龙各15g，陈皮20g，茯苓、延胡索各18g，黄芪、丹参、鸡血藤各30g，白芷12g，白芥子、甘草、乳香、没药各10g，水蛭5g。

2. 分期诊疗，标本兼顾

张老经过长期临床探索，认为糖尿病性周围神经病变病程较长，缠绵难愈，加之消渴为病，易伤津耗气，损伤阴阳，故糖尿病性周围神经病变在病程不同阶段，临床表现、病机特点都各不相同。临床可将其分为三期辨证论治：初期，阴虚燥热、痰瘀阻滞，病机特点以肺胃燥热为主，阴伤燥热特点突出；中期，多为初期进一步发展而来，因阴虚燥热耗气伤津，故患者气阴两伤症状明显；晚期，多为病情反复迁延所致，患者多有阴阳两虚症状，全身状况较差，神经损伤较重，除疼痛、麻木外，多数尚伴患肢无力，治疗效果不如初、中期。疾病病情迁延，患者需长期服药，汤剂虽然临床取效迅速，加减灵活，但煎煮不便，患者依从性差，故张教授根据多年经验，研制成治疗糖尿病及糖尿病性周围神经病变的系列中成药，其中通络糖泰颗粒专门用于糖尿病性周围神经病变治疗，患者易于长期坚持，临床收效明显。另外，张教授针对糖尿病性周围神经病变不同病期的特点，配合服用不同中成药，初期配合服用糖复康3号胶囊，方由血竭、黄连、赤芍、枸杞等药物组成，具有滋阴清热之功效；中期配合服用糖复康浓缩丸，方由太子参、三七、枣皮、桃仁、大黄等药物组成，具有益气养阴、活血通便之功效；后期配合服用糖肾康胶囊，方由黄芪、麦冬、枸杞子、菟丝子等药物组成，具有补肾壮阳、增强体质之功效。

第三节　魏子孝临证经验

魏子孝教授是中国中医科学院中医特需门诊专家，博士研究生导师，全国名老中医师承制导师，曾任中国中医科学院西苑医院内分泌肾病科主任，中国中医科学院中医内科内分泌学术带头人，兼任北京市中医药学会糖尿病分会主任委员、北京中西医结合学会糖尿病专业委员会副主任委员、中华中医药学会糖尿病分会常委、中国药膳学会常务理事，系第4批国家中医药管理局老中医药专家学术经验继承工作指导老师，从事临床、教学、科研工作近50年，对诊治糖尿病性周围神经病变具有独到之处，疗效肯定。现将其临证经验介绍如下。

一、病因病机

糖尿病性周围神经病变是糖尿病最常见的慢性并发症之一，魏教授认为糖尿病并发症均属本虚标实之证，所谓本虚是指阴虚—气阴两虚—阴阳两虚的病机发展过程，所谓标实是指瘀血、痰湿等有形之邪。魏教授认为糖尿病性周围神经病变以气虚、血虚、阳虚为本，以痰湿、瘀血阻络为标，血瘀贯穿始终，病位在血络，与脾肾关系最密切。消渴日久，气血耗伤，气虚则血虚，经脉失养，气虚无力推动血行，而致内生瘀血，阻滞脉络，加剧气血运行不畅，故出现肢体麻木、疼痛等症状或阴损及阳，阳虚气不化津，而致内生湿邪，日久湿凝成痰，痰湿阻络，阻滞气血运行，甚者致瘀血阻络，阳虚则寒凝，湿胜则肿，故肢体可出现发凉、肿胀、疼痛。魏教授认为糖尿病性周围神经病变的主要病机为气虚血瘀阻络和阳虚寒湿阻络。

二、辨病与辨证思路

1. 参照血痹、湿脚气辨病

糖尿病性周围神经病变在古代文献记载中无确切中医相应病名，多数医家根据《内经》中的相关论述，将其归属于"痹证""痿证""麻木"等范畴。魏教授通过查阅大量古籍文献，认为古籍中所载"血痹""脚气"更符合该病的病证特点，如《灵枢·九针》中"邪入于阴，则为血痹"，《金匮要略·血痹虚劳篇》所述"血痹，阴阳俱微，寸口关上微，尺中小紧，外证身体不仁，如风痹状，黄芪桂枝五物汤主之"，《备急千金要方·风毒脚气》中论风毒相貌"或肿不肿，或时缓纵不随，或复百节挛急，或小腹不仁，此皆脚气状貌也，亦云风毒脚气之候也"，《医学心悟》中论述"脚气者……其肿者，名湿脚气；不肿者，名干脚气。湿脚气，水气胜也，槟榔散主之"。以上描述均与糖尿病性周围神经病变具有相似之处。魏教授在继承古人经验的基础上，主张临床症状以肢体麻木为主者参照血痹论治，以肢凉、肿胀、疼痛为主者参照湿脚气论治。

2. "抓主症"辨证

辨证论治是中医个体化诊疗的精髓，面对患者多种多样的临床表现，准确辨证至关重要。魏教授主张先"抓主症"，再处理好"标本先后"，后围绕主症辨证论治。魏老将肢体麻木、发凉、肿胀疼痛作为糖尿病性周围神经病变的三个主要表现，以肢体麻木为主者辨证为气虚血瘀，以肢体发凉为主者辨证为阳虚寒凝，以肿胀疼痛为主者多辨证为阳虚湿阻。

三、诊疗思路

1. 抓主证，分轻重

从现代各医家的观点来看，临床证型设计复杂多样，魏教授主张根据患者临床表现先进行证素诊断，然后再组合成证型进行治疗。通过总结多年的经验，魏教授将主要症状归纳为气虚血瘀阻络、阳虚寒湿阻络两个基本证型，治疗以益气养血、温肾化湿为主，化瘀通络贯穿始终。气虚血瘀阻络型以补阳还五汤为基础方，阳虚寒湿阻络型以鸡鸣散为基础方，治疗时根据各型轻重适当加减变化。

2. 重舌诊，辨缓急

依据舌诊可判断正气盛衰、分析病位深浅、区别病邪性质、推断病情进退，所以，魏教授重视舌诊，常根据舌诊判断疾病缓急，判断诊疗先后，如舌质淡嫩是正气不足，补益收效尚需时日，舌苔黄腻是湿热蕴积，祛邪相对较易，宜先清利湿热。急则治标，缓则治本，存在有形之邪者，先祛邪气治标，为治本扫除障碍。若见黄腻苔，先主清热化湿，用泻黄散或苏连饮加减；若见白腻苔，则用二陈汤加减；若舌色偏暗，有瘀血阻滞之象，则重用活血之品，在养血的基础上加用虫类活血药。

3. 重气血，顾脾肾

魏教授认为糖尿病性周围神经病变的发病基础归根结底为气血虚，气虚甚可致阳虚，血虚甚可致阴虚，所以治疗时尤其重视气血。选用药物常动静结合，动则选用行气活血药，静则选用补气、养血药，使气血充养而运行通畅。为调补气血阴阳，魏教授常以顾护脾肾为主，健脾以化生气血，补肾以调和阴阳，先天、后天兼顾。

四、治疗方法

在中医治疗糖尿病性周围神经病变方面，魏教授主张采用综合疗法，内外合治，优势互补，具体主要表现在以下几个方面。

1. 辨证分型以内服

（1）气虚血瘀络阻型：主症见肢体麻木不仁，活动后好转，身倦乏力，以下肢为甚，少气懒言，或伴肢体疼痛，入夜疼痛加剧，舌质淡暗或有瘀斑，苔薄白，脉细无力或沉涩。魏教授认为此型可参考血痹治疗，治宜益气、养血、活血。症状较轻者，以补阳还五汤原方稍作增减作为基础方，方由生黄芪、陈皮、鸡血藤、当归、川芎、川牛膝、赤白芍、桃仁、红花、地龙、土鳖虫组成。畏寒肢冷者，可依次选加仙灵脾、葫芦巴、桂枝、吴茱萸、附片；肢冷重症者，可暂加细辛散寒；疼痛明显，属热证者，赤白芍改为白芍并重用，加生甘草、徐长卿；属寒证者，加桂枝、制川草乌先煎、细辛；有灼热感，且伴有阴虚者，去当归，加玄参、丹皮。

（2）阳虚寒湿阻络型：主症见足胫肿重无力，行动不便，形寒肢冷，下肢皮温偏低，喜热畏凉，舌淡、胖大、边有齿痕，苔白滑或白腻，脉沉迟。魏教授认为此型多为肾阳虚，内生寒湿所致，可参考湿脚气论治，治宜温肾、化湿、镇痛。魏教授参考《类编朱氏集验医方》所载鸡鸣散方义组方，由槟榔、木瓜、吴茱萸、生姜、苏叶、桑枝、生薏苡仁、羌活、独活组成。此型多合并糖尿病性周围血管病变，在治疗上当兼顾，疼痛明显者，可选加制乳没、穿山甲、土鳖虫、白芍、元胡、徐长卿、蜈蚣、全虫等以祛瘀、通络、镇痛；若阳虚较重，肢凉疼痛明显，可酌情配伍制川乌、草乌、细辛、当归、生甘草等；若湿郁化热明显者，先予四妙勇安汤合四妙散治之，并酌情配伍羚羊角粉、秦皮、海桐皮、炙蜂房等清热镇痛之品。

2. 局部用药以外用

因糖尿病性周围神经病变多表现在下肢，重症患者内服用药药力往往不够，为此魏教授主张在辨证应用内服中药的同时，局部可用中药外洗和栓剂外用。外洗用药多用辛温通阳之品，并配以活血通络的药物，常用药有川乌、草乌、桂枝、肉桂、透骨草、艾叶、红花、白芷、乳香、没药。魏教授认为外用药不必拘泥于辨证，若辨证属热证，内服当予清热之品，外用仍可予温阳通络之品，内外合治以增强疗效。除中药外洗，还可外用葛仙栓（葛根、仙灵脾）治疗糖尿病性周围神经病变，仙灵脾温肾助阳，葛根升阳发散、辛味宣通行散，二者配伍，温而不燥，行阳通络。魏教授认为栓剂不会因胃肠 pH 或消化酶的影响而失去部分药物活性，同时避免了口服药对胃黏膜造成的刺激，且药物不经肝脏破坏而直接进入血液循环，故药力持续且血药浓度高，同时避免了药物对肝脏损伤的副作用。现代研究以葛根素做对照进行前瞻性临床观察，结果显示二者均可明显改善神经传导速度（$P < 0.01$），两组间比较无显著性差异，但改善肢体发凉症状，葛仙栓组优于对照组（$P < 0.01$）。

第四节　仝小林临证经验

中国中医科学院广安门医院仝小林教授，为国家重大基础研究项目（"973 计划"）首席科学家、国家科学技术进步二等奖获得者、全国优秀科技工作者、享受国务院政府特殊津贴、国家中医药管理局内分泌重点学科带头人、中国中医科学院首席研究员、中华中医药学会量效分会主任委员、国家中医临床研究基地糖尿病研究联盟主任委员。仝教授利用中医辨证论治的优势，善于思考，勤于实践，不断探索，在治疗糖尿病性周围神经病变和糖尿病性自主神经病变上积累了丰富经验，形成了自己独树一帜的观点。本文就其治疗经验介绍如下。

一、糖尿病性周围神经病变

糖尿病性周围神经病变是糖尿病的三大并发症之一，其发病与糖尿病的病程和血糖的控制情况有关，是导致糖尿病足等发生和发展的重要因素。因此，糖尿病性周围神经病变的早期治疗显得尤为关键，对改善糖尿病患者后期的生活质量起着重要作用。仝小林教授结合多年临床经验，认为在糖尿病性周围神经病变中，脏腑热、经络寒常常同时存在，治疗上可运用通补兼施、寒热并用的方法。

1. 病因病机

仝教授认为情志不畅、饮食不节（过食辛辣肥甘，嗜烟嗜酒）、劳倦内伤导致六郁，此为"郁"；郁久积热，肝火肆虐，胃火中烧，伤阴化燥，此为"热"；日久阴伤气耗，气阴两虚，又或阴损及阳，阴阳俱虚，此为"虚"；久病入络，络脉瘀阻，虚损并见，变证丛生，此为"损"。糖尿病性周围神经病变属于糖尿病"郁、热、虚、损"四大阶段中的虚、损阶段。糖尿病性周围神经病变以凉、麻、痛、痿四大主症为临床特点，其主要病机是以气虚、阴虚、阳虚为本，以血瘀络滞、风寒湿邪为标，络滞血瘀贯穿于糖尿病性周围神经病变整个病程的始终。特别要指出的是，在糖尿病的发展过程中，初期肝气郁结，脾郁不畅，气滞则血瘀；患病日久，阴亏气损，气损则推动无力而血行不畅，津亏液耗，血涩不畅，从而瘀血内生。以上病理因素均可导致络损、络滞、络瘀、络伤。瘀血是糖尿病的病理产物之一，也是糖尿病的特征之一。瘀血导致气血运行不畅，不通则痛，从而出现肢体麻木、疼痛等症状。因此，瘀血是导致糖尿病性周围神经病变的重要病理因素。

2. 辨治经验

（1）通络：益气养血，和营祛瘀。久病入络入血，气血凝滞，经脉阻塞，气血不能通达肢末，则四肢末端失于濡养，肢体因此而发凉、麻木、疼痛。血瘀不散，故肢体皮肤有瘀斑，皮色紫红或青紫。仝教授对此提出DPN的病理改变经历络滞→络瘀→络闭→络损不同阶段，络滞为血液流动不畅，重在活血；络瘀为血液瘀滞，重在化瘀；络闭、络损为血瘀，有形之邪固定，络脉闭阻，络脉损伤，重在通络。消渴日久，致气阴两伤，经络虚涩，不能濡养肌肉筋脉，故肢体疲软乏力；又因正气不足，运行无力，或阴虚内热，阴血暗耗，而致瘀血内生，脉道滞涩，经络痹阻，以致肢体疼痛，冷热失调，加之卫气不固，更易招致外邪，内外合病，使病情加剧，缠绵难愈。患者感到肢体麻木不仁、发冷刺痛，以下肢为著，入夜疼痛加剧。故治宜益气养血，予黄芪桂枝五物汤加减。此方中黄芪益气固表，偏走经络，先补经络气而后补脏腑气；桂枝温经散寒，合黄芪既补脏腑阳气，又能鼓动阳气外达四末，和生姜温经通阳，合而温经络之寒，补经络之气；白芍养血通痹，合大枣充养血脉，与桂枝合用调和营卫，增强温通之力。同时仝教授临床上也常加用藤类药，以加强活血通络的作用。

（2）镇痛：温阳散寒，祛湿镇痛。仝教授临床发现，不少糖尿病性周围神经病变患者除口干多饮、多食易饥之外，还存在倦怠乏力、汗出恶寒，尤以下肢末端恶寒为甚，舌质淡暗而胖、边有齿痕，脉沉微等症状。鉴于该病的临床表现，仝教授认为，消渴日久，耗气伤阴，气血亏虚，日久阴损及阳，元阳亏损，温煦不足，推动无力，血行不畅，甚或阳虚生寒，血脉不温，血行涩滞而致瘀血阻络，患者除肢体麻木、疼痛外，多兼有冷凉等症状，故此时除益气活血通络外，还应重视温阳。因此，仝教授主张糖尿病性周围神经病变患者往往存在着阳虚的情况，治疗过程中应重视温阳通络，方在黄芪桂枝五物汤基础上合用大乌头煎加减治疗，取得了良好的疗效，大乌头煎在《金匮要略》本为治疗寒疝腹痛，用在此处，意为以方中大辛大热之乌头温经散寒、去湿镇痛。若患者疼痛剧烈，痛不可忍者，常酌加九分散配服。

（3）祛风湿：祛风除湿，通利关节。仝教授在主方加减的基础上，常合用桑枝、桑叶以祛风除湿，通利关节。其认为消渴日久，正气不足，风寒湿邪侵袭，导致气血运行不畅，经脉痹阻、气血壅滞。因此，在主方基础上，合用桑枝、桑叶以达到通利关节的作用。桑叶，祛风清热，凉血明目。桑枝，祛风湿，利关节，行水气，主治风寒湿痹、四肢拘挛、脚气水肿、肌体风痒。

3.诊疗特点

（1）控制血糖为第一要务：在糖尿病的治疗过程中，控制血糖是第一要务，对糖尿病性周围神经病变也不例外。只要辨证准确，中药可明显改善患者的自觉症状，并具有较好的降糖效果。但如果患者血糖仍难以控制，可加用西药，已用西药者要考虑调整口服降糖药剂量及种类，出现较严重并发症者应及时使用胰岛素。若血糖控制良好，患者的麻木疼痛症状往往也能得到改善，两者病理上相互影响，在疗效上相辅相成。

（2）善用中药外洗、内外合治：仝教授认为糖尿病性周围神经病变既要重视内治，又要结合外治，"外治之理即内治之理"。因此，在内服中药的基础上常常合用外洗方，方用川芎、川桂枝、生姜、生麻黄、生艾叶、透骨草、制川草乌、葱白。制川乌、制草乌为辛、苦、热、有毒之品，能内达外散，通痹阻之血脉，散寒镇痛；生艾叶、生姜、生麻黄、川桂枝温经散寒；川芎行气活血镇痛；透骨草引药透入经络血脉而活血镇痛；葱白发散风寒，疏松毛孔，更有利于药物的吸收。仝教授认为，热能本身能温通解凝，疏通脉络，促进血液循环而达"通则不痛"之效。另外，药物受热后能够快速通过疏松的毛孔，被肌肤吸收，并且足部受热后，局部毛细血管扩张，血液流动加快，更利于药物的渗透吸收，使热能和中药起协同作用。

（3）活血化瘀通络贯穿始终：络脉损伤是消渴病的病理基础及基本核心，并且不论是肝胃郁热、气阴两伤还是阴阳俱损，都可伴发血行不畅、血液瘀滞，故消渴病的整个治疗过程都需要活血化瘀通络治疗。同时，瘀血又是糖尿病性周围神经病变发病的病机关键，所以糖尿病性周围神经病变的治疗也需要活血化瘀通络治疗。仝教授主张辨证治疗时应分清血滞、血瘀、络脉闭阻、有无夹杂痰饮等不同层次，继而采取不同的治疗方案，或活血，或化瘀，或通络，或化痰，或结合应用。

（4）未病先防，既病防变：糖尿病经常与其他疾病同时存在，如高血压、肥胖症、血脂异常等，糖尿病本身又可以引起心、脑、肾、神经等靶器官的损伤，这些合病及并病之间又相互关联、相互影响。一般来讲，糖尿病患者出现周围神经病变时，糖尿病大多已经发展至中期阶段，此时应建议患者做系统检查，及时掌握其并发症情况，并且在治疗过程中树立未病先防、已病防变的观念，从而收到事半功倍的疗效。

二、糖尿病性自主神经病变

糖尿病性周围神经病变是一组由自主神经功能和（或）结构受损引起的综合征，其发病是糖代谢紊乱、血液流变学异常、缺血、自由基损伤等多种因素作用的结果，并可累及心血管、消化、呼吸、泌尿生殖等全身各系统，具有起病隐匿、逐渐进展、可于症状出现前发生、甚少自行缓解等临床特征。西医对于糖尿病性周围神经病变目前尚无特效治疗，积极预防、早期诊断和控制糖尿病是其防治的关键。全教授利用中医辨证优势，总结临床经验，认为糖尿病病程日久，失于调治，常导致各类并发症的发生，包括各类神经病变。久病入络，络脉损伤，脏腑筋脉失于濡养，则功能悖常，阴阳失和，气机升降失常，血行不畅。所以在糖尿病性周围神经病变发展过程中，络脉损伤为主要病理基础及其核心病机，气阴两虚、虚实夹杂是糖尿病性周围神经病变的主要证候。

1. 分期诊治

全教授指出，在糖尿病发展过程中，自主神经损伤是疾病分期的重要体征，往往标志着糖尿病由肝胃郁热期进入气阴两虚阶段。皮肤有汗就是一个非常重要的指标，一般代表糖尿病已经进入中期阶段，即相当于"虚、损"的阶段。"久病必虚""久病必瘀""久病入络"，因此糖尿病的中期，多虚实相兼，既有脏腑、气血功能不足的本虚，更有痰、浊、瘀的标实，治疗自当标本兼顾。进入糖尿病的后期，诸虚渐重，脉损络瘀益显，补虚的基础上必须强调活血化瘀通络。因自主神经病变涉及系统广泛，因此治疗上应分系统辨证治疗。

2. 病证结合

（1）糖尿病性心脏自主神经病变：全教授认为糖尿病性心脏自主神经病变病位在心，涉及心、脾、肾三脏。临床表现为心悸不安，心中空虚，兼见面白无华，头晕目眩，倦怠乏力，舌淡红、苔薄白，脉虚细或虚数等症状者，可辨证为心脾两虚，方用归脾汤加减；临床表现为心悸、心慌、气短、汗出、心烦、失眠多梦、精神疲惫但又头脑兴奋，舌红少苔，脉虚数等症状者，可辨证为心阴血虚，经验用药为黄连阿胶汤加百合地黄汤以滋阴降火；临床表现为头晕目眩，气短乏力，倦怠懒言，面白无华，舌质淡、苔薄白，脉细弱无力等症状者，可辨证为中气下陷，治疗上可用补中益气汤加减以补中益气、升阳举陷；若见心悸怔忡，或心颤（房颤）、手颤、头颤、舌颤、肌颤，脉沉细虚弱或三五不调为其主要临床症状者，可辨证为虚风内动，方用镇肝熄风汤加减。

（2）糖尿病性胃肠功能紊乱：主要可分为以下3种。

1）糖尿病性胃轻瘫：全教授以滋水涵木、疏肝运脾、和胃降逆为该病治疗法则。临床对于腹胀伴有呕吐，肠鸣下利，舌苔薄黄、微腻，脉弦数者，辨证为寒热错杂，治以半夏泻心汤加减；若胸胁胀满，心下满痛或心下痞硬，口苦，烦躁易怒，口渴易饥，大便不解，舌红苔黄，脉弦有力者，可辨证为肝胃郁热，治宜开郁清胃，方用大柴胡汤加减。

2）糖尿病性便秘：由于肠胃受病或因燥热内结，津液耗伤，导致肠道失润，大便干结难以排出；或因消渴日久、气阴两伤，气虚则大肠传送无力，阴伤津亏则不能滋润大肠而致肠道干涩，大便排出困难。因此，可分为实热便秘、气虚便秘和阴虚便秘，全教授分别以承气汤类、补中益气汤加麻仁润肠加减、增液承气汤加减来治疗。

3）糖尿病性腹泻：湿热泄泻临床表现为泻下急迫或泻而不爽，色黄褐或带黏液，气味臭秽，肛门灼热，烦躁口渴，小便短赤，舌苔黄腻，脉滑数或濡数，治宜清热利湿，方用葛根芩连汤加减；脾虚湿盛证见大便时溏时泄，迁延反复，完谷不化，饮食减少，稍进油腻食物则大便次数明显增多，神倦乏力，面色萎黄，舌淡苔白，脉细弱，治宜健脾益气、利湿止泻，方选参苓白术散加减；胃肠痰饮证见脘腹胀满，胃中有震水声或肠间有水声漉漉，虽有下利而利后腹仍坚满或腹泻和便秘交替，舌苔湿滑，脉弦，治疗可用苓桂术甘汤，以温阳化气、健脾利水。

（3）泌尿生殖系统病变：主要包括以下4种。

1）糖尿病性神经源性膀胱：中气下陷证临床表现为小腹下坠，小便无力，滴沥不尽，神倦乏力，四肢沉重，少气懒言，舌淡、苔薄白，脉细无力。治用补中益气汤，重用黄芪、枳实、炒白术，合用水陆二仙丹、芍药甘草汤加减；肾阴亏虚证见小便滴沥或不通，尿少色赤，腰膝酸软，五心烦热，口燥咽干，神疲倦怠，夜梦遗精，舌红苔薄，脉细数，治宜以滋肾通关为主，方用滋肾通关丸。

2）糖尿病性勃起功能障碍：仝教授认为糖尿病性勃起功能障碍多责之肾、肝、脾，多见于青、中年人，以及精神心理压力大的人群。该病常见证型为肝郁气滞，治宜舒肝解郁、活血为主，方用柴胡舒肝散合芍药甘草汤加蜈蚣、当归；老年患者常见肾阳不足，治以温补肾阳，方用右归丸合五子衍宗丸加用韭菜子、葫芦巴、黑蚂蚁、莱菔子。

3）糖尿病泌汗异常：仝教授认为其属中医"汗证"，多为阴阳失调，营卫不和，肺脾气虚，卫表不固所致；或为阴虚火旺，心血不足，心火逼津外越所致。临床常见证型为阴虚火旺证、阴阳失调证、脾虚阴火证，分别应用当归六黄汤加味、桂枝龙骨牡蛎汤、升阳散火汤加味。

4）糖尿病性皮肤温度异常：正常人皮肤温度从头到足渐降，而糖尿病患者的这种温度梯度不明显，甚至相反，此为糖尿病皮肤温度异常。患者常可见到周身发烫、扣之灼手，或见足心发热，或周身发热汗出，仝教授认为这是由于脾胃气虚、清阳下陷、阴火上冲所致，治宜补中、升阳、散火，方用升阳散火汤加减治疗。

3. 糖络并治，防治结合

糖尿病性周围神经病变见证多端，表现为多种脏腑组织器官功能紊乱，中医辨证可属多个范畴。仝小林教授认为其根本原因在于糖尿病导致精微气血损伤、络脉瘀阻，脏腑组织器官经脉失于润养，而致功能紊乱。糖尿病的络脉损伤是诸多并发症的根源，是糖尿病性周围神经病变的主要病理基础及核心病机，其形成和发展有着漫长的过程。但仝教授主张治疗要早期介入，将降糖作为第一要务，早期给予活血通络之药，同时运用传统中医辨证施治的理论，标本兼顾，攻补兼施，以调和、调整机体失衡状态，预防并发症。

第五节　吕仁和临证经验

国医大师吕仁和教授为中医内科学专业博士生导师，国家中医药管理局重点学科中医内科内分泌学科和肾病重点专科学术带头人，享受国务院政府特殊津贴。吕仁和教授投身于专注北京中医药大学东直门医院肾病糖尿病研究室的医疗、教学和科研工作中，在糖尿病及其并发症的治疗方面积累了丰富的经验，吕教授潜心研究历代医家论著，结合多年临床经验，将消渴病后出现的四肢麻木、疼痛、痿弱无力及晚期出现的肌肉萎缩等临床症状统称为消渴病痹痿。在肾病和糖尿病及其并发症的诊治中，主张分阶段、层次，以虚实辨证型、定证候，主张"六对论治"，提出了糖尿病及其并发症防治的"258"方案，治疗采取以中医药为主的综合防治措施，形成了独特的学术体系，临床疗效十分显著，现将其临床诊治糖尿病性周围神经病变的部分经验介绍如下。

一、疾病分期结合辨证

吕教授认为，糖尿病性周围神经病变的基本病机是气阴两虚、脉络瘀阻，久则正气日衰、邪气日盛，阴损气耗阳伤，痰湿瘀郁互结，气血逆乱，络脉痹阻，临床表现为糖尿病性周围神经病变的病变程度逐渐加重。吕教授依据脏腑气血阴阳亏损、痰瘀阻络程度，结合现代医学知识，把糖尿病性周围神经病变分为早、中、晚三期，以明确疾病的阶段性，便于估计病情轻重、判断预后、指导临床用药并合理安排患者的饮食和运动，具体分期及各个时期主要辨证分型如下。

1. 早期（气阴两虚型为主，兼血瘀络阻）

临床表现为倦怠乏力、动则汗出、口干多饮、手足心热、手足麻木或疼痛，范围较局限，尚未影响其生活和工作能力，肌电图正常或轻度异常，舌质红，舌体可偏瘦，苔薄白，脉细弱。主要病机为气阴两伤，经脉不畅，脉络瘀阻，脏腑功能可代偿。治宜益气养阴、活血通络，常用药物为太子参、麦冬、五味子、生地、丹参、赤芍、牛膝、木瓜、狗脊、川断。

2. 中期（肝肾阴虚为主，兼血脉瘀阻）

临床表现多见口干咽燥、腰膝酸软、胁痛、耳鸣、健忘、四肢麻木、疼痛加重，有手套、袜套样感觉，肌肉无萎缩，工作能力受影响，肌电图出现异常，舌暗红，有瘀斑、瘀点或舌底脉络迂曲，少苔或薄黄苔，脉细数或弦细。主要病机为痰气瘀阻，经脉不畅，阴损及阳，脏腑功能失代偿。治宜补益肝肾、破血逐瘀，常用药物为桑寄生、狗脊、川断、秦艽、丹参、乌蛇、全蝎、地龙、生地。

3. 晚期（脾肾阳虚为主，兼痰瘀阻络）

临床常见表现为畏寒肢冷、膝肘以下为甚，四肢麻木、疼痛，甚则夜不能寐，肌肉萎缩、甚至肢体失用、丧失工作能力，伴有肌电图异常，舌淡胖、苔白滑或白腻，脉沉细。主要病机为气血逆乱，血脉不行，气血阴阳俱伤，痰湿瘀郁互结，脏腑功能严重受损。治以温补脾肾、化痰消瘀通络，常用药物为党参、人参、生黄芪、肉桂、附子、地黄、山药、牛膝、乌蛇、蜈蚣、地龙、全蝎、茯苓、泽兰。

二、据虚实辨证型、证候

糖尿病性周围神经病变是糖尿病特发性并发症之一，病因病机复杂，且患者往往同时存在着多种慢性并发症，因此，很难简单地用几个证型概括全面。吕教授通过大量临床实践观察到本虚的症状比较稳定，邪实的症状较易改变，提出了以本虚定证型，以邪实定证候的思路。一般来说，证型相对稳定，不易改变，多由患者的体质类型、发病阶段、长期用药等多种因素决定。证候相对活跃，变化较快，易受情志、饮食、起居、气候等因素影响。吕仁和教授认为某一时期的具体患者，总要表现为某种证型，同时又常常兼有一种或几种不同的证候，临床按本虚将证型分为气阴两虚、肝肾阴虚、脾肾阳虚、精亏髓乏；按标实将证候分为肺胃燥热、肝郁气滞、脾胃湿热、胃肠积滞、瘀血阻滞、痰湿阻滞、湿热下注、肝胆湿热。现代医学认为，糖尿病性周围神经病变与血管神经代谢异常和结构异常有关，早期往往以代谢障碍为主，大多为可逆性。进一步发展，结构异常的影响逐渐增大，则为不可逆。因此，吕教授把糖尿病性周围神经病变分为早、中、晚三期，不仅可以明确病情的轻重程度，更有利于辨证治疗，并认为治疗越早越好。

三、标本兼治，治标亦关键

糖尿病性周围神经病变是难治性疾病，需要长期治疗才能奏效。根据糖尿病性周围神经病变各期本虚标实的具体病机特点，吕教授参考《内经》有关标本缓急的论述，确定如下应用原则：①先病为本，后病为标；②六气为本，三阴三阳为标；③主病为本，并发症为标。决定治疗时应该：①急则治标，缓则治本；②大小不利为最急，当先治之，中满为急，当先治之；③脏病为急，当先治之；④治病必求其本的原则，既有主病又有并发病者，应重视主病的治疗。吕教授在该病的治疗中，除针对其形成的原因治疗以外，尚有许多药物是针对患者非该病的症状进行治疗，这样不仅不会分散药力，而且标证的解除有利于该病的治疗，例如糖尿病性周围神经病变患者所致之疼痛是本证，睡眠不安是标证，若一味地强调改善周围神经病变之后睡眠就会得到改善，则患者可能会因长期睡眠不足，而出现烦躁、乏力等症状，不利于本证的治疗。而针对睡眠进行治疗，可以改善患者因睡眠不足而带来的一系列症状，从而提高患者对治疗的认知，提高患者的生活质量，反而有利于整体疾病的治疗。因此，吕教授主张治标之法亦是临床取效的关键，临床不可一味扶正。

四、综合防治，整体改善

吕仁和教授认为有些糖尿病患者常以四肢麻木、疼痛为首发症状而就诊，或长期得不到恰当治疗，存在着多种慢性并发症。所以，特别强调采取综合治疗，以提高临床疗效，治病不拘一方一药，采用综合防治措施，强调整体改善。实践中总结了防治糖尿病及其并发症的"258方案"，对糖尿病性周围神经病变同样实用。"2"是两个目标，即健康，使生存的质量提高；长寿，使生存的时间延长。"5"是五项指标，包括血糖、血脂、血压、体重、症状。只要把这五项指标监测完成好，就能达到健康、长寿的目标。"8"是保障维持五项指标正常水平的八项具体措施，包括：①合理饮食；②适当运动；③调整心态；④口服降糖药物（格列齐特、美比达、二甲双胍、阿卡波糖片、瑞格列奈等）和其他口服药（甲钴胺、卡马西平、阿米替林、己酮可可碱等）；⑤注射胰岛素和其他注射药物（葛根素、脉络宁、川芎嗪等）；⑥中药治疗（如前述）；⑦针灸、按摩（吕教授主张在中医辨证治疗的基础上，依据患者症状辨证取穴，根据患者多属脾肾不足、气滞血瘀者，予患者配合针灸治疗百会、肾俞、足三里、阳陵泉、膈俞、血海、足八风、手八邪；痉挛者，泻阳陵泉、八风；疲乏无力者加气海、关元；失眠者加安眠、神门；肢体麻木疼痛为主者，根据疼痛部位选取膈俞、承山、太溪、曲池等）；⑧气功，可以调和全身气血、疏通全身经络。前三项基本措施是每一个患者都必须做的，后五项措施可酌情选用。

第六节　裴正学临证经验

裴正学教授为甘肃省首批名中医、博士生导师、全国老中医药专家学术经验继承工作指导老师，现任中华中医药学会终身理事、《中国中西医结合杂志》编委、甘肃省中西医结合学会名誉会长、甘肃省医学科学研究院首席专家、甘肃省中医院首席专家、甘肃省文史馆馆员，享受国务院政府特殊津贴。从事中西医结合内科临床、教学、科研多年，在内科疑难杂病治疗方面造诣颇高，裴教授在长期临床实践中提出"西医诊断，中医辨证，中药为主，西药为辅"十六字方针，已为全国中西医学界关注，成为当前中医领域重要学派。现将其治疗糖尿病性周围神经病变的经验介绍如下。

一、主张"十六字方针",中西医结合

糖尿病性周围神经病变是糖尿病后期常见并发症,表现为四肢麻木、灼热刺痛等痛觉、温觉感觉障碍,较重时可见肌力减退,肌肉萎缩,感觉神经和运动神经传导速度减慢。裴教授在长期临床实践中提出"西医诊断,中医辨证,中药为主,西药为辅"十六字方针,主张临床应结合西医诊断,使中医辨证有的放矢。裴教授认为周围神经病变的临床诊断不难,患者大多有多年糖尿病病史,表现为四肢麻木、灼热、刺痛等痛觉、温觉感觉障碍,感觉神经和运动神经传导速度减慢等,在西医治疗方面,积极采用格列本脲、二甲双胍等控制血糖,减少血糖波动,临证时分清标本,权衡虚实。

二、病机虚实夹杂,治宜分标本缓急

裴教授认为糖尿病性周围病变多发生于为糖尿病后期,其病机为肾虚精亏,阴虚燥热,痰瘀阻于筋脉,筋脉失于濡养。糖尿病患者素体阴虚,饮食不节,情志失调,劳欲过度,瘀血内阻,脉络不通,不通则痛;血虚筋脉失养,而出现四肢末端感觉异常、麻木触电感;阴损及阳,肾阳亏虚,则四肢不温,怕冷疼痛;寒凝则血瘀,脉络瘀滞,兼感湿热邪毒,则坏疽、溃烂缠绵不愈;消渴病日久,致肝肾虚损,气血两虚,或气阴两虚,络脉瘀滞,则肌肉萎缩而成痿证。故裴教授总结糖尿病性周围神经病变的病机特征为本虚而标实,本虚是以肾气亏虚、气血不足为本,兼有阴虚,标实为寒凝血瘀,脉络瘀阻,湿热下注。临床虚实互见,变化多端,治疗应扶正与祛邪兼顾。裴教授认为糖尿病虽分上、中、下三消,但其本在肾,正如《石室秘录》曰:"消渴之证,虽分上中下,而肾虚以致渴,则无不同也,治消渴之法,以治肾为主,不必问其上、中、下三消。"临床常以补肾填精善后。裴教授采用桂附八味汤、苍山合剂(苍术、山药、玄参、黄芪、生地黄、粉葛根、丹参)等调理,防止复发。同时裴教授指出,糖尿病性周围神经病变患者的血液大多处于高凝滞状态,临床应配伍活血化瘀药物,常用方剂为桃红四物汤等。治标以滋阴清热、养血通脉为法,自创七石汤随证加减,药物组成为生石膏 30 g,寒水石 30 g,生龙骨、生牡蛎各 15 g,赤石脂、白石脂各 15 g,滑石 10 g,桂枝 10 g,干姜 6 g,生大黄 3 g,川牛膝 10 g,木瓜 20 g,秦艽 10 g,威灵仙 20 g,当归 12 g,生地黄 12 g。

三、临床辨证分型

《丹溪心法》曰:"热伏于下肾,虚受之,腿膝枯细,骨节酸痛,精走髓空……小便多而浊……谓之消肾。"《三因方·消渴》曰:"夫消渴,皆由精血走耗,津液枯乏……肌肉脱剥,指脉不荣,精髓内竭。"裴教授认为糖尿病性周围神经病变属中医学"肾消"范畴,临床辨证以补肾温阳、活血化瘀、通络镇痛、补气养血、清热利湿等为基本治则,临床常见辨证分型如下。

(1)脾肾阳虚,脉络瘀阻:临床常见四肢麻木疼痛,下肢及脚踝肿胀,神疲倦怠,面色萎黄,唇甲淡白,怕冷自汗,腰酸乏力,小便短少,脚趾浅表感觉差,舌淡红,苔薄白,脉沉细无力。治宜健脾温肾、活血化瘀,方用桂附地黄汤、宝元汤、阳和汤加味,下肢溃疡或坏疽,加熟地、麻黄、白芥子、鹿角胶各 6 g;下肢困重疼痛,加川牛膝、木瓜各 10 g;阳虚寒凝,加制川、草乌各 15 g(先煎 1 小时),细辛 15 g(先煎 1 小时),马钱子 1 个(油炸)。

(2)气阴两虚,瘀血阻络:临床见四肢麻木、肿胀疼痛,神疲乏力,口干口渴,心慌气短,肌肤

甲错、面色晦暗，小便频多，便秘溲黄，手足心热，舌质暗红有瘀斑，脉细数。治宜益气养阴、活血化瘀，方用桃红四物汤、参麦饮加减，下肢酸困、疼痛，加秦艽、川断、川牛膝；肌肤麻木，加黄芪桂枝五物汤，以及全蝎、蜈蚣；四肢拘急、疼痛加当归四逆汤。

（3）肝肾亏虚：症见四肢麻木、疼痛，腰膝酸软，出汗失眠，心悸手抖，步履缓慢，下肢痿软，头晕目眩，爪甲枯萎，齿摇发落，口渴，舌红少苔，脉细数。治宜补肝益肾、宣痹通络，方用杞菊地黄汤加减，乏力口干，加威灵仙、丹参、黄芪、乌梅、天花粉、天门冬；四肢麻木、疼痛，加鸡血藤、钩藤、海风藤、络石藤；筋骨疼痛，骨蒸潮热，加龟板、知母、木瓜、狗脊。

（4）阴虚风动：全身麻木，四肢怕冷，肌肉抽搐、下肢痿软无力，皮肤干燥，肌无力，神疲自汗，口干便难，舌质嫩红、边有齿痕，苔薄少津或有剥裂。治宜益气养阴、息风通络，方用加味风引汤加减，药物组成为寒水石20g，生石膏20g，紫石英15g，滑石10g，生龙牡15g，赤石脂10g，白石脂10g，桂枝10g，干姜6g，大黄6g，川牛膝10g，木瓜30g，秦艽10g，威灵仙10g，生地12g，当归10g。

（5）湿热阻络，脉络瘀滞：下肢麻木伴有灼热疼痛感或局部胀痛，夜晚发热，口渴口干，舌质暗红，苔黄白腻，脉弦数。治宜清热利湿、活血化瘀，方用经验方伸山菝石汤加减，药物组成为伸筋草10g，炮山甲6g，菝葜30g，滑石10g，当归10g，苍术10g，黄柏10g，牛膝15g，薏苡仁30g，刘寄奴10g，汉防己10g，威灵仙10g，蜈蚣1条。

第七节　丁学屏临证经验

丁学屏为全国名老中医，曾任上海中医药大学附属曙光医院内泌科主任、糖尿病研究室主任，上海市中医糖尿病医疗协作中心主任，兼任中国中医药学会糖尿病专业委员会副主任委员、上海市分会主任委员。从20世纪90年代至今一直从事中医内科临床、教学、科研工作，致力于糖尿病的临床研究，尤擅长糖尿病性周围神经病变、糖尿病肾病的治疗，现将其经验总结如下。

一、临床分类

糖尿病性神经病变是糖尿病最常见的并发症之一，其发生率高达90%以上，发病机制尚未完全阐明，但西医认为其与血管障碍、多元醇代谢通路活性增高和蛋白质糖基化对神经结构和功能的损伤，从而导致山梨醇在细胞内大量堆积、神经营养因子减少有关。其病变可累及感觉神经、运动神经和自主神经从而出现多种临床表现，丁教授根据临床实践，参考前人经验，结合糖尿病性神经病变受损神经纤维类型、部位的不同将临床表现归纳为七类，具体如下。

1.远端对称性多发性神经病变

该病以感觉障碍为特征，伴有不同程度的运动障碍和自主神经功能障碍，依感觉神经受累方式不同，又可分为大纤维型、小纤维型和混合型三型。大纤维型最常见的症状是行走不稳或站立不稳等感觉性共济失调、深感觉异常，体格检查可以发现节段性或末梢性远端加重的感觉减退，特别是振动觉和关节位置觉明显减退，腓肠肌压痛和痛觉过敏，肌张力减退，腱反射减弱或消失；小纤维型的典型症状是逐渐加重的感觉异常，浅表皮肤痛到难以忍受的不适或深部的"股痛"；混合型表现为大、小纤维均受累，深、浅感觉明显障碍，自主神经功能广泛受损，肢体远端肌萎缩和肌无力，大多有较严重的"手套""袜子"样深、浅感觉减退，以及严重的关节病变和糖尿病足。

2. 急性痛性糖尿病性神经病变

该病表现为急性起病，常发生于酮症酸中毒或开始胰岛素治疗后，有严重的肢体疼痛，下肢远端明显。常伴有类似恶性病变时的恶病质，60% 患者出现体重下降，可伴有抑郁、厌食、严重失眠和阳痿，体格检查示感觉正常或远端痛觉减退，腱反射正常或轻度减弱，运动功能基本正常。

3. 近端运动神经病变

该病临床可见亚急性起病型和突然起病型。亚急性起病型多见于 50 岁以上、病程较长的男性 2 型糖尿病患者，临床表现为进行性发展的骨盆、大腿的肌肉疼痛、无力和萎缩，约 30% 患者可有下肢麻木或感觉不良；突然起病型表现为突然发生不对称或对称的骨盆、腿及背部的肌无力和疼痛，疼痛性质为痉挛痛、灼痛或刀割样痛，分布于股神经支配区，可从根部向大腿前外侧及足部放射。

4. 躯干单神经病变

该病多见于 50 ～ 70 岁、病程长的男性患者，发病后数月至 2 年内多自行缓解，急性或慢性起病，不对称的胸腹部疼痛、多在前胸上方和上腹部，呈持续性灼痛或针刺痛，疼痛可向其他部位放射。体格检查可见第 3 ～ 12 胸神经根、胸神经根的背支或腹支及其支配区内的感觉过敏或感觉不良。

5. 单神经病变

糖尿病性单神经病变几乎可累及任何一条周围神经，以大神经为主，临床表现为突发的局部疼痛、感觉异常、无力等，体格检查示受累神经支配区的感觉、运动神经和自主神经功能异常，受累神经可有明显压痛。

6. 运动神经病变

该病多见于老年 2 型糖尿病患者，预后差。临床表现为所有肌群广泛的肌无力和肌萎缩，严重者甚至不能行走，常伴肌束颤动。

7. 治疗诱发性神经病变

临床表现为急性痛性神经病变，多在胰岛素或磺脲类药物治疗后发生。一般在发病前血糖持续升高，经治疗后血糖骤降，造成细胞外液失去平衡，使细胞难以适应和（或）糖的无氧酵解减少，神经供能骤降，导致轴索变性，从而产生治疗诱发性神经病变。

二、病因病机

丁教授认为消渴的病因与饮食不节、情志失调、烦劳过度、色欲所伤有关，而糖尿病性周围神经病变的发病机制为可分为消渴证初期和后期的不同。消渴证初起，脾胃燥热或湿热内蕴者居多，燥热伤津，津不载血，血行仄涩，脉络瘀阻，发为血痹或是阳明脉空，厥阴风动，发为风痹、肉痿。消渴日久，湿热化燥，更易劫伤阴液，病由脾胃阴液之伤，渐之肝肾阴液之损，精血既伤，厥阳化风，或内冲胸胁，或旁走四肢，或痛如火燎电灼，或手指、足趾麻木、刺痛、灼痛。另外，阴血既伤，肝肾积亏，跷脉失用，阳明脉空，宗筋失润，任督无护，肌肉瘦瘪，足不任地，发为骨痿。

三、辨证论治

（1）气血两虚：临床表现为步履欹侧，或站立不稳，两足如踩棉花，手足指（趾）麻木，甚或手指不能摄物，肌肤不仁，触之木然，腓肠触痛，肌肉瘦瘪且觉无力，舌胖嫩红、边有齿痕，苔薄净，脉濡细。此类证候，以远端对称性多发性神经病之大纤维型最为常见。治宜益气和营、调养八脉，方用黄芪桂枝五物汤、鹿衔白术泽泻汤扩充，常用药物为生黄芪、杭白芍、川桂枝、鹿衔草、焦白术、肥玉竹、当归、锁阳、炒穿山甲、木防己、泽泻。

（2）肝肾不足：临床表现为始觉足趾发冷、渐次麻木，经年累月，上蔓至膝，渐及上肢，手指麻木，甚或痛如针刺，或如电灼，拘挛急痛，或如撕裂，昼轻夜重，轻轻抚摸即觉疼痛，肌肤干燥，甚或皲裂，阳事痿软，四肢欠温，舌红少苔，脉弦濡或小弦。此类证候，以远端对称性多发性神经病之小纤维型最为常见，治宜补养肝肾、息风通络，方用叶氏养营治络汤、三虫二甲散复合，常用药物为全当归、细生地、全蝎梢、蜣螂虫、干地龙、炒川甲、制川乌、茺蔚子、枸杞子、桑椹子、怀牛膝。

（3）津枯液涸：临床表现为腰尻腿股剧烈疼痛，犹如刀割电灼，无时无休，入夜尤甚，腿股无力，张力低下，肌肉萎瘪，久坐之后，未能站立，大便干结，咽干口燥，舌红少苔，或有剥裂，脉弦细且数。此类证候，以近端运动神经病变或治疗诱发的神经病变最为常见，临床治宜甘凉益胃、息风通络，方用参麦茯神汤、小犀角丸化裁，用药为珠儿参、朱茯神、鲜石斛、原麦冬、生玳瑁（代犀角）、全蝎、白僵蚕、干地龙、明天麻、杭甘菊、蔓荆子、白花蛇、豹骨（代虎骨）、炙龟板、西牛黄、当归、川芎、香白芷。

（4）肝脾失协：临床表现为突然或渐次胸脘刺痛，或如火燎电灼，引及胁肋少腹，轻手触摸，顿觉不适，形容日瘦，体重轻减，腹肌无力萎缩，纳少便溏，舌胖嫩、边有齿痕，苔薄少津，脉弦濡。此类证候以躯干单神经病变或自主神经损伤之胃瘫最为常见，临床治宜益气运脾、柔肝和络，方予东垣益气泻荣汤加减，用药为人参、清炙芪、煨葛根、升麻、乌梅肉、小川连、炒子芩、杭白菊、炙甘草、全当归、苏方木、全蝎、广地龙、桃仁、麝香。

（5）湿热伤肾：四肢懈怠无力，臂腕腿股肌肉日见瘦瘪，甚或步履艰难，广泛的肌无力、肌张力低下，舌嫩红、少苔或有剥裂，脉细小而数。此类证候于弥漫性对称性运动神经病变或自主神经病变最为常见，治宜清利湿热、补肾填精，方用虎潜丸、十全丹复合，用药为炙龟板、川黄柏、肥知母、怀生地、全当归、杭白芍、锁阳、怀牛膝、豹骨、菟丝子、肉苁蓉、川萆薢、云茯苓、狗脊、川杜仲、枸杞。

（6）气阴两虚：临床表现为始觉足趾麻木觉冷或如虫行皮中，行走如踩棉花，渐次蔓延及膝，手指亦觉麻木，延到腕部，继而痛如针刺电灼，甚或掣痛，或如撕裂，下肢远端无汗，皮肤干燥，皮温增高，肌肉萎缩，肌无力，神疲自汗，口干便难，舌嫩红、边有齿痕，苔薄少津或有剥裂。此类证候于远端对称性多发性神经病变混合型最为常见，治宜顾护阴液、息风通络。方以黄芪丸、天麻散复合，临床常用药物为黄芪、人参、怀生地、云茯苓、山茱萸、酸枣仁、当归、枸杞子、羚羊角粉、天麻、血竭、白僵蚕、全蝎、生玳瑁、麝香。

四、提出"肝阳化风，夹邪入络"学说

国内学者大多认为，糖尿病性神经病变的常见病机为阴虚燥热、气阴两虚或阴阳两虚，兼有痰瘀

阻络，丁教授在此基础上提出"肝阳化风，夹邪入络"学说，胃属阳土而主燥，脾属阴土而主湿，湿热合邪，热归于阳明，湿归于太阴，胃热脾湿互蕴不化，遂病消渴。丁教授认为消渴证初起，上焦燥热，中焦湿热居多，燥伤律液，热燥气液，精不化气，气不摄水，饮一溲一，渐成下消。病由肺胃而及肝肾，肝体不足，肝用有余，诚叶天士"脏真日洒，阳化内风"之谓，肝风入络，为麻木、刺痛，为拘挛、牵掣，为抽筋，即王旭高所谓"肝风一证，虽多上冒巅顶，亦有旁走四肢者。上冒者，阳亢居多，旁走者，血虚为甚耳"。丁教授临床对93例诊断为糖尿病性周围神经病变的患者给予辨证分型，舌鲜赤、光红、剥裂者36例，占39%，脉现弦象者35例，占39%，为"脏真日洒，阳化内风"的理论提供了客观依据；然肝风入络，每多夹痰、瘀，其中苔黄腻者24例，白腻者3例，脉显滑象者40例，苔腻、脉滑数是内风挟痰之明证，舌有紫斑、舌色紫黯者8例，则又为内风挟瘀之确据。

第八节　赵进喜临证经验

赵进喜教授系博士生导师、博士后合作导师、首席专家，现任北京中医药大学东直门医院大内科副主任、内科教研室主任，北京中医药大学内科学系常务副主任，国家中医药管理局内分泌重点学科带头人及糖尿病性肾病"微型癥瘕"研究室主任。赵教授治学严谨，医术精湛，临证善于中西汇通，基于张仲景《伤寒论》"三阴三阳"辨证理论，提出辨体质、辨病、辨证为一体的"三位一体"辨证方法。赵教授对糖尿病性神经病变的治疗注重辨证用药，配伍精当，疗效显著，现将其经验介绍如下。

一、糖尿病性周围神经病变

1. 中医病因病机——内热伤阴为基本

赵进喜教授认为糖尿病与长期嗜食肥甘厚腻、恣饮酒浆或情志不畅，肝失疏泄，肝气内郁或外邪未清入里等原因所致的火热、痰热、湿热、郁热、热毒等因素密切相关。糖尿病日久，火热伤阴耗气，气阴两虚甚至阴阳俱虚，气虚血瘀，脉络痹阻，气血不能濡养四肢，阳气不能布达四末，以及久病损伤肝肾，肝肾亏虚，筋骨失养。络脉痹阻是糖尿病性周围神经病变的典型病变，但临床所见该病也常表现为风、寒、湿邪气留滞，痰湿、湿热诸邪阻滞经脉气血，加重糖尿病性周围神经病变的症状，或气血不能布达于四肢，导致经脉拘挛。

2. 辨证分型论治——经脉痹阻为关键

（1）气虚血瘀，经脉痹阻：临床表现为倦怠乏力，肢体无力、麻木、疼痛，四肢不温，气短懒言，动则汗出，或口干不欲多饮、食少便溏，或大便努责不下，小便清长，舌淡苔白，脉细缓或细弱。治宜益气活血、通阳开痹，临床方用补阳还五汤等方化裁。用药为生黄芪30 g，当归12 g，桃仁12 g，红花9 g，赤、白芍各25 g，川、怀牛膝各15 g，木瓜15 g，丹参15 g，鬼箭羽15 g，桂枝6 g，黄连6 g，水蛭12 g，土鳖虫9 g，地龙15 g。同时，可配合丹参注射液、川芎嗪注射液静脉点滴，或服用蚓激酶等；如兼气郁，可以四逆散方化裁；如兼湿热下注，可以四妙散化裁；肢体沉重、痰湿阻滞者，可用二陈汤化裁；肢体抽掣疼痛，或伸屈不利，可用祝教授的四藤一仙汤（络石藤、忍冬藤、鸡血藤、钩藤、威灵仙等），重用藤类药物舒筋活络；腰膝酸痛、下肢无力者，可用吕仁和教授的脊瓜汤（狗脊、木瓜等）加味，兼补肝肾，强筋壮骨。

（2）气阴两虚，经脉痹阻：症见倦怠乏力，肢体无力、麻木、疼痛、蚁行感或灼热疼痛，口干咽燥，多饮多尿，便干尿赤，五心烦热，舌暗红，苔薄白，脉细弱或细数。治宜益气养阴、活血开痹，临床方用生脉散、至阴豨莶汤、顾步汤等方化裁。用药为生黄芪30g，沙参15g，石斛15g，玄参25g，玉竹15g，豨莶草15g，当归12g，川芎12g，炮山甲12g，赤、白芍各25g，川、怀牛膝各15g，木瓜15g，桃仁12g，红花9g，丹参15g，鬼箭羽15g，桂枝6g，忍冬藤25g，黄连6g，生甘草6g，水蛭12g，地龙15g。兼湿热下注者，可取法四妙丸意，或加入土茯苓、萆薢、苍白术、生薏苡仁等祛湿之品，同时也可配合脉络宁注射液、生脉注射液静脉点滴。

（3）阴虚血少，经脉痹阻：症见口干咽燥，头晕耳鸣，腰膝酸软无力，手足麻木、灼热疼痛，五心烦热，皮肤蚁行感、灼热感，舌暗红，苔薄黄或少苔，脉弦细数或沉细数。治宜滋阴和营、活血开痹，方用归芍地黄汤、杞菊地黄汤、补肝汤、芍药甘草汤等方化裁。用药为生地30g，沙参15g，石斛15g，桃仁12g，红花9g，赤、白芍各25g，川、怀牛膝各15g，木瓜15g，玄参25g，丹参花15g，鬼箭羽15g，忍冬藤25g，黄连6g，当归12g，鳖甲12g，炮山甲9g，土鳖虫9g，甘草6g。临床常有阴虚血少证，兼有胃肠结热和肝经郁热证候。兼胃肠结热者，加大黄、天花粉等清泄结热；兼肝经郁热、口苦咽干、目眩者，加柴胡、黄芩等清解郁热，临床上也可配合脉络宁注射液、清开灵注射液静脉点滴。

（4）阴阳俱虚，经脉痹阻：临床表现为神疲乏力，四肢冷痛，腰膝乏力，肢体麻木疼痛，甚至肌肉萎缩，不任步履，头晕健忘，共济失调，口干咽燥，多饮尿频，大便不调，舌体胖大、有齿痕、苔黄，或舌暗红、苔白水滑，脉沉细无力。治宜滋阴助阳、活血开痹，方用地黄饮子、虎潜丸、金匮肾气丸等方化裁。用药为生黄芪30g，生、熟地各12g，山茱萸12g，鹿角片12g，仙灵脾10g，丹参15g，鬼箭羽15g，桃仁12g，红花9g，赤、白芍各25g，狗脊15g，川、怀牛膝各15g，木瓜15g，桂枝6g，黄连6g，薏苡仁25g，生甘草9g。临床上还可随方适当加用虫类搜剔药物。肢体冷凉、疼痛甚者，也可配合中药制川乌12g，制草乌12g，追地风30g，透骨草30g，苏木30g，红花15g。赵进喜教授认为，适当温度下可以外洗，若皮肤甲错、干燥者，更可加芒硝15g，同煎外洗，有润燥功用；更兼风寒湿三气杂至者，则仿三痹汤、独活寄生汤，祛风、除湿、散寒。

二、糖尿病性胃轻瘫

（一）病机关键——中焦气机不利，升降失调

糖尿病性胃轻瘫是糖尿病常见且多发的消化道慢性并发症，临床多表现为胃排空延迟、胃蠕动减少，甚至胃酸分泌减少、黏膜萎缩，可表现为上腹部胀满、痞闷、疼痛，或伴有顽固性恶心、呕吐，现代医学多认为，该病与糖尿病性自主神经尤其是迷走神经病变以及因糖尿病继发的胃肠激素变化有密切关系，胃动力障碍是其发病关键。赵进喜教授认为糖尿病性胃轻瘫概属于"消渴病""痞满"范畴，中医辨证常见证型为：肝郁气滞，肝胃不和；胃肠热结，气机郁滞；湿热内阻，气机不通；寒湿阻滞，气机不通等。中焦气滞是其病机关键，而气滞的发生与一般"痞满"相比，更有阴虚、气虚甚至阳虚的基础。总的来说，该病是由于消渴病久病后致阴虚气耗、脾胃损伤、脾失健运，或由此更挟食滞、气滞、湿阻、血瘀。赵教授通过临床观察发现某些西药降糖药物有胃肠道副作用，也可导致中焦气机不利、升降失常而发为"痞满"。

（二）临床辨证特点

1. "三位一体"以治本

中医历来强调治病求本，重视内因，重视体质，认为人体各系统生理功能的不平衡，决定了个体不同的体质，而不同体质受邪之后，从化转归又各有不同，正所谓"有是体质，才有是病；有是病，故才见是证"。赵教授基于张仲景三阴三阳有关论述发现，三阴三阳是人体生理功能的六大系统，同时又是人群体质划分的六个类型，而糖尿病性胃轻瘫患者属少阳肝郁者，多见肝郁气滞、肝胃不和；属阳明胃热体质之人，多见胃肠热结、气机阻滞，或湿热内阻、气机不通；属太阴脾虚者，多见寒湿阻滞、气机不通，从而致痞满不适等症状。其病位在胃，与诸脏腑尤其是肝、脾、肠等关系较为密切。临床中通过重视辨体质、辨疾病，以及辨证候三者相结合来指导治疗，真正做到"治病求本"。

2. 调理脾胃，重视气机升降

赵教授认为糖尿病性胃轻瘫的发生与脾胃升降功能失常有关。从生理而言，脾以升为健，胃以降为顺，升降有序来共同完成人体饮食的消化、吸收和输布精微的作用。若脾胃升降失宜，清阳不升，浊阴不降，壅滞中焦，痞满乃成。但是，由于个体体质不同，具体病因各异，其发病与肝、肾、大肠、小肠功能失调也常有密切关系。所以，治疗糖尿病性胃轻瘫以调理脾胃气机升降为第一要义。调整之法并非仅限于理气、升提与通下，还应根据患者具体病情，或消导，或旁达，或行辛开苦降之法，更当重视疏肝，或结合补肾、宽肠等法综合运用，务使壅滞得消、痞满得除。

3. 虚气留滞，治疗勿忘补虚

糖尿病性胃轻瘫多见于消渴久病，"久病必虚"，其病机常存在气虚或阴虚，脾胃不足为其本。虽然常有气滞、食积、湿热、痰饮、血瘀，也多为虚实夹杂之证，所以治疗当重视补虚。临床往往有理气太过而忽视本虚者，故难取效。赵教授则多采用健脾益气、养胃益阴、温阳散寒等法，结合理气、消积、清热、祛湿、化瘀等品，常可取得较好疗效。

4. 气血同病，重视活血化瘀

赵进喜教授认为糖尿病性胃轻瘫虽以中焦气机阻滞为病机关键，当其发病时多见于消渴久病患者，"久病多瘀""久病入络"，所以还常存在"血瘀""胃络瘀结"的病机，可出现胀痛、刺痛或灼痛，常兼见肌肤甲错、唇舌紫黯等血瘀之症。赵教授对久病不愈者重视活血化瘀，甚至选用活血通络之品，如刺猬皮、炮山甲等，活血以祛瘀生新。对于中阳不足者，治则为温阳活血；胃阴不足者，治则为养阴和络；胃热灼痛者，更可选用仙方活命饮加减，以清热解毒、行气和血、祛瘀镇痛。

5. 医患结合，强调寓防于治

中医治病非常重视调动患者的积极性，而不仅是单凭用药一途。《素问·汤液醪醴论》云："病为本，工为标，标本不得，神不使也。"赵教授认为医患双方，患者是根本，如果得不到患者良好的配合，神医也会束手无策。临床观察发现，糖尿病性胃轻瘫发病及病情进退多与饮食、心理失衡等有关，而患者往往情绪悲观，所以医生必须综合分析，科学地向其告知病情及治疗方案，争取合作，使其保持乐观情绪等以改善疾病之可逆因素，提高疗效并预防复发。

第九节　查玉明临证经验

查玉明老先生是国家级名老中医，辽宁省中医研究院主任医师，国家老中医药专家学术经验师承工作指导老师，荣获全国首届"中医药传承特别贡献奖"，享受国务院政府特殊津贴。查老平生精于攻读，勤于临证，深悟古典医籍之精髓，通晓临床辨证之精要。从事中医临床基础理论研究及中医人才培养工作多年，坚持勤求古训、师古不泥、兼收并蓄、博采众长、不持偏执、敢于创新的治学理念，在临床中积累了丰富的经验，基本上形成了自己比较系统的学术思想。

一、消渴病变机制——标、本、化、常、变、因、果

查老认为糖尿病始于阴虚引起的燥热，阴虚重点在肝、肾，燥热表现在肺、胃。阴虚则火旺，火旺则阴愈虚。热之极由于阴之虚，而阴之虚由于热之甚，二者相互因果，符合"阳常有余，阴常不足"之论。阳明为燥土之腑，易于邪从燥化，燥化灼阴耗营，火热炽盛则消谷善饥而多饮。少阴为水火之脏、阴阳之宅，易于从寒从热，邪从热化，烁阴损液，阴亏则火动，肾关开阖失利则多溲，临床尤以中、下消为常见。治疗糖尿病有效方剂甚多，但总以滋肝肾之阴、清肺胃之火为要。查老通过临床实践发现，生脉散、白虎加人参汤、增液汤、益胃汤、地黄汤等具有养阴润燥、益营扶正之功效，可为治疗糖尿病的代表方。临床根据不同的证候，采取两方相宜的配合。例如，上消以生脉散合白虎汤为基本方，意在润肺清胃，使胃火不致伤肺；中消以白虎汤合增液汤为基本方，意在清胃滋肾，使相火不致伤胃；下消以地黄汤合生脉散为基本方，意在滋肾补肺，滋上源以生水。传统的"三消"辨证难窥全貌，查老在临证思辨的基础上认为，消渴病变的机制为肝肾阴虚系其本（各种因素化火伤阴，肝肾同病）；肺胃燥热谓其标（初期多见肺胃证候）；湿热湿寒为其化（太阴湿化，郁久化热，脾阳虚衰，湿寒内生）；气阴两虚乃其常（由实转虚演变规律）；瘀浊阻络是其变（久病入络致瘀，深化发展）；火湿浊瘀曰其因（燥热化火，湿郁化浊，久病致瘀）；阴阳衰竭终其果（后期精气被夺，多种并发症发生）。这一概括，明确了各脏腑之气血、阴阳、虚实、寒热在糖尿病发生、发展过程中的作用，对临床辨证施治具有重要意义。查老临床据不同证候，采取不同的方剂。例如，实者泄之，选用黄连解毒汤、抽薪饮；热者清之，选用白虎汤、甘露饮；虚者补之，选用四君子汤、生脉散；损者益之，选用大补阴丸、六味地黄丸；劳者温之，选用二仙汤、肾气丸；瘀者消之，选用血府逐瘀汤、补阳还五汤；燥者润之，选用麦门冬汤、玉泉丸；湿者燥之，选用加减白术散。查老常两方联合运用，屡见成效。

二、糖尿病性神经病变机制——久病入络致瘀

糖尿病性周围神经病变是糖尿病常见的慢性并发症，病情隐匿，进展缓慢，严重影响患者的生活质量。现代医学认为，糖尿病性周围神经病变发生机制复杂。目前认为，高血糖、高血脂、微循环障碍、高黏血症及高凝状态的存在，加上糖尿病患者本身微血管内皮增生和毛细血管基底膜增厚，引起神经组织缺血、缺氧、营养障碍，导致神经纤维退行性变化和脱髓鞘改变，与血管病变、山梨醇代谢异常、非酶糖基化异常、必需氨基酸代谢异常等因素有关。最常见的症状为疼痛、麻木感、四末发

凉和感觉障碍。糖尿病性周围神经病变属消渴、虚损（气阴两虚兼瘀血证），病因为消渴日久，精气被夺，气阴两虚；病性为虚实夹杂，即气阴两虚兼瘀血；病位在血络；病机为消渴日久不愈，精气耗损，致气阴两虚，络脉失养；且由于久病入络，病久致瘀，气虚血滞，气滞血瘀，血行不畅，亦致脉络失养，则双下肢麻木疼痛、软弱无力；阴病及阳，阳虚失于温化，则四肢发凉。查老依《素问·痹论》"痛久入深，营卫之行涩"之理，从血瘀论治，瘀者宜消之采用益气通络 1 号治疗。益气通络 1 号由桃红四物汤合生脉饮加减而成，桃红四物汤以逐瘀行滞、益气通脉，促进血行，使经络通畅；佐人参、黄芪大补元气，气旺而行；五味子、葛根敛阴生津，鼓舞阳气；配全蝎、僵蚕、地龙以增舒筋活血、解挛镇痛之功。诸药合用，使气阴得复，瘀血得除，肢体得养，足凉得温。现代研究证明，益气养阴、活血通络之中药具有扩张血管、增加营养神经血管中血流速度、增大其血流量、改善其组织的缺血缺氧状况的功效，可达到促使周围神经病变恢复之目的。

第十节　祝谌予临证经验

祝谌予教授为国家中医药管理局第一批老中医药专家学术经验继承工作指导老师，我国著名的中医、中西医结合专家，是中西医结合卫生事业倡导者、实践者，历任北京中医学院教务长、北京协和医院中医科主任，从事医疗、教学、研究工作多年，具有丰富的临床经验，尤其在糖尿病、妇科病及胃肠病方面有很深的造诣。祝谌予教授力倡中西医结合，认为中西医各有所长，也各有所短，祝教授认为首先要认真学好中医和西医的基本理论，在此基础上，通过临床实践逐步加深对其理论体系的认识，只有相互佐证和补充，扬长避短，才能发挥中西医结合的优势，提高疗效。

一、重视辨病与辨证分型相结合

1979 年以祝教授为首的专科团队首次用阴阳、脏腑、气血辨证合参的分型论治方式，使中医对糖尿病的辨证分型有了较为统一的标准和规范，是辨病、辨证论治的垂范。经过长期临床实践，临床逐渐将其归纳为气阴两虚、阴虚火旺、燥热入血、瘀血阻络和阴阳两虚 5 型。气阴两虚型以多饮、多食、多尿、乏力神疲、不耐劳累、抵抗力弱、易患感冒、自汗、腰膝酸软、肢体麻木，舌淡暗、脉细弱为主症，治宜益气养阴，兼以活血为法，方用降糖对药方；阴虚火旺型以三多一少症状、口咽干燥、五心烦热、烘热汗出、心慌失眠、耳鸣遗精、大便干燥，舌红少苔、脉细数为主症，治宜滋阴生津、清热降火，方用一贯煎加味；燥热入血型以三多症状、口干不多饮、燥热殊甚、牙龈肿痛、面赤唇红、皮肤痈疮疖肿久不收口，或皮肤瘙痒难忍、大便干燥、舌质红绛、脉数有力为主症，治宜清热凉血、滋阴解毒，兼以益气养阴，方用温清饮合降糖对药方；瘀血阻络型以三多症状、口干、但欲漱水不欲咽、面有瘀斑、肢体刺痛、痛处不移、心前区痛，或肢体麻木，或半身不遂，或妇女月经量少、经期延后或经多伴黑血块，舌质紫黯、舌有瘀斑瘀点、舌下络脉青紫怒张、脉涩为主症，治宜活血化瘀、益气养阴，方用降糖活血方；阴阳两虚型多见于糖尿病晚期，以口干、畏寒肢冷、腰酸腿软、男子阳痿、乏力便溏、水肿尿少、肢体麻木，或多见于糖尿病性眼底病变视力下降、甚至失明，舌淡胖、脉沉弱，治宜温阳育阴、益气生津，方用桂附地黄汤加味。

二、开创活血化瘀法治疗糖尿病及并发症新思路

祝谌予教授临床发现，糖尿病发展到一定程度，尤其是合并有慢性血管、神经病变（如冠心病、脑血管意外后遗症、脉管炎等）或者长期使用胰岛素治疗者常伴有瘀血表现，诸如肢体疼痛、麻木，皮肤颜色青紫，心前区疼痛、痛处固定不移，面部晦暗，半身不遂，妇女闭经或者经量稀少、黑紫血块，舌质淡暗、舌边有瘀斑或瘀血点，舌下络脉青、怒张等；又结合中医经典著作《灵枢·五变》"血气逆流，脆皮充肌，血脉不行……转为消瘅"，《医学入门》"三消……熏蒸日久，气血凝滞"等论述，参考当时西医学病理发现的部分糖尿病患者胰腺血管闭塞，以及约70%糖尿病患者伴有动脉粥样斑块形成、血管弹性减弱、血小板聚集、血液流变异常、血黏度增高、血栓形成、毛细血管基底膜增厚、微循环障碍等病理生理学基础，进而提出以活血化瘀法治疗血瘀证糖尿病患者的创新疗法，开创了活血化瘀法治疗糖尿病及其并发症的新思路。祝谌予教授认为糖尿病血瘀证主要由气阴两虚所导致：气为血帅，血为气母，气虚推动无力，血液运行不畅，缓慢涩滞，而成瘀血，即所谓"气虚浊留"；阴虚火旺，煎熬津液，津血同源，津亏液少，则血液黏稠不畅亦可成瘀，即所谓"阴虚血滞"。瘀血形成之后阻于肢体则有麻木、刺痛、感觉异常、对称性麻木、针刺及烧灼样疼痛为主的症状，其所阐释的糖尿病合并症、并发症"血瘀"病机，更为后世医家广泛采纳、发挥。糖尿病性周围神经病变在治疗上除了注重滋阴清热外，对于血瘀症状和寒湿症状明显者，临床还重视活血化瘀、祛风散寒。方以四藤一仙汤加减，有祛风湿、通经络之效，酌加降糖活血之品治疗原发病，标本同治，收效显著。

三、精于配伍，善用药对

祝谌予教授组方用药时非常重视药物之间的配伍，尝谓"临证如临阵，用药如用兵。良将行兵布阵，必对手下兵士素质优劣了如指掌，方能战而胜之；良医组方，亦应熟谙药性，精通配伍，灵活化裁，则药之必果"，其认为组方的关键是配伍，药物之间的配伍并非是杂乱的拼凑，而是根据病情需要的有机组合，只有合理配伍之后，才能发挥出多种治疗功效。祝谌予教授在继承施今墨先生药对用药经验的基础上，又结合临床实际新增了许多药对，尤其是在糖尿病及其并发症的治疗方面，其间对期刊等报道的药物药理学研究结论亦十分重视。由生黄芪配生地黄、苍术配玄参、葛根配丹参3组药对组成"降糖对药方"，生地黄甘寒清热、滋阴凉血，与山药相比更适合于阴虚燥热的糖尿病病情，而且药理研究也有明显降糖作用。在该方中，保留了施今墨先生"黄芪配生地黄降尿糖、苍术配玄参降血糖"的经验，新增加的葛根配丹参这组药对，具有生津止渴、祛瘀生新、降低血糖的作用，是祝谌予教授用药配伍经验所得，为糖尿病多夹瘀血的病机而设。葛根甘辛平，生津止渴，滋润筋脉，可以扩张心、脑血管，改善血液循环，降低血糖，因此也具有活血功能；丹参苦微寒，祛瘀生新，凉血安神，降低血糖，功同四物。两药配伍，相互促进而活血降糖力量增强。对于糖尿病周围神经性病变，常结合临床表现相应加减。例如，小便失控常用生白果、枳壳为伍，一敛一散，止遗尿、增加肌张力；大便干燥常用当归、白芍或制首乌、女贞子为伍，质润多油，润肠通便；大便溏薄者常用莲子肉、芡实为伍，健脾止泻力强；皮肤瘙痒常用白蒺藜、地肤子或苦参、地肤子为伍，散风清热、除湿止痒。肢体麻木常用豨莶草、鸡血藤为伍，祛风除湿、养血通络，善治肢体顽麻。

第十一节　涂晋文临证经验

涂晋文为湖北中医药大学教授、湖北省中医名师、主任医师、博士研究生导师，享受国务院政府特殊津贴，是全国第三批名老中医学术经验继承人指导老师、全国名老中医。从医近六十春秋，遍读经典，博采众方，中西贯通，对内科神经系统疾病诊治经验丰富，独具匠心，尤其对糖尿病性周围神经病变的治疗，疗效颇佳。

一、气血不畅、脉络痹阻为病机关键

糖尿病是一种临床常见病、多发病，其主要危害是由其引起的各种急、慢性并发症，而糖尿病性周围神经病变就是其临床常见慢性并发症之一。资料显示我国新诊断的糖尿病中，神经病变的发生率高达 90%，其中有周围神经病变者占 85%。现代医学认为，糖尿病性周围神经病变的发生，主要是由于糖尿病所引起的微血管病变和代谢障碍所致，临床主要表现为肢体肌肤麻木、疼痛等感觉障碍。重者可引起局部坏疽，甚至截肢致残，严重影响患者的生活质量。该病的临床治疗非常困难，目前为止尚无理想的治疗方法。涂老通过长期临床实践总结认为，中医文献中虽无该病的记载，但据其临床表现特点，认为本证当属中医"消渴血痹"病的范畴。《金匮要略》云："血痹病从何得之？师曰：夫尊荣人，骨弱肌肤盛，重因疲劳汗出，卧不时动摇，加被微风，遂得之。"消渴血痹的发生，主要是由于消渴病久治不愈，使正气日衰，脉络空虚，正虚邪凑，外邪乘虚入中经络，脉络痹阻而引起。患者发病或因燥热炽盛，耗气伤阴，使血行无力，脉络滞涩；或因阴损及阳，阴阳失于调和，络失于温煦，寒凝血瘀；或因痰浊内生，痰瘀互结，胶着一处，留于经隧脉络，阻遏气血流通，使络阻血瘀、血脉失和，导致肢体麻木、疼痛等症。该病总属本虚标实之证，而以本虚为主，病机关键为气血不畅、脉络痹阻。

二、审症当辨寒热虚实

辨证乃中医治病之特色，辨证准确方可施治无误。涂老认为，消渴血痹者，肢体肌肤麻木、疼痛是其主要证候特征，但临床病因不同，其表现各异，当仔细辨之。如肌肤麻木伴肢端疼痛、气短乏力者，则为气虚血瘀，治当以益气养营、活血通络为法，临床多选用《兰室秘藏》之圣愈汤加味，用药为黄芪、党参、当归、川芎、桃仁、红花、鸡血藤、牛膝、水蛭、生地、熟地等。若肢体肌肤麻木伴发凉、怕冷、疼痛，遇寒加重，则属寒凝血瘀，治当温通阳气、化瘀通络，方选桂枝八味合黄芪桂枝五物汤加减，用药为黄芪、桂枝、细辛、白芍、熟地、山茱萸、山药、木瓜、全蝎、茯苓、泽泻等。若麻木伴灼热刺痛、腰酸头晕，为阴虚血瘀，治应养阴柔肝、活血通络，多用神应养真丹加减，用药为熟地、赤芍、白芍、当归、川芎、木瓜、鬼箭羽、牛膝、丹皮、鸡血藤、伸筋草等。若患者肌肤麻木伴肢体沉重酸软、胸闷纳呆、舌质紫黯，证为痰瘀阻滞，治当化痰行瘀、活血通络，可用双合汤（《杂病源流犀烛》）化裁，用药为桃仁、红花、生地、白芍、当归、川芎、半夏、茯苓、陈皮、白芥子、苏木、菖蒲、竹茹等。

三、病位应注意经脉循行异同

涂老认为，消渴血痹患者虽都表现为肢体肌肤麻木、疼痛，病机都是气血不畅、脉络痹阻，但人体各经脉循行部位不同，其表现肢体肌肤麻木、疼痛的部位范围也会不一样，且药性又有归经的属性不同，故临床用药当有所针对，方可奏效，即中医学中常讲到的引经药。例如，表现为足厥阴肝经部位麻木疼痛者，应在辨证处方基础上选加柴胡、赤芍、白芍、木瓜、山茱萸、丹参、鸡血藤、川芎、桑枝、当归等；足太阴脾经及足阳明胃经麻木疼痛者，用药为党参、黄芪、苍术、山药、天花粉、麦冬、甘草等；足少阴肾经及足太阳膀胱经麻木疼痛者，用药为生地、熟地、五味子、玄参、肉苁蓉、淫羊藿、制附片、桂枝、茯苓、泽泻；督脉麻木疼痛者，用药为狗脊、鹿角胶等。如此处方用药，往往看上去仅一两味药的差别，但常可收到事半功倍之效。

第十二节　南征临证经验

南征系长春中医药大学教授，博士研究生导师，全国名老中医药专家继承指导老师，为中华中医药学会理事、内科分会常委、消渴病专业委员会副主任委员，国家新药评审委员会委员，吉林省中医学会副理事长，第三、第四批全国老中医药专家学术经验继承人指导老师。早年师承国医大师任继学教授，在临床50余年来，南教授致力于教学、临床、科研事业，成果颇丰。在学术上崇尚经典学派，与时俱进，提倡中医整体恒动观，突出辨证论治特色，中西医综合诊治，擅长疑难杂证治疗。临床上创立了滋阴清热、益气养阴、活血化瘀三法为一体的"三消同治"综合诊疗大法治疗消渴病，研制成功了治疗糖尿病准字号新药——消渴安胶囊。在治疗糖尿病并发症尤其是糖尿病肾病方面，经验颇丰。现将其治疗糖尿病性周围神经病变的经验介绍如下。

一、病因病机

糖尿病性周围神经病变是消渴病的三大慢性并发症之一，南教授认为其属于中医"消渴脉痹""消渴周痹"的范畴。据统计，消渴脉痹在消渴病早期即可发生，随着病程的延长，其发病率可达60%～90%。西医认为该病是由于持续性高血糖致使周围血管病变，以及代谢障碍所引起微血管病变，导致微血流紊乱和血液高度凝聚浓黏状态所致。另外，代谢障碍引起围神经轴突变性、节段性脱髓鞘，造成神经传导障碍也是其病因之一。南教授认为消渴病的病机是燥热损伤散膏，侵蚀三焦，脾气不能散精于肺，造成水液代谢失调，气化升降出入不利，从而使湿浊、痰瘀内生，中满内热，藏真受伤，募原受损，由损生逆，由逆致变，变而为消渴。南教授认为糖尿病性周围神经病变属于消渴并发症，因此，其病因病机为消渴日久不愈，导致气阴两虚、血燥津枯，血液黏度增高，不利于血液的运行，而气虚无力推动血液循环则血行不畅、瘀血内生，气血不能运行于四肢末端，肌肉筋脉失去荣养，故见四肢末端疼痛、麻木、感觉异常。气阴两伤、脉络瘀阻是该病的基本病机，故本着"虚则补之，实则泻之"的基本原则，采用益气养阴、化瘀通络法治疗。

二、重视辨证求因，强调综合治疗

南教授认为，辨证论治是中医区别于其他医学的关键，是中医学的特色与精髓，强调辨证论治首先要辨出主证，兼顾他证，注意辨识真假。临证提出辨证论治十法，即定位、定性、定证候、定诊断、定理、定法、定方、定药、定调、定防十大法。反复强调辨证是论治的依据，论治是辨证的检验，辨证论治过程中必须弄清证、病、症、候概念。同时指出，辨证论治还要抓住疾病的病因和发生、发展变化的全过程。南教授认为，单独强调辨证是不够的，应该先审病因，做到辨证求因、审因论治。若只单纯辨证论治，不去了解病因，就开方下药，将会陷入一味用药而不求溯源的境地。在糖尿病和糖尿病并发症的治疗上，南教授提倡中西医结合，内外合治，临床既辨中医之证，又辨西医之病，既重视宏观临床表现，又不忽略微观病理变化，以防延误疾病诊治。南教授还提出"内治之法即外治之法，内治之理即外治之理"，临床上常配合应用足浴法、外敷法、熏洗法、灌肠法等治疗，对于消渴周痹（糖尿病性周围神经病变），临证多选用化瘀通络镇痛之中药，如牛膝、红花、伸筋草、透骨草、桂枝、鸡血藤、土茯苓、大黄等药水煎浴。南征教授在治疗消渴合并症中突出中医特色，坚持辨证论治，提倡综合治疗，取得较好的疗效。在合理用药、控制饮食、坚持锻炼、保持心态平和、增强战胜疾病信念等诸方面，都有科学、有效、准确的方案。临床中坚持以药物治疗为主，配合饮食、锻炼、劳逸、心态、信心等综合疗法治疗消渴合并症等疑难证型，取得了满意疗效。

三、临证经验效方

（1）消渴周痹安汤：方用黄芪50 g，龟甲10 g，穿山甲6 g，蝉蜕10 g，僵蚕10 g，姜黄10 g，大黄10 g，牡蛎50 g，地龙10 g，全蝎10 g，蜂房10 g，白芍20 g，当归10 g，土鳖虫5 g。口干者，加玄参、石斛、天花粉、五味子、葛根；消食善饥者，加麦冬、石膏；多尿者，加益智仁、诃子。本方由《温疫论》之三甲散、《伤寒瘟疫条辨》之升降散，加《临证指南医案·卷七·痹》周痹中鲍案方三方合并加减而成，对久病入络、瘀毒损络、虚实夹杂之消渴周痹有明显疗效。因南教授推崇仲景首创之虫类药搜剔通络法，故方中多用虫类药。在治疗消渴病，尤其是消渴并发症时，每取虫蚁动跃飞走、攻冲迅速之性，治疗"毒损络脉"，常用鳖甲、水蛭、土鳖虫、全蝎、蜈蚣、地龙、蝉蜕、僵蚕等，并提倡用药时要有胆有识，精细辨证，胆大心细。如吴鞠通所言："以食血之虫，飞者走络中气血，走者走络中血分，可谓无微不入，无坚不破。"

（2）消渴通脉饮：方用人参10 g，生地25 g，知母20 g，生黄芪20 g，豨莶草30 g，威灵仙20 g，丹参30 g，地龙30 g，全蝎5 g，榛花10 g。大便秘结者，加当归、肉苁蓉、大黄；形寒肢冷者，加肉桂、小茴香；头晕、目眩者，加天麻、钩藤、草决明、青葙子。消渴脉痹为本虚标实之病证，本虚指消渴气血津液不足，标实指瘀毒阻络，治疗时要标本兼顾。消渴通脉饮立意于集益气、养阴、化瘀、解毒、通脉为一体，使阴阳平衡，消渴、脉痹同治而取效。人参、生地二药具有益气养阴之功效，故为君药。地龙、黄芪、豨莶草、威灵仙四药合用为臣，共奏益气生津、养阴清热、通经活络之功。丹参、全蝎、榛花为佐、使药，既增君、臣药活血养血之功，又助其通行血脉、解毒镇痛之效。诸药相伍合用，滋而不腻，补而不滞，寒而不伤阳，辛而不伤阴、通调血脉，化瘀解毒生新，共奏益气养阴、解毒通脉之功。

（3）消渴止痹汤：方用黄芪20 g，生地25 g，党参20 g，麦冬20 g，穿山龙20 g，豨莶草20 g，全蝎 5 g，伸筋草 20 g，丹参 30 g，牛膝 10 g。伴有失眠多梦者，加夜交藤、柏子仁、酸枣仁；伴有双眼视物模糊者，加青葙子、决明子；头晕者，加天麻、钩藤；伴有手足心热者，加地骨皮、青蒿；伴有胸闷、心慌者，加龙骨、牡蛎；伴有畏寒、腹痛者，加小茴香、肉桂。黄芪、生地两药合用，具有养阴益气、生津止渴之效，为君药；党参、麦冬、穿山龙、豨莶草为臣药，四药共用，既助君药益气养阴，又可解毒祛瘀、通经活络；全蝎、伸筋草、丹参、牛膝为佐药，不仅可以益气、通经活络，又能制约黄芪、生地等补药的呆滞之性。

第十三节　倪青临证经验

倪青教授现任中国中医科学院广安门医院内分泌科主任、博士研究生导师，国家中医药管理局"全国中医糖尿病专病医疗中心"及"北京市中医糖尿病诊疗中心"执行主任、国家中医药管理局"中医内科内分泌重心学科"学科带头人助理及后备学科带头人、中国中西医结合学会内分泌专业委员会常委兼秘书、中华中医药学会糖尿病分会常委、中华中医药学会甲状腺专业委员会委员、中华中医药学会学术流派专家委员会副主任委员、中国中西医结合学会青年工作委员副主任委员、北京中医药学会糖尿病专业委员会副主任委员、北京市中医学会医学科普专业委员会副主任委员兼秘书长。倪教授擅长采用中医治疗糖尿病、糖尿病性肾病、糖尿病性周围神经病变、甲状腺功能亢进症、甲状腺功能减退症、高尿酸血症、痛风、代谢综合征等，用方精妙，疗效显著。倪教授熟读经典，活用古方，辨证用药，独具一格，每获良效，现将其经验总结如下。

一、提倡病证结合，中西医结合诊治

糖尿病性周围神经病变是糖尿病最常见的慢性并发症之一。糖尿病性神经病变临床表现多种多样，最常见的是糖尿病性周围神经病变和自主神经病变，糖尿病性周围神经病变是排除性诊断，美国糖尿病协会将糖尿病性周围神经病变简单定义为排除其他原因导致的糖尿病患者出现末梢神经损伤的症状或体征。其主要临床特征为四肢远端感觉、运动神经障碍，表现为肢体麻木、挛急疼痛、肌肉无力和萎缩、腱反射减弱或消失等，且多伴有睡眠障碍或抑郁状态，甚至发展为糖尿病足，是糖尿病致伤、致残甚至致死的直接原因，严重影响糖尿病患者的身心健康和生活质量。中医古文献中无糖尿病性周围神经病变病名，从其临床表现来看多隶属于中医的"麻木""痿证""痹证""不仁"等范畴。《秘传证治要诀》提到"三消久之，精血既亏，或目所见，或手足偏废如风疾，非风也。盖风者，内风是也"。《普济方》载："消肾口干，眼涩阴痿，手足烦疼。"《古今医鉴·痹病》记载："夫痹者，手足痛而不仁也。由于脏腑内虚，而为风、寒、湿三气所袭，不能随时扩散流注经络而为痹。其为病也，寒多则掣痛，风多则引注，湿多则重痹。"倪教授认为，病证结合是目前中西医结合临床采用的主要诊疗模式，主要包括两种模式：中医辨病与辨证结合，即传统的病证结合；西医辨病与中医辨证结合，即现代的病证结合。西医诊断糖尿病性周围神经病变，中医再进行辨证论治，是中西医结合诊断治疗获得最大临床疗效的主要思路，是提高中医治疗糖尿病性周围神经病变的关键。西医对疾病的认识是以病理学内容为核心的疾病分类体系，中医证候是以病机为核心的疾病分类体系。病证结合的实质是将疾病概念体系与证候概念体系相结合，总结疾病的发生、发展规律，以指导疾病防治。

二、病因、病机、治则——虚、瘀贯穿始终，活血通络为基本治则

倪教授认为糖尿病性周围神经病变与气虚、血瘀、痰浊有密切关系，主要由于素体阴虚，加之久病失治、饮食不调、情志异常、劳欲过度等因素，均可导致此病的发生。该病主要病机为阴虚血瘀，病理可总结为虚、瘀。虚即气阴亏虚，瘀为瘀血阻络，因虚致瘀，虚瘀相兼，虚为本，瘀为标，贯穿糖尿病性周围神经病变的始终。倪教授通过多年中医临床实践认为，糖尿病性周围神经病变治疗应以活血通络为基本治则。气为血之帅，血为气之母，气虚推动无力，血行不畅，缓慢涩滞而成瘀血者，治宜益气养血、化瘀通络；阴虚火旺，煎熬津液，津亏液少则血液黏稠不畅成瘀者，治宜滋阴活血、柔筋缓急；血得温则行，得寒则凝，阳虚无以温煦血行而成瘀者，治宜温经散寒、通络镇痛；痰瘀阻络，血行不畅者，则化痰活血、宣痹通络。糖尿病性周围神经病变病程日久，经脉失养，不荣则痛者，治以滋补肝肾、兼以通络为主。

三、审症论治，证症结合

倪教授认为，糖尿病性周围神经病变发病的关键病理环节是痰瘀阻络，主要病位在脾，瘀血贯穿始终，其临床表现多样，但其特点可概括为"麻、凉、酸、胀、痛、痿"六个字。根据其临床主要症状特点，辨证如下。

（1）气阴两虚夹瘀：倪教授在治疗以"麻"为主要症状的糖尿病性周围神经病变时，多辨为气阴两虚夹瘀证，认为消渴病的本质是阴虚内热，消渴迁延不愈，燥热日久而耗伤气阴，导致气阴两虚，气虚血行不畅，气血痹阻，阴虚内热而灼伤营血，血液运行不畅，导致血瘀，出现肢体麻木感。脾为后天之本，脾虚生痰，阻于经络，亦有肢体麻木感。临床可见手足、四肢麻木或如蚁行感、踩棉花感、感觉减退等。故"麻"多为气阴两虚夹瘀证，治疗以益气养阴、活血化瘀为治则。常用方剂如参芪地黄汤合黄芪桂枝五物汤加减，常用方药包括太子参、黄芪、地黄、桂枝、山茱萸、牡丹皮、茯苓等。

（2）阳虚夹瘀：临床以"凉"为主要表现者，倪教授多辨为阳虚夹瘀证。因消渴日久，血瘀络阻，肢体失荣，气血不足，阳气不足以温化四肢，四肢血管闭塞，则有肢体冰凉感。临床表现为手足冰凉、凉如冰块等。治疗以益气温经、和血通经为治则。常用方剂如黄芪桂枝五物汤加减，常用方药包括黄芪、桂枝、白芍、当归、山茱萸等。

（3）肝肾阴虚：临床以"酸"为主要表现。倪青教授认为，肾虚是糖尿病及糖尿病性周围神经病变发病的根本，"肾虚则善病消瘅"，阴虚是消渴病的病理基础，病位涉及五脏，肾阴亏虚，失于滋养，则有腰膝酸软、四肢酸涩感。临床治疗以补益肝肾、活血化瘀为治则。常用方剂如六味地黄汤、虎潜丸加减等，并加入活血化瘀药物等改善病情，常用方药包括生地黄、山药、山茱萸、牡丹皮、知母、黄柏等。

（4）脾运失司，痰浊阻滞：倪教授认为，糖尿病性周围神经病变中"胀""痛"多与湿邪、痰浊有关。脾气虚则行水无力、水津不运，导致水湿阻滞，脾失运化，水津失布，水湿泛滥，四肢、手足因此而出现胀感；水湿聚就而成痰，水谷精微不归正化变成痰浊，痰浊致血行不畅而成瘀，痰瘀互结，阻于经脉，不通则痛，形成肢体疼痛感。痰浊聚集腠理，多伤及四肢末端，也会加重肢体麻木感。临床上常呈针刺样疼痛、钻凿样疼痛，可表现为夜间加重，甚者彻夜不眠。

（5）气血亏虚，经络瘀滞：糖尿病性周围神经病变以"痿"为主症时，患者一般病程日久，气血不足，倪教授临床多辨证为气血亏虚，经络瘀滞。消渴日久，气血亏虚，阴阳俱虚；脾运化无权，四肢水谷精微失养，气滞血瘀，血不养筋，则出现四肢的痿废失用、肢端坏死等。治疗以补气活血、通络祛瘀为治则。常用方剂以补阳还五汤或桃红四物汤为主方加减，常用方药包括黄芪、当归、川芎、红花、当归等。

四、审察病势，分期论治

倪教授在诊治糖尿病性周围神经病变时，除了辨证治疗外，还特别注意分阶段治疗。倪教授认为，糖尿病性周围神经病变是随着消渴病病程的迁延而逐渐发生的，一般来说糖尿病的病程越久，神经病变的程度越深。通过参照西医对糖尿病性周围神经病变病情的不同检测（检查异常、感觉神经异常、运动神经异常等），将糖尿病性周围神经病变分为早、中、晚三个阶段。早期的糖尿病性周围神经病变主要是气阴两伤导致的脉络瘀阻，若不及时治疗，阴损及阳，则有痰瘀互阻之状。至晚期，患者气血阴阳俱伤，气血逆乱，痰瘀阻滞经脉，出现肢体失用等症状。临床上以"酸、麻、胀、痛、凉、痿"的病变程度进行治疗。

（1）早期：早期表现多以"麻、胀"为主，具体表现为身体麻木、酸胀感，范围较小（以指端、手足为主），程度轻（如蚁行感），发作频率不高（偶尔发作），对生活和工作能力影响较小。肌电图表现正常或轻度异常。西医治疗多予以营养神经的药物，如甲钴胺等。

（2）中期：中期表现多以"麻、胀、凉"为主，具体表现为身体麻木、疼痛加重，范围扩大（手足、四肢为主），程度中（可出现麻木、灼热感），感觉障碍（可出现手套、袜套样感觉），发作频率较高（阵发或频发），对生活和工作能力有影响。肌电图表现异常。西医治疗多予以营养神经联合抗氧化的药物，如甲钴胺、硫辛酸等。

（3）晚期：晚期表现为"麻、胀、凉、痛、酸、痿"，具体表现为身体麻木、疼痛甚，范围较大（以四肢为重），程度重（可出现肌肉萎缩，肢体失用、溃烂，如糖尿病足），发作频率高（全天不止，可出现夜不能寐），基本丧失工作能力。肌电图表现异常。西医治疗多予以营养神经、抗氧化、扩张血管的药物，如甲钴胺、硫辛酸、维生素 B_1 等。

第十四节 钱秋海临证经验

钱秋海教授为山东中医药大学附属医院内分泌科主任、博士研究生导师，享受国务院政府特殊津贴、山东省名中医药专家、山东省有突出贡献的中青年专家、山东省首届齐鲁名医、首届中国百名杰出青年中医、山东省卫生厅专业技术拔尖人才、山东省高层次优秀中医临床人才学科带头人、山东省第一批名中医五级师承教育指导老师、山东中医药大学附属医院十佳科技工作者。兼任山东省中西医结合学会糖尿病专业委员会主任委员、世界中医药学会联合会内分泌专业委员会副主任委员、世界中医药学会联合会糖尿病专业委员会副秘书长兼常务理事、中国糖尿病防治康复促进会副主任委员、中华中医药学会糖尿病专业委员会常务委员、中国中西医结合学会内分泌专业委员会常务委员、中国中医药研究促进会糖尿病专业委员会常务委员、山东省卫生厅内分泌代谢病控制中心副主任等多种职务。钱教授行医 40 年来，一直致力于中西医结合，专注于内分泌疾病的治疗和研究。中医学典籍中并无"糖尿病性周围神经病变"这一病名，钱教授认为根据本病的临床表现和发病特点，当属于"血痹""不仁""麻木""痿痹"的范畴，主张中医治疗本病应以整体调节为主，强调辨证施治，具有疗效稳定、无明显不良反应的特点。现将其治疗糖尿病性周围神经病变的经验总结如下。

一、气阴两虚是该病重要病理基础

气是维持人体生命活动的最基本物质，其对人体脏腑经络的生理活动、血的生成和运行、津液的生成输布和排泄等均起推动和激发作用。在气的生成过程中，脾胃的运化功能尤为重要。若脾虚则气血生化无源，使气血津液生成不足而致气虚。糖尿病的发生发展与脾气虚有密切关系。《灵枢·本脏篇》云："脾脆，则善病消瘅。"若脾虚运化功能不健，则生化不足，散精失常，阴精生化不足，导致机体乏津，化燥生热，故需引水自救，而见口渴多饮。诚如张锡纯所言："脾气不能散精达肺则津液少，不能通调水道则小便无节，是以渴而多饮多溲也。"脾主四肢和肌肉，若脾虚不能输布精微于四肢肌肉，虽多食，亦不能有效地利用，故见身瘦肌痿、肢软乏力等症。同时阴液不足与消渴病的发生有密切关系。肾为先天之本，肾藏真阴，肾阴为诸阴之本，肾阴亏虚则脏腑组织失于滋润、濡养。阴液亏损，不能制约阳气，而生内热，虚热则进一步灼伤阴液。如此阴愈虚而热愈炽，热愈炽而阴愈伤，终成消渴。总之，气虚可以导致消渴，阴虚也可以导致消渴，而气虚和阴虚可以相互转化，最终导致气阴两虚。由于糖尿病性周围神经损伤是在糖尿病基础上发生的，表明消渴日久，既能耗气，又能伤阴，导致气阴两虚。而气虚不能推动血液运行，阴虚则营血滞涩，运行不畅，并且久病入络，痰瘀互结，停滞于肢体，影响肢体血脉的运行，从而导致精气不能荣养四肢，故可见肢体麻木、疼痛、酸软无力等症状。

二、痰瘀阻络为该病病理产物，并影响该病的发展

钱秋海教授认为瘀血痰浊不仅与糖尿病的发病密切相关，而且作为病理产物，直接影响糖尿病性周围神经病变的发生、发展。糖尿病痰浊瘀血的产生，多是由于过食肥甘、好逸少动等原因引起脏腑功能失调、气血津液运行失常而致，因而消渴病久者，必然本元大伤，虚损之象迭现。若气虚则运血乏力，阴虚则血行艰涩，而成久病入络、久虚入络之血瘀证候，所谓"病久入深，营卫之行涩"。瘀滞既成，则导致陈者当去而不能去，新者当生而不能生，血愈虚而愈瘀，愈瘀而愈虚，互为因果，交相为患。阴损及阳，可致阴阳两虚，阳虚则内寒，寒则血凝。唐容川尝谓："瘀血在里则口渴，所以然者，血与气本不相离，内有瘀血，故气不得通，不能载水津上升，是以发渴，名曰血渴，瘀血去则不渴矣。"消渴病兼瘀血者，伴有督热、烦躁、失眠、心悸、眩晕、头痛、心胸闷痛，或腰身关节痛、肢麻、目白睛赤络、口唇紫黯、舌暗红隐青，或有瘀点瘀斑、脉多细弱弦涩。而消渴病久，气阴两虚，痰浊更易滋生。《医贯》指出："有阴水不足，阴火上升，肺受火灼，不及清肃下行，由是津液凝，生痰不生血者。故阴虚生内热，热邪可灼津而成痰。"《医宗必读》曰："惟脾土虚弱，清者难生，浊者难降，留中滞膈，瘀而成痰。"故气虚失健，升降失常，而使水湿停运而成痰。因此，钱教授认为糖尿病发展到后期，多表现为阴损及阳，阴阳两虚，阳虚以肾阳虚为主要表现。肾阳虚火不制水，水泛痰；肾阳虚损，不能温运脾阳，水谷精微"化失其正"，痰浊内生。且瘀血为消渴病常见的病理产物，血瘀

气滞，津液运行受阻，聚而成痰。痰瘀互阻是消渴兼证的主要病理因素。

三、益气养阴、化痰活血，标本同治为该病的主要治法

糖尿病性周围神经病变为气阴两虚、痰瘀阻络、本虚标实之证。钱教授根据中医学"虚则补之""实则泻之"之旨，拟定了益气养阴、化痰活血之治法，以达到降低血糖、防治糖尿病性周围神经病变的目的。临床上组成适用于糖尿病性周围神经病变的中药基本方——糖周宁，药用为黄芪、生地黄、麦冬、天花粉、知母、全蝎、水蛭、白芍、桂枝、桑枝、绞股蓝、白芥子等。方中重用生黄芪、天花粉、知母为君药，以益气养阴；全蝎、水蛭、绞股蓝等为臣药，以化瘀祛痰、活血通络；桑枝通络镇痛为佐使药，使药能直达病所，善治手足麻木、疼痛诸症。钱教授等人以本方治疗 30 例糖尿病性周围神经病变患者，其症状、体征均得到明显改善，神经传导速度明显提高，血糖、血脂、血液流变学的异常情况也有明显改善。总疗效为显效 12 例（40.0%），有效 14 例（46.7%），无效 4 例（13.3%），总有效率为 86.7%。结果表明，气阴不足、痰浊瘀血阻络为糖尿病性周围神经病变的主要病机是符合临床实际的，益气养阴、化痰活血、标本同治是该病的有效治法，值得进一步推广和应用。

第十五节　庞国明临证经验

庞国明，主任医师，兼职教授、硕士生导师，享受国务院政府特殊津贴。现任河南省开封市中医院院长兼党委书记。兼任河南省中西医结合糖尿病诊疗中心主任、开封市糖尿病医院院长、开封市糖尿病防治研究中心主任。河南省学术技术带头人，河南省首批名中医，为全国劳动模范、全国"五一劳动奖章"、全国中医药系列创先争优活动先进个人，全国优秀中医医院院长，全国优秀医院院长，最具领导力中国医院院长，国家中医药管理局中医药文化科普巡讲团巡讲专家，全国百名健康信使，全国中医药科普金话筒奖获得者，全国中医药系统创先争优先进个人，全国首批中医药科技推广先进个人，河南省优秀专家等。庞教授行医近 40 年，专长中医内科，尤擅长糖尿病及其慢性并发症的临床诊疗，勤于临床，有得辄著，善于悟道，持续升华，不断总结临床经验，并智慧凝练出糖尿病性周围神经病变中医证治新观点，融临证体验于一体，形成了"消渴病痹证"之个人独特的学术思想。庞教授在研读、领悟先贤对糖尿病性周围神经病变相关论述的基础上，通过近 20 年的悉心观察与探索，对糖尿病性周围神经病变的证治研究积有心得，现将其治疗经验介绍如下。

一、中医认识

1. 病因病位

庞教授认为消渴病痹证临床病因为糖尿病日久，耗伤气阴，阴阳气血亏虚，血行瘀滞，脉络痹阻所致，属本虚标实证。病位在脉络，内及肝、肾、脾等脏腑，以气血亏虚为本，瘀血阻络为标。

2. 病机及演变规律

庞教授认为糖尿病性周围神经病变的病机有虚有实。虚有本与变之不同，虚之本在于阴津不足，虚之变在于气虚、阳损。虚之本与变，既可单独起作用，也可相互转化，互为因果；既可先本后变，

也可同时存在。实为痰与瘀，既可单独致病，也可互结并见。临床上，患者既可纯虚为病，所谓"气不至则麻""血不荣则木""气血失充则痿"；又可虚实夹杂，但一般不存在纯实无虚之证。虚实夹杂者，在虚实之间，又多存在因果标本关系。常以虚为本，而阴虚为本中之本，气虚、阳损为本中之变，以实为标，痰浊瘀血阻滞经络。糖尿病性周围神经病变病机是动态演变的过程，随着糖尿病的发展，按照气虚夹瘀、阴虚夹瘀、气阴两虚夹瘀、阴阳两虚夹瘀的规律而演变。发病过程中的重要病理因素如下。

（1）阴亏是发生糖尿病性周围神经病变的关键：庞教授认为阴精是人体重要的物质成分，对人体起滋养、濡润、镇静、收敛等作用。人体的阴津容易因各种因素而受损，呈现阴虚证候，如朱丹溪言："阳常有余，阴常不足。"阴虚燥热是消渴（糖尿病）的基本病机。阴津亏虚、燥热炽盛，使人体阴阳失去协调平衡，表现为消渴的临床表现。肺胃之阴伤则口渴多饮、多食易饥；肝肾之阴伤则多尿消瘦、潮热盗汗、腰酸耳鸣。糖尿病久失良控，阴损及气、损阳、致瘀、变痰、阻络而发为糖尿病性周围神经病变，所以说阴虚是糖尿病性周围神经病变的病因和病理基础。"三消久之，精血既亏，或目无所见，或手足偏废"，"精血"广义上讲属于"阴"的范畴。阴虚津亏，无以载气，可致气虚；阴虚日久，阴损及阳，又可致阳虚；精血亏耗，津亏液少，又可致血瘀和痰凝。可见，阴虚既是糖尿病发病的根本，也是糖尿病性周围神经病变发病的关键。

（2）气虚是迁延不愈的症结：糖尿病久则燥热伤气，津亏无以载气，而致气虚。气为血之帅，气对血液的运行起推动作用，即气能行血；同时，气能摄血，有固摄血液于脉道之内，使之不致外流的作用。行血之气主要是心气，摄血之气主要是脾气。所谓气虚，即心脾之气亏虚。心气虚则行血无力、血行不畅、缓慢涩滞，而成瘀血。因而，气虚又是血瘀的病因。气虚日久，气虚及阳，又可致阳虚；气虚不能运化水湿，又可致痰湿。可见，气虚既是阴虚燥热的结果，又是血瘀、阳虚、痰湿的病因，是糖尿病性周围神经病变迁延不愈的症结。

（3）阳虚是发展的必然趋势：阴阳互根，阴虚日久，则阳气生化不足；同时气虚也可及阳，而致阳虚。阳虚主要是脾阳虚和肾阳虚。脾、肾阳虚，阳气对于水液的运行输布、血液的运行均有推动和温煦的作用，阳气不足则水液停聚，痰浊内生；阳虚则血脉寒凝，而致血瘀。因为阳虚是阴虚和气虚日久的结果，所以阳虚随着病程的进展而出现并加重，也是必然的病理结果。

（4）血瘀是造成该病的主要原因：血瘀是糖尿病性周围神经病变的重要病机，瘀血是该病进程中形成的病理产物。该病瘀血的成因机制多为以下几点。①消渴患者多因禀赋不足，尤以阴虚多见。而消渴燥热日久，又伤及阴精，津液不足，不能充血以载血循经畅行，如周学海《经书笔记》中云"血如像舟，津如像水，水津充沛，舟才能行"，是为津亏血瘀，也可谓阴虚致瘀。②虚火致瘀：消渴患者以阴虚为本，日久虚火渐生，灼伤脉络，血不循经。妄行而为离经之血，离经之血谓之瘀血。③气虚血瘀：气虚无力运血，停而为瘀。④阳虚血瘀：久病阴损及阳，阳虚而血脉失于温煦，寒凝而成瘀。⑤痰湿：多饮多食，加之本已气虚失运，水液聚成痰湿，停食留为积滞，阻碍气血，可以生瘀。⑥久病入络。⑦西药药毒入络：目前西药降糖药广泛应用，其性多剽悍，久服长食，药毒入络，反而使血瘀更为明显。无论何因，总以"瘀血阻络为果"。

二、病分四期，症有四大

庞国明教授根据其临证经验总结与治疗心得，首次正式提出消渴病痹证分"麻木为主期、疼痛为主期、肌肉萎缩为主期、与糖尿病足并存期"之四期，有"凉、麻、痛、痿"四大症，并已载入国家行业标准的《中医糖尿病防治指南》，被广泛推广应用。具体分期如下。

（1）以麻木为主期：多由于肺燥津伤，或胃热伤阴耗气，气阴两虚，血行瘀滞；或气虚血瘀，或阴虚血瘀；或气阴两虚致瘀，脉络瘀滞，肢体失荣。临床可见手足麻木时作，或如蚁行、步如踩棉花、感觉减退等。

（2）以疼痛为主期：气虚血瘀、阴虚血瘀，迁延不愈；或由气损阳，或阴损及阳，阳虚失煦，阴寒凝滞，血瘀为甚；或复因气不布津，阳不化气，痰浊内生，痰瘀互结，痹阻脉络，不通则痛。临床上常呈刺痛、钻凿痛或剧痛如截肢，夜间加重，甚则彻夜不眠等。

（3）以肌肉萎缩为主期：多由于上述两期迁延所致。由于久病气血亏虚，阴阳俱损；或因麻木而肢体活动长期受限，血行缓慢，脉络瘀滞，肢体、肌肉、筋脉失于荣养，则肌肉日渐萎缩、肢体软弱无力。常伴有不同程度的麻木、疼痛等表现。

（4）与糖尿病足并存期：由于糖尿病性周围神经病变常与糖尿病性微血管病变、大血管病变互为因果，因此，糖尿病性周围神经病变后期往往与糖尿病足同时存在。一旦病至此期，则病情更为复杂，治疗当与糖尿病足的治疗互参互用，择优而治。

三、识证明病、内外合治

根据病因、病机演变规律，庞教授认为治疗时要在补气养阴、温阳固肾的基础上，将养血活血、化瘀通络贯穿治疗的始终，把握瘀之缘由、瘀之程度，精准遣方、妙道配伍、灵活化裁，内外合治，方能收到事半功倍的效果。据四大症主次、轻重程度找准"本性"病机、辨析"标性"因素，依机立法、依法遣方、君臣佐使、理法方药、丝丝入扣、一线相贯。

1. 辨证论治

（1）气虚血瘀：症见手足麻木，如有蚁行感，肢末时痛，多呈刺痛，下肢为主，入夜痛甚，少气懒言，神疲倦怠，腰腿酸软，或面色白，自汗畏风，易于感冒，舌质淡紫，或有紫斑，苔薄白，脉沉涩。治法为补气活血，化瘀通痹。主方为补阳还五汤加减，药物组成包括生黄芪、当归尾、川芎、赤芍、桃仁、红花、地龙。用药加减方面，若病变以上肢为主者，加桑枝、桂枝尖；以下肢为主者，加川牛膝、木瓜。若四末冷痛，得温痛减，遇寒痛增，下肢为著，入夜更甚，可选用当归四逆汤合黄芪桂枝五物汤化裁。

（2）阴虚血瘀：症见腿足挛急，酸胀疼痛，肢体麻木，或小腿抽搐，夜间为甚，五心烦热，失眠多梦，腰膝酸软，头晕耳鸣，口干少饮，多有便秘，舌质嫩红或暗红，苔花剥、少津，脉细数或细涩。治法为滋阴活血，柔肝（筋）缓急。主方为芍药甘草汤合四物汤加减，药物组成包括白芍、甘草、地黄、当归、川芎、木瓜、牛膝、炒枳壳。用药加减方面，若腿足挛急、时发抽搐者，加全蝎、蜈蚣；五心烦热者，加地骨皮、胡黄连。

（3）痰瘀阻络：症见麻木不止，常有定处，足如踩棉花，肢体困倦，头重如裹，昏蒙不清，体多肥胖，口黏乏味，胸闷纳呆，腹胀不适，大便黏滞，舌质紫黯，舌体胖大、有齿痕，苔白厚腻，脉沉滑或沉涩。治法为祛痰化瘀，宣痹通络。主方为指迷茯苓丸合黄芪桂枝五物汤加减，药物组成包括茯苓、姜半夏、枳壳、黄芪、桂枝、白芍、苍术、川芎、生甘草、薏苡仁。用药加减方面，若胸闷呕恶，口黏者，加藿香、佩兰，枳壳易枳实；肢体麻木如蚁行较重者，加独活、防风、僵蚕；疼痛部位固定不移者，加白附子、白芥子。

（4）肝肾亏虚：症见肢体痿软无力，肌肉萎缩，甚者痿废不用，腰膝酸软，骨松齿摇，头晕耳鸣，舌质淡，少苔或无苔，脉沉细无力。治法为滋补肝肾，填髓充肉。主方为壮骨丸加减，药物组成包括龟板、黄柏、知母、熟地黄、白芍、锁阳、虎骨（用狗骨或牛骨代替）、牛膝、当归。用药加减方面，肾精不足明显者，加牛骨髓、菟丝子；阴虚明显者，加枸杞子、女贞子。

2. 中医外治

庞教授认为治疗除口服、注射等常规方法外，当灵活选用薰、洗、灸、针刺、推拿等外治法，内外同治，殊途同归，以提高疗效，缩短疗程。在辨证基础上，针灸可以选用体针、梅花针、粗针、耳针、电针等治疗方式。糖痛外洗方为常用中药熏洗方，具有温经活血、宣痹通络、缓急镇痛的功效。方药组成为透骨草、桂枝、川椒、艾叶、木瓜、苏木、红花、赤芍、白芷、川芎、川乌、草乌、生麻黄。搪瓷盆中加水 5000 mL，浸泡 100 ～ 200 分钟，文火煮沸后，再煮 30 分钟，离火后先熏手足，待药液温度降至 38 ～ 42 ℃时，再将手足入药液中浸泡 30 分钟。阴亏灼痛者去辛温诸药，生白芍加至 50 g，再加生地 50 g，地骨皮 50 g；阳虚甚显、入夜痛重、肢冷如冰者，加细辛 30 g，重用川乌、草乌，桂枝易为肉桂。

第十六节　范冠杰临证经验

范冠杰教授现为广东省中医院医教部主任、博士生导师，中华中医药学会糖尿病分会副主任委员，世界中医药学会联合会内科糖尿病专业委员会副会长，广东省中医及中西医结合消渴病分会常委，广东省中西医结合学会糖尿病专业委员会副主任委员。范教授擅长糖尿病及其各种并发症、甲状腺功能亢进、甲状腺功能减退等内分泌疾病以及内科杂病的中医、中西医结合诊治。现将其治疗糖尿病性周围神经病变的经验总结如下。

一、糖尿病性周围神经病变的中西医认识

范教授认为糖尿病性周围神经病变所致肢体麻木、凉、痛及乏力等，属中医学"血痹""肌痹""麻木""不仁"等范畴。西医上其发病机制尚未完全阐明，目前多认为是在糖代谢紊乱的基础上多种因素共同作用的结果，如长期高血糖状态下细胞内山梨醇增多，肌醇减少，糖化蛋白产物增多导致神经细胞结构和功能损伤以及微血管病变和血流动力学异常，进而造成神经组织缺氧、神经营养因子缺乏等。其主要病理变化是轴突萎缩变性，甚至消失，髓鞘节段性或弥散性皱缩或脱髓鞘。中医学认为，该病源于消渴病日久，阴津亏损，无以载气，燥热亢盛，伤阴耗气而致气阴两伤，气虚无以推动血行，则血行不畅，阴虚则脉络失常，经络瘀滞，不通则痛，故其基本病机为气阴两伤、脉络瘀阻。治则以益气养血，活血化瘀，温经通络镇痛为主。

二、提倡中西医结合规范诊疗路径建立

范教授通过查阅文献报道发现，糖尿病性周围神经病变发展变化过程明确，轻、中度患者变异

少，西医学已形成较为全面、规范、公认的专家共识意见，但迄今为止仍无有效方法治愈该病。目前，临床上用于缓解症状和维持治疗的药物主要有营养神经、改善微循环、抗氧化药物三大类，以及抗惊厥、抗抑郁、麻醉性镇痛等对症治疗药物，但存在药物费用高、长期治疗中药物不良反应及相互作用多、疗效不尽如人意等问题。中西医结合治疗糖尿病性周围神经病变在临床疗效、提高患者生活质量方面具有确切的疗效，但现有的研究结论尚有一定局限性，研究结果不能令人十分信服。欲得出公认的结论，还有赖于进行多中心、随机对照的临床试验。目前，中西医治疗糖尿病性周围神经病变的临床路径研究未见报道，该现状不利于中西医治疗糖尿病性周围神经病变的有效理论、方法及经验的推广。因此，范教授提倡制订并实施糖尿病性周围神经病变的中西医结合治疗的规范诊疗临床路径，实现中西医结合诊疗行为的规范化，进而有利于改进、提高中医医疗质量，并且在确保医疗品质、提高患者满意度的基础上，临床路径的实施不仅可以减少糖尿病性周围神经病变患者的住院费用、缩短住院天数，同时也可以提高病床周转率。在目前医疗费用增长过快的情况下，范教授认为这一双赢的医疗模式值得推广。

三、发挥中医特色，重视外治疗法

范教授认为，外治疗法在糖尿病性周围神经病变的治疗中占有重要地位，普遍受到重视，内外并举，双管齐下，不仅有利于疗效的提高，也有利于发挥中医治疗特色。中药外洗足疗是中医传统的治疗方法，其通过浴水的温热作用和药物刺激作用于部位的皮肤血管和神经，起到扩张微血管、改善周围组织营养、激发机体自身调节功能，从而改善血液循环和周围神经功能。临床常用中药外洗方为川椒、制乳香、制没药、红花各 30 g，银花藤 50 g，冰片 10 g，诸药浸泡 20 分钟，武火煎煮 30 分钟，滤取药汁 2500 mL 倒入盆中，待药温降至 35～40℃，浸泡双下肢，并用软布反复擦洗。当温度下降后加入热水，使水温恒定。早晚各 1 次，每次 30 分钟。方中制乳香、没药、冰片活血镇痛，红花活血化瘀，川椒、银花藤疏通经络，诸药合用能有效地改善局部血液循环、濡养神经、消炎镇痛，从而缓解其症状体征。范教授通过临床观察，发现中药外洗与甲钴胺联合治疗糖尿病性周围神经病变，在改善患者症状、体征和神经传导速度等方面均有较好疗效，优于单用甲钴胺，具有显著性差异，且无明显不良反应。其认为中药浸泡通过促进血液循环，改善神经缺血缺氧状态，从而达到治疗的目的。另外，患者也感到舒适而乐意接受，可在临床上推广使用。

第十七节　朱章志临证经验

朱章志教授是广州中医药大学第一附属医院内分泌科负责人与学术带头人之一、内分泌科党支部书记、第一临床医学院糖尿病研究所所长，中医临床基础伤寒论博士生导师、硕士生导师。兼任国家中医药管理局"十一五"重点专科——糖尿病重点专科协作组组长、中华中医药学会糖尿病专业委员会副主任委员、中国中西医结合学会内分泌专业委员会副主任委员、世界中医药学会联合会糖尿病委员会副会长、广东省中医药学会糖尿病专业委员会主任委员、广东省中西医结合学会糖尿病专业委员会主任委员。朱教授指导《伤寒论》临床研究及教学多年，长期从事中医药防治糖尿病及其并发症的临床工作，对糖尿病性周围神经病变的中医诊治有丰富的临床经验，临床疗效显著，现将其经验介绍如下。

一、病机关键在于阳气不足

朱教授认为现代人过食肥甘厚味，嗜食生冷之品，少动多逸，现代人的体质多以阳虚型为主。消渴病痹证的发生与三阴（少阴、厥阴、太阴）阳气亏虚关系密切，尤以少阴肾阳虚为甚。《素问·生气通天论》中云"阳气者，若天与日，失其所则折寿而不彰，故天运当以日光明。是故阳因而上，卫外者也"，可见阳气之重要性。阳气存于内，则人生持以立命，阳气若受损，百病乃生。《素问·阳明脉解篇》云："四肢者，诸阳之本也。"四肢就像是承载阳的树干，当阳气旺盛时，树干就壮实，当阳气虚衰时，树干就萎靡。四肢肢体病变，反映了人体阳气盈亏。所以消渴病痹证的病机关键在于阳气不足。太阴脾土，居于中焦之地，脾主升清，与胃一升一降，为升降之枢纽。太阴脾土为气血津液生化之源，太阴病则中阳不足，运化失职，寒湿内停，升降失常，气机不畅，寒凝气滞于筋脉，则四肢冰冷、麻木、胀满感；脾胃虚弱，受纳腐熟运化功能失职，阳气无以化生气血津液，和阴阳，则经络失去濡养，不荣则痛，久则肌肉萎缩、骨膝枯细、痿弱不能用。

厥阴是六经中的最后一经，为阴极阳生，厥阴病常出现寒热错杂证。厥阴肝木相火独盛、木火上炎，则见心烦、失眠等虚热、郁火现象，阳气始生尚不充盈，阳虚筋脉失于濡养、温煦，肝藏血，肝主筋，其华在爪，阳虚无以化生气血润养关节肌肉，血虚生风，风善行游走，则导致感觉异常、麻木、有蚁行感、疼痛游走不定；血虚寒凝，脉道不充，气血运行不畅，四末失于温养则手足厥寒，关节屈伸不利。少阴为水火之脏，内寓真阴真阳，故邪入少阴，多出现阳气虚衰的少阴寒化证，肾阳虚衰，阳虚寒盛，水气不化，水湿浸渍肌肉，阳气不达于外，则怕冷、四肢不温、四肢沉重疼痛；若阴盛于下，虚阳浮越于外，心肾不交，可有烦躁、发热、四肢发烫感；消渴病痹证患者长期阳气亏虚，气血津液非但无以化生，输布、代谢亦减缓，经络秽浊无以排泄，积久化生湿、痰、瘀之浊阴，阻滞经络、肌肉、皮肤失于濡润，痰瘀流注皮肤，则有关节肿胀刺痛、皮肤粗糙、肤色晦暗、皮下硬节、瘀斑、肌肤干燥或肌肤甲错等现象。若补充人体阳气，犹如阳光普照，阴霾消，身体各处都得以濡养，则痹证可除。

二、治疗重三阴经，以温阳阳气为大法

治法治则上，朱教授治疗渴病痹证基于三阴（太阴、少阴、厥阴），立足"阳主阴从""从阳论治"消渴病痹证。太阴病以温阳健脾、枢利中焦为法，厥阴病以暖肝温经、散寒通络为法，少阴病以温元阳、散寒除湿为法。治本的同时，朱教授同时重视标证的治疗（湿、痰、瘀、邪阳、郁热）。寒湿明显者，或以辛温发汗或以温中健脾燥湿为法；痰饮瘀血明显者，以化痰祛瘀为法；郁热者，以清热利尿引热从小便出为法；肢体麻木、疼痛明显者，以温经活络为法。

三、方药选择

方药选择上，太阴病则选用理中汤（干姜、炙甘草、红参、白术），厥阴病选用吴茱萸汤（吴茱萸、红参、大枣、生姜），少阴病选用附子汤（淡附片、茯苓、红参、白术、芍药），三方合而化裁恢复人

体阳气，健脾补肾调肝以治本。合方以附子为君，附子辛、甘、大热，归心、肾、脾经，具有回阳救逆，温补先天少阴之元阳，益火之源，以消阴翳之效。《本草正义》云："附子，本是辛温大热，其性善走，故为同行十二经纯阳之要药。外则达皮毛而除表寒，里则达下元而温痼冷。"干姜辛、热，归脾、胃、肾、心、肺经，具有温中散寒、回阳通脉之效。《本草求真》云："干姜，大热无毒，守而不走。凡胃中虚冷，元阳欲绝，合以附子同投，则回阳立效。"炙甘草甘、温，归心、肺、脾、胃经，具有补脾益气，调和诸药之效。《神农本草经》云："主五脏六腑寒热邪气，坚筋骨，长肌肉，倍气力，金疮肿，解毒。"附子、干姜、炙甘草三者合用，寓意少火生气，温暖脾土；红参归脾、心、肺经，药性偏温，具有大补元气、复脉固脱之效，多用于阳气虚弱者。《神农本草经》云："主补五脏，安精神，定魂魄，止惊悸，除邪气，明目，开心，益智。"白术苦、甘、温，归脾、胃经，具有补脾益胃、燥湿和中之效；茯苓，归心、肺、脾、肾经，具有健脾宁心、利水渗湿之效；红参、白术、茯苓合用固后天之本；大枣甘、温，归脾、胃经，具有补中益气、养血安神之效，内走脾胃而入营；生姜归肺、脾、胃经，具有散寒解表、温中化痰之效，生姜其性辛散宣通，走而不守，药性和缓平稳，温而不燥；大枣与生姜合用能补脾胃、滋脾土。吴茱萸性辛、苦、热，归肝、脾、胃、肾经，《本草经疏》云："辛温暖脾胃而散寒邪，则中自温，气自下，而诸证悉除"，具有散寒镇痛、降逆止呕、助阳止泻之效。吴茱萸辛温苦降，可暖东方肝木；白芍苦、酸、微寒，归肝、脾经，具有平肝养血、调经敛阴之效，可收敛散漫之阳气以归肝、肾。《本草纲目》云："白芍药益脾，能于土中泻木。赤芍药散邪，能行血中之滞。"

第十八节　奚九一临证经验

奚九一教授曾任上海市中西医结合脉管病研究所所长、上海中医药大学专家委员会委员、全国中医脉管病医疗中心主任、上海市中西医结合医院脉管病专科暨中医外科主任、上海市医学领先专业脉管病学科带头人、上海市国际医疗保健中心专家特约顾问、上海市名老中医诊疗所特约专家顾问、上海医科大学附属中山医院特约高级医疗顾问、上海市卫生局高评委中西医结合学科组委员、上海市中医药工作咨询委员会委员、香港特别行政区保健协会特约专家顾问。奚教授在中医的医、教、研事业中奋斗多年，在长期临床研究中，创立了"因邪致瘀、祛邪为先、分病辨邪、分期辨证"的学术经验，且经多年研制，筛选内服及外用制剂77种，用于治疗血栓闭塞性脉管炎、肢体动脉硬化性闭塞症、糖尿病足坏疽、深静脉血栓形成、游走性浅静脉炎、下肢静脉曲张炎变综合征、自身免疫性血管炎、丹毒、慢性淋巴肿、多发性大动脉炎、痛风病等30余种疾病，其临床总有效率达到95%以上。现将其对糖尿病足的临床经验介绍如下。

一、病因病机

糖尿病日久，耗伤气阴，五脏气血、阴阳俱损，肌肤失养，血脉瘀滞，日久化热，灼伤肌肤和（或）感受外邪致气滞、血瘀、痰阻、热毒积聚，以致肉腐骨枯所致。若过食肥甘、醇酒厚味，损伤脾胃，致湿浊内生，湿热互结，气血运行不畅，络脉瘀阻，四肢失养；或脾运失常，痰湿内停，阻遏气机，气滞血瘀，久而化热，热盛肉腐；或肝阴亏虚，疏泄失职，气血瘀滞，郁久化热，热瘀相合，筋烂肉腐；或年高脏腑功能失调，正气不足，肝肾之气渐衰，水亏火炽，火毒炽盛，热灼营血；复因感受外邪及外伤等诱因，致皮肤、经脉受损，局部瘀血阻滞，瘀久化火，蕴热湿毒灼烁脉肉、筋骨而发为坏疽、溃疡。

二、病机及演变规律

（1）早期：气阴两虚，脉络闭阻。该病因糖尿病日久，耗气伤阴，气虚则血行无力，阴虚则热灼津血，血行涩滞，均可酿成血瘀，瘀阻脉络，气血不通，阳气不达，肢端局部失养而表现为肢冷、麻木、疼痛。

（2）中期：湿热瘀毒，化腐成疽。若燥热内结，营阴被灼，则络脉瘀阻；或患肢破损，外感邪毒，热毒蕴结或肝经湿热内蕴，则湿热下注，阻滞脉络；或脉络瘀血化热，淫气于筋，发于肢末，则为肢端坏疽，而致肉腐、筋烂、骨脱。若毒邪内攻脏腑，则高热神昏，病势险恶。

（3）晚期：若迁延日久，气血耗伤，正虚邪恋，伤口迁延难愈。表现为虚实夹杂，以肝、肾阴虚或脾、肾阳虚夹痰瘀湿阻为主。病情发展至后期，则阴损及阳，阴阳两虚，阳气不能输布温煦，致肢端阴寒凝滞、血脉瘀阻而成。若治疗得当，正气复、气血旺、毒邪去，则可愈合。

三、辨证治疗

（1）湿热毒蕴，筋腐肉烂：症见足局部漫肿、灼热、皮色潮红或紫红，触之患足皮温高或有皮下积液、有波动感，切开可溢出大量污秽、臭味脓液，周边呈实性漫肿，病变迅速，严重时可累及全足，甚至小腿，舌质红绛，苔黄腻，脉滑数，趺阳脉可触及或减弱。治法为清热利湿，解毒化瘀。选方为四妙勇安汤合茵栀莲汤（奚九一验方）加减，药物组成包括金银花、玄参、当归、茵陈、栀子、半边莲、连翘、桔梗。用药加减方面，热甚者，加蒲公英、虎杖；肢痛者，加白芍、木瓜。

（2）热毒伤阴，瘀阻脉络：症见足局部红、肿、热、痛，或伴溃烂，神疲乏力，烦躁易怒，口渴喜冷饮，舌质暗红或红绛，苔薄黄或灰黑，脉弦数或洪数，趺阳脉可触及或减弱。治法为清热解毒，养阴活血。选方为顾步汤加减，药物组成包括黄芪、石斛、当归、牛膝、紫花地丁、太子参、金银花、蒲公英、菊花。用药加减方面，口干、便秘者，加玄参、生地黄。

（3）气血两虚，络脉瘀阻：症见足创面腐肉已清，肉芽生长缓慢，久不收口，周围组织红肿已消或见疮口脓汁清稀较多，经久不愈，下肢麻木、疼痛，状如针刺，夜间尤甚，痛有定处，足部皮肤感觉迟钝或消失，皮色暗红或见紫红，舌质淡红或紫黯或有瘀斑，苔薄白，脉细涩，趺阳脉弱或消失。治法为补气养血，化瘀通络。选方为生脉散合血府逐瘀汤加减，药物组成包括党参、麦冬、当归、川牛膝、桃仁、红花、川芎、赤芍、枳壳、地龙、熟地黄。用药加减方面，足部皮肤暗红、发凉者，加制附片、川断；疼痛剧烈者，加乳香、没药。

（4）肝肾阴虚，瘀阻脉络：病变见于足局部、骨和筋脉，溃口色暗、肉色暗红、久不收口，腰膝酸软，双目干涩，耳鸣耳聋，手足心热或五心烦热，肌肤甲错，口唇舌暗或紫黯有瘀斑，舌瘦苔腻，脉沉弦。治法为滋养肝肾，活血通络。选方为六味地黄丸加减，药物组成包括熟地黄、山茱萸、山药、牡丹皮、茯苓、三七、鹿角霜、地龙、穿山甲、枳壳。用药加减方面，口干、胁肋隐痛不适者，加白芍、沙参；腰膝酸软者，加女贞子、旱莲草。

（5）脾肾阳虚，痰瘀阻络：症见足发凉，皮温低，皮肤苍白或紫黯，冷痛，沉而无力，间歇性跛行或剧痛，夜间更甚，严重者趾端干黑，逐渐扩大，腰酸，畏寒肢凉，肌瘦乏力，舌淡，苔白腻，脉沉迟无力或细涩，趺阳脉弱或消失。治法为温补脾肾，化痰通脉。选方为金匮肾气丸加减，药物组成为制附子、桂枝、地黄、山萸肉、山药、黄精、枸杞子、三七粉（冲）、水蛭粉（冲）、海藻。用药加减方面，肢端不温、冷痛明显者，重用制附子，加干姜、木瓜；气虚明显者，加用黄芪。

第十九节　梁晓春临证经验

梁晓春教授为北京协和医院主任医师、博士生导师，全国第六批老中医药专家学术经验继承工作指导老师，担任国家药品监督管理局药品评审专家库专家、卫生部同行评议专家、出国人员留学基金评审委员会评审专家、中国中西医结合学会理事、中国中西医结合学会糖尿病专业委员会委员、中华中医药学会糖尿病专业委员会常委、中华中医药学会老年病分会常委、北京中医药学会糖尿病分会委员、北京中西医结合学会糖尿病专业委员会副主任委员、北京中医药学会临床药学专业委员会副主任委员、国家中医药管理局重点学科（糖尿病重点学科）学术带头人，师从中医、中西医结合专家祝谌予教授，学习和继承治疗糖尿病及其慢性并发症的临床经验，并致力于糖尿病性周围神经病变的临床研究及机制探讨，积累了丰富的临证经验。现将梁教授治疗糖尿病性周围神经病变经验介绍如下。

一、病因病机

尽管中医古籍中无糖尿病性周围神经病变相应的病名，但早在《王旭高医案》中就有相关记述：消渴日久，但见"手足麻木""肢凉如冰"。《丹溪心法》中亦描述消渴病久可出现"骨节酸疼"等。早在 20 世纪 70 年代末，祝谌予教授提出了糖尿病性血瘀证的学术观点，80 年代初组织总结了糖尿病的辨证指标和施治方药，为糖尿病理论的学术创新及规范糖尿病的中医治疗起到了积极的推动作用。90 年代初，又提出痰瘀互阻是糖尿病慢性并发症的主要病理机制。梁教授长期侍诊祝谌予教授，不仅继承了祝老的学术思想，还作为祝老指导的糖尿病研究组的主要成员及主要研究者，参加了多项糖尿病及其并发症与血瘀证的临床及实验研究。该研究组证实了糖尿病患者存在红细胞形态异常、变形能力减低、血栓素 B_2 水平增高的情况，在糖尿病有血瘀证者中更为显著，为糖尿病性血瘀证提供了客观依据。研究还发现糖尿病患者血液流变性等指标的异常，在临床出现血瘀证之前就已经存在，根据研究结果又提出了及早使用活血化瘀药以防患于未然的学术思想。正如清代唐容川《血证论》讲的"瘀血既久，亦能化痰"，痰浊与血瘀可互为因果、合而为病。因此，梁教授认为痰浊和瘀血均是病理产物，二者在体内常相继而生。痰浊日久，气机阻滞、血行不畅，可致瘀阻脉络；而血瘀气滞，可导致津液运行受阻，聚而成痰，终致痰瘀并见。故梁教授认为糖尿病性周围神经病变的中医主要病机是消渴日久，阴虚燥热，煎熬津液，血黏成瘀，阻滞筋脉；或阴损及阳，寒凝血滞，或过食肥甘，脾胃虚弱，聚湿成痰，痰瘀交阻，气血不能通达四肢，肌肉筋脉失于濡养所致。

二、诊治特点

1. 衷中参西，重病机

梁教授在长期的中西医结合临床中总结得出，虽然糖尿病性周围神经病变根据神经受损类型不同，中医辨证各异，但治疗仍应抓住该病基本病机，即肾虚、血瘀、筋脉失养来治疗。糖尿病性周围神经病变依受损神经纤维类型不同，临床表现各异。细小纤维受累为主者以感觉过敏及疼痛症状为主要特征，表现为烧灼样疼痛，甚至不能忍受衣被的摩擦，夜间加重，还常伴有腹胀、便秘腹泻交替的自主神经病变。查体可见"手套、袜套样"感觉障碍，音叉振动觉及位置觉受损相对较轻。肌电图示失神经轴索性神经源性损伤，神经活检以小有髓纤维轴索变性和脱失为主；中医辨证以肾阴虚、血瘀、筋脉失养为主，以补肾滋阴、活血镇痛为法。大纤维受累为主者以感觉减退或缺失为主要特征，常表现为四末麻凉，有的还可出现行走不稳等感觉性共济失调的症状。查体可有振动觉、位置觉异常，膝、踝反射减弱或消失。肌电图可见轴索样神经源性损伤，腓肠神经活检可见大有髓纤维原发性轴索变性和继发性节段性脱髓鞘；中医辨证以肾阳虚、血瘀、筋脉失养为主，以补肾温阳、活血通络为法。

2. 辨证治疗，重整体

辨证论治是中医学的基本特点之一，也是保证临床疗效和个体化治疗的前提。梁教授强调对于糖尿病性周围神经病变的治疗要个体化，要严格基于中医辨证。常见的中医证型包括肾阴虚血瘀、肾阳虚血瘀、肝肾阴虚兼肝风内动、脾肾不足兼痰瘀互阻。以肢体麻木为主者，多为痰湿阻络；以肢体疼痛为主者，多为血瘀阻络；以肌肉枯萎为主者，多为脾不荣肌；以走路不稳为主者，多为肝肾不足、肝风内动。在辨证治疗的基础上，仍要抓住筋脉失养的病机为主立方，然后随证加减。梁教授始终强调对糖尿病的基础治疗，包括饮食调控、运动调节、情志调摄、自我血糖监测以及西医降糖药的应用等，尤其是强调严格控制血糖、血脂、血压及体质量等代谢指标。不仅如此，梁教授强调治疗每个病例要考虑有没有其他糖尿病慢性并发症，患者是否肥胖，还要考虑患者是否合并有其他常见慢性病，如血脂异常、高血压、冠状动脉粥样硬化性心脏病等。因此，梁教授对糖尿病性周围神经病变的中医治疗是整体观基础上的个体化治疗。

3. 预防为主，重心理

由上可以看出梁教授十分重视该病的预防，强调对糖尿病患者进行生活运动方面的知识宣教以"未病先防"，包括：避免参加有潜在受伤危险的各种活动；日常生活中指甲不要剪得太短；洗脚水不要过烫；鞋袜要宽松舒适；注意各种不易察觉的损伤，以免诱发感染引起的坏疽等。不仅如此，梁教授还强调在临床确诊糖尿病时，应详查神经系统受累情况，以获得早期诊断。如已确诊糖尿病性周围神经病变，则"既病防变"，应及早规范治疗。在长期临床实践中，梁教授观察到糖尿病患者多伴有精神心理方面的问题，包括睡眠障碍、焦虑抑郁等，这些精神心理问题常反过来影响其良好地控制血糖及对糖尿病并发症的治疗。因此，她非常重视患者的精神心理问题，对于糖尿病伴抑郁和（或）失眠的患者，常以疏肝为主进行治疗，取得良效。

4. 视患如亲，崇医德

梁教授不论在临床及教学中均强调中医传统医德的重要性，重视医德的传承及其在临床实践中的提升，强调糖尿病首诊负责制的重要性，详细了解患者的现病史、既往史、生活史等，详细查体，指导用药及血糖监测，并进行耐心细致的宣教。梁教授还特别强调指出，糖尿病目前是不能治愈的慢性病变，医生要自我提升医德并认真实践，与患者建立良好的医患关系，才能增强患者的依从性，有助于患者长期的随诊和良好的血糖控制，才能更好地防治包括糖尿病性周围神经病变在内的慢性并发症。在糖尿病性周围神经病变的具体用药上，梁教授体恤患者，在谨审病机与治法基础上，尽量采用功效类似但价格较廉的药物，如益气养阴以红景天替太子参，化痰散结以浙贝母易川贝母，通络则以水蛭替全蝎。这些无不体现了梁教授的高尚医德。

第二十节　冯兴中临证经验

冯兴中教授现为首都医科大学附属北京世纪坛医院中医科主任、糖尿病中心副主任，北京市中西医结合肿瘤研究所常务副所长。兼任北京大学医学部教授、北京中医药大学和中国中医科学院的博士研究生导师。冯教授是制定《中医、中西医结合糖尿病防治指南》行业性标准的专家、国家科技奖励办公室评审专家、国家发改委药品价格评审中心评审专家、国家自然基金委员会项目评审专家、"十一五"国家科技支撑计划项目评审专家、中华中医药学会科学技术奖评审专家、北京市科学技术奖励办公室评审专家，担任"全国中医、中西医结合糖尿病高级研修班"的授课任务，并荣获第二届"北京中青年名中医"、第二届"全国百名杰出青年中医"、中华中医药学会"科技之星"称号。现将冯教授诊治糖尿病性周围神经病变经验总结如下。

一、抓病机之动态演变

冯教授认为，糖尿病性周围神经病变的病机演变是一个动态的过程，抓住其病机演变阶段性，便抓住了疾病的主要矛盾。糖尿病初期具有阴虚燥热的特点，阴愈虚则燥热愈盛，燥热愈盛则阴愈虚，阴液耗伤无以载气，出现气阴两虚的改变。在气阴两虚的阶段多出现糖尿病的各种并发症，糖尿病性周围神经病变亦在此阶段发生，气阴两虚则为糖尿病性周围神经病变发生的关键。疾病日久，"无阴则阳无以生"，阴损及阳或素体阳虚，进入阴阳两虚的阶段，病情日益加重，出现重证、坏证。

根据糖尿病性周围神经病变的发病过程，可以概括为3个阶段，即阴虚内热、气阴两虚、阴阳两虚。其病机沿阴虚内热→气阴两虚→阴阳两虚规律动态演变，其中，气阴两虚阶段是糖尿病性周围神经病变发病的关键。气虚则推动无力，津凝为痰、血滞成瘀；阴虚内热，炼液成痰，灼伤营血为瘀；阴损及阳或素体阳虚，阳虚则温煦不足，推动无力，津液输布失常停为痰饮。阳虚寒凝血瘀，痰滞影响血液运行，进一步加重血瘀；血不利则为水，血瘀亦可加重痰湿，导致痰湿、瘀血的产生。综上，气阴两虚是糖尿病性周围神经病变的发病基础，阴阳两虚是病情加重的标志，痰湿、瘀血是该病的病理产物，同时又成为新的致病因素。在糖尿病性周围神经病变发病过程中，阴虚内热、气阴两虚、阴阳亏虚不是完全割裂，而是一个动态发展的过程，但并非所有个体均完全按照这个病程发展，需根据具体情况辨证论治。

针对糖尿病性周围神经病变病机动态演变的特点，冯教授常以太子参、麦冬、五味子三味药物为基础进行加减，取生脉散益气养阴之功用。若阴虚燥热明显，加生地黄、牡丹皮、地骨皮，滋阴清热；若气虚或阳虚明显，加黄芪、白术、防风，取玉屏风散之义。冯教授认为气虚为阳虚之渐，阳虚为气虚之至，故根据气虚或阳虚程度的不同，酌情调整黄芪用量，若患者阳气虚衰症状明显，再加附子、肉桂等温补肾阳药。

二、时时顾护脾、肾

冯兴中教授认为，脾、肾两脏在糖尿病性周围神经病变的发生、发展过程中有举足轻重的作用，如清代医家陈士铎在《辨证录》中所言，"夫消渴之症，皆脾坏而肾败。脾坏则土不胜水，肾败则水难敌火，二者相合而病成。倘脾又不坏，肾又不败，宜无消渴之症矣"。

脾为后天之本，主运化，主四肢肌肉，为气血生化之源。胃主受纳腐熟，为水谷之海。《素问·奇病论》曰："此五气之溢也，名曰脾瘅。夫五味入口，藏于胃，脾为之行其精气，津液在脾，故令人口甘也。"糖尿病阴虚燥热，燥热灼伤胃阴，虚火旺盛，则多食善饥；燥热伤及脾脏，脾脏功能失调，不能运化津液、水谷，津液不能上承于口则口干、口渴；水谷精微不能运化输布周身而随小便排出，则小便味甘；脾失健运，精微不能营养四肢肌肉则肢体痿软乏力；病情日久，脾失运化，水液代谢失调，津停为痰；气血生化乏源，则血虚血瘀；痰浊、瘀血停滞，络脉不通，不通则痛，进一步加重糖尿病性周围神经病变的症状。

肾为先天之本，藏精，主水液。《灵枢·五变篇》曰"肾虚则善病消瘅"，唐代《外台秘要》曰"消渴者，原其发动此则肾虚所致"，《丹溪心法》指出"肾虚受之，腿膝枯细，骨节酸疼"，由此可见，肾虚在糖尿病及其并发症的发生、发展中具有重要作用。肾虚不能主水，肾脏温煦气化功能失常，导致水液直趋膀胱则小便频多；肾阴亏虚，虚火上炎，灼伤肺胃阴津，导致口干口渴、消谷善饥；病情进一步发展，肾精亏虚，肢体筋脉失于濡养，不荣则痛；肾阳亏虚，不能温煦则肢体筋脉冷痛。

因此，冯教授在治疗上时时顾护脾、肾两脏，常用半夏、陈皮、茯苓、黄连等药物加减组合，取二陈汤、黄连温胆汤之义，起燥湿化痰、理气和中之功；用知母、牛膝、炒薏苡仁、车前子，取四妙丸之义，起清热利湿、健脾补肾之效。若消渴病日久，患者出现夜尿频多等症状，冯教授常加芡实、金樱子，取水陆二仙丹之义，有益肾滋阴、收敛固摄之功。

三、重视调肝

冯兴中教授认为，中医学对于肝脏的认识与现代生物—心理—社会医学模式不谋而合。《灵枢·五变篇》记载"其心刚，刚则多怒，怒则气上逆……故为消瘅"，说明情志失调可以导致糖尿病的发生。肝主疏泄，调情志，七情内伤或者脾失健运，皆可导致肝失疏泄、气机紊乱、津液代谢失调、血液运行不畅，进而导致津停痰阻血瘀的产生。肝主藏血，在体合筋，肝脏功能失调，肝不藏血，筋脉失于濡养则筋脉挛急不利、麻木疼痛。肝失疏泄，肝郁气滞，气滞则津停为痰、血滞为瘀，出现痰浊、瘀血等病理产物，病情进一步加重。冯教授临床上重视调肝在糖尿病性周围神经病变治疗中的应用，常用柴胡、炒枳实、赤芍、白芍、薤白、栀子、炙青皮、炙香附等。柴胡、炒枳实、赤芍、白芍四味药物来源于《伤寒论》四逆散，具有疏肝理脾的作用；薤白、炙青皮、炙香附、炒栀子具有清热疏肝、理气宽胸的作用。

四、善用通络

糖尿病性周围神经病变以气阴两虚为关键阶段，气虚推动无力，血行不畅形成瘀血，津行不畅凝滞成痰；阴虚日久，血枯津燥，则津凝成痰、血滞成瘀。糖尿病性周围神经病变病情加重后，病机从气阴两虚逐渐发展为阴阳两虚，阳虚则寒凝，津停痰阻血瘀，进一步加重痰湿和血瘀。此外，瘀血可以化生痰浊，痰浊亦可化为瘀血，两者互生互化。已产生的痰湿、瘀血等病理产物不能排出体外，阻滞于脉络之中，导致络脉不通。冯教授在治疗糖尿病性周围神经病变时常用通络药物来改善患者麻木、疼痛等感觉或运动障碍，善用鸡血藤、络石藤、首乌藤等藤类药物，因藤类药物大多具有通经活络、舒筋镇痛的作用；若瘀血明显，常用苏木、三棱、莪术等活血通络药物；若疼痛症状缠绵日久，常加虫类药物如全蝎、蜈蚣、地龙之类以搜风剔络、通络镇痛。

第七章　糖尿病性神经病变名医验案精选

第一节　祝谌予验案

验案一

患者，女，60岁，1993年4月19日初诊。主诉：全身皮肤刺痛伴触摸痛1月余。患者于1993年2月突然出现全身皮肤针刺样疼痛，触摸后明显，尤以双下肢、足跟和足底严重，以致行走困难。住当地医院查空腹血糖14.4 mmol/L，诊为糖尿病性周围神经病变，予口服降糖药、扩血管及镇静镇痛治疗，血糖降至7.8 mmol/L，但疼痛未减。4月6日收住本院急诊病房。查体：全身皮肤触痛，腱反射亢进，双下肢肌力减弱。肌电图示：轻度周围神经源性损伤。现症：痛苦面容，肌肉瘦削，乏力，全身皮肤针刺样疼痛，触摸加剧，尤以双下肢、足跟及足底疼痛为甚，以致不能下床着地，夜间加剧，舌尖红，脉弦滑。证属寒湿阻络，肝肾两虚。治以四藤一仙汤加羌活、独活各10 g，钻地风10 g，桑寄生20 g，川断15 g，枸杞10 g，狗脊15 g，千年健15 g，服药7剂，疼痛、触痛均明显减轻，能下床行走，但足底仍痛，大便干燥。守方加熟地10 g，细辛3 g，当归15 g，白芍30 g，再服14剂，皮肤疼痛、触痛告愈，活动自如，一如常人。易以降糖对药方合四藤一仙汤加减，回家续服。

按语：该病以下肢感觉障碍、麻木及难以忍受的自发性疼痛为主要表现，日久可产生肌肉萎缩。肢体不用，颇似中医的痹证，但又不能完全按照痹证论治。祝老认为系气阴两伤兼血瘀之体，复感寒湿或郁久化热而成，治宜益气养阴、活血通络、散寒除湿，常用降糖对药方合四藤一仙汤（鸡血藤、络石藤、海风藤、钩藤、威灵仙）治疗。方中选用枝藤攀绕、以枝达肢的四藤，配合通达十二经的威灵仙，具有疏通经络、养血活血、解痉镇痛的功效。

验案二

患者，男，59岁，1986年8月7日初诊。患者有糖尿病病史10年余，食后胃胀2年余。曾间断服用格列本脲片治疗，因反复低血糖发生，改用二甲双胍0.5 g，每日3次，血糖控制欠佳，近半年自行监测血糖变化，空腹血糖7.0～7.8 mmol/L，餐后2小时血糖8.5～11.5 mmol/L，糖化血红蛋白6.8%～7.1%。近2年胃脘不适，自述食后脘腹胀满，频繁呃逆，时有反酸，腹中肠鸣，每餐后均需不停走动，约60分钟后方感脘腹胀满有所减轻。曾行上消化道造影示：胃排空减慢，诊为胃轻瘫。曾间断服用多潘立酮、西沙比利等药，用药时有所缓解，停药则一如往常。大便不成形每日2～3次。自觉乏力，进餐时大汗淋漓，餐后汗止。眠差，入睡尚可，早醒梦多。体重无明显变化。平素生活欠规律，出差较多，常因工作不顺时感心中烦闷。舌质淡、略暗、边有齿痕，舌苔黄厚腻，脉沉滑略弦。西医诊断为糖尿病合并胃轻瘫。中医诊断为消渴病兼证，痞满；辨证为胃强脾弱，气郁湿热；治则为抑胃健脾，理气解郁，清化湿热。治以清胃散合四君子汤加上下左右方化裁，方药组成为生地黄10 g，黄连10 g，当归10 g，牡丹皮10 g，升麻6 g，党参10 g，茯苓30 g，炒白术15 g，柴胡10 g，香附10 g，高良姜6 g，佩兰10 g，旋覆花10 g（包煎），代赭石30 g（先煎），桔梗10 g，枳壳10 g，薤白 10 g，杏仁 10 g。共 14 剂，水煎服。并嘱严格控制饮食，适当活动锻炼，调节情绪，放松心情，二甲双胍继续服用。

1986 年 8 月 21 日二诊：患者诉服用上方 3 剂后感觉呃逆有所减轻，2 周后餐后走动时间减少到 40 分钟左右。仍眠差，大便不成形，舌淡、略暗、有齿痕，苔黄腻较前变薄，脉沉滑略弦。8 月 20 日监测空腹血糖 7.1 mmol/L，2 小时餐后血糖 9.5 mmol/L。上方加藿香 10 g，补骨脂 10 g，炒枣仁 20 g。共 14 剂，水煎服。嘱将二甲双胍改为 0.25 g，每日 3 次。

1986 年 9 月 18 日三诊：门诊测血糖，空腹血糖 7.6 mmol/L，2 小时餐后血糖 11.9 mmol/L。诉药后大便基本成形，餐后脘腹胀满减轻，走动时间减少至约 10 分钟，但近 2 天因应酬进食肥腻，加之饮酒，上述症状出现反复，食后呃逆饱胀加重，口有异味，大便亦不成形。观其舌淡、略暗、有齿痕，苔厚腻、根部黄厚，脉沉滑略弦。上方加生鸡内金 10 g，炒白术加至 30 g，旋覆花加至 15 g（包煎）。共 14 剂，水煎服。嘱其饮食清淡，尽量避免饮酒，二甲双胍仍 0.25 g，每日 3 次。

1986 年 10 月 9 日四诊：继续规律服药后，餐后脘腹胀满明显减轻，走动时间继续减少，偶有呃逆，进餐时汗出减少，情绪稳定，大便成形、软便，每日 1 次。舌淡红、略暗、有齿痕，苔薄微黄，脉沉滑。效不更方，共 14 剂，水煎服。嘱其继续保持生活规律，严格饮食控制。

1986 年 10 月 23 日五诊：患者自觉诸症明显改善，希望服用中成药治疗，监测空腹血糖为 6～6.8 mmol/L，2 小时餐后血糖为 7.8～9.0 mmol/L。舌脉同前，遂以守方配水丸，每服 6 g，每日 3 次。

按语：本例患者糖尿病 10 余年，血糖控制欠佳，近 2 年出现食后腹胀难忍，上消化道造影示胃排空减慢，加之进餐时大汗淋漓，服用胃动力药可缓解，表明糖尿病累及胃自主神经，引起胃轻瘫，诊断明确。中医四诊合参，辨证为胃强脾弱、气郁湿热，治以抑胃健脾、理气解郁、清化湿热。祝老采用清胃散合四君子汤加上下左右方化裁，用清胃散抑胃清热；四君子汤健脾益气；上下左右方调畅气机，加柴胡、香附疏肝解郁；加旋覆花、代赭石和胃降逆；加佩兰醒脾化湿；加高良姜少许鼓舞胃气。治疗后症状有所减轻。二诊时，餐后饱胀减轻，但仍睡眠不好，大便不成形，考虑"胃不和则卧不安"，在上方的基础上加藿香以化湿醒脾，辟秽和中；加补骨脂补肾固涩止泻，意在"先安未受邪之地"；再加炒枣仁以安神养心助眠。并考虑二甲双胍有影响胃排空的作用，加之血糖控制尚可，将其减半。三诊时，因应酬进食肥腻，加之饮酒，症状反复，观其舌苔厚腻、根部黄厚，血糖也比以往增高。文献报道，高血糖本身就具有影响胃排空的作用，因此，血糖控制对糖尿病性胃轻瘫患者亦至关重要，故在上方的基础上加生鸡内金消肉化积，加大炒白术、旋覆花用量，增强健脾助运化及降逆和胃的作用。并嘱其饮食清淡，避免饮酒，坚持锻炼，二甲双胍用量不变。四诊至五诊，诸症均减，遂以守方配水丸，巩固疗效。

除药物治疗外，祝老认为治疗糖尿病性胃轻瘫必须关注血糖变化，及时调整降糖药物剂量，并强调"三分药物七分调养"。告诫患者要生活规律，饮食定时定量，"寒毋沧沧，热毋灼灼"，少量多餐。避免服用对胃动力有影响的药物，并做到远烦戒怒、颐情悦性，以保证气机通畅、气血流通。另外，服药有小效者，则应守法守方，坚持治疗，切勿求愈心切，处方用药，朝更夕改，反致欲速而不达。

验案三

患者，女，63 岁，1994 年 2 月 18 日初诊。主诉：糖尿病 10 年，腹泻 1 周。患者于 1984 年诊断为糖尿病，经饮食控制，口服降糖西药及中药治疗，血、尿糖控制理想。1 周前无诱因发生肠鸣腹泻，大便呈黏液状，每日 2～3 次，便前腹部隐痛，大便常规检查正常。自服小檗碱、诺氟沙星、参苓白术丸等治疗不效。近查空腹血糖为 7.27 mmol/L，口服格列苯脲 2.5 mg，每日 3 次。现症：大便溏泄，肠鸣，腹中隐痛，便后则痛止。腹部喜暖怕冷，乏力，心烦，汗出，腰痛膝软。舌红，苔白、略腻，脉细弦。辨证为气阴两虚，肝脾不和，湿注大肠。治宜先予疏肝健脾、燥湿止泻，用痛泻要方合藿香正气散加减。继之益气养阴、清热补肾，用降糖对药方合葛根芩连汤加减，药物组成为苍白术各10 g，炒防风10 g，陈皮10 g，炒白芍10 g，苏藿梗各10 g，白芷10 g，生苡仁10 g，车前子10 g，茯苓15 g，芡实米15 g，肉豆蔻10 g。每日1剂，水煎服。服药7剂后，大便仍溏，但腹痛减轻，大便每日1次。续服降糖对药方加黄芩、黄连、沙参、麦冬、五味子、枸杞子、杜仲等，3剂后大便又泻，每日达3～4次，伴腹痛、腹胀、肠鸣，腹部怕冷，食凉加重，矢气极多，上半身燥热汗出，舌苔白腻，脉沉细弦。3月25日再诊时考虑患者为脾肾阳虚、寒湿内生、郁而化热之寒热错杂之证，治宜温补脾肾、清热止利、燥湿止泻。方用肾着汤合葛根芩连汤、白头翁汤加减，组方为苍白术各10 g，干姜10 g，茯苓15 g，葛根15 g，黄芩10 g，黄连6 g，白头翁30 g，秦皮10 g，苏藿梗各10 g，白芷10 g，生薏仁30 g，芡实15 g，炒神曲15 g，生黄芪30 g，乌梅10 g。每日1剂，水煎服。

　　按语：糖尿病患者由于内脏自主神经病变导致肠功能紊乱，发生间歇性或顽固性腹泻、吸收不良综合征等，称为糖尿病性腹泻，尤其多见于老年患者。祝老认为，糖尿病初期病机是阴虚燥热或者气阴两伤，由于燥热伤津或津液本身匮乏，肠枯不润，故多见大便秘结，若病情发展，阴损及阳，脾肾阳虚则寒湿内生，下注大肠，开阖失司而泄泻不止。此外，也有因治疗过程中过用苦寒降火或滋阴滑肠之药，或肝木克土，损伤脾胃，中焦不运，寒湿上注而引起。故糖尿病性腹泻以脾肾阳虚、寒湿不化者多见，但亦有中、上焦燥热未清，下焦寒湿又生的寒热错杂证。祝老治疗轻证一般用降糖对药方去玄参、生地，加白术、苏藿梗、白芷、生薏仁、山药、芡实、诃子肉、肉豆蔻等；重证则用肾着汤合四神丸，再加上述药物；对寒热错杂之腹泻，常用肾着汤或四神丸与葛根芩连汤合方再加上述药物，兼肝郁者加痛泻要方。其中，苏梗配藿梗、白芷配生薏仁是祝老治疗寒湿泄泻的两组药对。苏梗辛香温通，长于行气宽中，温中镇痛；藿梗气味芳香，化湿止呕，醒脾理气。二药相伍，理气宽中、除湿止呕力量增强，祝老常用于治湿不化、气机不畅之胸膈脘闷，腹中肠鸣。白芷辛温，散风燥湿，芳香通窍，《本草正义》云其为"燥湿升清，振动阳明之气，固治久泻之良剂"。生薏仁甘淡微寒，清利湿热，健脾补肺。二药相伍，一寒一热，辛散淡渗，燥湿健脾，治疗湿注大肠之肠鸣泄泻，其效益著。

第二节　吕仁和验案

验案一

　　患者，女，72岁，主因体检发现肾盂积液5个月，于2009年11月13日初诊。患者于2009年6月体检发现左侧肾积水，无明显不适。9月24日于外院查腹部B超显示：左侧肾积水（大量）伴左侧输尿管扩张。9月28日泌尿系MRI提示：神经源性膀胱。同时发现血糖升高，于外院诊断为2型糖尿病、神经源性膀胱。2009年底查膀胱残余尿B超显示：排尿后残余尿约841 mL，左侧肾盂轻度积水。建议膀胱造瘘留置导尿，减轻肾脏负担。患者拒绝造瘘。为求中医诊治，求治于吕仁和教授。刻下症见：小腹胀满，饭后尤甚，排尿困难，白天小便量少，夜尿频多，无腰酸、腰痛，情绪急躁，咽痒，汗出，纳可，眠差，大便每日一行，双下肢轻度水肿，舌红，苔薄黄腻，脉细数。既往有风湿性心脏病史10余年，高血压病史8年，甲状腺功能减退病史2年，房颤病史2年。辅助检查：血肌酐（Scr）

90 µmol/L，尿素氮（BUN）7.1 mmol/L，尿酸（UA）475 µmol/L。MRI 显示：①左侧肾输尿管积水，梗阻位于输尿管膀胱入口；②神经源性膀胱。CT 显示：①左侧肾输尿管积水；②神经源性膀胱；③双侧肾囊肿。中医诊断为消渴病癃闭（早期），辨证为湿热下注、气机郁滞、肝脾肾虚。西医诊断：①神经源性膀胱；②2 型糖尿病；③双肾囊肿；④风湿性心脏病，心房纤颤；⑤高血压；⑥甲状腺功能减退症。治法为清利湿热、兼补脾肾。方以八正散加减，处方如下：石韦 30 g，瞿麦 10 g，萹蓄 10 g，川牛膝 30 g，木瓜 30 g，荔枝核 10 g，橘核 10 g，狗脊 10 g，川续断 10 g，连翘 30 g，郁金 10 g，木蝴蝶 10 g，生甘草 10 g。共 14 剂，水煎服。由于患者情绪急躁、焦虑不安，吕教授给患者讲解"258"方案如何应用，介绍古代道家养生思想，嘱咐患者放松精神，避免劳累，定期监测血糖、尿量、B 超和肾功能。

2009 年 11 月 24 日二诊。患者白天小便量少，夜尿频多，残余尿量 823 mL。考虑存在脾肾气虚兼有血瘀，处方调整如下：川牛膝 30 g，狗脊 10 g，川续断 10 g，柴胡 10 g，荔枝核 10 g，橘核 10 g，刺猬皮 10 g，穿山甲 10 g，木蝴蝶 10 g，甘草 10 g，石韦 30 g，太子参 30 g，白芍 30 g。共 14 剂，水煎服。

2009 年 12 月 8 日三诊。患者尿量少，小便不畅，残余尿为 585 mL。于 11 月 24 日方中加冬葵子 20 g，夏枯草 10 g，瞿麦 10 g，鬼箭羽 20 g，萹蓄 10 g。共 7 剂，水煎服。

2009 年 12 月 14 日四诊。患者小便不利较前改善，情绪紧张时加重，于 12 月 8 日方中加生黄芪 30 g，柴胡 10 g，白术 10 g。共 14 剂，水煎服。

2010 年 2 月 1 日五诊。患者小便量少，排尿不畅，每天 800～1000 mL，乏力，口干口苦，无腹胀及双下肢水肿，纳可，眠差，大便三四日一行，舌暗红，苔黄，脉沉细。考虑为消渴病癃闭（中期），中气下陷、脾肾两虚。处方以补中益气汤加减，处方如下：生黄芪 30 g，白术 15 g，陈皮 10 g，升麻 10 g，柴胡 10 g，太子参 30 g，当归 10 g，香附 10 g，乌药 10 g，荔枝核 10 g，橘核 10 g，石韦 30 g，知母 10 g，黄柏 10 g，牡丹皮 30 g，刺猬皮 10 g，赤芍 30 g，蜈蚣 5 g。共 14 剂，水煎服。

2010 年 2 月 25 日六诊。患者复查膀胱残余尿 B 超显示：209 mL。处方：将 2 月 1 日处方去荔枝核、橘核、刺猬皮、蜈蚣，共 7 剂，水煎服。后以补中益气汤加减治疗多年，残余尿波动在 100～300 mL。至 2016 年 3 月 24 日，复查膀胱 B 超显示残余尿量 386 mL；血肌酐 73.1 µmol/L，尿素氮 6.17 mmol/L，尿酸 344 µmol/L。患者病情保持平稳。

按语：吕教授认为消渴病癃闭发病除了与膀胱湿热阻滞、气机不利有关外，尚与肝、脾、肾、三焦功能相关，随着病情进展，逐渐由邪气盛转为正气虚损，可表现为脾虚气陷、肾阴亏损，最终可出现脾肾阳虚、肾元受损、气化无权，导致肾衰。邪气盛、标实证为主时，应先祛邪治标，但应注意固护根本、养护脾肾；病程日久，年迈体虚，则易转变为正气不足，应健脾补肾，兼以理气清热、利湿祛邪；气虚不运、阴虚血滞、湿热阻滞，日久则累及络脉，导致血瘀，故而还应活血通络。所以，在患者一诊时予清利湿热，兼补脾肾，方以八正散加减。二诊时，加刺猬皮温肾解郁，加穿山甲通经活络。穿山甲为通经要药。《本草纲目》云："穿山甲入厥阴、阳明经……盖此物穴山而居，寓水而食，出阴入阳，能窜经络，达于病所故也。"三诊时，更加鬼箭羽以破血通经，加夏枯草以清热散结，加冬葵子以利尿通淋。四诊时，因患者年老体虚加黄芪、白术以助补气之力。五诊时，考虑患者虽诊断不久，但显示已有中晚期疾病表现，实为中期，遂改用补中益气汤加减。补中益气汤本为李东垣治疗中气不足、阴火内生之证之方，吕教授师其法而不泥其方，认为癃闭除了补肾之外，尚需重视补益中气，以助"脾气散精"使水道得通，水液下输膀胱，气化而出；并用香附、乌药以理气除胀，用荔枝核、橘核以行气散结，用知母、黄柏以清余热，用牡丹皮、赤芍以凉血活血，兼防化燥伤阴，用蜈蚣以通经达络，诸药并用，虚实兼治，标本通调，方使病情平稳，取得了较好的疗效。

验案二

患者，女，63岁，2003年11月2日初诊。主因发现血糖升高10年，胸脘痞闷反复发作5年就诊。患者于1993年发现血糖升高，空腹血糖为14 mmol/L，诊断为2型糖尿病。近年来体质量逐渐减轻，服用降糖药血糖控制良好。1998年无明显诱因出现胸脘痞闷，反复发作，每于情绪急躁时症状加重。现症：胸脘痞闷，颜面及下肢水肿，舌暗苔黄，脉弦滑。中医诊断为消渴病痞满，辨证为肝气郁滞、痰湿内停。西医诊断为2型糖尿病，糖尿病性胃轻瘫。治以疏肝行气，化痰利湿。处方为四逆散加味，药用柴胡10 g，赤芍10 g，白芍10 g，枳实10 g，枳壳10 g，苏梗20 g，香橼10 g，佛手10 g，丹参15 g，牡丹皮15 g，桑白皮20 g，车前子（包煎）30 g，青皮10 g，陈皮10 g，半夏10 g，香附10 g，乌药10 g，炙甘草6 g。共14剂，水煎服。嘱患者严格控制饮食，适量运动，舒畅情志，配合按摩治疗。2003年12月1日复诊，患者诉诸症减轻，继用前方加强化湿利水，调理脾胃之功。

按语：本患者有糖尿病病史10年，以胸脘痞闷为主症，西医诊断为糖尿病性胃轻瘫。肝主情志、主疏泄，脾主运化。患者平素情志不遂，气机阻滞，肝气乘脾，脾运受损，则出现胸脘痞闷；气机阻滞，水湿不运，聚湿生痰，痰湿内停，溢于肌肤，则出现颜面、下肢水肿；舌暗苔黄、脉弦滑提示气机阻滞有化热、血瘀的趋势。吕仁和教授诊治该患者时，运用了"六对论治"中对症辨病与辨证论治相结合的辨证思路。患者以胸脘痞满为主症，辨病属于中医"消渴病痞满"范畴，体现对症辨病论治思路。患者辨证属于肝气郁滞、痰饮内停，故治疗时选用四逆散为主方以疏肝行气，并加用枳实、枳壳行气消痞除满，苏梗、香橼、佛手理中焦气机，桑白皮、车前子利水，香附、乌药、青皮疏肝理气，陈皮、半夏化痰。血瘀证贯穿于糖尿病及其并发症的始终，且本患者有化热的趋势，故加用丹参、牡丹皮清热活血，均体现对症辨证论治思路。因吕仁和教授临床灵活运用"六对论治"辨证思路，辨证准确，用药灵活，药后患者诸症缓解。

验案三

患者，女，65岁，主因多饮、消瘦7年余，伴手脚发凉、疼痛10个月，于2008年7月7日在北京中医药大学东直门医院就诊。2001年，患者无明显诱因出现口渴多饮、下肢消瘦，经检查空腹血糖为15.0 mmol/L，餐后2小时血糖为20.0 mmol/L，诊断为2型糖尿病。每次口服盐酸二甲双胍肠溶片0.25 g，每日3次，服用1年后因过敏而停用，改为服用消渴茶。服用消渴茶2年后，因胃肠不适而停用。此后间断用药，具体药物不详，血糖控制不良。2007年9月开始出现手脚发凉、疼痛，此后开始注射胰岛素，当时用量为早16 U，晚20 U，餐前30分钟皮下注射。后因出现低血糖自行调整胰岛素用量，改为早12 U，晚10 U，餐前30分钟皮下注射。目前，空腹血糖为6.0～7.0 mmol/L，餐后2小时血糖为9.0～10.0 mmol/L。现症见手脚发凉、疼痛，指趾甲黑，腰腿酸痛，双下肢水肿，汗多，急躁易怒，视物模糊，大便尚可，每日两行，小便调。舌体胖，舌质淡暗，苔白，脉细。西医诊断为2型糖尿病、糖尿病性周围神经病变。中医诊断为消渴病消瘅期、消渴病痹痿病，辨证为肝肾亏虚、气滞血瘀。治法为补肝肾、通督任、行气血、活脉络。处方为枸杞子15 g，菊花10 g，狗脊10 g，川续断10 g，川牛膝30 g，炒杜仲10 g，柴胡10 g，丹参30 g，威灵仙10 g，秦艽15 g，羌活30 g，生甘草10 g。共14剂，水煎服，每日1剂。

2008年7月21日二诊。患者诉双下肢水肿、视物模糊、汗多均减轻，但仍有手脚发凉、疼痛，指趾甲黑，腰腿酸痛，睡眠浅，纳可，二便可，舌体胖，舌质淡暗，苔白，脉细，两寸偏弱。考虑患者存在气血不足，初诊处方加生黄芪30 g，当归10 g，以增强益气养血之力。共28剂，水煎服，每日 1 剂。

2008 年 8 月 18 日三诊。患者诉手脚发凉疼痛、指趾甲黑、腰腿酸痛等诸症均减轻，但有时反酸，纳可，眠安，二便调，舌体胖，舌质暗红，苔薄黄，脉细数，两寸不足。于 7 月 21 日处方中加川芎 10 g 以助活血通脉，加煅瓦楞子 30 g 以制酸。处方：狗脊 10 g，川续断 10 g，川牛膝 30 g，炒杜仲 10 g，丹参 30 g，威灵仙 10 g，秦艽 15 g，羌活 30 g，菊花 10 g，枸杞子 15 g，柴胡 10 g，生甘草 10 g，生黄芪 30 g，当归 10 g，煅瓦楞子 30 g，川芎 15 g。共 42 剂，水煎服，每日 1 剂。

2008 年 10 月 6 日四诊。患者诉腿痛减，脚转暖，指趾甲暗，排尿不畅，舌质暗红，苔薄黄，脉数。于 8 月 18 日方中加乌梢蛇 5 g 以化瘀通脉，加石韦 30 g 以利尿。共 14 剂，水煎服，每日 1 剂。

2008 年 11 月 3 日五诊。患者诉咽炎、口干，偶有恶心、胃灼热（即烧心），指趾甲转红，手脚疼痛明显好转，脚亦转暖，腰腿酸痛等症均减轻，舌体胖，苔薄黄，脉滑数。治法为补益肝肾、活血通络、清热利咽。处方为狗脊 10 g，川续断 10 g，川牛膝 30 g，炒杜仲 10 g，丹参 30 g，威灵仙 10 g，秦艽 15 g，菊花 10 g，枸杞子 15 g，柴胡 10 g，生甘草 10 g，葛根 30 g，牛蒡子 10 g，桃仁 10 g，红花 10 g。共 14 剂，水煎服，每日 1 剂。

按语：本例患者之手脚凉、疼痛、腰腿疼痛形成的原因可能为气虚、脾肾阳虚、温煦失职，痰浊瘀血阻络、肌肤失养、肾阳虚、督脉失养等多种因素。因此，在辨证论治中加入补益肝肾药，包括狗脊、川续断、川牛膝、炒杜仲、枸杞子，均为扶正的主要药物，以达到补肝肾、强腰督的目的；加丹参、川芎以活血化瘀；加威灵仙、秦艽、羌活、乌梢蛇以通经络、止痹痛，共奏通络之效；加用煅瓦楞子以制酸；加用柴胡以疏肝解郁。气为血帅，气行则血行，在疏肝气的同时，兼以行气活血化瘀。患者睡眠浅，结合舌脉，可以明确系气血亏虚、阳不能入阴所致，因此，在治疗上加当归补血汤以益气养血，气血充沛则可柔肝敛阳。根据患者的症状进行辨证治疗，较之单纯应用重镇安神之品更能针对其病因治疗，从根本上解决问题。患者指趾甲黑，结合舌体胖、舌质淡暗、脉细，可以明确为气血亏虚、气不运血而致血瘀所致，因此，加当归补血汤益气养血，气血充沛，达于四末，则可通络，如此对症辨证论治，更能奏效。同时，生黄芪能够益卫固表，对患者怕冷等症状的改善也有一定的效果。吕教授在临证中灵活应用标本先后的治疗方法，患者症状得到改善的同时，还增强了患者战胜疾病的信心，这对该病的治疗起到了促进作用。

第三节　李振华验案

患者，男，51 岁，教师，2005 年 7 月 9 日初诊。主诉：血糖升高 20 年，腹胀伴呕吐反复发作 2 年。现病史：患者于 1995 年因酮症酸中毒入院，确诊为 2 型糖尿病，一直注射胰岛素治疗。2004 年 12 月 30 日行"胆囊结石切除术"，术后 3 天，发生呕吐，经多方中西医治疗 5 月余未效，仍呕吐剧烈。刻下症见：恶心、呕吐，呕吐胃内容物为清水，每次发作，直至吐空胃内容物为止，精神差，头昏乏力，无法正常工作，消瘦（近 5 个月来体重下降 6.5 kg），现体重为 43.5 kg，无食欲，眠差，小便调，大便秘结。查体：面色白，消瘦，舌质淡，苔薄白，舌底瘀，脉沉弱。空腹血糖（FBG）为 8.2 mmol/L，餐后 2 小时血糖（PG2 小时）为 11.3 mmol/L，糖化血红蛋白为 8.0%。眼底检查提示：双眼糖尿病性视网膜病变。现用药物：精蛋白生物合成人胰岛素注射液（预混 30R），早 18 U，晚 16 U。西医诊断为 2 型糖尿病，重度胃瘫；中医诊断为消渴、腹胀，辨证为中焦虚寒、气机逆乱。治宜温建中州，辛开苦降法。处方为炒白术 30 g，茯苓 30 g，陈皮 10 g，旱半夏 10 g，香附 10 g，砂仁 10 g，厚朴 20 g，西茴 10 g，乌药 10 g，桂枝 5 g，白芍 10 g，枳壳 10 g，木香 6 g，泽泻 15 g，炒苡仁 25 g，吴茱萸 6 g。共 10 剂，水煎服。

2005 年 7 月 22 日二诊。患者服 10 剂后，呕吐减轻，近 3 天仅呕吐 1 次，且稍呕即止，睡眠改善，食欲佳，仍腹胀，胃凉时有凉气上冲咽部，大便通畅，查空腹血糖为 6.0 mmol/L，舌脉同上。初诊处方加知母 12 g，用以滋阴润燥，防阴伤；莱菔子 15 g，以下气宽中，加强消痞除胀之力。共 10 剂，水煎服。停用西沙必利。

2005 年 8 月 2 日三诊。服上方 3 剂呕即止，神可，纳可，体力好转，已经恢复工作，胃凉，手脚不温，仍有腹胀，大便正常，半个月体重增加 3 kg。查空腹血糖为 7.1 mmol/L。由二诊处方中加太子参 15 g，当归 30 g，枳实 9 g。共 15 剂，水煎服。后改为丸剂继服。随访半年，体重由 43.5 kg 增加至 55 kg，无不适主诉。血糖平稳，精神佳，工作得意，生活安定。

按语：患者平素阳气不足，中阳虚极，脾胃升降失司，气机逆乱，发为呕吐。呕吐日久，损阳耗液，中焦虚寒，纳运无能，后天之本已疲将殆，机体虚极而瘦。辨证为中焦虚寒，气机逆乱。以脾胃虚寒证为基础，消渴病为参考，呕吐主症为靶向，故以止呕为首要任务，以温健中州为原则，以降糖通络为长远方案。初诊时方用香砂温中汤健旺中阳，恢复脾胃斡旋布达之机。苦甘温燥之白术，健运中州。投脾之所喜，达补虚之功。有是证，便用是方。加枳实，与白术配伍，乃参考《金匮要略·水气病脉证并治第十四》记载的枳术汤之效，即"心下坚，大如盘，边如旋盘，水饮所作，枳术汤主之"，为辛开醒脾健胃之妙用。患者脾胃得健，气机得复，体重增加，健康在望。本例患者因长期饮食劳倦所伤，脾胃受损，且终日考虑学生成绩及升学问题，思想压力颇大，过思伤脾，思则气结，致肝郁气滞，不得疏泄，横逆犯胃乘脾。肝胃不和，肝郁脾虚而胃纳呆滞，满闷不适，脾胃气虚，纳化无力，故食后症状加重，食量减少，中气不足，气血亏虚，不能上荣于面，温煦全身，故精神疲惫，面色不华，周身乏力；脾虚不能运化水湿，湿停痰生，则舌苔白腻、舌质淡、体胖大，皆脾胃虚弱、脾阳不振之象。治宜疏肝解郁，温中健脾，燥湿化痰，和胃降气。方用香砂温中汤加减，方中白术、茯苓、炒苡仁、陈皮、旱半夏健脾补气，燥湿化痰；香附、木香、枳壳、厚朴疏肝解郁，除痞调中；乌药、西茴、吴茱萸辛香温通，降气镇痛；桂枝温经通阳，合白芍一散一收，而有缓急镇痛之效，砂仁醒脾和胃，化湿行气，诸药共奏疏肝理气、健脾温中、通降和胃之功。

第四节　熊曼琪验案

患者，女，38 岁，服务员。患者因口渴多饮、多食、多尿反复 3 年半，加重半年，于 1987 年 4 月 25 日入院。1987 年 10 月出现口渴多饮、多食多尿，经查空腹血糖为 16.1 mmol/L，诊断为 2 型糖尿病，经用消渴丸、苯乙双胍以及中药治疗后，诸症好转，但口渴多饮、多食多尿反复发作，停药或减药则血糖升高。半年前自行减用降糖药，又致口渴多饮、多食多尿加重，而入我科住院治疗。入院时，患者口渴多饮，多食多尿，汗出较多，视物昏花，双下肢麻木疼痛，神疲乏力，大便干结，三四日一行，舌质暗红，舌苔薄黄，舌下静脉青紫，脉弦略涩，查血糖为 14 mmol/L，尿糖（+++），证属瘀热互结，气阴两虚。治以桃核承气汤加味，用药为桃仁 12 g，桂枝 9 g，大黄 10 g，芒硝 6 g（冲服），甘草 6 g，北芪 20 g，生地 15 g，玄参 15 g。服药 2 周后，口渴多饮、多食多尿明显改善；大便通畅，每日 1

次，余症好转；复查血糖为 11 mmol/L，尿糖（＋）。继用前方出入半月余，口渴已平，饮食小便正常，诸症转愈，复查血糖 6 mmol/L，尿糖（＋），于 5 月 29 日出院。出院后继续服本院制剂三黄降糖片，每次 10 片，每日 3 次维持治疗。后随访病情稳定，查血糖基本控制在正常范围。尿糖空腹、餐后均为阴性，继用三黄降糖片巩固疗效。

按语：桃核承气汤是《伤寒论》中泻热逐瘀的代表方剂，用于治疗血热互结的蓄血证。熊教授通过临床观察，2 型糖尿病患者早期或高血糖未控制时，常有多饮、多食、多尿，大便干燥，便秘等症状，认为本证的病机为胃热肠燥所致，而且胃肠燥热，灼伤阴血，血脉涩滞不行，络脉瘀阻，以致瘀血燥热相互搏结。瘀血既是糖尿病的病理产物，又是其致病因素。因此，辨为瘀热互结，治用桃核承气汤，方中桃仁活血化瘀；桂枝通经活血；大黄、芒硝、甘草，即调胃承气汤，攻下阳明燥热内结，全方配伍，共奏泻热通下、逐瘀活血之功。然胃肠燥热，每易灼伤阴津，加之消渴之病，阴虚为本，燥热为标，故临证仿增液汤之意，常加养阴清热之生地、玄参兼顾其阴虚之本，既可除"三多"之症及便秘之苦，又可正对阴虚燥热之病机。2 型糖尿病中晚期，如血糖控制较好，其"三多"症状不明显，但神疲乏力表现突出，伴大便困难，多为气阴两虚，瘀热互结所致，可在上方基础上重用黄芪再加麦冬，以益气养阴。

第五节　林兰验案

患者，男，58 岁，2009 年 6 月 5 日初诊。现病史：发现血糖升高 3 年，下肢刺痛 2 个月。诊断为 2 型糖尿病，以二甲双胍、阿卡波糖治疗，血糖控制不理想，于 2 年前开始使用胰岛素降糖治疗 [精蛋白生物合成人胰岛素注射液（预混 30R），早上 22 U，晚上 20 U，皮下注射]，血糖控制尚可。2 个月前无明显诱因出现右侧小腿感觉过敏，伴刺痛、灼热感，不敢触摸，症状由右侧逐渐发展为双侧小腿，渐加重发展至大腿。曾在上海和北京多家医院就诊。理化检查：糖化血红蛋白 7.0%，C- 反应蛋白和抗核抗体正常，类风湿因子和抗链球菌溶血素 "O" 正常，红细胞沉降率 15 mm/ 小时，HIV 抗体、梅毒抗体阴性。肿瘤标志物：AFP、CEA、CA199、PSA、CA242 均阴性。下肢动静脉彩超未见异常，下肢血管磁共振、血管造影未见异常。肌电图：①双侧胫运动神经、腓运动神经、正中运动神经传导速度减慢，双侧胫运动神经末端潜伏期延长；②双侧腓浅感觉神经传导速度减慢，双侧胫感觉神经传导速度减慢，双侧正中感觉神经传导速度减慢。诊断为糖尿病痛性神经病变。给予营养神经和镇痛治疗，症状无明显缓解，严重影响生活。现症见：双下肢麻木，皮肤灼热感，触之无发热、发凉，不能穿裤子，坐立不安，乏力，情绪紧张，烦躁，舌红暗，苔薄白，脉弦。西医诊断为 2 型糖尿病痛性神经病变。中医诊断为消渴（痹证），证属气阴两虚夹瘀。治以益气养阴、活血化瘀、温经通络为法。处方：生黄芪 30 g，当归 15 g，红花 12 g，白芍、川芎、桃仁、牛膝、桂枝各 10 g，姜黄、丹参各 20 g，乳香、没药各 6 g。共 28 剂，每日 1 剂，水煎至 200 mL，早晚各 1 次。服药 7 剂时无疼痛，仅有麻木。继续服完 28 剂，麻木明显好转，原方加砂仁、檀香、土鳖虫巩固疗效。

按语：林教授认为，糖尿病以阴虚内热为本，内热是在五脏阴津不足或阴阳失调情况下产生，所以最易耗气伤阳。糖尿病痛性神经病变，其病变在四肢经络、肌肉筋脉，肌腠开合失调，感受风、寒、湿外邪，"不通则痛""不荣则痛"，以气阴两虚为本，脉络瘀滞为标，本虚标实、虚实夹杂为特点。诸痛之症，大凡因于寒者十之七八，因于热者不过十之二三而已。治疗宜补其不足，通其所滞，通补并行，采取益气养阴、活血化瘀法，配合温经祛湿通阳药物。黄芪、白芍补肺气、益元气，养血和营；当归、川芎、丹参养血活血，柔肝，荣经通脉；牛膝、姜黄、桂枝、桃仁、红花活血，温通经脉，温阳镇痛；乳香、没药化瘀镇痛。诸药合用，共奏益气养阴、活血化瘀之功效，标本兼治，诸症自除。

第六节　仝小林验案

验案一

患者，男，67岁，2012年6月28日初诊。2型糖尿病7年余，血糖控制尚可，近日四肢皮肤灼痛难忍，遂来诊。刻下症见：皮肤灼痛，双下肢为主，伴下肢肌肉酸痛，夜间明显，夜间时时疼醒，手足凉麻，喜暖恶寒，纳少，大便每日1次，量少不畅，口干口臭，舌尖红，苔黄厚腻，右脉弦细滑，左脉弦沉，空腹血糖控制在7～8 mmol/L。治法为升阳散火、健脾祛湿、活血通络。处方为升阳散火汤加减，组方为柴胡9 g，党参12 g，葛根12 g，防风12 g，白芍12 g，生地18 g，法半夏12 g，陈皮12 g，厚朴9 g，炒苍术12 g，生白术12 g，生黄芪30 g，当归30 g，鸡血藤30 g，丹参12 g，焦山楂10 g，焦神曲10 g，黄柏6 g，生薏米30 g，泽泻12 g，茯神30 g，炒枣仁45 g。共7剂，水煎服，每日2次。

2012年7月12日二诊。患者诉服药后灼痛减轻，夜间疼醒次数减少，下体潮湿感，效不更方，初诊处方改党参15 g，法半夏15 g，加赤芍12 g，继服。

2012年10月18日三诊。患者诉灼痛几乎消失，纳食增加，余双下肢肌肉酸痛乏力，喜暖恶寒，下体潮湿减轻，晨起口苦、口臭，苔黄厚腻，右脉弦细滑略沉，左脉沉。治法为益气和血，化湿通络。处方为黄芪桂枝五物汤加味，组方为生黄芪30 g，桂枝9 g，白芍15 g，赤芍15 g，生甘草12 g，鸡血藤30 g，干姜6 g，茯苓15 g，生白术15 g，木瓜30 g，炒薏米30 g，法半夏12 g，防风12 g。共5剂，水煎服，每日2次。

2012年10月25日四诊。患者诉下肢酸痛减轻，范围缩小，手足凉，上方去防风，加独活30 g，改桂枝12 g，继服。

2012年11月19日五诊。诉症状明显减轻，小腹微胀痛，上方加乌药6 g，继服。

2013年3月1日六诊。诉症状消失，无明显不适，唯口臭、舌苔黄厚腻。原方继服，2～3日一剂，巩固疗效。

按语：本案患者皮肤灼痛伴下肢肌肉酸痛，手足凉麻，纳少，大便每日1次，量少不畅，口干、口臭。结合舌脉，辨证属脾虚阳郁、湿热内蕴、血脉瘀阻。患者灼痛甚，急则先治，当升阳散火、健脾祛湿、活血通络，用升阳散火汤加减。升阳散火汤见于《脾胃论·调理脾胃治验》，主"男子妇人四肢发热……扪之烙手，此病多因血虚而得之；或胃虚过食冷物，抑遏阳气于脾土，火郁则发之"。仝老结合李东垣"阴火"理论，通过多年临床实践，提出糖尿病患者阴火伏于血中、盛于皮络，形成络热，"火郁发之"，采用升阳散火汤治疗脾胃气虚之郁火灼热型糖尿病性周围神经病变，疗效明显，具有方证对应、风药通阳的特点。"不通则痛"，案中患者血脉瘀滞、疼痛导致不眠，佐以活血通络、镇静安神。二诊灼痛减轻，睡眠好转，唯下焦湿重，守方增加党参、半夏用量，加强健脾燥湿。治疗多日后，患者灼痛几乎消失，唯余腰以下酸痛乏力，喜暖恶寒，仍口苦，证属气血不足、血瘀湿阻，当益气和血、化湿通络，黄芪桂枝五物汤加味。黄芪桂枝五物汤见于《金匮要略·血痹虚劳病脉证并治》，主"血痹阴阳俱微"，功效为益气通经、和血通痹。仝老常采用本方加鸡血藤治疗糖尿病性周围神经病变和糖尿病足，对辨证属气血两虚、寒凝血瘀者，疗效颇佳。案中患者湿阻严重，且有化热之象，故重用木瓜、薏米、茯苓等加强祛湿清热。

验案二

患者，男，48岁，2011年11月7日初诊。主诉：发现血糖升高15年。患者于15年前出现"三多一少"症状，就诊于当地医院，查空腹血糖为20 mmol/L，诊断为糖尿病。先后服用二甲双胍、消渴丸等，血糖控制不佳。5年前开始不规律使用胰岛素，血糖控制仍不理想。1年前逐渐出现双下肢麻木、凉痛，现左侧腓肠肌走路即痛，双足刺痛、发凉明显；腰酸腰痛；眠差，难以入睡；易急躁，言语少，呈抑郁状态；便秘，大便呈羊粪球样，三四日一行；食可，小便色黄，量多，有泡沫。舌苔微黄厚腐腻，舌底瘀；脉偏数略弦，尺弱。生化检查：糖化血红蛋白7.3%，空腹血糖6.2 mmol/L，尿微量白蛋白＞210.059 mg/L（正常值＜75 mg/L）。西医诊断为糖尿病；糖尿病性肾病Ⅲ期；糖尿病性周围神经病变。中医诊断为脾瘅，辨证为中焦热结、胃肠实热。处方为大黄黄连泻心汤加减，药用为黄芩30 g，黄连15 g，酒大黄（单包）30 g，柴胡12 g，三七30 g，黄芪45 g，川桂枝30 g，鸡血藤45 g，杜仲45 g，生姜15 g。共28剂，前7剂每天分早、中、晚和睡前四次服，后21剂分早、中、晚三次服；酒大黄单包。根据大便的次数随时调整用量，保证每日大便次数少于3次。

2011年12月5日复诊：双下肢麻痛减轻，双足刺痛缓解。刻下症见：眠差，入睡困难，左胸腹时有胀痛，腰酸痛，双下肢凉、木，大便不成形，每日3～4次，小便少，淋漓不尽，夜尿2～4次，时有泡沫。舌红、苔黄厚。生化检查：糖化血红蛋白6.9%，空腹血糖7.66 mmol/L。中医诊断为脾瘅、失眠，辨证为痰火扰心。处方为黄连温胆汤加减。

按语：仝老认为中满内热是糖尿病"脾瘅"阶段的核心病机。中满内热波及肠胃则致胃肠实热、中焦热结。内热腑实，最易伤阴，故应"急下存阴"、泄热通腑。《素问·标本病传论》曰："先病而后生中满者治其标，先中满而后烦心者治其本。人有客气、有同气。小大不利治其标，小大利治其本。"患者便秘日久，三四日一行，大便干结如羊粪球样。燥屎内结，一方面，阳明燥金过克肝木，肝木抑郁不疏，出现抑郁状态，而郁久化火，则急躁易怒；另一方面，便秘是血糖难控的最常见原因之一，影响磺脲类药物的吸收，使血药高峰浓度降低，胰岛素分泌高峰延迟，是磺脲类继发性失效的成因之一。此阶段，泻下通便不仅可缓解患者的主要痛楚，而且能为降糖扫清障碍，故而成为治疗的首要任务。酒大黄30 g单包，嘱咐患者根据大便情况随时调整大黄用量，以使每日大便次数在3次以内。中医的"将息法"在疗效中举足轻重，在《伤寒论》中多首方后均提及"如法将息"，桂枝汤将息法为该方法的始祖，对桂枝汤的疗效起到了画龙点睛的作用。此医嘱亦然。下法属于攻法范畴，攻邪则易于伤正。《伤寒论·辨阳明病脉证并治》大承气汤方后"得下余勿服"、小承气汤后"若一服谵语止，更莫复服"，皆为中病即止，得大便通利则停药，以免下克伐正气。此法亦延续了《伤寒论》仲景之法。复诊时，患者大便每日3～4次，未出现任何不适，证明大剂量的大黄在临床应用是安全的。便秘好转的同时，糖化血红蛋白下降，说明降糖取得了进展。

验案三

患者，女，37岁，2008年5月19日初诊。主诉：血糖升高20年，呕吐反复发作8年。现病史：患者于1988年因酮症酸中毒入院，确诊为1型糖尿病，一直注射胰岛素治疗。月经情况：近半年月经周期45天，经期2天，量少，色暗。查体：面色白，消瘦，舌质淡，苔薄白，舌底瘀，脉沉弱。查空腹血糖为 8.0 mmol/L，餐后 2 小时血糖 11.0 mmol/L，糖化血红蛋白 8.0%。眼底检查：双眼糖尿病性视网膜病变增生期。现用药物：精蛋白生物合成人胰岛素注射液（预混 30R），早 18 U，晚 6 U。西医诊断为 1 型糖尿病，重度胃瘫；中医诊断为消渴、呕吐，辨证为中焦虚寒、气机逆乱。治宜用温建中州，辛开苦降法。处方为黑附片 30 g（先煎 8 小时），干姜 15 g，红参 6 g（单煎兑入），炒白术 30 g，黄连 15 g，苏叶梗 6 g。共 3 剂，水煎服。

2008 年 5 月 22 日二诊。患者服上方 3 剂后，呕吐减轻，近 3 天仅呕吐 1 次，且稍呕即止，睡眠改善，食欲佳，仍腹胀，胃凉时有凉气上冲咽部。大便仍不畅，二日未行。月经延后半月余。查空腹血糖为 6.0 mmol/L。舌脉同上。上方加肉苁蓉 60 g，锁阳 30 g，水蛭粉（包煎）15 g，川桂枝 30 g。共 10 剂，水煎服。停糖维康、西沙必利。嘱经期停水蛭粉。

2008 年 6 月 2 日三诊。服上方 3 剂后，呕止，神可，月经来潮，经期 3 天，量少。纳可，体力好转，已经恢复工作。胃凉，手脚不温，仍有腹胀，大便正常。半月体重增加 1 kg。查空腹血糖为 7.1 mmol/L。由二诊方去黄连、苏叶梗，改附片为 15 g，肉苁蓉为 30 g，加黄芪 60 g，当归 30 g，枳实 9 g。共 28 剂，水煎服。后改为丸剂继服。随访半年，体重由 43.5 kg 增至 55 kg，无不适主诉，血糖平稳，精神佳，工作得意，生活安定。

按语：患者阳气不足，中阳虚极，脾胃升降失司，气机逆乱，发为呕吐。呕吐日久，损阳耗液，中焦虚寒，纳运无能，后天之本已疲将殆，机体虚极而瘦。辨证为中焦虚寒，气机逆乱。仝小林教授指出，临证"以证为基，以病为参，以症为靶"。此患者目前以脾胃虚寒证为基础，消渴病为参考，呕吐主症为靶向，故以止呕为首要任务，以温健中州为原则，以降糖通络为长远计划。初诊时方用附子理中汤健旺中阳，恢复脾胃斡旋布达之机。重用 30 g 附子为君，正如郑钦安《医理真传·阳虚症门问答》所述"非附子不能挽救欲绝之真阳，非姜术不能培中宫之土气"。又加重苦甘温燥之白术，健运中州，投脾之所喜，达补虚之功。兼利小便而通阳。改人参为其熟品——红参，取其温润之性。仝小林教授指出经方有"其法缜密，药少而精，专而力宏"的特点，疗效确切。但今教科书中多以 3 g 论一两，而仝小林教授提出《伤寒论》中一两为今之 15.625 g，故提倡"经方大剂量"。针对该患者，仝教授指出，有是证，便用是方，更要用是量，否则只能蚍蜉撼树，焉能起沉疴、去顽疾。针对患者呕吐之主症，予辛开苦降之法，选用黄连苏叶汤，行气宽中降逆。黄连"苦酸制甜"能降血糖，而且一味苦寒药伍入众辛温药中，反佐以防拒药。除此之外，黄连还能合辛开苦降、调气机，以降血糖之用。患者虽有络瘀，但以呕吐为急症，故予稍后再图通络缓治之法。二诊时患者服上药 3 剂后，呕止大半，药证相符，守主方不变。中阳不足，阳虚便秘，故予大剂肉苁蓉、锁阳温阳通便。咽部凉，予桂枝温通而平冲。患者糖尿病 20 年，久病入络，络脉瘀滞，故用水蛭粉治瘀防闭。水蛭味咸专入血分，张锡纯称赞水蛭为"破瘀血而不伤新血，纯系水之精华生成，于气分丝毫无损，而瘀血默消于无形，真良药也"，且水蛭与众温通药合用，寓"血得温则行"之意，"冰，水（血）为之，而寒于水（血）"，使冰得化，血得行。仝小林教授认为，糖尿病早期即存在络滞，具有络滞—络瘀—络闭（损）的病机演变发展规律。故在治疗过程中，应"糖络并治"，早期运用通络治法，预防和治疗并发症。三诊时患者呕止后去黄连、苏叶梗。月经量少为气血亏虚之象，加当归补血汤（黄芪、当归），黄芪益气健脾，使生化有源，并重用当归以补血养血，且加强润肠之效。寒象已减，故减附子量。加枳实与白术配伍，以辛开醒脾、健胃之妙用。患者脾胃得健，气机得复，体重增加，健康在望。

第七节　黄煌验案

患者，女，67岁，2011年8月9日初诊。体貌：肤白、体胖而壮实，面红、面斑，唇暗红。主诉：头昏、乏力13年，加重伴唇麻、腿麻3年。患者有糖尿病史10年，一直服用降糖药（具体不详）治疗，但血糖控制不理想，空腹血糖在7.2～9.6 mmol/L；近3年来出现唇麻、腿麻。否认高血压病史，13年前曾有腔隙性脑梗死病史，常服肠溶阿司匹林、丹参片。就诊时症见：唇麻，下肢麻；口干，便秘或溏泄不调；头昏，偶心慌，记忆力衰退甚；情绪低落、易怒，难以自制；舌暗，苔腻。查体：左少腹有压痛，双下肢无水肿。处方：葛根60 g，黄连5 g，黄芩10 g，生甘草3 g，制大黄10 g，肉桂5 g，桂枝10 g，桃仁15 g，川芎15 g。共20剂，水煎服，早晚分服，每日1剂。

2011年9月6日二诊。患者唇麻基本消失，腿麻略减；头昏、体力及精神较前明显好转，情绪稳定；大便成形且通畅；近日感咽痒明显，无咳嗽。空腹血糖已稳定在正常水平。予上方，黄连减至3 g，守方20剂，连服5天再停服2天。

按语：该患者具有面红头昏、唇舌暗红、记忆力减退等瘀热上冲表现，属于瘀热型体质。因此，虽乏力、头昏等症明显，然不可妄补而犯虚虚实实之戒，仍宜泻热、活血共进。本案选用葛根芩连汤合用桃核承气汤去芒硝。黄老认为，体质胖壮的糖尿病患者出现头昏、乏力、口干、便溏及唇舌暗红等表现，当以葛根芩连汤为首选方。葛根芩连汤合桃核承气汤在糖尿病、高血压、脑血管疾病中应用机会较多。黄老常将桂枝与肉桂合用，较单用桂枝疗效更佳。

第八节　张发荣验案

验案一

患者，男，62岁，1996年10月20日初诊。主诉：双上肢麻木，如戴手套感，伴无力2月余。患者自感神疲乏力，口渴多饮，大便干燥，舌质红少苔，脉细数。空腹血糖为8.8 mmol/L。右腓总神经感觉传导速度35 m/s，左尺神经运动传导速度38 m/s。西医诊断为2型糖尿病、糖尿病性周围神经病变；中医辨证为气阴两虚、痰瘀阻络。治以滋阴清热、活血化瘀、豁痰通络。处方：生地、麦冬、山药各30 g，太子参、知母、当归、白芍、丹参、半夏各15 g，白芥子、桂枝、甘草各10 g，三七3 g（冲服），延胡12 g。水煎服，每日1剂。另嘱患者注意糖尿病饮食，适当体育锻炼，控制体重。11月10日复诊，服药20剂后，上肢疼痛、麻木明显减轻，较前有力，精神好转，口渴缓解，舌质淡红，苔薄黄，脉和缓。测空腹血糖为7.11 mmol/L。药已中病，效不更方，继以通络糖泰加糖复康浓缩丸巩固。1998年3月5日再诊，症状完全消失，空腹血糖为6.59 mmol/L，右腓总神经感觉传导速度40 m/s，左尺神经运动传导速度47 m/s。

验案二

患者，女，49岁，2007年6月18日初诊。患者体形偏瘦，发现血糖升高12年。自诉因子女问题而精神焦虑，身心俱疲，加之服药不规律，近1周来自觉手脚心发热，双下肢麻木，走路稍久即有灼痛感。经常低烧，晚上更甚，伴有盗汗、头目昏眩、失眠多梦、四肢无力、心烦胸闷、小便频数、大便稍干、性格急躁易怒、舌尖红苔薄黄、脉弦细。平时服用二甲双胍和格列吡嗪降血糖，血糖控制尚可。早晨测空腹血糖为 9.5 mmol/L。诊断为糖尿病性周围神经病变，辨证属肝肾阴虚型，治以滋阴益肾、疏肝柔肝，方选滋水清肝饮加减。处方：当归 15 g，白芍 30 g，柴胡 10 g，茯苓 30 g，白术 15 g，生甘草 10 g，生姜 10 g，薄荷 10 g，山药 30 g，山茱萸 15 g，牡丹皮 10 g，泽泻 15 g，郁金 10 g，生首乌 10 g，炒麦芽 30 g。水煎服，分 2 次口服，每日 1 剂。原口服降糖药不变。另嘱其畅情志，忌食辛辣和甜食，适当体育锻炼。

2007 年 6 月 25 日二诊。患者服药 7 剂后，手足心热和低热明显减轻，失眠、盗汗有所改善，情绪有好转，大便不干，但仍觉手足麻木、舌淡红苔薄黄、脉细。自测空腹血糖为 6.8 mmol/L。初诊处方减生首乌，加丹参 20 g，水蛭 10 g，黄芪 50 g。并加用中成药正清风痛宁胶囊配合治疗，嘱其继服 1 个月后复诊。2007 年 7 月 23 日三诊。患者自述小便频数、乏力等症已基本消失，手足麻木明显减轻，但仍不能久立或久行，血糖在正常范围内，波动不大。效不更方，继服上方 1 个月。后来患者因他病来诊，述服上方后症状已完全缓解。

按语：张老在用药上有以下特点。①重视调理脾胃：脾胃为后天之本、气血生化之源，脾升胃降则机体才能维持正常的生理功能。临床上发现糖尿病性周围神经病变常伴有纳差、脘腹痞闷、二便失调等脾胃运化症状，因此，张老在处方中喜用炒麦芽、炒山楂、神曲、鸡内金等健运脾胃。②重视验方和成药的运用：张老认为除了汤剂外，应该辅以验方和成药，才能取得更好的临床疗效。临证时根据患者的证型和病情需要，可酌情加用藿香正气液化湿和胃，正清风痛宁胶囊祛瘀镇痛，肠泰口服液调理肠胃，逍遥丸疏肝理脾。③善用虫类药物：糖尿病性周围神经病变多因瘀血引起，并伴有血液黏滞度升高，因此在治疗时张老除加用活血药物外，常辅以水蛭、土鳖虫、地龙、全蝎、蜈蚣等一两味虫类药，以提高疗效。④经方和时方联合应用：张老提出临床不应局限于经方和时方，应该针对患者的病情和症状选择合适、对症的处方才能为良医。例如，黄芪一般用量在 30 g 以上，但对于个别患者曾用至 200 g；而在应用贵重药物和有毒药物时，其用量则慎之又慎。

第九节　王顺验案

患者，女，57 岁，2014 年 7 月 26 日初诊。主诉：双腿膝以下疼痛、麻、凉，伴肿胀、僵硬 3 个月，加重 1 个月。患者于 4 个月前于当地医院检查发现血糖升高，开始注射胰岛素治疗，2014 年 4 月因双下肢麻木、发凉、疼痛于某医院治疗，静脉注射甲钴胺时，病情未见好转，故来诊。就诊当日行走不稳，需人搀扶。查体神志清，精神欠佳，步态蹒跚，行走困难，双下肢肌力Ⅳ级，肌张力正常，四肢末梢呈"手套、袜套"样浅感觉减退表现。心率 100 次 / 分，血压 120/85 mmHg。手足麻凉，喜暖恶寒，心烦易怒，自汗盗汗，口干口苦，纳少，右胁肋胀痛，双下肢疼痛难以入眠，大便每日 1 次，便干，舌红、苔黄厚腻，脉弦数。处方：黄芪 30 g，红花 15 g，桃仁 15 g，赤芍 15 g，川芎 15 g，元胡 20 g，枸杞 25 g，山萸肉 25 g，当归 20 g，地龙 25 g，川牛膝 15 g，生龙牡 30 g，巴戟 15 g，菟丝子 25 g，麻子仁 15 g，知母 20 g，郁金 10 g，半夏 15 g，甘草 10 g，香附 25 g。共 7 剂，水煎服，每日 1 剂，早晚饭后服。针灸选穴百会、印堂、安眠、曲池、合谷、内关、外关、太乙、滑肉门、天枢、阳陵泉、足三里、三阴交、太溪、内庭、太冲等。

二诊：患者服药后诉下肢酸痛稍减轻，右胁胀痛明显减轻，但仍有入睡困难。心率 97 次 / 分，血压 130/85 mmHg。舌红、苔黄腻，脉数。针灸选穴处方不变。处方：加黄芪 20 g，枣仁 40 g，刺五加

30 g。共 14 剂，水煎服，每日 1 剂，早晚饭后服。

三诊：患者诉下肢疼痛减轻，口干口苦稍好转，心烦焦虑、急躁易怒缓解，睡眠质量提高，大便稍干。心率 90 次／分，血压 130/80 mmHg。舌红、苔黄厚，脉弦、细数。针灸选穴处方不变。处方：加生地 30 g，黄芩 15 g。共 14 剂，水煎服，每日 1 剂，早晚饭后服。

四诊：患者疼痛基本消失，麻木减轻，手足怕冷症状明显好转，口干、口苦明显缓解，自觉体力渐增，食欲增，睡眠好，二便正常。心率 84 次／分，血压 124/84 mmHg。舌红、苔黄厚，脉沉细。针灸选穴处方不变。处方：黄芪加至 70 g，薏米 25 g。共 28 剂，水煎服，每日 1 剂，早晚饭后服。

五诊：患者下肢由僵硬变柔软，麻木明显减轻，口干、口苦消失，体力明显增加，食欲好，睡眠佳，二便正常。心率 80 次／分，血压 124/86 mmHg。舌淡红、苔微黄，脉沉。针灸选穴处方不变。处方：去黄芩 15 g；黄芪加至 100 g，白及 15 g。共 28 剂，水煎服，每日 1 剂，早晚饭后服。

六诊：患者肢体皮肤变温热，麻木、疼痛基本消失，活动自如，可自行散步，情绪佳，二便正常，睡眠饮食正常。心率 80 次／分，血压 128/85 mmHg。舌红、苔微黄，脉沉。针灸选穴处方不变。处方：黄芪减至 30 g，去巴戟、菟丝子、清半夏，加天麻 20 g，玄参 20 g，泽泻 15 g，云苓 20 g。共 21 剂，水煎服，每日 1 剂，早晚饭后服。

按语：主方以补阳还五汤加减治之，取其益气活血温阳通络之效，补气药与活血药相伍，补气而不壅滞，活血又不伤正。本方重用黄芪，补益元气，后期加大量黄芪，使气旺血行，瘀去络通，扶助正气，直达病所，祛邪外出；当归尾活血通络不伤血；桃仁、红花、赤芍、川芎、元胡活血祛瘀。佐以地龙通经活络，力专善走，调节神经；川牛膝强健筋骨，活血祛瘀，引血下行。其中少量巴戟、菟丝子温阳，除湿散寒。佐以知母、香附等滋阴理气药。患者自汗盗汗、气阴两虚，治以生龙牡。根据"标本兼治"的治疗原则，选穴既考虑到消渴最基本的病机为阴虚，关键为肾阴虚，又要考虑"气阴两虚、痰浊瘀血痹阻经络"为该病主要的病理基础，其选穴多落在阳明经、太阳经及任脉，多为对症治疗，强调益气养阴、化痰祛浊、活血化瘀。百会属督脉，经脉交会之要穴，益心安神，配足三里、关元有调理脾胃、扶正培元、益气升提的作用。印堂、安眠属经外奇穴，与百会相配，安神定志，有助于改善病例中患者入睡困难、心烦焦虑的症状。太乙、滑肉门、天枢属于足阳明胃经，阳明胃经气血的盛衰与痹证的发生有密切关系，针刺可调理脾胃气机运行，恢复脏腑之气流通，行气通痹。太溪为足少阴肾经输（原）穴，以滋肾阴，《针灸甲乙经》有"消瘅，善噫，气走喉咽而不能言，手足清……太溪主之"，取此穴乃从滋阴以固其本入手，兼消其兼症。三阴交为足太阴脾经穴，既可健脾统血、活血化瘀，又可健脾助运、化痰祛浊。另外，《针灸甲乙经》有三阴交主治"足下热痛不能入坐，湿痹不能行"。《千金翼方》载有"脚疼，三阴交三百壮，神良"及"手足逆冷，灸三阴交各七壮，不差更七壮"。其中"足下热痛""脚疼""手足逆冷"等症状，与由消渴所致的周围神经病变症状表现相似。足三里为足阳明胃经合穴，也是胃的下合穴，据《灵枢·邪气脏腑病形》中"合治内腑"的理论，此穴可健脾胃、助运化，而《针灸甲乙经》中又有"阴气不足，热中，消谷善饥，肢热身烦，狂言，三里主之"，指出足三里穴可除胃中热，以治消渴之消谷善饥，并且可解肢热身烦。其中，肢热与糖尿病对称性多发性周围神经病变的感觉障碍相似，因此，足三里可从除燥热入手治疗消渴，又能健脾益气，以助消除痰浊瘀血。内庭为足阳明胃经荥穴，针刺穴位可使脏腑气血通畅、郁邪得祛、宗脉得养，则痿证可除。合谷为手阳明大肠经原穴，《针灸甲乙经》中有"凡十二原主治五脏六腑之有病者也"，故原穴除具有清胃降逆、通腑泄热作用外，还多有补气之功，可助气行血。曲池为手阳明大肠经合穴，可调理因大肠经变动所生的疾病。《针灸甲乙经》中有"肩肘中痛，难屈伸，手不可举重，腕急，曲池主之"

的记载。与合谷穴相合可清热除烦，与三阴交、足三里相配合有健脾除湿、清热养阴、濡养疏通肌肤经络的作用。合谷为手阳明大肠经原穴，"凡十二原主治五脏六腑之有病者也"，但"大肠小肠同属于胃"，在此类穴位中，足三里可起到标本兼治的作用。如果患者在糖尿病性周围神经病变有上肢症状时，可按照局部选穴的原则选用曲池、合谷。外关通于阳维，阳维脉系诸阳经，主一身之表。少阳主枢，古称三焦为"阳气之父"，故针刺外关穴有较强的理气、活血、镇痛之功。内关为心包经络穴、八脉交会穴，通于阴维脉，具有宁心安神、理气行滞、活血通络、镇静镇痛的作用。两穴相透、两经疏通，有利于肩、肘、关节拘急挛痛的恢复。阳陵泉、外关、太冲均为原穴，三穴主在联络气血、补阳益气，可加强局部气血运行、通经活络。太冲与合谷相合，可加强行气活血、通络镇痛之效。

第十节　袁占盈验案

验案一

患者，男，45岁，2015年6月25日以"自汗、盗汗1个月"为主诉就诊。症见：神志清，精神可，自汗，盗汗，口干，口渴，恶风，纳眠可，小便可，大便干，舌质红，苔薄，脉细。测空腹血糖12.0 mmol/L，餐后血糖16.2 mmol/L。西医给予门冬胰岛素30注射液皮下注射，以控制血糖。中医辨证为气阴两虚。选方为当归六黄汤合牡蛎散加减，具体用药如下：当归15 g，黄芪45 g，生地黄30 g，熟地黄30 g，黄柏12 g，黄芩12 g，黄连6 g，麦冬15 g，五味子12 g，太子参30 g，煅龙骨30 g，煅牡蛎30 g，浮小麦40 g，麻黄根15 g。共5剂。患者于1周后来复诊，诉自汗、盗汗明显减轻，口干、口渴症状消失，纳眠可，二便调，舌质淡，苔薄白，脉细。给予原方5剂，后电话随访，患者自汗、盗汗症状完全消失。

验案二

患者，女，39岁，2017年3月1日以"自汗盗汗1周"为主诉入院。症见：神志清，精神可，自汗，盗汗，汗多可湿透衣服，气短，乏力，纳可，眠差，二便调，舌质红，苔薄少，脉细。测空腹血糖9.3 mmol/L，餐后血糖12.6 mmol/L。西医给予二甲双胍、阿卡波糖、格列齐特缓释片等口服控制血糖。中医辨证为气阴两虚。选方为当归六黄汤合牡蛎散加减，具体用药如下：当归20 g，黄芪45 g，生地黄15 g，熟地黄15 g，黄柏12 g，黄连6 g，麦冬12 g，五味子12 g，太子参30 g，煅龙骨30 g，煅牡蛎30 g，浮小麦30 g，麻黄20 g，酸枣仁20 g，珍珠母20 g，炙甘草6 g。共7剂。1周后患者诉自汗、盗汗症状减半，气短、乏力明显改善，睡眠可。上方去酸枣仁、珍珠母，继续服用10日，症状完全消失。后给予补中益气丸善后。

按语：盗汗为机体阴阳失调，阴液亏虚不能敛阳，阴虚内热、迫液外泄所致。张介宾《景岳全书·汗证》曰："盗汗必属阴虚也。"林佩琴《类证治裁·汗证论治》指出："阴虚者阳必凑，多发热盗汗，当归六黄汤。"自汗是指由于阴阳失调、腠理不固，而致汗液外泄失常的一种病症，主要表现为不因外界环境因素影响，而白昼时时汗出，动辄尤甚。中医学认为，汗液是人体阳气蒸化津液而成，对自汗一证，也多责之于阳气亏虚，气不摄津，而致津液外泄。当归六黄汤是治疗盗汗的名方，该方出自李杲《兰室秘藏》，以滋阴泻火、固表止汗为功用，主治阴虚火旺型盗汗证。当归、生地黄、熟地黄育阴培本以清内热，三黄泻火除烦、清热坚阴，黄芪益气固表止汗，共用热可清，汗可止，标本兼治。用当归六黄汤治疗虚证、实证、虚实夹杂证所引起的盗汗证均有显著疗效。牡蛎散出自《太平惠民和剂局方》，为历代固涩剂中固表止汗剂的代表方剂之一。《医方集解》曰："汗为心之液，心有火则不止；牡蛎、浮小麦之咸凉去烦热而止汗，阳为阴之卫，阳气虚则卫不固，黄芪、麻黄之根甘温走肌表而固卫。"袁占盈教授将两方合用，在治疗糖尿病合并自汗、盗汗方面取得了良好的临床疗效。

第十一节　梁晓春验案

患者，男，53岁，因"确诊2型糖尿病20余年，手足冰凉、疼痛2年"于2018年3月2日初诊。患者长期血糖控制不佳，2017年6月于北京广安门医院内分泌科入院治疗。出院诊断：2型糖尿病、糖尿病性周围神经病变及冠状动脉粥样硬化性心脏病。规律皮下注射门冬胰岛素30注射液早晚各12 U，中午口服盐酸二甲双胍0.5 g降糖，阿托伐他汀钙降脂，阿司匹林肠溶片抗血小板聚集及单硝酸异山梨酯片治疗。监测空腹血糖6～7 mmol/L，餐后2小时血糖11～12 mmol/L，2018年2月7日外院查糖化血红蛋白为7%。近2年时有手足冰凉、疼痛，自觉由里往外透凉，发作时伴有乏力、心前区不适、恐惧感、小腹下坠欲排便及手足出汗，持续1～2小时可自行缓解，寐安，二便调。舌淡暗胖，有齿痕及裂纹，苔薄白腻，舌下脉络青紫迂曲，脉沉弦细。梁老辨证为肾虚血瘀、寒凝筋脉，治以补肾活血、温通筋脉。方药：生黄芪30 g，菟丝子15 g，女贞子15 g，淫羊藿10 g，巴戟天10 g，桂枝10 g，水蛭3 g，葛根30 g，丹参30 g，生地黄10 g，当归10 g，白芍10 g，川芎10 g。共14剂。

2018年3月23日二诊时，患者手足冰凉与疼痛、乏力、心前区不适、恐惧感明显减轻，小腹下坠欲排便感及手足出汗消失，舌淡略暗，苔薄白，脉沉细。辨证论治同前，在原方基础上，加鸡血藤30 g，续服14剂。2018年5月11日三诊时，患者偶于精神紧张后出现手足冰凉及疼痛，程度明显减轻，持续时间缩短，乏力、恐惧感消失，无心前区不适。

按语：该糖尿病患者病程长达20余年，已住院确诊并发糖尿病性周围神经病变、冠状动脉粥样硬化性心脏病。就诊时的突出症状为阵发性手足冰凉、疼痛，发作时伴有乏力、心前区不适、恐惧感、小腹下坠欲排便及手足出汗，严重影响其生活质量。肾为脏腑阴阳之本，患者久病，肾阳虚衰，寒凝筋脉，不通则痛，故见手足冰凉、疼痛。肾在志为恐与惊。《素问·举痛论》言："恐则气下，惊则气乱。"《灵枢·本神》曰："恐惧不解则伤精，精伤则骨酸痿厥。"肾开窍于二阴，肾虚固摄无力，故见小腹下坠欲排便及手足出汗。肾虚真阳不能上升以温养心火，症见心前区不适。舌淡胖、有齿痕及裂纹，苔薄白腻，脉沉弦细，为肾虚寒凝征象；舌暗、舌下脉络青紫迂曲，为血瘀征象。四诊合参，梁老辨证为肾虚血瘀、寒凝筋脉，治以筋脉通加味来补肾活血、温通筋脉。即在筋脉通基础方上，加淫羊藿、巴戟天以增强补肾阳、强筋骨、祛风湿之功；肝主筋，乙癸同源，肾肝同治，加四物汤以养肝、柔肝、活血；加葛根、丹参以增强化瘀、行气、镇痛之效；加鸡血藤以温经通络、养血活血。

第十二节　郁加凡验案

患者，男，48岁，2010年6月12日初诊。体检时发现其空腹血糖7.2 mmol/L，餐后2小时血糖11.8 mmol/L，胆固醇6.5 mmol/L，甘油三酯3.6 mmol/L，低密度脂蛋白3.1 mmol/L，高密度脂蛋白1.8 mmol/L，尿酸438 μmol/L。尿常规示：尿糖（++），酮体（-），蛋白（-），尿微量白蛋白11.8 mg/L，血压 126/84 mmHg。肌电图检查示：轻度糖尿病性周围神经病变。患者体形偏胖（体重 75 kg）。患者母亲有糖尿病史。刻下症见：偶有口干，神疲倦怠，四肢乏力，动辄心悸汗出，四肢末麻木、蚁走感、怕冷，腰以下尤甚，胃纳一般，大便正常，夜尿频多。舌质黯淡、体胖，苔薄腻，脉细缓。西医诊断：糖尿病性周围神经病变。中医辨证为气虚血瘀证。治以益气活血、益肾温阳通络。药用：生黄芪50 g，当归尾、地龙、川芎、红花、丝瓜络、川牛膝各 10 g，赤芍、菟丝子各 15 g，桃仁 12 g，桂枝、黑附子各 6 g，党参 30 g。14 剂。第一、二次水煮取汁，分 2 次口服，第 3 次加 3 片生姜、盐少许，水煮取汁泡脚半小时，药汁温度 37 ℃，并结合体重指数开具饮食、运动管理处方。

二诊：精神转佳，口苦、口干症状不显，双下肢怕冷、麻木均有好转。复查：空腹血糖 6.5 mmol/L，餐后血糖 10.6 mmol/L。守法治疗 1 个月。

三诊：复查空腹血糖 6.0 mmol/L，餐后 2 小时血糖 9.4 mmol/L，尿常规提示尿糖已转阴。自诉诸症基本消失，继续外用熏洗方：艾叶、鸡血藤各 30 g，干姜、红花各 10 g。水煎 1000 mL，每晚熏洗双脚30 分钟。嘱注意饮食调节，增加运动，控制体重。随访数月，一切尚好。

按语：根据患者神疲倦怠、四肢乏力、动辄心悸汗出等症辨为气（阳）虚；再根据四肢末麻木、蚁走感、怕冷，腰以下尤甚，夜尿频多，舌质黯淡、体胖，苔薄腻，脉细缓，辨证为气（肾阳）虚血瘀。郁老认为，糖尿病性周围神经病变发生在糖尿病中晚期，因消渴日久，以气阴两虚、阴损及阳、阳气虚衰为本，阳虚则寒凝，血瘀、脉痹为标，而瘀血的本质在于气虚，气（阳）虚血瘀是糖尿病发病的病机关键，且贯穿于糖尿病及其并发症的始终；再者有糖尿病家族史，患者自幼肾精不足，肾阳亏虚，气血不荣；郁老选益气活血、祛瘀通络的补阳还五汤；但由于其温补肾阳、温经通络之力不足，故加用川牛膝、菟丝子、黑附子、丝瓜络等温阳补肾通络之品，联合外用（泡脚）增强温经通络之效，使并发症尽可能被控制在萌芽状态。

第十三节　王敏淑验案

验案一

患者，女，56 岁，2011 年 6 月 3 日初诊。主诉：发现血糖升高 10 年，汗出异常 3 个月。现病史：患者于 10 年前体检时发现血糖高，后经进一步检查后诊断为糖尿病，后口服降糖药治疗，现口服二甲双胍、格列苯脲治疗，空腹血糖控制在 5～9 mmol/L，餐后血糖未监测。3 个月以来开始出汗较多，日间吃饭、活动及夜间均出汗，甚则夜间汗多致枕巾潮湿，尤以上半身出汗为著，双下肢怕冷，睡眠差，舌暗红，苔白，脉沉。中医诊断为消渴、汗证，辨证为气阴两虚，心肾不交。西医诊断为 2 型糖尿病，自主神经病变，泌汗异常。治法为益气养阴敛汗，养心补肾。处方：生黄芪 20 g，太子参 10 g，生地黄 12 g，熟地 12 g，玄参 10 g，杭白芍 15 g，女贞子 12 g，炒酸枣仁 15 g，柏子仁 10 g，远志6 g，煅龙骨 15 g，煅牡蛎 15 g，桂枝 5 g，麻黄根 6 g，浮小麦 15 g，仙茅 10 g，丹参 20 g，川断 12 g，杜仲 10 g。共 7 剂，水煎服。

二诊时，患者汗出明显减少，余症减轻。方不变，7 剂。三诊时，患者汗出已止，睡眠改善，双下肢怕冷减轻，继服上方 7 剂，巩固疗效。

按语：患者消渴病日久，气阴两虚，气虚不能固摄津液，故活动则汗出；阴虚不能制约阳热，故夜间汗出；此患者自汗与盗汗兼有，是气阴两伤、营卫失和也。久病及肾，耗伤肾气，故见双下肢怕凉；汗为心之液，汗多则心之气阴受损，心虚不能敛汗，则汗出益甚；心藏神，主血脉，心虚神气失藏，故睡眠欠佳；心气伤血脉不行，气虚血瘀，亦可见双下肢怕冷。心肾俱损，失于交通，故睡眠差；气血虚不能鼓动血脉，故脉沉。《素问·经脉别论篇》有记载"故饮食饱甚，汗出于胃"，饮食入胃，食气蒸迫则汗出，故进食亦汗出。上半身出汗为著，双下肢怕冷，是消渴病汗证典型特征，以益气养阴敛汗为治则，兼调和营卫。并加用养心补肾安神之品。方中生黄芪益气固表，太子参益气、养阴、生津，共为君药，二药合用，气旺津回，生津而不伤阴，补气而无刚燥之弊。

验案二

患者，女，54 岁，2012 年 6 月 7 日初诊。主诉：血糖升高 10 年，汗出异常 2 年。现病史：10 年前发现血糖升高，诊断为 2 型糖尿病，后口服降糖药物治疗，现口服格列苯脲 2 mg、每日 1 次，阿卡波糖片 50 mg、每日 3 次，并皮下注射精蛋白生物合成人胰岛素注射液 6 U，每晚睡前 1 次。空腹血糖控制在 5 ～ 8 mmol/L，餐后血糖未监测。近 2 年汗出较多，经口服甲钴胺片、坤宝丸无明显改善，现症见：多汗，夜间尤盛，心情急躁易怒，阵发烘热，心悸气短，口干乏力，便干失眠，舌质红，苔薄黄而少，脉弦数。空腹血糖 6.8 mmol/L，早餐后 2 小时血糖 8.7 mmol/L，体重 46 kg，身高 158 cm，BMI 18.4。西医诊断：2 型糖尿病，自主神经病变，泌汗异常。中医诊断：消渴，汗证。辨证：气阴两虚，阴虚火旺。治法：清热泻火滋阴，益气固表。方药为当归六黄汤加减。处方：当归 15 g，黄芪 20 g，黄连 10 g，黄柏 15 g，生地黄 15 g，熟地黄 15 g，知母 10 g，炒酸枣仁 30 g，夜交藤 30 g，煅龙骨 30 g，煅牡蛎 30 g，浮小麦 15 g，女贞子 15 g，芦荟 6 g。共 7 剂，每日 1 剂，水煎服。二诊（6 月 15 日）时，患者服药后汗出明显好转。继服原方 7 剂，以巩固疗效。

按语：此患者在消渴病气阴亏虚的基础上，兼阴虚火旺，取方当归六黄汤加减。阴虚火旺，火热内蒸，加之夜间卫行于阴，表虚不固，故见汗出多，夜间甚；火热上冲，扰乱心神，则阵发烘热、急躁易怒；心悸、气短、乏力等均是热伤气阴之象；舌质红，苔薄黄而少，脉弦数，是阴虚火旺之舌脉也。故该方清热泻火滋阴、益气固表而奏佳效，方中黄连、黄柏清热泻火；黄芪益气固表；煅龙牡固涩止汗；浮小麦除虚热、止汗，善治骨蒸劳热、自汗盗汗；炒枣仁、夜交藤养心安神；知母、女贞子、生熟地、当归滋阴养血；芦荟泻火通便。诸药合用，使火热得清、阴血得养、卫表得固，故汗止。

第十四节　刘文峰验案

验案一

患者，男，58 岁，主因双手麻木 2 月余就诊。症见双手麻木，无疼痛、发凉等症，伴乏力、腹胀、纳呆，二便正常，舌苔白腻，舌质淡暗，脉沉弱。既往糖尿病病史十余年，平素注射胰岛素控制血糖。颈椎片示生理曲度变直。查空腹血糖为 8.9 mmol/L。中医诊断为痹证。结合舌、脉、证、四诊合参，此为气虚痰瘀阻络。西医诊断为糖尿病合并周围神经病变。以益气化瘀、除痰通络为治则。处方：黄芪 60 g，白术 20 g，当归 30 g，川芎 15 g，白芍 15 g，生地 15 g，桃仁 10 g，红花 10 g，陈皮 15 g，半夏 15 g，茯苓 15 g，白芥子 10 g，制附片 5 g，独活 5 g。共 7 剂，水煎服，每日 1 剂，分两次服。继续应用胰岛素控制血糖，并嘱避风寒，注意休息，忌食辛辣肥甘，保持大便通畅。

复诊时，服用前方后，患者麻木减轻，仍腹胀，伴大便不畅，考虑气虚日久，脾胃气机阻滞，升降失常，故原方加木香 10 g，莱菔子 10 g，以调畅中焦气机，助脾升胃降，恢复中焦功能。继服

7剂。三诊时，患者服药后，诸症皆减轻，继续坚持治疗，1个月后，双手麻木、腹胀、纳呆、便秘皆愈。

按语：患者糖尿病日久，久病多气虚，气虚无以行血，血虚脉络不利而成瘀，脾失健运，痰浊内生，痰瘀互结，阻滞经络，双手筋脉失于濡养而见麻木，脾虚不运则见腹胀纳呆，乏力为气虚之象。舌苔白腻，舌质淡暗，脉沉弱是气虚、痰浊、瘀血之象。《王旭高医案》中记载："消渴日久，但见手足麻木，肢凉如冰。"朱震亨曰："手麻是气虚，木是湿痰死血。"《张氏医通》指出："营卫滞而不行则麻木，如坐久倚着，压住一处，麻不能举，理可见矣，木则全属湿痰死血，一块不知痛痒，若木然是也。"《圣济总录》又曰："风不仁之状，皮肤搔之如隔衣是也。由荣气虚、卫气实。风寒入于肌肉，血气不相与，凝痹结滞，皮肤靳厚，无所觉知……夫血为荣气为卫，气血均得流通，则肌肉无不仁之疾。及荣卫气血实，则血脉凝滞，肉虽如故，而其证较重为奇也。"上述先贤所论麻木之病机，无不与虚、痰、瘀有关，其病位在皮肤肌肉经络之处。虚者，气虚为主；实者，痰瘀交阻，湿痰死血，或兼外寒侵袭。显然，糖尿病性周围神经病变，以麻木为主症者，多由气虚血瘀、外寒侵袭、痰瘀阻络，使皮肤、肌肉营卫滞而不通，筋脉失荣而成，故当以益气化瘀、除痰通络之法为正治。脾为生痰之源，本方大剂量黄芪，补肺脾之气，扶正以祛痰瘀之源、以增行血化痰之力是为君；白术健脾祛湿、增脾运化之力是为臣；桃红四物活血化瘀，二陈、白芥除痰通络，合而祛其痰瘀，均为佐药；少加附子、独活以通肾气、散外寒，并以引经为使药。诸药合用，共奏益气、除痰、化瘀、散寒、通络之功。脾胃同处中焦，本为一体，故胃能降，脾才能升。本证因虚致实，又因实致虚，虚实相因，终致筋脉缺血失养而成。本方标本兼顾，以通为用，使气血流通、营卫调和、筋脉得养，对气虚而痰瘀阻络或兼外寒侵袭之麻木，不失为一有效方剂。

验案二

患者，女，59岁，退休工人，2012年1月9日初诊。主因双足冷凉伴麻木、疼痛3年余就诊。既往糖尿病病史11年，平时服用阿卡波糖片、二甲双胍等降糖药物治疗，但血糖时常波动，控制不满意，遂改用皮下注射门冬胰岛素30注射液控制血糖。近半年来相继出现双足冰冷、麻木、疼痛尤甚，曾服用依帕司他、甲钴胺等药物治疗，麻木、疼痛症状未见明显缓解。患者自感治疗不除根本，遂求于中医药调理。初诊时，查体见双下肢冰冷，双足尤甚，足背颜色苍白，痛、温觉反应迟钝。足背动脉搏动减弱，舌淡胖、有齿痕、色暗淡、边有瘀斑，苔白滑，脉细涩。查糖化血红蛋白8.0%，空腹血糖8.7 mmol/L，餐后2小时血糖14.7 mmol/L，血压140/80 mmHg。诊断为糖尿病性周围神经病变。选方为刘老自拟荣络镇痛汤加味。处方：生黄芪30 g，白术20 g，当归20 g，川芎20 g，山茱萸10 g，桃仁10 g，红花10 g，五灵脂20 g，没药10 g，白芥子20 g，半夏15 g，薏苡仁30 g，络石藤20 g，虎杖20 g，葛根30 g，全蝎3 g，甘草10 g。共7剂，水煎服，每日1剂，2煎，分2次服。嘱避风寒，注意休息，忌食辛辣肥甘，保持情志舒畅，适当体育锻炼。继续应用胰岛素合理控制血糖。

二诊时，患者双足冰凉症状较前缓解，但麻木感仍甚，同时伴纳差、脘腹痞闷，舌质淡暗，苔薄，脉细涩。遂加用水蛭10 g，鸡血藤15 g，炒麦芽15 g，鸡内金15 g，继服7剂。三诊时，患者双足麻凉感明显好转，疼痛症状明显减轻，纳差、脘腹痞闷症状均消失。考虑腹胀、纳差症状已除，遂去炒麦芽、鸡内金，继服上方1个月后，平均每月1～2次求刘老调理，仍守荣络镇痛汤加减，病情未见反复。

按语：刘老认为，患者年近六旬，久病消渴，正气日衰，脉络空虚，正虚邪凑，外邪乘虚入中经络，使脉阻络痹，经脉失于濡养而见肢体疼痛、麻木不仁；消渴日久，伤阴耗气，阴损及阳，血行无力，脉络失于温煦，寒凝血瘀则出现肢体不温、麻木疼痛；久病则脾肾亏虚，痰浊内生，痰瘀互结，留于经髓脉络，阻遏气血流通，导致络阻血瘀则见肢体局部发凉、疼痛症状。结合舌、脉、证、四诊合参可辨为气血亏虚、痰瘀阻络而发的消渴病，法当以益气化瘀、除痰通络为正治。结合病史、舌、脉、症等诸要素辨为气血亏虚、痰瘀阻络，可谓切中病机。方中黄芪补脾肺之气，扶正以祛痰瘀之源，以增行血化痰之力，为君药；白术健脾祛湿，增脾运化，为臣药；当归、川芎、桃仁、红花、五灵脂、没药、络石藤、山茱萸以活血化瘀通络，半夏、白芥子、全蝎、虎杖、葛根合而祛其痰瘀，通其经络，为佐药；甘草调和诸药，是其使药。诸药合用，共奏益气、除痰、化瘀、通络之效。本方标本兼顾，以通为用，以通为荣，使气血流通、营卫调和、筋脉得养，故对气虚痰瘀阻络而致的糖尿病性周围神经病变，且以麻木为主症的患者，疗效较好。

第十五节　冯兴中验案

验案一

患者，男，65岁。糖尿病20年余，糖尿病性周围神经病变8年余，便秘反复发作6年，形体消瘦。患者于6年前无明显诱因出现便秘，伴便后不尽感。每周大便1～2次，为黄褐色硬结样便，量少，无腹胀、腹痛，无黏膜、脓血覆盖，此后便秘反复发作。曾多方求医，中西医结合诊治疗效不显（具体用药不详）。初诊症见：排便困难2周，需借助泻药方能排黄褐色硬结便，量少，伴有便后不尽感，初诊时已1周未排便，全身倦怠乏力、气短，四肢麻木、怕冷，口干口苦，渴不欲饮，纳差，夜寐欠佳，夜尿每日2～3次，舌红、苔黄厚腻，脉沉细。皮下注射精蛋白生物合成人胰岛素注射液（预混30R），早、午、晚餐前各10 U，睡前10 U，用以控制血糖，口服依帕司他片治疗糖尿病性周围神经病变。空腹血糖6～8 mmol/L，餐后2小时血糖7～10 mmol/L，血压120/75 mmHg。查体：腹平软，脐周轻压痛，无反跳痛，肠鸣音稍活跃。心电图提示正常。中医诊断为消渴病、便秘，辨证分型为脾肾阳虚、痰湿内蕴。处方：乌梅30 g，细辛6 g，干姜9 g，黑附片10 g，桂枝6 g，党参20 g，黄连10 g，当归20 g，木香10 g，炒枳实20 g，苍术15 g，龙胆草15 g，荔枝核30 g，炒杜仲20 g，续断30 g，番泻叶10 g，玄参30 g。2剂，水煎内服，每天3次，每天1剂。泡洗方：桂枝30 g，桑枝30 g，苏木30 g，红花30 g，大血藤30 g，鸡血藤30 g，路路通30 g。共2剂，水煎泡脚，每日2次，每次40分钟。降糖药等用量及用法不变。

2日后二诊，患者已排出黄褐色软便，量少，成形，仍有便后不尽感，四肢怕冷感减轻，口干、口苦缓解，夜寐欠佳，舌红、苔黄厚，脉沉细，血糖稳定。处方：乌梅30 g，细辛6 g，干姜9 g，黑附片10 g，桂枝6 g，党参20 g，黄连10 g，当归20 g，木香10 g，炒枳实20 g，苍术15 g，龙胆草15 g，荔枝核30 g，炒杜仲20 g，续断30 g，番泻叶10 g，玄参30 g，生槟榔30 g，桔梗10 g。共7剂，水煎内服，分2次服，每日1剂。泡洗方：桂枝30 g，桑枝30 g，苏木30 g，红花30 g，大血藤30 g，鸡血藤30 g，路路通30 g，黑附片10 g。共7剂，水煎泡脚，每日1次，每次40分钟。

7日后三诊，患者已无排便困难，可排出黄褐色软便，大便量较前明显增多，便后不尽感明显减轻，口干不苦，夜寐仍不佳，舌暗红、苔薄黄，脉沉细。血糖稳定，监测有下降趋势，测当日餐后2小时血糖5.05 mmol/L。处方：乌梅30 g，细辛6 g，干姜9 g，黑附片10 g，桂枝6 g，党参20 g，黄连10 g，当归20 g，木香10 g，炒枳实20 g，苍术15 g，龙胆草15 g，荔枝核30 g，炒杜仲20 g，续断

30 g，番泻叶 10 g，玄参 30 g，生槟榔 30 g，桔梗 10 g，合欢皮 30 g，首乌藤 30 g，炒酸枣仁 30 g。共 14 剂，水煎内服，每日 2 次，每日 1 剂。泡洗方：桂枝 30 g，桑枝 30 g，苏木 30 g，红花 30 g，黑附片 10 g。共 7 剂，水煎泡脚，每日 1 次，每次 40 分钟。患者出院后，于门诊继续治疗，半个月后复诊，可排出黄褐色软便，便后不尽感已基本消失，大便可一两日一行，全身乏力、四肢麻木怕冷症状明显改善，已无口干、口苦症状，调整胰岛素注射液用量，减低至早、午、晚餐前各 8 U，睡前 9 U，血糖水平稳定，空腹血糖 5～7 mmol/L，餐后 2 小时血糖 6～9 mmol/L，并加强对患者的糖尿病教育，嘱其糖尿病饮食，配合积极的运动治疗，同时停服内服药，继续泡洗巩固治疗。

按语：此患者便秘的病机本在于脾肾虚寒，标在于痰热内蕴，故见四肢畏寒怕冷、神疲乏力、纳差、夜尿频多、口中干苦、舌苔黄厚腻这一寒热错杂的临床表现。治则为寒温并用，清补结合。方中乌梅酸甘生津，养血柔肝；配伍黑附片、桂枝、细辛、干姜、杜仲、续断等辛热之药，可温补脾肾之阳气，祛寒镇痛，给大肠以助动力；党参补脾气、助运化；玄参养阴护阴；黄连、苍术、龙胆草、番泻叶清泄邪热；木香、荔枝核行气燥湿。全方合用，具有温下清上，气血并调，补泻兼施的特点。二诊时，患者症状明显改善，又加槟榔、桔梗行气导滞，以缓解患者大便不尽之痛苦；三诊时，患者大便已经基本畅通，仍有失眠，故加合欢皮、首乌藤、酸枣仁养心安神，辅助睡眠。患者糖尿病性神经病变病史较长，素体脾肾阳虚，全身麻木怕冷的症状缓解较慢，可继续使用外洗药物，以温阳活血、祛寒通络。

验案二

患者，男，55 岁。患者于 10 年前发现血糖升高，具体数值不详，未予重视，未行系统治疗。3 年前因肢体活动不利、语言謇涩，来我院神经内科就诊，诊断为急性缺血性小脑梗死。经活血、扩血管、降糖治疗后，基本生命情况稳定，遗留下肢活动不利、语言謇涩，平日使用精蛋白生物合成人胰岛素注射液（预混 50R），早 28 U，晚 28 U，血糖控制不详。2013 年 4 月为求中医治疗，来我科就诊，刻下症见：乏力纳差，口干欲饮，头昏困倦，视物模糊，下肢无力且活动不利，语言謇涩，四肢发冷有袜套感，下肢皮肤有散在破溃、约绿豆大，大便不规律，或数日不行，或一日数行，先干后稀最后成稀水样，小便可，舌淡暗、苔白腻、有齿痕，脉细滑。查体：患者用轮椅推入病房，行走需助步器辅助，心肺未见明显异常，左下腹可触及散在包块，未闻及肠鸣音，四肢感觉减退，下肢明显，双上肢肌力 V－，双下肢肌力 Ⅳ－，肌张力正常，双下肢巴宾斯基征（+），双上肢霍夫曼征（－），生理反射可引出。实验室检查：空腹血糖 11.12 mmol/L，餐后 2 小时血糖 13.27 mmol/L，糖化血红蛋白 10.9%，总胆固醇 5.23 mmol/L，低密度脂蛋白胆固醇 3.13 mmol/L，尿糖（++），尿酮体（+），余未见明显异常，心电图提示正常。西医诊断：2 型糖尿病，脑梗死后遗症期，糖尿病性周围神经病变，糖尿病性肠病。中医诊断：消渴病，辨证为气阴两虚、痰瘀互阻。患者血糖控制不佳，嘱其在住院期间严格控制饮食，加强运动，因足部破溃，需注意保持皮肤干燥。处方：太子参 30 g，麦冬 30 g，五味子 6 g，茯苓 30 g，炒白术 15 g，生山药 20 g，炒白扁豆 30 g，党参 30 g，木香 10 g，砂仁 10 g，陈皮 10 g，半夏曲 10 g，莱菔子 30 g，桃仁 10 g，红花 10 g，葛根 30 g。共 5 剂，水煎服，早晚温服。5 日后，患者一般状况良好，乏力、纳差有所好转，偶有头晕，肢体无力略有好转，仍活动不利麻木，言语謇涩，舌苔、脉象如前，于服药第 3 日排便，当日排便 5 次，先干后稀。追问病史，患者腹泻前有明显腹痛感，第 4 日凌晨自觉汗出、心慌，测血糖为 4.53 mmol/L，连日来患者血糖水平较前明显偏低，故调整胰岛素剂量，精蛋白生物合成人胰岛素注射液（预混 50R）早、晚各 18U，精蛋白生物合成人胰岛素注射液睡前 8U。中药加用三棱 10 g、莪术 10 g、白芍 30 g、防风 10 g，共 4 剂，服法如前。治疗后，患者乏力、气短、口干等症状缓解，头晕好转，出院后在门诊治疗，以前方为基础治疗至今。患者现一般状况良好，无乏力、气短，未诉明显头晕，肢体无力明显好转，言语较前明显流畅，下肢末端仍有麻木，大便每3日3～4次，质地可，末次偏稀。现使用精蛋白生物合成人胰岛素注射液（预混50R），早、晚各15 U，精蛋白生物合成人胰岛素注射液睡前6 U，控制空腹血清葡萄糖6.8 mmol/L，餐后2小时血清葡萄糖10.2 mmol/L。

按语：患者消渴病十余年，3年前曾患中风，此患者属消渴病消瘅期，证属气阴两虚、痰瘀互阻。患者尤以脾气虚弱为主，脾失健运，运化无力，水湿内停聚而成痰，痰浊内阻，水精不达周身，故而乏力头晕、视物不清；气虚日久，血无所统，转为瘀血，瘀血与痰浊合而为痹，故周身麻木而痛，阻于脑络生中风，且阳气被郁，故四肢发冷，下肢血脉不通，肌肤失养，易生破溃。选用太子参、麦冬、五味子，以治疗患者气阴两虚，选用茯苓、炒白术、生山药、炒白扁豆、党参、砂仁、陈皮，取参苓白术散补益脾气之意，佐以木香、半夏曲行气燥湿，莱菔子下气通便，桃仁、红花二药合用，活血祛瘀，亦能通便，葛根助脾阳升清。患者血瘀日久，桃仁、红花虽能活血，但力量不足，加用三棱、莪术破血而行气，患者腹泻虽不规律，但腹泻之前必有疼痛，此为肝郁乘脾之象，加用白芍、防风二药与前方陈皮、白术合为痛泻要方。患者经长期调整，身体状态日渐恢复，但糖尿病性肠病为难治之证，需做长久打算，慢慢调理，改善症状，大便不出时不可急于攻下，以行气润下为好。若患者肝郁脾虚之象已不明显，而肠病依旧，可考虑瘀血阻络，方用少腹逐瘀汤；患者曾在夜间出现低血糖症状，考虑患者长期高血糖，对正常血糖已不能耐受，故而放宽标准，避免发生危险。

第十六节　程丑夫验案

患者，男，56岁，长沙市人，2010年6月2日初诊。症见乍有寒热，双手指麻木不适，双下肢麻木、胀痛，以左下肢明显，尤以下午为甚，伴有胸闷、腹胀，脉弦，舌暗红，苔黄腻。血压105/70 mmHg。诊断：2型糖尿病，糖尿病性神经病变。中医辨证为枢机不利、湿热络瘀，治法为和解少阳、清热祛湿通络。主方为柴胡四妙散加减。处方：柴胡10 g，黄芩10 g，法夏10 g，党参10 g，黄柏10 g，苍术10 g，薏苡仁20 g，怀牛膝15 g，木瓜10 g，全蝎3 g，白芍10 g，杜仲20 g，甘草6 g。共10剂，每日1剂，水煎2次，早晚分服。

2010年6月24日二诊：病史同上，药后胸闷、腹胀明显减轻，现以双下肢胀痛、麻木为主，时有双手指麻木不适，乍有寒热，舌暗红，苔薄黄，脉弦。快速血糖8.8 mmol/L。上方加玄参10 g，僵蚕10 g。共10剂，每日1剂，水煎2次，早晚分服。

2010年7月15日三诊：病史同前，药后寒热症状已控制，肢痛麻木程度较前减轻，纳寐可，二便调，舌暗红、苔黄腻、边有齿痕，脉弦。处方：柴胡10 g，黄芩10 g，法夏10 g，党参10 g，苍术10 g，怀牛膝10 g，薏苡仁15 g，川芎10 g，独活10 g，全蝎3 g，木瓜10 g。共10剂，每日1剂，水煎2次，早晚分服。

2010年8月13日四诊：现以肢体疼痛、麻木为主，无痉挛，纳寐可，二便调，舌暗红，苔黄腻，脉弦细。证属湿热耗伤阴血，导致相火妄动。改用知柏四物汤加味。处方：当归10 g，川芎10 g，知母10 g，黄柏10 g，白芍15 g，熟地黄15 g，桑白皮15 g，天冬15 g，僵蚕10 g，全蝎3 g，鸡血藤15 g，豨莶草10 g，苍术10 g，木瓜10 g，白芷10 g。共20剂，每日1剂，水煎2次，早晚分服。2010年9

月30日至2010年12月17日共复诊2次，守上方服药28剂，基本上不出现麻木、疼痛，病情一度控制。

按语：本案患者初诊见乍有寒热，双手指麻木不适，双下肢胀痛麻木，脉弦，舌暗红，苔黄腻。此乃枢机不利，湿热络瘀。方选小柴胡汤和解少阳，四妙散清热祛湿，加全蝎、木瓜通络。《素问·逆调论》曰："营气虚则不仁，卫气虚则不用，营卫俱虚则不仁且不用。"待湿热清除之后，因湿热耗伤阴血，导致相火妄动，后患者以肢体麻木、疼痛为主，改用知柏四物汤滋养阴血兼清相火，并加木瓜、僵蚕、全蝎、鸡血藤、豨莶草等疏通经络，则收全功。由此观之，中医治病，固守一方一药乃下工之法，有是证用是方，方随证转，乃上工之策。张仲景云"知犯何逆，随证治之"，此之谓也。

第十七节　张崇泉验案

患者，男，62岁。因双下肢麻木、胀痛3个月，加重伴口眼㖞斜半月，于2008年11月3日初诊。患者于3个月前无明显原因出现双下肢麻木、胀痛，就诊于长沙市某医院，诊断为糖尿病，给予瑞格列奈降糖治疗。半个月前因血糖控制不理想，双下肢麻木、胀痛，并出现口眼㖞斜，就诊于另一医院，诊断为2型糖尿病性周围神经病变，面神经炎。经住院治疗10天，未见明显好转，转来我院要求中医治疗。现症：双下肢麻木，胀痛，口眼㖞斜，自觉皮肤干涩不适，下腹部灼热、疼痛明显，口干黏腻，夜寐差，大便干结。舌暗红，苔薄黄，脉弦滑。血压160/90 mmHg。既往有糖尿病病史5年，高血压病史4年。化验空腹血糖7.5 mmol/L，甘油三酯2.24 mmol/L。辨析素体阴虚火旺，灼津为痰，风阳内动，痰瘀痹阻脉络。治法先以熄风化痰、活血通络。方用牵正散合天麻钩藤饮加减。处方：白附子5 g，全蝎3 g，僵蚕10 g，天麻10 g，钩藤（后下）30 g，刺蒺藜20 g，鸡血藤20 g，红花10 g，草决明10 g，夜交藤20 g，合欢皮15 g，丹参30 g，葛根30 g，川牛膝10 g。共7剂，每日1剂。

2008年11月10日二诊：患者口眼㖞斜较前好转，仍双下肢麻木、胀痛，面色潮红，自觉皮肤干涩不适，下腹部灼热、胀痛，寐差，口干，疲乏。大便干结，小便可。舌质暗红，苔薄黄，脉细。血压145/90 mmHg。初诊见效，目前风痰阻络之口眼㖞斜好转，而呈气虚血瘀、阴虚燥热之证。治以益气活血、滋阴清热，方用补阳还五汤加减，处方：黄芪30 g，当归10 g，赤芍10 g，生地20 g，丹参20 g，玄参30 g，忍冬藤25 g，红花8 g，鸡血藤30 g，枳壳10 g，全蝎5 g，黄柏8 g，夜交藤20 g，川牛膝10 g，火麻仁15 g，干地龙8 g，甘草5 g。共7剂，每日1剂。

2008年11月17日三诊：患者口眼㖞斜明显好转。双下肢麻木、胀痛，皮肤干涩不适，下腹部灼热、胀痛等症较前减轻，夜寐安，大便已畅。舌质暗红，苔薄黄，脉细。血压130/85 mmHg。辨析气虚血瘀、阴虚血燥诸症改善，续以前法去夜交藤、火麻仁，再服用7剂巩固疗效。

按语：本患者既往有糖尿病及高血压病史，血糖控制不理想，并发周围神经病变及面神经炎。中医诊断为消渴并发症。初诊辨证为风痰阻络、气虚血瘀、阴虚内热，先治以熄风、化痰、通络为法，方用牵正散合天麻钩藤饮加减。二诊时口眼㖞斜改善，但双下肢麻木、胀痛不减，辨证为气虚血瘀、阴虚内热，治以益气活血、滋阴清热为法。选方为补阳还五汤加减，用药黄芪、当归、赤芍、红花、丹参、鸡血藤、川牛膝等益气养血、活血化瘀；全蝎、地龙、忍冬藤，清热息风通络；生地、玄参滋阴清热；黄柏清热降火；夜交藤养心安神；枳壳、火麻仁行气、润肠、通便。服药后病情明显好转。三诊时嘱其续服原方加减巩固疗效。

第十八节　高彦彬验案

患者，女，18岁。主因多饮、多尿4年，伴四肢麻痛1月余，于2006年5月27日收入院。患者于2002年5月无明显诱因出现多饮、多尿伴呕吐，住当地县医院诊治，查空腹血糖22.3 mmol/L，酮体（++++）。诊断为1型糖尿病，糖尿病酮症酸中毒。经补液及静脉滴注胰岛素治疗，病情好转出院。出院后每日3次皮下注射胰岛素控制血糖，血糖控制尚可。2006年4月出现四肢麻木、疼痛，在当地医院经中西医治疗，疗效不佳，故来本院诊治，为系统诊治收入院。症见：形体消瘦，口干，食欲缺乏，每日纳食不足200 g，大便干，二日一行，胸胁少腹胀痛，得温则舒，情志抑郁，少言寡语，月经已4个月未行，四肢肢体麻痛，下肢为重。口唇色暗，舌体适中，舌质暗、有瘀斑，舌苔白，脉沉细涩。查体：腹部平软，脐周及下腹有轻微压疼，无肌紧张及反跳痛，墨菲征（-），麦氏点压痛（-）。实验室检查：空腹血糖11.8 mmol/L，餐后2小时血糖13.6 mmol/L，空腹胰岛素3.8 mU/L，空腹血清C肽0.12 nmol/L。腹部B超、全消化道造影未见异常。尿常规、肝功能、胸透、心电图正常。肌电图示：双侧感觉神经传导速度减慢。中医诊断：消渴病，消渴病痹痿。西医诊断：1型糖尿病，糖尿病性周围神经病变。分析病机，此为消渴病日久，情志抑郁，肝郁气滞，久病入络，络脉瘀阻，治以疏肝理气、活血通络。选方为血府逐瘀汤加减。处方：柴胡10 g，枳壳10 g，枳实10 g，赤芍15 g，桃仁10 g，红花10 g，当归10 g，川芎15 g，葛根15 g，丹参30 g，牛膝12 g，生地30 g，甘草6 g。共3剂，水煎服，每日1剂，分2次服。嘱患者忌食肥甘厚味，适当活动，避风寒，调情志。该患者为青年学生，情志抑郁，医护人员多次进行疏导教育工作，使患者情志舒畅。

二诊：患者诉服上方3剂，诸症未减，少腹疼痛加剧，舌脉同前，查腹部体征同前。结合患者停经4个月，腹痛得温则舒，此为气滞寒凝血瘀，治以温经散寒、理气活血。选方为少腹逐瘀汤加减。处方：炮姜8 g，小茴香8 g，肉桂5 g，柴胡10 g，枳壳10 g，制香附10 g，延胡索10 g，五灵脂10 g，当归10 g，川芎10 g，赤芍10 g，蒲黄10 g。共5剂，水煎服，每日1剂。并嘱其用热水袋热敷腹部。

三诊：上方服用5剂，腹痛明显减轻。原方又进10剂。月经来潮、量少、有血块，患者精神较前振奋，心情较前舒畅，食欲增加，每日纳食300～500 g，仍有四肢麻痛，上方加秦艽10 g，木瓜30 g，继服10剂。

四诊：上方服用10剂，胸胁、少腹胀痛消失，四肢麻痛稍有缓解，舌暗，苔白，脉沉细。此为络脉瘀阻、肝肾亏虚之证，治以活血通络为主，兼滋补肝肾。处方：白花蛇10 g，当归10 g，川芎10 g，鸡血藤15 g，赤白芍10 g，狗脊15 g，地龙12 g，牛膝12 g，山茱萸10 g，木瓜30 g，秦艽10 g，柴胡10 g，瓜蒌皮15 g。水煎服，每日1剂。上方服15剂，四肢周身麻痛基本消失，复查空腹血糖6.5 mmol/L，餐后2小时血糖8.1 mmol/L，体重增加5 kg。后改服六味地黄丸及本院自制活络止消丸，每次各6 g，每日2次，嘱定期门诊复查，随访半年，病情稳定。

按语：本例为1型糖尿病合并周围神经病变，对于糖尿病性周围神经病变的临床表现，中医文献中早有论述，如消渴病日久"腿膝枯细，骨节酸疼"（《丹溪心法》），"足膝痿弱，寸步艰难"（《续名医类案》），"四肢痿弱无力""手足烦疼"（《普济方》），"手足麻木"（《王旭高医案》），这些描述与糖尿病性周围神经病变颇为相似。本例患者14岁即患1型糖尿病，需终身依靠胰岛素治疗，因此患者情志抑郁、肝郁气滞；且消渴病日久，久病入络，络脉瘀阻。肝郁气滞则胸胁少腹胀痛、情志抑郁、少言寡语；四肢络脉瘀阻、筋脉失养，则四肢麻痛；肝郁气滞、木克脾土，则脾虚纳少、形体消瘦；瘀阻胞络、胞络不通则月经不行；口唇色暗，舌体适中，舌质紫黯、有瘀斑，舌苔白，脉沉细涩均为络脉瘀阻表现。本案治疗可分3个阶段。第1阶段中医辨证为肝郁气滞、络脉瘀阻，忽视了寒凝血瘀这一病机特点，而单纯采用疏肝理气、活血通络治疗，不仅没有使症状改善，反而使腹痛加剧。第2阶段改疏肝理气、活血通络为温经散寒、理气活血，用少腹逐瘀汤加减，使腹痛大减，月经来潮，患者心情舒畅、食欲增加，这再一次说明中医药治疗疾病，要想获得较好疗效，应在辨证论治方面下功夫。许多著名的中医的诊治之所以有很好的疗效，除临床经验外，准确辨证、灵活加减是其主要原因。第3阶段主要针对络脉瘀阻、肝肾亏虚而致的四肢麻痛，采用活血通络为主，兼以滋补肝肾，使病情缓解。

第十九节　史载祥验案

　　患者，男，62岁，2001年7月24日初诊。因四肢疼痛、麻木1年，加重1个月收住本院神经内科。患者于12年前发现糖尿病，未予以正规治疗，近1年来始用降糖药，但血糖控制不理想。1年前逐渐出现四肢疼痛、麻木，近1个月加重，入院诊断为糖尿病性周围神经炎，予以胰岛素治疗，血糖控制尚可，静脉滴注血栓通，口服索米痛片、布洛芬缓释胶囊、卡马西平、维生素B等，疗效不明显，患者要求服用中药治疗。诊见：肢体疼痛、麻木以夜间为甚，伴头晕耳鸣，面目水肿，胸闷憋气，便秘，舌质暗、苔薄黄腻，脉沉细弦。证属气阴不足，水湿内蕴，血瘀络阻。治宜益气养阴，散寒除湿，活血通络，方以四藤一仙汤加减。处方：生黄芪、山茱萸、络石藤、鸡血藤、三棱、莪术各15 g，天花粉50 g，威灵仙10 g，青风藤、鸡内金各12 g，忍冬藤20 g，益母草30 g，北五加皮2 g。共7剂，每日1剂，水煎，早晚分服。

　　7月31日二诊：患者四肢疼痛、麻木如前，面目水肿、胸闷减轻，舌淡暗、苔薄白，脉沉细。初诊处方去青风藤，加海风藤、僵蚕各15 g，天花粉60 g，鸡内金15 g。共7剂。

　　8月7日三诊：患者四肢疼痛、麻木稍减，面目水肿同前，舌暗、苔白腻，脉沉细。证属阳虚水泛，经络阻塞。治宜温肾利水，活血通络，方以真武汤合四藤一仙汤加减。处方：熟附子8 g，猪苓、忍冬藤、鸡血藤、茯苓各15 g，络石藤、白芍各12 g，苍术、白术、干姜、海风藤、威灵仙各10 g，天花粉50 g。共7剂。

　　8月14日四诊：患者四肢痛明显减轻，水肿亦减，已停服镇痛药，近5天可安睡，舌淡暗、苔薄白，脉沉细。效不更方，改用三诊处方熟附子10 g，加山茱萸12 g，生黄芪10 g。继服7剂。

　　8月21日五诊：四肢痛消失，轻微麻木、水肿基本消退，仍头晕耳鸣，舌有齿痕、苔薄白，脉左沉细、右细弦。守上方加减，继服14剂，以巩固疗效。随访4年，虽四肢有时轻微麻木，但疼痛未再复发。

　　按语：患者有糖尿病，病史日久，合并周围神经病变，病机以气阴不足为主，久病入络，不通则痛，故见四肢疼痛、麻木。初诊治以益气养阴、活血通络为主，方以通络活血之四藤一仙汤，酌加三棱、莪术、鸡内金以活血化瘀，北五加皮以祛湿；黄芪、天花粉、山茱萸以益气养阴，症状虽减但不明显。史教授认为，糖尿病性周围神经病变主要病机是肾气亏虚、瘀血阻络，患者脉象始终以沉细为主，考虑患者消渴日久，阴损及阳，久病及肾，致肾阳不足，水气不化而面目水肿，故应标本兼顾，改用真武汤合四藤一仙汤加减，一则温肾壮阳、利水，二则通络、活血、镇痛。并针对气阴、肾阳不足，调整方药变化，守变结合，终收显效且疗效巩固。

第二十节　卢永兵验案

验案一

患者，男，55岁，港商，2006年10月23日初诊。患者患糖尿病10余年，双下肢疼痛半年。现症见：面色㿠白，身体消瘦（体重37.5 kg），双下肢日夜痹痛，夜间为甚，经常失眠，需由其夫人为他按摩下肢才能睡1小时，头晕，乏力，健忘，四肢不温，走路不稳，纳少，小便清长，大便溏，口不干，舌淡，舌尖有瘀点，脉细缓。血压110/60 mmHg，血糖9.8 mmol/L。处方：黄芪80 g，新开河参10 g，丹参15 g，川芎8 g，蜈蚣10 g，田七20 g，红花8 g，桂枝5 g，鸡血藤20 g，血风藤20 g，路路通20 g，水蛭10 g，熟地黄15 g，附子8 g。日煎1剂，连煎2次，煎得药液混合，分2次温服。

7日后二诊，患者下肢痹痛减轻，效不更方，再进7剂。三诊时，患者下肢痹痛明显减轻，夜间不必其夫人按摩，能睡3～4小时，食欲增加，头晕消失，乏力减轻，二便正常。上方再服20剂，诸症基本消失，体重增加2 kg，血糖7.6 mmol/L。上方去蜈蚣、水蛭，加山茱萸15 g，服15剂，一切正常。

验案二

患者，男，78岁，离休干部，2007年3月10日初诊。现病史：高血压病史10年，糖尿病病史6年，两踝关节周围刺痛3个月。现症见：面色晦暗，头晕痛，耳鸣，夜睡不安，多梦易醒，两踝关节至足趾常如刀割样疼痛，肤色紫黯，微肿，体倦，四肢无力，站立不稳，唇紫黯，舌尖布满瘀点，舌边有瘀斑，舌下静脉怒张，脉弦。血压145/90 mmHg，血糖7.9 mmol/L，甘油三酯为1.91 mmol/L。处方：黄芪80 g，当归10 g，川芎8 g，党参10 g，红花8 g，田七20 g，桃仁10 g，水蛭10 g，蜈蚣10 g，全蝎10 g，桂枝5 g，血风藤15 g，鸡血藤15 g，路路通15 g。日煎1剂，连煎2次，2次药液混合，分2次温服。药渣再煎，加白酒，晚间温泡双足。

7日后二诊：患者下肢刀割样疼痛减轻，肿消，头痛消失，体倦乏力减轻，睡眠改善，已效，再进7剂。

三诊：患者双足无刀割样疼痛，仍有轻度痹痛，局部肤色正常，耳鸣、头晕减轻，站立、走路已无大碍。再进15剂，面部、口唇晦暗消失，舌瘀点、瘀斑变淡，全身症状基本消失，外出行走自如，血压正常，血糖6.8 mmol/L，甘油三酯1.5 mmol/L。上方去桃仁、水蛭、蜈蚣、全蝎，加熟地黄、山茱萸各12 g，服10剂，一切正常。

验案三

患者，女，72岁，退休职工，2007年8月13日初诊。现病史：糖尿病病史8年，下肢麻木、痿软3个月。现症见：头晕，心悸，乏力，失眠，口干，多汗，午后常有低热，大便结，3～4日1次，小便赤，下肢麻木，痿软无力，有时不能站立，足心热，唇舌红，舌中央有裂纹，舌尖有瘀点，少苔，脉细数。血糖8.7 mmol/L。处方：黄芪50 g，西洋参（另煎）10 g，熟地黄15 g，葛根20 g，玄参15 g，田七12 g，麦冬15 g，水蛭10 g，地龙10 g，知母10 g，鸡血藤20 g，血风藤20 g，路路通15 g。日煎1剂，连煎2次，药液混合，分2次温服。

7日后二诊：唇舌红消退，头晕、乏力、下肢麻木减轻，睡眠改善，大便通。有效，再投7剂。

三诊：下肢麻木、痿软明显减轻，汗、热退，口干多汗消失。再进15剂，诸症基本消失，能外出散步。嘱用西洋参煎汤送服六味地黄丸半个月，一切正常。

按语：糖尿病性周围神经病变是常见病、多发病、难治病，严重影响患者健康与生活质量。中医没有此病名，临证以疼痛为主者可纳入"痹证"范围；以麻木不仁、痿软为主者可纳入"麻木"范围，卢老用益气活血通络汤治疗糖尿病性周围神经病变，获得很好疗效。益气活血通络汤组成为黄芪、丹参、田七、川芎、红花、鸡血藤、血风藤、桂枝、路路通、水蛭、全蝎、蜈蚣、地龙，全方有益气活血、通络镇痛功效。黄芪益气通脉，与活血药配用，更能促进血运，改善微血管循环，并能提高免疫功能；卢老临证常用50～100 g，对通调血脉、扩张血管有很好疗效。丹参、田七、川芎、红花活血化瘀，养血镇痛。鸡血藤、血风藤、路路通活血祛风通络，利关节。临证观察，糖尿病性周围神经病变，基本都有血瘀证，治疗应配用活血化瘀通络之品，才能显效。水蛭、蜈蚣、地龙化瘀通络。叶桂曰："病久则邪正混处其间，草木不能见效，当以虫蚁疏通逐邪。"糖尿病性周围神经病变证型很多，虚实夹杂，临证当仔细辨别，灵活遣方用药，方可收到显效。

第二十一节　周绍华验案

验案一

患者，男，59岁，主因"双手麻木1年"就诊。患者双手麻木1年，怕风，无肢体无力，无疼痛。肌电图提示：正中神经、尺神经传导速度减慢，曾用维生素 B_1、腺苷钴胺治疗效果欠佳，纳眠可，二便调。舌尖红，苔黄。既往有糖尿病病史10年，否认农药、药物接触史。西医诊断为糖尿病性周围神经病变。中医诊断为痹证，辨证属血虚生风，治以养血活血、疏风通络，方用桃红四物汤加当归补血汤加减化裁。处方：熟地30 g，生地30 g，当归12 g，赤芍12 g，红花10 g，桃仁10 g，川芎10 g，丹参30 g，三七粉3 g，鸡血藤30 g，生黄芪30 g，党参15 g，乌蛇肉10 g，地龙10 g，羌活15 g，威灵仙10 g，怀牛膝15 g，防风10 g，天麻10 g，杜仲10 g，生甘草10 g。服用上方14剂，症状明显缓解，上方继续服用14剂，患者症状明显改善，偶有双手指尖麻木感。

验案二

患者，男，68岁，主因"左手麻木僵硬、活动受限半年"就诊。患者于半年前无明显诱因出现左手麻木、僵硬，活动欠灵活，病情缓慢逐渐进展。既往有糖尿病病史15年，否认外伤史，否认农药及药物接触史。肌电图提示：周围神经损伤。舌质正常，苔薄黄，脉沉细。西医诊断为糖尿病性周围神经病。中医诊断为痹证，辨证属营卫亏虚，血虚生风，给予桃红四物汤合补阳还五汤加减化裁。处方：炙黄芪30 g，当归12 g，桃仁10 g，红花10 g，川芎10 g，赤芍12 g，熟地30 g，羌活12 g，威灵仙10 g，桂枝10 g，天麻10 g，三七粉3 g，鸡血藤30 g。

二诊：服用上方14剂后，患者麻木、僵硬症状好转，活动仍欠灵活，上方加盐杜仲12 g，怀牛膝15 g，可补肾、强筋、壮骨。继服21剂，电话随访，诸症悉减。

按语：周绍华教授认为，营卫亏虚、久病伤气血等都可以形成肢体麻木不仁，出现对称性"手套、袜套"样感觉减退或异常，手或足力弱，即《素问·逆调论》所说"荣气虚则不仁，卫气虚则不用"。常选用黄芪桂枝五物汤加减，以调养荣卫，祛风散邪。方中以黄芪甘温补气，补在表之卫气。桂枝为臣，散风寒而温经通痹，合以芍药养血和营而通血痹。佐以生姜辛温，疏散风邪。大枣为使药，甘温、养血益气。若风邪偏重者，加防风、防己以祛风化湿通络；兼血瘀者，可加桃仁、红花以活血通络；偏于上肢重者，加桑枝、羌活、威灵仙；偏于下肢重者，加萆薢、牛膝、木瓜等。偏于寒湿侵袭，气血瘀阻者，表现为手或足麻木，疼痛汗出，对称性"手套、袜套"样感觉减退，肢冷，手或足无力，甚至四肢无力，四肢末端皮肤变嫩，红紫且肿，纳呆便溏，舌质淡，苔白腻，脉濡或紧。周绍华教授善用川芎茯苓汤加减，有散寒除湿、理气活血之效。偏于上肢为主者，酌加羌活、片姜黄、威灵仙祛风通络；下肢为主者，酌加川牛膝行血通络；疼痛者，加制乳没活血镇痛；出现苔黄腻、脉濡数、寒湿化热之象时，去桂枝、细辛之温热药，酌加桑枝、秦艽、忍冬藤、苍术、黄柏祛风通络，燥湿清热；偏于湿热浸淫者，表现为筋脉弛缓，肢体远端不完全性瘫痪，麻木不仁，手足肿胀出汗，倦怠无力，腹胀便溏，小便短赤，苔黄腻，脉沉软而数者，治以二妙散加味或虎潜丸加减清热利湿，活血通络；腹胀、便溏者，加山药、炒薏苡仁、木香健脾理气。

周绍华教授认为"血分证"贯穿于该病始终，认为血虚、血瘀、血热、血寒等证必然会出现麻木、疼痛等周围神经受损的症状，主要因为血液亏虚或枯少，血不养筋，筋脉失养，通行不利，或血虚不润而生燥，血燥而内风自起，以致血液不能正常输布于诸筋之末，或气机郁滞，气虚不能推动血行，瘀血内生，阻滞经络，而致手足发麻、皮肤瘙痒等糖尿病性周围神经病变的表现。若表现为手或足麻木，蚁走感，刺痛灼热，肢体远端无力，筋脉弛缓，肢体远端皮肤干燥、发凉、苍白或青紫，汗少或多汗，舌质暗红或有瘀斑，苔薄黄或薄白，脉弦或弦细等血虚血瘀、筋脉失养者，周绍华教授善用当归补血汤加四物汤加味益气养血，祛风通络。方中以黄芪大补脾肺之气，以资化源，使气旺血生，配四物汤养血和营，阳生阴长，气旺血生。若下肢麻木者，加红花、丹参、杜仲、川牛膝活血通络；皮肤发凉、疼痛者，去桑枝加桂枝、附子、细辛温阳通络；多汗者，加牡蛎、生黄芪益气固表敛汗；若表现为肢端疼痛，不能入睡，怕盖棉被，麻木不仁，手足无力，肿胀汗出，皮肤色暗或有瘀斑，苔薄，脉紧涩等瘀血凝滞者，治以身痛逐瘀汤加减活血通络；手足无力、肿胀汗出者，酌加生黄芪、潞党参、云茯苓、嫩桂枝等益气健脾、温阳通络。

第二十二节　魏子孝验案

患者，男，54岁，2010年3月24日初诊。近2个月来，患者皮肤瘙痒，双足麻木明显。既往有2型糖尿病病史10余年，曾诊断2型糖尿病性周围神经病变，目前使用胰岛素控制血糖，血糖控制情况一般。查皮肤干燥、脱屑，多处搔抓痕，有血痂，双足浅感觉"袜套"样减退。舌胖、边有齿痕、略暗、淡红，苔薄白，脉弦略数。西医诊断：2型糖尿病，2型糖尿病性周围神经病变。中医辨证为血虚风燥。治宜益气养血祛风，予黄芪桂枝五物汤加减。药用：生黄芪30g，白芍30g，丹皮12g，桃仁10g，红花10g，地龙12g，桑枝15g，白蒺藜12g，白鲜皮12g，防风10g，徐长卿20g。共7剂，水煎服，每日1剂。服用7剂后，患者瘙痒之症有所缓解，但局部皮肤仍有干燥、脱屑，嘱原方再进7剂。

按语：糖尿病性周围神经病变伴见瘙痒症者，在治疗时须兼顾控制血糖、营养神经等，往往瘙痒症状也可得到一定程度缓解。中医理论认为，皮肤、毛发皆属体表，与肺卫相合，若其病，治当以祛风为则。在治疗瘙痒时，注意辨清有无热象，注意养血祛风。本案患者消渴病久，存在周围神经病变等并发症，湿、热之象不甚明显，故治疗时选用药性平和之品黄芪桂枝五物汤加减。方中黄芪益气实卫，白芍养血柔肝，且不滋腻，不影响气血运行，故均重用之。将原方桂枝易为桑枝以通经络，合黄芪、白芍补气养血通络；另配以丹皮、桃红、地龙活血、通经络，白蒺藜、白鲜皮、防风、徐长卿等药物祛风止痒。另外，白芍味酸，有仿过敏煎（防风、银柴胡、乌梅、五味子）之意；地龙经现代药理研究发现有抗过敏作用，故参以用之。

第二十三节　钱秋海验案

患者，女，56岁，于2018年10月28日初诊。血糖升高5年余，伴胃脘部不适1月余。患者于5年前因眼部不适在当地卫生院就诊时发现血糖升高，时测空腹血糖13 mmol/L，未予重视，未规律服药。2个月前患者无明显诱因出现视物模糊，遂于2018年10月24日于当地市立医院住院治疗，为控制血糖，给予口服维格列汀片50 mg，每日1次；皮下注射甘精胰岛素8 U，每日1次，血糖控制可。后因恶心干呕，胃脘部不适，于省内某中医院内分泌科就诊，刻下症：恶心干呕，腹胀，口干口苦，视物模糊，全身乏力、瘙痒，双下肢麻木、发凉，时有疼痛，烦躁，纳呆，眠差，小便频，大便干，需服药物辅助排便，舌红苔黄，脉弦细。辅助检查：糖化血红蛋白6.6%；电子肠镜提示结肠黑变病（轻度）。诊断：糖尿病性胃轻瘫。中药以疏肝理气、通腑泄热为原则，方选大柴胡汤加减。整方如下：柴胡24 g，清半夏12 g，黄芩12 g，枳壳30 g，赤芍15 g，酒大黄9 g，竹茹9 g，陈皮12 g，厚朴15 g，芒硝6 g，水煎400mL，少量频服，每日1剂。

复诊：服用3剂以后，腹胀明显减轻，余症状仍存在，原方加减。整方如下：柴胡20 g，清半夏15 g，黄芩9 g，枳实15 g，枳壳15 g，赤芍20 g，酒大黄9 g，桂枝15 g，干姜6 g，厚朴15 g，炙甘草9 g，炒山药30 g。水煎400mL，少量频服，每日1剂。

复诊：服用2剂以后，恶心、干呕缓解，食欲增加，口干、口苦减轻，中药以理气和胃为原则，方选大柴胡汤合平胃散加减。整方如下：柴胡12 g，清半夏9 g，黄芩9 g，枳实15 g，枳壳15 g，赤芍20 g，大黄15 g，干姜9 g，芒硝6 g，炒山药30 g，黄连9 g，焦神曲15 g，鸡内金12 g，炒谷芽30 g，炒稻芽30 g，竹茹9 g，砂仁9 g，苍术30 g，白术30 g，厚朴30 g，木香9 g，紫苏子15 g，紫苏梗12 g，瓜蒌30 g，天麻15 g，龙骨15 g，牡蛎15 g，炒枣仁30 g。水煎400mL，分早、晚餐后半小时温服，每次200mL，每日1剂。

复诊：服药3剂后，患者未再出现恶心、干呕的症状，全身乏力、瘙痒缓解，纳眠可，小便调，大便干，上方继服。同时加用枸橼酸莫沙必利片5 mg口服，每日3次，以增加胃肠动力。此外，可在餐后顺时针按揉腹部30次，走动10分钟，反复3～5个循环。定期随诊。

按语：《医方集解》记载"少阳固不可下，然兼阳明腑实则当下"。方中重用柴胡为君药，配臣药黄芩和解清热，以除少阳之邪；轻用大黄配枳壳以内泻阳明热结，行气消痞，亦为臣药。赤芍清热凉血，散瘀镇痛，与枳壳相伍可以理气和血，以除心下满痛；半夏和胃降逆，共为佐药。竹茹与半夏、厚朴相配可除烦止呕，下气宽中。方中又加入少许芒硝，可起到泻下通便的作用。后方加减时枳实与枳壳同用，《本草纲目》言："枳实利胸膈，枳壳利肠胃。然张仲景治胸痹、痞满，以枳实为要药，诸方治下血痔痢大便秘寒，里急后重，又以枳壳为通用，则枳实不独治下，而枳壳不独治高也。"加用炒山药防寒凉太过，以顾护脾胃，所以，在遣方用药时，钱教授也强调理法方药相统一，师古而不泥古。此外，在服药方法上，钱教授也强调因人而异，在患者恶心、干呕症状严重时，强调少量频服，以减轻患者的胃肠负担，加强对药物的吸收，在患者恶心、干呕的症状改善以后，即可改为早、晚餐后服。

第二十四节　倪青验案

患者，男，55岁，2013年3月5日初诊。主诉：血糖升高18年，伴四肢末端麻木2个月。患者于1995年无明显症状，单位常规体检时发现血糖升高，空腹血糖8.4 mmol/L，未进行糖耐量等相关检查，当地医院嘱其饮食、运动控制，多年来未服用药物，空腹血糖控制在6～8 mmol/L。近1年来血糖控制不理想，2013年2月开始出现下肢麻木、发凉、发热、蚁行感、电击感，1个月前在某医院确诊为周围神经病变，予阿卡波糖片50 mg口服，每日3次，现空腹血糖控制为约8 mmol/L，餐后2小时血糖10～11 mmol/L。刻下症：易倦乏力明显，下肢酸软，自汗，有怕冷、怕热感觉，手足发凉、麻木，局部灼热感，下肢时有蚁行感、电击感。纳眠可，大便一两日一行，质初可后不成形，黏而不易冲洗，小便有泡沫。舌质紫黯、边有齿痕，脉弦滑。既往有高血压、高脂血症。西医诊断：2型糖尿病，糖尿病性周围神经病变，高血压，高脂血证。中医诊断：消渴病痹证，辨证为气虚血瘀证；治法为益气活血、通络镇痛。方选自拟经验方，具体药物如下：太子参15 g，生黄芪15 g，浮小麦30 g，首乌藤30 g，丹参30 g，络石藤30 g，海风藤30 g，威灵仙10 g，鸡血藤30 g，红花30 g，地龙15 g，延胡索15 g，三七粉（冲服）3 g，黄精30 g，伸筋草30 g，天麻10 g。共30剂，每日1剂，水煎服，分早、晚两次服用。

2013年4月7日二诊。患者服药后，乏力好转，双手麻木好转，夜间双下肢汗出，仍有怕冷、怕热的感觉，且双下肢有游走性发热。纳眠可，大便成形，质干，二日一行，小便有泡沫。舌质暗红、苔薄，边有齿痕，脉弦。自测血糖：空腹血糖5～6 mmol/L，餐后血糖7～10 mmol/L。患者舌边缘有齿痕，怕冷，考虑气虚血瘀兼有脾阳亏虚，故治以益气通络、温阳健脾。方用黄芪桂枝五物汤加减，具体药物如下：黄芪30 g，桂枝10 g，白芍30 g，当归10 g，仙茅6 g，淫羊藿6 g，补骨脂15 g，干姜10 g，制附片（先煎）10 g，姜黄15 g，山茱萸20 g，大枣6枚，焦神曲15 g，炒谷芽15 g，炒麦芽15 g，三七粉（冲服）3 g，牛蒡子10 g。共14剂，每日1剂，水煎服，分早、晚两次服用。

2013年4月24日三诊。患者服药后，乏力较前明显减轻，现已基本对生活无影响，手麻消失。唯觉下肢时有游走性发热，双下肢出凉汗。纳眠可，大便尚调，小便泡沫明显减少。舌质暗红、边有齿痕，苔薄，脉弦滑。自测随机血糖、空腹血糖控制尚可。效不更方，继予上方14剂治疗。2周后随访，患者诸症缓解，血糖控制平稳。

按语：倪教授临证认为消渴病痹证属于消渴病的变证，是由于消渴病日久，阴阳气血亏虚，气虚则血行无力，阴虚则无水行舟，阳虚则寒凝瘀阻，血虚则筋脉失养，从而导致脉络瘀阻而发病。其病机以气血亏虚为本，日久可导致阴阳两虚，因虚致瘀，瘀血阻络，筋脉肌肉失去温煦濡养而发为该病，乃本虚标实之证。

针对该病患者，倪教授以祝谌予的四藤一仙汤为基础方，该方组成为鸡血藤、首乌藤、络石藤、海风藤、威灵仙。鸡血藤味苦微甘、性温，归肝、心、肾经，具有活血舒筋、养血调经的功效；首乌藤、味甘性平，归心、肝经，具有养血安神、祛风通络的作用；络石藤味苦、辛，性微寒，归心、肝、肾经，具有通络镇痛、凉血清热、解毒消肿的功效；海风藤味辛、苦，性微温，归肝经，可祛风湿、通经络、镇痹痛；威灵仙味辛、咸，性温，归膀胱经、肝经，可祛风除湿、通络镇痛。五味药虽然都有通络镇痛之功效，但兼具活血、养血、凉血、祛风湿、解毒消肿五要素，五药相合，补虚祛邪，邪去而不伤正，更符合消渴病痹证本虚标实的病机。可见倪教授组方加减用药细致入微，用药精准。

二诊时，患者双手麻木好转，邪气已祛，正气不足成为致病主要因素，故二诊选用了能"温、补、通、调"的黄芪桂枝五物汤。在临床中，黄芪桂枝五物汤是治疗糖尿病性周围神经病变常用的方剂。黄芪桂枝五物汤出自《金匮要略》，"血痹，阴阳俱微，寸口关上微，尺中小紧，外证身体不仁，如风痹状，黄芪桂枝五物汤主之"，具有温、补、通、调等作用。其组方是由桂枝汤去甘草加黄芪并加重生姜分量而成，方内黄芪有补气、通阳气、治血脉、治麻木的功用；桂枝、白芍有温阳、行血破滞的功用；姜、枣调和营卫，血痹病位在表，故倍用生姜以宣气走表，使气行血不滞而痹除。全方具有温阳补气、祛风除痹的功效。倪教授在临证中以经方为基础，运用灵活的中医思维，随证加减，切合病因病机，疗效甚佳。倪教授将黄芪桂枝五物汤分解为两大法，即温阳益气法和活血化瘀法，药物组成和剂量则随患者具体情况而定。若气虚明显，则加太子参、黄精、山药、山茱萸以健脾益气，脾胃健运，则气血生化有源；若阳虚明显，则加黑附子、桂枝、仙茅、淫羊藿、补骨脂以温补肾阳，肾阳充足，则温煦功能正常；血瘀明显，则加丹参、姜黄、郁金、赤芍、水蛭、地龙、三七粉以活血化瘀、通络镇痛；若疼痛明显，则加鸡血藤、首乌藤、络石藤、延胡索、白芍等缓急镇痛。二诊中结合证候、舌、脉，患者有脾阳虚之证候，故易生姜为干姜，加强温补脾阳之效。

倪教授结合多年丰富的中医药使用经验，选药精准，细致入微，组方之时活用经典，不拘泥于古方，随证加减用药，将病症、证候、方药三者有机结合，临床疗效颇佳。

第二十五节　庞国明验案

患者，女，退休工人，开封市人，于2018年6月26日来我院就诊。主诉：间断口干、多饮6年，伴右足底破溃2日。现病史：患者于6年前诊断为"2型糖尿病"，一直在某医院应用自制药（具体成分不详）控制血糖，自测空腹血糖波动在7 mmol/L左右，餐后血糖波动在11 mmol/L左右，2日前患者家属为其穿鞋时发现患者右足底破溃出血，自行包扎处理，今为进一步系统治疗慕名来我院就诊。入院症见：神志清，精神萎靡，乏力倦怠，口干、口苦、多饮，发热，体温37.5 ℃，视物模糊，恶心欲呕，呕吐物为少量胃内容物，无头晕、头痛，无咳嗽、咳痰，无腹痛、腹泻；手足麻木，右下肢套袜感，右下肢肤温高，右足踝部以下红肿，右足底见一直径约1 cm创面，向深处形成窦道至右外踝处，有脓血性分泌物渗出，无恶臭味；胃纳差，夜眠可，小便正常，大便干、五六日一行。舌暗红、无苔，脉细涩。患者于17年前因跌倒致"右踝关节骨折错位"，予保守治疗，长期右踝活动不利。入院前于外院查下肢血管彩超：右下肢动脉血管粥样硬化，双下肢静脉血流流速缓慢，右侧腹股沟多发肿大淋巴结。入院后查四肢血流多普勒：左侧踝肱指数（ABI）值为0.87，波形一相波变低，波幅增宽，左侧为轻度血管病变；右侧ABI值为0.53，波形一相波变低，波幅增宽，伴有杂音，右侧为中度血管病变（右胫后动脉因伤口包扎无法检查）。X线检查：右足距骨及跟骨可见骨密度减低并可见明显骨质破坏。西医诊断：2型糖尿病性足病（Wagner 3级）。中医诊断：脱疽，热毒伤阴、瘀阻脉络证。西医予控制血糖，抗感染，改善循环，营养支持及对症治疗。中医治疗以清热解毒、养阴活血为原则，方以顾步汤加减。具体药物如下：黄芪30 g，太子参30 g，石斛10 g，当归10 g，金银花30 g，川牛膝 30 g，菊花 15 g，地龙 30 g，蒲公英 15 g，地丁 15 g，连翘 15 g，甘草 10 g，炒麦芽 30 g，炒神曲 30 g，白术 30 g。共 3 剂，水煎 400 mL，早晚温服。配合臭氧、冷光治疗，清创后予玉红膏外敷，每日 1 次，半个月后患者病情明显好转，精神可，稍乏力、口干，无恶心、呕吐，右下肢皮温接近正常，右足踝部以下红肿基本消退，右足底创面颜色红黄相间，内置引流条可见少量血性分泌物，无恶臭味，予超声清创配合外科换药，继续予玉红膏外用，配合臭氧、冷光治疗。1 个月后患者右足底创面颜色鲜红，无脓血性分泌物，稍感乏力，无其他特殊不适，考虑患者病久不愈、气血亏虚，此时当辨证为气血两虚、络脉瘀阻，治以补气养血、化瘀通络，方以八珍汤合血府逐瘀汤化裁。具体用药如下：太子参 30 g，茯苓 20 g，白术 30 g，当归 10 g，川芎 10 g，赤芍 30 g，地黄 20 g，炒桃仁 10 g，红花 10 g，炒枳壳 10 g，川牛膝 30 g，鸡血藤 30 g，黄芪 30 g，炙甘草 6 g。同时改玉红膏为生肌膏外用，隔日换药 1 次，渐至 3 日换药 1 次。2 个月后，患者右足创面完全愈合。

按语：糖尿病足的发病率逐年增加，庞国明教授认为早期预防及治疗最重要，可在严格控制血糖、血压及血脂，合理选用敏感抗生素，并用改善血液循环药物静脉滴注，结合中西医非药物疗法，注意足部日常护理等的基础治疗上，采用中药外治疗法、血管介入疗法、臭氧套袋疗法、冷光照射疗法、超声清创疗法来治疗糖尿病足，可提高患者生活质量，在一定程度上减少截肢率，总有效率高达 90%，这体现了传统中医疗法的治疗优势。糖尿病足的治疗要整合内分泌科、骨科、外科、周围血管科、介入科、干细胞移植、糖尿病足矫形中心等科室，突出中医换药特色，保全糖尿病足肢体，提高糖尿病足患者的生活质量，使糖尿病足患者走好健康生活的每一步。

第二十六节　朱章志验案

验案一

患者，女，67 岁，2018 年 4 月 29 日初诊。既往有糖尿病病史 15 年。因"排尿困难 2 年余"于广州某医院门诊就诊。刻诊：排尿困难、淋漓不尽，量少而频，泡沫尿，下腹胀痛，小便时伴小腹坠胀感，双下肢冷麻，心中烦闷，郁郁不舒，神疲乏力，偶有胃脘部胀痛，胃中嘈杂，伴胃灼热感，腰背部湿冷、酸痛，口干不欲饮，纳多，然食后胃胀不消，夜寐难安，大便偏稀烂，日行 1 ～ 2 次。舌淡暗，苔薄黄，稍腻，脉弦滑。查尿常规尿糖（++），空腹血糖为 13.7 mmol/L，排尿后膀胱彩超提示：残余尿量 150 mL。诊断为 2 型糖尿病、糖尿病神经源性膀胱。中医诊断为消渴淋病，辨证为寒热错杂证，膀胱气化不利。方拟仲景之半夏泻心汤加减。具体方药如下：半夏 15 g，黄芩 10 g，黄连 6 g，干姜 15 g，甘草 20 g，红参 10 g，白术 15 g，附子 12 g（先煎），黄芪 30 g，酒萸肉 45 g，白芍 30 g，桂枝 10 g，麻黄 8 g，细辛 10 g，车前子 15 g，生姜 30 g。上方加足量水煎煮 2 小时至浓汤一碗（约 250mL），上、下午分 2 次温服，复渣，每日 1 剂，连服 7 剂。嘱患者忌生冷寒凉饮食，调畅情志，规律作息，避风寒。

2018 年 5 月 16 日二诊。患者诉小便较前顺畅，下腹冷痛坠胀感较前明显减轻，夜尿次数减少，5 ～ 6 次 / 夜，神疲乏力、胃脘部胀闷感减轻，嗳气，无反酸，腰背部仍有冷痛不适，偶有关节酸痛，纳可，眠一般，大便全程溏烂，次数增多，日行 3 ～ 4 次。舌质暗淡，苔薄白，脉弦细。效不更方，去细辛、麻黄，加酒苁蓉 20 g，补骨脂 20 g，独活 15 g，黄芪增至 60 g，酒萸肉增至 70 g。煎服法同前，隔日 1 剂，共 8 剂，半月服尽。

2018 年 6 月 30 日三诊。诸症大减，小便较前顺畅，夜尿次数明显减少，已无心烦、胃胀等不适。彩超复查膀胱残余尿量＜ 100 mL。药已中的，予守前方并增黄芪至 80 g，连续服 8 剂巩固。后患者未再来就诊，随访患者诉小便淋漓不尽已消失，腰背无湿冷酸痛。

按语：糖尿病神经源性膀胱的病机以肾阳亏虚为本，以脾虚胃热为标，兼三焦气化不利、水湿内停。小便不利，病位首先在肾与膀胱，为少阴肾经所主。然《素问·六微旨大论》云 "少阴之右，太阴治之"，故朱章志教授提出，治疗消渴淋病当从太阴、阳明入手，以 "寒温中适" 为原则，以辛开苦降之法，调畅中焦气机，再以温药固后天之本温煦下焦以利寒水，方可观其效。同时，足少阴肾经与足太阳膀胱经相表里，肾阳不足，则膀胱气化失司，小便不利，故而同时开太阳、利膀胱，可使少阴之邪从太阳之表而解。

半夏泻心汤出自汉代张仲景《伤寒杂病论》，乃辛开苦降法之代表方。《素问·至真要大论》中 "阳明之复，治以辛温，佐以苦甘，以苦泄之，以苦下之"，提出了辛、苦两种不同性质的药物可相辅相成、相互协同以复阴阳。半夏泻心汤组方寒热并用，阴阳并济，温而不耗胃阴，寒而不伤脾阳，有温脾清胃、温阳泄热、升清降浊、斡旋气机之功，正中该患者寒热错杂之病机。在此基础上配以甘温之白术、红参、甘草、干姜、黄芪补脾而暖中焦，可增温运太阴之力而固后天之本。附子大辛大热，可涤阴固阳；淫羊藿、补骨脂、菟丝子、酒苁蓉等补益肝肾可固肾精；酒萸肉、白芍收敛阳气以归脾肾；桂枝、麻黄以借太阳之表而散水寒之邪，佐以生姜宣散流注于四肢之寒湿；细辛辛温走窜，专搜闭络之寒邪；泽泻、猪苓、独活则可逐寒水自下焦出；车前子可泻热、利尿、通淋。全方兼顾补虚泻实，祛邪不伤正，补虚不留邪，温燥不伤阴，泻热不损阳。

验案二

患者，男，60 岁。现病史：口干多饮 5 个月，双下肢明显麻木感，伴消瘦，于当地医院查空腹血糖 16.8 mmol/L，规律口服降糖药，血糖控制稳定。2 个月前双下肢麻木进一步加重在西医院住院，诊断为 "2 型糖尿病、糖尿病性周围神经病变"，服用普瑞巴林胶囊、甲钴胺片无明显改善。近 1 周患者双下肢麻木再度加重，身心俱疲，苦不堪言，遂求治朱老。初诊：患者面色淡白无华，眉头紧锁，两颧泛红带白，形体中等偏胖，行走缓慢，耳虽厚、色偏白无光泽，唇淡红而黑，手指、掌心可见脱皮，颈后部见散在淡红色丘疹，声音低微细弱，前重后轻，口臭，诉恶风畏寒，无汗，四肢肌肉松弛，倦怠乏力，腹部麻木、冷痛、刺痛，轻触即痛，腰部绵绵作痛，四肢麻木、蚁行感明显，冷痛、沉重，尤以足趾、下肢内侧、足底为甚，得温则减，遇寒则剧，按四肢不温，偶有耳鸣，视物尚清，口淡乏味，口干喜温饮，纳呆，进食则欲呕，夜寐不安，小便清长，夜尿 2 ～ 3 次，大便每日 1 ～ 2 次，量少，稀软不成形，完谷不化，舌体浮胖、边有齿痕、色淡暗红，苔滑润薄黄，脉浮而沉取无力。现服用二甲双胍调控血糖，空腹血糖控制在 5 ～ 6 mmol/L，餐后 2 小时血糖控制在 8 ～ 9 mmol/L。西医诊断为 2 型糖尿病性周围神经病变；中医诊断为消渴病痹证，辨证为阴阳虚寒湿盛兼虚阳外越、郁热之证。治法：扶阳散寒除湿，温经通络兼敛阳、清郁热。处方：淡附片 10 g（先煎），干姜 15 g，苍术 15 g，红参片 10 g，炙甘草 20 g，桂枝 15 g，麻黄 8 g，细辛 10 g，制吴茱萸 6 g，黄芪 60 g，酒萸肉 40 g，白芍 30 g，泽泻 30 g，当归 10 g，茵陈 15 g，独活 15 g，佩兰 15 g，姜厚朴 15 g，肉桂 3 g（后下），生姜 30 g。共 7 剂，加水 1000 mL 煮取 250 mL，煎煮 2 小时以上，2 日服 1 剂。嘱其避风寒，注意手足保暖，少食寒凉食物。患者诉服用后便觉微汗出，口渴稍好转，言语声音较前洪亮有力，眉头舒展，四肢、腹部麻木十去三分，大便每日 2 ～ 3 次，稀烂，排便顺畅，乃 "寒湿外排，腐秽当去故也" 之兆，面部颧红消失，脉沉取较前有力，乃肾阳归位之象，故效不更方，去肉桂，附子增量至 15 g，制吴茱萸增至9 g，酒萸肉增至60 g，共5剂，煎服法同前。随访患者诉四肢、腹部麻木十去六分，诸症皆减，生活质量得以提高，疗效满意。

按语：本案患者症虽繁，但证机简，朱老认为治病重在识症而明真机，学习不可拘泥于教材，需明阴阳、辨六经。《素问·上古天真论》云："丈夫八岁，肾气实，发长齿更……七八，肝气衰，筋不能动，天癸竭，精少，肾脏衰，形体皆极。"患者花甲之年，阴阳二气均有衰退，尤以阳气偏衰，阳虚不能制阴，则虚寒内生，《医碥·杂症·气》云："阳气者，温暖之气也。"阳气不足则温煦功能减退，太阴肺、脾阳虚，气血生化不足，无以温运肌肤、官窍则面色淡白、耳白无泽、耳鸣、唇淡红而黑、声音低微细弱、恶风畏寒、无汗、四肢不温、肌肉松弛、脱皮。脾阳虚，虚不纳谷，无以腐化食物，则纳呆，进食则欲呕，大便完谷不化；少阴肾阳虚，蒸腾气化失司，上不能承于口，下不能外应膀胱，水失温煦蒸腾则口干喜温饮，水冷下流则小便清长、夜尿频；肾为腰之府，阳虚则寒湿盛，寒湿凝滞经脉，不通则腰部绵绵作痛。厥阴肝阳虚，疏泄失职，则气血失调，肝为"罢极之本"，肝气血虚衰，筋爪失养，加之经脉闭阻，则运动迟缓、四肢麻木、蚁行感明显；患者三阴阳虚，则经络循行经过的四肢末端、下肢内侧、足底、腹部出现麻、痛、凉之症。患者两颧泛红，此为邪阳之象，乃虚阳浮越于外，颈后部见散在淡红色丘疹，为邪阳郁久波及太阳经成有形之邪；口臭亦是邪阳积久成郁热上泛于口，患者舌体浮胖、边有齿痕，为阳虚水湿盛之象，滑苔不仅代表寒还为湿，乃机体阳气不足，不能运湿散寒，湿聚成为痰饮，随经脉上行溢于苔，薄黄苔则是郁热，脉浮而沉取无力乃阳虚于内，虚阳浮越于上之象。方中以理中汤、吴茱萸汤和附子汤为底方峻补元阳、扶阳祛邪散寒湿，加以酒萸肉补益肝肾，加强封藏之功，桂枝、麻黄、细辛发汗解表以透寒邪外出，泽泻、茵陈引郁热从小便出，佩兰芳香化湿，厚朴健脾燥湿，肉桂引火归原，黄芪、独活补气通络行痹。

第二十七节　奚九一验案

患者，男，74岁。主诉：两足及膝下麻木、隐痛已1年余。病史：糖尿病病史21年，血糖10 mmol/L左右，患有冠心病、高血压、胃溃疡、结肠炎、腰痛。曾用甲钴胺片100片、甲钴胺注射液30支，无明显改善。查体：两足背动脉搏动（－），两胫后动脉搏动（＋），两足无发绀，舌苔厚腻，中根尤甚，脉大。双下肢肌电图示：神经源性损伤。诊断：糖尿病性神经病变，中医辨证为脾肾两虚挟湿热内蕴。治法：补益肝肾，祛风化痰，养阴舒筋法。方药：①葛根30 g，石斛、炒杜仲各15 g，炙蜂房、炙全蝎各6 g，威灵仙15 g，怀牛膝12 g，炙黄芪20 g，制首乌、炒白术各15 g，茯苓20 g，白芍、天南星各15 g，木瓜20 g，甘草10 g。②五将片，6粒，每日3次口服。随证加减，用药半年后，患者两足麻木明显好转，疼痛消失，血糖通过西药控制。服用阳和通脉片、五将片巩固疗效。

按语：《诸病源候论》载有"风不仁者，由荣气虚卫气实，风寒入于肌肉，使血气行不宣流，其状搔之皮肤如隔衣是也"。基于此观点，奚九一教授选用葛根、石斛、白芍、生甘草、木瓜，有养筋脉而缓拘急之效；杜仲、牛膝、川断、威灵仙，可鼓阳气而破阴结；再以祛风峻药之全蝎、蜂房、天南星等，能外达皮毛，内通经络。因风药多性燥具流通之性，畅达气机，性能燥湿，所谓"诸风者，皆是风能胜湿也"，且又可升脾，助脾运湿；风药疏肝，助肝主筋。此外，风药还能涤痰活血。故此在神经损伤的病症中风药为必需之品。全方以祛风养阴柔筋、温补肝肾为主，共奏阴中求阳，则阳得阴助而生化无穷，阳中求阴，则阴得阳生而泉源不竭之效。临床上取得令人满意的疗效。

第八章　糖尿病性神经病变的临床疗效评价方式

医学以防治疾病、增强健康为根本任务，防治疾病和促进健康的作用（临床疗效）是衡量一切预防或治疗措施价值的基本原则。西医学对于疾病的常规性疗效评价标准，着重于评价解剖学指标、病理损伤指标、生化改变指标等。随着医学模式的转变，逐渐重视对人体功能活动、生存质量和影响健康重大事件的评价。

糖尿病性神经病变可简化分为：①周围性多发性神经病变；②自主神经病变；③单神经病变及多发性单神经病变（脑神经、躯干、肢）；④亚临床神经病变。自主神经病变还可分为心血管、胃肠、体温调节系统等的病变。本章针对临床常见的糖尿病性周围神经病变及自主神经病变，探讨其临床疗效评价方式。

第一节　糖尿病性周围神经病变

糖尿病性周围神经病变是糖尿病性神经病变常见类型之一，具有病程长、症状复杂、程度进行性加重的特点，糖尿病所致的病理生理改变，可累及全身神经系统的任何部分而并发糖尿病性周围神经病变。糖尿病性周围神经病变按照症状分期，临床大致可分为 4 期：麻木期、疼痛期、肌肉萎缩期、合并糖尿病足期。症状大多相兼出现，不能截然分离。糖尿病性周围神经病变目前的治疗方法较为多样，除基础控制血糖治疗外，还常联合应用其他治疗方式，如营养神经、抗氧化、抑制醛糖还原酶、改善循环；中医药方剂常以益气养阴、化瘀通络为治法，配合外用中药熏洗、针刺治疗等。糖尿病性周围神经病变发病的广泛性及危害性已引起医疗界的广泛重视，目前临床开展了多方面的研究，取得许多成绩，但是临床疗效评价标准多种多样，影响了各种治疗方法之间的可比性。糖尿病性周围神经病变的患病率为 2.4% ～ 75.1%，之所以有如此大的差异，其原因在于诊断方法的选择和诊断标准不同。糖尿病性周围神经病变的诊断方式有多种，根据病变部位和类型的不同，学者们提出尽可能包括糖尿病性周围神经病变所有类型在内的综合诊断标准。综观医家学者对糖尿病性周围神经病变的临床疗效评价方法，有以主观神经症状、膝腱反射、跟腱反射及神经传导速度（NCV）等为指标的方案，有以临床症状和体征为指标的方案，有以肌电图和血液流变学以及血糖血脂等为指标的方案。疗效标准大多以肌电图、神经传导速度的改善为标准。

一、诊断方法

1. 神经电生理检查

采用肌电图仪，室温 20 ～ 25 ℃，分别测量腓总神经、腓浅神经、尺神经、正中神经感觉传导速度（sensory nerve conduction velocity，SCV）和运动传导速度（motor nerve conduction velocity，MCV）。

2. 定量感觉检查

（1）10 g 尼龙丝检查：将 10 g 尼龙丝一头垂直置于拇趾，以及第 1、3、5 跖骨头的掌面，双足共 8 个测试点，各部位检测顺序随机，用手轻压使尼龙丝弯曲，产生一定压力，时间 1～1.5 秒，询问患者是否感到刺激，如未能感觉则重试，任一测试点两次均不能感觉即诊断糖尿病性周围神经病变。

（2）128 Hz 分度音叉检查：闭目仰卧，将 128 Hz 分度音叉置于受试者双侧足大趾背面，受试者未感觉到音叉振动或检查者持音叉手的拇指比受试者足大趾感觉到振动的时间 ≥ 10 秒，即诊断为糖尿病性周围神经病变。

3. 振动感觉阈值

振动感觉阈值（VPT）在发达国家已广泛应用于糖尿病性神经病变的临床筛查，这种检查可以定量，通过提供连续的阈值数值，为临床判断感觉神经功能提供客观的数值，并为周围神经疾病的临床诊断提供帮助。

4. 电流感觉阈值

感觉神经定量检测仪主要测量感觉神经的电流感觉阈值（CPT），用于客观地定量感觉神经功能。其主要通过测定神经对电流刺激（能引起感觉而无疼痛的最小神经选择性经皮电刺激强度）的敏感性来评价神经功能。测试时设备刺激器给出正弦恒定交流电流，振幅 0～10 mA，频率分别为 2000 Hz、250 Hz、5 Hz，每种频率电刺激分别测试其中一种主要感觉神经纤维亚型，即粗有髓鞘神经纤维、细有髓鞘神经纤维和细无髓鞘神经纤维的功能，这 3 种亚型纤维占有感觉神经纤维的 90% 以上。电流感觉阈值较神经传导速度对于细有髓神经纤维及细无髓神经纤维敏感，能够更早期诊断糖尿病性周围神经病变，且作为一种无创的检查，较皮肤活检更适用于临床。

5. 多伦多临床神经症状评分

该系统包括神经症状评分、神经反射评分及感觉功能检查评分 3 个领域。糖尿病性周围神经病变临床评估采用多伦多临床神经症状评分（TCSS），TCSS 评分包括以下 3 个部分。①症状分：包括下肢的疼痛、麻木、针刺感、乏力、走路不平衡及上肢症状，每个症状有记 1 分，无记 0 分，共 6 分。②反射分：双侧膝反射及踝反射，消失记 2 分，减弱记 2 分，存在记 0 分，共 8 分。③感觉分：脚趾的感觉，包括针刺觉、温度觉、轻触觉、振动觉、位置觉，消失记 1 分，存在记 0 分，共 5 分。总分为 19 分。评估标准：0～5 分为无糖尿病性周围神经病变；6～8 分为轻度糖尿病性周围神经病变；9～11 分为中度糖尿病性周围神经病变；12～19 分为重度糖尿病性周围神经病变。

二、疗效评价

糖尿病性周围神经病变疗效评价大致可分为主要临床症状和体征疗效评价、综合疗效判定、中医证候疗效判定及药物安全性判定四方面。其中，患者的主观症状改善及临床体征变化是基础，综合疗效判定是临床"金标准"，中医证候疗效判定是中医药治疗效果的核心。

1. 主要临床体征疗效评价标准

通过比较治疗前后触觉、跟腱反射、神经反射、音叉振动觉、振动感觉阈值、电流感觉阈值等指标的变化，具体分类如下。

（1）痊愈：主要临床体征消失或基本消失，体征积分较治疗前减少 ≥ 95%。

（2）显效：主要临床体征明显改善，体征积分较治疗前减少≥75%。

（3）有效：主要临床体征好转，体征积分较治疗前减少≥30%。

（4）无效：主要临床体征无明显改善，甚或加重，体征积分较治疗前减少<30%。

2. 综合疗效判定

糖尿病性周围神经病变患者临床常表现为肢体麻木、疼痛，肢端发凉，伴有感觉障碍，疼痛的性质可以多种多样，如烧灼痛、绞扭痛、针刺痛以及闪痛等。局部皮肤触之可有触觉异常、自觉发凉或发热等温度感觉异常。患者的主观感受多样化，也决定了主观感受在糖尿病性周围神经病变疗效评价中的重要地位。综合疗效判定，即将患者主观感受及指标的改善情况均纳入的一种评价方式，具体分类如下。

（1）显效：症状消失，腱反射、感觉恢复正常，VPT恢复正常、R-CPT值提示神经感觉在正常范围。

（2）有效：症状改善（治疗后的症状较治疗前减轻1级以上），腱反射（治疗后神经反射较治疗前改善1级以上）、感觉有所恢复，但未达正常，VPT较前下降，R-CPT所测值提示神经感觉较前好转。

（3）无效：症状、体征、VPT、R-CPT均无改善。

同时可以结合《中药新药临床研究指导原则》参考标准的制定。①显效：疼痛和（或）麻木、发凉恢复至少4分；神经传导速度增加至少5 m/s。②有效：疼痛和（或）麻木、发凉恢复至少2分；神经传导速度增加至少2 m/s。③无效：达不到以上标准者。

3. 生活质量评价

糖尿病性周围神经病变患者临床表现为四肢末端袜套样分布区域的麻木、疼痛及感觉异常，是糖尿病患者足部溃疡、感染和截肢发生的主要原因，严重影响糖尿病患者的生活质量（QOL）。QOL的研究在国外非常普遍，SF-36生活质量量表是在各种疾病中应用较多的量表，也是在糖尿病患者中应用最多的量表之一。SF-36量表是美国医学结局研究组开发的一个普适性量表，量表共有36条问题，由8个维度构成，分为躯体功能、躯体角色、机体疼痛、总的健康状况、活力、社会功能、情绪角色和心理卫生。另外，该量表还纳入了同一年前比较的健康变化。有学者评价了SF-36生活质量量表效度、敏感性和可行性，认为其适合在中国糖尿病患者QOL测量中应用。

SF-36量表的填写在医生对患者进行必要的解释后，由患者独立完成。评分时先将各条目进行正向化处理，按上述各方面逐项计分，再将得分按下列公式转化成标准积分（百分制）：标准积分（分）= [（实际得分-该方面最低得分）/（该方面最高得分-该方面最低得分）]×100%。评分值越高，说明患者的生活质量越好。

4. 中医证候临床疗效评价

中医临床疗效评价是在中医基本理论的指导下，从中医药的临床优势和特点出发，应用现代科学技术及方法学，建立系统、科学、客观的中医药临床研究评价体系以期提高中医药临床研究的质量和水平，合理配置中医药资源。中医强调辨证论治，具有调整、改善人体脏腑、气血功能活动和整体机能状态，提高人体对社会和自然环境适应能力的特点。随着时代的发展、科学的进步，中医传统辨证论治以及仅凭机体症状改善，来判定临床疗效的方式受到了极大冲击。在常规的西医"病"的疗效评定标准的基础上，建立适用于中医药需要，包括中医证候、生存质量评价在内的综合的临床疗效系统评价的方法、评价的指标和标准，提供中医药对重大疾病、疑难病症和亚健康状态临床疗效的科学证据。这既顺应了现代医学模式和健康观念的转变，又有利于显示中医药临床疗效的优势，进而客观地评价了中医药的临床疗效。建立在严谨、科学基础上的中医临床研究评价，是中医药临床研究发展之重心。依据中医学理论，遵循科学测量原则，通过"辨证标准"及"评价量表"的科学研究，建立科学、实用的中医临床疗效评价体系。

中医证候疗效根据中医证候计分法判定，参照《中药新药治疗糖尿病的临床研究指导原则》（2002年试行版）制定。

证候疗效评定以治疗前后积分差表达，可以采用尼莫地平法计算公式：疗效指数（n）=[（治疗前积分－治疗后积后）/治疗前积分]×100%，以百分数表示。临床痊愈：$n \geqslant 95\%$，即中医临床症状、体征消失或基本消失。显效：$70\% \leqslant n < 95\%$，即中医临床症状、体征明显改善。有效：$30\% \leqslant n < 70\%$，即中医临床症状、体征均有好转。无效：$n < 30\%$，即中医临床症状、体征均无明显改善，甚或加重。

证候疗效评定标准分4级。①临床痊愈：治疗后积分较治疗前减少91%以上。②显效：治疗后积分较治疗前减少70%～90%。③有效：治疗后积分较治疗前减少36%～69%。④无效：治疗后积分较治疗前减少35%以上。

中医证候评定量表是标准化检测工具，由经验丰富的中医专家和测量学专家依据证候特征及测量要求设计编制方案。量表的每一个条目都应有相应的检查程序和评分标准。此外，量表的关键在于信度和效度，一个合格的量表应该是既可信又有效的。中医证候评定量表不能代替辨证标准，必须与辨证标准配套使用。证候积分、现代检测指标以及生活质量三大评价模式各具特点，单凭一种方法、一套指标、一个量表来评价中医复方的治疗效果会造成评估结果的局限性和片面性。三种模式共同把关，纳入以"证"为核心的中医证候症状评定标准、以"病"为核心的西医疗效评定标准、以"患者主观感受"为依据的生活质量评定标准，综合集成，建立符合中医药治疗特点、提升中医临床疗效评价水平的可行模式。

第二节 糖尿病性自主神经病变

糖尿病患者出现自主神经受累是相当常见的，据多数文献报道患病率为17%～40%，主要是通过心脏血管自主神经功能测试统计。个别学者报告患病率达72%及80%，可能与测试手段及标准不同有关，但可以清楚地看到，自主神经受累在糖尿病患者中是很常见的。其中相当一部分患者并无症状，仅通过自主神经检查发现有自主神经受累；一部分患者仅一个或两个系统受累，也有不少患者有多系统的自主神经受累。

一、糖尿病性心律失常

糖尿病患者易患动脉粥样硬化，因而其心肌梗死发病率明显增高，很多患者由于植物性神经损伤及血管病变而表现为无痛性心肌梗死或猝死，如何确定其心血管事件的高危性及有效地防治该病正受到重视。近年来，国外对心率变异性（heart rate variability，HRV）的研究发现，其在判定急性心肌梗死死亡率、心律失常、心肌梗死预后及心源性猝死方面有较好的应用价值。关于疗效评价具体以下几种方式。

（1）中医有效性评定：参照《中药新药临床研究指导原则》的相关内容拟定相关公式，观察中医证候改善情况。计算公式为：中医证候改善率（%）=[（治疗前积分－治疗后积分）÷治疗前积分]×100%。具体评定标准如下。

1）痊愈：中医临床症状、体征消失或基本消失，积分减少≥85%。

2）显效：中医临床症状、体征明显改善，积分减少＞65%，且＜85%。

3）有效：中医临床症状、体征均有好转，积分减少≥25%，且≤65%。

4）无效：中医临床症状、体征无改变明显改善，甚或加重，积分减少不足25%。

（2）西医有效性评价：参照中华心血管病杂志编委会心血管药物对策专题组提出的《心血管药物临床试验评价方法的建议》而制定。

（3）心律失常疗效评定标准：心律失常改善率（%）=[（治疗前积分－治疗后积分）÷治疗前积分]×100%。具体评定标准如下。

1）痊愈：心律失常临床症状、体征消失或基本消失，积分减少≥90%。

2）显效：心律失常发作次数显著减少，积分减少≥70%，且＜90%。

3）有效：心律失常发作次数有所减少，症状、体征均有好转，积分减少＞25%，且＜70%。

4）无效：心律失常临床症状、体征无改变明显改善或者有所加重，积分减少不足25%。

（4）临床症状总积分评价标准：临床症状总积分改善率（%）=[（治疗前积分－治疗后积分）÷治疗前积分]×100%。具体评定标准如下。

1）痊愈：临床症状总积分减少≥90%。

2）显效：临床症状总积分减少为70%～90%。

3）有效：临床症状总积分减少为25%～70%。

4）无效：临床症状总积分减少≤25%。

二、糖尿病性胃轻瘫

糖尿病性胃轻瘫（diabetic gastroparesis，DGP），又称糖尿病性胃麻痹或糖尿病胃潴留，是指继发于糖尿病基础上的以胃动力低下为特点的临床综合征，属中医学"痞满"范畴，为糖尿病常见的慢性并发症之一。

1. 疗效性观测

观察患者治疗前后主要症状（餐后饱胀、食欲减退、嗳气），监测血糖变化，治疗前后各采用超声法测定一次胃排空率。参考《胃肠动力学基础与临床》中有关内容并结合临床，制定积分如下。①0级：无症状。②1级：偶尔出现症状或程度很轻，不影响生活工作。③2级：介于1级和3级之间。④3级：症状频繁，明显影响生活工作。⑤4级：症状严重，患者非常痛苦。分别记以0～4分，计算治疗前后的症状总分数，并于治疗前后检测空腹血糖、餐后2小时血糖。

2. 疗效评定标准

参照《中药新药临床研究指导原则》中的疗效评定标准拟定。通过疗效指数判定疗效，疗效指数（%）=（治疗前症状总分值－治疗后症状总分值）/治疗前症状总分值×100%。具体评定标准如下。

（1）显效：消化系统症状消失，超声胃功能评判60分钟，胃排空率＞90%；疗效指数＞75%。

（2）有效：消化系统症状改善，超声胃功能评判60分钟，胃排空延迟减少＞20%；疗效指数51%～74%。

（3）无效：消化系统症状无改善，胃功能评判胃排空延迟无变化或减少＜20%；疗效指数＜50%。

（4）单项中医症状疗效评定采用积分法，按餐后饱胀、食欲减退、嗳气等单项的轻、中、重、消失（无）分别计2、4、6、0分。

三、糖尿病性泌汗功能障碍

汗腺支配神经功能障碍是糖尿病性自主神经病变的常见临床表现之一，而在患有周围神经病变的糖尿病患者中，有83%～94%泌汗异常，且随年龄增长及病程的延长而患病率升高。常见于病程较长且血糖控制不佳的糖尿病患者，有的以夜间出汗过多为主，影响睡眠，导致患者的生活质量下降。

1.疗效标准

（1）治愈：血糖保持稳定，头面颈、胸部等上半身多汗及代偿性出汗消失，下肢、足部畏寒及感觉异常消失。

（2）有效：血糖基本保持稳定，头面颈及胸部出汗明显减少，活动后不再大汗淋漓，下肢、足部出汗、畏寒及感觉异常减轻。

（3）无效：血糖基本保持稳定或升高，症状无改善。

2.评价标准

采用尼莫地平法：疗效指数=[（治疗前积分－治疗后积分）÷治疗前积分]×100%。疗效评定标准参照《中药新药治疗糖尿病的临床研究指导原则》（2002年版）制订。

（1）完全缓解：中医临床症状和体征消失或基本消失，所得证候积分减少≥90%。

（2）显效：中医临床症状和体征明显改善，所得证候积分减少≥70%。

（3）有效：中医临床症状和体征均有好转，所得证候积分减少≥30%。

（4）无效：中医临床症状、体征、所得证候积分减少不足30%。

四、糖尿病性低血糖

低血糖是糖尿病患者最为常见的一种急性并发症，是多种因素造成的血浆血糖浓度过低综合征，主要特点为交感神经兴奋以及脑细胞缺糖，症状表现为出汗、心率加快、心悸、颤抖、紧张、焦虑、饥饿、软弱无力等神经兴奋症状，也可合并躁动、幻觉、精神不振及昏迷等脑功能障碍。相比于高血糖而言，低血糖症状的危险性更高，严重时可引发各类心律失常及心脑血管疾病，甚至可导致脑死亡。

1.临床观察指标

观察并记录患者治疗前后的血糖及血脂水平，检测指标主要包括空腹血糖水平、餐后2小时血糖水平、血清总胆固醇水平、糖化血红蛋白水平、甘油三酯水平、低密度脂蛋白水平、高密度脂蛋白水平。

2.临床疗效判定标准

评定标准包括以下内容。①显效：患者临床症状基本消失或者在很大程度上有所改善。②有效：患者临床症状有一定改善。③无效：患者临床症状及体征并没有明显改善。

展望篇

第九章　糖尿病性神经病变基础研究进展

第一节　糖尿病性周围神经病变动物模型构建

糖尿病性神经病变是糖尿病最常见的慢性并发症之一，病变可累及中枢神经及周围神经，后者尤为常见。糖尿病性神经病变可分为糖尿病性周围神经病变（可分为周围性感觉性多发神经病变、对称性运动神经病变）、单神经病变及多发神经病变（可分为脑神经单神经病变、近端运动神经病变、躯干神经病变、缩窄性神经病变等）、糖尿病性自主神经病变（可分为心血管系统、胃肠系统、泌尿生殖系统、体温调节、低血糖等）以及亚临床糖尿病性神经病变。其中周围性感觉神经病变是最常见的病变，占所有糖尿病性神经病变的 50% 以上。

虽然糖尿病性神经病变的发病机制尚不清晰，但国内外学者并未停止对该领域进行研究，数十年来进行了大量试验，探索建立适当的动物模型，不仅能推进其病因及发病机制的研究，还能为临床治疗提供指导。本文就国内外学者对糖尿病性神经病变模型的研究进行总结，发现各模型的优势和不足，为后续研究者对糖尿病性神经病变模型研究以及药物的研发提供借鉴。

糖尿病性周围神经病变是糖尿病的常见并发症，可引起疼痛，甚至坏疽，对患者的损伤大，临床以对称性麻木、电击样疼痛、腹胀、出汗等表现为主，特别是持续性蚁（虫）爬状麻木和电击样疼痛严重影响患者的生存质量，后果极其严重。自 20 世纪 60 年代起，国内外学者开始对糖尿病性周围神经病变进行研究，但由于其发病的复杂性，迄今为止，糖尿病性周围神经病变的发病机制仍未被破解，该领域的动物模型研究的成熟度也相对较低，这给治疗糖尿病性周围神经病变药物的研发也带来了较大的障碍。目前，多数学者认为糖尿病性周围神经病变的发病与周围神经的神经端退化、脱髓鞘有关，当患者的周围神经进行性出现末梢到近端振动和热感知阈值上调，患者会出现疼痛、体虚、感觉缺失等异常感觉。

一、自发性模型

1. 高脂饲料诱导糖尿病性周围神经病变雌性 C57BL/6J 小鼠模型

有研究采用高脂饲料饲喂雌性 C57BL/6J 小鼠 16 周后，诱导出糖尿病前期及肥胖 C57BL/6J 小鼠模型，并使其罹患糖尿病性周围神经病变，该模型与糖尿病前期患者和肥胖患者相似。有学者以高脂饮食喂养 C57BL/6J 小鼠 8 周后，腹腔注射 STZ 75 μg/g 后再次给予 50 μg/g 腹腔注射，测血糖 > 13.8 mmol/L，12 周后用 Hargreaves 法进行行为学测试，作为糖尿病性周围神经病变模型建立的标准。Lawrence 有研究直接腹腔注射链脲佐菌素（STZ）150 μg/g，测血糖 > 16.7 mmol/L，12 周后测神经感觉传导速度减慢认为糖尿病性周围神经病变模型建立。高脂诱导的小鼠出现周围神经功能异常，但其结果并未改变，该模型适合在糖尿病早期评估饮食或药理学方法阻止或逆转糖尿病性神经病变的效果。该模型的优点：运动和感觉神经传导不畅，有触摸痛及热痛觉迟钝。其缺点：①皮内神经纤维减少，轴突萎缩；②不能用于慢性糖尿病性神经病变研究；③尚未被治疗糖尿病性周围神经病变的药物验证。

2. 自发性 1 型糖尿病性外周神经病变 Ins2 Akita 小鼠模型

研究发现 34 周龄以上的高血糖症小鼠，若不控制血糖将出现周围神经病变。该动物模型胰岛 β 细胞数量减少，伴随高胰岛素血症，感觉神经传导速度降低。该模型的优点：①属于自发性糖尿病模型，与人类糖尿病性周围神经病变并发症相似度较高；②进行性和持续慢性高血糖症；③感觉神经传导速度降低；④树突和轴突明显膨胀；⑤发病机制与其他齿啮类动物和人相似。其缺点是尚未被治疗糖尿病或糖尿病性周围神经病变的药物验证。

3. 瘦素不足的糖尿病性周围神经病变（ob/ob）小鼠模型

国内外研究者认为，目前 db/db 小鼠和 ob/ob 小鼠也可建立理想的糖尿病性周围神经病变模型。db/db 小鼠是由于瘦素受体基因缺陷导致的先天肥胖性 T2DM 小鼠，在出生后 2 周内就发生高胰岛素血症，8 周后就发展为非常严重的高血糖症，期间伴有胰岛素抵抗，β 细胞功能衰竭。研究发现给 ob/ob 小鼠饲喂普通小鼠饲料并保持中等程度高血糖症时，动物的运动和感觉神经传导明显减缓，并累及周围神经山梨醇通路的中间产物的代谢。造模至第 11 周时，表皮内神经纤维急剧减少（约 78%）。该模型已成功用于糖尿病性周围神经病变药物醛糖还原酶抑制剂的评估。有研究认为自发性糖尿病小鼠血清中 IL-10 的水平高于诱发性 2 型糖尿病小鼠，而 IL-10 在糖尿病并发症发展过程中起保护性作用，为实验室研究提供了明确的研究指标；而且与诱发性糖尿病小鼠模型相比，db/db 小鼠和 ob/ob 小鼠由于不存在人为诱导因素的干扰，与糖尿病的产生和临床患者具有高度的相似性，比较适合建立糖尿病性周围神经病变模型，对临床指导更有意义。国外研究者认为 ob/ob 小鼠 11 周龄即可出现 DPN，但其价格昂贵，不适合大样本实验研究。其优点：①有明显热痛觉迟钝反应；②非禁食血糖水平相对较高；③降低运动和感觉神经传导；④明显降低表皮内神经纤维；⑤已被治疗糖尿病性周围神经病变的药物验证。其缺点是尚不能广泛地用于治疗糖尿病或糖尿病性周围神经病变药物的药理学筛选。

4. 自发性糖尿病糖尿病性周围神经病变 WBN/Kob 大鼠模型

有研究通过检测 12 ~ 20 月龄的大鼠电生理、生化及外周神经结构变化，发现了一种自发性糖尿病大鼠糖尿病性周围神经病变模型。自发性糖尿病 WBN/Kob 大鼠会出现髓鞘脱落，病症以运动神经病变为主，后期伴随轴突的变化。该模型的优点：①减慢运动神经传导，合成肌肉动作电位暂时性消失；②在 12 月龄时，结构性脱髓鞘或髓鞘再生；③轴突变性，代谢紊乱或在 20 月龄时有髓鞘纤维减少；④类似于人的周围神经病变发病机制。其缺点是尚未被治疗糖尿病性周围神经病变的药物验证。

5. 自发性糖尿病糖尿病性周围神经病变恒河猴模型

有研究发现与非糖尿病动物相比，糖尿病动物能显著降低运动神经传导速度，并延迟 F 波的出现。此外，糖尿病组动物自出现高血糖症起 2 年内运动纤维的神经传导次数增加。该模型的优点：①明显减少运动传导速度；②延长 F 波的峰潜时；③发病机制与人类相似，国内动物资源较丰富。其缺点：①运动诱发的振幅无区别；②延长神经传导诱导时间（约 2 年）；③尚未被治疗糖尿病性周围神经病变的药物验证。

6. 遗传性糖尿病性周围神经病变中国仓鼠模型

有学者对遗传性的糖尿病中国仓鼠周围神经病变模型的解剖学及生理学进行了研究，发现中国仓鼠后肢神经的运动和感觉组分降低了 16% ~ 22%，但神经纤维直径未减少并且与生理效应相关的形态学指标均正常。该模型的优点为适于作为糖尿病性周围神经病变模型。其缺点：①仓鼠的病变与人类的相似度不高，不如人类糖尿病性神经病变的临床症状严重；②尚未被治疗糖尿病性周围神经病变的药物验证。

7. 自发性 KK/Upj-Ay 小鼠糖尿病性周围神经病变模型

有研究观察到 KK 小鼠 12 周龄时，就具有高血糖、高度胰岛素抵抗的特点，坐骨神经传导速度明显减慢；光镜观察到部分坐骨神经轴索退变、崩解，轴索与髓鞘混为一体；电镜观察到毛细血管内皮肿胀，神经纤维板层局部增厚，轴索变细甚至轴索闭锁，无髓神经纤维空化等。这表明 KK/Upj-Ay 小鼠出现了明显的周围神经损伤，符合 DPN 的病理特点，同时也提示 KK/Upj-Ay 小鼠出现了 DPN，为 DPN 的研究提供了新的模型。

二、化学药物诱导的糖尿病性周围神经病变模型

STZ 是一种通过破坏 β 细胞 DNA 进一步减少胰岛素分泌的广谱抗菌药，可破坏胰腺功能，最终形成糖尿病。在致病过程中，STZ 仅致胰岛素分泌减少，模型动物可存活较长时间，死亡率较低，成本不高，费时少，易操作；但此方法不能阻止动物长期自发再生胰岛 β 细胞；因此模型不够稳定，不能用于长时间研究，且 STZ 对重要脏器具有毒性作用。在实验中多为短时，且低剂量腹腔注射。

（一）单纯腹腔注射 STZ 诱导的糖尿病性周围神经病变模型

1. STZ 诱导的糖尿病性周围神经病变小鼠模型

有研究用 STZ 诱导基因突变的 C57BL/Ks（db/db）小鼠获得 DPN 模型。该模型初期出现运动神经传导速度严重降低，缺少大的有髓神经纤维、轴突萎缩症状；末期在有髓或无髓纤维中可观察到轴突营养障碍，并伴随髓鞘受损、收缩及分解等情况。该模型的优点：①明显降低运动神经传导速度；②缺乏大量髓鞘纤维；③轴突萎缩；④有髓鞘纤维和无髓鞘纤维的轴突营养缺陷；⑤髓磷脂减少、萎缩或崩溃。其缺点：动物会被 STZ 损伤，与人类 1 型糖尿病的发病机制比较相似，与人类 2 型糖尿病的发病具有比较大的差异。此外，该模型也尚未被治疗糖尿病或 DPN 的药物验证。

2. STZ 诱导的糖尿病性周围神经病变大鼠模型

有研究将 STZ 单次注入 10 只大鼠皮下，大鼠出现血糖升高并出现了 DPN 症状。糖尿病大鼠的膈神经与对照组相比，有髓轴突的直径变小。该研究证实，常规的胰岛素治疗能预防或纠正有髓鞘轴突神经细胞的变性。有研究者采用 Wistar 大鼠建模。采用健康雄性 Wistar 大鼠腹腔注射 STZ 53 μg/g，给药 3 日后将血糖 > 16.7 mmol/L 者进行普通饲养 4 周，将大鼠后足的机械性痛阈值下降 50% 者认为 DPN 造模成功。另有学者以 STZ 60 μg/g 腹腔注射，将血糖持续 > 16.7 mmol/L 的大鼠视为造模成功。但此种造模仅仅为糖尿病模型，未进行任何有关神经方面的检测，将其归为糖尿病性周围神经病变模型建立，有失科学严谨。在 STZ 腹腔注射剂量方面，有学者给 Wistar 大鼠腹腔注射 STZ 55 μg/g，将血糖 ≥ 16.7 mmol/L 的大鼠视为糖尿病大鼠，之后观察 8 周，就认为 DPN 模型建立，也无活体神经检测结果。

有研究采用清洁级健康成年 SD（Sprague-Dawley）大鼠（雌雄不限），给腹腔注射 STZ 60 μg/g 建立 DPN 模型。注射 3 日后尾静脉采血，测血糖 ≥ 15 mmol/L 确定为糖尿病模型；继续常规饲养 4 周，邱有波等人将空腹血糖 > 15 mmol/L、坐骨神经传导速度明显减慢、摆尾温度阈值升高认为 DPN 大鼠模型制备成功；而元荣荣将血糖 > 16.7 mmol/L、坐骨神经传导速度明显减慢、摆尾温度阈值升高认为糖

尿病性周围神经病变大鼠模型制备成功。有学者给 SD 大鼠腹腔注射 STZ 60 μg/g，测血糖＞ 16.7 mmol/ L，并同时采用不同标号的 vonFrey 纤维丝刺激大鼠引起机械缩足反应，阈值＞ 50% 的定为大鼠糖尿病痛性周围神经病变造模成功。另有研究将 STZ 55 μg/g 给 SPF 级雄性 SD 大鼠腹腔注射，3 日后，血糖＞ 16.7 mmol/L、坐骨神经传导速度明显降低即制成糖尿病性周围神经病变大鼠模型。有学者采用雄性 SD 大鼠给腹腔注射 STZ 70 μg/g，3 日后测血糖，将血糖≥ 16.7 mmol/L 的大鼠常规饲养 10 周，将坐骨神经传导速度减慢、结周脱髓鞘、轴突萎缩者视为糖尿病性周围神经病变模型建立成功。

该模型的优点：①可以明显地减少左右丛生区及膈神经髓鞘的形成；②可以用于胰岛素的验证。缺点：①糖尿病性周围神经病变的特征仍不清楚；②动物模型为血清胰岛素分泌绝对不足模型，与人类糖尿病性周围神经病变的发病存在一定的差异，虽然可以用胰岛素验证，但尚未用于治疗糖尿病性周围神经病变药物的筛选和验证。

3. STZ 诱导的糖尿病性周围神经病变 C57BL/6J 小鼠模型

有研究采用单剂量（100 mg/kg）STZ 注射到非禁食的野生型和 iNos 基因缺陷型小鼠中，6 个月后诱导出 C57BL/6J 小鼠糖尿病性周围神经病变模型。研究发现，iNos 基因在糖尿病性神经病变的周围神经、结构与功能变化的过氧亚硝酸基受损中起关键作用。该模型的优点：①周围神经和背根神经细胞的过氧亚硝酸基受损；②运动和感觉神经传导速度降低，热和机械感觉过敏，触觉异常，内表皮神经纤维。其缺点是尚未被治疗糖尿病性周围神经病变药物的验证。

4.STZ 诱导的糖尿病性感觉神经病变 ddY 小鼠模型

有研究将 STZ 单次注射到 8 周龄的 ddY 小鼠（1 周后血糖升高到 16.7 mmol/L）中，制备出感觉神经病变 ddY 小鼠模型。该模型的优点：①可明显降低感觉神经传导速度，有更高的疼痛阈值，痛觉迟钝，无髓鞘纤维萎缩；②成功地用于胰岛素治疗评估；③可作为人类多发性神经病变研究的一种比较好的模型。其缺点是在髓鞘神经纤维区域无明显变化。

（二）高脂饮食加腹腔注射 STZ 诱导的糖尿病性周围神经病变模型

1. 高脂饮食加 STZ 诱导的大鼠模型

有研究采用清洁级 SPF 成年雄性 SD 健康大鼠，采用饮食诱导和注射 STZ 两步法制作糖尿病性神经病变模型。给予高脂高能饮食 3 周后，分别给予剂量为 20 μg/g、30 μg/g 的 STZ 腹腔注射，测得大鼠血糖值≥ 16.7 mmol/L，冰敷大鼠坐骨神经解剖位置，12 周后检测大鼠坐骨神经出现病理改变，则认为糖尿病性周围神经病变模型成功。另有研究认为在给予高脂饮食喂养 4 周后，给以剂量为 25 μg/g、40 μg/g 的 STZ 腹腔注射，测得血糖为 16.7 mmol/L 以上，8 周后检测坐骨神经传导速度降低并有脱髓鞘病理变化，认为造模成功。有研究给 SD 大鼠高脂饮食 8 周后再给予剂量为 20 μg/g 的 STZ 腹腔注射，以空腹血糖＞ 11.1 mmol/L、胰岛素抵抗＞ 1.20 双重指标作为大鼠糖尿病性周围神经病变模型成功标准。有研究在 SD 成年雄性健康大鼠高脂饮食 4 周后给予腹腔注射 STZ 25 μg/g，第 8 周再次注射 STZ 35 μg/g，认为血糖＞ 13.8 mmol/L 为糖尿病；普通饮食喂养 12 周，测得神经传导速度减慢，则糖尿病性周围神经病变模型建立。以上研究显示：高脂饮食配合低剂量STZ腹腔注射造模，成功率高，模型鼠死亡率低。

有研究者采用清洁级雄性 Wistar 大鼠，高脂、高糖饲料喂养 6 周，腹腔注射 STZ 30 μg/g，测血糖≥ 16.7 mmol/L，认为造模成功。多未测坐骨神经传导速度。有研究采用雄性 Wistar 大鼠高脂饲料喂养至第 8 周时将 STZ 30 μg/g 腹腔单次注射，测血糖＞ 16.7 mmol/L，8 周后检测坐骨神经传导速度显著减慢即为糖尿病性周围神经病变造模成功。有学者以高脂、高糖饮食喂养大鼠 6 周，腹腔注射 STZ 30 μg/g，

血糖 > 16.7 mmol/L 后测神经传导速度减慢，视为造模成功。

2. 高脂饮食加 STZ 诱导的小鼠模型

有研究显示，以高脂、高糖饲料喂昆明小鼠 4 周，并给予一次性腹腔注射 STZ 150 μg/g，8 周后可认为糖尿病性周围神经病变小鼠造模成功，未进行血糖及神经传导速度检测。另有学者将雄性昆明小鼠高脂饮食喂养 8 周后，给予 STZ 45 μg/g 腹腔注射，血糖 > 16.7 mmol /L 并稳定 3 天者，可认为造模成功。

三、饮食诱导的糖尿病性周围神经病变模型

蔗糖诱导的糖尿病性周围神经病变 OLETF 大鼠：研究用富含蔗糖食物饲喂 OLETF 大鼠 2 月龄后，成功诱导出糖尿病性周围神经病变 OLETF 大鼠模型。研究发现，试验组动物的血糖和糖化血红蛋白明显升高，神经传导速度和热痛觉反应明显降低，疼痛阀值增加。该模型的优点：①血糖及糖化血红蛋白水平明显升高；②运动神经传导速度和热伤害感受水平降低。其缺点：①糖尿病性周围神经病变的主要机制尚不清楚，模型动物血糖、糖化血红蛋白水平未见明显升高，与人类存在较大的差异；②尚未被治疗糖尿病性周围神经病变的药物验证。

四、STZ 诱导结合手术方法诱导的糖尿病性周围神经病变模型

1. 神经病变 RIP/IFNβ 转基因 ICR 小鼠模型

有学者用低剂量（30 mg/kg）的 STZ 连续 5 天注射 6 周龄的 RIP/IFNβ 转基因 ICR 小鼠并辅以左侧坐骨神经损伤的方法开发出一种糖尿病性周围神经病变模型。该模型的优点：①明显的高血糖症，胫骨感觉神经传导速度明显变慢；②降低神经纤维密度并增加运动延迟反应。其缺点：①需要采用复杂的外科方法以及药物损伤制备该模型；②尚未被治疗糖尿病或糖尿病性周围神经病变的药物验证。

2.STZ 诱导的大鼠疼痛模型

有研究在 STZ 诱导糖尿病模型基础上，通过手术分离并结扎坐骨神经使后肢发生溃疡、坏疽，获得糖尿病性周围神经病变模型。该模型可评价神经干多层次减压对糖尿病性神经病变的疗效。该模型的优点：①产生持续长时间的机械热痛觉过敏但不出现热痛觉过敏；②已用于治疗糖尿病性周围神经病变的药物评价。其缺点是主要的发病机制不清楚。

五、外科手术法诱导的糖尿病性周围神经病变模型

有研究对大鼠股动脉进行缺血 - 再灌注制备了大鼠血管神经炎模型。研究发现，该模型能降低血清 IL-10 和神经传导速度及增加血清硝酸盐、丙二醛（MDA）和 TNF-α 水平；神经纤维密度的减少出现在中度和重度 I/R 组；温和的缺血再灌注损伤模型可以用来探索病理生理机制，也可用于评估新的镇痛药、外围神经血管性物质和神经保护药物。该模型的优点：①爪和尾出现热 / 机械性痛敏反应；②神经纤维密度和神经传导速度降低；③诱导期十分短。其缺点：①尚未被治疗糖尿病性周围神经病变的药物验证；②发病机制与人类糖尿病性周围神经病变发病机制有较大的差异。

六、基因修饰动物周围神经病变模型

1. DPN 遗传改良的 C57BL/Ks（db/db）小鼠模型

有研究敲除 db/db 或 ob/ob 小鼠的 *ApoE* 和 *ApoB48* 基因后建立了血脂异常的糖尿病性周围神经病变模型。该模型的优点：①增加动物体重，出现高血糖症和高脂血症；②降低对热刺激的尾弹反应，降低坐骨、运动神经传导速度和表皮内神经纤维速度。其局限性：①体重、血糖、血浆脂质及糖化血红蛋白的结果不一致；②尚未被治疗糖尿病及糖尿病性周围神经病变的药物验证。

2. 基因修饰的 SD 肥胖大鼠模型

有研究通过导入肥胖 II 型糖尿病大鼠的 *fa* 等位基因开发出糖尿病性周围神经病变大鼠模型。该模型除了具备持续高血糖症、脂代谢紊乱外，还能在 24 周龄时明显延迟或降低神经传导速度，在 40 周龄时明显降低腓肠神经纤维的数量。此外，该模型还出现硬膜小动脉增厚的症状。该模型已用于治疗糖尿病的药物——吡格列酮的评价，其可以明显改善运动神经传导速度和糖化血红蛋白水平。因此，该模型对于了解糖尿病性周围神经病变发病机制及筛选和开发治疗糖尿病性周围神经病变药物都是一种比较好的模型。该模型的优点包括：①持续高血糖症和脂代谢紊乱且能延迟和降低运动神经传导速度；②降低腓肠神经纤维数量、硬膜小动脉增厚；③成功地用于治疗糖尿病药物（如吡格列酮）的评价。

对于糖尿病性周围神经病变动物模型的探索在持续进行，但目前仍无一种公认的理想的糖尿病性周围神经病变造模方法。实验性糖尿病性周围神经病变动物模型的建立有几种，但均为自我实验的摸索，不具有普适性。成功的糖尿病性周围神经病变模型应具备以下 3 个基本特征：①应尽可能地模拟人类 DPN 发病的主要过程；②动物模型应具备糖尿病患者发病的基本特征，如高血糖、高胰岛素血症、胰岛素抵抗等，在此基础上诱发 DPN；③模型应该对治疗糖尿病或治疗 DPN 的药物敏感，利于治疗 DPN 药物的研发。在以上的几种建模方法中，有共性也有个性：实验动物不同，但所用化学诱导药物相同，剂量也已无较大差别。诱导药物的化学毒性要求实验者严格掌握使用剂量。有文献报道，STZ 诱导的模型出现周围神经病变的时间为 8 ~ 12 周，以坐骨神经传导速度减慢、甩尾潜伏期和热缩足潜伏期缩短、机械性痛阈降低、痛觉传导时间延长、平均步行周期显著延长、四足支撑时长作为糖尿病性周围神经病变模型建立成功的标准，且成模率高，死亡率低。大多数遗传或基因修饰的模型如 C57BL/Ks（db/db）小鼠、C57BL/6J 模型和 ddY 小鼠、瘦素缺乏的（ob/ob）小鼠、NOD 小鼠、WBN/Kob 大鼠、自发性糖尿病大鼠模型等，应用较多的领域为糖尿病性周围神经病变发病机制研究，在糖尿病和糖尿病性周围神经病变机制研究及药物研发方面已显现出较好的前景，这些模型能准确模拟 1 型糖尿病引发的糖尿病性周围神经病变，但不能反映人类 2 型糖尿病并发的糖尿病性周围神经病变，因此，制备出与人类生理病理相似的糖尿病性周围神经病变模型仍然是该领域研究的热点，也是研发治疗糖尿病性周围神经病变类药物急需逾越的一道技术鸿沟。

第二节　糖尿病足动物模型构建

在糖尿病基础上并发神经病变导致的糖尿病足是糖尿病性周围神经病变中的一种，受损的神经包括运动神经、感觉神经和自主神经。在排除其他因素的情况下，糖尿病晚期患者常出现痛觉或温度觉异常、神经传导功能下降等神经功能障碍方面的症状和体征。糖尿病性周围神经病变的临床表现随累

及部位不同而表现各异，累及运动神经时则可造成足部畸形；累及感觉神经则可造成如麻木、灼痛或放射性疼痛等感觉异常；累及自主神经则表现为肢端皮肤少汗或无汗、皮肤皲裂。上述神经受损可导致患者足部对外界感觉迟钝，进而失去自我保护，更严重的是发生感染、神经性溃疡等病变。糖尿病足神经病变带给患者的危害远远超过糖尿病本身。

糖尿病足是指因糖尿病血管病变和（或）神经病变、感染等因素单独或复合作用导致的糖尿病患者足部或下肢组织破坏的一种病变，是威胁糖尿病患者的严重并发症。在临床上，糖尿病足患者普遍存在两种因素以上复合致病的现象，同时各个因素对该病严重程度的影响比重也不同。学者依此建立了糖尿病足的分类分级标准。研究者针对糖尿病足特定类型及分级建立的模型也不尽相同，就总体阶段而言，糖尿病足实验动物模型的建立可分为糖尿病模型的建立、组织破坏的制备和模型的评价 3 个部分。其中糖尿病模型基本采用 STZ 化学药物诱导建立，此方法较为成熟，而组织破坏的方法与评价指标尚无统一标准。实验动物模型的建立通过基因修饰、手术和物理、化学诱导等方法，可分为模拟疾病病理改变的"病"的模型和模拟疾病症状体征的"证"的模型。

一、缺血性动物模型

1. 血管切除／结扎

实验动物多选取大鼠，大鼠糖尿病模型采用 STZ 诱导建立，犬糖尿病模型则用手术切除全胰腺组织的方法制造。后肢缺血的制备采取直接切除或结扎血管的方法。在模型缺血状态的评估中，激光多普勒（LDPI）测定下肢血流变化或皮肤血流灌注量降低的方法相对客观准确，便于缺血程度的判断和疗效的比较，可作为重复试验中判断模型差异的参考指标；或者以观察到的缺血体征作为判断标准，该方法在临床评价缺血性糖尿病足患者的预后方面意义重大，但对动物模型的判定主观差异性过大，不建议作为评价动物模型缺血的主要指标。

在切除或结扎血管的具体方法上，有学者对后肢动脉血管进行分段处理，将髂外动脉、股动脉和隐动脉全部切除制成后肢严重缺血模型，以研究高血糖对严重缺血肢体损伤的机制。有研究对后肢动静脉血管，包括股动脉、股静脉及周围血管全部进行结扎建立后肢急性缺血模型，以研究创面愈合的机制。然而，采取动脉高位切除或结扎造成后肢急性严重缺血、坏死的病理改变与以糖尿病足的中小动脉病变为主的慢性缺血状态有较大差别。另有研究通过肢体股动脉内植入一根螺旋状金属丝，造成下肢不完全缺血的状态。此方法较为接近糖尿病足慢性缺血状态，但血管自身的病变程度却未予说明。

大鼠具有血管分支多、侧支循环建立时间短的特点，采用血管切除或结扎方法造成的缺血多数为急性缺血病理改变，其中血管切除／结扎中分段造成的缺血模型较为可靠。

有研究认为中度缺血再灌注损伤模型可模拟糖尿病严重疼痛障碍的相关症状。造模方法如下：SD大鼠麻醉后腹腔注射氯胺酮（50 mg/kg）和甲苯噻嗪（5 mg/kg），行右侧腹股沟切口暴露股血管，在手术显微镜下游离出股神经，找到附近的坐骨神经，使用 6-0 丝线运用活结技术结扎股动脉，4 小时后解去结扎，造成坐骨神经的缺血再灌注模型。感觉行为测试显示，爪和尾部的温度觉和痛觉过敏分别表现出外周和中枢神经并发神经病变所致糖尿病足的临床症状。该模型只是对坐骨神经造成暂时缺血的状态，神经的连续性依然完整，这有利于神经保护药物的研究。

2. 动脉粥样硬化法

动脉粥样硬化的血管病变与糖尿病足血管病变病理过程及体征表现方面较为相似，故动脉粥样硬化模型建立方法也被应用于糖尿病足模型建立。有学者采用高脂饮食（胆酸钠 0.5%，胆固醇 1%，猪油 5%，蛋黄粉 10%，基础饲料 83.5%）4 周结合 STZ 诱导糖尿病，8 周后自然形成溃疡从而建立糖尿病足模型。高脂饲料结合 STZ 建立的糖尿病与人类 2 型糖尿病的发病机制较为相近，长期的高血糖状态自发产生的糖尿病足符合临床实际。采取此种方法的研究较少，可能与血管病理改变的直接证据不足、模型建立周期较长、坏疽的程度不可控、模型的统一性和稳定性较差有关。增加血管组织学指标，明确血管组织学改变后配合其他方法制备溃疡可明确病理改变，缩短模型建立周期，增加模型稳定性和应用范围。

3. 降温 / 冷冻法

糖尿病建立后除了直接对血管进行手术或药物干预造成缺血外，有学者采用降温 / 冷冻法，通过降低大鼠肢体温度造成远端肢体血液供应障碍，建立糖尿病足模型。有研究采用控制室温、梯度降温的方法，有学者在此基础上通过游泳、冰块降温和液氮涂抹加以改进，虽增加了模型建立的复杂性，但缩短了建立模型的时间周期，同时溃疡部位也较为可控。通过降温 / 冷冻法使血管痉挛，减慢血流速度，造成细胞水肿从而使肢体组织处于缺血状态，造成肢体变黑坏死的症状与缺血性糖尿病足极为相似。但这与糖尿病足血管病变机制差别较大，产生的溃疡形态和程度难以控制，同时建立过程烦琐，应用较为局限。

4. 皮肤压迫法

外在的异常应力导致的局部缺血也是造成糖尿病足溃疡常见的原因。有学者参考 ReidRR 法，利用磁片循环压迫建立大鼠糖尿病溃疡动物模型。方法是先手术将磁片植入皮下，STZ 诱导糖尿病，后在皮肤表面放另一磁片加压，每天施压 2 小时—松解 30 分钟—施压 2 小时，循环 3 次，以皮肤变黑、变硬、针刺不出血作为判断溃疡模型的标准。该模型根据缺血 - 再灌注原理，具有组织坏死、白细胞聚集以及高浓度晚期糖化终末产物等特征，坏死区域病理改变与临床糖尿病足发病较为相似，溃疡面积基本与磁片区域相同，便于测量，是评价溃疡愈合的较理想方法。但缺少压迫部位皮肤同步血流监测，无法直接客观说明压迫部位皮肤的缺血和复流交替过程。

二、神经切除 / 结扎 / 挤压法构建的动物模型

1. 神经切除法

有学者认为失神经支配的皮肤可能会导致糖尿病足溃疡，于是采用神经切除的方法造成皮肤失去神经支配。研究者选择裸小鼠作为实验动物，切断 $T_9 \sim L_1$ 段神经根。待动物苏醒后，用针头刺激伤口部位。若小鼠无任何响应，指示神经切除成功。该方法使用的裸鼠为 1 ~ 3 日龄小鼠或 6 ~ 8 周龄 BALB/c 小鼠，手术造模技术要求较高。该模型适用于糖尿病动物的神经损伤修复和神经再生方面的研究。

2. 神经结扎法

有研究采取结扎神经的方法建立糖尿病性神经病变模型，选择 SD 大鼠，在 STZ 诱导糖尿病基础上，手术分离坐骨神经后结扎，使后肢发生溃疡、坏疽。该模型可评价多层次减压对于糖尿病性周围神经病变的治疗效果。该方法使大鼠长时间保持在高血糖状态，是较为理想的研究糖尿病足神经病变的模型。

3. 神经挤压法

有研究由 STZ 诱发雄性 Wistar 大鼠糖尿病，之后手术分离坐骨神经，用止血钳对其造成挤压伤，从而诱导神经损伤。该模型对大鼠伤害较小且成模时间短，考虑到经济效益可选用此模型。

三、烫伤法构建的动物模型

有研究由 STZ 诱发雄性 SD 大鼠糖尿病建立糖尿病足溃疡模型，之后在背后足的左侧做了一个 4 cm×4 cm 烧伤伤口，从而达到损伤神经的目的。该模型采用烫伤的办法，不仅能导致神经病变，还可能导致血管病变或产生感染，因而不好控制。

四、单纯 STZ 诱导法构建的动物模型

有学者采用注射 STZ 诱导糖尿病的方法，选择 C57BL/6 小鼠。5 个月后，小鼠表现出明显的运动和感觉神经传导速度减慢，以及热痛觉、触觉异常的神经病变症状。该模型制作方法简单、易于操作，虽耗时长但在研究糖尿病性周围神经病变的长效治疗方面有潜在价值。也有学者选用产后 3 天的 ICR 小鼠，通过 STZ 诱导糖尿病，4 周龄时表现出 STZ 诱发糖尿病性神经病变。该模型适合糖尿病性周围神经病变的早期症状以及药物治疗方面的研究。

五、转基因动物模型

研究表明瘦素缺乏的 ob/ob 小鼠可作为 2 型糖尿病小鼠模型，有学者发现 5 周 BTBR ob/ob 小鼠的炎症和免疫反应过强，可能有助于引起神经病变的产生。BTBR ob/ob 小鼠对于探讨疾病发病机制来说是一个良好的模型。瘦素为基础的模型有助于模拟糖尿病足神经病变，但其扰乱了瘦素信号系统所导致的后果应予以考虑，同时瘦素为基础的模型小鼠往往是不育的，因此，实验研究费用相对过高。

六、糖尿病性周围神经病变造模成功标准

有研究认为腹腔注射 STZ，一周后外周空腹血糖 ≥ 16.7 mmol/L 或 16.8 mmol/L，即可认定为该糖尿病模型成功，可进行下一步实验研究。有学者认为大鼠空腹血糖水平为 250 mg/dL 时为糖尿病大鼠。有学者测试冷敏性、热敏性及机械性痛觉的实验研究显示动物的冷痛、热痛和触觉均减退。有研究显示，糖尿病性周围神经病变大鼠的坐骨神经传导速度、运动神经传导速度、感觉神经传导速度和坐骨神经血流量均降低。以上诊断标准从运动神经、感觉神经及自主神经的功能方面对实验动物造模成功进行评价，与临床诊断类似，是比较理想的诊断标准。

第三节　糖尿病性胃轻瘫动物模型构建

糖尿病性胃轻瘫是糖尿病胃肠并发症中最常见的一种胃动力损伤表现，以胃蠕动减低、胃排空延

迟、胃节律紊乱等为主要特点的一组临床综合征，如上腹部饱胀感、恶心、呕吐、嗳气及其他全身症状等。糖尿病性胃轻瘫由 Kassander 于 1958 年首次提出，糖尿病性胃轻瘫的发病率为 30% ～ 50%，它不仅可引起消化道功能障碍导致营养不良和水电解质紊乱，还可阻碍血糖的调控，削弱口服药物的吸收，促进糖尿病慢性并发症的发生和发展，严重影响患者的生活质量，所以，对于糖尿病性胃轻瘫的研究与防治工作已迫在眉睫。在生物医学研究中，我们常常通过使用动物模型来验证实验假说和临床假说，以便更有效地认识人类疾病的发生、发展规律和研究防治措施。所以，动物模型的构建是现代科学研究中的重要的环节。

一、模型动物的选择

在糖尿病性胃轻瘫的研究过程中，研究者们曾选用大鼠、兔等动物作为制作模型的载体。动物模型的制作是为了使实验研究处在较稳定的病理状态中，以便于研究的进行，因此就要求动物模型有症状的相似性、探测的方便性、应用的合理性等特点。新西兰兔的免疫器官结构和功能与人类相近似，种内纯合性好，而被用做糖尿病性胃轻瘫的实验动物模型，便于进行统计学处理，得到预期效果。低等哺乳动物，如啮齿类动物易繁殖，易饲养，麻醉及手术操作简单，维护费用较低，且大鼠与人类有90% 的基因相同，大鼠染色体上有 27.5 亿个碱基对与人类染色体上的 29 亿个碱基对也相当接近。因此，大鼠较适合作为糖尿病性胃轻瘫的动物模型。

二、单因素造模方法

1. 链脲佐菌素造模

链脲佐菌素（STZ）是一种具有抗菌、抗肿瘤性能的广谱的抗生素且具有致糖尿病的不良反应，对实验动物的胰岛 β 细胞具有高度选择性的毒性作用。STZ 是现在建立糖尿病及糖尿病性胃轻瘫动物模型的重要药物。有研究发现，采用 STZ 诱发的糖尿病大鼠，2 周时胃运动无明显异常，6 周后就出现胃运动功能减弱，即使再使用胰岛素使血糖恢复正常，胃运动功能仍不能恢复。有学者制作糖尿病组豚鼠，给予 2% STZ 溶液 80 mg/kg，腹腔注射，1 周后测尿糖、血糖。尿糖（+++）以上，血糖浓度 ≥ 11.1 mmol/L，确定为糖尿病模型，不符合要求的豚鼠予以剔除。有学者制作糖尿病组大鼠，腹腔内一次性注射 STZ 70 mg/kg。3 日后测定血糖，糖尿病组大鼠以血糖 ≥ 16.7 mmol/L 者为糖尿病模型建立，血糖 < 16.7 mmol/L 者被剔除实验。有学者制作糖尿病组大鼠，造模前禁食 12 小时，大鼠腹腔注射 STZ，STZ 按 1% 比例以柠檬酸缓冲液稀释（pH 4.4，冰上配制，现配现用），剂量为 60 mg/kg。7 日后在非禁食情况下采尾静脉血，以 Horizon 快速血糖仪检测血糖，随机血糖 ≥ 16.7 mmol/L 为糖尿病造模成功。有学者制作糖尿病组大鼠，选择成年雌性 Wistar 大鼠（9 周龄），在（23.0 ± 0.5）℃昼夜循环（12/12 小时）条件下喂养，自由摄食。过夜空腹大鼠一次性注射溶于枸橼酸缓冲液（pH4.0）的 STZ（55 mg/kg）中。注射 48 小时后测定大鼠空腹血糖，血糖浓度高于 13.9 mmol/L 为糖尿病模型制备成功。

2. 四氧嘧啶

四氧嘧啶（ALX）是一种 β 细胞毒剂，可选择性地损伤多种动物的胰岛素 β 细胞，使 β 细胞制造胰岛素的功能发生障碍而导致血糖过高和糖尿病。据试验证明，四氧嘧啶建模率为 91.94%，高于 STZ

建模率（66.7%）；但 ALX 建模组的死亡率为 15%，体重下降率为 18.1%，均高于 STZ 建模组（死亡率 3.3%，体重下降率 12.0%）。张钊等人制作糖尿病大鼠，大鼠适应性喂养 1 周后，禁食 24 小时，实验当日称重后，将大鼠置于鼠盒中，酒精棉球擦拭大鼠腹部，将 ALX 溶于生理盐水中，配成浓度为 5% 的水溶液，单手固定大鼠，暴露腹部，以 120 mg/kg 的剂量一次性腹腔注射（30 秒内推注完毕），每日 1 次，连续 2 日。72 小时后，使用快速血糖仪测定大鼠尾尖血糖，连续 3 日空腹血糖超过 13.6 mmol/L 为制模成功，未达该标准者剔除。

三、多因素造模方法

糖尿病性胃轻瘫属于糖尿病慢性并发症之一，多出现在糖尿病中后期，据研究统计，1 型或 2 型糖尿病患者至少有 50% 以上伴有糖尿病性胃轻瘫。所以，需要更进一步优化造模方法，提高糖尿病性胃轻瘫模型的建模率。现有的方法有配合熟地煎汁后灌胃及不规律饮食、高脂饲料喂养等。高脂饲料喂养有助于形成高血糖，而不规律饮食使动物血糖波动加大，有助于慢性并发症的发生。高渗熟地灌胃能够针对胃功能的影响。有学者制作糖尿病组大鼠，给大鼠腹腔注射 5% 四氧嘧啶水溶液 120 mg/kg，连续 2 日。第 3 天后向胃内灌入熬制好的熟地（浓度为 200%），2 mL/100 g，每日 1 次，共 2 周。在给药后的第 1 周和第 2 周末测量记录血糖，选取血糖持续 2 周 > 11.1 mmol/L 的大鼠作为胃运动功能障碍模型。有研究制作糖尿病组兔，先适应性喂养 3 日，然后给予禁食 12 小时，将 STZ 溶于 0.1 mmol/L 枸橼酸钠缓冲液中（pH 4.5），浓度为 1%，按照 50 mg/kg 的剂量经腹腔内一次注射，注射后 72 小时测定非空腹耳缘静脉血糖值，血糖大于 16.7 mmol/L，同时尿糖在（+++）以上确定为糖尿病模型，继续给予高脂饲料、不规律饲养（单日上午进食，双日下午进食），同时灌服高渗熟地，按 2 mL/100 g，观察出现胃轻瘫症状的情况。另有研究制作 2 型糖尿病性胃轻瘫大鼠，给予大鼠高脂高糖（45% 脂肪含量）喂养 2 周，造模最后一天，禁食、自由饮水 12 小时，称重后，按 40 mg/kg 剂量腹腔注射 STZ（控制在 10 分钟以内完成，冰浴保存），72 小时后剪尾取血，测空腹血糖，选择空腹血糖 > 11.1 mmol/L 且 < 30.0 mmol/L 者确定为糖尿病模型，同时选取符合糖尿病性胃轻瘫模型标准，即空腹血糖 11.1 mmol/L 伴有腹部胀大、体重减轻等胃轻瘫症状的大鼠。

四、动物模型的评价

模型制作后，观察动物模型是否出现与人类疾病相似的表现是评价动物模型成功与否的关键。从文献结果分析，糖尿病性胃轻瘫动物模型制作后是否符合人类疾病模拟性表现，主要有以下检验途径。

1. 核素扫描法

液体实验餐灌胃后，使用仪器动态探测胃排空的情况，采集 60 分钟，再通过软件计算胃排空率。此方法优点是不需要处死大鼠即可进行，被认为是评价消化道传输的"金标准"。

2. 胃内残留率

半固体糊状物灌胃后，在麻醉状态下，取胃称全重，然后沿胃大弯剪开胃体，洗去胃内容物后拭干，称胃净重。以胃全重和胃净重的差值作为胃残留物重量，再通过公式计算胃内残留率。

3. 炭粉混悬液

10% 活性炭粉混悬液灌胃后，待 30 分钟后将大鼠颈椎脱臼处死，打开腹腔，用镊子轻轻提取上端至幽门、下端至回盲部的肠管，并置于托盘上，轻轻将小肠拉成直线，用直尺测量胃肠推进指标。

4. 酚红灌胃法

给予大鼠 500 mg/L 酚红溶液 2 mL 灌胃，15 分钟后将大鼠处死，剖腹，结扎大鼠胃的贲门和幽门，然后将整个鼠胃取出，沿着胃大弯切开，用蒸馏水冲洗胃内容物，定容为 20 mL，再测定吸光度值（标准酚红吸光度值）。

第四节　糖尿病神经源性膀胱动物模型构建

大约 80% 以上糖尿病患者伴随下尿路症状，而糖尿病神经源性膀胱功能障碍是糖尿病常见并发症之一，占糖尿病患者的 40% ～ 80%，该病是引起糖尿病患者膀胱功能障碍的根本原因，从而导致糖尿病患者排尿习惯改变。糖尿病膀胱功能障碍（diabetic bladder dysfunction，DBD）又称糖尿病神经源性膀胱（diabetic neurogenic bladder，DNB），简称糖尿病性膀胱（diabetic cystopathy，DCP），由于糖尿病性膀胱往往在糖尿病发展到一定阶段才会出现，且早期症状无特异性表现，所以在临床工作中，容易与其他下尿路疾病相混淆，出现漏诊、延迟诊治，甚至误诊。其病理生理机制：早期，可能与膀胱逼尿肌兴奋性降低、自律性逐渐呈现先升高后降低趋势相关，最终导致膀胱最大收缩力和平均收缩力降低、膀胱顺应性增加、残尿量增多、膀胱容量增大以及膀胱湿重增加，从而引起排尿困难、小便次数增加、尿潴留、尿路感染等；后期，病情加重出现压力性尿失禁和慢性肾衰竭，严重影响患者的日常生活和工作。

糖尿病模型有以犬、猪为代表的大型动物模型和以鼠为代表的小型动物模型。糖尿病动物随着病情的进展，将发生膀胱功能障碍，但每种动物甚至每个动物个体的发病时间是不同的。由于糖尿病性膀胱的发生需要相当长的时间，而小动物由于生命周期短，产生糖尿病性膀胱并发症的时间相应较短，所以，小型动物是制作糖尿病性膀胱模型的理想动物，且多选用 STZ 造模。

有研究将雌性 SD 大鼠，体重 200 ～ 250 g，用高糖、高脂饲料喂养 4 周，把 STZ 溶于新鲜配制的 pH 4.4、浓度 0.1 mmol/L 枸橼酸缓冲液中，按 STZ 30 mg/kg 一次性腹腔注射，同时饲以高糖、高脂饲料，采用尾静脉测定大鼠血糖，每周 1 次，连续 4 周。大鼠注射 STZ 后 2 日，开始出现烦渴多饮、多食、多尿的典型糖尿病症状，4 周时皮毛变得暗淡、无光泽，6 周时精神萎靡、皮毛稀疏；8 周时体质量明显减轻，尾静脉空腹血糖明显升高，均 ≥ 16.9 mmol/L，最大膀胱容量增大，膀胱内压降低，漏尿点压降低。

有研究将雌性豚鼠全价饲料适应性喂养 1 周，STZ 溶于新鲜配制的 pH 4.4、浓度 0.1 mmol/L 枸橼酸缓冲液中。实验组豚鼠按 STZ 200 mg/kg 单次腹腔注射，对照组注射相应剂量空白枸橼酸缓冲液。3 日后，剪耳法测定豚鼠血糖，每周 1 次，连续 4 周。随机血糖 ≥ 16.7 mmol/L 为糖尿病诱导成功，为糖尿病组研究对象；血糖 16.7 mmol/L 为诱导失败，在实验中摒弃。9 周时随机检查 9 只糖尿病豚鼠和 4 只对照组豚鼠，12 周时检查另外 9 只糖尿病豚鼠和 4 只对照组豚鼠。豚鼠以水合氯醛 300 mg/kg 腹腔注射麻醉，仰卧固定，碘伏消毒下腹部，耻骨上做小切口显露膀胱。两个 4 号留置针分开穿刺膀胱顶部，其中一个与微量泵相连，用生理盐水以 0.25 mL/ 分钟的速度膀胱灌注，另一个与尿动力仪压力感受器相连，进行膀胱压力（储尿期及排尿期）及膀胱残余尿测定。连续记录 3 个排尿周期。失代偿期糖尿病性膀胱诊断标准：豚鼠膀胱排空障碍（残余尿＞ 10% 膀胱容量）。主要观察指标：①随机血糖；②膀胱残余尿；③最大逼尿肌压力；④最大膀胱容量；⑤膀胱顺应性。结果发现糖尿病豚鼠诱导成功率为47.6%，糖尿病性膀胱成模率为 88.89%，失代偿豚鼠膀胱残余尿量＞10% 膀胱容量，代偿组合对照组豚鼠无残余尿或残余尿量 10% 膀胱容量，最大逼尿肌压、膀胱容量、残余尿、膀胱顺应性均与对照组有显著差异。

有研究将 SPF 级雄性 SD 大鼠经适应性喂养 1 周后，除空白组正常饲养外，糖尿病模型各组大鼠给予高糖、高脂饲料喂养 4 周后，均按体重一次性腹腔注射 45 mg/kg 的 1% STZ 溶液（溶解 STZ 的缓冲液由枸橼酸和枸橼酸钠按照 1 ∶ 1.32 的比例配置，pH 4.2），3 日后剪尾取血，血糖仪测量血糖＞16.7 mmol/L 说明糖尿病模型大鼠成功造模。实验组大鼠经糖尿病造模后均出现明显多饮、多食、多尿的典型糖尿病症状，伴有精神不振、活动度低、毛色稀疏晦暗等，还具有排尿时间延长、顺应性增高等特点，也会出现膀胱壁增厚、肌纤维排列紊乱、肌细胞形态各异、肌束间隙增宽等病理状态，以及糖尿病神经源性膀胱的典型病理改变。

有研究选用清洁级健康成年 Wistar 大鼠，体质量 200 ～ 250 g，雌雄不拘，一次性腹腔注射用 0.1 mmol/L 柠檬酸缓冲液配置的 2% STZ 60 mg/kg。3 日后禁食，不禁饮 6 小时，采尾血测空腹血糖，以血糖持续 1 周≥ 16.9 mmol/L 为糖尿病模型造模成功。造模 10 周后测两组大鼠尿流动力学和膀胱湿质量。用戊巴比妥钠（35 mg/kg）腹腔麻醉，仰卧固定，下腹正中切开暴露膀胱；用 6 号注射针头经膀胱顶部穿刺置入 PE-50 导管。膀胱内导管经三通阀分别与 PX359-300A5V 型生理压力传感器和 WZ-50C6 型微量灌注泵相连，近膀胱入口处切断双侧输尿管并结扎远端。平衡 30 分钟吸尽膀胱内尿液后再缓慢灌注无菌生理盐水（0.08 mL/min）。记录膀胱容量、顺应性、膀胱内最大压力和残余尿量。参照大鼠不稳定膀胱判定标准，在膀胱低压充盈期出现膀胱内压升高超过 15 cmH₂O（1 cmH₂O=0.098 kPa）即为不稳定膀胱。根据尿流动力学检测结果，若逼尿肌顺应性增大、残余尿增多、最大膀胱容量增大、逼尿肌收缩减弱则确立为 DCP 造模成功。

有研究选用 SPF 级雄性 SD 大鼠，体质量在 130 g 左右。适应性饲养 2 周后体重增至 220 ～ 250 g。建模前禁食 8 小时，用新鲜配制的柠檬酸缓冲液（0.1 mmol/L，pH 4.5）与 STZ 配置成 2% 浓度的 STZ 液。糖尿病组大鼠腹腔一次性大剂量注射 STZ（60 mg/kg），正常大鼠腹腔注射等剂量的柠檬酸缓冲液。3 日后测量空腹血糖，血糖≥ 16.7 mmol/L 的大鼠入选为糖尿病模型。8 周后膀胱残尿量及膀胱湿重明显增加，膀胱壁明显增厚，逼尿肌肌束排列紊乱，结构松散，肌束断裂，肌束间间隙明显增宽水肿，淋巴细胞浸润，肌束间胶原纤维减少，小血管充血，神经束可见，肌细胞萎缩，视为造模成功。

第五节　糖尿病性阴茎勃起功能障碍动物模型构建

阴茎勃起功能障碍（erectile dysfunction，ED）是指不能达到和维持足以进行满意性交的勃起，是糖尿病常见的慢性并发症。糖尿病性阴茎勃起功能障碍的发病机制远未阐明，在动物实验中缺少理想的评价勃起功能的指标是其原因之一。Heaton 等人报道注射阿扑吗啡可引起正常大鼠 100% 的阴茎勃起，认为此现象可作为评价阴茎勃起功能的理想生物指标。一般多采用 STZ 腹腔注射联合注射阿扑吗啡造模。

糖尿病动物模型的建立：选用 SD 雄性大鼠，体重 200 ～ 250 g，每只进入研究前，均有正常的性功能（由与发情雌鼠交配证实），大鼠自由饮水、进食，12/12 小时昼夜交替饲养。用 0.1 mmol/L 枸橼酸钠－柠檬酸盐缓冲液（pH 4.5），在冰浴中配制 10 mg/mL STZ，即配即用。其中 35 只大鼠禁食 12 小时，按 60 mg/kg 体重左下腹腔内注射 STZ 溶液。第 4 天用强生血糖仪测定尾血，血糖 > 16.67 mmol/L 为成模。

阴茎勃起实验：参考 Heaton 等人的方法，把大鼠放在观察箱中，适应环境 10 分钟，室内保持安静，灯光调暗，仅够观察即可，然后每只大鼠在颈项松弛皮肤处注射阿扑吗啡 80 μg/kg，阿扑吗啡溶解于 0.5 mg/kg 的维生素 C 与生理盐水中，调整体积为 5 mL/kg，每只大鼠于注射后立刻观察 30 分钟，并记录阴茎有无勃起、阴茎勃起次数。龟头充血及末端阴茎体出现为阴茎勃起一次。8 周及 16 周的阴茎勃起率、勃起次数和平均勃起次数均明显减少，说明造模成功。

第六节　糖尿病性肠病动物模型构建

糖尿病性肠病是糖尿病的另一种十分常见的并发症，近些年来也逐渐受到重视。目前关于糖尿病性肠病的研究尚处于起步阶段，但已取得一些重要的成果。糖尿病性腹泻是由于内脏自主神经损伤所致，临床表现为间歇性腹泻与吸收不良综合征。通常发生在夜间，也可在白天，发作时每天腹泻可多达 20 余次，呈水样便，无腹痛。特别是老年糖尿病患者，晚上可发生大便失禁。腹泻可持续数周，有时伴便秘或两者相互交替，大便化验和培养无异常，X 线检查见小肠功能失调。糖尿病性肠病是糖尿病晚期并发症之一。

糖尿病造模方法：大鼠适应性喂养一周后，称重，置于钟罩内，露出尾部，用温开水浸泡大鼠尾部使尾静脉显现，然后按 30 mg/kg 予新鲜配制的 STZ（预先用 0.1 mmol/L 枸橼酸－枸橼酸钠缓冲液稀释）尾静脉注射，72 小时后测试随机血糖为 16.65 mmol/L，视为糖尿病模型成功。糖尿病性肠病造模：根据文献资料按如下方法给药氢化可的松组予氢化可的松 25 mg（kg·d）股四头肌肌内注射，利血平组予利血平 1 mg/（kg·d）股四头肌肌内注射（首日半量）。氢化可的松加利血平组予氢化可的松 15 mg/（kg·d）加用利血平 0.2 mg/（kg·d）（首日半量）股四头肌肌内注射，造模时间为 2 周。造模组大鼠于第 3、4 天开始出现泄泻，多为便溏，肛周污秽。第 6 天出现厌食。第 8 天开始出现明显成群蜷缩、嗜睡、反应迟钝、活动减少、四肢无力、行动缓慢，甚或行走歪斜，同时皮毛失去正常光泽而枯槁，并有毛发疏散、竖立的情况。多数大鼠较正常组及糖尿病对照组更为消瘦，且利血平组、氢化可的松加利血平组大鼠更为普遍和明显。第 11 天部分大鼠出现脱肛。观察指标为稀便级变化及胃肠激素（胃泌素、胃动素、生长抑素）变化。

第七节　治疗糖尿病性神经病变的基础实验研究

一、单味药

1. 黄芪

黄芪味甘，性温，归肺、脾经，功善补气生津，而兼托毒生肌，利水消肿之效。《名医别录》云："补丈夫虚损，五老羸瘦，止渴。"《珍珠囊》则云："壮脾胃，活血生血。"《本草纲目》曰："黄芪气薄味厚，可升可降，阳中阴也，补虚逐五脏间恶血。"《本草汇言》亦云："贼分之疴，偏中血脉，而手足不遂者，黄芪可以荣筋。"

黄芪可扩张血管，改善血行，增强机体免疫力。黄芪的主要成分黄芪总酮（TFA）及黄芪总苷（TSA）有良好的清除氧自由基、抗氧化作用。实验表明，黄芪多糖可促使葡萄糖负荷小鼠血糖水平降低，阻断或抑制醛糖还原酶，降低山梨醇、果糖及糖基化蛋白，抑制非酶糖基化。近年来，有人从内蒙古黄芪的根中分离出一种多糖组分 APS-G，该物质具有双向调节血糖作用，既能使葡萄糖负荷小鼠的血糖显著降低，又能明显对抗肾上腺素引起的小鼠血糖增高反应和苯乙双胍所致的小鼠实验性低血糖反应。现代药理研究发现，黄芪主要含苷类、多糖、氨基酸及微量元素等，有降低高血糖、升高低血糖、抗疲劳、抗血栓、抗菌、增加免疫的功能。黄芪对醛糖还原酶有明显的抑制作用，对胰岛 β 细胞分泌胰岛素有促进作用，治疗糖尿病时被广泛应用。黄芪同时富含钙、镁、磷、铁及硒、铬等常量及微量元素，对糖尿病从血糖、胰岛素的释放，免疫功能的调节，并发症的治疗等诸多方面起到协同治疗的作用。黄芪注射液可以降低糖尿病大鼠的血糖。黄芪煎剂可以预防 TNF-α 所致的胰岛素抵抗状态，使大鼠胰岛素敏感性 K 值明显增高，几乎达到正常水平，同时高胰岛素血症得到改善。

2. 黄精

黄精味甘，性平，归肺、脾、肾经，有滋阴益气，健脾补肾，润肺生津之功。《本草便读》云其"养阴补脾的正品"，《本经逢原》云其"黄精，宽中益气，使五脏调和，肌肉重盛，骨髓坚强，皆为养阴之功"。我国名医施今墨认为其上入于肺有养阴润肺之功，中入于脾有滋养补脾之功，下入肾可补阴血。

现代药理研究发现，黄精含黄精皂苷、烟酸、糖类、多种氨基酸、蒽醌类化合物及微量元素。其提取物具有抗感染、抗病毒等功能，也有抗疲劳、耐缺氧、抗应激、增加冠状动脉血流量、降血脂、抗衰老等功能，可通过抑制肝糖原酶分解，发挥降血糖作用。

3. 丹参

丹参味苦，性微寒，功善活血祛瘀、养心安神。李时珍称"丹参能破宿血，补新血，安生胎，落死胎……其功大类当归、地黄、芎穷、芍药故也"。《本草正义》云："丹参，专入血分，功在活血止血，内之达脏腑而化郁滞，故积聚消而癥瘕；外之利关节而通经络，则腰膝健而痹著行。"其性味平和，去瘀不伤正，使新血渐生。

现代药理研究显示，丹参含有丹参酮、丹参素、二萜类醌类等成分，对多系统有多种作用，如改善微循环、抑制血小板凝聚、抗凝血、降血液黏度及降血脂、镇痛、抗感染、抗病毒等，同时具有较强的抑制醛糖还原酶作用及抑制蛋白非酶糖基化作用，以及降低血糖之效。丹参有效成分主要为脂溶性非醌色素类化合物，如丹参酮ⅡA、丹参酮ⅡB 等。陈晓在对照组常规治疗的基础上将丹参粉针剂加入生理盐水静滴 12 周，结果表明治疗组的症状与体征改善明显。丹参通过扩张血管、改善微循环、增加血流量、改善周围组织的缺血缺氧达到治疗糖尿病性周围神经病变的目的。

4. 蝉蜕

蝉蜕味辛、甘，性寒，归肺、肝经，有清疏风热解毒之功。《药性论》云："主治小儿浑身壮热，惊痫，兼能止渴。"《虫类药的应用》云："蝉蜕能祛风胜湿，涤热解毒。"

现代药理研究发现，蝉蜕含有多种氨基酸、微量元素、蛋白质、酸性及酸类化合物等，具有镇痛、镇静、解毒、抗肿瘤之效。

5. 熟地

熟地为玄参科植物地黄或怀庆地黄的根茎，经加工蒸晒而成。其味甘，性微温，入肝、肾经，具有滋阴、补血的功效。怀庆地黄的有效部分（R-BP-F）腹腔注射，对四氧嘧啶所致实验性糖尿病小鼠模型有降低血糖作用。

有报道表示，熟地黄能明显促进皮质神经元轴突生长，具有保护神经和抑制中枢神经系统作用；熟地中的水溶性提取物，可以显著激发神经生长因子的生物活性，以诱导神经元轴突增生，也能有效地促进神经修复、再生。

6. 何首乌

何首乌为蓼科植物何首乌的块根，味苦甘涩，性微温，入肝、肾经，具有补肝、益肾、养血、祛风的功效。《本草纲目》载何首乌能"消瘰疬、消痈肿，疗头面风疮，治五痔，止心痛，益心气，黑须发，悦颜色。久用长筋骨，益精髓，延年不老，亦治妇女产后及带下诸疾。久服令人有子，治腹脏一切宿疾，冷气肠风"。

何首乌的根和根茎含蒽醌类化学成分，主要为大黄酚和大黄素，其次为大黄酸、极小量的大黄素甲醚和大黄酚蒽醌等。研究其对血糖的作用，给家兔口服煎剂后，30～60 分钟内血糖量上升达到最高，然后逐渐降低，6 小时后血糖量比正常低 0.03%。何首乌主要有效成分中的二苯乙烯苷对 β- 淀粉样蛋白和过氧化氢，可致神经细胞存活率下降及乳酸脱氢酶漏出增多，有明显拮抗作用，并随剂量增加，其神经保护作用增强。

制首乌提取物可浓度依赖性地抑制白细胞介素及一氧化氮的产生，从而发挥神经元保护作用。

7. 全蝎

全蝎性味辛，平，归肝经，有熄风镇痉、通络镇痛、攻毒散结功效。全蝎在《医学衷中参西录》中记载："善入肝经，搜风发汗，治痉痫抽掣，中风口眼歪斜，或周身麻痹。"全蝎中含蝎毒，蝎毒中大部分是具有药理学活性的蛋白质，可分为蝎毒素及酶两部分。通过蛛网膜下隙给予最小镇痛剂量的蝎毒，表明其有促进受损神经细胞再生与修复的作用。

8. 蜈蚣

蜈蚣性味辛，温，归肝经，功效为熄风镇痉、通络镇痛、攻毒散结。蜈蚣在《医学衷中参西录》中记载："蜈蚣，走窜之力最速，内而脏腑，外而经络，凡气血凝聚之处皆能开之……外治经络中风、口眼歪斜、手足麻木。"蜈蚣水溶部分和醇溶部分含有多种氨基酸、小分子肽等活性物质。

9. 葛根

葛根性味甘、辛，凉，有解肌退热、透疹、生津止渴、升阳止泻之功效。其常用于表证发热、项背强痛、麻疹不透、热病口渴、阴虚消渴、热泻热痢、脾虚泄泻。

葛根素是从豆科多年生落叶藤本植物的干燥根中提取的单体-异黄酮化合物。现代药理研究表明，其能降低血液黏度，抑制血小板聚集，降低 TXAZ 的水平，并能使明显增高的血浆内皮素、血管紧张素 Ⅱ 及肾素活性降低，也能扩张微动脉，改善微循环，增加神经血流量，改善缺血缺氧，提高神经传导速度。实验研究，葛根素组大鼠神经传导（包括感觉与运动）的潜伏期较对照组的短、传导速度较对照组的快、波幅也较对照组的高，且除运动传导速度外，各项指标还优于雌激素组，差别具有统计学意义（$P < 0.05$）。葛根素有益于改善去卵巢糖尿病大鼠周围神经的传导功能，且作用较雌激素显著。

10. 桑白皮

桑白皮最早收载于《神农本草经》，原名"桑根白皮"，味甘、寒，主治伤中，其性味归肺经或肺、脾经，在历代医家本草记载中，基本以甘、寒或辛、甘，寒为主。

马松涛研究显示，桑白皮提取物可明显增加坐骨神经突触素的含量（$P < 0.01$ 或 $P < 0.05$），改善和增加糖尿病大鼠坐骨神经的感觉及运动传导速度（$P < 0.01$ 或 $P < 0.05$），缩短其感觉潜伏期（$P < 0.01$ 或 $P < 0.05$）。实验结论表明，桑白皮提取物对实验性糖尿病大鼠坐骨神经损伤有一定的治疗作用。马松涛实验糖尿病模型组周围神经组织碱性髓鞘蛋白的面积、平均光密度、积分光密度及平均黑度都明显低于正常组，与正常组比较有显著差异（$P < 0.01$）。用药各组神经组织脱髓鞘病变减轻，神经组织中碱性髓鞘蛋白表达增加，大剂量组的效果优于甲钴胺组（$P < 0.05$），但桑白皮大小剂量组之间无显著差别（$P > 0.05$），甲钴胺组与小剂量组的效果相当，说明用药各组均能减轻其神经病变或有一定的促进神经修复作用。

11. 三七

三七是以其根部入药，其性温，味辛，具有显著的活血化瘀、消肿定痛功效，有"金不换""南国神草"之美誉。因同为人参属植物，而其有效活性物质又高于和多于人参，因此又被现代中药药物学家称为"参中之王"。清朝药学著作《本草纲目拾遗》中记载："人参补气第一，三七补血第一，味同而功亦等，故称人参三七，为中药中之最珍贵者。"

三七主要有效成分是三七总皂苷（PNS），其灭菌水溶液血塞通、血栓通等被广泛应用于临床。研究证实 PNS 具有如下作用：抗血小板聚集、降低血液黏稠度及抗血栓形成；阻断去甲肾上腺素所致的钙离子内流，扩张血管，改善周围神经血供；提高血清超氧化物歧化酶水平，降低脂质过氧化物水平，清除自由基，保护神经。张艳荣等人在正规降糖治疗及肌内注射 B 族维生素的基础上配合血栓通治疗糖尿病性周围神经病变，经治疗患者血液流变学指标明显改善，临床症状得以缓解，总有效率为91%。

12. 桂枝

桂枝性味辛、甘，温，归心、肺、膀胱经，具有发汗解肌、温通经脉、助阳化气、平冲降气的功效。桂枝常用于风寒感冒、脘腹冷痛、血寒经闭、关节痹痛、痰饮、水肿、心悸等症。

研究表明，桂枝挥发油能够扩张末梢血管，改善微循环；桂皮醛具有镇痛的作用。

13. 水蛭

水蛭性味咸、苦，平，归肝经，有破血通经、逐瘀消癥之功效。

水蛭最主要的成分是水蛭素，是迄今为止世界上发现最强的天然凝血酶抑制剂。谢艳华等人观察实验表明，水蛭对正常和血瘀模型全血及血浆黏度、血液流变部分指标有降低作用。刘应柯等人观察水蛭粉和水煎液，可明显降低老龄自发性高血压大鼠的血压、胆固醇及甘油三酯，表明水蛭有降压、降血脂的作用。陈育尧实验表明，虻虫水提物大剂量和常用量组均能显著延长大鼠出血时间，大大地减少血浆中纤维蛋白原含量，明显地抑制血小板最大聚集率。

14. 银杏

现代药理研究表明，银杏叶提取的有效成分可以拮抗血小板活化因子引起的血小板聚集和血栓形成；清除自由基，防止自由基对神经细胞的损伤，抑制自由基诱导的神经细胞凋亡；对抗兴奋性氨基酸的毒性作用；改善微循环，增强红细胞变形能力，降低血液黏稠度而改善神经营养；刺激前列环素和内皮舒张因子，抑制细胞内钙超载。银杏叶提取物与双嘧达莫组方具有协同、互补增效的作用，也具有活血化瘀、抑制血小板聚集、降低血黏稠度、改善血液流变学、清除自由基等多环节的作用，能够改善微循环障碍，增加周围神经的供血、供氧，从而恢复周围神经的功能。

15. 黄连

黄连味苦，性寒，归心、脾、胃、肝、胆、大肠经，有清热燥湿、泻火解毒之功效。

黄连素又名盐酸小檗碱，主要是从黄连中提取有效生物碱，属于非处方药。实验证明，黄连素具有降血糖、改善胰岛素抵抗、提高胰岛素敏感性的作用。澳大利亚一名科学家连续 3 周给小白鼠注射黄连素，白鼠的血糖下降 50%。其体重也有所下降，说明黄连素对肥胖症具有一定的治疗效果。2 型糖尿病患者中的血液葡萄糖含量过多，胰岛素的功能减弱。黄连素能够有效降低胰岛素血症，提高其生物活性，从而提高机体的抗氧化力。黄连素对糖尿病的治疗具有一定成效已得到证实，然而黄连素对糖尿病性神经病变及其他并发症的研究，仍处于初级阶段。糖尿病患者的血糖高，从而激活醛糖还原酶，使血液中的葡萄糖大量转化成山梨醇和果糖，山梨醇和果糖均难以透过细胞膜，从而导致细胞损伤。在高血糖的环境下，多元醇代谢途径被激活，是神经病变发生以及恶化的最主要原因。通过研究发现，黄连素能够有效地降低血糖，保护内皮细胞，抑制醛糖还原酶激活。黄连素能够有效地改善糖尿病性神经病变。

16. 地龙

地龙中含有一定量的蛋白质，在干体中含有 3/5，约为大豆中蛋白质含量的 1.5 倍，是稻谷中蛋白质含量的 6 倍。地龙中包含相应的氨基酸，而氨基酸含量较高的则为亮氨酸和谷氨酸，同时还具有天门冬氨酸、精氨酸、赖氨酸以及丙氨酸等，包含了人体中需要的几种氨基酸，而脂质中则包含了硬脂酸、棕榈酸、磷酸以及胆固醇等。与此同时，地龙中还具有黄嘌呤、次黄嘌呤、鸟嘌呤以及尿嘧啶等，上述物质则为人体代谢中不可缺少的物质。其中，次黄嘌呤则为地龙中具有平喘作用的主要成分。地龙中还包含了纤溶酶以及过氧化氢酶等物质，而且还含有锌、镁、铜、镍、钴等微量元素，这些微量元素均为人体健康状态的基础物质。

地龙的水提液能够有效地将机体中的血小板血栓进行抑制，从而延长其形成时间，大大降低了干重，减少了其自身的长度。根据大量的临床试验表明，将地龙予以分离，从而溶解人体中的血凝块、血小板等。与此同时，在纤溶酶以及激酶的作用机制中，大大降低了血液中纤维蛋白原的实际含量，减少了自身的血液黏稠度，有助于改善患者的心血管系统，对糖尿病性周围神经病变也有一定的作用。

17. 地骨皮

地骨皮性味甘、淡，寒，归肺、肾经，有凉血除蒸、清肺降火之效。

地骨皮水煎剂高、低剂量组对四氧嘧啶所致的糖尿病小鼠的血糖均有明显降低作用，且随时间延长其作用更显著。因此，地骨皮具有降血糖、降血脂和改善体重的作用，可用于对糖尿病的治疗。方志伟等人研究也表明，地骨皮对四氧嘧啶所致的糖尿病大鼠有显著的降糖作用，且有一定量效关系及时间依赖性，可提高四氧嘧啶大鼠血中胰岛素含量，提高正常及糖尿病大鼠肝糖原含量，表明地骨皮具有改善胰岛功能，以及促进胰岛病变恢复及促进糖原合成等作用。地骨皮水煎剂可抑制体内氧自由基的产生，增强抗氧化能力，加速自由基的清除，对四氧嘧啶导致的胰岛损伤有保护或修复作用，从而恢复胰岛 B 细胞的功能，增加胰岛素的分泌，达到降低血糖的作用。还有研究表明，地骨皮水煎剂能降低小鼠血糖、肾上腺素性高血糖、四氧嘧啶致实验性糖尿病小鼠的血糖。

18. 玄参

玄参性味甘、苦、咸，微寒，归脾、胃、肾经，功效为清热凉血、滋阴降火、解毒散结。

玄参中含有环烯醚萜、苯丙素苷、有机酸、甾醇和甾醇苷化合物、糖和糖醛化合物、脂肪酸等有效成分。其中前两种具有显著的抗炎活性。曾华武等人研究表明，环烯醚萜类和苯丙素苷类均可浓度依赖性地抑制前列腺素 E_2、血栓烷 B_2 和 TNF-α 等炎症相关因子的释放，而起到抗感染作用。Giner 等人观察到，玄参提取物具有皮质激素类效应，可减少炎症动物肿胀，并且可以抑制迟发型超敏反应，减少炎症损伤和细胞间浸润。倪正等人研究发现，玄参醚、醇、水提取物有显著抑制血小板聚集性、降低 PAI-1 的作用，说明玄参醚、醇、水提取物有抗血小板聚集、增强纤维蛋白溶解活性作用。另外，许多实验还证明，玄参属植物的提取物具有抗高尿酸血症和抗氧化活性的作用。

19. 延胡索

延胡索性味辛、苦，温，归肝、脾经，功效为活血、行气、镇痛。

在延胡索的块茎中可分离出延胡索甲素、延胡索乙素、延胡索丙素、延胡索丑素等多种生物碱。延胡索有较强的镇痛作用，其效价为阿片类药物的 1/10，其中乙素和丑素较强，甲素次之，丙素亦有明显的镇痛作用。醇提取物，特别是去氢延胡索甲素，有明显的扩张冠状动脉血管、增加冠状动脉血流的作用。此外，一些研究表明，延胡索还具有镇静催眠、抑制胃酸和胃液分泌、保肝和减轻缺血再灌注脑组织损伤的作用。

20. 水飞蓟

水飞蓟性味苦，凉，归肝、胆经，有清热解毒、疏肝利胆的作用。

水飞蓟素是从植物水飞蓟中提取的有效成分，郑冬梅等人给 STZ 诱导的实验性糖尿病（STZ-DM）大鼠予水飞蓟素灌胃，糖尿病对照组和正常对照组均给予等量蒸馏水灌胃 3 个月，结果显示，水飞蓟素糖尿病组较糖尿病对照组 SNS 含量低；水飞蓟素糖尿病组神经传导速度较糖尿病对照组快，但慢于正常对照组。水飞蓟素明显降低了糖尿病大鼠红细胞山梨醇含量、抑制了糖醛还原酶活性，提高了神经传导速度。郑冬梅等人的研究还表明，水飞蓟素能够减轻大鼠坐骨神经结构的改变，以提高神经传导速度。这与 Sima 等人研究糖醛还原酶抑制剂能有效改善神经结构与功能的结果相一致。

21. 牛蒡子

牛蒡子性味辛、苦，寒，归肺、胃经，可以疏散风热、宣肺利咽、解毒透疹、消肿疗疮。

牛蒡子主要有效成分为牛蒡苷、脂肪油、维生素 A、生物碱等。王桂霞等人给 STZ-DM 大鼠予牛蒡子灌胃治疗 16 周，结果显示治疗组非酶糖基化终产物含量明显降低，神经传导速度增快。牛蒡子能通过降血糖、减少糖基化终末产物以改善周围神经传导速度。黄少花等人研究牛蒡子具有镇痛、抗感染功效，魏东研究牛蒡子具有降血脂、抗动脉硬化的功能，这些研究对于治疗糖尿病性周围神经病变都有一定的辅助作用。

22. 黄芩

黄芩性味苦，寒，归肺、胆、脾、大肠、小肠经，功效为清热燥湿、泻火解毒、止血、安胎。

黄芩主要含有黄芩素、黄芩苷、黄芩苷元等有效成分。付明耀予 STZ-DM 大鼠不同浓度黄芩素灌胃治疗 3 个月，结果显示黄芩素明显减低实验大鼠山梨醇的水平，改善神经传导速度。董砚虎等人观察 74 例患者研究发现黄芩苷通过抑制醛糖还原酶活性来保护周围神经。

23. 灯盏细辛

灯盏细辛性味辛、微苦，温，归心、肝经，功效为活血通络镇痛、祛风散寒。

灯盏花素是从灯盏细辛中提取的灯盏甲素、灯盏乙素的混合物。刘立新等人给 STZ-DM 大鼠予灯盏花素腹腔注射 3 个月，研究结果显示灯盏花素是通过扩张血管、降低阻力以改善坐骨神经传导速度。谢雄根等人研究灯盏花素通过降低血液黏滞度、抗凝等机制提高神经传导速度，与赵锦国等人研究结果相一致。灯盏花素注射液现已应用于临床，彭乙华等人在对照组甲钴胺肌内注射的基础上加用灯盏花素注射液静脉滴注 2 周,结果显示神经传导速度明显改善。研究显示灯盏花素具有扩张血管、抗血小板凝聚等功效。吴静等人认为灯盏花素能够治疗糖尿病性周围神经病变,是因其黄酮是醛糖还原酶抑制剂,对雄激素受体有较强的抑制作用,灯盏乙素具有改善微循环、抗凝的作用,灯盏花素能明显升高一氧化氮水平,通过降低雄激素受体活性,有效地治疗糖尿病性周围神经病变。

24. 五加皮

五加皮味辛、苦,性温,归肝、肾经,有祛风湿、补益肝肾、强筋壮骨、利水消肿的作用。

刺五加注射液由五加皮科植物刺五加中提纯而成,有效成分包含总黄酮、异嗪吡啶、丁香苷和刺五加苷等。应卫婵等人在西医对照组甲钴胺肌内注射基础上,加用刺五加注射液静脉滴注 4 周,结果显示治疗组神经传导速度显著增加,症状体征有明显的改善,其机制与刺五加能改善微循环、改善血液流变学、抗凝聚有关。司巧梅临床研究表明,刺五加治疗糖尿病性周围神经病变有明显的疗效,其机制与刺五加有明显的相关性,不仅能改善红细胞的可塑性、扩张血管、抗血栓,而且还能清除氧自由基。

25. 当归

当归味甘、辛,性温,归肝、心、脾经,功效为补血活血、调经镇痛、润肠通便。

当归的主要成分为阿魏酸。陈慧芳等人在西医维生素 B_1、甲钴胺治疗的基础上,加用当归注射液静脉滴注 4 周,结果显示治疗组神经传导速度明显改善。其治疗糖尿病性周围神经病变的机制主要是通过抑制血小板的聚集、抗血栓。

二、中药复方

1. 黄芪桂枝五物汤

本方出自《金匮要略》,组成为黄芪、桂枝、芍药、生姜、大枣。功效为益气温经、和血通痹。主治:血痹,肌肤麻木不仁,脉微涩而紧。临床常用于治疗皮肤炎、末梢神经炎、中风后遗症等有肢体麻木、疼痛,属气虚血滞、微感风邪者。

《金匮要略》记载:"血痹阴阳俱微,寸口关上微,尺中小紧,外证身体不仁,如风痹状,黄芪桂枝五物汤主之。"《金匮要略论注》记载:"此由全体风湿血相搏,痹其阳气,使之不仁。故以桂枝壮气行阳,芍药和阴,姜、枣以和上焦荣卫,协力驱风,则病原拔,而所入微邪亦为强弩之末矣。此即桂枝汤去草加芪也,立法之意,重在引阳,故嫌甘草之缓小。若黄芪之强有力耳。"

现代药理研究表明,黄芪具有抗氧自由基、增加机体免疫力、保护血管内皮细胞及改善微循环等多种作用,尚能抑制醛醣还原酶,对神经细胞代谢、核酸代谢具有良好的调节作用。桂枝、鸡血藤、大血藤、当归、全蝎具有镇痛、抗糖、抗凝血、抑制血小板聚集、抗感染的作用。白芍具有镇痛、降糖、抗缺氧、清除氧自由基的作用。黄芪桂枝五物汤加味治疗糖尿病性周围神经病变,可能通过调节VEGF 因子表达,促进微循环改善,从而改善患者神经传导速度,促进神经功能恢复。

2. 补阳还五汤

补阳还五汤由黄芪、当归尾、赤芍、地龙、川芎、红花、桃仁组成。补阳还五汤为理血剂,具有补气、活血、通络之功效。主治中风之气虚血瘀证。半身不遂,口眼㖞斜,语言謇涩,口角流涎,小便频数或遗尿失禁,舌暗淡,苔白,脉缓无力。临床常用于治疗脑血管意外后遗症、冠心病、小儿麻痹后遗症,以及其他原因引起的偏瘫、截瘫,或单侧上肢,或下肢痿软等属气虚血瘀者。

糖尿病性周围神经病变是糖尿病主要的慢性并发症，其发病机制目前尚未完全明了，一般认为与多元醇通路、己糖胺途径、蛋白激酶 C 途径的激活和糖基化终产物的形成、微血管病变、氧化应激反应等诸多因素有关。其中氧化应激在周围神经病变中的作用受到了越来越多的重视。Brownleen 提出的统一机制学说认为，经典的糖尿病并发症的多元醇途径、糖基化终产物（AGES）途径、蛋白激酶 C（PKC）途径和氨基己糖途径均是高糖条件下线粒体呼吸链中氧自由基生成过多导致的结果。氧化应激在糖尿病并发症发生中处于核心的角色。氧化应激是指机体在遭受各种有害刺激时，体内高活性分子，如活性氧（reactive oxygen species，ROS）和活性氮自由基（reactive nitrogen species，RNS）产生过多，氧化系统和抗氧化系统失衡，从而导致组织损伤。糖尿病高血糖状态导致 ROS 和 RNS 生成增多，氧化应激反应增加。一方面，氧自由基可攻击生物膜中的多不饱和脂肪酸，引发脂质过氧化作用，并因此形成脂质过氧化产物。神经髓鞘中含有大量脂类，体外试验表明在坐骨神经组织匀浆中加入 20 mmol/L 葡萄糖，使脂质过氧化物增加超过 4 倍。脂质过氧化产物的最终产物为 MDA。脂质过氧化作用可放大 ROS 的作用，交联核酸、蛋白质及磷脂，也可使蛋白质巯基氧化，引起神经细胞进一步损伤。另一方面，氧化应激反应可直接引发单链 DNA 的断裂或通过 JNK、P38 信号转导通路诱导施万细胞中一系列半胱天冬酶激活，介导细胞凋亡的发生。其中 caspase-3 在死亡受体和线粒体介导的经典细胞凋亡途径中均起着核心作用。由此可见氧化应激反应是糖尿病性周围神经病变发病的重要机制，目前临床应用抗氧化剂 α- 硫辛酸治疗糖尿病性周围神经病变，取得了较好疗效。

不同黄芪剂量补阳还五汤对糖尿病大鼠周围神经功能，以及氧化应激作用的实验结果显示，补阳还五汤有与 α- 硫辛酸近似的作用，可使糖尿病性周围神经病变大鼠神经传导速度增高，提升体内抗氧化剂 SOD、GSH-Px、CAT 活性，而使 MDA 水平及 caspase-3 活性明显下降，提示补阳还五汤能有效减低糖尿病性周围神经病变大鼠的氧化应激损伤，发挥其保护作用。

3. 桂枝汤

桂枝汤出自汉代著名医家张仲景所著的《伤寒论》，是《伤寒论》开卷第一方，柯琴在《伤寒来苏集》中盛赞桂枝汤为"仲景群方之冠"，后世医家称为"群方之魁"，由桂枝、芍药、生姜、大枣、炙甘草 5 味药组成，用药虽少，但结构严谨。从药物组成看，桂枝去皮，取其温通经络中的营气而外散，桂枝配甘草辛甘化阳，鼓动阳气，有助于卫气的功能；芍药除血痹、通经络而内敛，配甘草可敛阴合营；生姜配大枣可鼓动胃气，使气血营卫生化之源旺盛，抵御外邪。桂枝汤的治疗原则是解肌祛风，调和营卫。现在临床上桂枝汤被广泛用于治疗内、外、妇、儿等科的诸多疾病，治疗范围涵盖循环、免疫、泌尿、生殖、内分泌、消化、神经等多个系统，取得了较为满意的疗效。现代药理研究证实，桂枝汤对汗腺分泌、体温、免疫功能、胃肠蠕动及血压有双向调节作用，还具有抗感染、抗菌、抗病毒、抗过敏、镇痛、降血糖、保护心血管等作用。

现代研究桂枝汤能显著增加家兔心肌血流量，直接兴奋心脏，增加心肌功能，中医临床上桂枝汤温经通阳，用于治疗心脾阳虚似与此有关。灌胃桂枝汤后可增加家兔在体内正常心肌的血流量，其中以给药后 20 分钟作用最明显。动物实验表明，桂枝汤可以抑制高脂心肌缺血大鼠炎症及氧化应激反应，发挥保护心血管的作用。除以上作用外，桂枝汤还对糖尿病性自主神经功能损伤有一定的调节作用，桂枝汤能通过提高迷走神经功能、减轻自主神经损伤，达到对糖尿病大鼠心脏自主神经失调的调节作用。

4. 抵当汤

本方出自《伤寒论》，由水蛭、虻虫、桃仁、大黄组成。主治下焦蓄血所致的发狂或如狂、少腹硬满、小便自利、喜忘、大便色黑易解、脉沉结及妇女经闭、少腹硬满拒按者。

现代实验研究，抵当汤有减轻糖尿病及并发症的作用。沈祥峰等人实验观察发现，本方能明显下调胰岛素抵抗大鼠纤溶酶原激活物抑制因子-1的表达，认为其是改善胰岛素抵抗的机制之一。王乃利等人利用二磷酸腺苷诱导体外血小板的聚集，筛选出的活血化瘀方剂中抵当汤具有较强的抗凝作用，能明显改善糖尿病的高凝血状态，改善糖尿病及其并发症的症状；王莒生等人指出，益气养阴活血的方剂可降低患者体内血浆内皮素的水平，有保护内皮细胞作用，对防治糖尿病血管并发症无论是大血管还是微血管都有积极作用。

抵当汤有改善动脉粥样硬化的作用。温晓辉等人实验观察抵当汤对去了卵巢的大鼠体内血脂及内皮素1、血管内皮细胞黏附分子1表达的影响，发现抵当汤组大鼠血总胆固醇（TC）、甘油三酯（TG），低密度脂蛋白胆固醇（LDL-C）水平与模型组比较均降低，高密度脂蛋白胆固醇（HDL-C）水平与模型组比较升高；同时抵当汤组大鼠主动脉组织内皮素1、血管内皮细胞黏附分子1表达也明显低于模型组。结果表明，抵当汤通过调节血脂的机制，减少细胞黏附分子的生成，以保护细胞内皮，防治动脉粥样硬化，以减少心脑血管疾病的发生发展。黄河清等人在抵当汤原方基础上加减，组成方药为生水蛭、大黄（酒浸熟制）、肉桂。实验显示：抵当汤化裁方对实验性家兔能改善血脂代谢，降低脂质代谢最终产物的含量，从而减少脂质斑块形成，减少动脉粥样硬化的形成。

5. 清营汤

清营汤由犀角（水牛角代替）、生地、银花、连翘、元参、黄连、竹叶心、丹参、麦冬组成。本方出自《温病条辨》，有清营解毒、透热养阴功效。

清营汤在糖尿病性周围神经病变大鼠神经修复作用的实验研究中，建立大鼠糖尿病性周围神经病变模型，观察坐骨神经传导速度、组织病理学形态、组织胰岛素样生长因子-1（IGF-1）的变化。大鼠糖尿病2周后，坐骨神经病理形态发生变化，坐骨神经传导速度下降，血清及组织IGF-1表达下降；中药治疗组坐骨神经传导速度、组织IGF-1表达提高，神经病理形态有恢复。故清营汤可以保护受损神经结构和功能的完整性，并增加组织IGF-1的表达，对糖尿病性周围神经病变大鼠神经具有修复作用。

方中以犀角（现用水牛角代替）、生地为君药，共司清营凉血，元参、麦冬配生地以养阴清热为臣药，佐以银花、连翘、黄连、竹叶清热解毒以透邪热，促使入营之邪透出气分而解，配用丹参活血以消瘀热，全方清营、养阴、活血相配，共收清营透热、活血消瘀之功。该方虽为《温病条辨》方中热入营分而设，但其功效与糖尿病并发周围神经病变在病机上相吻合。正如吴鞠通所言"津液不足，无水舟停"，法当甘凉濡润，滋阴清热，故养阴增液，活血利水使阴液来复，瘀血早化。全方既有"增水行舟"之意，又有使瘀血吸收之功，这就为运用清营汤治疗糖尿病性周围神经病变奠定了理论基础。"异病同治"，故而选用清营汤不失为糖尿病性周围神经病变治疗的新方法。

近年来，越来越多的研究表明糖尿病性周围神经病变的发生与其IGF-1基因表达下降有关。胰岛素样生长因子（IGFs）是一种神经营养因子，其结构与功能和胰岛素类似。IGF-1由70个氨基酸残基组成，通过存在于神经胞体及轴突上的特异性受体介导，发挥其生物学作用，促进神经细胞发育，刺激轴突、髓鞘及突触的形成，支持成熟神经元的存活，调节轴突及突触的再生，对神经细胞具有促进发育及支持营养作用。若IGF-1表达下降，其对神经的营养、修复作用减弱，则会产生糖尿病性周围神经病变。清营汤长于养阴、清热、活血，养阴则益于阴液来复，清热则能固阴，活血行瘀则有益于新血再生。因此，清热养阴活血有益于滋阴养液，使筋脉得以濡养，从而达到治疗糖尿病性周围神经病变的目的。研究显示，清营汤治疗组能有效提高糖尿病性周围神经病变模型大鼠神经传导速度，改善其组织病理学表现，提高其血清及组织 IGF-1 的含量，具有营养神经、促进神经修复的功能，这可能是清营汤有效治疗糖尿病性周围神经病变的重要作用机制。因此，提高神经组织 IGF-1 含量，可以作为糖尿病性周围神经病变治疗的新环节、新方法。

6. 芍药甘草汤

芍药甘草汤出自《伤寒论》，由芍药、甘草组成，主治津液受损、阴血不足、筋脉失濡所致诸证。方中芍药酸寒，养血敛阴，柔肝镇痛；甘草甘温，健脾益气，缓急镇痛。二药相伍，酸甘化阴，调和肝脾，有柔筋镇痛之效。

实验探讨芍药甘草汤加减治疗糖尿病性周围神经病变的疗效及对神经传导速度及血清胱抑素 C（Cys-C）、血清同型半胱氨酸（Hcy）水平的影响。将确诊为 2 型糖尿病且中医证型属阴虚血瘀的 88 例患者随机分为 2 组，2 组均予西医降血糖基础治疗，对照组 46 例加用甲钴胺注射液治疗，观察组 42 例在对照组基础上给予芍药甘草汤加减治疗，统计 2 组临床疗效，观察治疗前后症状积分、感觉神经传导速度（SNCV）、运动神经传导速度（MNCV）、Cys-C、Hcy、超氧化物歧化酶（SOD）、丙二醛（MDA）水平变化及不良反应发生情况。结果：观察组总有效率明显高于对照组（$P < 0.05$）；治疗后，2 组各项症状均较前明显降低（$P < 0.05$），MNCV、SNCV 及 SOD 水平均较前升高（$P < 0.05$），Cys-C、Hcy 及 MDA 水平则明显降低（$P < 0.05$），且观察组各指标改善情况明显优于对照组（$P < 0.05$）。2 组均未发现明显不良反应。结论：芍药甘草汤加减治疗糖尿病性周围神经病变疗效显著，不但能改善患者临床症状，还能提高神经传导速度，降低血清 Cys-C、Hcy 水平，优于单用西药治疗。

阴血亏虚，肌腠失于濡养，故而麻木不适，方中白芍养阴补血，柔肝镇痛；生地与当归合用活血补血双管齐下，且生地还可滋阴润燥，切合该病的基本病机；肾阴为人体阴液根本，故以山萸肉、山药滋阴补肾；木瓜味酸，入肝经，与白芍共奏柔肝荣筋之效；川芎为气中之血药，与丹参、当归等活血药物配合则活血之力增；甘草调和药性。现代药理研究发现，山茱萸、当归、生地对于高血糖大鼠所致的血小板聚集有显著的抑制作用，并能改善微循环；丹参可改善机体微循环，降低血液黏稠度，抗感染、抗氧化，对于糖尿病性周围神经病变患者炎症因子及氧化应激指标水平有显著改善效果。同时丹参还可调节血脂水平，对于高脂血症有一定的疗效，而临床不少糖尿病患者常伴有高脂血症，因此常用于糖尿病性周围神经病变的辅助治疗；甘草中含有的甘草酸可抑制抗醛糖还原酶活性，对于多元醇途径的激活有一定的预防作用，从而保障神经充足的营养供给。研究结果显示，观察组临床总有效率更高，治疗后 MNCV、SNCV 及 SOD 水平明显高于对照组，Cys-C、Hcy、MDA 水平则更低，且未增加不良反应。

7. 乌头汤

乌头汤出自《金匮要略》，文载："疼痛，不可屈伸，乌头汤主之。"本方由麻黄、芍药、黄芪、甘草（炙）、川乌组成，有温经散寒、除湿宣痹之功效。本方多用于治疗以关节疼痛、肿胀，活动受限为主的肌肉骨骼系统和结缔组织疾病。

在乌头汤对糖尿病性周围神经病变大鼠 NGF 受体 TrkA、p75NTR 表达的影响研究实验中，选取 Wistar 大鼠腹腔注射 STZ 建立糖尿病模型，观察乌头汤对胫神经纤维组织 TrkA、p75NTR 及血清 NGF 的影响。干预前后模型组和乌头汤组均较空白组 FBG 显著升高（$P < 0.01$），各组内 FBG 在干预前后无统计学差异（$P > 0.05$）；与模型组比较，乌头汤组血清 NGF 含量明显升高（$P < 0.05$），神经组织 p75NTR 明显降低（$P < 0.05$）。乌头汤组 p75NTR 免疫组化染色阳性表达程度较模型组明显降低。实验

表明乌头汤改善糖尿病性周围神经病变的作用，可能与其能够调节神经纤维 p75NTR 含量和血清 NGF 含量有关。

实验并未发现糖尿病性周围神经病变大鼠神经纤维 TrkA 的表达在 3 组间有明显的差异，而乌头汤组较模型对照组胫神经组织 p75NTR 含量降低，免疫组化也显示乌头汤组较模型对照组 p75NTR 染色阳性程度明显降低。因而可以认为调整神经生长因子（NGF）的两个受体的协同作用也可能是本方的作用机制之一，高糖可导致神经髓鞘施万细胞 NGF 水平降低，并且与共培养的神经元轴突的协调生长也较差。乌头汤组血清 NGF 较模型组升高，也可能是其促进神经修复、再生，预防糖尿病性周围神经病变进展的原因之一。实验结果显示，乌头汤组与模型组间血糖并无差异，并且各组内干预前后 FBG 水平也没有明显变化，从而可知乌头汤对 NGF 和 p75NTR 的干预作用并非通过调整血糖而达到的。并且模型对照组 NGF 较空白组并无明显差异，提示乌头汤对 NGF 的干预作用亦不依赖原有的病理变化，而具体原因尚需进一步探索。

8. 糖心舒合剂

糖心舒合剂由人参、麦冬、丹参、五味子、生地黄、葛根、酸枣仁等药物组成，每毫升含生药为 4.5 g。服用时用蒸馏水配成所需浓度的混悬液。剂量设置：按体表面积折算，大鼠给药剂量为 5.4 g/kg，相当于 70 kg 人日服量的 12.6 倍，按 1 mL/100 g 灌胃给药。甲钴胺片：500 μg/ 片，人日用量 500 μg/d。大鼠中剂量为 180 μg/kg，相当于 70 kg 人日服量的 12.6 倍，按 1 mL/100 g 灌胃给药。所有大鼠用乌拉坦（150 mg/kg）腹腔注射使大鼠处于浅麻醉状态，麻醉后 1 分钟，用电极皮下导入法观察 15 分钟心电图，用心电频谱记录仪测定 HRV 指标：SD（R–R 间期标准差）、MSDD（相邻差值均方根）、LF/HF（低频与高频比值）。所有大鼠在造模前均测定 HRV 指标为对照值，于造模后 6 个月选择造模成功大鼠分组测定 HRV 值，然后灌胃给药，连续给药 2 个月，同法再测 HRV 值。糖心舒合剂对糖尿病合并心脏自主神经功能损伤大鼠的血糖有明显降低作用，高、低剂量组与空白对照组比较均有显著性差异，高剂量组与糖脉康对照组和糖脉康 + 甲钴胺片组比较有显著性差异。实验表明，糖心舒合剂能增加大鼠的心率变异性，高剂量组和低剂量组能明显提高糖尿病大鼠 R–R 间期标准差和相邻 R–R 间期差值均方根；降低低频与高频比值。高剂量组的作用优于糖脉康组和糖脉康 + 甲钴胺组。高、低剂量组间相比，与剂量呈量效关系。药理实验表明，人参能增加心肌收缩力，减慢心率；酸枣仁能抑制离体蛙心的心率，使蛙的心肌收缩力增强；川芎对体外或在体蛙心皆为低浓度兴奋，收缩力增强，心率减慢；生地黄亦能降低实验动物的心率；葛根素可减慢心率，增强心肌收缩力，改善冠状动脉血流。提示本药治疗自主神经病变的机制可能有以下两方面：①可能有 β– 受体阻滞剂的作用，调节迷走神经和交感神经之间的平衡状态；②增加心肌收缩力，改善心脏自主神经的血供，改善神经的缺血、缺氧状态。

9. 糖络通

糖络通即通络糖泰，由水蛭、白芥子、延胡索等组成。实验用糖络通配制成 1∶1 的灌胃液，将大鼠分为 MG、HG、LG、NG 4 组，MG 从复制糖尿病模型后的第 6 日起，用 9.0 g/L 氯化钠溶液按 10 mL/kg 的量灌胃，每日 1 次；HG 于同日（用药第 1 日）用糖络通按 10 mL/kg 的剂量灌胃，每日 1 次，相当于成人用药量的 10 倍；LG 用等容量的 9.0 g/L 氯化钠溶液稀释后的糖络通灌胃，相当于成人用药量的 5 倍；NG 不加任何处理。第 31 日起，治疗每满 1 个月，于 MG 及 NG 中随机各取 1 只大鼠坐骨神经 1 份用光镜观察，有明显差异后再用电镜观察证实。用药第 90 日后糖尿病性周围神经病变大鼠模型复制成功，共用药 98 日。糖络通对各组大鼠空腹血糖（FBG）、糖化血红蛋白（HbA1c）的影响：MG 不同时刻 FBG 均明显高于 NG（$P < 0.01$）；LG 药后各时刻 FBG 均显著高于 NG（$P < 0.01$），明显低

于 MG（$P < 0.05$ 或 $P < 0.01$）；HG 药后第 90 日时，FBG 与 NG 无明显差异（$P > 0.05$），药后各时刻 FBG 显著低于 MG（$P < 0.01$）。HG、LG、MG3 组 HbA1c 均比 NG 显著升高（$P < 0.01$），HG、LG2 组 HbA1c 均比 MG 显著降低（$P < 0.01$）。糖络通对各组大鼠不同切变率下血液表观黏度及血浆黏度的影响：MG 的 J1–J7 均显著高于 NG（$P < 0.01$）；LG 的 J1–J6 明显高于 NG（$P < 0.01$），但明显低于 MG（$P < 0.05$）；HG 的 J1–J7 与 NG 无显著性差异（$P > 0.05$），明显低于 MG（$P < 0.05$ 或 $P < 0.01$）。糖络通对各组大鼠血浆高切还原黏度（Eh）、低切还原黏度（Ei）、红细胞聚集指数（Lb）、红细胞刚性指数（Rh）、ST、Fb 的影响：MG 的 Eh、Ei、Lb、Rh、ST、Fb 均比 NG 明显升高（$P < 0.01$）；HG 的 Eh、Ei、Lb、Rh、ST、Fb 与 MG 比较显著降低（$P < 0.05$ 或 $P < 0.01$），各项指标与 NG 比较无明显差异（$P > 0.05$）；LG 的 ST、Fb 比 MG 明显降低（$P < 0.05$ 或 $P < 0.01$）。

实验研究显示除降低血糖外，糖络通在改善血液循环方面尚有其他更重要的复杂机制。糖络通能调整神经组织的糖醇代谢，证明具有醛糖还原酶抑制剂样作用，从而保护了血管内皮细胞。血浆纤维蛋白原是影响血液尤其是血浆黏度的重要因素。糖络通可显著加快红细胞（RBC）电泳，提示 RBC 表面电荷有所增加。由于 RBC 表面电荷的增加，使血流中的 RBC 处于良好的悬浮状态，从而 RBC 聚集性降低。RBC 刚性指数的改善，说明 RBC 的流动性得到改善，变形能力增加，更容易顺利通过微循环。在临床已观察到，糖络通能改善糖尿病性神经病变患者的甲皱微循环，使患者足背静脉血气分析趋向正常，与本研究结果结论一致。这提示糖络通确有改善糖尿病性神经病变血液流变性的作用，是其临床治疗糖尿病性周围神经病变效佳的原因之一。

10. 乌芪通络胶囊

乌芪通络胶囊对糖尿病实验性大鼠背根神经节 ERK1/2 蛋白，以及 8-OHdG 含量的影响，实验选用雄性 SD 大鼠 80 只，造模前随机选择 14 只为正常对照组，造模组 66 只。后者经腹腔注射 STZ，3 天后将血糖值 ≥ 16.7 mmol/L 的大鼠继续正常饲养 10 周后检测，将神经传导变慢、轴突萎缩、结周脱髓鞘的大鼠归入糖尿病性周围神经病变模型组，得到 51 只大鼠模型，将造模成功动物随机分为 3 组，即模型组、甲钴胺组、乌芪通络胶囊组，给药 8 周后进行取材，取相关背根神经节，采用 Western 杂交测定法检测背根神经节组织中 ERK1/2 蛋白表达强度，用免疫组化法测定背根神经节组织中 8-OHdG 的含量，各组间进行比较。实验结果：模型组 ERK1/2 蛋白、8-OHdG 较正常组显著升高（$P < 0.05$），中药组和西药组 ERK1/2 蛋白含量及 8-OHdG 的含量较模型组显著减低（$P < 0.05$）。

乌芪通络胶囊由益气养阴的黄芪等中药组成，该方甘寒同化、寒温交用，攻补兼施，其中黄芪含有黄芪皂苷、黄芪黄酮类成分、黄芪多糖等，具有免疫调节、抗衰老、抗病毒的作用，可以保护心血管，调控血糖；地黄可以改善糖代谢；玄参凉血滋阴；葛根对降血糖也有一定的作用；丹参活血化瘀配合川芎、当归、葛根等中药通过现代药理证明存在抑制血小板聚集的作用。全方从益气活血养阴化瘀等角度考量，组方精妙，能够在临床上有效治疗糖尿病性周围神经病变。通过该研究发现乌芪通络胶囊可以减少模型组大鼠背根神经中 ERK1/2 蛋白的表达量，使背根神经节中的 8-OHdG 含量减少，进而缓解大鼠各种症状。

细胞外信号调节激酶 ERK 是丝裂原活化蛋白激酶家族的一个亚族，多种细胞因子和生长因子可以将其激活，进一步参与细胞的生长、增生和分化的过程。ERK1 和 ERK2 是其中重要的两个成员，其在糖尿病性神经痛的形成中有重要作用，我们的研究发现模型组 ERK1/2 的表达量较正常组显著增高，而且大鼠背根神经节中的 ERK1/2 表达量乌芪通络胶囊组和甲钴胺组明显较模型组低，说明 ERKs 信号通路能够参与到糖尿病性周围神经病变的形成过程中。

糖尿病性周围神经病变的发生与多种机制密切相关，如非酶促蛋白糖基化、氧化应激、多元醇代谢通路等，其中氧化应激是导致糖尿病性周围神经病变的核心机制。患者在糖尿病状态下，氧化应激首先发生，激发其他发病机制，两者相互促进，形成恶性循环，最终导致糖尿病性周围神经病变的发生。由羟自由基、过氧化氢和超氧离子组成的活性氧（reactive oxygen species，ROS）是细胞代谢的副产品。ROS 水平对细胞生死有着复杂的影响，在正常情况下，适量的 ROS 可以调节受体信号、细胞功能、免疫反应。ROS 过剩时，会影响炎症细胞和血管平滑肌细胞的生长和迁移，改变细胞外基质，使内皮细胞凋亡，活化转录因子，使黏附分子和炎症细胞因子过度表达，介导内皮细胞损伤，从而加速糖尿病性周围神经病变的产生。8-OHdG 就是由 ROS 所致的氧化性损伤的产物之一，其含量的多少可以表明氧化损伤的程度。通过此研究得到乌芪通络胶囊对于糖尿病性周围神经病变模型组大鼠的治疗可以降低其背根神经节中 8-OHdG 的含量。

此研究通过比较 ERK1/2 的表达水平和 8-OHdG 的含量，发现乌芪通络胶囊可以同时降低上述因子。由此可见，乌芪通络胶囊可以抑制细胞外信号调节激酶 ERK 这样的氧化反应相关因子，并可以减少 ROS 所致损伤产物，通过这样的方式对糖尿病性周围神经病变的治疗起到一定的作用。

11. 通心络胶囊

观察通心络胶囊对糖尿病性周围神经病变小鼠神经再生的影响，实验用 KK/Upj-Ay 小鼠随机分为模型组、通心络 1 g/kg 组、通心络 2 g/kg 组和通心络 4 g/kg 组，另设 C57BL/6 小鼠为对照组。灌胃给药 12 周，测定热痛觉阈值、运动神经传导速度（MNCV）；光镜观察视网膜坐骨神经形态学变化；Real-Time PCR（qPCR）和 Western blot 法测定坐骨神经中胰岛素生长因子 1（IGF1）、激活蛋白 1（c-fos）、神经生长因子（NGF）、碱性成纤维生长因子（BFGF）的表达。实验结果：通心络 2 g/kg、4 g/kg 剂量能使痛觉阈值明显升高，MNCV 明显增快；能明显改善坐骨神经病变；显著提高坐骨神经 IGF1、NGF、BFGF mRNA 和蛋白表达，降低 c-fos mRNA 和蛋白表达。结论：通心络胶囊对糖尿病性周围神经病变有一定的保护作用，其机制与促神经再生有关。

神经营养因子家族是指在正常生理状况下，机体产生的能够促进神经细胞存活、生长、分化的一类蛋白质，具有刺激轴突生长、促进再生的功能，可减少神经变性，阻止疾病发生发展。神经营养因子家族包括神经生长因子（NGF）家族、脑源性神经营养因子家族、胰岛素样生长因子等。神经营养因子减少可能导致糖尿病性神经病变中神经元或神经萎缩。研究表明在糖尿病大鼠或患者中，其坐骨神经或血液中神经营养因子 NGF、IGF-1 含量和表达均明显降低，并随着病情的加重进一步下降。

观察到糖尿病性周围神经病变小鼠中神经再生的多个环节异常，如早期快反应基因 *IGF1 → c-fos → NGF* 改变。给予通心络胶囊治疗后，坐骨神经 IGF1、NGF 表达升高，c-fos 表达降低，表明通心络胶囊能够抑制早期快反应基因反应，促进神经元再生。bFGF 是一类多功能的多肽生长因子，作为新的神经营养因子在神经再生中的研究是近年的研究热点之一，bFGF 能促进体内体外受损伤神经元的存活和突起生长，外源性 bFGF 治疗坐骨神经损伤、促进神经修复已有多篇文献报道。通心络胶囊能够提高坐骨神经 bFGF 表达，发挥其促神经再生作用。

实验研究阐明，通心络胶囊能够干预糖尿病性周围神经病变小鼠中神经再生的多个环节，发挥其防治糖尿病性周围神经病变的作用；但通心络胶囊在降血糖上仅显示出轻微的作用，表明其防治糖尿病性周围神经病变与降糖外的其他机制有关。

12. 糖痹康

糖痹康主药为黄芪、女贞子、桂枝、黄芩、黄连等，实验采用高脂饲料和小剂量链脲佐菌素诱发 2

型糖尿病大鼠动物模型，造模成功后随机分为模型组、甲钴胺组及糖痹康高、中、低剂量组，另设10只雄性SD大鼠为正常组，模型组和正常组给予蒸馏水，用不同剂量的糖痹康灌胃，并与甲钴胺对照，每4周检测体质量、空腹血糖，16周后取大鼠一侧坐骨神经，光镜观察各组大鼠坐骨神经病理变化，以及用放射免疫法检测糖痹康对糖尿病性周围神经病变大鼠血浆ET，铜试纸显色法检测大鼠血浆大鼠血清NO的含量。实验得出结果：治疗16周后，糖尿病大鼠体质量、血糖明显改善。与模型组比较，甲钴胺组及中药各剂量组能明显改善糖尿病性周围神经病变大鼠坐骨神经病理组织学损伤程度，与正常组比较，模型组大鼠血浆内皮素（ET）的含量显著提高（$P < 0.01$），模型组大鼠血清中NO的含量显著降低（$P < 0.01$）；与模型组比较，经药物干预后，各组大鼠血浆中ET的含量均降低（$P < 0.01$），糖痹康低剂量组大鼠血清中NO的含量升高（$P < 0.05$），在甲钴胺组及糖痹康中、高剂量组大鼠血清中NO的含量均显著升高（$P < 0.01$），从而得出结论：糖痹康能降低糖尿病大鼠血糖，且对坐骨神经的形态具有保护作用及可上调糖尿病性周围神经病变大鼠血浆ET的水平和下调糖尿病性周围神经病变大鼠血清NO的水平。

目前普遍认为，血管活性因子改变是导致糖尿病性周围神经病变发病的一个重要因素。血管活性因子，如NO通过对血管收缩和舒张功能的调节，从而影响血管的血流。研究表明，DM患者血浆ET水平与血清NO水平呈负相关，二者之间存在着反馈性调节作用。NO是起源于神经内膜的舒张因子，有调节局部血流、扩张血管及神经传导作用。神经组织内NO下降，可致周围神经组织微血管舒张障碍、张力增加、阻力加大、血流量减少、氧张力下降，继而神经缺血、缺氧，神经传导速度（NCV）减慢；ET为一种新的血管收缩肽，参与血管张力的调节，具有强烈的缩血管作用。增高的ET能引起周围神经组织微血管长时间收缩，加重组织缺血、缺氧，血管内皮损伤，使得神经内膜低氧或缺氧，造成神经纤维轴索髓鞘变形。

糖痹康能减少坐骨神经AGEs的含量。现在的药理研究表明，AGEs与NO协同作用，在高糖状态下，AGEs生成增多，使得内皮细胞通透性增加，影响内皮细胞环氧化物及NO的生成或通过与NO进行快速化学反应，使NO灭活。与NO竞争结合载体分子，使其丧失运载NO的能力，从而减弱NO介导的血管舒张能力，导致局部血管灌注不足，造成神经组织的结构和功能损伤。有体外实验证明，DM时神经元的凋亡是AGEs和内源性NO共同作用，通过氧化应激损伤，激活caspsae-3依赖的凋亡途径的结果。

研究结果显示，糖痹康对坐骨神经的形态具有保护作用。糖尿病大鼠血清中NO的含量显著下降而糖尿病大鼠血浆中ET的含量显著上升，中药糖痹康可显著上调糖尿病血清中NO和下调血浆中ET的表达。由此推测，临床有效中药糖痹康对糖尿病性周围神经病变的神经保护作用有可能与其上调NO和下调ET表达有关。

13. 加味补肝汤

加味补肝汤由枸杞15 g，木瓜15 g，当归10 g，川芎10 g，熟地12 g，白芍15 g，桑寄生15 g，麦冬15 g，天花粉15 g等组成，实验观察中药加味补肝汤对STZ致糖尿病性周围神经病变大鼠背根节的保护作用，选用健康雄性Wistar大鼠40只。随机抽取10只大鼠为正常对照组，给予等体积的枸橼酸缓冲液一次性腹腔注射。其余30只大鼠禁食12小时后，腹腔内一次注射1% STZ溶液50 mg/kg，3日后血糖浓度＞16.7 mmol/L者确定为糖尿病模型造模成功。随机分为3组：①按13.6 g/（kg·d）灌胃，每日1次，连续8周。模型组及正常对照组大鼠自由进食水，牛磺酸组饮含1%牛磺酸的蒸馏水。②8周后应用计算机图像处理分析技术对免疫组化结果进行定量分析，通过Motic Images Advanced彩色图形处理分析系统，测定免疫反应产物 p38 丝裂素活化蛋白激酶的灰度值，测定结果扣除背底及阴性值，免疫组化产物染色越深，灰度值就越小，抗原物质的含量就越高，表达强度越高。采用免疫组化方法检测各组大鼠背根节内 p38 丝裂素活化蛋白激酶表达，化学比色法测定血清丙二醛含量。③计量资料差异比较采用 t 检验。实验得出结果，大鼠背根节内 p38 丝裂素活化蛋白激酶表达强度，以及血清丙二醛水平模型组明显高于正常对照组（$P < 0.01$），加味补肝汤及牛磺酸组低于模型组（$P < 0.05 \sim 0.01$），正常对照组未见或者及少量可见 p38 阳性表达，模型组、牛磺酸组、加味补肝汤组可见 p38 阳性细胞，以模型组阳性表达细胞多且着色深。

中药加味补肝汤具有抗氧化损伤、明显保护链脲佐菌素致糖尿病性周围神经病变大鼠背根节的作用，可能与其能抑制 p38 丝裂素活化蛋白激酶通路、抗脂质过氧化反应有关。

14. 温阳固本汤

温阳固本汤方剂为仙灵脾 15 g，黄芪 15 g，半枝莲 15 g，丹参 15 g，茯苓 15 g，大黄（熟）10 g，白术 10 g，制附子 6 g，苏叶 6 g，熟地 3 g，甘草 3 g。在温阳固本汤对糖尿病性周围神经病变大鼠神经生长因子（NGF）及脑源性神经营养因子（BDNF）表达、脂代谢和坐骨神经超微结构的影响的实验中选用 5 ～ 6 周 SD 大鼠 60 只被随机分为 6 组，每组 10 只。除对照组外，其余组腹腔注射 STZ 溶液制备糖尿病大鼠模型，造模成功后饲养 4 周，给予糖尿病大鼠缺血再灌注制备糖尿病性周围神经病变大鼠模型。模型成功后，温阳固本汤低、中、高剂量组分别给予灌胃温阳固本汤 9.17 g/kg、18.33 g/kg 及 36.67 g/kg，每日 1 次，连续 56 天，对照组和模型组等体积生理盐水灌胃。干预结束后，ELISA 法测定血清 TC、TG；免疫比浊法测定 LDL-C、HDL-C；免疫组化法检测大鼠坐骨神经 NGF、BDNF 表达；RT-PCR 法检测大鼠坐骨神经 NGF mRNA、BDNF mRNA 表达水平；电子透射显微镜观察大鼠坐骨神经超微结构。结果：与模型组对比，温阳固本汤高、中剂量组 TG、TC、LDL-C、HDL-C 含量低于模型组（$P < 0.05$）；温阳固本汤中、高剂量组 NGF、BDNF 表达水平明显高于模型组，且随剂量的增加表达水平不断升高；温阳固本汤低、中、高剂量组 NGF mRNA、BDNF mRNA 水平均明显高于模型组（$P < 0.01$）。电镜显示，模型组坐骨神经横切面髓鞘板层分离严重，层间排列紊乱，可见较多空泡；温阳固本汤各剂量组髓鞘均有改善，但低、中剂量组未恢复正常结构，高剂量组恢复正常髓鞘结构，仅存在部分线粒体、微丝及微管结构异常。结论：温阳固本汤可降低糖尿病性周围神经病变大鼠血脂、血清游离脂肪酸含量，可提高糖尿病性周围神经病变大鼠坐骨神经 NGF、BDNF 及基因的表达，同时对神经髓鞘、微丝等具有修复作用。中药方剂温阳固本汤可降低糖尿病性周围神经病变大鼠血脂水平，促进 NGF、BDNF、NGF mRNA 和 DNF mRNA 的表达，该方剂对糖尿病性周围神经的保护作用可能是通过降低血脂水平，增加 NGF、DNF、NGF mRNA 和 DNF mRNA 表达量有关。

15. 归龙汤

归龙汤为温阳活血的代表方剂，由张仲景《伤寒论》中当归四逆汤化裁而来。方中当归养血和血，赤芍活血祛瘀，二药并用，滋补营血之不足，且补血而不滞血；桂枝温经散寒，温通血脉；路路通、地龙通行经脉；银杏叶活血通络；细辛辛温走窜，温散寒凝，与桂枝配伍，温阳气，畅血行。七药相合，温、补、通三者并用，共奏温阳养血、活血通络之功。现代药理研究表明，当归可缓解炎症反应，降低血清中 IL-6、TNF-α 的水平，具有调节免疫平衡的作用。桂枝对促炎因子具有一定的下调作用，且与温通经脉药物配伍时对血清的 TNF-α、IL-6 下调作用优于单味桂枝。银杏叶的主要成分银杏内酯可抑制 IL-6、TNF-α 等炎性因子的生成，控制炎症反应的过度发生。

16. 运脾和络颗粒

实验：血管内皮生长因子（VEGF）在糖尿病性周围神经病变大鼠坐骨神经的表达情况及运脾和络颗粒的干预作用机制研究。选用 STZ 加高糖、高脂造模糖尿病大鼠被随机分成了模型组，运脾和络颗粒低、中、高剂量组，糖脉康组，甲钴胺组和正常组；采用免疫组化与实时荧光定量 PCR 法检测各组大鼠坐骨神经组织 VEGF 表达的情况。结果：运脾和络颗粒高、中剂量组与甲钴胺组能明显下调模型大鼠坐骨神经组织 VEGF 的蛋白与基因表达（$P < 0.01$，$P < 0.05$），运脾和络颗粒高剂量和甲钴胺的功效相当。实验得出结论：VEGF 在糖尿病性周围神经病变大鼠坐骨神经的表达增高；运脾和络颗粒能够下调糖尿病性周围神经病变大鼠 VEGF 的蛋白和基因表达，调节神经传导速度，对糖尿病性周围神经病变有防治作用。

糖尿病性周围神经病变属于中医痿、痹等范畴，其病因病机为久食肥甘，内化湿热，伤津耗气，损及真阴，阴虚内燥，伤津耗血，故而血涩难行，久而成瘀，导致脉络不通，瘀血阻络，进而出现肢体疼痛、麻木诸症。因此，本实验以扶正活血、运脾通络立法，运脾和络颗粒处方是在多年临床实践的基础上形成的中药方药，由黄芪、赤芍、金银花、汉防己、苍术、当归、玄参、威灵仙等组成，方中黄芪有益气补虚行血之功效；赤芍具有活血化瘀、消痈散结的功效；金银花与汉防己二者合用具有清热解毒、祛湿利水的作用；苍术有醒脾助运、开郁宽中、疏化水湿的作用；当归具有补血活血、生津和阴的功效。佐以玄参、威灵仙，二药相伍可化瘀消痰以和络、软坚散结。诸药合用可达益气化湿运脾、消痰化瘀和络之效。实验研究发现，在免疫组化和 RT-PCR 结果显示，糖尿病模型组坐骨神经纤维 VEGF 表达比正常组明显增加，这与以往的文献报道一致，可能是高糖环境下 VEGF 代偿性增加，并发挥营养因子的保护作用。在运脾和络颗粒组治疗 24 周后，VEGF 表达比模型组和正常组明显下降，与 SamiiA 等人的报道基本相符合。推测可能是运脾和络颗粒能够改善糖尿病性周围神经的病变程度，且神经组织的结构和功能明显好转，通过上调 NGF 的表达，促进轴突和施万细胞增生，对神经营养因子的需求明显减少，故 VEGF 在后期表达减少。

17. 木丹颗粒

木丹颗粒主要由黄芪、延胡索（醋制）、三七、川芎、丹参、赤芍、红花、苏木、鸡血藤药物组成，具有益气活血、祛瘀生新及通络镇痛之功效。研究证实，活血化瘀类中药具有抑制血小板聚集、降低血液黏度的作用，丹参和苏木还能抑制醛糖还原酶，降低山梨醇、果糖及糖基化蛋白的作用；延胡索具有明显的镇痛效果。木丹颗粒能上调糖尿病大鼠坐骨神经生长因子 mRNA 的表达，而神经生长因子的生物活性主要是维持交感神经和感觉神经的生长发育及功能，并在组织创伤后起修复作用。研究显示，木丹颗粒是通过调整影响神经代谢物质水平、修复受损神经、提高神经传导速度、解除机体疼痛症状和改善微循环等综合作用，延缓或逆转糖尿病性周围神经病变的发生发展。临床实践亦表明，木丹颗粒对于糖尿病性周围神经病变症状也有改善作用。

在木丹颗粒对痛性糖尿病性周围神经病变（painful diabetic peripheral neuropathy，PDPN）大鼠钾离子通道 kv7.3 蛋白 mRNA 表达的影响及探讨木丹颗粒对 PDPN 的治疗作用研究中，选择雄性 Wistar 大鼠 120 只作为研究对象，先随机取 30 只为正常组，其余大鼠腹腔注射 STZ（53 mg/kg）制作 PDPN 模型，4 周后，用 Vonfrey 纤维测双后足机械痛阈，痛阈明显下降为 PDPN 造模成功。再将 90 只成模大鼠随机分为模型组、木丹颗粒组、苯妥英钠组，分别于药物治疗后第 2、第 4、第 8 周末，各组随机取 8 只大鼠的 $L_4 \sim L_5$ 背根神经节和脊髓，采用 RT-PCR 技术法检测其钾离子通道 kv7.3 mRNA 表达的情况。结果显示，钾离子通道 kV7.3 与正常组比，模型组 mRNA 表达在各时间点呈下降的趋势（$P < 0.05$），与

模型组比，木丹颗粒组和苯妥英钠组 mRNA 表达在各时间点呈上升的趋势，8 周时，两组 mRNA 表达明显增加（$P < 0.05$），而两组比较无显著性差异。由此得出结论，木丹颗粒对 PDPN 有一定的治疗作用，其机制可能与钾离子通道 kv7.3 mRNA 表达呈上调有关。

PDPN 可以导致 $L_4 \sim L_5$ 背根神经节和脊髓钾离子通道蛋白 mRNA 表达降低，而木丹颗粒可以升高钾离子通道蛋白 mRNA 的表达，从而升高背根神经节和脊髓内钾的负荷，减轻神经功能异常。木丹颗粒具有升高 PDPN 大鼠钾离子通道 mRNA 表达量的作用，该作用可能通过直接或间接途径，增加 PDPN 变时背根神经节钾离子内流，从而缓解背根神经节内钾离子外流状态。本实验说明木丹颗粒对 PDPN 的钾离子通道功能障碍有一定的改善作用，从而减轻了 PDPN 所引起的神经性疼痛等症状。木丹颗粒的上述作用为其进一步的临床应用奠定了理论基础。

18. 糖末宁

在中药复方制剂糖末宁对糖尿病大鼠尾神经传导速度、对醋酸所致小鼠扭体反应的抑制作用的影响的实验研究中，采用 STZ 糖尿病大鼠模型，给予糖末宁灌胃不同剂量连续 3 周，以甲钴胺作为阳性对照组，并设正常对照组及模型对照组，观察治疗前后对糖尿病大鼠神经传导速度的影响；观察糖末宁不同剂量对醋酸所致小鼠扭体反应的抑制作用。结果：糖末宁治疗后，与模型组相比，中剂量组和大剂量组对尾神经传导速度减慢有显著增加作用（$P < 0.05$），对醋酸所致小鼠扭体反应有明显的抑制作用。结论：糖末宁具有提高糖尿病大鼠神经传导速度和镇痛等作用。

研究表明，糖尿病大鼠及患者都存在着神经传导速度减慢和神经血流不足。以祛瘀生新、活血通络方法组成的中药复方制剂糖末宁，从解决瘀血阻络入手，根据气为血帅、血为气母的原则，气血并重，方中以延胡索辛温活血、利气、镇痛；配以苏木、鸡血藤、红花、没药、丹参增强活血化瘀之力；配赤芍、三七又可助活血镇痛之力；用当归意在活血同时佐以养血，以达祛瘀生新之功。

现代药理分析，延胡索具有明显镇痛作用；当归具有镇静镇痛，松弛肌肉，改善末梢神经和血管的功能；丹参具有抑制血小板聚集及抗凝作用；三七有实验表明其提取物 A-J 对血糖呈双向调节作用，对葡萄糖性高血糖有降低的倾向；丹参、苏木能阻断或抑制醛糖还原酶，降低山梨醇、果糖和糖基化蛋白。整个处方具有辨病与辨证相结合以及局部与整体相结合的特点。以往的临床研究提示糖末宁具有改善症状，提高神经传导速度等作用，此研究显示，糖末宁对 STZ 糖尿病模型大鼠尾神经传导速度减慢具有明显的改善作用，对醋酸所致小鼠扭体有抑制作用，提示糖末宁具有明显的镇痛作用。

19. 消渴安糖

消渴安糖由黄芪、党参、枸杞、山茱萸、黄连、沙参、牡丹皮、当归、桃仁、红花等药物配伍组成，运用现代工艺加工研制成免煎颗粒剂。

在探讨一氧化氮、内皮素在糖尿病性周围神经病变中的作用，以及消渴安糖方对糖尿病性周围神经病变大鼠 NO、ET 影响的实验中，以链脲佐菌素一次性腹腔注射复制糖尿病性周围神经病变大鼠模型。将 DM 大鼠模型 50 只随机分为正常组、模型组、预防组、治疗组和维生素 E 组，每组各 10 只分别灌胃给予相应的受试药物，疗程 6 周，分别测定造模前后 NO、ET 水平。实验结果显示，模型组和各用药组的血清 NO 水平明显低于正常组（$P < 0.01$），ET 水平明显升高（$P < 0.01$）；经治疗后，预防组与治疗组的血清 NO 水平显著高于模型组（$P < 0.01$），ET 水平比模型组明显降低（$P < 0.01$）；治疗后预防组与治疗组的血清 NO、ET 水平比较，差异显著（$P < 0.01$ 或 $P < 0.05$）。消渴安糖方可明显提高血清 NO 水平，降低 ET 含量，且以早期、预防性治疗为佳。

ET 和 NO 是血管内皮细胞合成和释放的血管活性物质。ET 是目前为止发现的最强的内源性缩血管物质，在微循环障碍、组织缺氧等条件下，血管内皮细胞受损，导致 ET 释放增加；NO 可通过血管内皮细胞释放血管舒张因子，使血管平滑肌松弛和血管舒张。糖尿病时血管内皮损伤，ET、NO 二者失衡引起血管内皮功能障碍，并最终导致糖尿病并发症的发生。该方具有益气养阴、活血化瘀之功效，基本上由两组药组成：一是补益药，方中黄芪性甘温，能益气补虚损，以助活血之品，使气旺血行，祛瘀而不伤正，助诸药周行全身，使血行四肢，瘀通荣至，诸症得解；党参、沙参益气健脾生津，与黄芪共为君药，共奏健脾益气之功。枸杞补益肝肾，平而不热，既可添精益髓、健骨强筋，又善止消渴，加强君药的效力；山茱萸平补肝肾，既补肝肾之阴，又能温补肾阳，助君药以达阴阳并补之功，两药用以为臣，此为治本之法。二是活血化瘀药，方中牡丹皮、桃仁、当归、红花活血化瘀，用以为佐，体现了治标之法。诸药合用，攻补兼施，标本兼治，谨守病机，既能恢复脾胃的运化功能，又可改善气血瘀滞状态。

实验研究结果表明：糖尿病大鼠血清 NO 含量较正常组明显下降，而 ET 则明显升高，导致两者间动态失衡，而体现在营养周围神经的微血管上，可致神经内膜低氧或缺氧，造成神经纤维轴索髓鞘变性。实验结果显示，模型组 ET 水平高于预防组和治疗组，进一步证实了 ET 在糖尿病性周围神经病变中的作用。本研究还显示 ET 水平和 NO 水平呈负相关，两者之间存在着反馈性调节作用。消渴安糖方可有效调节糖尿病性周围神经病变大鼠的 ET、NO 间的动态平衡，从而有效保护血管内皮细胞、改善内皮细胞的功能，对糖尿病性周围神经病变的发生、发展起到预防和延缓作用。

20. 筋脉通

筋脉通主要由菟丝子、女贞子、水蛭、桂枝、元胡、细辛等药物组成。方中以女贞子配伍菟丝子滋阴益肾、阴阳俱补，寓阳中求阴之意；水蛭、桂枝、元胡、细辛四味共奏活血逐瘀、温经通络之效，与女贞子、菟丝子配伍使得补肾与活血并行，祛邪而不伤正。

在筋脉通胶囊通过增强血红素加氧酶 -1（HO-1）/一氧化碳（CO）系统活性，改善 STZ 诱导的糖尿病大鼠周围神经病变的实验观察中，腹腔内注射 STZ 诱导建立糖尿病大鼠模型，随机分为模型（DM）组，筋脉通低剂量（JMT-L）、中剂量（JMT-M）和高剂量（JMTH）组，以及硫辛酸（TAC）组，另设立正常对照（NC）组。成模后每日 1 次灌胃给药，共 12 周。电子 VonFrey 仪检测机械痛阈值，免疫组织化学法检测坐骨神经 HO-1 和 caspase-3 蛋白表达，RT-PCR 检测相应 mRNA 表达，并检测血浆一氧化碳血红蛋白（COHb）含量。结果：与 NC 组比较，其他各组机械痛阈值、COHb 含量，以及坐骨神经 HO-1 蛋白及 mRNA 表达水平下降（$P < 0.01$），caspase-3 蛋白及 mRNA 表达水平升高（$P < 0.01$）。与 DM 组比较，筋脉通各组机械痛阈值、血浆 COHb 含量，以及坐骨神经 HO-1 蛋白及 mRNA 表达水平升高（$P < 0.01$），caspase-3 蛋白及 mRNA 表达水平降低（$P < 0.01$）；JMT-M 组提高机械痛阈值、坐骨神经 HO-1 蛋白表达及降低坐骨神经 Caspase-3 蛋白表达优于 TAC 组（$P < 0.05$ 或 $P < 0.01$）。得出结论：筋脉通胶囊可通过增强 HO-1/CO 系统活性，降低 caspase-3 水平，改善大鼠糖尿病性周围神经病变。

研究表明，筋脉通能改善糖尿病性周围神经病变患者临床症状、神经体征和神经传导速度；改善 STZ 诱导的糖尿病大鼠坐骨神经的病理形态学异常，减少 NF-κB 的异常高表达；其含药血清可抑制 NF-κB 和 caspase-3 蛋白及 mRNA 的表达。研究证实，α 硫辛酸能改善糖尿病性周围神经病变疼痛超敏状态及神经功能，故本研究以硫辛酸胶囊作为阳性对照药。筋脉通胶囊同硫辛酸胶囊一样，均能升高 STZ 诱导的糖尿病大鼠机械痛阈值，增加血浆 COHb 含量和坐骨神经 HO-1 蛋白及 mRNA 表达水平，降低坐骨神经的 caspase-3 蛋白及其 mRNA 表达水平（$P < 0.01$），且在提高机械痛阈值、坐骨

神经 HO-1 蛋白表达及降低坐骨神经 caspase-3 蛋白表达上，JMT-M 组疗效优于 TAC 组（$P < 0.05$ 或 $P < 0.01$）。这表明，筋脉通胶囊有增强 STZ 诱导的糖尿病大鼠 HO-1/CO 活性、减少细胞凋亡的作用，且疗效优于硫辛酸。JMT-M 组较 JMT-L 组和 JMT-H 组可提高机械痛阈值、降低坐骨神经 caspase-3 蛋白表达。STZ 诱导的糖尿病大鼠出现痛觉超敏等周围神经病变，与其 HO-1/CO 系统的活性降低有关；筋脉通胶囊可通过增强 HO-1/CO 系统的活性及减少细胞凋亡改善其痛觉异常。目前，有关 HO-1 与其降解产物表达的调节机制及其对糖尿病性周围神经病变的影响尚未完全阐明，故筋脉通是通过何种途径和机制来上调 HO-1 的活性和表达，有待进一步深入研究。

21. 糖络宁

糖络宁由黄芪、丹参、狗脊、川牛膝、延胡索、木瓜、赤芍、鸡血藤等组成。在糖络宁对 STZ 诱导糖尿病性周围神经病变大鼠氧化应激的影响的实验研究中，选取 SD 大鼠 60 只，随机选取 10 只为正常对照组，其余 50 只大鼠一次性腹腔注射 60 mg/kg STZ 建立糖尿病大鼠模型，造模成功后随机分为模型对照组、α 硫辛酸组、糖络宁低剂量组和糖络宁高剂量组。药物干预 12 周后，检测大鼠血清中总抗氧化能力（T-AOC）及抗氧化酶如谷胱甘肽过氧化物酶（GSH-Px）、超氧化物歧化酶（SOD）、过氧化氢酶（CAT）等的活力，同时测定氧化应激产物如丙二醛（MDA）含量、活性氧自由基（ROS）和诱导型一氧化氮合酶（iNOS）的活力。实验结果与空白对照组比较，模型对照组 T-AOC 降低（$P < 0.01$），抗氧化酶 GSH-Px、SOD、CAT 活力降低（$P < 0.01$）；氧化应激产物 MDA、ROS 含量升高（$P < 0.01$），iNOS 的活力升高（$P < 0.01$）。与模型对照组比较，糖络宁低剂量组 T-AOC 升高（$P < 0.01$），抗氧化酶 GSH-Px、SOD、CAT 活力升高（$P < 0.01$）；氧化应激产物 MDA 含量降低（$P < 0.01$），ROS 含量降低（$P < 0.05$），iNOS 的活力降低（$P < 0.01$）。糖络宁高剂量组 T-AOC 的活力升高（$P < 0.05$），CAT 的活力升高（$P < 0.01$）；氧化应激产物 MDA 含量降低（$P < 0.01$），ROS 含量降低（$P < 0.05$），iNOS 的活力降低（$P < 0.01$）。得出结论：中药复方糖络宁可以明显提高具有抗氧化能力物质 SOD、GPx、CAT 含量和 T-AOC 的活力，清除对周围神经有害的氧化代谢产物及氧化应激活性物质 MDA、ROS 和 iNOS 的含量及活力，具有明显抗氧化应激能力，减轻氧化损伤，对糖尿病性周围神经病变有明显的保护作用。

氧化应激被认为是如今糖尿病性周围神经病变的主要发病机制，经典的糖尿病性周围神经病变发病途径均是由氧化应激触发的。DM 患者在高血糖的状态下，会引起线粒体电子传递链中的氧自由基产生过多，从而产生过多的 ROS 对抗氧化系统进行损伤，进而导致氧化应激的发生。自由基的产生一方面直接激活糖尿病性周围神经病变的经典发病途径，另一方面通过损伤血管内皮细胞间接激活糖尿病性周围神经病变经典发病途径。这些途径一旦被激活，又会促进自由基生成，加剧氧化应激。两者互相促进，互相加剧，形成恶性循环。血清中的 T-AOC 是反映机体抗氧化作用重要的指标之一。在高糖状态下，T-AOC 会明显减弱。T-AOC 的测定可清楚显示 DM 患者的抗氧化情况，且总抗氧化能力比单个抗氧化测定更好地反映抗氧化状态。酶类抗氧化剂是机体非常重要的抗氧化防御系统，主要包括 SOD、GSH-Px 和 CAT 等。SOD 是体内维持氧自由基产生与灭活的主要酶类，在清除活性氧反应过程中第一个发挥作用，其主要作用是将超氧阴离子自由基快速歧化为过氧化氢（H_2O_2）和分子氧。SOD 活力的高低间接反映了机体清除氧自由基的能力。GPx 是机体内广泛存在的一种重要的催化过氧化物分解的酶，广泛分布于机体各器官，主要存在于人体细胞的胞浆内，直接参与清除 H_2O_2 及 MDA，阻断 ROS 对机体的进一步损伤，是反映机体抗过氧化能力的重要指标。CAT 可催化细胞内过氧化氢的分解，从而使细胞免于遭受过氧化氢的毒害。MDA 含量能间接反映机体细胞受自由基攻击的严重程度。通常与 SOD 的测定互相配合。NO 是一种具有神经毒性的自由基，氧化应激发生时，iNOS 被激活，释放出过量的 NO，即可造成神经元死亡及脑组织损伤。

在糖尿病性周围神经病变发生过程中，ROS 大量堆积，从而抑制酶类抗氧化剂的活性，使得总抗氧化能力显著降低，而毒性物质 MDA 含量和 iNOS 活力也显著升高；经过糖络宁的治疗，可发现 ROS 含量明显降低，酶类抗氧化剂的活力和总抗氧化能力均得到显著提高，并且有效地抑制了 iNOS 的活力及毒性物质 MDA 的产生。糖络宁在治疗糖尿病性周围神经病变过程中，具有明显抗氧化应激能力，减轻氧化损伤，对糖尿病性周围神经病变发挥有明显的保护作用，从而对糖尿病性周围神经病变具有防治作用。

22. 芪归糖痛宁颗粒

芪归糖痛宁颗粒由黄芪 30 g，鸡血藤 15 g，当归、葛根、生地黄各 12 g，延胡索、威灵仙各 9 g 组成。在芪归糖痛宁颗粒调节炎性因子预防糖尿病性周围神经病变的机制研究中，将 120 只 SD 大鼠分为正常组、模型组，以及芪归糖痛宁颗粒高、中、低剂量组和甲钴胺组，采用 STZ 腹腔注射联合高脂饲料喂养法复制糖尿病大鼠模型，预防性给予相应药物 8 周，以运动神经传导速度（MNCV）和摆尾温度阈值评价糖尿病性周围神经病变的改善情况，采用酶联免疫吸附法测定大鼠血清基质金属蛋白酶 –1（matrix metalloproteinase1，MMP-1）、肿瘤坏死因子 –α（tumor necrosis factor–α，TNF–α）、白细胞介素 –1（interleukin–1，IL–1）、单核细胞趋化蛋白 –1（monocyte chemotactic protein 1，MCP-1）含量。结果：与正常组比较，模型组大鼠摆尾温度阈值显著升高（$P < 0.05$），MNCV 显著下降（$P < 0.05$），血清 MMP-1、TNF–α、IL–1 和 MCP-1 均显著升高（$P < 0.05$）。芪归糖痛宁颗粒对糖尿病性周围神经病变大鼠的 MNCV、摆尾温度阈值及血清 MMP-1、TNF–α、IL–1 和 MCP-1 的效应具有明显的剂量依赖性（$P < 0.05$），不同剂量对不同指标的效应呈现不同的量效关系；不同剂量芪归糖痛宁颗粒与甲钴胺对糖尿病性周围神经病变大鼠的 MNCV、摆尾温度阈值及血清 MMP-1、TNF–α 和 IL–1 的效应相比较，差异均具有统计学意义（$P < 0.05$）。实验表明，芪归糖痛宁颗粒能预防糖尿病性周围神经病变，其机制与调控复杂的炎性因子网络有关，其效应具有明显的剂量依赖性。

相关研究已经证实，糖尿病及其所并发的病变（如心血管疾病和神经组织病变等）为一系列低等慢性炎症。在糖尿病性周围神经病变的发生、发展中存在着大量的炎性细胞聚集，导致大量炎性因子（TNF–α、IL–1、MCP-1 等）与蛋白酶（如 MMP-1）表达分泌于各相关组织细胞外基质中，从而导致一系列组织重建事件（如血管化、基质弹性蛋白降解、胶原蛋白大量分泌和组成改变等）的发生。TNF–α 是一种主要由单核巨噬细胞产生的具有广泛生物活性的细胞因子，可诱导 IL–1、IL–6、C 反应蛋白的合成，从而引起糖尿病性周围神经病变。与 IL 和 C 反应蛋白相比，TNF–α 与神经病变之间的关联性更强。在 db/db DPN 模型小鼠的脊髓背角，TNF–α、IL–1β、IL–6 和 MCP-1 的水平均有所增加，在 STZ 诱导的糖尿病大鼠脊髓中，IL–1β 和 TNF–α mRNA 表达会增强。综上，炎性因子在糖尿病性周围神经病变发病中起到重要作用。本实验采用 STZ 联合高脂饲料的方法复制糖尿病大鼠模型，结果显示，与正常组比较，糖尿病模型大鼠 MNCV 明显降低，摆尾温度阈值升高，血清 MMP-1、TNF–α、IL–1 和 MCP-1 均显著升高。结果表明，糖尿病性周围神经病变模型复制成功，且血清炎性因子可能参与了糖尿病性周围神经病变的发生发展。

方中黄芪大补脾胃元气，令气旺血行、瘀去络通；当归甘以缓之，故专能补血，辛以散之，故又能行血，补中有动，行中有补，化瘀不伤血，与黄芪同用，治本为主，共为君药；葛根升阳、生津止渴；生地黄清热凉血、养阴生津，助黄芪、当归益气活血生津而为臣药；鸡血藤活血补血，延胡索辛散活血、行气、镇痛，共为佐药；威灵仙，祛风通络、镇痛，能通行十二经脉，有使药物直达病所之功，可为使药之用。实验通过对糖尿病性周围神经病变大鼠给予芪归糖痛宁颗粒高、中、低剂量灌胃给药，观察芪归糖痛宁颗粒的量效关系。结果显示，芪归糖痛宁颗粒对糖尿病性周围神经病变大鼠的MNCV 和摆尾温度阈值的效应具有明显的剂量依赖性，对糖尿病性周围神经病变大鼠血清 MMP-1、TNF-α、IL-1 和 MCP-1 的效应也均具有明显的剂量依赖性，不同剂量对不同指标的效应呈现不同的量效关系。

23. 糖通饮

糖通饮由黄芪 30 g，地骨皮 15 g，熟地黄 10 g，泽泻 10 g，茯苓 10 g，山药 15 g，牡丹皮 10 g，草决明 20 g，丹参 12 g，地龙 12 g，鸡血藤 20 g，路路通 10 g 组成。在糖通饮与穴位埋线对糖尿病性周围神经病变大鼠血清神经生长因子（NGF）、TGF-β1 的影响的实验研究中，将雄性 SD 大鼠随机分为正常组、模型组和治疗组（包括穴埋组、中药组和药埋组），通过高能量饲料喂养联合多次小剂量腹腔注射 0.1% STZ 的方法建立糖尿病性周围神经病变大鼠模型，造模成功后根据分组进行相应治疗。治疗结束后，检测大鼠血清 NGF、血清 TGF-β1、FBG、坐骨神经动作电位传导速度及坐骨神经病理形态学变化。结果显示，治疗后各治疗组大鼠血清 NGF 含量、坐骨神经动作电位传导速度均较模型组明显升高（$P < 0.01$），各治疗组大鼠 FBG、血清 TGF-β1 含量均较模型组降低（$P < 0.05$ 或 $P < 0.01$），其中药埋组改善较为明显。模型组大鼠坐骨神经形态学较正常组有明显改变，治疗后各治疗组大鼠坐骨神经形态学较模型组有不同程度改善。实验表明糖通饮和穴位埋线能通过降低血糖，增加 NGF 含量，减少TGF-β1 含量来达到延缓糖尿病性周围神经病变病程进展的目的。

方中重用黄芪益气活血，熟地黄滋阴补肾、填精益髓，山药气阴双补，一可与黄芪配伍补益脾气，补后天而充先天，二可与熟地黄相伍滋补肝肾之阴，三者同用并补肾、肝、脾三阴以治本虚，共为君药；鸡血藤、地龙相伍活血通络，路路通通经化瘀，丹参引药入心经助血上行，四者共用活血化瘀、通经疏络，共为臣药；佐药牡丹皮、地骨皮、泽泻、茯苓、草决明清热利湿泄痰浊，一则防阴虚日久生热，二则防阴损及阳，水津不布，日久生痰浊之弊，全方补虚泻实，标本兼治，祛邪而不伤正，扶正而不敛邪。诸药合用，共奏滋肾补肝健脾、益气活血通络之效。现代药理学研究证实，黄芪、山药、牡丹皮等药物中的有效成分可以通过调节糖、脂代谢，在一定程度上延缓糖尿病及其并发症的发展。另有报道，熟地黄能明显促进皮质神经元轴突生长，具有保护神经和抑制中枢神经系统作用；地龙中的水溶性提取物可以显著激发 NGF 生物活性，以诱导神经元轴突增生，也能有效地促进神经修复、再生。

实验结果提示，糖尿病性周围神经病变大鼠经治疗后，FBG、血清 NGF、血清 TGF-β1 含量均较模型组改善，其中药埋组改善最为明显，说明中药糖通饮和穴位埋线均能有效治疗糖尿病性周围神经病变，延缓糖尿病性周围神经病变病情进展，两者合用时疗效最佳，值得临床推广应用，其可能的作用途径为通过降低血糖，改善糖代谢，增加 NGF 含量，降低 TGF-β1 含量，直接或间接促进受损神经的生长和修复，以实现延缓糖尿病性周围神经病变病情进展的目的。

24. 通络糖泰方

通络糖泰方由生黄芪 15 g，当归 15 g，水蛭 5 g，川牛膝 15 g，玄参 15 g，赤芍 15 g，地骨皮 15 g，白芥子 15 g，蚕砂 20 g，冰片 0.3 g 组成。通络糖泰方对糖尿病性周围神经病变大鼠神经修复作用的实验研究选用 7～8 周龄 GK 大鼠 50 只，随机分为模型组、通络糖泰高剂量组、通络糖泰中剂量组、通络糖泰低剂量组、西药（二甲双胍＋甲钴胺）组。高脂饲料连续饲养 12 周，建立糖尿病性周围神经病变模型。造模后给予不同浓度通络糖泰方及二甲双胍、甲钴胺分别干预通络糖泰各组和西药组，疗程均为 4 周。监测动物血糖、体重。第 4 周末麻醉后检测全部动物坐骨神经传导速度，并做 HE 染色、TUNEL 细胞凋亡检测及 RT-PCR 检测 IGF-1 mRNA 的表达。实验结果显示，通络糖泰方可改善糖尿病性周围神经病变大鼠血糖、神经传导速度，修复坐骨神经组织病理形态学损伤，抑制坐骨神经施万细胞凋亡，上调 IGF-1 mRNA 的表达。实验结果表明，长期高脂饲料喂养的 GK 大鼠是糖尿病性周围神经病变研究的良好模型；通络糖泰方对糖尿病性周围神经病变大鼠具有明确的神经修复作用，其中以高剂量组最为明显；其机制可能与上调坐骨神经中 IGF-1 的表达有关，从而抑制了施万细胞的凋亡，促进神经修复。

通络糖泰方具有养阴益气、活血化痰、通络镇痛之功效，临床应用十余年，取得了广泛疗效。在前期的临床和动物实验中，我们已明确其调节糖、脂代谢，改善患者临床症状，改善低度炎症状态以及调节神经电生理的作用；研究进一步阐明了该方改善糖尿病性周围神经病变动物神经病理形态、抗施万细胞凋亡、促进神经营养因子表达、加快神经传导速度的功能，为临床应用提供了基础依据。

25. 渴痹康

渴痹康由黄芪、生地、丹皮等组成，具有健脾益气、补肾滋阴、活血通络的功效。实验：在渴痹康对糖尿病大鼠坐骨神经中 cAMP、cGMP 含量的影响中，用 STZ 诱发大鼠实验性糖尿病性神经病变，用含渴痹康药液的饵料喂饲大鼠 4 个月后，取出坐骨神经，用放射免疫的方法测定 cAMP、cGMP 的含量。结果显示，在糖尿病（DM）大鼠坐骨神经中 cAMP、cGMP 含量与正常组（ND）大鼠相比明显下降（$P < 001$）。渴痹康治疗组（KBK）与 DM 组比较有明显差异（$P < 001$）。ND 组与 KBK 组比较变化不明显。渴痹康可防止糖尿病大鼠坐骨神经中 cAMP、cGMP 含量的下降。

渴痹康能显著升高糖尿病大鼠坐骨神经中 cAMP、cGMP 水平，其作用机制可能存在三种途径。其一，通过对糖尿病大鼠体内其他因素的影响，间接地发挥调节作用。有研究表明，在造成大鼠糖尿病时，支配神经的毛细血管可发生管壁增厚、内皮细胞增生等病理变化，使神经血流量下降、缺血缺氧、血液流变发生异常，这可能是导致坐骨神经中 cAMP、cGMP 含量降低的原因之一。用具有健脾益气、补肾滋阴、活血通络的渴痹康治疗，可以增强机体免疫力，提高机体素质，促进气血通达，使流经神经毛细血管的血量和含氧量增加，便能充分濡润神经，改善末梢神经的脱髓鞘变，因此必将对坐骨神经中 cAMP、cGMP 含量产生影响。其二，毛细血管作为循环系统基础结构直接参与细胞和细胞内的物质交换，既承担血液运输功能，又负担机体的营养代谢、物质交换和氧气运输，保障每个细胞的生命活动正常进行。环核苷酸普遍而又微量地存于动物的多种组织细胞和细胞外液中，是生命现象的重要调节物质。渴痹康通经活络的功效促进了机体血液循环和物质代谢加快，也进一步改善了 cAMP、cGMP 含量的变化。其三，以上二者兼而有之。对于其确切的作用途径尚有待于进一步探讨，以期为采用渴痹康治疗糖尿病所致的外周神经组织病变提供进一步的实验依据。

26. 糖痹胶囊

在观察糖痹胶囊对糖尿病大鼠坐骨神经运动传导速度的影响实验中，予 SD 雄性大鼠腹腔注射柠檬酸缓冲液，造成糖尿病大鼠模型。造模 7 天后，将 25 只大鼠随机分为 5 组（每组 5 只）：中药低剂量组（糖痹胶囊 $0.5\,g \cdot kg^{-1} \cdot d^{-1}$）、中药高剂量组（糖痹胶囊 $1.0\,g \cdot kg^{-1} \cdot d^{-1}$）、甲钴胺组（$250\,\mu g \cdot kg^{-1} \cdot d^{-1}$），中西药组（糖痹胶囊 $0.5\,g \cdot kg^{-1} \cdot d^{-1}$ 及甲钴胺 $250\,\mu g \cdot kg^{-1} \cdot d^{-1}$），予药物行灌胃治疗；模型组，予等量生理盐水灌胃。另取 5 只设为正常组，正常喂养。治疗前及治疗 30 天后测定血糖与坐骨神经运动传导速度。结果显示，与模型组比较，中药低、高剂量组及中西药组均能改善糖尿病大鼠坐骨神经运动传导速度（$P < 0.05$，$P < 0.01$），但各组降糖作用不明显。实验显示，糖痹胶囊能改善糖尿病大鼠的神经传导速度，对治疗糖尿病性神经病变具有较好的疗效。

糖痹胶囊以黄芪为主药，补气升阳，丹参活血祛瘀，当归活血养血，桂枝通经，白芍和营，路路通行气通络，水蛭破血逐瘀，怀牛膝补肝肾、通血脉，引药下行，诸药合用，共奏益气养阴、活血通络之功效。本方再配合破血和血、活血通经等诸药，验效可能与其可改善微循环、增加神经血供、使神经结构和功能得到恢复有关。研究结果表明，低剂量和高剂量的糖痹胶囊均能有效地改善早期糖尿病大鼠的坐骨神经，若加上甲钴胺则治疗效果更为显著，为优化的治疗方案提供依据。

27. 通脉降糖胶囊

通脉降糖胶囊是临床上治疗糖尿病的有效药物，主要成分为黄芪、太子参、玄参、葛根、山药、苍术、冬葵果、黄连、丹参、水蛭、绞股蓝，主要作用是益气健脾、养阴清热、活血通络。临床对通脉降糖胶囊的研究表明，其可以改善糖尿病性周围神经病患者的麻木、疼痛等主观症状。

在通脉降糖胶囊对大鼠糖尿病性周围神经病变的影响中选取 40 只 Wistar 大鼠按随机数字表法分为通脉降糖胶囊组、甲钴胺组、模型组和正常组，每组 10 只。除正常组外，各组采用 STZ 腹腔注射法制备大鼠糖尿病性周围神经病变模型，造模过程中模型组大鼠死亡 1 只。成模后第 8 周各组给药，通脉降糖胶囊组按 10 mL/kg 给予通脉降糖胶囊（0.23 g/mL）灌胃，甲钴胺组按 10 mL/kg 给予甲钴胺与生理盐水的混悬液（0.05 mg/mL）灌胃，至第 12 周末。同时模型组和正常组给予等量的蒸馏水灌胃。检测各组大鼠周围神经传导速度；进行足迹步态分析；免疫组化染色观察表皮内神经纤维变化；HE 染色法观察胫神经组织病理学改变。实验结果：①与正常组比较，模型组大鼠神经传导速度减慢，足迹步态参数足印长（print length, PL）、足中间三指宽（intermediary toe spread, ITS）和足印宽（toe spread, TS）值增加，差异均有统计学意义（$P < 0.01$）。与模型组比较，通脉降糖胶囊组和甲钴胺组神经传导速度增快，PL、ITS 值降低，差异均有统计学意义（$P < 0.01$），且通脉胶囊组神经传导速度优于甲钴胺组（$P < 0.05$）。②免疫组化染色显示：模型组表皮内神经纤维染色模糊，稀疏零散，不易辨认，局部无神经纤维显示；甲钴胺组神经纤维走行不规则，数量减少，染色较浅，局部无神经纤维显示；通脉降糖胶囊组神经纤维走行不规则，数量减少，断断续续，稀疏零散。③HE 染色显示：模型组大鼠胫神经组织严重水肿，髓鞘缺失，难以辨认，局部有空泡变性，轴索水肿，部分轴索分离、变性；甲钴胺组胫神经水肿，髓鞘肿胀，不易辨认，轴索局部分离；通脉降糖胶囊组胫神经水肿，髓鞘模糊，轴索肿胀。结论：通脉降糖胶囊可以改善大鼠糖尿病性周围神经病变。

通脉降糖胶囊在改善糖尿病性周围神经病变的神经功能、神经组织结构方面具有明显的作用，是防止糖尿病性神经病变的有效药物，为临床应用通脉降糖胶囊治疗糖尿病性周围神经病变提供实验证据。而通脉降糖对糖尿病性周围神经病变的具体作用途径尚待进一步研究。

28. 芪归糖痛宁颗粒

芪归糖痛宁颗粒主要由黄芪、当归、生地黄、延胡索、葛根、鸡血藤、威灵仙等组成。其中以黄芪大补脾胃之气，旨在令气旺血行而瘀去络通；当归药性甘缓，补血行血，祛邪而不伤正；二者同用，共为君药。葛根升阳、生津止渴，生地清热凉血、养阴生津，助黄芪、当归益气活血生津为臣药；鸡血藤活血补血，延胡索辛散活血、行气、镇痛，二者共为佐药。威灵仙祛风通络而镇痛，使十二经脉通行顺畅，药性直趋病所，为使药。诸药合用，气血同治，标本兼顾，具有益气养阴、活血通络之功效，可以防治和延缓糖尿病性周围神经病变，改善糖尿病性周围神经病变临床症状。

在芪归糖痛宁颗粒对糖尿病大鼠坐骨神经糖基化终末产物、聚 ADP 核糖聚合酶基因表达影响的实验中，选用 SD 大鼠 65 只，随机留取 10 只作为空白对照组，其余 55 只给予高脂饲料喂养 4 周后，空腹 12 小时 STZ 60 mg/kg 一次性腹腔注射复制糖尿病性周围神经病变大鼠模型，将 42 只成模大鼠分为模型组（M 组）9 只、芪归糖痛宁颗粒高剂量组（QTG 高组）、芪归糖痛宁颗粒低剂量组（QTG 低组）和甲钴胺片组（J 组）各 11 只，分别予以相应药物灌胃，空白对照组（Con 组）和模型组实验期间予以生理盐水灌胃，疗程 12 周，实验结束后，分别对大鼠空腹血糖（FPG）、神经传导速度、血清超氧化物歧化酶（SOD）、丙二醛（MDA）、神经生长因子（NGF）水平及坐骨神经糖基化终末产物（AGEs）、聚 ADP 核糖聚合酶（PARP）基因的表达进行检测。干预 12 周后，芪归糖痛宁颗粒能够降低糖尿病大鼠血糖，改善神经传导速度，升高血清 SOD、NGF 水平，降低 MDA 水平，下调坐骨神经 AGEs、PARP mRNA 表达水平，提示芪归糖痛宁颗粒能够综合控制氧化应激与 AGEs 生成途径，以及 PARP 途径的联合作用对糖尿病性周围神经病变的影响，保护神经系统，从而有效防治糖尿病性周围神经病变。

第十章 糖尿病性神经病变的中医治疗进展

第一节 治疗糖尿病性神经病变的药物专利

一、糖尿病性周围神经病变

（一）中药复方（按药品专利号排序）

1. 血府逐瘀汤（1524567A）——瘀血阻络证

血府逐瘀汤出自《医林改错》，由桃仁、红花、当归、生地黄、川芎、赤芍、牛膝、桔梗、柴胡、枳壳、甘草组成。现代药理研究表明，血府逐瘀汤可以扩张血管，降低血液黏稠度，改善微循环的功能，对肢体疼痛麻木有较好疗效，能有效改善糖尿病性周围神经病变的血管营养不足状态，保证了神经细胞的营养血供，使缺血、缺氧耐受值增加。另外，川芎、红花、赤芍药等活血通络药可扩张周围血管，使甲钴胺或其他降血糖的化学药物更好地进入组织，修复损伤的神经纤维，有利于组织的再生，二药合用，疗效确切，值得在临床推广使用。

2. 身痛逐瘀汤（1903299A）——神经病变以疼痛为突出者

身痛逐瘀汤出自《医林改错》，由香附、羌活、秦艽、桃仁、红花、牛膝、当归、没药、五灵脂、地龙、甘草组成，具有活血化瘀、祛风除湿、散寒通络的功效。瘀血阻络一直存在于 糖尿病性周围神经病变的发生发展过程中，只是有轻重之分，所以化瘀通络治疗应该贯穿于该病的始终。痛性糖尿病性神经病变的主要病机基本为寒凝血瘀、毒损络脉。在毒损络脉理论的指导下，治以活血祛瘀、散寒镇痛、解毒通络，予身痛逐瘀汤化裁。

3. 阳和汤（101284123A）——阳虚寒凝证

阳和汤出自《外科证治全生集》，由熟地黄、麻黄、鹿角胶、白芥子、肉桂、生甘草、炮姜炭组成，功用温阳补血、散寒通滞，主治痰凝血瘀之阴疽。现代药理研究表明，其具有扩张血管，促进血液循环，解痉镇痛，以及较强的抗醛糖还原酶活性作用。

4. 六味地黄汤（103272106A）——肾阴不足证

六味地黄汤出自《小儿药证直诀》，被誉为"补阴方药之祖"的六味地黄丸，由熟地黄、山茱萸、山药、泽泻、丹皮、茯苓 6 味中药组成，其治疗糖尿病及糖尿病并发症的临床应用已有悠久的历史。试验研究表明，高剂量的六味地黄丸能降低大鼠血糖水平从而改善糖尿病症状，减轻神经组织损伤；同时病理切片提示六味地黄丸干预后大鼠坐骨神经损伤有所减轻。神经传导速度是临床诊断周围神经病变的"金标准"，高剂量的六味地黄丸还可明显提高大鼠坐骨神经传导速度，提示高剂量的六味地黄丸通过上述途径对糖尿病性周围神经病变 具有一定的治疗作用，可一定程度改善临床 糖尿病性周围神经病变患者的症状。

5. 芍药甘草汤（103330758A）——营阴不足、肝脾不和证

芍药甘草汤出自《伤寒论》，由芍药、炙甘草两位药组成，药少而力专，芍药苦酸微寒，养血敛阴，柔肝镇痛，对疼痛中枢和脊髓性反射弓的兴奋有镇静作用，故能治疗中枢性或末梢性的筋系挛急，以及因挛急而引起的疼痛；炙甘草甘平，和中缓急镇痛。现代药理研究表明，芍药甘草汤具有解痉、镇痛、抗感染、止咳、平喘、抗过敏作用，临床广泛用于神经、消化、泌尿、内分泌等系统疾病的治疗，尤其是常用于治疗腰腿痛，以及伴有腰椎病变的坐骨神经痛、面肌痉挛、三叉神经痛等多种疼痛症。

6. 舒筋活络镇痛方（104162089A）——气虚血瘀证

舒筋通络镇痛方由黄芪、葛根、丹参、伸筋草、桂枝、海风藤、川芎、蜈蚣、全蝎、水蛭组成。现代医学研究表明，在糖尿病患者中普遍存在血液黏稠度高和微循环障碍，为中医应用活血化瘀药物提供了理论根据。故在治疗方面，除常规降糖治疗外，借鉴现代药理研究成果采用中西医结合治疗该病，不仅能消除临床症状，还能改善微循环，纠正异常的血液高黏、高凝状态，以达到治疗目的。

7. 加味附子汤（104367955A）——脾肾阳虚、湿瘀阻络证

加味附子汤由炮附子、芍药、茯苓、白术、人参、川芎、全蝎组成，是以《伤寒杂病论》中附子汤加川芎、全蝎组成，《伤寒杂病论》中附子汤用以治疗少阴寒化证的阳虚身痛，其主要病机为肾阳虚衰、肌肤失温，寒湿凝滞于肌肤骨节，与"消渴痹证"脾肾阳虚、湿瘀阻络证病机相似。此外，加味附子汤还有利于糖尿病患者血糖稳定，药物安全性高。

8. 地黄饮子（104922636B）——气阴两虚、络脉痹阻证

地黄饮子出自《圣济总录》，由干地黄、巴戟天、山茱萸、石斛、肉苁蓉、附子、五味子、官桂、白茯苓、麦门冬、菖蒲、远志、生姜、大枣组成。全方补益气阴，补而不滞，活血化瘀，通痹镇痛，而无破血耗血之弊。有研究结果显示，地黄饮子合四物汤综合疗效优于疏血通注射液，治疗2周的结果以肢体疼痛疗效最明显。

9. 补肾祛瘀通络方（105878569A）——肾阳不足、瘀血阻络证

补肾祛瘀通络方由川续断、桑寄生、川牛膝、桂枝、细辛、生地黄、黄芪、当归、赤芍及甘草组成，功效为补肾、化瘀、通络。对于以肾阳虚为本、瘀血阻络为标的糖尿病性周围神经病变，肾虚血瘀是糖尿病及其神经并发症共同的病理基础，补肾通络是治疗糖尿病性周围神经病变的重要方法。有学者推测在肾虚、血瘀双因素驱动下的局部代谢异常、毒性产物的瘀积、炎性反应的增加是氧化应激反应发生的始动因素，肾虚血瘀和氧化应激在糖尿病性周围神经病变发病中有一定关联性。抗氧化治疗能够修复神经损伤，是糖尿病性周围神经病变治疗的关键环节，现代药理研究表明，补肾化瘀中药有明确的抗自由基功效，可以通过降低糖尿病性周围神经病变患者的氧化应激水平从而促进神经功能修复。

10. 补阳还五汤（106539917A）——气虚血瘀型

补阳还五汤源于《医林改错》，由黄芪、赤芍、川芎、当归尾、地龙、桃仁及红花组成，具有益气活血之功效。利用其益气活血之功，改善微循环，提高神经细胞血氧供应与营养供应，促进周围神经损伤修复，从而治疗糖尿病后期周围神经病变。研究结果表明，补阳还五汤对糖尿病性周围神经病变有明显的疗效，可解除或明显缓解麻木及疼痛，并且能明显改善 MNCV 及 SNCV 的传导速度，因此值得临床推广应用。

11. 龙马定痛汤（108785439A）——瘀血阻络证

龙马定痛丹是颜德馨教授吸收历代医家经验，在清代王清任的"龙马自来丹"的基础上加入破血通瘀、消癥散结的地鳖虫，以及息风止痉、解毒镇痛的全蝎，有明显的镇痛和恢复关节功能等治疗作用，对于躯体性疼痛治疗效果较好。

12. 黄芪桂枝五物汤（109364228A）——营卫不和之血痹

黄芪桂枝五物汤出自《金匮要略》，由黄芪、桂枝、芍药、生姜、大枣组成，有益气温经、和营通痹的功效，主治营卫虚弱之血痹。现代研究表明，黄芪桂枝五物汤可能是通过对 TNF-α 的调控，从而抑制对微血管的病变，达到改善或治疗糖尿病性周围神经病变的目的。此外，也有不少机制研究或临床试验表明，黄芪桂枝五物汤有通过肿瘤坏死因子信号通路（TNF signaling pathway），参与调控自身免疫或纠正脂质代谢紊乱等病理生理活动，从而治疗或改善糖尿病性周围神经病变。另有相关基础实验表明，黄芪桂枝五物汤可能是通过调控 TNF-α 等进行体内脂质代谢紊乱等的调控，从而达到治疗糖尿病性周围神经病变的目的。

（二）中成药

1. 通痹胶囊（1686206A）

通痹胶囊由独活、寄生、秦艽、防风、细辛、杜仲、牛膝、当归、川芎、桂枝、木瓜、乳香、没药等中药复方而成。全方祛邪扶正、标本兼顾，可使气血足而风湿除，肝肾强而痹痛愈。方中活血类药物当归、川芎、乳香、没药等与通络药物川乌、草乌、桂枝、细辛等配伍在改善血液流变性方面起到了显著作用，且川乌、草乌中所含乌头碱能显著改善神经的电生理活动，故应用该复方制剂能减缓炎性渗出物对末梢神经的刺激以达抗感染、镇痛的目的。因此，患者用药后疼痛、麻木及由此带来的功能障碍在短期内很快消失及减轻。

2. 糖脉康颗粒（1840081A）

糖脉康颗粒由黄芪、生地黄、丹参、赤芍、牛膝、麦冬、黄精等药物组成，具有养阴清热、活血化瘀、益气固肾的功效。临床观察糖脉康颗粒治疗糖尿病性周围神经病变的疗效，结果显示，在常规西药治疗的基础上，加用糖脉康颗粒治疗糖尿病性周围神经病变，能明显改善症状，且能降低血脂和糖化血红蛋白水平，研究证实糖脉康颗粒可扩张血管，调节血管张力，降低血黏度，改善微循环及血流，消除自由基，减少神经元损伤，对神经损伤具有较好的保护作用。

3. 银丹心脑通软胶囊（1857576A）

银丹心脑通软胶囊由银杏叶、丹参、灯盏细辛、三七、山楂、绞股蓝、大蒜、天然冰片等中药配伍组成。临床研究显示，银丹心脑通软胶囊联合甲钴胺，能够有效地改善糖尿病性周围神经病变患者的症状和体征，具有提高神经传导速度，促进神经功能恢复，优化动作电位平均幅度，改善微循环、抗血小板凝集，降低血黏度，改善血流动力学的作用。

4. 通脉降糖胶囊（101569710A）

通脉降糖胶囊由黄芪、太子参、玄参、葛根、山药、苍术、冬葵果、黄连、丹参、水蛭、生地等药物组成，主要功效为益气健脾、养阴清热、活血通络。对气阴两虚、脉络瘀阻所致的糖尿病性周围神经病变，在改善血液流变学、改善神经缺血缺氧、提高神经传导速度、改善肢体麻木疼痛、感觉减退等症状方面有较满意的疗效。同时通脉降糖胶囊还可以降低患者的血脂水平，减少高脂血症对血管的损坏，增强对血管的保护作用，进一步改善周围血液循环，起到对糖尿病性神经病变的防治作用。

5. 消渴通脉胶囊（101972382A）

在消渴通脉胶囊方中黄芪性甘温，能益气补虚损，以助活血之品，使气旺血行，祛瘀而不伤正，助诸药周行全身，使血行四肢，瘀通荣至，诸症得解；水蛭、当归尾、赤白芍、川芎、鸡血藤、桃仁、红花、蜈蚣养血活血通络，通达四肢，尤其选用水蛭一药，破血逐瘀，长于透络，又专入血分，功力虽猛，但不伤正；桂枝性温芳香，通达一身之阳，温经通脉；川牛膝益肝肾，强腰膝引药下行；伸筋草、苏木舒筋通络；没药、地鳖虫活血镇痛；炙甘草调和诸药。诸药合用，可达益气活血、舒筋通络之功效。现代研究显示：代谢异常及血管内皮损伤对糖尿病性周围神经病变的发生有重要作用，内皮素和一氧化氮参与糖尿病性周围神经病变的发生发展，糖尿病性周围神经病变患者内皮素明显升高，一氧化氮明显降低。消渴通脉胶囊可明显改善糖尿病性周围神经病变患者的临床症状，可有效降低血浆内皮素含量，增加一氧化氮含量，同时可改善血流变及神经传导速度，从而达到益气活血、舒筋通络之功效。

6. 灯盏细辛合剂（102429943A）

现代医学认为，血管内皮受损和代谢障碍会导致血液流变学特性改变，造成神经组织缺血缺氧，进而出现疼痛、麻木、冷凉、乏力等感觉异常，因此，改善血液流变学特性有助于延缓糖尿病性周围神经病变的进展。中药灯盏细辛能有效降低血液黏度、抑制血小板聚集，穴位注射使药物直达病所，加快微血管的血流速度，从而改善微循环，改善局部代谢状态，有助于改善周围神经的功能，且无明显不良反应。

7. 强力天麻杜仲胶囊（102920920A）

强力天麻杜仲胶囊以补肝肾为主，兼有活血祛瘀、益气养阴之效。临床研究发现，强力天麻杜仲胶囊有较强的镇静、抗感染作用，对神经性疼痛疗效较好。本研究观察到糖尿病性周围神经病变患者应用强力天麻杜仲后，疼痛等临床症状改善，尤其与甲钴胺联用，临床症状缓解率较单用甲钴胺明显提高，且无明显不良反应；研究还发现，强力天麻杜仲胶囊可显著改善肢体远端血流、降低血液黏滞度、降低血炎症因子指标，提示强力天麻杜仲胶囊可改善微循环，减轻糖尿病患者亚临床炎症反应，除有效治疗糖尿病性周围神经病变外，还可能有助于缓解糖尿病患者多种代谢紊乱，减少糖尿病及其并发症风险。

8. 水蛭胶囊（107875175A）

中医认为该病属于中医学"痹证""痿证"等范畴，气阴两虚、瘀血阻络、脉络失养为其主要病机。中药水蛭性平，味苦咸，苦能坚阴，加之破血逐淤、通经活络之功效，正中其病机。现代药理研究表明，水蛭主要具有抗凝血、抗栓作用，被誉为最强的凝血酶特效抑制剂，具有扩血管、增加血流量、改善微循环及降脂、改善代谢紊乱等作用。

9. 津力达颗粒（304860632S）

津力达颗粒由人参、黄精、麦门冬、葛根、苍术、佩兰、丹参等组成，以络病理论指导组方，创立运脾生津新治则，着重从脾论治，以益气养阴、健脾运津为主，清热化湿、活血通络为辅。临床观察津力达颗粒对糖尿病性周围神经病变患者神经症状评分、神经体征评分、神经电生理检测等，结果显示，津力达颗粒能改善患者症状、神经传导速度，有效降低神经症状和体征评分，总有效率达91.7%，并可通过降低血浆内皮素水平、升高一氧化氮水平，起到保护内皮功能作用，对防治糖尿病及其并发症有积极意义。

二、糖尿病性心脏自主神经病变

（一）中药复方

1. 人参养荣汤（1362184A）

人参养荣汤出自《太平惠民和剂局方》，具有益气补血、养心安神之功效。现代医学研究证实，人参养荣汤在治疗艾滋病、癌症具有增效减毒的作用，并可以增强机体免疫力，改善睡眠，治疗贫血、冠心病等。本研究用方由生脉散合人参养荣汤加减而成，太子参、茯苓、白术、甘草、黄芪健脾益气；熟地黄滋阴补肾；麦冬润肺清心，清热生津；五味子敛肺滋肾，生津敛汗；当归、白芍、熟地黄、丹参、三七补血活血；陈皮健脾理气。全方共奏益气养阴、补血活血之功效。有研究表明，益气活血中药可以改善冠心病心绞痛（气虚血瘀证）患者的心排血量、加速指数和射血分数，减少内皮素、血液血栓素、体血管阻力和胸腔体液水平，从而改善患者心功能及内皮功能。

2. 益气活血养阴汤（104491395A）

益气活血养阴汤由黄芪、太子参、远志、酸枣仁、木香、生地黄、麦冬、枸杞、炙甘草、山茱萸、阿胶、丹参、葛根、牛膝、降香组成。功用为益气养阴、活血化瘀。心脏的起源及传导系统纤维化、退行性改变、心律失常临床病因多为气阴两虚，心脉瘀阻，属本虚标实之症。在缺血性心脏病基础上诱发的各种类型心律失常，其发生诱因主要是由于心肌细胞膜电位极不稳定性而引起心肌细胞除极、复极过程不均一性，导致心律失常。本方通过改善心肌缺血、清除心律失常产生的病理生理基础而间接抗心律失常。

3. 生脉散（109091606A）

糖尿病性心脏自主神经病变病机表现为本虚标实，虚实夹杂，虚证当以益气养阴为主。生脉散是治疗气阴两虚的代表方剂。《内外伤辨惑论》曰："圣人立法，夏月宜补者，补天真元气，非补热火也，夏食寒者是也。故以人参之甘补气，麦门冬苦寒泄热，补水之源，五味子之酸，清肃燥金，名曰生脉散。"现代医学研究表明，生脉散具有保护心肌、治疗糖尿病、抗动脉粥样硬化、保护脑缺血、抗休克、改善免疫功能和造血功能等功效，主要通过抗氧化、抗感染和调节免疫改善心血管疾病。

（二）中成药

1. 养心丹（102451427A）

养心丹由西洋参、麦冬、五味子、炒枣仁、降香、檀香、郁金、菖蒲、三七、红花、桂枝、薤白、佛手、橘红、茯神、远志、琥珀、黄芪、丹参19种药品组成，具有益气养阴、活血化瘀、疏肝化痰、温经通痹之功效。有研究表明，黄芪具有抗病毒及调节免疫的功能，并能提高NK细胞活性作用，去除过多的T抑制细胞，增加干扰素的功能改善内皮细胞生长；同时加用党参为君药，益气以养阴生津；麦冬、味子、黄精助君药养阴清热、益气生津共为臣药；后以百合、枣仁清心安神。

2. 步长稳心颗粒（105548425B）

步长稳心颗粒由党参、黄精、三七、琥珀、甘松组成。方中党参为君药，补中益气，生津养血，定惊悸；黄精补脾益气，滋心阴，辅助党参益气生血，为臣药；琥珀活血散瘀，定惊安神，三七化瘀止血，活血定痛，共为佐药；甘松行气开郁醒脾，使君臣药补而不滞，为健药。诸药合用，可使心气充盈，心阴得补，能舒经活络，气血畅通，定心安神。其主要功效为益气养阴、定悸复脉、活血化瘀，主治气阴两虚兼心脉瘀阻所致的心悸不宁，以及气短乏力、头晕心烦、胸闷胸痛。该药适用于各种原因引起的期前收缩，房性、窦性心动过速等心律失常，对器质性或功能性室性期前收缩均具有肯定的疗效。该药物不但有减慢心率作用，而且能提高患者的生活质量。

3. 心达康（105560198A）

心达康的重要成分是醋柳总黄酮，主要单体为槲皮素和异鼠李素，已有多项临床观察发现其能有效改善冠心病室性期前收缩患者心悸、胸闷等症状，对减少室性期前收缩次数也有明显作用。究其机制，可能与改善心肌缺血后产生的效应有关。深入探讨其机制，可能与显著抑制血管平滑肌细胞血管紧张素转化酶（ACE）活性及血管紧张素Ⅱ（Ang Ⅱ）生成、调节主动脉血管平滑肌细胞内游离钙浓度，以及调控血管平滑肌细胞 c-myc 表达有关。

三、糖尿病合并胃肠病变

（一）中药复方

1. 加味玉女煎（1857587A）

加味玉女煎由熟地、石膏、知母、麦冬、葛根、生晒参、白术、甘草、鸡内金、莱菔子等药物组成。曹氏等人探讨该方对糖尿病性胃肠功能紊乱大鼠血浆胃动素、血清胃泌素的影响，探讨其对改善作用的可能机制。结果显示，模型组大鼠血浆胃动素明显高于空白组（$P < 0.01$），加味玉女煎组大鼠血浆胃动素含量明显低于模型组（$P < 0.05$），与莫沙比利组比较无明显差异（$P > 0.05$）。结论认为，加味玉女煎可降低糖尿病性胃肠功能紊乱大鼠血浆胃动素水平。

2. 补气健脾汤（101194991B）

在《内经》中已把"消瘅"与"气满发逆"并论，糖尿病性胃轻瘫的中医病机主要以脾胃虚弱为本，脾之清阳不升，胃之浊阴不降，导致淤浊中阻为标。因此，治疗以补气健脾、升清降浊为法，本方中用太子参补气养阴，黄芪益中气、升清阳、降浊阴，党参、白术、甘草补气、健脾、燥湿以增强补中益气之功；升麻升发脾气，柴胡舒达肝气，共助黄芪升清以降浊。久病入络，用当归养血调肝，全蝎、丹参活血通络镇痛。诸药合用可调整脾胃的功能以达到补气健脾、升清降浊的功能，改善脘腹痞满、气短、乏力、嗳气等症状。

3. 芍药甘草汤（103330758A）

张氏观察芍药甘草汤加味治疗糖尿病性胃肠功能紊乱腹痛的疗效，治疗组 18 例辨证用药加芍药甘草汤治疗，对照组 18 例辨证用药治疗。结果显示，总有效率治疗组为 88.89%、对照组为 61.11%，两组比较有极显著性差异（$P < 0.01$）。结论认为，芍药甘草汤治疗糖尿病性胃肠功能紊乱腹痛有较好疗效。

4. 香砂六君子汤（106492091A）

加味香砂六君子汤由砂仁、木香、茯苓、法半夏、陈皮、柴胡、葫芦巴、党参、白术、翻白草、炒神曲、炒麦芽、炒山楂、玫瑰花、黄连、鸡内金、生姜组成。侯氏等人观察该方治疗糖尿病性胃轻瘫的临床疗效，结果显示，治疗组的治愈率和总有效率分别为 44.64% 和 92.86%，对照组的治愈率和总有效率分别为 23.21% 和 66.07%。两组比较均有显著性差异（$P < 0.05$），治疗组疗效优于对照组。两组治疗前后症状积分比较，均有显著性差异（$P < 0.05$），两组治疗后症状均有改善。治疗组症状改善优于对照组（$P < 0.05$）。两组患者胃排空时间均较治疗前缩短，均有显著性差异（$P < 0.05$）。两组患者治疗后胃排空时间比较，有显著性差异（$P < 0.05$），治疗组促胃排空作用优于对照组。

5. 半夏泻心汤（108273020A）

半夏泻心汤是一种调解肠胃的和解剂，出自《伤寒杂病论》，主治寒热错杂之痞证。高血糖使脾胃功能失调，脾失健运、胃失和降，在治疗上，要注重脾气得升，胃气得降，才能使脾胃运化水谷的功能得以正常。半夏泻心汤能辛开苦降、寒热并施，方中半夏、干姜辛温除寒、和胃止呕；黄连、黄芩苦寒泄降、除湿、清肠燥湿；人参、大枣、炙甘草补益气、养胃和阴。诸药合用，可以开脾气、降胃寒、胃轻瘫症状可以减轻，再加上西药多潘立酮是一种胃动力促进药，促进胃排空的同时，减轻了胃的负担，缓解了胃潴留和胃扩张。

6. 升阳益胃汤（108743892A）

升阳益胃汤出自李东垣《内外伤辨惑论》，主治脾胃虚弱，湿热滞留中焦，怠惰嗜卧。该方具有健脾益气生津、行气活血和胃、清热化湿祛痰之功效，能明显改善糖尿病性胃轻瘫患者早饱、嗳气、恶心、呕吐、腹胀、腹痛、食欲不振等临床症状，并促进胃排空，降低空腹血糖及餐后 2 小时血糖，疗效明显优于莫沙必利片，总有效率高达 93.2%。

7. 参斛汤（110292131A）

参斛汤治疗糖尿病性胃轻瘫临床疗效确切。方中党参补中益气、健脾和胃，石斛滋养胃阴、生津润燥，白术健脾益气、燥湿利水，陈皮、藿香醒脾化浊、降逆和胃，旋覆花降气消痰、行水、止呕。全方益气养阴、健脾和胃、理气化痰、升清降浊，可使脾胃升降协调，运化复常，湿化痰消。现代药理研究证明，益气健脾之党参、白术具有增加胃肠平滑肌收缩功能，养阴药石斛除有养阴生津作用外，同时还具有提高胃泌素水平，以及增加胃的肌电活动而有明显的促进胃排空作用。

（二）中成药

1. 六味安消胶囊（103558307A）

对于糖尿病性胃肠功能紊乱而致的便秘，阴津亏损、燥热内生是消渴病发生的基本病理，病变主要责之于肾。肾主五液，司二便，肾精亏耗则肠道干涩，传导失常而形成便秘。六味安消胶囊由土木香、大黄、山奈、诃子、碱花、寒水石组成，具有健脾和胃、导滞消积、行血镇痛之功。脾胃健则气血生化有源，肠道运化有力，利于大便下行；积滞除则大便下，燥热清。

2. 养阴润肠冲剂（107115456A）

养阴润肠冲剂由生地、麦冬、玄参、火麻仁、积壳、槐花、鸡蛋花等药物组成。周氏等人运用该方治疗 2 型糖尿病（胃肠燥热型）便秘，与果导片对照，观察治疗前后便秘改善情况及临床症状的变化。结果显示，便秘改善总有效率治疗组为 91.67%，对照组为 89.58%，两组对比，差异无显著性意义（$P > 0.05$），但临床症状（便秘、口干渴、小便短赤等）治疗组改善明显，而对照组改善不显著。

3. 参苓白术散（109381654A）

参苓白术散由人参、白术、白茯苓、甘草、山药、莲子肉、桔梗、薏苡仁、缩砂仁等药物组成。侯氏等人观察该方治疗糖尿病性胃肠病的治疗效果，结果显示，参苓白术散治疗糖尿病性胃肠病，有效率达 94.6%，并且有降低餐后血糖作用（$P < 0.05$）。结论认为，参苓白术散具有胃肠动力的双向调节作用及降低餐后血糖作用，能较好地消除糖尿病性胃肠病的各种症状。

4. 枳实消痞丸（110025761A）

加味枳实消痞丸由党参、枳实、白术、茯苓、半夏、厚朴、丹参、干姜、川黄连、麦芽、神曲、炙甘草等药物组成。杨氏观察该方治疗糖尿病性胃轻瘫的疗效，与莫沙比利片对照，两组疗程均为 4

周。结果显示治疗后，治疗组空腹血糖、2 餐后两小时血糖、糖化血红蛋白均低于对照组（$P < 0.01$）；治疗组总有效率为 93.33%，对照组总有效率为 78.43%，两组比较（$P < 0.05$）。结论认为，中药枳实消痞丸治疗糖尿病性胃轻瘫的疗效明显优于莫沙必利片。

四、糖尿病合并泌汗功能异常

（一）中药复方

1. 桂枝加黄芪汤（101062158A）

桂枝加黄芪汤首见于《金匮要略》，原方即桂枝汤加黄芪，由黄芪、煅龙牡、浮小麦、党参、桂枝、白芍、白术、麦冬、丹参、五味子、炙甘草组成，用于治疗营卫失调、阳郁水湿停滞所致的黄汗之症。糖尿病病久，津伤气耗，血脉不充，血行不畅，瘀血内生，故方中加丹参活血祛瘀；麦冬养阴润肺，益胃生津，联合丹参苦寒之性味，能针对糖尿病阴虚为本，燥热为标之病机；甘草调和诸药。诸药合用，共奏调和营卫、益气固表敛汗之功效。

2. 桂枝加龙骨牡蛎汤（102895629A）

张氏在基础治疗基础上，加用加味桂枝龙骨牡蛎汤治疗糖尿病汗证 26 例，结果发现，治疗后中医症状、空腹血糖、餐后血糖、糖化血红蛋白、临床汗出症状均明显改善，总有效率为 88.5%。加味桂枝龙骨牡蛎汤由桂枝、白芍、煅龙骨、煅牡蛎、生黄芪、生地、龟板、炒知母、当归尾、桃仁、水蛭、浮小麦、五味子、三七粉、甘草、生姜、大枣等药物组成。全方共奏益阴扶阳、调和营卫、固摄敛汗、活血化瘀之功效，对于糖尿病汗证初期，阴阳失调、络脉瘀滞之证不仅可以有效地缓解患者的症状，且有助于良好地控制血糖。

3. 当归六黄汤（109464531A）

当归六黄汤由李东垣创立，在临床上常用作治疗盗汗的名方，具有滋阴泻火、固表止汗之功效。方中当归、生地黄、熟地黄滋阴养血，培本以清热；黄芩、黄连、黄柏降火以除烦，清热而坚阴，如此养血滋阴与降火清热并进，使阴固则以水制火，黄芪益气固表止汗，共收滋阴降火、益气固表及敛汗之功效。

（二）中成药

1. 灯盏生脉胶囊（1927341A）

灯盏生脉胶囊由人参、麦冬、五味子、灯盏细辛等组成，具有益气养阴、生津敛汗、活血化瘀之功效。临床观察灯盏生脉胶囊治疗老年糖尿病汗证的疗效，结果显示，在常规西药降糖治疗的基础上，加用灯盏生脉胶囊治疗，能明显缓解出汗症状，总有效率 93.7%。

2. 参芪五味子滴丸（102085254A）

参芪五味子滴丸由五味子、党参、黄芪、酸枣仁等中药组成，具有健脾益气、宁心安神的作用。临床观察参芪五味子片治疗糖尿病性神经病变汗出异常的疗效，结果显示，在常规降糖、营养神经、调整自主神经功能的基础上，加用参芪五味子片治疗糖尿病性神经病变汗出异常，治疗组有效率达到 90.48%，明显优于对照组。

3. 玉屏风散（104398572A）

玉屏风散由黄芪、白术、防风、桂枝、白芍、浮小麦、煅龙骨、煅牡蛎、炙甘草、生地黄、当归、黄连、酸枣仁等药物组成。诸药合用，共奏益气固表、调和营卫以达止汗之功效。曹艳华等人在基础治疗上加用玉屏风散加味治疗糖尿病汗证 38 例，结果发现，总有效率为 78.95%。

第二节　治疗糖尿病性神经病变药物的临床试验研究

一、单味药

（一）代谢因素

1. 黄芪甲苷

黄芪甲苷是从中药黄芪中提取的重要活性成员之一，具备改进内皮细胞与再造血管功效，以及抗感染、抗氧化、促进能量代谢、护卫神经、抗癌等作用。姜文大等人在高糖引诱 SH-SY5Y 神经细胞毁伤报告中，发现黄芪甲苷庇护组细胞存活率明显上升，可以显著使上清液中 8-羟基脱氧鸟苷酸（8-OHdG）含量下降，对高糖引诱的 SH-SY5Y 神经细胞毁伤具有必然的护卫作用。

2. 葛根素

葛根味甘、辛，性凉，归脾胃经，具有解肌退热、透疹、生津止渴、升阳止泻等功能。葛根素是从中药葛根中提取出来的异黄酮类衍生物，具有促进免疫力提高，使心肌收缩力增强，调控血压、血糖，抗血小板聚集、护卫神经等作用。部分动物实验研究发现，葛根素可抑制 D-半乳糖诱导的蛋白糖基化反应，有效提高糖尿病小鼠胰岛素敏感性，抑制胰岛素抵抗，降低血糖水平及纠正糖耐量异常，减少血糖过高引起的神经功能障碍，促进神经细胞修复。李会柏等人研究观察到，葛根素可以快速地降低血糖水平，改善氧化酶活性，清除氧自由基损伤，对其引诱产生的氧化应激损伤起到防卫作用，防治血糖过高引起的周围神经病变。谭云霞认为葛根素在一定程度上能促进高糖环境下 RSC96 细胞增生，抬高细胞线粒体膜电位和神经生长因子（NGF）蛋白的表达，阻滞死亡相关蛋白 Caspase-3 的酶活性，对施万细胞损伤发挥护卫作用，对糖尿病性周围神经病变的治疗有了清晰的药理功用机制。

3. 槲皮素

槲皮素是一种多羟基黄酮类化合物，化学名为 3,3',4',5,7-五羟基黄酮，广泛存在于植物的花、果、叶中，有多种生物活性，具有抗感染、清除自由基、抗病毒、保护心血管、降糖及调节免疫等作用。王宝江等人对糖尿病大鼠服用不同剂量的槲皮素，测定其神经传导速度及痛觉潜伏期，结果显示，服用槲皮素的大鼠热痛觉潜伏期逐渐缩短，神经传导速度逐渐增加，随着槲皮素剂量的增加，其效果更加明显。本研究表明，槲皮素具有改善大鼠神经传导的作用，这可能与槲皮素作为醛糖还原酶抑制剂能降低组织中山梨醇含量，对醛糖还原酶具有较强的抑制作用，并能改善 Na^+-K^+-ATP 酶的活性相关。槲皮素还能维持胰岛素的分泌水平，降低糖尿病大鼠的血糖及过氧化脂质的含量，升高超氧化物歧化酶水平，防止糖尿病性周围神经病变的发生。

（二）神经因素

1. 黄芩素

黄芩为唇形科植物黄芩的干燥根，黄芩素是其分离出来的黄酮类化合物，具有降压、调脂、调节 cAMP 水平、清除自由基及抗氧化、抗肿瘤等多种药理作用。据有关研究证明，黄芩素对醛糖还原酶

（AR）拥有较强的抑制活性，可以使细胞内山梨醇和果糖浓度降低，恢复肌醇水平，增加 Na^+-K^+-ATP 酶活性，进而改善神经血液供应，修复神经传导速度异常，使糖尿病性周围神经病变得以保护。黄芩素可以对 p38MAPK 活性产生抑制，缓解氧化应激损伤，抑制 12/15 脂氧合酶的激活，进而改善神经纤维功能，延缓糖尿病性周围神经病变进展。黄芩素还可以降低糖尿病患者血清 AGEs 的含量，稳定细胞外基质结构，不易破坏血管内皮细胞中一氧化氮的生成，保护神经和血管正常生理功能，对糖尿病性周围神经病变的病情进展具有巨大改善作用。

2. 穿山龙薯蓣皂苷

穿山龙具有祛风湿、通络、润肺祛痰的功用。其重要化学组成有薯蓣皂苷、细微薯蓣皂苷、25-D-螺甾 -3，5- 二烯及对羟基苄基酒石酸等。薯蓣皂苷具有消炎镇痛、增强免疫等效果，其对糖尿病性周围神经病变的防治作用也日益突显。唐春颖等人通过观察痛性糖尿病性周围神经病变模型大鼠坐骨神经中钙离子通道 mRNA 表达，发现 8 周时薯蓣皂苷高剂量组大鼠坐骨神经的钙离子通道 mRNA 表达低于薯蓣皂苷低剂量组和泼尼松组（$P < 0.01$，$P < 0.05$）。研究结果表明，穿山龙提取物薯蓣皂苷能够下调痛性糖尿病性周围神经病变大鼠坐骨神经钙离子通道 mRNA 表达，减少钙离子内流，减慢神经元的过度兴奋，从而减轻痛性糖尿病性周围神经病变的症状，对痛性糖尿病性周围神经病变有一定的调节作用。

3. 香椿子提取物

香椿子为楝科植物香椿的干燥成熟种子，主产于四川。其味辛、苦，性温，具有祛风散寒、镇痛的功效。现代药理研究表明，香椿子具有杀菌、抗感染、镇痛、抗癌、抑制血小板聚集、抗氧化、降血糖等作用。王晓红等人以香椿子不同极性部位为观察对象，从干预氧化应激和调节 NGF-β 入手，对糖尿病性周围神经病变相关指标研究分析。试验表明，香椿子提取物可通过上调血清 NGF-β 含量，干预神经组织氧化应激损伤，改善感觉神经传导速度和对痛觉敏感度，从而起到保护糖尿病性周围神经病变损伤的作用；其提取物中正丁醇部位效果最佳。

4. 川芎嗪

川芎味辛，性温，归肝、胆、心包经，具有活血行气、祛风镇痛之功效。川芎含有多种化学成分，其中以川芎嗪为主要活性成分，在扩张血管、降低血液黏稠度、抑制血小板凝聚、调节免疫、抗感染等方面有重要作用。郭茜等人运用黄芪联合川芎嗪加中药熏洗和硫辛酸，联合川芎嗪治疗糖尿病性周围神经病变，对患者的多伦多 CSS 评分及神经传导速度进行测定。结果表明，黄芪联合明显增加神经传导速度。潘美时应用硫辛酸联合川芎嗪，亦可显著提高患者的神经传导速度。故应用川芎嗪联合治疗糖尿病性周围神经病变，能明显改善患者的症状、体征，并能有效控制和延缓疾病的发展，减轻患者的痛苦，提高生活质量。

（三）血管因素

白花丹参是丹参的变种，具有改善微循环、抗感染、调节脂质代谢、血管内皮修复、促进病理变化恢复的作用，对血糖、血脂、血流变具有良好的调节作用。黄东辉等人采用白花丹参水提物对糖尿病大鼠神经病变的干预作用进行观察，发现白花丹参各剂量组大鼠的 SNCV 和 MNCV 均有不同程度改进，有效提高了神经传导因子（NGF）、环磷酸腺苷（cAMP）含量，降低了环磷酸鸟苷（cGMP）含量及血糖，从而修复受损的神经细胞，提高 Na^+-K^+-ATP 酶的活性，增强神经血管的通透性。白花丹参水提物可显然提升神经传导速率、加快神经功能修复、延缓糖尿病性神经病变的发生和发展。

（四）免疫因素

1. 姜黄素

姜黄为姜科植物姜黄的干燥根茎，具有行气活血镇痛的作用。姜黄素是从其根茎中提取的一种化学成分，味稍苦，为橙黄色结晶粉末，具有抗感染、抗肿瘤、抗氧化等功效。张文璇等人实验研究发现，姜黄素能改善糖尿病性周围神经痛大鼠的疼痛症状，从而降低大鼠脊髓 TNF-α 和 IL-6 的水平，脊髓部分抑制了还原型辅酶介导的氧化应激，对糖尿病性周围神经病变的病理变化具有一定的延缓作用。王国霞等人探究察觉到，姜黄素可通过阻滞脊髓背角 TNF-α 的表达来改善糖尿病性神经痛。

2. 积雪草苷

积雪草苷为伞形科植物积雪草中提取的总苷，为淡黄色至淡棕黄色粉末，无臭，味苦，稍具有引湿性。其在免疫调节、抗感染等方面有一定的药理作用。金艳等人采用高、中、低剂量积雪草苷和米诺环素对糖尿病性周围神经病变 SD 大鼠给药并观察，采用 ELISA 法测定大鼠脊髓 IL-1β、TNF-α 水平。研究结果显示，积雪草苷高剂量与中剂量给药，可以显著上调大鼠的热痛阈值和机械痛阈值，有效抑制糖尿病性周围神经病变损伤引起的热痛觉超敏和触觉诱发痛过敏；高、中剂量积雪草苷可以显著下调脊髓 IL-1β、TNF-α 水平，对防治糖尿病性周围神经病变提供了可靠依据。

3. 番石榴叶总三萜

番石榴叶味甘、涩，性平，归大肠经，具有燥湿健脾、清热解毒、涩肠止泻、收敛止血之功效。其主要化学成分主要包括黄酮类化合物、萜类化合物及酚酸化合物，且相关研究证明这些化合物具有抗感染、抗肿瘤、抗氧化、抗糖尿病等作用。李秀存等人实验研究表明，番石榴叶总三萜能使 3T3-L1 脂肪细胞 IR 有显著的改善作用，其药理机制大概与番石榴叶总三萜减缓了 IR 脂肪细胞 PTP1B mRNA 的表达，同时提升了 p-IRS-1/IRS-1 和 p-Akt/Akt 的蛋白水平有关。叶开和等人以糖尿病大鼠为观察对象，结果显示，石榴叶总三萜组明显改善了坐骨神经的神经病变，石榴叶总三萜显著性阻断了各炎症因子 mRNA 的表达，且下调了 p-AKT/AKT、p-IKKα/IKKα、p-p65/p65 的有关表达。石榴叶总三萜能够有效改善糖尿病性周围神经病变，使坐骨神经炎症介质和神经损伤得以锐减，可能与下调 NF-κB 介导的信号通路相关。

4. 当归

当归具有神血、活血、抗动脉粥样硬化作用，其成分阿魏酸能抑制 ADP 和胶原诱发的血小板聚集，具有明显的抗血栓作用，能够恢复神经的正常功能，改善血液循环，消除平滑肌痉挛等。

5. 川芎嗪

周围神经病变是糖尿病最常见的慢性并发症之一，其发病机制尚未完全阐明，但微循环障碍、血液流变学异常在其发生发展过程中起着重要作用。川芎嗪是中药川芎的有效成分，具有典型的"Ca²⁺拮抗剂"的特性，据宫伟星报道，其主要作用有：①扩张微血管，增加局部血流量，调节各种血管活性物质的释放，对抗交感神经的缩血管作用，保护内皮细胞，从而改善微循环的瘀血、渗出和出血等；②改善微循环的血液流态，溶解纤维蛋白原，降低血液黏度，降低各种血细胞的聚集性，以及增加红细胞表面的负电荷和变形能力等，从而全面改善血液流变学异常，使微循环功能得以进一步恢复；③抑制醛糖还原酶的活性；④抗氧化作用。本研究以改善微循环和血液流变学异常为出发点，采用川芎嗪静脉滴注治疗糖尿病性多发性末梢神经病变，取得了较为满意的疗效，同时注意到其疗效与应用剂量密切相关，大剂量组明显优于小剂量组。在改善临床症状的同时，其他有关指标如微循环、血液流变学和神经传导速度均得到不同程度的改善，且副作用少，宜于临床推广应用。

糖尿病性周围神经病变患者，肌电图通常表现为传导阻滞的抵抗性增加和神经传导速度减慢的特征性电生理异常。川芎嗪能降低血小板聚集性，增加红细胞变形能力，缓解高凝状态，使血流加快，血流量增加。山莨菪碱可以扩张血管，疏通微循环。两药合用可改善组织缺氧、缺血状态，促进功能恢复。

6. 葛根素

葛根素注射液由中药葛根中提取的有效成分制成，具有以下作用：①葛根素有抑制二磷酸腺苷诱导的血小板聚集性作用；②葛根素可能是一种醛糖还原酶抑制剂，前列环素（PGI2）合成增加或血栓素（TXA2）合成抑制，改善微循环，改善缺血、缺氧，从而改善下肢血管、神经病变；③葛根素能抑制蛋白非酶性糖化；④葛根素是一种良好的外源性氧自由基清除剂。通过上述作用，葛根素可改善血液循环，改善缺血、缺氧，促进神经细胞功能恢复，提高神经传导速度，有利于糖尿病性周围神经病变的恢复。本研究观察表明，在糖尿病常规治疗的基础上加用葛根素注射液，能明显改善糖尿病性周围神经病变患者的临床症状，其全血黏度、血浆黏度、纤维蛋白原、血细胞比容、血脂均下降非常明显，而对照组患者的临床症状虽有所改善，但其治疗前后自身比较无统计学意义（$P > 0.05$）。

现代药理研究证明：①葛根素能对抗肾上腺素的升血糖作用，具有一定的降血糖能力；②对外周血管的作用，葛根素对微循环障碍有明显的改善作用，主要表现为增加微血管运动的振幅和提高局部微血流量；③葛根素能抑制二磷酸腺苷（ADP）诱导和 5-HT（5- 羟色胺）与 ADP 联合诱导的人和动物的血小板聚集。

7. 穿山龙

穿山龙为薯蓣科植物穿龙薯蓣（*Dioscorea nipponica Makino*）的干燥根，具有祛风除湿、舒筋活络、活血镇痛等功效，对治疗腰腿疼痛、筋骨麻木、风寒湿痹、跌打损伤等疾病有明显疗效。现代药理研究表明，穿山龙有抗感染、镇痛、调节免疫、抗肿瘤、降血脂、镇咳、平喘等多种药理作用。

8. 罂粟碱

高血糖是导致患者周围神经病变的主要原因，而糖尿病患者的机体长期处于高血糖状态，势必会导致其神经系统损伤，从而引发糖尿病患者周围神经病变。糖尿病性周围神经病变确切发病机制尚不完全清楚，但目前临床上形成的共识是：糖尿病性周围神经病变是由于血管损伤、细胞因子异常、代谢紊乱、神经营养因子缺乏、氧化应激及免疫因素等多种因素共同作用的结果；还有葡萄糖蛋白糖基化反应及氧化产物形成，导致细胞氧化应激和线粒体功能障碍。一方面糖尿病患者的神经微血管高表达 RAGE 与沉积的羧甲基纤维素结合，使得 NF-κB 被活化，由此促进白介素 -6 等炎性因子的释放，导致血管的正常功能被炎症反应所干扰，最终引发血管炎性神经病。另一方面糖尿病患者晚期的神经内膜滋养血管沉积着较多的非酶糖基化终末产物（advanced glycation end products，AGEs），而血管高凝正是由于 AGEs 介导产生的活性氧物质（ROS）所致，而导致神经血流减少与血液黏滞度增加，正是由于高血糖通过影响神经微血管舒张所致。可见，当微血管的收缩紧张性增加时，其舒张性就会减弱。再加之由于微血管血流减少，促进可粘连分子表达的增强，使得血液 - 神经屏障被破坏，过氧化物根生成，并且 PKC 和 NF-κB 被激活。接踵而来的是神经内膜缺氧及缺血，微血管病变所致周围神经血流低灌注是糖尿病性周围神经病变发病的重要因素。糖尿病性周围神经病变性疼痛属于天然前列腺痛的发生，以及微血管发生病变后导致神经传导速度减慢，与神经系统的肌醇代谢处于失调的状态及营养不足等因素有关。同时，导致神经病变的诱因还有纤维蛋白原的水平增高，凝血及血小板激活的程度导致的高凝状态。这里微血管结构异常主要表现是动静脉分流、静脉扩张、动脉变细、新生血管形成，同时，毛细血管管腔狭窄、内皮细胞增生肥大，且基底膜增厚。通过多普勒或荧光血管造影证实发现，糖尿病性神经病变患者神经内氧张力和血流量均比正常人降低，而且 MRI 检查显示，其已出现神经水肿、神经损伤。罂粟碱是一种阿片类生物碱，对血管平滑肌有直接的非特异性松弛作用，其作用主要通过抑制体内（cAMP）、cGMP 及磷酸二酯酶活性从而使体内 cAMP、cGMP 含量增加，引起血管扩张的同时使血氧含量增加，使组织缺血导致的神经损伤修复，从而使患者症状缓解。用于治疗胃肠道、胆或肾等内脏痉挛，以及治疗脑、心及外周血管痉挛所致的缺血等。

二、中药复方

1. 筋脉通胶囊

出处：1999 年梁晓春等人《筋脉通治疗糖尿病性周围神经病变的临床观察》。

药物组成：生黄芪、生地、丹参、葛根、水蛭、菟丝子、女贞子、桂枝。每粒药相当于生药 2 g，每次 5 粒，每日 3 次，餐后半小时服用；对照组给予金匮肾气胶囊（由桂枝、附子、生地、牡丹皮、茯苓、泽泻、山茱萸、淮山药组成），每粒相当于生药 2 g，每次 5 粒，每日 3 次。两组疗程均为 12 周。

功效主治：糖尿病性神经病变可累及周围神经和自主神经，在临床上表现为对称性多发周围神经病变和非对称性单一或多发周围神经病变。筋脉通是我们根据临床经验配制的纯中药制剂，由生黄芪、生地、丹参、葛根、水蛭、菟丝子、女贞子、桂枝组成，具有益气养阴、补肾活血、温经通脉之功效。用筋脉通治疗后患者肢体凉、麻、痛的症状明显减轻，同时，反映髓鞘功能的神经传导速度和反映轴索功能的波幅亦有不同程度的改善。

2. 痿痹方

出处：2000 年任爱华等人《痿痹方治疗糖尿病性周围神经病变的临床观察》。

药物组成：黄芪 50 g，淫羊藿 15 g，姜黄 15 g，威灵仙 15 g，䗪虫 10 g，水蛭 15 g，乌梢蛇 15 g，骨碎补 15 g。每日 1 剂，水煎 600 mL，分 3 次口服，每周服 6 剂，连续服用 4 周为 1 个疗程。

功效主治：糖尿病性周围神经病变属中医学"痿证""痹证"范畴，属本虚标实之证，本虚为元气亏虚，标实当责之痰瘀为患。元气亏虚，则无力运化阴津达于四肢，亦无力运血周流全身以资营养四末，致痰疲内阻，痹塞脉络经脉不通而出现四末冷凉、肢痛无力下肢软弱，治疗当扶元固本，祛瘀化痰，通络镇痛。方中以黄芪，淫羊藿扶元益气以固其本，姜黄、水蛭、䗪虫、乌梢蛇、骨碎补等祛瘀化痰、通络镇痛。全方共奏祛瘀化痰、镇痛起痿之功效。现代药理研究证实，黄芪能增强机体免疫功能，促进机体代谢；淫羊藿促进机体免疫，扩张外周血管，增加肢端血流量，改善微循环，并有降脂、降糖作用，两者相伍，共固其本；姜黄能增强纤溶酶活性，抑制血小板聚集，有降低胆固醇、甘油三酯作用，有利于阻止或减轻动脉粥样硬化，对实验动物足肿有可的松、保泰松样抗感染作用；水蛭含水蛭素、肝素、抗血栓素等，可改善微循环和组织缺血缺氧，使组织得到充分的营养供给，从而使神经功能得到改善；乌梢蛇含果糖 1, 6- 二磷酸酯酶、蛇肌醛缩酶、骨胶原等，具有祛风通络作用；骨碎补降血脂，防治动脉粥样硬化，并有明显镇静、镇痛作用，有助于改善微循环，以增加肢体末端血流量。以上诸药配伍，可以进一步改善末梢神经的代谢、传导功能，从而达到治疗的目的，值得临床推广。

3. 血府逐瘀汤化裁

出处：2005年胡孝荣等人《血府逐瘀汤化裁治疗糖尿病性周围神经病变的临床研究》。

药物组成：血府逐瘀汤化裁在原方基础上去桔梗、柴胡，即桃仁12 g，红花9 g，当归15 g，生地15 g，川芎15 g，赤芍8 g，川牛膝12 g，枳壳15 g，甘草8 g；气虚者加黄芪；血虚者加鸡血藤；湿热者加黄柏；阴虚者加玄参。上方每日1剂，全部采用自动煎药机煎成3袋，每袋200 mL，每次1袋，每日3次口服，2个月为1个疗程。

功效主治：糖尿病性周围神经病变属于中医学"痹证""痿证""血痹"范畴。消渴病基本病机是阴虚为本、燥热为标，阴津亏耗无以载气或燥热伤阴耗气致气阴两伤。气虚则生血不足、行血无力，致血虚血瘀；阴虚则脉络失却濡养、血行艰涩，血瘀加剧。瘀阻络脉，脉络不通，肌肤四末失去荣养，则见肢体麻木、发凉、疼痛等症状，终致四肢乏力、痿废不用。血府逐瘀汤为清代名医王清任所创理血名方，原方功善活血祛瘀，行气镇痛，主治胸中瘀血证。本研究化裁古方：去柴胡、桔梗二药，方中当归、川芎、赤芍、桃仁、红花活血化瘀，枳壳理气温通，透达四末；生地凉血清热，合当归养血润燥，使祛瘀不伤阴血，符合消渴病合并神经病变多虚多瘀的病机。川牛膝祛瘀血、通血脉，引瘀血下行，专走下肢。全方的配方既行血活血，又活血不耗血、祛瘀又生新、瘀去气血行，诸症可愈。现代药理研究表明，生地黄有明显降血糖作用；川芎、红花、桃仁有增加小动静脉和微循环血流量，解除血小板及红细胞聚集作用。

4. 化痰通络方

出处：2007年何颂华等人《化痰通络法治疗糖尿病性周围神经病变的临床研究》。

药物组成：当归12 g、川芎10 g、生地黄18 g、赤芍12 g、桃仁10 g、红花10 g、水蛭6 g、白芥子10 g、云茯苓15 g、法半夏10 g、陈皮10 g、竹茹10 g、甘草5 g。每日1剂、每日服2次，2个月为1个疗程。

功效主治：糖尿病性周围神经病变属中医"痹证"范畴，主要是由于糖尿病患者气阴两虚、燥热内盛所致。气虚血行不畅或阴虚液少，血液黏滞，不能载血畅行，或气虚日甚、阴损及阳，导致阳气受损、寒凝血脉，以致血瘀产生；脾气亏虚，津失输布，内生痰湿，或燥热炼液成痰，痰浊滋生。由此可见，糖尿病具有产生痰瘀的病理基础，并且贯穿发病的始终。痰瘀互结，闭阻经脉，气血运行不畅，由此使糖尿病性周围神经病变患者产生肢体麻木、疼痛、怕冷等临床症状。化痰通络法能明显改善糖尿病性周围神经病变患者神经的运动、感觉传导速度，从而使患者的肢体麻木、疼痛、怕冷等临床症状得到改善，说明糖尿病性周围神经病变患者存在痰浊、瘀血。本研究采用活血祛瘀之桃红四物汤、祛痰之二陈汤化裁，并配水蛭以增强活血破瘀通络之力，加白芥子以加强化痰之功。

5. 糖末宁汤

出处：2014年冯峰等人《中药治疗糖尿病性周围神经病变临床疗效》。

药物组成：西洋参15 g，黄芪30 g，桂枝15 g，当归15 g，延胡索10 g，川芎10 g，丹参10 g，威灵仙10 g，生地20 g，山茱萸15 g，鸡血藤10 g，地龙10 g，白芍15 g，牛膝10 g，炙甘草10 g。随证加减：伴腰膝酸痛者，加川断、杜仲、补骨脂；瘀血甚者，加穿山甲、桃仁；痒甚者，加地肤子、徐长卿、白癣皮；痛甚者，加白花蛇、水蛭；便秘者，加芒硝、厚朴；便溏者，加苍术、薏苡仁；腹胀者，加莱菔子、大腹皮；睡眠不好者，加龙齿、合欢皮、夜交藤；伴气滞者，加香附、绿梅花。口服中药煎煮，每日1剂，分早、晚2次口服，每次100 mL，1个月为1个疗程。

中药外洗方：羌活20 g，独活20 g，当归尾20 g，艾叶30 g，细辛30 g，红花10 g，花椒30 g，制乳香 30 g，制没药 30 g，伸筋草 20 g，透骨草 20 g，桂枝 15 g，冰片 9 g。将以上各药加水煮沸制成汤剂，置于足浴桶或盆中浸泡下肢或上肢。药浴温度维持在 40 ℃左右，每日早、晚各浸泡 1 次。

功效主治：该病病机主要为肝肾亏虚、气阴两伤、瘀血阻络，在治疗上宜采用滋补肝肾、益气养阴、化瘀通络之法，采用自拟糖末宁汤口服。方中西洋参性凉，味甘、微苦，补气养阴，清热生津，益肺阴，清虚火，生津止渴；黄芪甘而微温，补益肺脾之气，补气固本，补气生津止渴，补气活血理滞，使气旺则促津生，气旺则使血行，为补气之要药；桂枝治卫升阳，芍药入荣理血，两药相合，既能调和营卫，又能温阳行痹。黄芪、桂枝、芍药取黄芪桂枝五物汤之义，黄芪桂枝五物汤出自《金匮要略》，具有益气温阳、活血、行痹通络之功能，是临床常用活血方剂，多用于治疗风痹、血痹。《本草正义》中记载：黄芪桂枝五物汤，在风痹可治，在血痹亦可治也。生地、山茱萸滋补肝肾、养阴清热，鸡血藤、地龙、延胡索行气活血、通络镇痛；当归养血，丹参活血祛瘀，改善微循环，两药相合，养血活血，补血而不滞血，活血而不伤正；川芎具有活血行气、祛风镇痛的功效；威灵仙祛风除湿、通络镇痛，为治疗各种痹证之要药；牛膝既能补肝肾、强腰膝，还能引药下行，使药力直达病所；炙甘草调中缓急，调和诸药。纵观全方药简而力宏，作用全面，滋补肝肾与祛风除湿兼顾，益气养阴与化瘀通络并用，补中有泻，攻中有补，攻补兼施，共奏滋补肝肾、益气养阴、化瘀通络之功效。现代药理研究证实，西洋参不仅可以保护心血管系统，还可以调节血压，可有效降低暂时性和持久性高血压，降低血液凝固性，抑制血小板凝集，抗动脉粥样硬化，并促进红细胞生长，增加血色素。此外，西洋参还可以降低血糖，调节胰岛素分泌，促进糖代谢和脂肪代谢，可以辅助治疗糖尿病。黄芪具有明显的降低血糖、扩张血管、改善微循环、抑制醛糖还原酶活性等功效。有研究表明，黄芪对神经生长因子（NGF）受体有明显的增强作用，故而通过受体兴奋，NGF 发挥保护神经元免受损伤及营养支持作用。桂枝能够扩张血管、调节血液循环，使血液流向体表，又有镇痛、解痉，以及较强的抗醛糖还原酶活性作用。通过实验数据显示，山茱萸和生地均有明显对抗肾上腺素性高血糖的作用。对于四氧嘧啶性糖尿病大鼠的高血糖也有明显影响，具有升高大鼠肝糖原的作用。此外，对于高血糖大鼠所致的血小板聚集也有非常明显的影响，可以降低血小板的聚集率，改善微循环。威灵仙浸剂对正常大鼠有显著增强葡萄糖同化的作用（即给予大鼠以大量葡萄糖后，尿糖试验仍为阴性），因此可能有降血糖作用。地龙具有抗凝、抗血栓形成的作用，除了有激活纤维蛋白溶酶原使之成为有活性的纤溶液、催化纤维蛋白溶解作用外，尚有直接催化纤维蛋白水解的作用，可明显延长血小板血栓和纤维蛋白血栓形成时间，使血栓长度和干重减少，并降低血液黏度；同时具有良好的溶解血栓作用，能降低血小板聚集。全血黏度和血浆黏度降低，以及红细胞刚性指数降低，提示其通过促进纤溶、抑制血小板聚集、增强红细胞膜稳定性等发挥作用。当归中含有当归多糖等多种有效成分，具有促进造血的作用，对贫血小鼠的红细胞、血红蛋白及股骨有核细胞总数和白细胞数的恢复有显著促进作用，也使网织细胞增加。丹参有扩张外周血管，使外周血流增加的作用，还能改善微循环，降低血液黏稠度，减少血流阻力，扩张血管，有抗凝血作用。丹参还具有降血脂的作用，可以一定程度地降低血清总胆固醇、甘油三酯，对糖尿病起到一定的辅助治疗作用。

6. 自拟益气活血通痹汤

出处：2010 年曾露萌等人《益气活血通痹汤治疗糖尿病性周围神经病变的临床疗效》。

药物组成：黄芪 30 g，丹参 15 g，川芎 10 g，鸡血藤 15 g，桑枝 15 g，木瓜 10 g，僵蚕 10 g，地龙 10 g，白芍 15 g。血瘀偏重者，加用桃仁 10 g，三七粉 2 g（冲服）；气虚偏重者，可加太子参 20 g，每日 1 剂，水煎分 2 次温服。两组均 30 日为 1 个疗程。

功效主治：糖尿病主要属于中医学"消渴"范畴，但糖尿病性周围神经病变在中医古籍中无确切病名，根据该病的临床表现和发病特点，尚可将其归属于"痹证""痿证""血痹"的范畴。消渴病日久，气血津液亏耗，气虚不能行血，血络瘀滞，不通则痛；气血无法运行至四肢末梢，则筋脉失养、肌肤麻木不仁。笔者认为该病属本虚标实，气虚血瘀是其关键病机，故确立益气活血法为治疗该病的根本法则。基于以上分析，结合长期的临床经验，我们拟定了益气活血通痹汤，该方重用黄芪为君，黄芪乃补气之圣药，气为血之帅，气行则血行；丹参、川芎活血行气，与白芍合用养血而不伐正；鸡血藤、桑枝、木瓜舒筋活络，且鸡血藤尚有行血补血之功能；僵蚕、地龙祛风通络，但不伤络、窜络。本方思维缜密，围绕糖尿病性周围神经病变的病机特点，诸药合用，共奏益气活血、舒筋活络、通痹镇痛之功效。

7. 芪归糖痛宁颗粒

出处：2012 年方朝晖等人《芪归糖痛宁颗粒治疗糖尿病性周围神经病变临床观察》。

药物组成：黄芪 30 g，当归 12 g，生地 12 g，延胡索 9 g，葛根 12 g，鸡血藤 15 g，威灵仙 9 g。

功效主治：黄芪味甘，性温，归肺、脾经，具有补气升阳、益卫固表、敛疮生肌、利水消肿之功效，善治脾气虚弱，中焦失运，阴虚盗汗，气虚血瘀，肌肤麻木。现代药理研究发现，黄芪主要含苷类、多糖、氨基酸及微量元素等，可以双向调节血糖、抗疲劳、抗血栓、抗感染，并增加机体免疫力。黄芪对醛糖还原酶有明显的抑制作用，对胰岛 β 细胞分泌胰岛素有促进作用，所以在糖尿病治疗中被广泛应用。黄芪煎剂可降低血液黏度，促进血液循环，能够明显减少血栓的形成，抑制血小板的聚集，降低血浆纤维蛋白原含量。当归味甘、辛，性温，入心、肝、脾经，有活血化瘀，养血安神，调经镇痛之功效，善治血虚痹痛，跌仆痈疮，阴虚者。现代药理研究发现，当归含丰富的化学成分，其含有的阿魏酸钠具有抗血小板聚集、抗血栓形成、保护心肌、抗脂质过氧化和提高机体免疫功能作用。生地味甘，性凉，入心、肝、肾经，既能凉血又能滋阴，善治阴虚内热、燥热盗汗、津伤口渴、内热消渴。现代药理研究发现，生地水煎液明显增加小鼠血中 SOD 活性和谷胱甘肽过氧化物酶的活力，使过氧化脂质显著降低，清除氧自由基，抑制脂质过氧化。延胡索味辛、苦，性温，归心、肝、脾经，具有活血、行气、镇痛等功效。现代药理研究发现，其多种制剂具有明显镇痛、镇静和催眠作用。葛根味甘，性凉，归脾、胃经，有解肌退热、生津止渴、升阳之功效。现代药理研究证明：①葛根素能对抗肾上腺素的升血糖作用，具有一定的降血糖能力；②葛根素对微循环障碍有明显的改善作用，主要表现为增加微血管运动的振幅和提高局部微血流量；③葛根素能抑制二磷酸腺苷（ADP）诱导和 5- 羟色胺（5-HT）与 ADP 联合诱导的人和动物的血小板聚集。鸡血藤味苦，微甘，性温，归肝经，具有行血补血、舒经活络的功效，常用于治疗风湿痹痛，关节、肢体麻木疼痛等症状。鸡血藤所合成分为异黄酮类、二氢黄酮、拟雌内酯等，具有改善血动力学、抗凝血酶、降低血压、调节免疫、升高白细胞、降低血脂、抗动脉硬化等用。威灵仙味辛、咸，性温，入膀胱经，具有祛风湿、通经络、消痰涎、散癖积等作用。历代对威灵仙的药用功效论述颇多，临床常用于治疗痹证，总以祛邪镇痛为功。威灵仙根中含有幽醇、糖类、内醋、原白头翁素和白头翁素等多种化学成分，近年来分离出多种皂苷成分，其中有效成分白头翁素具有镇痛和镇静作用。本方以黄芪大补脾胃元气，令气旺血行、瘀去络通，当归甘以缓之，故专能补血，辛以散之，故又能行血，补中有动，行中有补，化瘀不伤血，二者同用，治本为主，共为主药；葛根升阳、生津止渴，生地清热凉血，养阴生津，助黄芪、当归益气活血生津为臣药；鸡血藤活血补血，延胡索辛散活血、行气、镇痛共为佐药。威灵仙，祛风通络、散瘀镇痛，能通行十二经脉，有使药物直达病变所在之功效，可为使药之用。诸药合用，气血同治，标本兼治，共奏益气活血、通络镇痛之功效，寓通于补而补不留瘀，利而不伤正，动静相合，刚柔相济，相反相成，切合病机，则瘀祛脉通。用于治疗糖尿病性周围神经病变所出现的四肢麻木、疼痛、感觉迟钝、酸困、肌肤甲错等症状，其综合疗效确切。

8. 筋脉通胶囊

出处：2012 年吴群励等人《中药筋脉通胶囊治疗糖尿病性周围神经病变的临床疗效观察》。

药物组成：菟丝子、女贞子、水蛭、元胡、桂枝、细辛、荔枝核等。每粒药相当于生药 2 g，每次 5 粒，3 次 / 日，餐后 9 分钟服用。

功效主治：由于消渴日久，肾阴受损，阴虚内热，煎熬津液，血黏成瘀，阻滞筋脉；久致阴损及阳，寒凝血滞，气血不能通达四肢，肌肉筋脉失于濡养所致。据此病机，以"补肾活血、温经通络"立法，临床组创了中药复方筋脉通胶囊。方中以女贞子配伍菟丝子滋阴益肾、阴阳俱补，寓阳中求阴之意，正是治糖尿病及糖尿病性周围神经病变肾虚之本，且滋阴同时还可补肾固阳，对糖尿病及糖尿病性周围神经病变久病迁延、阴损及阳者亦可治疗；水蛭、桂枝、元胡、细辛四味共奏活血逐瘀、温经通络之效，与女贞子、菟丝子配伍使得补肾与活血并行，祛邪而不伤正，治疗瘀血阻络证候，符合现代医学对糖尿病性周围神经病变微血管病变机制的认识。诸药合用，补虚泻实，正合糖尿病性周围神经病变之病机。

9. 自拟黄芪木瓜方加味

出处：2018 年刘小军，师丽莎，于鹏波，胡冬娟，王二霞《自拟黄芪木瓜方联合西药治疗糖尿病周围神经病变的临床观察》。

药物组成：黄芪 30 g，木瓜 15 g，山药 10 g，薏苡仁 10 g，生地黄 10 g，五味子 15 g，丹参 15 g，葛根 15 g，鸡血藤 15 g。湿热者，加黄柏 10 g，连翘 15 g；血瘀甚者，加三七粉 6 g（冲服），红花 10 g；阳虚者，加巴戟天 10 g，桂枝 10 g；肾虚者，加杜仲 10 g，补骨脂 10 g。每日 1 剂，水煎分 2 次服用，连续治疗 12 周。

功效主治：糖尿病性周围神经病变以四肢远端麻木、发热、发凉、疼痛、蚁行感为主要临床表现，属于中医"消渴""痹证"等范畴，主要病机为气阴亏虚，痰湿、瘀血阻滞。由于气虚运化无权，津液输布无力，痰湿内生，不能温运血液，瘀血内停；阴虚生内热，热邪炼液成痰，痰湿、瘀血阻滞脉络，肌肤失养，不通则痛，不荣则痹。该病以气阴亏虚为本，痰湿、瘀血为标，虚实并见，痰湿、瘀血夹杂，缠绵黏滞，治疗时益气滋阴恐助湿恋邪，燥湿活血又恐耗气伤津。自拟黄芪木瓜方具有益气养阴、化湿通络、舒筋活血之功效，方中黄芪、山药补气生津；生地黄、五味子养阴清热；木瓜、薏苡仁化湿通络；丹参、鸡血藤活血祛瘀；葛根生津舒筋。全方扶正而不滋腻，祛邪而不伤正，使正气复，津液存，痰湿祛，血脉通，血痹得通，肌肤得荣，在此方基础上随证加减，无论寒热虚实均可使用。现代药理学研究表明，黄芪含有多种化学成分及微量元素，具有抗自由基氧化损伤、增强免疫力、抑制血栓形成、扩张血管、提高血管内皮细胞功能的作用。《本草正》记载："木瓜，用此者用其酸敛，酸能走筋，敛能固脱，得木味之正，故尤专入肝益筋走血。疗腰膝无力，脚气，引经所不可缺，气滞能和，气脱能固。"现代药理学研究证实，木瓜有抗感染、消肿、调节免疫、清除自由基、抗氧化、修复细胞功能等作用。丹参主要成分为丹参酮及维生素 E 等水溶性物质，具有扩张血管、改善微循环、降低血液黏稠度、抑制血栓形成、降血糖、降血脂等作用。

10. 糖痹贴

出处：2018 年周艺等人《糖痹贴治疗糖尿病性周围神经病变临床疗效观察》。

药物组成：自制的糖痹贴穴位贴敷，成分为川芎、当归、红花、桂枝、细辛、透骨草、冰片（按6∶6∶3∶6∶3∶3∶1比例配比），原材料经烘干、消毒、粉碎、混匀，备用。选穴：足三里、血海、涌泉、三阴交。使用方法：每次每穴取糖痹贴药粉5～10 g，调酒，制成2 cm×2 cm×0.3 cm规格药饼，外用医用防水敷料贴固定于所选穴位，8小时后取下，每日1次。

功效主治：糖尿病性周围神经病变属于中医"痹病""麻木""痛病"等范畴。中医学认为，糖尿病性周围神经病变基本病因病机为消渴日久、久病入络，或气虚血瘀，或阴虚血瘀，或寒凝血瘀，或热盛血瘀，或痰湿阻络，使血行不畅，血脉瘀滞，经脉失养，而致麻木不仁、疼痛、感觉异常等症状，瘀血乃该病发生的病机关键。因此，活血化瘀、通络镇痛为该病的治疗关键。穴位贴敷是常见的中医特色外治疗法，涉及中药、穴位、经络多方面，通过药物本身透过皮肤，经毛细血管进入体循环而产生药效以及刺激穴位以激发经气，改善经络气血的运行，从而获得治疗目的。清代吴师机《理瀹骈文》云："外治之理，即内治之理；外治之药，亦即内治之药，所异者法耳。医理药性无二，而法则神奇变幻。"遵瘀血为糖尿病性周围神经病变病机之本研制出的治疗糖尿病性周围神经病变穴位贴敷疗法的贴敷中药——糖痹贴。本方中当归、川芎具有活血通经之效，为君药；红花活血化瘀、行气通络，助川芎、当归活血通经，为臣药；桂枝、细辛可辛散走窜、行表达里、舒筋镇痛，为佐药；透骨草祛风除湿、活血通络、通经透骨，以助诸药透达经络血脉；冰片镇痛、活血通络，并助诸药中行孔穴，通透肌肤腠理；酒可行气活血、通络镇痛，以行药势。脾胃为后天之本，气血津液生化之源，消渴本可致气虚血行不畅，阴津亏虚、血行艰涩，而脾胃为消渴之病变重要脏腑之一，脾胃虚弱，湿邪内生，湿阻络脉，亦可致血行不畅。足三里为足阳明胃经之合穴，可调脾胃、助运化湿，三阴交为足太阴脾经之经穴，内调脾经，健脾助运、化痰祛浊，且二穴通过局部穴位刺激亦可疏通局部经络，起到活血通络作用；血海为足太阴脾经之腧穴，具有补血养血、活血化瘀通络之功效；涌泉为肾经之井穴，具有滋阴潜阳、强筋壮骨之功效，且本穴所在之处皮肤较薄，有利于药物渗透、吸收。糖痹贴与穴位相结合，共奏活血通络、化瘀镇痛之功效。

11. 活络行痹镇痛方

出处：2019年巩兴军等人《中西医结合治疗糖尿病性周围神经病变临床研究》。

药物组成：黄芪、丹参、鸡血藤各30 g，川芎、地龙、威灵仙各20 g，红花、桂枝各10 g，当归、木瓜、生地各15 g，水蛭6 g。每日1剂，早、晚饭后温服。

功效主治：方中黄芪健脾益气和中，并有效推动微循环；丹参、当归、川芎、红花发挥活血化瘀功效；生地、威灵仙施展养阴通络、生津清热之作用；水蛭、地龙破血逐瘀镇痛；鸡血藤、桂枝、木瓜具有温通、舒筋活络的效果。此方以益气活血、活络行痹镇痛为主，诸味药联合应用，能够有效抑制血小板凝集，提升神经血流灌注，积极推动微循环的改善，共施益气养阴、活血通络作用。

12. 通脉饮

出处：2019年宋义清等人《中西医结合治疗糖尿病性周围神经病变临床观察》。

药物组成：红芪、红景天、黄精、生地黄、桑葚、当归、太子参、枸杞子、三七、石斛、葛根、鸡血藤、威灵仙、地龙、水蛭。每日1剂，水煎2次，共取药汁300 mL，分早、晚两次餐后1小时温服。

功效主治：该病属中医"血痹""脉痹"范畴。主要病机为肝肾亏虚、精血耗损、脉络瘀阻，属于本虚标实、虚实夹杂之证，虚为肝肾气血阴精亏损，实为瘀血痰浊痹阻脉络。治应滋补肝肾气血阴精，疏通脉络瘀血痰浊。在通脉饮方中红芪、红景天、生地黄、黄精补益肝肾气血，太子参、枸杞子、当归、桑葚、石斛滋养脏腑精血，葛根、鸡血藤、三七、地龙、水蛭活血化瘀、通络镇痛，威灵仙祛风除湿、通经活络。

13. 治疗糖尿病性心血管自主神经病变的中药复方

出处：2019年于东雷《中医辨证治疗糖尿病性心血管自主神经病变的临床疗效》。

药物组成：①心脾两虚型，采用归脾汤加减治疗，基本方为党参、白术、龙眼肉、黄芪、酸枣仁、茯神各15g，当归12g，远志10g，五味子10g，木香8g；②心血瘀阻型，采用血府逐瘀汤加减，基本方为当归、生地黄、牛膝各12g，丹参30g，桃仁、红花、枳壳、柴胡、郁金各10g，桔梗6g，赤芍药15g；③痰湿痹阻型，采用瓜蒌薤白半夏汤加减，基本方为半夏、薤白、枳壳、枳实各10g，茯苓、酸枣仁各12g，胆南星、丹参、甘草各6g，川芎5g。以上药方均取水煎服法，每日1剂，分早、晚两次服用。

功效主治：糖尿病性心血管自主神经病变属于糖尿病慢性并发症，可导致糖尿病患者出现直立性低血压、心动过速等症状，不仅影响患者生活质量，而且会增加猝死、心肌梗死、心律失常发生的风险。在中医学中，糖尿病性心血管自主神经病变属于"心悸""怔忡"范畴，由糖尿病引起脏腑功能失调，遂气血、阴阳亏虚、瘀血内阻、心失所养为病机，依据本次研究中心脾两虚型、痰湿痹阻型、心血瘀阻型依次分析如下。①心脾两虚型：症见消渴日久，遂气阴耗伤，心脾受损，终致气血不足，心气与心血皆虚，神不守舍，故神不安而志不宁；经归脾汤加减作益气安神、补血养心之道，方内主配四君子汤，行强脾健胃、补气活血，助气血自出，而气可统血，当归、黄芪作生血补气，促气固血充；远志、酸枣仁、五味子以调味，作养心安神之用，木香醒脾理气，补而不滞。②痰湿痹阻型：病机有二，其一消渴日久，痰湿、脾虚致内停阻脉，其二阴损而累及阳，阳气衰微，行瓜蒌薤白半夏汤加减，行除湿化痰、散痹宽胸，加胆南星作化痰消渴，川芎、丹参活血行气，枳壳、枳实理气宽中，酸枣仁安神静心，甘草调味以和中缓急。③心血瘀阻型：此型为久病致瘀，心主血脉受阻、血运不畅所致，遂脉络瘀阻而致唇甲青紫，取血府逐瘀汤加减通络去痛、活血化瘀，方内红花、桃仁、当归、丹参、赤芍药作祛瘀血、通血脉、引血下行，配伍柴胡升达清气、疏肝解郁，加以桔梗、枳壳行气开胸，郁金凉血迫瘀、行气解郁，促血行流畅，气机通达。

14. 阳和汤

出处：2019年田曼等人《阳和汤联合血栓通治疗阳虚寒凝证糖尿病性周围神经病变的临床研究》。

药物组成：熟地30g，肉桂3g，麻黄2g，鹿角胶9g，白芥子6g，姜炭2g，生甘草3g。每日1剂，水煎分2次温服，连服2周，可根据患者情况辨证加减。

功效主治：糖尿病性周围神经病变属于中医"消渴"的变证，消渴日久，耗气伤阴，而致气阴两虚；阴虚日久伤阳，气虚无以行血，脉络瘀阻，经脉失养，故见肢体麻木、疼痛；阳气虚弱，寒凝血脉而致阳虚寒凝血瘀，阳虚无以温化水湿，痰湿流注经脉，故见肢体发凉、麻木、疼痛及肌肉萎缩。阳和汤源于《外科证治全生集》，原治阴疽、贴骨疽和鹤膝风，方中君以熟地滋补阴血，鹿角胶补肾助阳，两者合用，滋阴养血以治本；臣以肉桂、炮姜温经散寒，佐以麻黄发越阳气、白芥子祛痰浊，使以生甘草解毒调和诸药。全方共奏温阳补血、散寒通滞之效。根据糖尿病性周围神经病变阳虚寒凝证的特点，故本研究选用阳和汤治疗。

糖尿病性周围神经病变患者的神经传导速度和血瘀证密切相关，血瘀证与糖尿病性周围神经病变病程、空腹血糖具有相关性。本研究根据微循环障碍的血管病变及神经细胞鞘膜损伤的病变基础，选用血栓通注射液作为对照治疗糖尿病性周围神经病变。血栓通注射液是以三七主根为原料，有效成分为三七总皂苷，具有活血化瘀、通脉活络之功效，可改善微循环，促进神经功能修复。

15. 治疗 2 型糖尿病远端对称性多发性神经病变的中药复方

出处：2019 年周建伟《中医综合方案治疗 2 型糖尿病远端对称性多发性周围神经病变（DSPN）的临床随机对照研究》。

药物组成：黄芪 30 g，桃仁 10 g，红花 10 g，当归 10 g，赤芍 15 g，川芎 15 g，地龙 12 g，桂枝 15 g，丹参 30 g。药物加减：阴虚者，加太子参 15 g，熟地 20 g；阳虚者，加肉桂 20 g，淫羊藿 15 g；湿热者，加黄柏 15 g，苍术 15 g；痰凝者，加胆南星 15 g，白附子 10 g。每日 1 剂，共服 6 周。

功效主治：中医认为"气不至则麻""血不荣则木"，本研究用"益气活血方"加减。方中黄芪、当归补益气血，川芎、地龙祛瘀通络、温煦推动血运等，共奏益气养血、温经活血、通络镇痛之效。

16. 温经汤

出处：2019 年苏宏伟《温经汤联合穴位敷贴、超短波治疗糖尿病性周围神经病变患者的临床效果》。

药物组成：赤芍 6 g，吴茱萸 9 g，半夏 6 g，麦冬 9 g，生姜 6 g，当归 6 g，阿胶 6 g，牡丹皮 6 g，川芎 6 g，桂枝 6 g，甘草 6 g，人参 6 g。诸药以清水浸泡煎煮后取汁 300 mL，分早、中、晚各温服 1 次，1 剂 / 日，2 次 / 日。

功效主治：方中桂枝、吴茱萸可发挥温经散寒与利通血脉的效果，麦冬、阿胶能养阴润燥，人参结合甘草补气健脾，川芎、当归与赤芍可活血化瘀，半夏与生姜可散寒温中。诸药合用共奏兼顾阴阳、祛瘀温经及养血润燥之效。

17. 桃红四物汤合芍药甘草汤

出处：2019 年张桂静等人《桃红四物汤芍药甘草汤联合足浴方治疗糖尿病性周围神经病变的临床观察》。

药物组成：当归 12 g，川芎 10 g，赤芍 10 g，生地黄 15 g，桃仁 10 g，红花 10 g，地龙 10 g，牛膝 15 g，木瓜 12 g，白芍 30 g，甘草片 10 g。每日 1 剂，水煎 400 mL，分两次口服。本方联合中药足浴治疗，中药足浴方：苏木、牛膝、红花各 20 g，忍冬藤 30 g，透骨草 30 g，伸筋草 30 g。每日足浴 1 次，每次 20～30 分钟，水温保持在 38～40 ℃。连续治疗 2 个月为 1 个疗程。

功效主治：糖尿病性周围神经病变属于中医"消渴病痹证"范畴，属阴虚血瘀型。症见：肢体麻木，腿足挛急，酸胀疼痛，或小腿抽搐，夜间为甚，或灼热疼痛，五心烦热，失眠多梦，皮肤干燥，腰膝酸软，头晕耳鸣，或有口干便秘，舌质嫩红或暗红，少苔或花剥苔，脉细数或细涩。以桃红四物汤合芍药甘草汤加味口服联合足浴方泡洗治疗。桃红四物汤方出自《医宗金鉴·妇科心法要诀》，由四物汤加桃仁、红花组成，活血化瘀效力更强。四物汤由当归、白芍、川芎、熟地黄组成，补血不留瘀，活血不伤血，多用于血虚、血行不畅的疾病。后世医家临床应用桃红四物汤时，常改白芍为赤芍，改熟地黄为生地黄，意在加强活血凉血之力。现代药理学研究表明，桃红四物汤能广泛治疗血瘀证引起的各种病证，其作用机制可能与抑制血小板聚集、改善血液流变学等作用有关。在本研究所用口服方药中，地龙性寒，长于通利经络；牛膝性善下走，通利血脉，治疗下半身酸痛，与木瓜配伍舒筋活络，治疗痹痛和足腓挛急引起的转筋。芍药甘草汤方系仲景为伤寒误汗亡阳、阳复后脚挛急证而设，有缓急镇痛的作用，其主要成分为白芍总苷和甘草总苷，具有明显的抗感染、镇痛作用。在治疗中辅以中药足浴，其药物有效成分可直接透过皮肤直达病所，起到活血通络、镇痛的作用。透骨草、伸筋草、忍冬藤祛风除湿，舒筋活络；苏木、牛膝、红花活血通络镇痛，从而缓解肢体的麻木疼痛症状。本研究结果显示，经过中药口服联合足浴治疗后患者的临床症状明显减轻，神经反射和肢体痛觉、温度觉及振动感觉阈值都有明显的恢复。

18. 当归四逆汤加味

出处：2019 年昌海涛《探析当归四逆汤加味内服外洗治疗糖尿病性周围神经病变的临床效果》。

药物组成：当归、桂枝、地龙各 15 g，白芍、炙黄芪、鸡血藤各 30 g，细辛、通草各 6 g，大枣、甘草各 10 g。按照患者的病情适当加减药量，针对下肢症状严重者可加入杜仲、牛膝、续断各 15 g；上肢症状严重者加入桑枝 30 g，片姜黄 15 g。文火煎服，每日早、晚各 1 次。外洗剂量为内服 2 倍，将 400 mg 药液与热水 1500 mL 稀释后浸泡患肢半小时，每日早、晚各 1 次，两组治疗时间均为 30 天。

功效主治：中医上将糖尿病性周围神经病变的发生原因总结为阳气不足、阴阳失调，从而导致肺腑功能降低，气血受阻，时间长就会生病。四肢冰凉、麻木是由于气血运行不畅引起的，而当归四逆汤能够舒筋活络、活血化瘀，能有效改善肢体麻木、冰冷、疼痛、僵硬症状。方中当归能补血调经，改善血液循环；桂枝能驱寒通络；白芍、细辛、鸡血藤能消除肿痛、消炎杀菌，使血管扩张；炙黄芪能消水肿，固表补气；地龙通经络；甘草、大枣益气健脾，调和五脏。以上药材联合使用能够起到较好的通经补气、养精活血的效果，适合治疗糖尿病性周围神经病变引起的肢体血流不畅而产生的各种症状。

19. 芪藤通痹散

出处：2019 年苏虹霞等人《芪藤通痹散熏洗治疗糖尿病性周围神经病变临床观察》。

药物组成：炙黄芪、银花藤、络石藤各 30 g，白芍 20 g，乳香、红花、威灵仙、没药、苏木、木瓜、鸡血藤、牛膝、羌活、独活各 10 g。将药物打成粉剂，每日 1 剂，放入小布袋中，加水 2000 mL，烧开 30 分钟，过滤出药液，先用药液熏蒸患肢，等到液体温度适当后，再次浸泡患肢，每日 1 剂，早、晚各 1 次，每次持续 30 分钟。2 周为 1 个疗程。

功效主治：随着对糖尿病的研究发展，大多数现代医家都是基于气虚挟瘀或阴虚挟瘀逐步演化为气阴两虚挟瘀直至阴阳两虚挟瘀的演变规律，得知阴亏是发生的关键；气虚则是日久不愈的症结；阳虚应当是发展的必然趋势；而血瘀则为造成发展成为该病的主要病因，且血瘀以其不同程度的发展贯穿于整个病程的始末。其中，气虚、阴虚、阳虚是病源，瘀血、痰浊、寒湿、湿热等是最终结果。气虚、阳虚，瘀血、寒湿兼夹者特别常见，其临床症状主要是麻、痛、凉、痿。临证治则应当以首辨其虚实，但该病总体上仍是以虚中挟实在临床中最为多见。基于以上理论，芪藤通痹散以益气、养阴、活血化瘀、通阳行痹为原则。方中采用大剂量炙黄芪作为君药，其味甘，是补气的上品。现代医学研究证明，黄芪具有多种有效成分，如黄芪多糖、黄芪皂苷、生物碱和各种氨基酸，可以调血糖，改善糖脂代谢，保护血管内皮细胞，并且能够降低氧自由基水平，抗氧化作用及减少细胞凋亡。它可以有效降低糖尿病患者和糖尿病小鼠的血糖，具有扩张血管，改善皮肤血液循环的作用，从而增强肌肤营养，改善周围神经病变的症状。伍以藤类药物：鸡血藤、银花藤、络石藤祛风除湿通络、活血舒筋镇痛。《本草汇言》："凡藤蔓之属，皆可通经入络。"藤本药物善走经络，如络脉纵横交错，无所不至，故比类取象，藤类药不仅驱除络脉病邪，而且具有走行通利、引药直达病所的作用。已故著名医生赵炳南认为，藤类药具有调节阴阳的功能。鸡血藤苦、甘、温，归肝、肾经，可补血活血、舒筋通络。本品入肝经，走血分，性温而不燥，活血养血，对血虚和血瘀之痛痹效果显著。现代药理研究表明，鸡血藤的活性成分多为黄酮类化合物，鸡血藤总黄酮可显著提升机体的促红细胞生成素水平，加强红细胞的造血功能，并且能抗脂质过氧化、抗氧化应激等。忍冬藤（又称银花藤）甘、寒，归心、肺经，具有清热解毒、凉血、通络的功效。《履峻岩本草》曰："治筋骨疼痛。"该药有助于清除络中的虚热，用于治热痹、脉痹、肌痹等多种痹证。络石藤苦、微寒，可祛风通络，凉血消肿。现代药理学研究认为其具有抗感染、镇痛和抑制免疫等多种作用。诸藤合用，具有通利十二经络，调气活血，舒筋活络，承上启下，从而达到调和阴阳的目的。此法被赵老惯称为调和阴阳法。威灵仙辛、咸、温，可祛风湿，通经络；乳香、没药、红花活血通络；白芍养血敛阴，缓急镇痛；牛膝活血祛瘀，擅长通利下肢关节，止痹痛；羌活、独活辛、苦、温，可解表散寒，祛风胜湿，镇痛。《本草纲目》曰："羌活、独活，皆能逐风胜湿，透关利节。"木瓜酸、温，可舒经通络。苏木活血祛瘀，消肿镇痛。诸药联用，温、通、补、调并用，共奏益气养阴、通阳行痹之功效。"外治之理即为内治之理，外治之法即内治之法"，中医治疗痹证、痿证、痈疽等，除了常用的口服药物外，多选择煎药熏洗患处，这就是中药熏洗治疗糖尿病性周围神经病变的理论来源。中药熏洗疗法，通过温度、机械和药物的作用，扩张患部皮肤血管，促进局部和外周的血液循环及淋巴循环，加速新陈代谢，改善局部组织营养状态，舒经通络，调气和血，平衡阴阳，从而达到治愈疾病的目的，治疗方法简单，易被患者接受。

20. 加味黄芪桂枝五物汤

出处：2019年刘加河等人《加味黄芪桂枝五物汤联合甲钴胺片治疗糖尿病性周围神经病变的临床价值》。

药物组成：黄芪、白芍各30 g，桂枝、当归、丹参、柏子仁、炒枣仁各15 g，黄连8 g，酒大黄、甘草各6 g，三七末4 g，大枣6个，生姜3片。水肿者，加薏苡仁30 g；睡眠差者，加夜交藤30 g；脉络瘀滞甚者，加鸡血藤15 g，莪术9 g，水蛭4 g。以上方剂每日1剂，水煎煮后取汁饮服。

功效主治：现代医学治疗糖尿病性周围神经病变主要通过扩张血管、改善代谢异常、营养神经、抗感染、抗氧化等进行治疗，其中甲钴胺是常用药物，其作为维生素 B_{12} 的衍生物，服用后能够渗入神经细胞内，参与营养分子合成，从而对神经细胞进行修复，而且还能够明显改善神经传导速度，不过单独使用取得的疗效有限。黄芪桂枝五物汤是由黄芪、白芍、桂枝、当归、丹参、柏子仁等中药制成的汤剂，黄芪具有补气行气、益卫固中之功效，桂枝具有助阳行气、温经通脉之效，白芍可调和营卫、养血敛阴，当归、炒枣仁、柏子仁养血活血，酒大黄清热泻火，三七末、丹参活血化瘀、养血活血，生姜发散外邪，大枣健脾固中等，诸药共奏养血活血、补气行气之功效。现代药理学表明，加味黄芪桂枝五物汤能够促进糖尿病性周围神经病变症状显著改善，提高神经传导速度，与西药甲钴胺联合使用能够发挥协同作用，相互弥补各自缺点，充分发挥自身效果，从而整体提高治疗效果。

21. 加味补阳还五汤联合甲钴胺

出处：2019年杨永庆等人《加味补阳还五汤联合甲钴胺治疗老年糖尿病性周围神经病变临床研究》。

药物组成：生黄芪、鸡血藤各30 g，当归尾、地龙、川芎、生地黄、路路通、白芍各15 g，红花、桃仁各10 g。每日1剂，水煎取汁500 mL，分早、晚两次服用，持续治疗3个月。

功效主治：中医药在该病治疗中早有涉及，钟建林研究表明，补阳还五汤配合中药泡足治疗糖尿病性周围神经病变疗效显著。观察组在甲钴胺治疗基础上配合加味补阳还五汤治疗，方中生黄芪补中益气，气行则血行，且方中生黄芪用量较多，在补益机体气血的同时利于患者元气大振。配伍当归尾主要是因为其有补血活血的作用，可在祛除瘀血的同时不损伤气血；川芎、桃仁、红花等可养血活血，舒筋活络镇痛；鸡血藤补血通经；路路通祛风通络，利水除湿；地龙具有活络通痹之功效；白芍养血敛阴，平抑肝阳；生地黄清热凉血，养阴生津。多种药物配合使用，使机体气血充足，有足够力量推动血液运行，从而利于祛除瘀血，脉络通畅，通则不痛，荣则不痛，患者疼痛、麻木不适自然缓解。现代药理学研究发现，黄芪、川芎、当归、鸡血藤等中药材可抑制血小板聚集，改善血液流变学，降低血糖，可以促进周围神经修复。

22. 活血行痹汤

出处：2019 年倪洁珊等人《活血行痹汤联合硫辛酸治疗糖尿病性周围神经病变的临床研究》。

药物组成：黄芪 30 g，山药 30 g，白术 15 g，生地黄 15 g，丹参 30 g，当归 15 g，牛膝 15 g，地龙 9 g，胆南星 10 g，红花 6 g，葛根 10 g。根据患者症状适当加减，腰膝酸软患者，可加制首乌 30 g，熟地 15 g；肢体发凉者，可加桂枝、干姜、巴戟天各 10 g；肢体疼痛较明显者，可加全蝎 3 g，延胡索 12 g；口舌干燥者，可加麦冬、知母各 10 g。以上中药水煎煮 2 次，取 400 mL，每日早、晚分两次服用，于餐后半小时服下，疗程为 1 个月。

功效主治：随着糖尿病患病率逐年增加，糖尿病性周围神经病变患病率呈现逐渐增高趋势。糖尿病性周围神经病变严重影响糖尿病患者的生活质量。早期诊断及治疗糖尿病性周围神经病变，可以明显减少足溃疡及截肢的发生。中医根据其肢体痛、麻、软、冷等表现将其归属于"消渴痹证"，认为消渴病起于阴虚燥热，燥热可耗津伤液，以致血脉空虚，津枯血燥，血滞脉络，形成血瘀而出现痛、麻等症状。消渴病久病及阳，阳气虚弱，鼓动无力，则血行减缓，阳虚生内寒，寒则血凝，也将导致瘀阻脉络，出现痛、麻，兼见软、冷，为本虚标实证。诚如《证治要诀》云："消渴日久，精血亏耗，可致雀盲或四肢麻木疼痛。"又如清代李用梓《证治汇补》："十指麻木，手足乃胃土之末。十指麻木，乃胃中有食积湿痰死血所致。"故该病以气血阴阳亏虚为本，痰瘀阻络为标。"不通则痛""不荣则痛"是其基本病机变化"。胡黎清主任根据多年临床经验，自拟活血行痹汤，以益气涤痰化瘀通络之法治疗糖尿病性末梢神经病变。方中重用黄芪配山药、白术健脾益气，使气旺则血行；生地凉血清热以除瘀热，合当归滋阴养血使祛瘀而不伤正；牛膝祛瘀通脉，引血下行；丹参、红花助当归活血化瘀和营镇痛；地龙通经活络；葛根生津止渴；木香辛香走窜；白芥子、胆南星化痰而通络。诸药合用，益气养阴以扶正，涤痰化瘀以祛邪，有补有行，标本兼治，使得气血运行，无痰浊、瘀血停留之患。

23. 黄芪桂枝五物汤

出处：2019 年谢晓月《黄芪桂枝五物汤联合针灸应用于糖尿病性周围神经病变的临床疗效》。

药物组成：黄芪 30 g，白芍 15 g，桂枝 15 g，丹参 15 g，当归 15 g，丹皮 15 g，甘草、红花各 5 g。失眠患者，加酸枣仁、夜交藤各 30 g；腰酸乏力者，加杜仲、山萸肉各 15 g；疼痛严重者，加桃仁 6 g，红花 10 g，苏木 10 g。加入清水煎煮至 400 mL，分早、晚两次服用，1 剂/日。

功效主治：中医将糖尿病性周围神经病变归属于"消渴痹证"范畴，病机为素体阴虚、肝肾阴虚，同时伴燥热偏盛，热盛耗气伤津导致筋脉失养脉络瘀阻而发生病症，从而累及四肢末端，因此，治疗需遵循温经通络、清热燥润、养阴生津、活血化瘀原则。在本研究中研究组患者在营养神经、针灸治疗基础上联合黄芪桂枝五物汤进行治疗，方中黄芪作为君药，可起到益气固表的功效；生姜、桂枝为臣药合用则具有温阳通经效果，同时可调和营卫、驱邪外出；红花与丹参、鸡血藤等为佐药，互相配伍使用可起到疏经通络、活血化瘀作用，甘草可调和诸药。以上诸药合用共奏养阴补血、通络化瘀、益气温经之功效。

24. 红景天乳膏联合木丹颗粒

出处：2019 年王晶等人《红景天乳膏联合木丹颗粒治疗 2 型糖尿病性周围神经病变临床研究》。

药物组成：口服木丹颗粒，每次 7 g，每日 3 次。给予红景天乳膏，将硬脂酸、白凡士林各 120 g 在 75 ℃水浴中加热至溶化（作为油相），保温；另取月桂硫酸钠 10 g，羟苯乙酯 0.15 g、甘油 75 g 加入 100 g 纯化水中溶解，将 100 g 红景天研粉，加入、搅拌并加热至与油相同一温度（作为水相），再次在搅拌下缓慢加入油相中，搅拌至冷凝，乳化完成。治疗时以红景天乳膏外敷患者双下肢，涂擦面积大于病变面积，涂层 2 mm，自然干燥吸收，每日 1 次，4 周为 1 个疗程。

功效主治：糖尿病性周围神经病变为西医概念，古代医家虽无具体论述，但就其临床表现及与糖尿病之联系已有认识，如《素问·生气通天论》中就有"膏粱之变，足生大疗"的论述。《丹溪心法》亦有消渴"肾虚受之，腿膝枯细，骨节烦疼"的记载。清代《王旭高医案》记载消渴患者"手足麻木，肢凉如冰"等，皆与糖尿病性周围神经病变颇似。现代中医学认为该病属"消渴痹证"范畴。就其病机而言，总以脾肾阳气亏虚，肝肾阴血不足为其本，血瘀、痰浊阻滞血脉，肢体经脉，肌肉骨骼失养为病机关键，其临床表现颇为复杂，单一治疗手段往往疗效欠佳，而中医临床常采用内治、外治相结合的治疗手段，内治在于控制血糖，在改善代谢的基础上，辨证论治能够发挥调理阴阳、祛痰化瘀、活血通络等作用。外治则使药物直达病所，改善局部组织的缺血、缺氧状态，促进神经修复，改善神经营养及微循环，以达到提高临床疗效的作用。红景天主要分布于我国西北、东北等高寒、缺氧地区，其生长环境恶劣，因而具有顽强的生命力及许多特殊功效，临床应用广泛。《神农本草经》就有红景天"轻身益气，不老延年"的记载。藏医学著作《四部医典》《晶珠本草》均有应用红景天补虚润肺、理气养血的记载。《千金翼方》曰："景天味苦酸平，无毒。主身热烦，邪恶气，大热大疮，蛊毒痂疕，寒热风痹……久服通神不老。"《现代实用本草》言其有抗感染、抗氧化、抗辐射、抑制血糖升高等功效。现代药理研究亦表明，红景天有控制糖尿病，保护神经细胞、抗缺氧、抗感染、抗衰老、保护肝肾功能等多种药理作用。基于古籍及现代研究成果，本研究应用红景天乳膏制剂为外用药物，直接作用于病变局部，发挥其益气活血，疏通经络、抗氧化等作用，达到改善局部微循环、营养组织细胞、缓解临床症状、防止病情进展的目的。本研究中所用木丹颗粒主要成分为黄芪、延胡索（醋制）、三七、赤芍、丹参、川芎、红花、苏木、鸡血藤，诸药配伍共奏益气活血、通络镇痛之功效。方中黄芪有补气升阳、利水消肿、托毒固表等功效，能补上、中、下三焦之气，如张元素论黄芪曰："气薄味厚，可升可降，阴中阳也。"配赤芍、丹参、川芎、红花诸活血药物，以益气行血，祛瘀生新；伍以苏木、鸡血藤，功能行血补血，且能疏通经络，适用于肢体顽痹、麻木之症；三七、延胡索，化瘀血而消肿定痛之功卓著，故能治疗肢体痹痛之症。纵观全方，补而不峻，温而不燥，实为消补并进，标本兼顾之剂。现代研究表明，其对糖尿病性周围神经病变的作用机制可能为：提高神经组织 Na^+-K^+-ATP 酶的活性，减少细胞内山梨醇的含量，降低可溶性血管细胞黏附分子 -1（soluble vascular cell adhesion molecule-1，sVCAM-1）、细胞间黏附分子 -1（intercellular adhesion molecule-1，ICAM-1）及血管内皮生长因子（vascular endothelial growth factor，VEGF）的表达等。现代药理研究亦表明，木丹颗粒具有调脂、溶栓、祛除血管内瘀血，改善血液流变学，缓解疼痛的作用。

25. 当归四逆汤

出处：2019 年张晓珂等人《当归四逆汤联合常规西药治疗糖尿病性周围神经病变的临床观察》。

药物组成：当归、桂枝、大枣各 15 g，白芍 12 g，通草 10 g，细辛、甘草片各 5 g 组成，每日 1 剂，加水 1000 mL，煎至 250～300 mL，分早、晚两次温服。治疗 4 周。

功效主治：糖尿病性周围神经病变的发生是一个极为复杂的过程，高血糖状态下多元醇通路被异常激活，大量山梨醇和果糖在神经细胞中积累，从而破坏神经细胞内外渗透压平衡，最终导致大量神经细胞肿胀、坏死，引发神经损伤。此外，炎症反应、胰岛素抵抗、血管内皮功能紊乱、神经营养因子水平异常等因素也参与了糖尿病性周围神经病变的发展过程。随着现代中医药的不断发展，中医关于糖尿病性周围神经病变的认识也在不断加深，现代中医将糖尿病性周围神经病变归于"消渴筋痹""痹证"范畴，认为该病是在消渴基础上发展而来，主要病机为阴虚血瘀，阴虚为本，瘀血为标，瘀血阻络贯穿整个病理过程，故临床治疗应以补气活血、化瘀通痹为主要原则。方中当归补血活血，调经镇痛，润肠通便；大枣补中益气，补脾和胃，益气生津；桂枝发汗解肌，温通经脉，助阳化气；白芍养血调经，敛阴止汗，柔肝镇痛，平抑肝阳；细辛解表散寒，祛风镇痛，通窍温肺；通草清湿利水；再辅以补脾益气，清热解毒，调和诸药的甘草。诸药联用，共行温经散寒、养血通脉之功效。

26. 圣愈还五汤

出处：2019年隋丹丹《圣愈还五汤联合弥可保治疗2型糖尿病性周围神经病变的疗效观察》。

药物组成：熟地黄30 g，白芍、赤芍各12 g，西洋参、川芎、当归、红花各15 g，黄芪100 g，忍冬藤、鸡血藤各30 g，地龙10 g。上药煎煮取药汁600 mL，每日1剂，治疗疗程为2个月。

功效主治：中医理论认为糖尿病性周围神经病变属于中医"痿证""痹证""消渴"等范畴，治疗时应以通络、活血化瘀、益气养阴为主。圣愈还五汤为治疗糖尿病性周围神经病变的经典方药，方中西洋参、黄芪大补元气，白芍、熟地黄具有养血载气之效，鸡血藤具有补血行血之效，熟地黄、当归具有补血之效，红花、赤芍具有活血、祛瘀、镇痛之效，地龙、忍冬藤、鸡血藤具有舒筋、通络、镇痛之效。现代药理学研究证实，熟地黄可有效促进肾上腺皮质激素的合成；黄芪可增强造血功能及机体免疫力、抗应激氧化反应；白芍具有解痉、镇痛、抗感染、提高免疫力之效；赤芍具有改善血流量、扩张血管、抗血小板聚集等作用；川芎具有改善微循环、扩张血管、抗血小板聚集之效；西洋参具有抗缺血缺氧、降血糖之效；当归具有抗血栓、改善血管循环之效。

27. 益气豁痰通脉饮

出处：2019年石锐等人《益气豁痰通脉饮治疗糖尿病性周围神经病变的疗效观察》。

药物组成：黄芪30 g，当归15 g，川芎15 g，金银花30 g，水蛭6 g，地龙10 g，瓜蒌25 g，降香15 g，鸡血藤25 g。上药水煎取300 mL，早、晚分两次服用，28天为1个疗程，连续用药2个疗程。

功效主治：糖尿病性周围神经病变在中医学中根据其临床表现可以归为"消渴病痹证"范畴，其病机可归结为消渴日久、耗气伤津、气虚留瘀、虚火炼液成痰，形成气虚挟痰瘀之证，脉道闭塞、脉络不通、筋脉失养，故见麻木、疼痛、感觉异常症状，故应以益气豁痰、化瘀通络为主要治法进行药物干预。益气豁痰通脉饮方中黄芪益气，当归、川芎、降香活血化瘀，配以鸡血藤舒筋活络，加入血肉有情之水蛭、地龙，加强通络之力，瓜蒌化痰降浊，金银花清热解毒，诸药共用以奏益气豁痰通脉之功。

28. 养经煎协定方

出处：2019年陈元史等人《养经煎协定方联合甲钴胺片改善阳虚寒凝、络脉瘀阻型糖尿病性周围神经病变患者神经电生理的临床效果和作用机制》。

药物组成：黄芪30 g，炒党参15 g，炮附片10 g，桂枝20 g，杜仲15 g，细辛3 g，花椒15 g，威灵仙10 g，川牛膝15 g，赤芍30 g，川芎20 g，水蛭6 g，络石藤15 g，伸筋草10 g，积雪草9 g，白芥子10 g，黄芩9 g，甘草6 g。随证加减，下肢发凉甚者，加入蜈蚣、没药；痛甚者，加入地龙、延胡索；瘀血甚者，加入当归、路路通；乏力甚者，加入炒白术；腰膝酸软甚者，加入炒杜仲、桑寄生；纳少甚者，加入炒麦芽。每日1剂，水煎服，早晚温服，连续治疗1个月。

功效主治：中医学并无"糖尿病性周围神经病变"之病名，临床多将其归属于"痹证""痿证"的范畴。患者多因消渴日久，元阳受损，阳虚寒凝，阳气不化，四肢失于温养，加之寒湿、瘀血、浊邪阻络，则发生肢体疼痛、麻木。临床治之当首先辨清虚实，注重脾肾双补、扶正固本。在养经煎协定方中黄芪、炒党参主温补脾阳，补后天以固本；现代研究认为，黄芪的主要活性成分黄芪甲苷具有降血糖、降血脂、改善胰岛素抵抗、改善内皮细胞与新生血管功能、抗感染、抗氧化、神经保护等作用。动物实验研究证实，黄芪甲苷能改善糖尿病模型大鼠有髓神经纤维脱髓鞘、神经外膜糖化蛋白的沉积现象，提高神经细胞膜和红细胞膜 Na^+-K^+-ATP 酶活性，以及神经组织中 GSH-Px 活性，抑制醛糖还原酶异常表达，提高神经传导速度和神经敏感性，改善大鼠糖尿病性周围神经病变症状。附子为补助元阳之主药，利于清阳之气得升；桂枝性味辛温，可温通血脉、利水助阳；细辛为辛香通散之品，可开经络之壅遏，助药力易达病所；花椒辛温，长于温中镇痛；杜仲主入肝肾，功可强腰膝、补肝肾、利关节、强筋骨；威灵仙可祛风除湿、通络镇痛；川牛膝、赤芍、川芎、水蛭功可活血化瘀，使气行血行，尤其水蛭一味，味咸入血，气腥善行，可逐瘀血而不伤新血；现代医学认为，川芎嗪对以糖尿病为代表的代谢性疾病并发周围神经系统病变具有一定保护作用，尤其对周围神经同种异体移植细胞再生具有保护作用，且能明显改善周围神经疼痛。水蛭可有效改善局部血液微循环，抑制血小板的异常凝聚，有效缓解糖尿病性周围神经病变所致的疼痛症状，显著提高受损神经的传导速度；络石藤气味平和，专于舒筋活络，增强通经活血之功效；伸筋草长于舒筋活络、祛风除湿、消肿镇痛；积雪草功在清热利湿，解毒消肿；金艳和高晓洁研究发现，积雪草苷可以下调脊髓 IL-1、TNF 水平，抑制脊髓背角小胶质细胞的活性，从而减轻糖尿病性周围神经痛。白芥子辛能入肺，温能发散，故有利气豁痰、温中开胃、散痛消肿、辟恶之功效；黄芩善清肺胃之热，有泻火解毒、燥湿消浊之功效；药理研究证实，黄芩素有抗氧化应激、抗感染、抗菌、抗血栓形成、保护神经元等多种生物效用，可通过抗氧化应激、抑制蛋白激酶 C（PKC）、P3 丝裂原活化蛋白激酶（p38MAPK）及多元醇通路的激活等途径，延缓糖尿病性周围神经病变的发生。甘草健脾和中、调和诸药。全方配伍，攻补兼施，共奏益气温阳、疏通经络之功效。

第三节　病证结合方法学研究进展

证候是指通过望、闻、问、切收集病情资料，对疾病所处一定阶段的病因、病位、病势、病性的概括，是对人体疾病病理生理变化的整体反应状态的概括，是一个非线性复杂系统。迄今为止，中医辨证仍然存在着一定的模糊性，在临床上辨证多取决于医家个人经验，受主观性因素影响较大，科研中也因遵循辨证标准的不同而出现不同的结果，这在很大程度上阻碍了中医药研究的发展，因而建立统一、客观的中医证候诊断标准，便成为目前中医药研究工作的重中之重。中医证候研究经历了专家经验评估、中医计量诊断、临床流行病学、现代数理统计方法等阶段，随着文本挖掘、人工智能等技术逐步应用于中医药领域，我们可借助数据挖掘方法从海量数据中发现隐含的有意义的知识，对疾病进行预测，为研究复杂证候提供了有效的方法。

一、关联规则

关联规则是数据挖掘中最成熟的主要技术之一，最早应用于超市购物篮分析，用以挖掘交易数据库中不同商品间的关联规律。在中医研究中，常用于进行复方配伍规律、证治规律以及中药功效与药味等的研究。通过数据库检索以及手工书目检索的方法，建立脂肪肝—肝郁脾虚证文献数据库，并运用关联规则算法进行复方配伍规律研究，结果获得药物配伍的规律，并对临床进行指导。运用分类关联规则的方法，以药味分类作为决策属性，挖掘中药功效与药味之间的关联关系，结果显示，传统五味理论与挖掘结果基本吻合，部分规律仍需进一步挖掘与验证。

二、粗糙集理论

粗糙集理论是继模糊集和证据理论后，又一种处理不确定、不完备信息的重要方法，主要方法为在分类机制的基础上，通过知识约简导出问题的决策或分类规则，利用已知的知识库的知识，将不精确或不确定的知识进行分析和推理，从中发现隐含的知识，揭示潜在的规律。粗糙集理论包括基于区分矩阵的约简算法、基于属性频度的约简，以及基于遗传算法的约简等，通常对样本数据进行有效属性选择，可去掉冗余属性，降低样本空间维度，简化模型。粗糙集理相比于其他理论，不需要专家的经验知识，而仅利用实例数据本身提供的信息，可以使用定量和定性数据，并且能搜索数据的最小集合，能从实例数据中获取易于证实的规则知识。在粗糙集理论中我们无须人为指定隶属度或隶属函数，从而避免了主观因素的影响。

粗糙集理论目前应用于中医证候诊断中，因其不要求数据的精确性和完备性，同样适用于模糊数据和非线性数据，能够提取精确和易于证实的分类规则，比较适合进行证的多分类研究。通过采集患者一般信息、症状、体征、理化检查等，建立信息表，再进行属性简约与病例简约，得到相应规则及每种属性在这种决策中的重要性，从而抽取中医诊断的确定规则和可能规则。确定规则就是诊断某种证候所需的必备条件，可能规则就是可出现的症状、体征或检查结果，这样在一定程度上可避免医生主观判断的影响。

三、聚类分析

聚类分析又称为集群分析，是一种探索性的通过数据建模简化数据的方法，研究者不必事先给出一个分类标准，而是依托聚类分析自动将样本数据分类到不同的类或者簇，使各类内部差别较小，而类与类之间的差别较大，所划分的类是未知的。但是其分析的结果可以提供多个可能的解，研究者需根据主观判断和后续分析选择最终的解。

聚类分析广泛应用于证候研究中，研究者可按相似程度大小将证候变量进行归类、降维，提取出有意义的证候证素信息。通过系统聚类分析，将艾滋病肺部感染的中医证型归纳为风热外袭、痰热壅肺证，肺脾两虚、痰湿阻肺证，肺肾两亏、阴虚内热证，病邪以风、热、痰、虚为主。由于聚类结果具有不确定性，研究对象被聚为几类，受研究者主观因素的影响，聚类算法的选择也导致结果迥异，因而需要反复尝试、分析，寻找最佳方法。

四、人工神经网络

支持向量机（SVM模型）以统计学习理论的VC维理论和结构风险最小原理为基础，在有限的样本信息中，寻找模型的复杂性和学习能力的最佳折衷，即针对特定训练样本的学习精度和准确无误识别任意样本的能力之间的折衷，以求获得最好的推广能力。SVM在解决小样本、非线性、高维模式识别问题和局部最小等实际问题中具有独特的优势，并能够推广应用到函数拟合等其他机器学习问题中。其关键思想是利用核函数把低维空间向量映射为高维空间，得到高维空间函数。考虑模型推广性问题，引入松弛变量和惩罚参数来校正核函数。

支持向量机模型已经应用于中医证候研究中，通过建立中医证候专业知识库，并以此为先验知识规则用于训练数据集，生成置信度属性，并进一步建立支持向量机模型。结果表明，训练后的 SVM 模型使分类准确性大大提高，并且可随先验知识完备程度得到更大的提升。

五、贝叶斯网络

贝叶斯网络提供了一种自然的表示因果信息的方法，主要用于不确定性推理，是带有概率注释的有向无环图模型，由一个节点集合和一个节点间的有向边集合组成，任意两个节点间最多存在一条有向边，包括网络结构和参数集合两部分。每个节点代表一个随机事件变量，箭头代表了节点间的依赖关系。如果两个节点间有箭头连接，说明两者之间有因果联系；反之，则说明两者之间相互独立。两个相互连接的节点之间的因果关系，都是一个概率的表述，而非必然结果。

贝叶斯网络可用于揭示数据间的潜在关系，能直观地表达多个变量的联合概率分布，反映变量的时序关系、相关关系或因果关系等多种语义，现已经应用于医疗诊断，在中医证候、证素及中药功效预测等研究中有较为广泛的应用。以 90 部历代重要本草著作为信息源，构建药味、药性、功效数据库，并进一步构建药味－药性－功效贝叶斯网络图，可直观反映药味、药性及功效之间的关系，深化了中药药性及功效研究。

六、结构方程模型

结构方程模型（SEM）是一种建立、估计和检验因果关系模型的方法，能分析和处理复杂的多变量数据。模型中可同时包含可观察测量的显在变量及无法直接观测的潜在变量。结构方程模型由测量模型和结构模型两个部分组成，测量模型是用显变量来反映隐变量，可观察用显变量观察隐变量的程度，通过验证性因子分析来实现，结构模型反映了隐变量之间的关系，通过通径分析来实现。

中医证候的客观化和量化研究已作为中医临床评价的必然要求，结构方程作为处理复杂变量的因果关系、相关关系的有效统计学方法，现应用于脑出血、慢性萎缩性胃炎、艾滋病等疾病的中医证候研究中。通过构建脑梗死结构方程，得出脑梗死共因子为风瘀证，分因子分别为阴虚、气虚、火热、痰湿证。且各因子与临床证型间存在着较好的对应关系，结构方程各因子间的相互关系揭示了脑梗死各证型之间的因果关系以及彼此相互兼夹、转化、演变的规律，为证候的客观化、量化研究提供了有效的探索方法。

七、因子分析

因子分析是研究从变量群中提取共性因子的统计技术，因子分析的主要目的是用来描述隐藏在一组可测变量中的一些基本的、无法直接测量到、影响或支配可测变量的隐性变量。通过因子分析可将多个观测指标简化为几个相对独立的不可直接观测的指标，即公因子；进而根据原始观测指标与因子之间的关系以及因子得分情况，对原始观测指标进行分析解释和评价。

因子分析是证候、证素研究中重要的统计学方法，以南京中医药大学图书馆库存明清时期中医学经典医籍为基础，记录治疗消渴病的医案中药物组成，并对药物进行频数分析及因子分析，探索治疗消渴病的药物群间的关系：明清时期治疗消渴病以清热药与补阴药为基础，与血分药、益气药配合联用。此外，还配合具有温里、补阳、化湿、收涩、化痰的药物。运用临床流行病学横断面调查方法，设计调查问卷，进而对 137 名青少年颈痛大学生进行问卷调查，对所得数据进行因子分析，得到具有潜在联系的结果：颈痛主要证候要素为气滞血瘀、风寒阻络、脾虚湿盛、肝郁化火、心肾气阴两虚。

八、隐结构模型

隐结构模型是研究显变量与因变量之间相互关系的统计学方法，隐变量与隐变量之间以及隐变量与显变量之间的关系构成了一个隐结构。在中医证候研究中，症状是证候判别中重要的组成部分，诸如"腰膝怕冷""舌淡胖苔白""脉沉"等症状，可以通过望闻问切直接观察到的是显变量，而"肾阳虚证"是根据中医理论诊断出来的，不能直接观察到，也不能进行定量研究的客观指标，是隐变量。用电脑构造的隐结构来指导辨证，可以使辨证客观化、定量化，并且提高了辨证的质量，在中医辨证方面得到了一定发展。

中医学研究的症状和证候之间、证候与证候之间、证候与理化指标之间的关系是十分复杂的多重共线性关系和协同关系，而非简单的线性关系。但是多元统计方法大多是对复杂问题的线性简化，随之出现的问题是线性简化后的结果，可能与临床不符或与现实脱节。另外，由于方法学运用不统一，产生的结果亦不统一，难以形成统一的证候标准。因而多种统计方法的联合应用、大样本的研究、对症状的赋值，可在一定程度上解决上述问题。

第四节　基于结构化住院病历的糖尿病性神经病变中医证治研究

一、基于结构化住院病历采集信息的 2 型糖尿病性周围神经病变中医证治研究

（一）研究对象

1. 病例来源

运用结构化病历采集系统，采集 2003 年 6 月至 2009 年 3 月多家医院糖尿病性周围神经病变住院病例。病例来源：中国中医科学院广安门医院，北京中医药大学东直门医院，中国中医科学院西苑医院，北京医院，北京大学第一医院，首都医科大学附属北京朝阳医院，北京中医药大学东方医院。共采集糖尿病性周围神经病变病例 1665 例，纳入本研究的病例为 1371 例，纳入率为 82.34%。

2. 诊断标准和依据

（1）西医诊断标准

1）糖尿病诊断标准：采用 1999 年世界卫生组织（WHO）专家咨询报告中推荐的糖尿病诊断及分型（世界卫生组织非传染性疾病监测部，日内瓦会议），凡符合下述条件之一者可诊断为糖尿病。①糖尿病症状、任意时间静脉血浆葡萄糖水平 ≥ 11.1 mmol/L（200 mg/dL）；②空腹静脉血浆葡萄糖

（FRG）水平＞7.0 mmol/L（126 mg/dL）；③口服葡萄糖耐量实验（OGTT）中，餐后2小时血糖水平＞11.1 mmol/L（200 mg/dL）。

a. 如为流行病学调查或人群筛查目的，可单独用空腹或口服75 g葡萄糖后2小时值；如为临床糖尿病诊断，必须经另一天的重复试验所证实，除非是明显的高血糖伴急性代谢失代偿或有明显的病状。

b. 诊断要求：①有严重症状和明显高血糖者的诊断，要求其血糖值超过以上指标。②在急性感染、外伤、循环或其他应激情况下，测定出的严重高血糖可能是暂进性的，不能因此立即诊断为DM。③无症状者不能依据1次血糖结果诊断，必须还有另一次的血糖值达到诊断标准。无论是空腹或任何时候的血糖或OGTT结果，如果还不能诊断，应定期复查，直到明确诊断。

2）糖尿病性周围神经病变诊断标准：糖尿病性周围神经病变为糖尿病并发症之一，无统一的诊断标准。当前多参照密歇根神经病变量表、罗切斯特神经病变专家组织制定的糖尿病性周围神经病变诊断标准制定。①有下列症状之一者：下肢或足部有麻木感、感觉过敏、刺痛、烧灼感、蚁行感或凉感。②根据神经电生理检测结果判断，有以下两种情况之一者：运动神经传导（MNCV）异常，感觉神经传导（SNCV）异常（MNCV＜45 m/s；SNCV＜45 m/s为异常，为中国中医科学院广安门医院内分泌科肌电图检查室数据）。

3）糖尿病其他常见并发/合并症诊断标准：①糖尿病性视网膜病变（DR）：由眼科医生予散瞳行眼底荧光造影和（或）眼底镜检查，明确有无DR。②糖尿病肾病（DN）：根据24小时尿微量白蛋白排泄率结果＞200 μg/min，明确有无DN。③高血压：根据既往病史和临床测定结果确定（不同时日两次以上，血压＞140/90 mmHg水平）。④脂代谢紊乱：通过既往病史和（或）实验室检测证实，在血浆总胆固醇、甘油三酯、低密度脂蛋白胆固醇中至少一项升高。⑤下肢动脉粥样硬化症：根据双下肢动脉多普勒超声结果诊断。⑥冠心病：根据既往病史（曾有心肌梗死或心绞痛发作或心律失常）和（或）相关检查以确定有无冠心病。

（2）中医诊断标准：参照《中华人民共和国国家标准证候部分》《中国中西医结合糖尿病诊疗标准（草案）》，结合卫生部《中药新药临床研究指导原则》《中医诊断学》《中医内科学》（第5版）相关内容拟定诊断标准。具体内容如下。①症状：肢体麻木，肢体刺痛，皮肤蚁行感，下肢发凉。②舌脉：舌淡暗、体胖、有齿痕，或有瘀斑、瘀点，脉沉、细弱或细涩。

（3）纳入病例标准：①符合上述糖尿病性周围神经病变中西医诊断标准；②数据采集完整且无明显噪音数据。

（4）排除病例标准：①1型糖尿病患者；②妊娠糖尿病患者；③继发性糖尿病患者；④有糖尿病酮症、酮症酸中毒、非酮症高渗性糖尿病昏迷等严重急性并发症，以及严重感染、手术等应激情况的糖尿病患者；⑤患有脊髓损伤、脊柱畸形或神经肌肉接头或肌肉疾病者；⑥有遗传性、中毒性、免疫性、外伤性及其他神经疾病所致的周围神经病变；⑦癫痫或精神病患者。

（5）中医证候判定

参考国家标准、三型辨证理论、《糖尿病中医防治指南》，结合卫生部《中药新药临床研究指导原则》，确定证型判别规则。

1）气虚证：症见神疲乏力，少气懒言，自汗。舌胖或有齿痕，脉细弱无力。

2）阴虚证：症见潮热盗汗，口燥咽干，五心烦热，头晕耳鸣，心悸失眠，腰膝酸软。舌红少苔，脉细数或细弦。

3）阳虚证：症见形寒肢冷，尿清便溏，面色㿠白，倦怠乏力，阳痿遗精。舌胖淡、苔白，脉沉细或沉迟无力。

4）热盛证：症见发热，口渴引饮，胸腹灼热，面红目赤，大便干结，小便短黄。舌红、苔黄而干，脉数。

5）湿痰证：症见身体困重，胸闷脘痞，纳呆腹胀，便溏泄泻，痰多黏稠。舌淡、苔白腻或滑，脉濡缓或滑。

6）湿热证：症见身热不扬，纳呆恶心，口有秽臭，渴不多饮，大便泄泻，小便短黄。舌红、苔黄腻，脉滑数。

7）血瘀证：症见青紫肿块，刺痛不移，疼痛拒按，夜间加重，胸痹心痛，唇舌紫黯，肌肤甲错。舌紫黯或有斑点苔薄，舌下青筋显露，脉弦涩。

（二）研究方法

本研究为回顾性研究。

1. 数据采集处理

（1）调整数据库模块：结构化病历基于 C/S 体系结构，采用 Powe Builde 与 Visual Basic 语言，根据糖尿病性周围神经病变的基本特征及既往结构化病历使用中的不足，调整结构化信息采集系统的模块，以适应糖尿病性周围神经病变的临床信息采集。

（2）数据采集：临床医师经过多次培训后，采用结构化电子病历系统录入病历。数据的录入工作全部由临床医生完成。

（3）数据预处理：当临床病历采集完毕后存入数据仓库，由于多中心的数据可能存在症状、病名等描述的表达不一致，故需对相关数据采用人机结合的方式进行预处理排除噪声数据。

（4）数据质量控制：质量控制措施贯穿研究过程，包括数据实时录入，患者治疗的依从性，数据指标的客观性等。要求临床信息的采集，必须在统一培训学习和研究者手册的指导下，由选定中医师实时采集，及时填报信息库，力求全面、真实、完整、准确。

（5）数据汇总：根据数据合并需求，进行数据库合并，包括对糖尿病病历中 13 个主要数据表的总体核查和病例样本总数的核查，对合并过程中可能出现的遗漏数据，补充导入，随机抽取部分样本进行核查。

（6）数据整理：虽然在系统建立时既已对糖尿病及其并发症的有关症状、体征、舌脉诊进行了结构化规范，但该系统是一个开放的系统，临床中尽量保证使用医生的个体化特点，所以，就有了许多未被规范的名词、术语，因而需要对诸如症状、体征、舌脉诊、中药等进行整理，统一为规范的名词、术语。

2. 数据分析

在数据预处理后，基于 Business Objects（BO）数据库临床事实数据，对糖尿病合并周围神经病变患者的病程、常见症状、舌脉象及中医证候等进行描述性统计。通过结构化病历，使得数据仓库中的数据能够在系统前台展示，实现不同需求的数据在线分析，并以直观性、可视化特点展现临床数据特征和趋势。由专业公司提供数据提取后进行初步分析，部分数据采用 SAS 8.2 软件进行描述统计分析，症状、舌脉象及中医证候等采用频数表和构成比，症状关系采用因子分析，中药配伍关系采用关联规则、无尺度网络分析，计数资料比较采用卡方检验。

（三）临床一般资料

1. 性别分布

本研究共纳入研究病例 1371 例，其中男性 706 例，占 51.5%；女性 665 例，占 48.5%。男女比例1：1.06。

2. 年龄分布

患者年龄范围 22 ～ 91 岁，平均年龄（61.77 ± 11.68）岁。其中，20 岁＜年龄≤ 30 岁患者有 8 人，占 0.58%；30 岁＜年龄≤ 40 岁患者有 38 人，占 2.77%；40 岁＜年龄≤ 50 岁患者有 210 人，占 15.32%；50 岁＜年龄≤ 60 岁患者有 373 人，占 27.21%；60 岁＜年龄≤ 70 岁患者有 366 人，占 26.70%；70 岁＜年龄≤ 80 岁患者有 330 人，占 24.07%；80 岁＜年龄≤ 90 岁患者有 45 人，占 3.28%；90 岁以上患者有 1 人，占 0.07%。

在纳入研究的病例中，40 岁＜年龄≤ 80 岁患者有 1279 人，占患者总数的 93.29%，可见此年龄段的患者所占比例较高。

3. 病程分布

病程最短的为 1 个月，最长的 20 年，平均（6.88 ± 6.08）年，病程≤ 10 年的 722 例（52.66%），所占比例最多；10 年＜病程≤ 15 年的 274 例（19.99%）；病程＞ 15 年的 375 例（27.35%）。

（四）研究结果

1. 症状研究结果

（1）根据样本资料丰富程度不同，随机抽取具有详细症状描述的 519 例糖尿病性周围神经病变患者，将采集到的症状，依照百分比排列。

在 519 例糖尿病性周围神经病变患者中，乏力出现的频率最高，有 428 例，占 82.5%；多饮，共 408 例，占 78.67%；口干，共 375 例，占 72.17%；视物模糊 371 例，占 71.6%；多尿 261 例，占 50.33%。从以上可以看出，乏力、多饮、口干、视物模糊、多尿为糖尿病性周围神经病变最常见症状。

（2）对总体症状群进行因子分析：以期发现总症状群中可能隐含的某些规律性关系，了解糖尿病性周围神经病变病机性质。

因子分析的概念起源于 20 世纪初关于智力测验的统计分析，是一项用来找出多元观测变量的本质结构，并进行处理降维的技术，能够将具有错综复杂关系的变量综合为少数几个核心因子，从而获得分析样本中主要变量类的隐含特性，获得定性的认识。目前已经成功应用于心理学、医学、气象、地质和经济学等领域。在医学领域，更关注因子分析对变量相关性问题的处理，在中医临床研究中也被广泛采用。

本文采用 SPSS 13.0 提供的因子分析方法对所有的样本进行分析，以期获得糖尿病性周围神经病变患者的主要症状、中药变量特征。为了便于因子的命名解释，采用方差最大化方法（varimax）进行因子旋转。选取载荷量接近 1，方差贡献较大的 15 个因子作为因子命名解释的依据。对提取的因子应用中医理论进行分析如下。

1）因子 1：包含多饮（0.764）、多尿（0.734）、夜尿频（0.367）、气短懒言（0.308）、头晕（0.254）五个变量。该病以阴虚为本，燥热内生，燥热为标，两者互为因果，阴愈虚则燥热愈盛，燥热愈盛则阴愈虚。燥热伤肺，肺不布津，不能上承则多饮；津液直趋下行兼肾虚不能固摄则见尿频量多；肺肾气虚则少气懒言；正气不足，升举无力，清阳不升则头晕。如此说明，因子 1 可以用"肺肾气阴两虚"来解释。

2）因子 2：包含视物模糊（0.713）、夜尿频（0.560）、大便干燥（0.425）、头晕（0.411）、小便混浊（0.401）五个变量。该病以阴虚为本，肝肾同源，肝肾阴虚，水不涵木，则视物模糊；阴伤耗气，肾气虚膀胱失约，不能固摄津液，故夜尿频多；津液不足，肠道失于滋润而大便干燥；肝肾阴虚，肝阳亢旺，气血上冲故见头晕；气阴两伤，水谷精微外泄，故见小便混浊。如此说明，因子 2 可以用"肝肾气阴两虚"来解释。

3）因子 3：咳痰（0.911）、咳嗽（0.903）、心悸（0.261）、皮肤瘙痒（0.255）、头晕（0.203）五个变量。肺主清肃，通调水道，由于外邪承袭，肺失宣降，不能调节水液代谢，水液停聚，酿生痰饮，又成新的致病因素，更加壅遏肺气，故见咳痰；气机上逆，发为咳嗽；肺朝百脉，推动气血运行，血不养心故见心悸；肺主皮毛，肺气失宣则卫气郁滞、皮肤瘙痒；痰浊上蒙清窍则可见头晕。如此说明，因子 3 可以用"痰浊壅肺"来解释。

4）因子 4：包含肢体麻木（0.696）、肢体刺痛（0.396）、嗜食肥甘（0.328）、下肢发凉（0320）、失眠（0298）五个变量。多因内生外感诸邪，闭阻经络，气血运行失畅，气不能行，血不能荣，筋脉失养故见肢体麻木；经络气血凝涩不通，变生瘀血，阻于肢节，故见肢体刺痛不移；平素嗜食肥甘者，损伤脾胃，脾失健运，聚湿生痰，痰瘀阻络，气血运行受阻，肢体不得温煦故见下肢发凉；痰浊内扰兼以胃失和降均可扰动心神而致失眠。如此说明，因子 4 可以用"痰瘀阻络"来解释。

5）因子 5：胸痛（0.733）、肥胖（0.722）、胸闷（0.523）、头痛（0.460）、多梦（0.327）五个变量。胸阳不振，气机失展，痰浊内生，闭阻心脉，气血运行不畅，不通则痛故见胸痛；肥人多痰湿，其形盛气虚，多脾虚有痰；气血难于周流，郁滞生痰，痰壅气塞，则见胸闷；痰湿内阻，清阳不升，清窍失养故见头痛；痰浊内蕴化生痰热，内扰心神，故见失眠多梦。如此说明，因子 5 可以用"痰湿阻络"来解释。

6）因子 6：包括口干（0.801）、口渴（0.700）、心悸（0.335）、多梦（0.272）、夜尿频（0.203）五个变量。该病以阴虚为本，燥热内生，燥热为标，火灼津液，津液亏少，兼以输布失常，津不上承故见口干多饮；津液直趋下行兼肾虚则见夜尿频多；阴虚火旺，扰乱心神，心肾不交，而见心悸、多梦。如此说明，因子 6 可以用"阴虚火旺"病性来解释。

7）因子 7：包括皮肤瘙痒（0.739）、气短懒言（0.733）、小便混浊（0.357）、乏力（0.282）、胸闷（0.281）五个变量。肺主皮毛，肺气失宣则卫气郁滞、皮肤瘙痒；肺失宣降，宗气不足，气少不足以息，故少气懒言；肾气虚，不能固摄，水谷精微外泄，故见小便混浊。脏腑功能失调，影响气血运行而致乏力；脏腑胸阳不振，气机不利，郁滞生痰，痰壅气塞，则见胸闷。如此说明，因子 7 可以用"气虚湿阻"来解释。

8）因子 8：包含皮肤蚁行感（0.760）、下肢发凉（0.609）、心悸（0.404）、纳差（0.378）、肢体麻木（0.268）五个变量。正气虚衰，络脉空虚，正虚邪凑，痰浊内生闭阻经髓脉络脾虚湿困，筋脉失养，故见皮肤蚁行感、肢体麻木；肢节失温，故见下肢发凉；痰浊上扰心神，故见心悸；清阳不升，胃气不和，则食欲不振。如此说明，因子 8 可以用"气滞痰凝"来解释。

9）因子 9：包含倦怠（0.770）、纳差（0.584）、嗜食肥甘（0.493）、多梦（0.261）四个变量。脾主四肢，赖阳气温运，脾失健运，生化无源，故见乏力；脾胃升降失司，故纳差；患者多嗜食肥甘，进一步加重脾胃损伤；胃失和降，扰动心神而见多梦。如此说明，因子9可以用"气滞痰凝"来解释。

10）因子10：畏寒（0.852）、心悸（0.382）、纳差（0.377）、胸闷（0.374）四个变量。阳气亏虚，脏腑组织失于温煦，阴寒内生，神气不足，致畏寒；心阳不振，心中空虚惕惕而动，故见心悸；脾阳虚，运化失健可见纳差；心中正气不足，宗气运转无力，则见胸闷。如此说明，因子10可以用"心脾阳虚"来解释。

11）因子11：包含水肿（0.641）、肢体刺痛（0.624）、腰痛（0.471）、胸闷（0.238）四个变量。脾失健运，湿从内生，内湿蕴蒸，外发流注下肢肌肤，出现体内水湿潴留。气血运行障碍，痹阻络脉，痰瘀互结，经脉失和，则见肢体刺痛。气血痹阻于腰故见腰痛，不足于胸中故见胸闷。如此说明，因子11可以用"痰浊互结"来解释。

对提取的因子按病性归类分析：如前所述，因子分析共提取15个因子，按前面的分析，可以归为六大类：阴虚火旺、气虚、气阴两虚、阳虚、血瘀、痰湿。由此可见，糖尿病性周围神经病变中医病性仍然包含了阴虚、气虚、阳虚、血瘀、痰湿5个基本证候，与文献研究中的结论相同。但各因子间的症状变量复杂多样，考虑原因应该是本因子提取针对的是总体症状群，2型糖尿病并发症多见，早、中、晚各阶段均可发生，病情有轻有重，临床表现变化较大。因此，参考本次因子分析，当这些症状变量组合在一起时，有助于我们把握临床患者的病机。

2. 肢体症状体征研究结果

周围神经病变症状的常见部位依次为足、下肢、四肢、手、膝关节、腰、全身、足趾、上肢、手指、肩关节、背、髋关节。

周围神经病变症状的最常见症状依次为麻木、疼痛、发凉、刺痛、皮肤破溃、酸软。最常见体征依次为动脉搏动减弱、水肿、腱反射减弱。

3. 舌象研究结果

从舌象看出，患者舌质多见暗、红、淡，说明瘀、热、虚多见；从苔质来看，苔薄白多见，其次是黄、腻，说明患者常夹湿浊、痰饮、热证；从舌体看出，舌体胖大、齿痕提示了气虚、阳虚，舌有裂纹提示了阴虚热证。舌下络脉色青、紫，说明存在血瘀。

4. 脉象研究结果

从脉象看出，患者脉象多见细、弦、沉、滑，说明虚证多见；兼夹湿浊、痰饮。

5. 分型研究结果

针对1371例样本辨证分型进行初步采集，根据样本资料丰富程度不同，随机抽取具有详细中医证型诊断分析及描述的310例病历，共取得证型种类71种。

将310例糖尿病性周围神经病变样本依照病程分布，在辨证分型主证中，均以气阴两虚居多，病程 ≤ 10 年占76.19%，10 年 < 病程 ≤ 15 年占69.49%，病程 > 15 年占71.08%。由此可见，在糖尿病性周围神经病变中主证为气阴两虚居多，且贯穿于病程始终。根据脏腑定位，可分为肺脾气阴两虚、脾肾气阴两虚、肝肾气阴两虚等。

糖尿病性周围神经病变兼证依照病程分布排列比较，均以瘀证最多见，湿证次之。依照310例糖尿病性周围神经病变患者兼夹证按病程分布情况，取夹瘀证和夹湿证采用卡方检验进行统计分析。

结果表明，夹瘀、夹湿依照病程分布差异不显著，无统计学意义（Pearson Chi-square：0.531；$P >$ 0.05）。这说明兼夹证的比例分布与病程的改变无明显联系。

6. 方剂研究结果

针对 1371 例样本进行初步采集，根据样本资料丰富程度不同，随机抽取具有详细中药方剂应用描述的 414 例病历，共采集处方 414 方，其中单方 67 种，共 243 方，二方组合 97 种，共 122 方，三方组合 28 种，共 34 方，四方及五方组合 2 种，共 2 方。自拟方 13 方。在 414 例糖尿病性周围神经病变样本中，单一处方最多，占总数 58.7%，组方居次占 38.2%，自拟处方占 3.1%。

单一处方数据较为离散，其中六味地黄丸（15.64%）、补阳还五汤（8.23%）、生脉散（8.23%）、玉女煎（4.94%）、桃红四物汤（3.7%），列前 5 位。可以看出，由于糖尿病性周围神经病变证型较为复杂，处方种类亦较多，在糖尿病性周围神经病变的中医处方中，多以补益肝肾、益气养阴、清热活血为主要治则。

7. 中药研究结果

针对 1371 例样本进行初步采集，根据样本资料丰富程度不同，随机抽取具有详细中药处方组成描述的 141 例病历，应用中药信息进行初步采集，取得 118 例，占 83.7%。取得中药 168 种。最常用的三味中药分别是茯苓（87.5%）、川芎（43.52%）、赤芍（50%）。

（1）常用中药的药味：甘味有茯苓、黄芪、生地、白术、麦冬、太子参、当归、泽泻、瓜蒌、薏苡仁、车前子、葛根、天花粉、女贞子、熟地黄、山药、党参、沙参、枸杞子；苦味有牛膝、丹参、赤芍、白芍、知母、枳实、丹皮、玄参、黄连、生大黄、黄柏、黄芩、桃仁、桔梗；辛味有陈皮、砂仁、川芎、苍术、桂枝、红花；酸味有枸杞子、山茱萸、木瓜。

（2）常用中药的归经：归脾经有生黄芪、白术、太子参、陈皮、砂仁、枳实、半夏、苍术、薏苡仁、生大黄、葛根、厚朴、山药、党参；归肝经有牛膝、当归、赤芍、白芍、山茱萸、川芎、柴胡、熟地黄、木瓜、枸杞子；归心经有茯苓、生地黄、丹参、甘草、丹皮、黄连、桂枝、红花、桃仁；归肺经有麦冬、知母、瓜蒌、玄参、天花粉、黄芩、沙参、桔梗、金银花；归肾经有泽泻、车前子、黄柏。

最常用的中药为茯苓，占总处方的 41.67% ～ 87.5%。

（3）应用关联规则对中药配伍进行研究：2 项药物关联定义置信度 > 50%，作用度 > 1；3 项药物关联定义置信度 > 60%，作用度 > 1。经研究发现，常用的前 3 项对药是石菖蒲—肉苁蓉、鸡血藤—丹参、丹皮—茯苓，体现了健脾燥湿化痰及活血祛瘀、舒筋活络的治法。

经研究发现，最常出现的 3 味药组合常常由生黄芪、五味子、桂枝、白术、巴戟天为基础组成，并常与虎杖、丹参、鸡血藤、川牛膝合用，共奏益气养阴、健脾燥湿、活血行气、温经通络之功效。

（4）应用无尺度网络分析中药配伍：无尺度网络是表现构成复杂系统各元素间复杂关系的一种表现形式，通过发现具有大量连接关系的结点，发现具有特定功能的分子群。

生黄芪居于最中心位置，与多个药物发生关联。可见两组药物：一组是生黄芪、桂枝、虎杖、五味子、川牛膝。这组药物中生黄芪补气升阳，益气固表；桂枝温经通阳，生津止汗；虎杖祛风除湿，活血定痛；五味子生津固表，敛肺滋肾；川牛膝舒筋活络，活血祛瘀。五药合用共奏益气养阴、健脾燥湿、活血行气、温经通络之功效。另一组是丹参、鸡血藤。这组药物行气补血，活血祛瘀，舒筋活络，常常用于治疗瘀血阻络之证。

8. 糖尿病性周围神经病变患者应用外洗药研究结果

临床中还经常辨证应用中药泡洗患足，常用的成方有糖痛方、四藤一仙汤等。治则总以益气活血、温经通络为法。

9. 糖尿病性周围神经病变患者并发症／合并症情况

我们依据样本信息随机抽取了 420 例具有并发症记载的病例，按三个不同的病程进行分组分析，拟考察其并发症特征。

病程≤ 10 年的糖尿病性周围神经病变患者，高血压、糖尿病性肾病、糖尿病性视网膜病变的发生率最高，均超过 40%。在糖尿病的主要并发症当中，肾病的发生率高于其他并发症（视网膜病变、脑梗死及下肢动脉硬化。发生率的大小依此为高血压、糖尿病性肾病、糖尿病性视网膜病变、脑梗死、糖尿病合并下肢动脉硬化。

与病程小于 15 年的患者相比较，该段病程中合并症或并发症发生率超过 40% 的疾病依然是高血压、糖尿病性肾病、糖尿病性视网膜病变，其中糖尿病合并高血压的发生率达到 80.87%。同样，在糖尿病的主要并发症中，肾病的发生率高于其他并发症（视网膜病变、脑梗死及下肢动脉硬化）。发生率的大小依此为高血压、糖尿病性肾病、脑梗死、糖尿病性视网膜病变、糖尿病合并下肢动脉硬化。

高血压的发生率很高，均超过 70%。糖尿病性肾病、糖尿病性视网膜病变的发生率较高，均超过 40%。随病程增加，高血压、脑梗死的发生率逐渐增高。这提示该并发症有随病程逐年增加趋势，即病程越长，高血压、脑梗死发生的风险越大。其他，如糖尿病性肾病、糖尿病性视网膜病变、糖尿病合并下肢动脉硬化则未出现该趋势。

（五）结果分析

1. 乏力是糖尿病性周围神经病变的主要症状，常与视物模糊并发

乏力的频率出现最高，有 428 例，占 82.5%；其次为多饮，共 408 例，占 78.67%；第三为口干，共 375 例，占 72.17%；视物模糊共 371 例，占 71.60%；多尿（占 50.33%）。乏力、视物模糊为糖尿病性周围神经病变最常见全身症状。该病特有症状中麻木频次高达 677 次、疼痛达 423 次、动脉搏动减弱达 274 次。多饮、口干、多尿是高血糖时常见的症状，但非该病特有症状；本研究纳入患者均是本院住院患者，病情较为复杂，故可见三消症状。

视物模糊 371 例，占 71.6%。乏力与视物模糊并见，由糖尿病知识可知糖尿病性周围神经病变与视网膜病变同属于微血管病变，当神经营养小血管动脉硬化产生时，大量患者可能已同时出现视网膜病变。多尿 261 例，占 50.33%；水肿 71 例，13.68%，可见当糖尿病性周围神经病变产生时，肾小球动脉也发生病变，故常伴有糖尿病性肾病。与西医中将该病与糖尿病性视网膜病变、糖尿病性周围神经病变合称为三联征一致，与机制研究中的微血管病变认识相一致。将舌象信息整理可见，舌质暗红 214 例，舌质淡暗 120 例，舌质红 107 例，舌质淡 83 例，故瘀、热、虚证多见；白、黄、薄、腻苔多见，其中腻苔 205 例，黄苔 205 例，说明常夹湿浊、痰饮、热证；舌体胖大、齿痕、舌裂纹分别提示气虚、阳虚、阴虚。舌下络脉色紫黯提示血瘀。脉象分布比较分散，个体差异较大。其中细脉居多，410 例，占 79%，细脉主气血两虚，诸虚劳损，又主湿病。这说明糖尿病性周围神经病变多为虚证，可兼夹湿证。

2. 糖尿病性周围神经病变证型以气阴两虚为主，瘀血湿热是常见兼夹之邪

本组资料证型统计以气阴两虚居多，病程≤ 10 年占 76.19%，10 年<病程≤ 15 年占 69.49%，病程＞ 15 年占 71.08%。故糖尿病性周围神经病变患者多以气阴两虚为主证，在兼夹证中，以挟瘀证最多见，占 38.98%～ 51.79%，可见糖尿病性周围神经病变患者兼夹证多兼血瘀、湿证。

3. 糖尿病性周围神经病变中医处方以益气养阴，活血通络为主

414 例糖尿病性周围神经病变患者共采集处方 414 方，其中单方 67 种，共 243 方，二方组合 97 种，共 122 方，三方组合 28 种，共 34 方，四方及五方组合 2 种，共 2 方。自拟方 13 方。六味地黄丸占 15.64%，补阳还五汤占 8.23%，生脉散占 8.23%，玉女煎占 4.94%，桃红四物汤占 3.7%，列前 5 位。其中益气药加六味地黄丸、补阳还五汤使用频率最高。可以看出，由于糖尿病性周围神经病变证型较为复杂，处方种类亦较多，在治疗糖尿病性周围神经病变的中医处方中，多以益气养阴、活血通络为主要治则。

4. 糖尿病性周围神经病变用药规律以益气养阴、活血通络单味药使用频率最高

最常用中药分别是茯苓、川芎、赤芍、太子参、泽泻、丹参、当归、红花，与治则相对应，益气养阴、活血通络、和血补血、祛瘀镇痛中药为多见。辅以健脾利湿清热药物，共收益气祛湿之功效。

5. 个体化诊疗信息采集是中医科研方法的创新

在中医学博大精深的理论中，辨证论治实为一大特色，在中医药学的理论体系和医疗实践中占据举足轻重的地位。辨证论治既有狭义的意思，即依证而治，在广义上，成为中医因人而异、整体合参、同病异治、异病同治的一种代名词。如今，随着建立个体化诊疗体系的构想提出，对于辨证论治的研究也进一步深入。该构想认为传统中医的辨证论治思想就是一种"个体化诊疗"方法。随着计算机硬件条件的不断提高，信息技术水平飞速发展，以及研究方法学日益革新，当代医学所获知的数据越来越庞大，数据挖掘技术应运而生。个体化诊疗信息数据挖掘是中医科研方法的创新。结构化信息采集系统是临床信息采集的一个渠道。它的构成，很大程度上缩短了科研的时间，减少了临床信息误差，将数据的录入纳入了可控范围。同时由于结构化病历由临床医生直接录入，将临床与科研一体化，一方面规范了临床医生的病历书写，另一方面科研数据可以直接反映到临床进而促进临床的发展。

本次采用结构化电子病历采集系统采集了来自 7 家不同医院临床病历，建立了数据库，通过纳入标准及排除标准过滤，共采集了 1371 份 2 型糖尿病性周围神经病变临床病历，总计信息量达 30 余万条。通过提取，获得初步数据后进行分析。

6. 信息研究方法分析

在中医药领域，以数字挖掘为主的信息研究方法也得到了逐渐的运用，主要表现有以下几个方面：①中医药信息化研究；②中药方面的研究；③方剂方面的研究；④中医证候的研究。本系统将临床与科研工作相结合，通过建立结构化糖尿病住院病历临床信息采集系统展开研究，将临床科研一体化，弥补了普通电子病历的不足，临床医生在书写结构化病历的同时，为科研提供了可靠数据，而同时在采用数据挖掘技术取得相关研究结果后，指导临床，进入良性循环。当前的结构化病历系统有多种，既有单一的固定表单式，又有复杂的树状开放结构，但只有与科研相结合才能体现其价值。在本研究中，认识到在个体化平台下运用结构化病历采集临床数据是中医病案复杂数据研究切实可行的方法，有利于总结住院病历临床诊疗规律。但是，病历信息采集也具有一定的难度，如数据记录的完整性、症状的模糊性、不完整性、证候的复杂性、治疗信息的个体化特性等，需要进一步加强和完善。

（六）结论

（1）糖尿病性周围神经病变中医证型多样，气阴两虚，夹瘀、夹湿最为常见，瘀证贯穿始终。

（2）糖尿病性周围神经病变症状以乏力、视物模糊相兼出现为主。

（3）糖尿病性周围神经病变会出现肢体麻木、疼痛、发凉、刺痛等症状，动脉搏动减弱、水肿、腱反射减弱等体征依次多见。

（4）糖尿病性周围神经病变治则以益气养阴、活血通络为主。

（5）糖尿病性周围神经病变方剂以益气药合六味地黄汤、补阳还五汤、生脉散、玉女煎、桃红四物汤最为多用。

（6）糖尿病性周围神经病变以应用益气养阴、活血通络、和血补血、祛瘀镇痛中药为多见。

二、基于糖尿病结构化中医住院病历数据的糖尿病性周围神经病变病证结合诊疗规律探讨

（一）研究对象

1. 病例来源

采用糖尿病结构化中医住院病历采集系统，采集 2009 年至 2012 年中国中医科学院广安门医院内分泌科病房，入院诊断为糖尿病性周围神经病变的住院病历信息，纳入符合本研究标准的病例 708 例。

2. 诊断标准及依据

（1）西医诊断标准及依据：①糖尿病诊断标准。采用 1999 年世界卫生组织（WHO）专家咨询报告中推荐的糖尿病诊断标准。②糖尿病性周围神经病变诊断标准。采用《中国糖尿病防治指南》中的糖尿病性周围神经病变诊断标准。

（2）中医证的诊断标准：采用《中医内科学》消渴病诊断标准和《中华人民共和国国家标准证候部分》。

3. 病例纳入标准

（1）符合诊断标准和排除标准。

（2）数据采集完整且无噪音数据。

4. 病例排除标准

具体标准包括：①1 型糖尿病患者；②妊娠糖尿病患者；③糖尿病严重急性并发症者；④有其他原因导致周围神经病变，包括淀粉样变、麻风病、维生素 B 缺乏、恶性肿瘤浸润、干燥综合征、马尾综合征；⑤有严重的肝肾损伤者。

5. 中医证候的判定

参考《中华人民共和国国家标准中医临床诊疗术语：证候部分》《现代中医糖尿病学》《中医诊断学》《中药新药临床研究指导原则》，确定证型判别规则。

（1）气虚证：症见神疲乏力，少气懒一言，自汗。舌胖或有齿痕，脉细弱无力。

（2）阴虚证：症见潮热盗汗，口燥咽干，五心烦热，头晕耳鸣，心悸失眠，腰膝酸软。舌红少苔，脉细数或细弦。

（3）阳虚证：症见形寒肢冷，尿清便溏，面色㿠白，倦怠乏力，阳痿遗精。舌胖淡、苔白，脉沉细或沉迟无力。

（4）热盛证：症见发热，口渴引饮，胸腹灼热，面红目赤，大便干结，小便短黄。舌红、苔黄而干，脉数。

（5）痰湿证：症见身体困重，胸闷脘痞，纳呆腹胀，便溏泄泻，痰多黏稠。舌淡、苔白腻或滑，脉濡缓或滑。

（6）湿热证：症见身热不扬，纳呆恶心，口有秽臭，渴不多饮，大便泄泻，小便短黄。舌红、苔黄腻，脉滑数。

（7）血瘀证：症见青紫肿块，刺痛不移，疼痛拒按，夜间加重，胸痹心痛，唇舌紫黯，肌肤甲错。舌紫黯或有斑点苔薄，舌下青筋显露，脉弦涩。

6. 证型判定规则

（1）气虚证：①乏力；②多汗；③气短；④舌象见舌淡或舌胖大或边有齿痕；苔薄白或苔白；⑤脉象见脉细或弱（任一条）（具备 2 项可诊断，简称 2 项。下同）。

（2）阴虚证：①口干或多饮；②潮热或视物模糊；③头晕目眩；④心悸；⑤失眠；⑥腰膝酸软；⑦耳鸣或耳聋；⑧鼻干；⑨大便干；⑩五心烦热；⑪盗汗；⑫目涩；⑬舌象见舌红，舌红少津，有裂纹，少苔或苔花剥苔或无苔；⑭脉象见细数或细弦（3 项）。

（3）阳虚证：①畏寒；②夜尿频；③胸闷；④肢体水肿；⑤肢体发凉；⑥大便稀；⑦小便失禁或小便频；⑧舌象见舌淡，舌暗，苔色白，舌胖大（任一条）；⑨脉象见脉沉或脉沉细（2 项）。

（4）热盛证：①多食易饥；②口渴喜饮；③失眠；④大便干；⑤小便黄；⑥头晕目眩；⑦舌象见舌红苔黄；⑧脉象见脉弦或脉弦数或脉弦滑（2 项）。

（5）湿痰证：①胸闷；②腹胀；③纳呆；④恶心或呕吐；⑤肢体困重；⑥头昏；⑦大便稀；⑧舌象见苔腻或苔厚腻或苔白腻；⑨脉象见脉缓，脉滑，脉沉滑（2 项）。

（6）湿热证：①纳呆；②肢体困重；③口黏腻或口臭；④大便干稀不调；⑤腹胀；⑥舌象见舌红，苔黄或苔腻；⑦脉象见脉滑数或脉弦数（2 项）。

（7）血瘀证：①肢体麻木；②腰痛或背痛；③肢体疼痛；④健忘；⑤胸痛；⑥胸闷；⑦肢体活动不利；⑧肌肤甲错；⑨舌象见舌紫黯，有瘀斑，舌淡紫，舌暗红（任一条）；⑩脉象见脉涩、细沉涩、弦涩、脉细涩、脉弦涩（任一条）（1 项）。

7. 疾病分期标准

（1）轻度：有或无糖尿病性周围神经病变四肢的症状，仅定量感觉神经检测异常，肌电图检测为正常的患者。

（2）中度：有或无糖尿病性周围神经病变四肢的症状，肌电图检测有 4 条神经及 4 条以下神经传导速度减慢的患者。

（3）重度：有糖尿病性周围神经病变四肢的症状，肌电图检测有 4 条以上神经传导速度减慢或 2 条以上神经传导速度明显减慢的患者。

（二）研究方法

1. 数据采集处理

临床医师多次培训以后，采用结构化电子病历系统实时录入患者病历。数据的录入工作全部由临床医生完成。

2. 数据质量控制

数据的质量控制实施贯穿整个研究过程，包括数据实时录入、数据指标的客观性等。要求临床信息的采集，必须在统一培训学习的指导下，由选定中医师实时采集，及时填报信息库，力求全面、真实、完整、准确。

3. 数据导出

由专业人员对结构化病例系统的原始数据进行导出，导出的数据以 Excel 表格形式保存（主要包括基本信息、个人史、主诉、既往史、刻下症、理化指标、体征、舌脉诊、方剂、中药、医嘱、全部信息等）。对全部数据表进行总体核查和样本例数总数核查，对出现的遗漏数据，补充导入，并随机抽取样本进行核查。

4. 数据整理

虽然在系统建立时，已对糖尿病性周围神经病变的有关基本信息、症状、舌脉诊、方药、理化指标进行了结构化规范，但该系统是一个开放的系统，在临床中尽量保证使用医生的个体化特点，所以就有了许多未被规范的名词、术语，以及数据统计过程中格式需要统一。因此，需要对诸如症状、舌脉诊、中药、理化指标等进行整理，统一为规范的名词、术语及格式。数据整理的原则：中西医症状、病名一般按照当前的国家标准、行业标准进行规范或替代；特殊情况在不引起歧义的前提下可采纳专家共识或建议进行规范或替代。

5. 数据分析

在数据预处理后，基于数据库中临床事实数据，由专业人员提供数据提取，后进行初步分析，部分数据采用 SPSS 19.0 软件进行描述统计分析，症状、舌脉象等采用频数表和构成比；从病例的常见症状中，归纳糖尿病性周围神经病变证型的判定规则，经计算机进行判别分析，确定糖尿病性周围神经病变的证型；采用 Clementine 数据挖掘平台中的关联规则研究中药配伍关系；运用 Clementine 数据挖掘平台中的贝叶斯网络研究证候与理化指标、症状之间的关系；MeDisco/3S 系统建立可视化无尺度网络分析中药与症状。

（三）结果

1. 全人群分析

（1）年龄：共纳入研究有效患者例数为 708 例，缺失 0 例。将年龄分段：30～40 岁患者 18 人，占 2.5%；40～50 岁患者 79 人，占 11.2%；50～60 岁患者 243 人，占 34.3%；60～70 岁患者 176 人，占 24.9%；70～80 岁患者 161 人，占 22.7%；80 岁以上患者 31 人，占 4.4%。纳入的研究病例中，40～80 岁患者 659 人，占患者总数的 93.1%。

（2）性别：患者的性别分布，其中男性 310 例，占 43.8%；女性 398 例，占 56.2%。男女比例为 1：1.28。

（3）身体质量指数：总数 708 例，将身体质量指数（body mass index，BMI）分段：过轻（男＜20，女＜19），适中（男 20～25，女 19～24），过重（男 25～30，女 24～29），肥胖（男 30～35，女 29～34），非常肥胖（男＞35，女＞34）。其中适中、过重、肥胖共 659 人，占 93.08%。

（4）2 型糖尿病病程：有效例数为 706 例，未知 2 例。2 型糖尿病病程＞10 年的患者 380 例（53.7%），所占比例最多。

（5）病情：有效例数 708 例，其中轻度神经病变 273 例（占 38.6%）；中度神经病变 351 例（占 49.6%），例数最多；重度神经病变 84 例（占 11.9%），例数最少。病情分期分布见表 10-1。

表 10-1 病情分期分布

病情分期	例数	百分比（%）	累积例数	累积百分比（%）
轻度	273	38.6	273	38.6
中度	351	49.6	624	88.1
重度	84	11.9	708	100

2. 多指标联合分析

（1）吸烟史与病情分期：有效例数为 708 例，未知 8 例。可见轻度神经病变的患者吸烟比例为 30.4%，小于中度神经病变的患者吸烟比例为 31.34%，小于重度神经病变的患者吸烟比例为 32.14%。吸烟史与病情分期分布见表 10-2。

表 10-2 吸烟史与病情分期分布

病情分期	吸烟史（比例%）		
	否认吸烟	有吸烟史	未知
轻度	189（69.23）	83（30.40）	1（0.37）
中度	236（67.24）	110（31.34）	5（1.42）
重度	55（65.48）	27（32.14）	2（2.38）

（2）饮酒史与病情分期：有效例数为 708 例，未知 10 例。可见中度神经病变的患者饮酒比例为 24.5%，小于轻度神经病变的患者饮酒比例为 25.27%，小于重度神经病变的患者吸烟比例为 32.14%。饮酒史与病情分期分布见表 10-3。

表 10-3 饮酒史与病情分期分布

病情分期	饮酒史（比例%）		
	否认饮酒	有饮酒	未知
轻度	202（74.00）	69（25.27）	2（0.73）
中度	259（73.79）	86（24.50）	6（1.71）
重度	60（71.43）	22（26.19）	2（2.38）

（3）既往史与病情分期：有效例次为 1383 例，由表 10-4 可知，糖尿病性轻度周围神经病变多伴发高血压 184 例（41.35%）、高脂血症 100 例（40.82%）、冠心病 96 例（47.29%）、脑梗死 93 例（46.04%）等基础病变，糖尿病性中度周围神经病变则在基础病变的同时多伴发糖尿病性视网膜病变 16 例（47.06%）及糖尿病性肾病 15 例（55.56%）等并发症，糖尿病性重度周围神经病变则多伴发糖尿病性周围血管病变 5 例（62.5%）等病变。

表 10-4　既往史与病情分期分布

既往史	患者人数（比例 %）		
	轻度	中度	重度
高血压	184（41.35）	210（47.19）	51（11.46）
高脂血症	100（40.82）	120（48.98）	25（10.20）
冠心病	96（47.29）	82（40.39）	25（12.32）
脑梗死	93（46.04）	89（44.06）	20（9.90）
脂肪肝	35（43.21）	37（45.68）	9（11.11）
动脉硬化	35（49.30）	28（39.44）	8（11.27）
骨质疏松	19（45.24）	19（45.24）	4（9.52）
糖尿病性视网膜病	14（41.18）	16（47.06）	4（11.76）
糖尿病性肾病	8（29.62）	15（55.56）	4（14.81）
高尿酸血症	7（33.33）	12（57.14）	2（9.52）
糖尿病性周围血管病变	1（12.50）	2（25.00）	5（62.50）

（4）症状与病情分期：有效例次为 5868 例，由表 10-5 可见，轻度神经病变的患者口干出现的频率最高，有 228 例（38.84%），其次为乏力 225 例（39.54%），失眠 132 例（41.12%），大便干 121 例（41.3%），视物模糊 111 例（38.01%）；中度神经病变的患者肢体麻木的频率最高，有 303 例（70.96%），其次为口干 291 例（49.57%），乏力 279 例（49.03%），视物模糊 149 例（51.03%），夜尿频 143 例（50.71%），肢体疼痛 128 例（56.64%）；重度神经病变患者口干出现的频率最高，有 68 例（11.58%），其次为乏力 65 例（11.42%），肢体疼痛 51 例（22.57%），肢体麻木 46 例（10.77%），失眠 41 例（12.77%），肢体活动不利 26 例（52%）。轻度糖尿病性周围神经病变多以口干、乏力、失眠、大便干、视物模糊等症状为主，中度糖尿病性周围神经病病变则在口干、乏力、视物模糊、夜尿频等病变的同时多出现肢体麻木、肢体疼痛等症状，重度糖尿病性周围神经病变则多同时伴发肢体活动不利等症状。

表 10-5　症状与病情分期分布

症状	患者人数（比例 %）		
	轻度	中度	重度
口干	228（38.84）	291（49.57）	68（11.58）
乏力	225（39.54）	279（49.03）	65（11.42）
失眠	132（41.12）	148（46.11）	41（12.77）
大便干	121（41.30）	137（46.76）	35（11.95）
视物模糊	111（38.01）	149（51.03）	32（10.96）
夜尿频	107（37.94）	143（50.71）	32（11.35）

症状	患者人数（比例%）		
	轻度	中度	重度
多饮	101（37.69）	132（49.25）	35（13.06）
胸闷	80（40.40）	95（47.98）	23（11.62）
小便频	81（41.12）	94（47.72）	22（11.17）
肢体麻木	78（18.27）	303（70.96）	46（10.77）
肢体发凉	76（39.58）	92（47.92）	24（12.50）
肢体疼痛	47（20.80）	128（56.64）	51（22.57）
头昏	63（34.05）	106（57.30）	16（8.65）
心悸	47（37.60）	63（50.40）	15（12.00）
肢体水肿	55（49.11）	47（41.96）	10（8.93）
纳呆	48（55.81）	33（38.37）	5（5.81）
多汗	30（35.71）	44（52.38）	10（11.90）
腰膝酸软	29（34.94）	49（59.04）	5（6.02）
咳嗽	39（49.37）	31（39.24）	9（11.39）
多食易饥	22（34.92）	29（46.03）	12（19.05）
腹胀	29（49.15）	26（44.07）	4（6.78）
小便不利	27（45.76）	27（45.76）	5（8.47）
头胀	24（42.86）	28（50.00）	4（7.14）
大便稀	24（46.15）	26（50.00）	2（3.85）
胸痛	23（46.00）	22（44.00）	5（10.00）
肢体活动不利	10（20.00）	14（28.00）	26（52.00）
气短	18（37.50）	20（41.67）	10（20.83）
皮肤瘙痒	11（28.21）	24（61.54）	4（10.26）
多梦	12（31.58）	25（65.79）	1（2.63）
畏寒	16（42.11）	16（42.11）	6（15.79）

（5）舌象与病情分期：708 例糖尿病性周围神经病变患者的舌象见表 10-6。不同分期的患者均以舌暗、淡、红多见，说明瘀、虚、热多见。

表 10-6　舌象与病情分期分布

舌象	患者人数（比例%）		
	轻度	中度	重度
舌暗红	117（39.53）	149（50.34）	30（10.14）
舌黯淡	27（36.49）	40（54.05）	7（9.46）
舌暗	21（33.33）	38（60.32）	4（6.35）
舌红	18（34.62）	25（48.08）	9（17.31）
舌紫黯	17（35.42）	28（58.33）	3（6.25）
舌淡红	17（44.74）	16（42.11）	5（13.16）
舌淡	12（41.38）	16（55.17）	1（3.45）
有裂纹	2（25.00）	5（62.50）	1（12.50）
边有齿痕	4（57.14）	3（42.86）	0（0）

（6）苔质与病情分期：708 例糖尿病性周围神经病变患者的苔质见表 10-7。从苔质看，不同分期的患者均以苔腻、白、黄居多，说明患者常夹湿浊、痰湿、热证。

表 10-7　苔质与病情分期分布

苔质	患者人数（比例%）		
	轻度	中度	重度
苔薄白	57（39.86）	73（51.05）	13（9.09）
苔白腻	50（37.59）	65（48.87）	18（13.53）
苔黄腻	33（33.00）	54（54.00）	13（13.00）
苔薄黄	30（32.97）	54（59.34）	7（7.69）
苔白	14（34.15）	23（56.10）	4（9.76）
苔黄	11（47.83）	11（47.83）	1（4.35）
少苔	7（35.00）	10（50.00）	3（15.00）
苔少津	6（40.00）	6（40.00）	3（20.00）
苔黄少津	5（62.50）	3（37.50）	0（0）
苔花剥	5（71.43）	2（28.57）	0（0）
苔白干	1（25.00）	3（75.00）	0（0）

（7）脉象与病情分期：708 例糖尿病性周围神经病变患者的脉象见表 10-8。不同分期的患者均多见脉象沉、细、弦、滑，说明虚证居多，兼夹湿浊、痰饮。

表 10-8　脉象与病情分期分布

脉象	患者人数（比例 %）		
	轻度	中度	重度
脉沉细	71（37.97）	97（51.87）	19（10.16）
脉弦滑	36（33.96）	59（55.66）	11（10.38）
脉弦细	39（41.05）	49（51.58）	7（7.37）
脉弦	18（33.96）	32（60.38）	3（5.66）
脉细	5（23.81）	11（52.38）	5（23.81）
脉沉弦	10（50.00）	9（45.00）	1（5.00）
脉沉	5（26.32）	8（42.11）	6（31.58）
脉滑	6（31.58）	12（63.16）	1（5.26）
脉细滑	7（50.00）	6（42.86）	1（7.14）
脉细数	3（30.00）	3（30.00）	4（40.00）
脉弦数	3（33.33）	6（66.67）	0（0）
脉沉滑	3（42.86）	4（57.14）	0（0）

（8）证型与病情分期：根据患者住院时的症状、舌苔脉进行证型的重新判定。判定结果 708 例有效病例共出现证型 45 种，可以看出糖尿病性周围神经病变证型的复杂，结果均为计算机统计。其中，气阴两虚、阳虚、阴阳两虚证及其兼证总共 477 例，占 69.83%，见表 10-9。

708 例糖尿病性周围神经病变患者证型判定后分期分布见表 10-10。可见，不同分期的患者均以血瘀最多见，其次为阳虚、气阴两虚、阴阳两虚、热盛、痰湿的患者多见。因证型判定时，同时出现气虚、阳虚者归阳虚，增大了阳虚的比例，故糖尿病性周围神经病变患者证型多以血瘀、气阴两虚、痰湿、阴阳两虚、热盛为主。

表 10-9　708 例糖尿病性周围神经病变患者具体中医证型

证型		例数	证型		例数
气虚	气虚	5	阴虚热盛	阴虚热盛	2
33（4.83%）	气虚热盛	2	46（6.73%）	阴虚热盛 + 湿热 + 血瘀	1
	气虚热盛 + 痰湿	1		阴虚热盛 + 痰湿 + 血瘀	14
	气虚热盛 + 痰湿 + 血瘀	1		阴虚热盛 + 血瘀	29
	气虚热盛 + 血瘀	3			
	气虚 + 痰湿	1			
	气虚 + 痰湿 + 血瘀	2			
	气虚 + 血瘀	18			

续表

证型		例数	证型		例数
阴虚 30（4.39%）	阴虚	3	气阴两虚 138（20.20%）	气阴两虚 + 热盛	5
	阴虚 + 血瘀	17		气阴两虚 + 热盛 + 痰湿	1
	阴虚 + 痰湿 + 血瘀	7		气阴两虚 + 热盛 + 痰湿 + 血瘀	33
	阴虚 + 湿热 + 血瘀	3		气阴两虚 + 热盛 + 血瘀	55
				气阴两虚 + 湿热 + 血瘀	18
				气阴两虚 + 血瘀	26
阳虚 181（26.50%）	阳虚	16	阴阳两虚 158（23.13%）	阴阳两虚	3
	阳虚 + 热盛 + 痰湿 + 血瘀	11		阴阳两虚 + 热盛	6
	阳虚 + 热盛 + 血瘀	18		阴阳两虚 + 热盛 + 痰湿	3
	阳虚湿热	1		阴阳两虚 + 热盛 + 痰湿 + 血瘀	39
	阳虚湿热 + 血瘀	4		阴阳两虚 + 热盛 + 血瘀	57
	阳虚痰湿 + 血瘀	47		阴阳两虚 + 湿热 + 血瘀	5
	阳虚血瘀	81		阴阳两虚 + 痰湿 + 湿热	23
				阴阳两虚 + 血瘀	37
热盛 21（3.07%）	热盛	1	湿热 3（0.44%）	湿热 + 血瘀	3
	热盛 + 痰湿 + 血瘀	5		痰湿 + 血瘀	8
	热盛 + 痰湿	3	痰湿 8（1.17%）	血瘀	65
	热盛 + 血瘀	12	血瘀 65（9.52%）		

注：同时出现气虚、阳虚者归阳虚。

表 10-10 证型与病情分期分布

证型	患者人数（比例 %）		
	轻度	中度	重度
阳虚 + 血瘀	32（39.02）	43（52.44）	7（8.54）
血瘀	23（35.38）	33（50.77）	9（13.85）
气阴两虚 + 热盛 + 血瘀	22（40.00）	26（47.27）	7（12.73）
阳虚痰湿 + 血瘀	22（46.81）	20（42.55）	5（10.64）
阴阳两虚 + 热盛 + 血瘀	18（40.91）	20（45.45）	6（13.64）
阴阳两虚 + 热盛 + 痰湿 + 血瘀	17（43.59）	17（43.59）	5（12.82）

证型	患者人数（比例%）		
	轻度	中度	重度
阴阳两虚 + 血瘀	14（38.89）	16（44.44）	6（16.67）
气阴两虚 + 热盛 + 痰湿 + 血瘀	15（45.45）	17（51.52）	1（3.03）
阴虚热盛 + 血瘀	14（48.28）	13（44.83）	2（6.90）
气阴两虚 + 血瘀	10（38.46）	11（42.31）	5（19.23）
阴阳两虚 + 痰湿 + 血瘀	6（28.57）	15（71.43）	0（0）
气虚 + 血瘀	6（33.33）	11（61.11）	1（5.56）
阳虚热盛 + 血瘀	5（27.78）	10（55.56）	3（16.67）
气阴两虚 + 痰湿 + 血瘀	4（23.53）	12（70.59）	1（5.88）
阴虚 + 血瘀	7（41.18）	8（47.06）	2（11.76）
阳虚	6（37.50）	8（50.00）	2（12.50）
阴虚热盛 + 痰湿 + 血瘀	6（42.86）	7（50.00）	1（7.14）
热盛 + 血瘀	3（25.00）	8（66.67）	1（8.33）
阳虚热盛 + 痰湿 + 血瘀	4（36.36）	5（45.45）	2（18.18）
痰湿 + 血瘀	3（37.50）	5（62.50）	0（0）
阴虚 + 痰湿 + 血瘀	2（28.57）	4（57.14）	1（14.29）
阴阳两虚 + 热盛	1（16.67）	4（66.67）	1（16.67）
气虚	3（60.00）	1（20.00）	1（20.00）
气阴两虚 + 热盛	1（20.00）	2（40.00）	2（40.00）
热盛 + 痰湿 + 血瘀	3（60.00）	2（40.00）	0（0）
阴阳两虚 + 湿热 + 血瘀	4（80.00）	1（20.00）	0（0）
阳虚 + 湿热 + 血瘀	2（50.00）	2（50.00）	0（0）
气虚热盛 + 血瘀	0（0）	3（100.00）	0（0）
热盛 + 痰湿	1（33.33）	1（33.33）	1（33.33）
湿热 + 血瘀	1（33.33）	1（33.33）	1（33.33）
阴虚	1（33.33）	1（33.33）	1（33.33）
阴虚 + 湿热 + 血瘀	1（33.33）	1（33.33）	1（33.33）
阴阳两虚	1（33.33）	1（33.33）	1（33.33）
气虚 + 痰湿 + 血瘀	0（0）	2（100.00）	0（0）
阴虚热盛	1（50.00）	0（0）	1（50.00）

（9）中药与病情分期：有效例次为 19 634 次，由中药与病情分期分布表 10-11 可知，不同分期的患者最常用的中药大致相同均为活血化瘀的药物：茯苓、当归、川芎、生地黄。横向比较发现，轻度神经病变占比例较高的中药：白芍 132（39.88%）、熟地黄 104（38.95%）、丹参 189（38.89%）、山药 107（38.63%）、川牛膝 105（40.08%）等养阴清热药占比例较大。中度神经病变占比例较高的中药：砂仁 179（59.87%）、檀香 148（61.67%）、太子参 261（58.65%）、桂枝 216（56.84%）等行气化瘀的药占比例较大。重度神经病变占比例较高的中药：红花 88（20.66%）、桃仁 72（20.69%）、泽泻 62（18.18%）、川芎 98（16.93%）等化瘀利湿占比例较大。故活血化瘀贯穿糖尿病性周围神经病变的始终，轻度神经病变则多用养阴、化瘀药；中度神经病变多用行气、化瘀药；重度神经病变多用化瘀、利湿药。

表 10-11　中药与病情分期分布

中药	患者人数（比例%）		
	轻度	中度	重度
茯苓	252（37.84）	344（51.65）	70（10.51）
当归	188（31.39）	329（54.92）	82（13.69）
川芎	173（29.88）	308（53.20）	98（16.93）
生地黄	202（35.31）	292（51.05）	78（13.64）
黄芪	166（32.61）	261（51.28）	82（16.11）
丹参	189（38.89）	263（54.12）	34（7.00）
鸡血藤	148（32.03）	248（53.68）	66（14.29）
赤芍	144（31.65）	237（52.09）	74（16.26）
太子参	141（31.69）	261（58.65）	43（9.66）
麦冬	147（33.64）	239（54.69）	51（11.67）
红花	136（31.92）	202（47.42）	88（20.66）
白术	125（29.76）	239（56.90）	56（13.33）
桂枝	117（30.79）	216（56.84）	47（12.37）
五味子	117（30.79）	213（56.05）	50（13.16）
桃仁	119（34.20）	157（45.11）	72（20.69）
泽泻	103（30.21）	176（51.61）	62（18.18）
白芍	132（39.88）	150（45.32）	49（14.80）
山茱萸	120（37.50）	152（47.50）	48（15.00）
砂仁	94（31.44）	179（59.87）	26（8.70）
山药	107（38.63）	124（44.77）	46（16.61）
熟地黄	104（38.95）	128（47.94）	35（13.11）
川牛膝	105（40.08）	134（51.15）	23（8.78）

中药	患者人数（比例 %）		
	轻度	中度	重度
牡丹皮	88（34.38）	136（53.13）	32（12.50）
檀香	78（32.50）	148（61.67）	14（5.83）
麸炒枳实	77（33.33）	133（57.58）	21（9.09）
黄柏	78（34.21）	122（53.51）	28（12.28）
黄连	85（37.95）	114（50.89）	25（11.16）
薏苡仁	74（35.58）	115（55.29）	19（9.13）
牛膝	73（35.96）	105（51.72）	25（12.32）
厚朴	66（33.33）	108（54.55）	24（12.12）

（10）方剂与病情分期：有效例次为 3615 次，共有 130 方剂描述，由方剂与病情分期分布表可知表 10-12，不同分期的患者最常用的方剂大致相同，均为生脉散、丹参饮、参芪地黄汤、桃红四物汤、四藤一仙汤加减。可以看出，糖尿病性周围神经病变的证型较为复杂，主要处方以益气养阴、活血化瘀为主。

表 10-12　方剂与病情分期分布

方剂	患者人数（比例 %）		
	轻度	中度	重度
生脉散	112（23.53）	301（63.24）	63（13.24）
丹参饮	100（24.75）	266（65.84）	38（9.41）
参芪地黄汤	104（41.77）	119（47.79）	26（10.44）
桃红四物汤	60（27.03）	127（57.21）	35（15.77）
六味地黄汤	58（34.12）	76（44.71）	36（21.18）
知柏地黄汤	47（29.19）	89（55.28）	25（15.53）
四藤一仙汤	37（25.69）	75（52.08）	32（22.22）
黄芪桂枝五物汤	41（33.06）	66（53.23）	17（13.71）
当归六黄汤	31（31.00）	53（53.00）	16（16.00）
补阳还五汤	26（26.53）	44（44.90）	28（28.57）
四物汤	29（34.12）	45（52.94）	11（12.94）
天麻钩藤饮	57（67.86）	23（27.38）	4（4.76）
藿朴夏苓汤	10（16.67）	38（63.33）	12（20.00）
当归芍药散	15（26.79）	30（53.57）	11（19.64）

续表

方剂	患者人数（比例%）		
	轻度	中度	重度
血府逐瘀汤	27（48.21）	27（48.21）	2（3.57）
平胃散	19（36.54）	31（59.62）	2（3.85）
五苓散	11（22.00）	29（58.00）	10（20.00）
杞菊地黄汤	5（10.42）	35（72.92）	8（16.67）
八正散	11（24.44）	23（51.11）	11（24.44）
肾气丸	9（20.45）	13（29.54）	22（50.00）
参苓白术散	17（41.46）	21（51.22）	3（7.32）
半夏白术天麻汤	8（20.51）	22（56.41）	9（23.08）
瓜蒌薤白半夏汤	15（44.12）	19（55.88）	0（0）
猪苓汤	2（5.88）	28（82.35）	4（11.76）
温胆汤	4（14.81）	18（66.67）	5（18.52）
大柴胡汤	16（61.54）	10（38.46）	0（0）
四逆散	9（36.00）	14（56.00）	2（8.00）
黄连温胆汤	12（50.00）	12（50.00）	0（0）

（11）治则：有效例次为4725例，共有217个类型描述，由治则与病情分期分布表可知表10-13，不同时期患者主要以益气养阴、活血化瘀、健脾利湿为主。

表 10-13　治则与病情分期分布

治则	患者人数（比例%）		
	轻度	中度	重度
益气养阴	335（35.26）	497（52.32）	118（12.42）
活血化瘀	213（32.22）	370（55.98）	78（11.80）
活血通络	92（31.83）	157（54.33）	40（13.84）
活血利湿	24（20.69）	64（55.17）	28（24.14）
健脾化湿	28（30.43）	52（56.52）	12（13.04）
滋阴清热	14（22.95）	36（59.02）	11（18.03）
清热利湿	26（43.33）	27（45.00）	7（11.67）
活血利水	13（22.03）	43（72.88）	3（5.08）
益气活血	21（41.18）	24（47.06）	6（11.76）

治则	患者人数（比例%）		
	轻度	中度	重度
温经通络	12（28.57）	23（54.76）	7（16.67）
清热活血	6（19.35）	20（64.52）	5（16.13）
滋补肝肾	14（45.16）	14（45.16）	3（9.68）
和胃降逆	6（20.69）	23（79.31）	0（0）
通络镇痛	0（0）	25（92.59）	2（7.41）
疏肝健脾	4（16.00）	19（76.00）	2（8.00）
平肝熄风	4（16.67）	17（70.83）	3（12.5）
利水消肿	9（39.13）	10（43.48）	4（17.39）
活血通脉	15（71.43）	6（28.57）	0（0）
清热养阴	1（4.76）	17（80.95）	3（14.29）
健脾利湿	7（35.00）	9（45.00）	4（20.00）
养阴清热	2（10.00）	18（90.00）	0（0）
温阳利湿	11（57.89）	6（31.58）	2（10.53）
养心安神	8（42.11）	11（57.89）	0（0）
祛湿活血	10（55.56）	5（27.78）	3（16.67）
滋阴温阳	12（70.59）	5（29.41）	0（0）

（12）西药与病情分期：有效例次为6962人次，共有72个西药分类。由西药与病情分期表可见（表10-14），三期不同的患者均以胰岛素515例（35.79%）、722例（50.17%）、202例（14.04%）人数最多，其次为营养神经药物、改善循环的药物及抗血小板凝聚药物为多。西医多从营养神经和改善血管方面治疗糖尿病性周围神经病变。

表 10-14　西药与病情分期

西药	患者人数（比例%）		
	轻度	中度	重度
胰岛素	515（35.79）	722（50.17）	202（14.04）
营养神经药	281（33.61）	450（53.83）	105（12.56）
改善循环	179（35.03）	272（53.23）	60（11.74）
抗血小板聚集药	150（37.97）	202（51.14）	43（10.89）
抗心肌缺血药	158（42.13）	163（43.47）	54（14.40）
钙拮抗药	138（37.91）	185（50.82）	41（11.26）
调血脂药	103（31.79）	184（56.79）	37（11.42）

续表

西药	患者人数（比例%）		
	轻度	中度	重度
抗生素	133（45.55）	124（42.47）	35（11.99）
α 葡萄糖苷酶抑制药	73（33.49）	116（53.21）	29（13.30）
血管紧张素受体拮抗药	73（37.44）	100（51.28）	22（11.28）
利尿药	81（49.69）	73（44.79）	9（5.52）
β 受体阻滞药	56（42.75）	60（45.80）	15（11.45）
格列奈类	45（37.19）	66（54.55）	10（8.26）
镇静催眠药	43（37.07）	61（52.59）	12（10.34）
双胍类	34（30.63）	65（58.56）	12（10.81）
泻药	25（31.25）	51（63.75）	4（5.00）
抗凝血药	35（44.87）	32（41.03）	11（14.10）
营养支持药	44（57.89）	27（35.53）	5（6.58）
抗骨质疏松药	22（29.73）	42（56.76）	10（13.51）
痛风药	31（41.89）	38（51.35）	5（6.76）
血管紧张素转化酶抑制药	27（38.03）	36（50.7）	8（11.27）
补钙药	20（28.57）	43（61.43）	7（10.00）
抗酸药	37（55.22）	25（37.31）	5（7.46）
抗肾性贫血药	37（56.92）	25（38.46）	3（4.62）
α 受体阻滞药	21（40.38）	28（53.85）	3（5.77）
促胃肠动力药	25（49.02）	24（47.06）	2（3.92）
磺脲类降糖药	18（36.73）	28（57.14）	3（6.12）
补钾药	27（61.36）	13（29.55）	4（9.09）
抗肾小球疾病药	14（33.33）	24（57.14）	4（9.52）
降肌酐药	14（35.00）	23（57.50）	3（7.50）

（13）肌电图与病情分期：435 例有效病例，由上肢与病情分期表与下肢与病情分期表有可知，中度神经病变肌电图显示上肢病变的患者 259 例（73.79%），重度神经病变肌电图显示上肢病变的患者 66 例（78.6%）；中度神经病变肌电图显示，下肢病变患者 312 例（88.89%），重度神经病变患者肌电图显示，下肢病变患者 82 例（97.6%）表 10-15、表 10-16。综合两图的结果可见，中度神经病变患者及重度神经病变患者均以下肢病变患者为多，故肌电图检查糖尿病性周围神经病变患者以下肢病变多见。

表 10-15 上肢肌电图与病情分期关联

病情分期	上肢患者人数（百分比）	
	异常	正常
中度	259（73.79）	92（26.21）
重度	66（78.60）	18（21.40）

表 10-16　下肢肌电图与病情分期关联

病情分期	下肢患者人数（百分比）	
	异常	正常
中度	312（88.89）	39（11.11）
重度	82（97.60）	2（2.40）

435 例有效病例，由运动神经病变与病情分期表与感觉神经病变与病情分期表有可知，中度神经病变肌电图显示运动神经病变患者 330 例（94%），重度神经病变肌电图显示运动神经病变患者 82 例（97.6%）；中度神经病变肌电图显示感觉神经病变患者 264 例（88.89%），重度神经病变肌电图显示感觉神经病变患者 78 例（92.8%）表 10-17、表 10-18。综合两图的结果可见，中度神经病变患者及重度神经病变患者均以运动神经病变患者为多，故肌电图检查糖尿病性周围神经病变患者以运动神经病变多见。

表 10-17　运动神经病变与病情分期

病情分期	患者神经病变分级人数 %）		
	1 级	2 级	正常
中度	330（94.00）	0（0）	21（6.00）
重度	24（28.60）	58（69.00）	2（2.40）

表 10-18　感觉神经病变与病情分期表

病情分期	患者神经病变分级人数（%）		
	1 级	2 级	正常
中度	264（75.21）	0（0）	87（24.79）
重度	27（32.10）	51（60.70）	6（7.10）

435 例有效病例，由神经与病情分期可知，中度神经病变患者胫、腓总运动神经传导速度减低 298 例（29.78%）最多，其次为尺、正中运动神经传导速度减低 250 例（24.98%），腓浅、腓肠感觉神经传导速度减低 241 例（24.08%），尺、正中感觉神经传导速度减低 212 例（21.18%）；重度神经病变患者胫、腓总运动神经传导速度减低 79 例（28.11%）最多，其次为腓浅、腓肠感觉神经传导速度减低 77 例（27.4%），尺、正中运动神经传导速度减低 65 例（23.13%），尺、正中感觉神经传导速度减低 60 例（21.35%）表 10-19。由此可知，中度神经病变患者多以上下肢的运动神经病变为主，重度神经病变患者则多以下肢的感觉和运动神经病变为主。

表 10-19　神经与病情分期

病情分期	患者神经病变人数（%）			
	尺、正中感觉神经传导速度减低	尺、正中运动神经传导速度减低	腓浅、腓肠感觉神经传导速度减低	胫、腓总运动神经传导速度减低
中度	212（21.18）	250（24.98）	241（24.08）	298（29.78）
重度	60（21.35）	65（23.13）	77（27.40）	79（28.11）

3. 病情分期与理化指标的贝叶斯分析

（1）轻度神经病变

1）气阴两虚证：在有效病例 273 例轻度神经病变患者中，以方测证得到气阴两虚证 86（31.5%）例，代表方剂生脉散、参芪地黄汤、六味地黄汤、知柏地黄汤、杞菊地黄汤。由轻度神经病变气阴两虚证与症状理化指标的贝叶斯分析图可知，此证型是与口干、乏力、肢体麻木、失眠、大便干、夜尿频及与高血压、空腹血糖高、糖化血红蛋白高、总胆固醇正常、甘油三酯正常密切相关的一群人（图 10-1）。

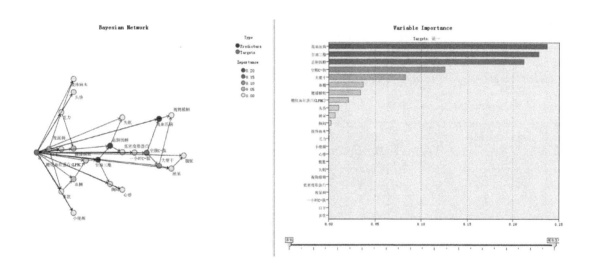

Conditional Probabilities of 乏力

Parents		Probability	
口干	证一	T	F
T	T	0.855	0.144
T	F	0.828	0.171
F	T	0.7	0.3
F	F	0.571	0.428

图 10-1　轻度神经病变气阴两虚证与症状理化指标的贝叶斯分析

2）脉络瘀阻证：在有效病例 273 例轻度神经病变患者中，以方测证得到脉络瘀阻证 67（24.54%）例，代表方剂血府逐瘀汤、桃红四物汤、黄芪桂枝五物汤、丹参饮。由轻度神经病变脉络瘀阻证与症状理化指标的贝叶斯分析图可知，此证型是与口干、乏力、肢体麻木、夜尿频及与高血压、糖化血红蛋白高密切相关的一群人（图 10-2）。

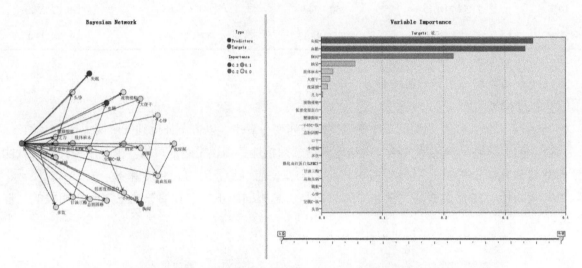

图 10-2 轻度神经病变脉络瘀阻证与症状理化指标的贝叶斯分析

3）痰湿阻滞证：在有效病例 273 例轻度神经病变患者中，以方测证得到痰湿阻滞证 23（13.18%）例，代表方剂为四藤一仙汤、藿朴夏苓汤、半夏白术天麻汤、黄连温胆汤、瓜蒌薤白半夏汤、参苓白术散、平胃散。由轻度神经病变痰湿阻滞型与症状理化指标的贝叶斯分析图可知，此证型是与口干、乏力、头昏、夜尿频、肢体麻木、腰膝酸软、心悸及与高血压病、空腹血糖高、糖化血红蛋白高、甘油三酯高、低密度脂蛋白高、1 小时 C 肽正常密切相关的一群人（图 10-3）。

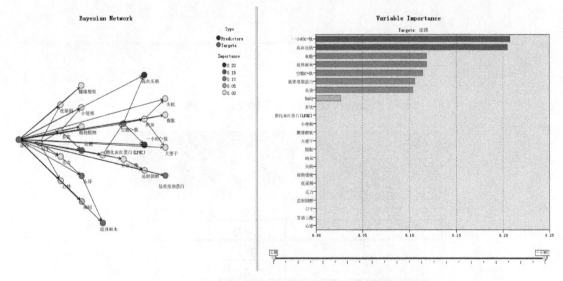

图 10-3 轻度神经病变痰湿阻滞证与症状理化指标的贝叶斯分析

综合这三个证型，轻度神经病变以气阴两虚证（31.5%）占比例最多，脉络瘀阻证（24.54%）次之，痰湿阻滞证（13.18%）最少。

（2）中度神经病变

1）气阴两虚证：在有效病例351例中度神经病变患者中，以方测证得到气阴两虚证126（43.15%）例，代表方剂为生脉散、参芪地黄汤、六味地黄汤、知柏地黄汤、杞菊地黄汤。由中度神经病变气阴两虚证与症状理化指标的贝叶斯分析图可知，此证型是与口干、乏力、肢体麻木及与高血压、空腹血糖高，胫、腓总运动神经传导速度减低，腓浅、腓肠感觉神经传导速度减低，尺、正中感觉神经传导速度减低，糖化血红蛋白高密切相关的一群人（图10-4）。

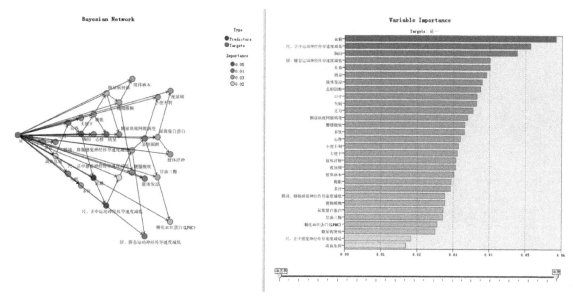

图10-4　中度神经病变气阴两虚证与症状理化指标的贝叶斯分析

2）脉络瘀阻证：有效病例351例中度神经病变患者中，以方测证得到脉络瘀阻证118（40.41%）例，代表方剂为血府逐瘀汤、桃红四物汤、补阳还五汤、黄芪桂枝五物汤合四物汤、丹参饮。由中度神经病变脉络瘀阻证与症状理化指标的贝叶斯分析图可知，此证型是与口干、乏力、夜尿频、肢体麻木、视物模糊及与空腹血糖高、糖化血红蛋白高，尺、正中运动神经传导速度减低，胫、腓总运动神经传导速度减低、甘油三酯高密切相关的一群人（图10-5）。

3）痰湿阻滞证：在有效病例351例中度神经病变的患者中，以方测证得到痰湿阻滞证48（16.44%）例，代表方剂为四藤一仙汤、半夏白术天麻汤、温胆汤、藿朴夏苓汤、平胃散、瓜蒌薤白半夏汤、猪苓汤、五苓散、参苓白术散。由中度神经病变痰湿阻滞证与症状理化指标的贝叶斯分析图可知，此证型是与口干、乏力、头昏、胸闷、纳呆、肢体麻木、肢体发凉、肢体水肿、大便干、夜尿频及与高血压、空腹血糖高、糖化血红蛋白高、甘油三酯高，尺、正中感觉神经传导速度减低，胫、腓总运动神经传导速度减低密切相关的一群人（图10-6）。

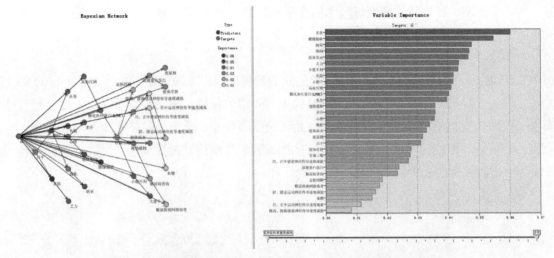

图 10-5　中度神经病变脉络瘀阻证与症状理化指标的贝叶斯分析

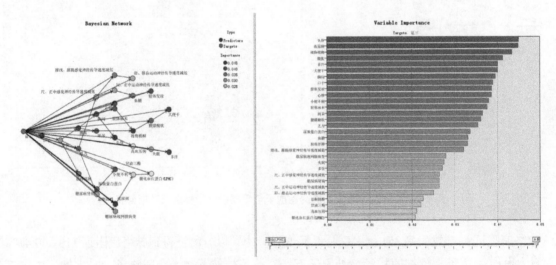

图 10-6　中度神经病变痰湿阻滞证与症状理化指标的贝叶斯分析

　　综合这三个证型，中度神经病变以气阴两虚证（43.15%）占比例较多，脉络瘀阻证（40.41%）次之，痰湿阻滞证（16.44%）最少。

　　（3）重度神经病变

　　1）痰湿阻滞证：在有效病例84例重度神经病变患者中，以方测证得到痰湿阻滞证27（32.14%）例，代表方剂为四藤一仙汤、半夏白术天麻汤、藿朴夏苓汤、五苓散、猪苓汤、温胆汤。由重度神经病变痰湿阻滞证与症状理化指标的贝叶斯分析图可知，此证型是与口干、乏力、视物模糊、头昏、胸闷、心悸、大便干、失眠、肢体麻木、肢体疼痛及与高血压、空腹血糖高、糖化血红蛋白高，尺、正中运动神经传导速度减低，腓浅、腓肠感觉神经传导速度减低，胫、腓总运动神经传导速度减低密切相关的一群人（图10-7）。

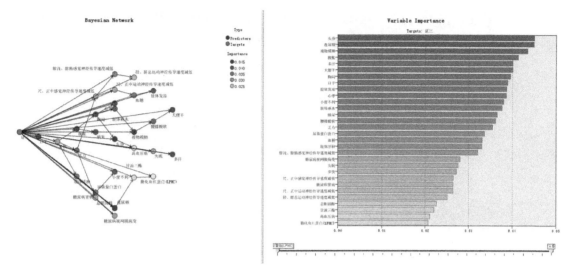

图 10-7 重度神经病变痰湿阻滞证与症状理化指标的贝叶斯分析

2）阴阳两虚证：在有效病例 84 例重度神经病变患者中，以方测证得到阴阳两虚证 25（29.76%）例，代表方剂为参芪地黄汤、六味地黄汤、知柏地黄汤、肾气丸。由重度神经病变阴阳两虚证与症状理化指标的贝叶斯分析图可知，此证型是与口干、乏力、肢体麻木、肢体疼痛及与高血压、空腹血糖高、糖化血红蛋白高，胫、腓总运动神经传导速度减低，尺、正中感觉神经传导速度减低，尺腓浅、腓肠感觉神经传导速度减低密切相关的一群人（图 10-8）。

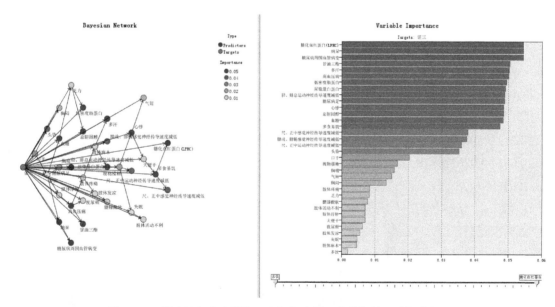

图 10-8 重度神经病变阴阳两虚证与症状理化指标的贝叶斯分析

3）脉络瘀阻证：在有效病例 84 例中度神经病变患者中，以方测证得到脉络瘀阻证 13（15.48%）例，代表方剂为桃红四物汤、补阳还五汤、黄芪桂枝五物汤。由重度神经病变脉络瘀阻证与症状理化指标的贝叶斯分析图可知，此证型是与口干、乏力、视物模糊、大便干、夜尿频、失眠及与高血压、空腹血糖高、糖化血红蛋白高，尺、正中运动神经传导速度减低，腓浅、腓肠感觉神经传导速度减低，胫、腓总运动神经传导速度减低密切相关的一群人（图10-9）。

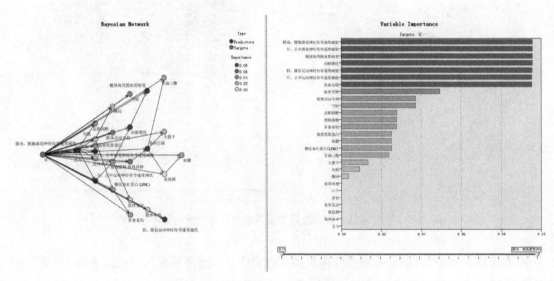

图10-9　重度神经病变脉络瘀阻证与症状理化指标的贝叶斯分析

综合这三个证型，重度神经病变以痰湿阻滞证（32.14%）占比例较多，阴阳两虚证（29.76%）次之，脉络瘀阻证（15.48%）最少。

4. 症状与中药的无尺度网络（图10-10）

1）主要症状与中药的复杂网络（图10-11）：从症状与中药的复杂网络表可以看出（表10-20），口干关联性较高（互信值高）的中药为茯苓（46.45982876111347）、当归（40.725191223386574）、生地黄（39.94210728679723）、川芎（38.04483553906931）等；乏力关联性较高（互信值高）的中药为茯苓（51.94785178447893）、当归（41.22720345248381）、生地黄（37.893629182639096）、川芎（38.78914524279152）等；肢体麻木关联性较高（互信值高）的中药为茯苓（27.437470882504616）、当归（22.317775090941833）、川芎（22.579773322063147）、生地黄（21.708720528343008）、鸡血藤（20.603740980527878）、丹参（17.868659660961224）、赤芍（15.500955031924441）、红花（16.505729095981426）等。

2）子网络1：从症状与中药的复杂网络子网络图1（图10-12）可以看出，核心症状口干、乏力与关联性大的中药及其频数：乏力——茯苓593，乏力——生地黄501，乏力——川芎501，乏力——当归516，乏力——黄芪431，乏力——丹参404，乏力——鸡血藤403，乏力——赤芍388，乏力——白术382，乏力——太子参374，乏力——麦冬362；口干——茯苓567，口干——生地黄506，口干——川芎494，口干——当归510，口干——黄芪434，口干——丹参402，口干——鸡血藤382，口干——赤芍391，口干——白术367，口干——太子参372，口干——麦冬362（图10-12）。主要症状肢体麻木与乏力、口干通过药物当归——379、川芎——377、生地黄——375、茯苓——432相关联。总结药物的主要功效为益气养阴、活血化瘀。

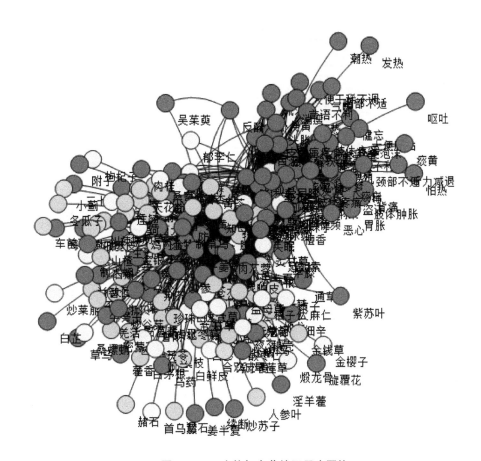

图 10-10 症状与中药的无尺度网络

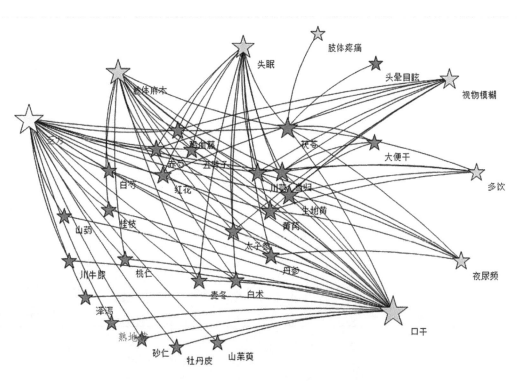

图 10-11 主要症状与中药的复杂网络

表 10-20　症状与中药的复杂网络表

节点一	节点二	频度	互信值
乏力	茯苓	593	51.94785178447893
口干	茯苓	567	46.45982876111347
乏力	当归	516	41.22720345248381
口干	当归	510	40.725191223386574
口干	生地黄	506	39.94210728679723
乏力	生地黄	501	37.893629182639096
乏力	川芎	501	38.78914524279152
口干	川芎	494	38.04483553906931
口干	黄芪	434	29.597410854646345
肢体麻木	茯苓	432	27.437470882504616
乏力	黄芪	431	28.33273073141518
乏力	丹参	404	24.666270554204683
乏力	鸡血藤	403	26.4932000161613
口干	丹参	402	24.86351182273409
口干	赤芍	391	25.193983355186262
乏力	赤芍	388	24.06244346898461
口干	鸡血藤	382	23.085313074129203
乏力	白术	382	23.472323227665854
肢体麻木	当归	379	22.317775090941833
肢体麻木	川芎	377	22.579773322063147
肢体麻木	生地黄	375	21.708720528343008
乏力	太子参	374	22.133565555043656
口干	太子参	372	22.283779304791093
口干	白术	367	21.295783542891474
乏力	麦冬	362	20.45197588548412
口干	麦冬	362	20.924675243185366
失眠	茯苓	359	20.662694958745742
口干	红花	356	21.075027667411383

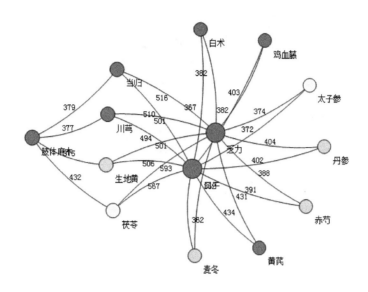

图 10-12　症状与中药的复杂网络子网络图 1

3）子网络 2：从症状与中药的复杂网络子网络图 2（图 10-13）可以看出，核心症状视物模糊与关联性大的中药及其频数：视物模糊——桂枝 174，视物模糊——红花 209，视物模糊——桃仁 162，视物模糊——山茱萸 169，视物模糊——五味子 187，视物模糊——泽泻 171；失眠——桂枝 203，失眠——红花 224，失眠——桃仁 198，失眠——山茱萸 176，失眠——五味子 219，失眠——泽泻 189（图 10-13）。主要症状夜尿频与视物模糊、失眠通过药物泽泻——168、五味子——167、山茱萸——170 相关联。总结药物的主要功效为活血化瘀、利湿。

4）子网络 3：从症状与中药的复杂网络子网络图 3（图 10-14）可以看出，核心症状头晕目眩与关联性大的中药及其频数：头晕目眩——砂仁 114，头晕目眩——檀香 94，头晕目眩——牡丹皮 94，头晕目眩——山药 98，头晕目眩——川牛膝 101，头晕目眩——熟地黄 92；肢体疼痛——延胡索 111，肢体疼痛——砂仁 99，肢体疼痛——牡丹皮 99，肢体疼痛——山药 91（图 10-14）。总结药物的主要功效为滋阴清热、行气镇痛。

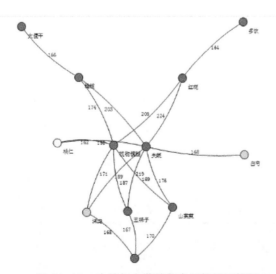

图 10-13　症状与中药的复杂网络子网络图 2

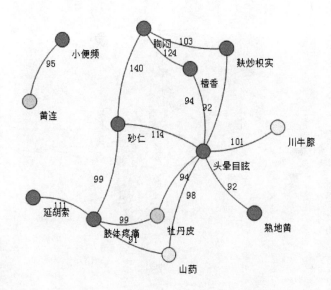

图 10-14　症状与中药的复杂网络子网络图 3

5. 中药的关联分析

（1）轻度病情与中药

轻度神经病变与中药的三项关联要求：support（支持度）＞ 20%，confidence（置信度）＞ 40%（表10-21）。

表 10-21　轻度神经病变与中药的三项关联

结果	先行语 1	先行语 2	先行语 3	支持度（%）	置信度（%）	Lift
轻度	鸡血藤	川芎	当归	27.295	30.000	0.765
轻度	五味子	麦冬	丹参	27.047	36.697	0.936
轻度	赤芍	黄芪	当归	27.047	35.780	0.913
轻度	赤芍	生地黄	当归	27.047	37.615	0.959
轻度	黄芪	生地黄	茯苓	26.551	41.121	1.049
轻度	泽泻	生地黄	茯苓	25.806	36.538	0.932
轻度	太子参	丹参	茯苓	25.558	40.777	1.040
轻度	太子参	黄芪	茯苓	25.062	35.644	0.909
轻度	山茱萸	泽泻	茯苓	25.062	35.644	0.909
轻度	鸡血藤	赤芍	当归	24.814	36.000	0.918
轻度	生地黄	当归	茯苓	24.814	41.000	1.046

　　轻度神经病变与中药的三项关联：轻度神经病变患者，同时使用山茱萸＋生地黄＋茯苓的概率为27.295%，使用山茱萸＋生地黄＋茯苓的患者是轻度神经病变的概率为41.818%；轻度神经病变患者，同时使用黄芪＋生地黄＋茯苓的概率为26.551%，使用黄芪＋生地黄＋茯苓的患者是轻度神经病变的概率为41.121%；轻度神经病变患者，同时使用生地黄＋当归＋茯苓的概率为24.814%，使用当归＋生地黄＋茯苓的患者是轻度神经病变的概率为41.000%。

　　总结轻度神经病变患者常用的中药及用药关联：山茱萸＋生地黄＋茯苓、黄芪＋生地黄＋茯苓、生地黄＋当归＋茯苓，共奏益气养阴、养血活血之功效。

　　（2）中度病情与中药

　　中度神经病变与中药的三项关联要求 support（支持度）＞20%，confidence（置信度）＞50%（表10-22）。

表 10-22　中度神经病变与中药的三项关联

结果	先行语 1	先行语 2	先行语 3	支持度（%）	置信度（%）	Lift
中度	五味子	麦冬	太子参	33.995	56.934	1.103
中度	五味子	麦冬	丹参	27.047	55.046	1.067
中度	五味子	太子参	丹参	25.310	56.863	1.102
中度	山茱萸	泽泻	茯苓	25.062	52.475	1.017
中度	太子参	黄芪	茯苓	25.062	57.426	1.113
中度	太子参	川芎	当归	25.062	58.416	1.132
中度	白芍	川芎	当归	25.062	51.485	0.998
中度	麦冬	太子参	茯苓	24.814	57.000	1.104
中度	麦冬	太子参	当归	24.566	57.576	1.116
中度	五味子	麦冬	茯苓	24.318	57.143	1.107
中度	丹参	当归	茯苓	24.318	56.122	1.087

　　中度神经病变与中药的三项关联：中度神经病变患者，同时使用太子参＋川芎＋当归的概率为25.062%，使用太子参＋川芎＋当归的患者是中度神经病变的概率为58.416%；中度神经病变患者，同时使用麦冬＋太子参＋当归的概率为24.566%，使用麦冬＋太子参＋当归的患者是中度神经病变的概率为57.576%；中度神经病变患者，同时使用五味子＋麦冬＋茯苓的概率为24.318%，使用五味子＋麦冬＋茯苓的患者是中度神经病变的概率为56.122%。

　　总结中度神经病变患者常用的中药及用药关联：太子参＋川芎＋当归、麦冬＋太子参＋当归、五味子＋麦冬＋茯苓，共奏益气养阴、活血利湿之功效。

　　（3）重度病情与中药：中度神经病变与中药的三项关联要求 support（支持度）＞20%，confidence（置信度）＞10%（表10-23）。

表 10-23　中度神经病变与中药的三项关联

结果	先行语 1	先行语 2	先行语 3	支持度（%）	置信度（%）	Lift
重度	五味子	麦冬	太子参	33.995	9.489	1.034
重度	赤芍	川芎	当归	32.506	12.977	1.413
重度	黄芪	川芎	当归	29.777	14.167	1.543
重度	川芎	当归	茯苓	29.529	11.765	1.281
重度	川芎	生地黄	当归	29.28	12.712	1.385
重度	鸡血藤	川芎	当归	27.295	14.545	1.584
重度	黄芪	生地黄	当归	25.310	12.745	1.388
重度	桃仁	红花	当归	25.310	16.667	1.815
重度	红花	川芎	当归	25.310	16.667	1.815
重度	白芍	川芎	当归	25.062	12.871	1.402
重度	太子参	川芎	当归	25.062	8.911	0.971

重度神经病变与中药的三项关联：重度神经病变患者，同时使用桃仁＋红花＋当归的概率为 25.310%，使用太子参＋川芎＋当归的患者是重度神经病变的概率为 16.667%；重度神经病变患者，同时使用红花＋川芎＋当归的概率为 25.310%，使用红花＋川芎＋当归的患者是重度神经病变的概率为 16.667%。

总结中度神经病变患者常用的中药及用药关联：桃仁＋红花＋当归、太子参＋川芎＋当归、红花＋川芎＋当归，共奏活血化瘀、利湿之功效。

（四）讨论

1. 糖尿病性周围神经病变相关因素的流行病学特征

有效病例 708 例，年龄＞50 岁 611 例，占比例 86.3%，故糖尿病性周围神经病变以中老年人为主；身体质量指数（BMI）超重（男＞25，女＞24）465 例，占比例 65.67%，故糖尿病性周围神经病变以超重的患者为主；6 年＜糖尿病病程≤10 年 121 例，占比例 17.1%，糖尿病病程＞10 年 382 例，占比例 54%，故糖尿病性周围神经病变以糖尿病病程较长为主；轻度神经病变患者吸烟比例为 30.4%＜中度神经病变患者吸烟比例 31.34%＜重度神经病变患者吸烟比例 32.14%，故随着糖尿病性周围神经病变进展，吸烟患者的比例在增高，糖尿病性周围神经病变相关因素的流行病学特征分布与年龄、BMI、糖尿病病程、吸烟史等有关。

2. 病证结合研究糖尿病性周围神经病变辨证分型及其演变规律与诊治（表 10-24）

表 10-24　糖尿病性周围神经病变辨证分型及其演变规律与诊治

病情分期	理化指标	症状	主要证候	方剂	中药	
轻度	有或无糖尿病性周围神经病变四肢的症状，仅定量感觉神经检测异常，肌电图检测为正常的患者	口干、乏力、失眠、大便干、夜尿频	气阴两虚（31.5%)	参芪地黄汤等加减	常用中药关联：山茱萸+生地黄+茯苓、黄芪+生地黄+茯苓、生地黄+当归+茯苓。	改善血管方面：丹参、当归、葛根、红花、川芎、刺五加、灯盏花、桂枝；
		口干、乏力、夜尿频、肢体麻木	脉络瘀阻（24.54%)	桃红四物汤、血府逐瘀汤加减		
		口干、乏力、夜尿频、肢体麻木、头昏、心悸	痰湿阻滞（13.18%)	四藤一仙汤合藿朴夏苓汤加减		
中度	有或无糖尿病性周围神经病变四肢的症状，肌电图检测有4条神经及4条以下神经传导速度减慢的患者	口干、乏力、失眠、大便干、夜尿频	气阴两虚（35.90%)	参芪地黄汤、生脉散加减	常用中药关联：太子参+川芎+当归、麦冬+太子参+当归、五味子+麦冬+茯苓等。视物模糊，多加用桂枝、桃仁、红花等活血化瘀的药物；胸闷，多加用檀香、砂仁、丹参等丹参饮加减。	改善代谢因素：槲皮素、黄芩、水飞蓟
		口干、乏力、夜尿频、肢体麻木、视物模糊	脉络瘀阻（33.62%)	桃红四物汤、血府逐瘀汤加减		
		口干、乏力、肢体麻木、头昏、纳呆、胸闷、肢体发凉、肢体水肿	痰湿阻滞（13.68%)	四藤一仙汤合藿朴夏苓汤加减		
重度	有糖尿病性周围神经病变四肢的症状，肌电图检测有4条以上神经传导速度减慢或2条以上神经传导速度明显减慢的患者	乏力、肢体疼痛	痰湿阻滞（32.14%)	四藤一仙汤合藿朴夏苓汤加减	常用中药关联：桃仁+红花+当归、太子参+川芎+当归、红花+川芎+当归等。肢体疼痛，多加用延胡索以镇痛。	
		乏力、肢体水肿、腰膝酸冷	阴阳两虚（29.76%)	肾气丸、六味地黄汤加减		
		口干、乏力、大便干、失眠、肢体活动不利	脉络瘀阻（15.48%)	桃红四物汤、补阳还五汤加减		

　　糖尿病性周围神经病变病证结合研究，主要运用定量感觉检测及肌电图双重诊断糖尿病性周围神经病变，其治疗在严格控制和稳定血糖的基础上，给予对症、对因的药物以缓解症状，改善指标；中医辨证论治更能改善患者的症状，具有针对性强的优点，能较好地改善患者的生存质量，两者结合，能够更好地治疗糖尿病性周围神经病变。

　　（1）糖尿病性周围神经病变诊断：具体分为轻、中、重度。①轻度：有或无糖尿病性周围神经病变四肢的症状，仅定量感觉神经检测异常及肌电图检测为正常的患者。②中度：有糖尿病性周围神经病变四肢的症状，肌电图检测有4条神经及4条以下神经传导速度减慢的患者。③重度：有糖尿病性周围神经病变四肢的症状，肌电图检测有4条以上神经传导速度减慢，或2条以上神经传导速度明显减慢的患者。

　　（2）糖尿病性周围神经病变中医证型主要为气阴两虚证、脉络瘀阻证逐渐演变为寒湿阻滞证、阴阳两虚证，血瘀贯穿糖尿病性周围神经病变的始终。"以方测证"，有学者也将其称为"以药测证"或"以方药测证"，该方法是基于辨证论治的原则，根据"有是证，即用是方"的对应关系而提出的一种研究方法，即依据方剂的功效或其组成药物的功效，推测或反证其对应证候的属性。本研究主要用同一类的方剂如生脉散、参芪地黄汤、六味地黄汤、知柏地黄汤等，具有益气养阴作用。

贝叶斯研究轻度神经病变以方测证得到三个证：气阴两虚证86例（最多，31.5%）、脉络瘀阻证67例（次之，24.54%）、痰湿阻滞证23例（13.18%）。中度神经病变以方测证得到三个证：气阴两虚证例126例（最多，43.15%）、脉络瘀阻证118例（次之，40.41%）、痰湿阻滞证48例（16.44%）。重度神经病变以方测证得到三个证：痰湿阻滞证27例（最多，32.14%）、阴阳两虚证25例（次之，29.76%）、脉络瘀阻证13例（15.48%）。纵向研究，轻度神经病变主要以气阴两虚证、脉络瘀阻证为主，中度的神经病变主要以气阴两虚证、脉络瘀阻证为主，重度神经病变主要以寒湿阻滞证、阴阳两虚证为主。通过研究糖尿病性周围神经病变理化，检测轻、中、重度渐进的过程，可以发现糖尿病性周围神经病变中医证主要为气阴两虚证、脉络瘀阻证，逐渐演变为寒湿阻滞证、阴阳两虚证，血瘀贯穿糖尿病性周围神经病变的始终。

（3）糖尿病性周围神经病变主要症状为口干、乏力、肢体麻木，逐渐出现肢体发凉、肢体疼痛、肢体活动不利，常与视物模糊、胸闷兼见。

贝叶斯研究分析不同分期、不同证候的各个症状分布，轻度神经病变的具体证型如下。①气阴两虚证：此证型的患者阴津不足，津不上承而口干。心阴虚，心失所养神不守舍，则失眠；肺为水之上源，主通调水道，肺阴虚，不得濡润大小肠而大便干；气不足，肢体的活动无气之鼓动，故乏力；肾气不足，开阖失司而夜尿频。②脉络瘀阻证：此证型的患者血脉瘀阻，血不养筋，筋脉失养而肢体麻木明显；耗阴伤气，出现口干、乏力、夜尿频等消渴病的症状。③痰湿阻滞证：此证型的患者痰浊上蒙清窍，见头昏；痰湿蒙蔽心窍，故心悸；痰湿阻滞筋脉，筋脉失养，见肢体麻木；另见口干、乏力、夜尿频等消渴病的症状。中度神经病变的具体证型如下。①气阴两虚证：与轻度神经病变气阴两虚证大致相同。②脉络瘀阻证：此证型患者血脉瘀阻不能濡养肝目，肝脉瘀阻则视物模糊，糖尿病性视网膜病变与糖尿病性周围神经病变同属于微血管病变，随着糖尿病性周围神经病变进展，糖尿病性视网膜的病变逐渐出现；其余症状与轻度神经病变气阴两虚证大致相同。③痰湿阻滞证：此证型患者痰浊上蒙清窍，见头昏；脾湿泛溢出现纳呆；痰湿阻滞机体四末不能得到温煦，出现肢体发凉、肢体水肿；痰湿蒙蔽上焦，故胸闷。随着糖尿病性周围神经病变的进展，糖尿病性冠心病逐渐地出现。其余症状与轻度神经病变痰湿阻滞证大致相同。重度神经病变的具体证型如下。①痰湿阻滞证：此证型的患者出现痰湿闭阻经脉，脉络不通，故肢体疼痛，糖尿病性周围血管病变随之逐渐加重，可出现糖尿病足，严重影响患者的生活治疗。②阴阳两虚证：此证型患者肾阳不足，水湿泛溢出现肢体水肿；阳虚肢体失于温煦而腰膝酸冷。③脉络瘀阻证：此证型患者脉络瘀阻，津液失布，出现大便干；血脉瘀阻，神不守舍多出现失眠；血脉瘀阻，血不养筋，筋脉失养出现肢体活动不利等，严重影响患者的生活质量。

（4）糖尿病性周围神经病变主要治则以益气养阴、活血化瘀、健脾化湿为主，参芪地黄汤、桃红四物汤、四藤一仙汤为最常用方剂。

治则例次4725例，共有217个类型描述，主要以益气养阴、活血化瘀、健脾利湿为主。方剂有效例次3615次，共130方剂描述，最常用的方剂大致相同均为生脉散、参芪地黄汤、桃红四物汤、四藤一仙汤加减。以方测证的气阴两虚证、脉络瘀阻证、寒湿阻滞证、阴阳两虚证四个不同证型根据构成比得到代表方剂分别为参芪地黄汤加减、桃红四物汤加减、四藤一仙汤合藿朴夏苓汤加减、肾气丸加减。

（5）糖尿病性周围神经病变各期的方药特征

1）糖尿病性周围神经病变患者常用中药：根据现代药理学研究，丹参能扩张血管，增加血流量，改善微循环，改善周围组织的缺血，达到治疗糖尿病性周围神经病变的目的；水飞蓟中水飞蓟素能减低山梨醇含量，抑制糖醛还原酶（AR）活性，提高神经传导速度；槲皮素具有较强抑制糖醛还原酶的作用，可以提高神经传导速度，可能与能降低组织中山梨醇含量有关；黄芩中黄芩苷通过抑制糖醛还原酶活性来保护周围神经；当归的主要成分为阿魏酸，通过抑制血小板的聚集、抗血栓治疗糖尿病性周围神经病变；在葛根中葛根素能治疗糖尿病性周围神经病变，与其能改善神经组织的缺血、缺氧有关；红花具有镇痛、改善微循环作用，可有效地治疗糖尿病性周围神经病变；川芎的主要成分川芎嗪具有抗血小板凝集、改善微循环的作用，可有效地治疗糖尿病性周围神经病变；刺五加能改善微循环、改善血液流变学、抗凝聚，能有效治疗糖尿病性周围神经病变；在灯盏花中灯盏花素具有扩张血管、抗血小板凝聚、降低糖醛还原酶活性功效，能有效治疗糖尿病性周围神经病变；桂枝能够治疗痹证，对机体的循环系统有改善作用。总结：通过改善血管方面来治疗糖尿病性周围神经病变的中药为丹参、当归、葛根、红花、川芎、刺五加、灯盏花、桂枝，通过改善代谢因素治疗糖尿病性周围神经病变中药为槲皮素、黄芩、水飞蓟。

2）轻度神经病变患者常用益气养阴、活血利湿的中药关联：山茱萸＋生地黄＋茯苓、黄芪＋生地黄＋茯苓、生地黄＋当归＋茯苓等。中度神经病变患者常用益气养阴、活血利湿的中药关联：太子参＋川芎＋当归、麦冬＋太子参＋当归、五味子＋麦冬＋茯苓等。重度神经病变患者常用活血利湿的中药关联：桃仁＋红花＋当归、太子参＋川芎＋当归、红花＋川芎＋当归等。无尺度网络的结果显示，糖尿病性视网膜病变的视物模糊多用桃仁、红花、桂枝等活血通络的药物治疗；糖尿病性冠心病表现出的胸闷，则多用檀香、砂仁、丹参等；糖尿病性肾病出现蛋白尿多加用黄芪、山药、泽泻、茯苓等治疗；肢体疼痛多加用延胡索以镇痛；茯苓可以宁心安神，治疗心悸、失眠等症状。贝叶斯分析糖尿病性周围神经病变四个证型的代表方剂为：参芪地黄汤加减、桃红四物汤加减、四藤一仙汤合藿朴夏苓汤加减、肾气丸加减。

（6）糖尿病性周围神经病变辨证及其演变规律与诊治

根据贝叶斯网络分析糖尿病性周围神经病变轻度、中度、重度三期各分为三个证型。

1）轻度神经病变三个证型：具体如下。①气阴两虚证：《证治要诀》言"三消得之气之实血之虚也，久久不治，气极虚则无能为力矣"。《证治要诀·消渴》又言"三消久之，精血既亏……"。指出消渴病失治误治，迁延不愈，则阴伤及气，而致气阴皆虚。治疗方剂为参芪地黄汤加减，治则为益气养阴。②脉络瘀阻证：《医林改错》言"元气既虚，必不能达于血管，血管无气，必停留而瘀。"气血之间相互依存，相互为用，气为血之帅，血为气之母，若气虚无力帅血，血运缓慢，积久成瘀；若气虚而气行无力，可导致气滞。《溪医论选·论气滞由气虚者宜补》言"虚者力不足运动其气，亦觉气滞"，气滞则血瘀；又津血同源，阴虚则脉络空虚，脉道干涸，亦致血液凝滞，由不通则痛而致不荣则痛，故发为肢体麻木、肢体疼痛等症状。治疗方剂为桃红四物汤、血府逐瘀汤加减，治则以活血化瘀。③痰湿阻滞证：治疗方剂为四藤一仙汤合藿朴夏苓汤加减，治则以化痰祛湿。

2）中度神经病变三个证型：具体如下。①气阴两虚证：治疗方剂为参芪地黄汤加减，治则以益气养阴。②脉络瘀阻证：治疗方剂为桃红四物汤、血府逐瘀汤加减，治则以活血化瘀，出现视物模糊症状多加用桃仁、红花、桂枝等活血通络的药物；糖尿病性肾病出现蛋白尿多加用黄芪、山药、泽泻、茯苓等。③痰湿阻滞证治疗方剂为四藤一仙汤合藿朴夏苓汤加减，治则以化痰祛湿，出现胸闷症状多加用檀香、砂仁、丹参等丹参饮加减治疗。贝叶斯网络分析痰湿阻滞证型的人，生化检查结果为甘油三酯高、低密度脂蛋白高，这可能与痰湿体质的人多膏浊、脂肪含量较高有关，故可根据药理研究结果加入降脂中药如山楂、泽泻、荷叶等。

3）重度神经病变三个证型：具体如下。①痰湿阻滞证：治疗方剂为四藤一仙汤合藿朴夏苓汤加减，治则以化痰祛湿，出现肢体疼痛症状多加用延胡索镇痛，提高患者的生活质量。②脉络瘀阻证治疗方剂为桃红四物汤、补阳还五汤加减，治则以活血化瘀为主，提高患者的生活质量。③阴阳两虚证：阴阳互根互用，《素问·阴阳应象大论》曰："阴者，藏精而起亟也；阳者，卫外而为固也。"《医贯·阴阳论》言："阴阳又各互为其根，阳根于阴，阴根于阳；无阳则阴无以生，无阴则阳无以化。"若阴损及阳，或气耗及阳，则致阴阳两虚。治疗方剂为肾气丸加减，治则以阴阳双补为主。《医贯·消渴论》曰："盖因命门火衰，不能蒸腐水谷，水谷之气，不能熏蒸上润乎肺，如釜底无薪……未经火化，直入膀胱，正谓饮一升溲一升，试尝其味，甘而不咸可知矣。故用附子、肉桂之辛热，壮其少火，灶底加薪，枯笼蒸溽，稿禾得雨，生意维新。"

（五）结论

（1）糖尿病性周围神经病变相关因素的流行病学特征分布，与年龄、BMI、糖尿病病程、吸烟史等有关。

（2）糖尿病性周围神经病变中医证型主要为气阴两虚证、脉络瘀阻证逐渐演变为痰湿阻滞证、阴阳两虚证。血瘀贯穿糖尿病性周围神经病变的始终。

（3）糖尿病性周围神经病变治则主要以益气养阴、活血化瘀、化痰祛湿、滋阴温阳通络为主。

（4）糖尿病性周围神经病变各证型的代表方剂为参芪地黄汤加减、桃红四物汤加减、四藤一仙汤合藿朴夏苓汤加减、肾气丸加减。

（5）根据现代药理研究对因对症治疗糖尿病性周围神经病变的中药，主要以川芎、丹参、茯苓、当归、桂枝、黄芩、葛根、灯盏花、槲皮素、刺五加、红花、延胡索等活血化瘀药为主。

三、基于结构化中医住院病历数据的糖尿病合并脑梗死病证结合诊疗规律探讨

（一）糖尿病合并脑梗死的中西医研究进展

糖尿病合并脑梗死，是指由糖尿病所并发的脑血管病，属于中医学"消渴""中风""偏枯""消渴病脑病"范畴，是因高血糖、高血脂、纤溶系统和凝血系统等出现异常，进而导致颅内大血管和微血管病变。其发病率为 3.6% ～ 6.2%，是非糖尿病患者的 2 ～ 6 倍，且患者出现痴呆的概率明显高于非糖尿病者，认知功能损伤严重，临床治愈率明显低于非糖尿病患者。中、西医在该病的治疗上各有优势，现结合文献资料总结如下。

1. 糖尿病合并脑梗死的西医学认识

（1）病因、病理

目前尚不明确。现代研究认为与糖尿病长期的血管病变和血液流变学改变等有关，主要包括以下几个方面。

1）高血糖：高血糖对胰岛 β 细胞有毒性作用，并抑制周围靶细胞胰岛素敏感性，加重胰岛素抵抗，促进心脑血管并发症的发生和发展，具体机制如下：①高血糖可直接损伤脑血管内膜细胞，引起广泛微血管损伤，促进动脉粥样硬化的发生、发展；②加重机体氧化应激和炎性反应等，进一步加重血管损伤；③可使机体葡萄糖无氧氧化增加，导致缺血区域的乳酸酸中毒，进而破坏血脑屏障，加剧脑细胞死亡及脑组织水肿。

2）高胰岛素血症和胰岛素抵抗：胰岛素代偿性分泌过多，刺激血管平滑肌细胞增生。高胰岛素又可导致脂代谢紊乱，表现为甘油三酯和低密度脂蛋白增高，高密度脂蛋白降低，脂质沉积在损伤的内皮下，代谢过程减慢，进一步促进动脉粥样硬化的发生发展。

3）高黏血症：糖尿病患者血小板聚集功能增强，红细胞聚集能力增强、变形功能下降，引起微循环障碍，血黏度增加，使微血管易发生血栓和栓死。

4）高血压：高血压为糖尿病和脑梗死的独立危险因素，且糖尿病并发脑梗死者，高血压的发生率较单纯脑梗死者为高。长期的血压升高，使动脉血管内壁不断受到高压血流冲击，形成微动脉瘤，同时使血浆内的脂质进入并沉积于动脉内膜下，造成动脉壁纤维样坏死，影响脑血管病的发生。

5）高脂血症：研究证明，高甘油三酯、低高密度脂蛋白、ApoA1 水平是脑梗死的独立危险因素。高水平胆固醇可导致脂质沉积、动脉样硬化及狭窄，而高甘油三酯可损伤血管内膜，影响血液黏度，加速动脉粥样硬化血栓形成，低密度脂蛋白在血管壁沉积导致动脉粥样硬化。

6）氧化应激：糖尿病是导致脑梗死的主要危险因素，糖尿病的氧化应激反应及全身炎性因子使内皮细胞被破坏。

另外糖尿病患者因血黏度增高、血流减慢，造成脑灌注压降低，而压力感受器功能减退，脑血流的自动调节功能受损，使局部脑血流下降，导致脑缺血缺氧，严重者出现脑梗死。

（2）认知功能损伤：目前对糖尿病合并脑梗死患者的神经诊断，往往只注重机体神经功能缺损程度、意识障碍及 CT 表现，而忽略了神经心理学的改变。流行病学显示，2 型糖尿病是认知功能障碍的危险因素之一。国外一项系统评价也显示，与非糖尿病患者相比较，糖尿病患者发生认知功能减退的概率更大，发生认知功能减退及未来发生痴呆的概率分别为非糖尿病者 1.5 倍和 1.6 倍，甚至更高。

许多研究已经表明，血糖控制不良与糖尿病患者的认知功能障碍有关。其中，最有可能影响脑功能和结构的因素，是糖尿病引起的脑血管并发症、血糖波动和胰岛素变化，以及反复发作的低血糖。认知障碍导致功能障碍及抑郁使低血糖发生率更高，进而影响患者的依从性、治疗，使得预后更差。

认知功能障碍是介于正常老龄及轻度痴呆之间的一种疾病状态，指非痴呆老年人有记忆力减退的主诉和客观检查证据，表现为与其年龄不相符的记忆力损伤。研究表明，2 型糖尿病导致大脑额颞区的结构和代谢异常，脑梗死的面积、数目及皮质下，特别是基底核损伤都可能与脑功能损伤相关。目前，多采用量表进行测评，心理测查包括成人艾森克人格问卷、成人成套神经心理测验、焦虑和抑郁自评量表。认知测量工具：①韦氏记忆量表；②连线测验；③威斯康星卡片分类测验；④ Mattis 痴呆评价量表；⑤简易智能精神状态检查量表（MMSE）；⑥改良迷你精神状态检查（3MS）；⑦数字符号替换测验（DSS）。

（3）临床治疗：糖尿病合并脑梗死急性期治疗原则为：改善脑血液供应，加强侧支循环，防治并发症。外科治疗包括开颅减压治疗和介入治疗（血管内支架植入术和介入血栓溶解），药物治疗以恢复和改善脑灌注，以及改善微循环为主。具体治疗内容如下。

1）溶栓。早期溶栓十分必要，以发病后 3～6 小时为佳，临床上 72 小时以内溶栓也收效明显，但需要严格掌握适应证，否则会增加脑出血风险。

2）降纤。发病 6～72 小时内应及时降纤治疗，以防止血栓扩大及预防再次发生脑梗。降低纤维蛋白原，纠正血液流变学异常，可改善脑组织微循环，有利于缺血区脑组织恢复。

3）抗血小板聚集。抗血小板药物临床效果显著，国际脑卒中研究显示早期应用阿司匹林能降低致死、致残率，且症状性脑出血无显著增加，与溶栓药物同时应用可增加脑出血风险。

4）保护脑神经。应用神经保护剂可减少细胞损伤，改善脑血流。临床常用尼莫地平、氟桂利嗪、丁咯地尔及胞磷胆碱等。

5）控制血糖。要控制血糖，尤其是将餐后血糖降至正常范围，可改善预后及降低病死率。同时，控制血压，调节血脂，降低血液黏稠度，预防感染，对于脑梗死的治疗和预防有重要意义。

2. 糖尿病合并脑梗死的中医学认识

（1）病因病机：糖尿病合并脑梗死是在消渴病的基础上发生并发展而来的，以中风的发展为转归。该病早期以消渴病的临床表现为主，无明显的肢体活动不利及言语不利，可归属于"消渴病"范畴；疾病后期发展为半身不遂、口眼㖞斜，将其归属于"中风"范畴。现代医家亦称其为"消渴病中风""消渴病脑病"，其病因病机具体内容如下。

1）脾失健运，痰浊内生。患者嗜食肥甘厚味，导致脾胃运化失司，聚湿生痰，痰极生热，热极生风。《素问·通评虚实论篇》云："凡治消瘅、仆击、偏枯、痿厥、气满发逆，肥贵人则膏粱之疾也。"可见早在内经成书时代，古代医家就认识到，嗜食肥甘厚味为消瘅与偏枯共同的发病基础。现代研究也证实，肥胖及高脂饮食与糖尿病和脑梗死的发生密切相关。

2）气阴两虚，瘀血阻络。消渴病程日久，必伤及本元，气阴两虚，燥热煎灼津液，致血液黏稠；气虚则运血无力，阴虚则血行艰涩，病久入深，营卫之行涩，血瘀脉道，痹阻经络；瘀滞已成，则导致瘀血不去新血不生，新者当生而不能生，瘀血阻于脑络，则神识不清，阻于经络则见半身不遂、口眼㖞斜、言语不利。

3）肝肾阴虚，情志所伤。明代戴思恭在《证治要诀·消渴》中谓："三消久之，精血即亏损，或目无所见，或手足偏废如风疾。"可见当时医家已认识到，消渴病久会导致中风等疾病，现代医学也证实，糖尿病是脑血管病的独立危险因素，可见两者的一致性。消渴病日久，肝肾阴虚，不能濡养筋脉，风火相煽，水不涵木，风阳内动，故见中风偏瘫；或因五志过极，或平素忧思恼怒，复因情志刺激，气郁化火，则肝阳暴亢，气血逆乱，冲犯于脑，闭阻神窍，神机失用，发为中风。

4）年老体弱，肾精亏虚。该病好发于 40 岁以上年龄，随年龄增长发病率升高。正如王履所谓"中风者，凡人年逾四旬气衰之际，或因忧喜忿怒伤其气者，多有此疾，壮岁之时无有也，若盛肥则间有之"。年老之人，本已阴精亏耗，肝肾阴虚，肝阳偏亢，复因饮食将息失宜、劳累过度，导致阴虚阳亢，气血上逆，蒙蔽清窍，皆内伤积损颓败使然。

（2）中医药临床研究

1）辨病治疗：近年来诸位医家在中医药理论的指导下，结合临床经验及现代药理研究，从风、火、痰、瘀、虚角度，应用中药复方治疗糖尿病合并脑梗死，临床验证多能取得满意疗效，具体内容如下。

方剂一：脑脉通口服液，组成为天麻、钩藤、胆南星、石菖蒲、水蛭、香附等。功效：化痰熄风、活血通络。用于治疗中风病风痰阻络证。临床疗效显著。

方剂二：温胆汤，组成为半夏10 g，竹茹15 g，枳实15 g，陈皮15 g，茯苓15 g，生甘草10 g。功效：化痰祛瘀。作用：显著调节脂质代谢，有效预防和治疗高脂血症引起的疾病。治疗80例，总有效率为97.5%。

方剂三：加味黄连温胆汤，组成为黄连3 g，枳实10 g，法夏6 g，竹茹、陈皮、茯苓、石菖蒲、泽泻、生大黄各10 g，水牛角20 g。功效：清热化痰。作用：保护神经，能减轻细胞内水肿。治疗组45例，总有效率为95%，对照组为43例，总有效率为71.4%，差异有显著性（$P < 0.01$）。

方剂四：自拟双黄温胆汤，组成为陈皮、甘草各5 g，法半夏、竹茹、枳壳、云苓、地龙各15 g，大黄10 g，全蝎10 g，人工牛黄2 g。功效：清热化痰，活血通络。作用：治疗急性脑梗死。治疗40例，有效率为92.5%。

方剂五：通脉降糖饮，组成为天花粉、葛根各20 g，丹参、鸡血藤、石菖蒲各15 g，枸杞子、生地黄、地龙各12 g，山茱萸、川芎、僵蚕各10 g。功效：养阴润燥，化痰活血通络。作用：降低血黏度，改善脑血循环，抗血栓，抗氧化和清除自由基，保护细胞。治疗组32例，总有效率为90.63%；对照组32例，总有效率为78.13%。差异具有显著性（$P < 0.05$）。

方剂六：参麦注射液联合内服中药，组成为生地20 g，当归、白芍各15 g，山茱萸、茯苓、柴胡、地龙、郁金、栀子各10 g，全蝎3 g，菖蒲6 g，甘草5 g。功效：培补元气，滋阴生津，清肝泄热。作用：降低内皮素，升高降钙素基因相关肽、一氧化氮，纠正内皮素/降钙素基因相关肽的失衡。治疗组32例，总有效率为93.8%；对照组30例，总有效率为66.7%。总有效率有统计学意义（$P < 0.05$）。

方剂七：降糖通脉方，组成为熟地、黄芪、枸杞子、山茱萸、黄连、地龙、丹参等。功效：滋阴益气活血。作用：改善症状及神经功能缺损，降低空腹血糖、糖化血清蛋白，改善血脂代谢；有效缩小颅内血栓病灶。治疗组32例，总有效率为87.5%，对照组30例，总有效率为73.3%，组间差异有显著性意义（$P < 0.05$）。

2）辨证论治：对于糖尿病合并脑梗死的辨证论治，多以益气活血、祛风化痰、化瘀通络、滋阴潜阳、化痰熄风、清热解毒、活血化瘀为常用治法，并根据疾病分期及证候的不同，多法并用，随证加减、标本兼顾、攻补兼施。有医家认为，气虚血瘀、瘀热生毒、毒损脑络是糖尿病并脑梗死的主要病机，有本虚标实、虚实夹杂的特点，治疗以清热解毒、益气活血为法。另有医家指出，糖尿病性脑梗死主要病机为肝肾阴虚、脉络瘀阻，以中经络为主，以养阴活血为主要治法，临床多以地黄饮子加减治之。临床辨证对于单纯风痰阻络者，治宜祛风化痰，通经活络。以口眼歪斜为主症者，可用牵正散加减；以失语舌强或言謇为主症者，可用解语丹或资寿解语汤加减；以肢体麻木或半身不遂为主症者，可用温胆汤；寒痰阻络者，可用小活络丹加减；痰湿阻络者，可用涤痰汤合苏合香丸加减。亦由主张以益气养阴活血法治疗糖尿病性脑梗死。临床辨治糖尿病合并脑梗死首辨中经络、中脏腑，次辨闭证、脱证，具体内容如下。

①中经络：a.阴虚阳亢，风阳上扰。治宜滋阴潜阳、息风通络，方用镇肝熄风汤合天麻钩藤饮加减。b.气虚痰阻。治宜健脾燥湿、化痰通络，方用半夏天麻汤。c.气血不足，脉络瘀阻。治宜益气补血、活血通络，方用四君子汤合桃红四物汤加减。

②中脏腑：阳闭者，宜用至宝丹合羚羊角汤辛凉开窍、清肝息风；阴闭者，宜用苏合香丸合导痰汤辛温开窍、豁痰熄风；痰火扰神者，宜用安宫牛黄丸合三化汤、涤痰汤豁痰开窍、通腑涤窍；脱证

宜用参附汤回阳固脱。亦可分6型论治。a.阴虚风动，瘀血阻络：治宜育阴熄风、化痰通络，方用育阴通络汤加减。b.气阴两虚，络脉瘀阻：治宜益气养阴、活血通络，方用补阳还五汤合生脉散。c.风痰瘀血，痹阻脉络：治宜化痰熄风、活血通络，方用化痰通络汤加减。d.痰热腑实，风痰上扰：治宜通腑化痰，方用通腑化痰汤加减。e.痰湿内蕴，蒙死心神：治宜涤痰化湿、开窍醒神，方用涤痰汤加减送服苏合香丸。f.气虚血瘀：治宜益气活血、通经活络，方用补阳还五汤加减。

3）中药注射液：在西药治疗基础上，给予治疗组40例灯盏花素注射液。对照：组40例维脑路通注射液。结果：治疗组在肌力恢复情况，以及血液流变学指标改善方面明显优于对照组。另一项随机对照研究中，治疗组53例应用灯盏细辛注射液，对照组30例应用曲克芦丁氯化钠注射液。结果：治疗组总有效率（90.6%）明显高于对照组（73.6%），治疗组用药前后纤维蛋白原明显降低。观察老年糖尿病并发脑梗死患者静脉注射葛根素的疗效，并与复方丹参液对照，治疗组总有效率为91.4%，对照组总有效率为68.6%，且治疗组肌力改善明显优于对照组。在基础治疗上给予对照组37例复方丹参注射液，观察组32例给予银杏达莫注射液，结果显示，银杏达莫注射液在改善日常生活能力、神经功能缺损及血液流变学方面优于对照组。在一般治疗基础上，以血塞通治疗50例糖尿病合并脑梗死，结果显示，总有效率达到92.5%。

4）认知功能障碍治疗：认知功能障碍属于中医"健忘"范畴。《医方集解·补养之剂》指出："人之精与志，皆藏于肾，肾精不足则肾气衰，不能上通于心，故迷惑善忘也。"若肾精亏虚，则髓海不足，则容易出现健忘、头晕耳鸣、失眠健忘等病理表现。《三因极一病证方论·健忘证治》云："脾主意与思，意者记所往事，思则兼心之所为也……今脾受病，则意舍不清，心神不宁，使人健忘，尽心力思量不来者是也。"指出心脾不足，阴血亏耗，神机失用，为本虚标实之证，其本虚为脾肾亏虚，脑脉失养，或阴精亏空，髓减脑消；其标实为痰浊阻滞，蒙蔽清窍，或瘀血阻痹，脑脉不通。治疗当以健脾填精、利窍益智、养血行血、补肾化痰祛瘀为常用治法，并根据疾病分期及症状的不同，多法并用，随证加减、辨证施治。

方剂一：健脾填精法，组成为人参、巴戟天、白术、黄连、天麻。功效：健脾益气、固本填精、清心开窍。有效率达到86.7%，使轻度认知障碍向痴呆的转化率降低到5.6%。

方剂二：自拟利窍益智汤，组成为茯苓25 g，石菖蒲15 g，制半夏10 g，陈皮6 g，党参、制首乌、熟地黄、益智仁各15 g，胆南星20 g，炙甘草3 g。功效：利窍益智、补肾填精。治疗组32例，对照组30例，两组患者认知功能、记忆功能及行为能力的积分明显改善，且在行为能力积分方面治疗组优于对照组。

方剂三：养血清脑颗粒，组成为川芎、当归、夏枯草、熟地黄、决明子、白芍、珍珠母、细辛等。功效：养血行血，补益肝肾，平肝熄风，益智安神。治疗组简易智力状态量表（MMSE）、日常生活能力量表（ADL）、中医证候积分（SDSVD）优于对照组（$P < 0.05$）。

方剂四：脑神康煎剂，组成为黄芪、熟地、黄精、山萸肉、茯苓、枸杞子、五味子、天花粉、当归、仙灵脾、麦冬、葛根等。功效：益气补肾，生精填髓。临床治疗总有效率为95.0%，明显优于对照组。

通过大量临床及实验证明，中医药治疗糖尿病合并脑梗死具有独特的优势，可根据患者的证候变化辨证论治，明显改善患者生活能力、神经功能缺损、认知功能及血液流变学状态，临床疗效肯定。中医治疗始终强调辨病与辨证相结合，临床治疗从风、火、痰、瘀、虚角度出发，常以益气活血、祛风化痰、化瘀通络、滋阴潜阳、化痰息风、清热解毒、活血化瘀等方法治疗该病。

在该病的治疗上，应该重视高血糖、高胰岛素血症、高血脂、高血压、氧化应激等多种危险因素的影响，也应根据发病时间，严格掌握适应证与禁忌证，选择适当的手术治疗或药物治疗，必要时中西医结合治疗，可取得更好的治疗进展。

（二）糖尿病合并脑梗死病证结合研究思路与认识

糖尿病合并脑梗死，是指在糖、脂肪、蛋白质等代谢紊乱的基础上，出现颅内大血管和微血管的病变，发病率为 3.6% ～ 6.2%，临床治愈率低，致死率、致残率高，严重损伤患者认知功能及神经功能，给家庭和社会造成巨大经济负担。中医药重视整体观念，遵从辨证论治，注重患者个体化，讲究三因制宜，能明显改善患者生存质量。

1. 糖尿病合并脑梗死"病"与"证"的认识

辨病是从生理病理等微观角度对疾病全过程、本质的认识，体现了疾病的基本矛盾，但是容易忽略个体特殊性；辨证是从病因病机等宏观角度对疾病发展过程中某一阶段病因、病性、病位及预后发展的认识，体现了疾病发展某一阶段的基本矛盾，但是有时会忽略对疾病整体及其转归的认识。病证结合作为中西医结合的契机与切入点，能够充分发挥中西医两种医学模式在诊断、治疗以及判断疾病预后方面的优势，也能够在西医病的基础上总结探索中医辨证论治规律，并进一步提高中医临床治疗水平。

（1）西医对糖尿病合并脑梗死的认识：现代研究认为该病的发生与糖尿病长期的血管病变和血液流变学改变等有关，其中与高血糖、高血压、胰岛素抵抗、高胰岛素血症、高脂血症、高黏血症、氧化应激及脑血流的自动调节功能受损等诸多因素密切相关，是多种危险因素相互重叠作用的综合结果。患者出现痴呆的概率明显高于非糖尿病者，认知功能损伤严重，临床治愈率低。

（2）中医对糖尿病合并脑梗死的认识

1）中医对糖尿病合并脑梗死"病"的认识：糖尿病合并脑梗死属于中医学"消渴""中风""偏枯""头痛""眩晕"等范畴，现代学者亦称其为消渴病中风。消渴病中风的理论源远流长，相关论述散见于各典籍中，如《素问·通评虚实论篇》云："凡治消瘅、仆击、偏枯、痿厥、气满发逆，肥贵人则膏粱之疾也。"可见早在内经成书时代，古代医家就认识到消瘅与偏枯有着共同的发病基础。明代戴思恭在《证治要诀·消渴》中谓："三消久之，精血即亏损，或目无所见，或手足偏废如风疾。"可见当时医家已认识到消渴病久会导致中风等疾病，现代医学也证实糖尿病是脑血管病的独立危险因素，可见两者的一致性。

2）中医对糖尿病合并脑梗死"证"的认识：①气阴两虚为本。消渴日久，迁延不愈，导致阴液渐亏，久而阴损及气，而致气阴两虚。气为血之帅，血为气之母，气虚日久则无力推动血液，气血运行受阻故出现血瘀，血行不畅，瘀阻脑络；气虚不能推动津液代谢，水湿停聚，聚湿生痰，痰湿生热，热极生风，终至风火痰热内盛，窜犯脑络，上阻清窍，发为中风。②风、痰、瘀为标。消渴病日久，津液亏耗，气阴两伤。气虚运血无力而致血液瘀阻，阴虚则煎灼津液，血液浓稠，运行缓慢，久则留滞不行，血瘀脉道，痹阻经络，而致中风；或因忧思恼怒，五志过极，扰动气机，而致气血逆乱，肝阳暴亢，气血上冲于脑，神窍闭阻，可致昏仆不省人事；或因嗜食肥甘厚味、辛辣酒醴，致脾失健运，津液运行受阻，聚湿生痰，痰热生风，痹阻清窍，而致该病。

因此，糖尿病合并脑梗死是由消渴病迁延不愈发展而来，是消渴病中后期严重并发症。该病虚实夹杂，多为本虚标实之证，气阴两虚为本，风、痰、瘀为标，其中尤以气虚血瘀为多见。

2. 糖尿病合并脑梗死证候变化规律研究

在糖尿病合并脑梗死中医证候研究中，因其临床表现复杂多样，尚没有形成统一规范的中医证型分类标准，故使得很多临床研究无据可依，因而对于糖尿病合并脑梗死的证候研究仍需进一步深入。徐氏等人通过对100例糖尿病合并脑梗死患者中医证候积分研究，得出结论：该病急性期中医证候复杂，风、火、痰、瘀、气、血是其重要病机，其中以风证为主，痰证与火热证次之，还包括血瘀证、阴虚阳亢证和气虚证，其演变是多方面的、变化的。蔡氏等人通过研究得出结论：风痰瘀阻型为2型糖尿病合并脑梗死者主要证型，占55%，其次为气虚血瘀型（27%）及风火阳亢型（18%）。董氏等人通过对192例糖尿病脑梗死的回顾性调查研究，结果显示，糖尿病脑梗死中医证型特点为气阴两虚和瘀血阻络。孙氏提出"毒损脑络"理论是2型糖尿病并脑梗死的病机关键，指出痰、瘀为病机关键。严氏认为老年消渴病中风病位在脑、肾，以虚为主，瘀为关键，兼夹风、痰、火。

以上诸医家关于糖尿病合并脑梗死证候规律的研究可得出结论：糖尿病合并脑梗死是由消渴病久治不愈发展而来的，是消渴病中、后期的并发症，多为本虚标实之证，虚实夹杂，以气阴两虚为本，兼夹风、痰、瘀血，窜犯脑络而发为中风，病位以肾为主，涉及脑、心、脾。

3. 糖尿病合并脑梗死病证结合疗效评价的研究

糖尿病导致脑梗死的发病率增加，并且对患者认知功能及神经功能造成严重损伤，预后差，死亡率可高达12%～26%，成为糖尿病患者致残、致死的主要原因之一。西医干预有其局限性，患者仍然面临疗效不明显、治疗周期长和费用昂贵等问题，因而对糖尿病合并脑梗死早期积极干预及治疗，已经成为研究热点，而中医药在糖尿病合并脑梗死治疗中的独特优势日益突出。但是由于中西医理论体系和诊疗手段的差异，中医药治疗糖尿病合并脑梗死的疗效难以得到国际上的广泛认可。

目前糖尿病合并脑梗死中医临床疗效评价标准存在的主要问题包括：中医临床疗效评价缺少统一规范的标准，针对性差，难以得到国内外的肯定；中医证候的疗效评价不能反映疾病发生发展规律和中医辨证论治规律；中医临床疗效评价不能体现中医药自身特色，临床证候分型不统一，不利于中西医汇通交流；中医临床疗效评价中的证候疗效缺乏客观性，不利于真实反映中医药的临床疗效。因此，研究并完善糖尿病合并脑梗死的中医疗效标准刻不容缓。

有学者认为，在中医药临床疗效评价中，应立足于中医药自身特点和优势，并合理应用西医学的疗效评价标准，建立关于干预措施有效性的科学假说及反映中医药优势的多维结局指标评价体系；引进和应用现代临床科研方法学，如临床流行病学和循证医学等；认真实施随机对照试验以检验假说。在病证结合模式下，糖尿病合并脑梗死的疗效评价应建立在"金标准"指导下，通过西医病名与中医证型的分析、西医理化指标与中医四诊所获得信息的综合，进一步完善中医证候的诊断标准，确立更加完善的中西医诊疗规范，进行客观的临床疗效评价。病证结合是客观评价中医疗效的有效方法之一，进行疗效评价一方面要以西医对疾病的预后及转归为前提，充分借鉴西医对疾病的疗效评价体系，如发病率、病死率、复发率等；另一方面要突出中医学特色，以中医理论为指导，重视中医证候量表、中医体质量表、生活质量及患者报告的临床结局的中医量表等在内的综合临床疗效评价方法。病证结合将成为临床评价糖尿病合并脑梗死的重要模式。

综上认为，建立中医药病证结合治疗糖尿病合并脑梗死的评价方法，必须服从科学的原则，应引进与完善生存质量评价、寻找反映中医证候的指标、分清主要结局指标与次要结局指标的应用。针对糖尿病合并脑梗死而言，与患者预后相关的指标应视为主要指标，如神经功能缺损评分变化情况，中医四诊所搜集的与证候相关的指标应视为次要疗效指标，生活质量及体质量表等可作为辅助参考指标。另外，须注重脑梗死时间节点问题，结合脑梗死分期进行分期分阶段的疗效评价。中医疗效评价标准研究应以病证结合为主要思路，通过应用临床流行病学、DME 等方法，重视转化医学的引入，建立宏观微观和整体局部相互统一的循证医学模式，在对现有指标进行系统评价的基础上，筛选包括证候评定量表、重要临床事件、生活质量等指标，同时建立糖尿病合并脑梗死临床评价数据库，充分利用各种信息从多学科角度综合研究、探索糖尿病合并脑梗死病证关系，以期揭示疾病与证候的关联及生物学意义，解决可重复性的病证，结合临床标准化范式及框架，完善糖尿病合并脑梗死的临床疗效评价体系。

（三）基于结构化中医住院病历数据的糖尿病合并脑梗死病证结合诊疗规律探讨

1. 研究对象

（1）病例来源

选取 2009 年 1 月至 2013 年 2 月中国中医科学院广安门医院内分泌科的 2 型糖尿病合并脑梗死患者，共收集 485 例病例。

（2）诊断标准及依据

1）西医诊断标准：①糖尿病诊断标准：按照 1999 年世界卫生组织（WHO）推荐的 2 型糖尿病诊断标准，即有糖尿病的症状，任何时间的静脉血浆葡萄糖浓度 ≥ 11.1 mmol/L；空腹静脉血浆葡萄糖浓度 ≥ 7.0 mmol/L；糖耐量试验（OGTT）2 小时静脉血浆葡萄糖浓度 ≥ 11.1 mmol/L。符合其中 1 项即可诊断。②糖尿病合并脑梗死诊断标准：a. 符合 1999 年世界卫生组织（WHO）推荐的 2 型糖尿病诊断标准；b. 脑梗死诊断标准参照中华医学会神经病学分会脑血管病学组急性缺血性脑卒中诊治指南撰写组制定的《中国急性缺血性脑卒中诊治指南 2010》；c. 排除合并有心、肝、肾、造血系统、内分泌系统等严重疾病及骨关节病，以及有卒中病史且遗留严重后遗症者；d. 排除感染、肿瘤及免疫系统疾病。

2）中医诊断标准：符合《中医内科学》消渴病及中风诊断标准。

（3）病例纳入标准

1）符合上述糖尿病合并脑梗死中西医诊断标准。

2）数据采集完整且无明显噪声数据。

（4）病例排除标准

1）1 型糖尿病患者。

2）妊娠糖尿病患者。

3）继发性糖尿病患者。

4）有心、肝、肾功能严重衰竭者、糖尿病酮症、酮症酸中毒、非酮症高渗性糖尿病昏迷等严重急性并发症，以及严重感染、手术等应激情况，近 3 个月内有严重出血性疾病。

5）癫痫或精神病患者。

（5）中医证候的判定

参考《中华人民共和国国家标准中医临床诊疗术语：证候部分》、三型辨证理论、《中医诊断学》、卫生部《中药新药临床研究指导原则》，确定证型判别规则。

1）气虚证：①症状：神疲乏力，少气懒言，自汗。②舌脉：舌胖或有齿痕，脉细弱无力。

2）血虚证：①症状：面色淡白或萎黄，眼睑、口唇、爪甲淡白，头晕眼花，两目干涩，心悸多梦，健忘神疲，手足发麻，妇女经少或经闭。②舌脉：舌淡，脉细无力。

3）阴虚证：①症状：潮热盗汗，口燥咽干，五心烦热，头晕耳鸣，心悸失眠，腰膝酸软。②舌脉：舌红少苔，脉细数或细弦。

4）阳虚证：①症状：形寒肢冷，小便清长，大便稀溏，面色㿠白，倦怠乏力，阳痿遗精。②舌脉：舌胖淡、苔白，脉沉细或沉迟无力。

5）痰湿证：①症状：身体困重，胸闷脘痞，纳呆腹胀，便溏泄泻，痰多黏稠。②舌脉：舌淡、苔白腻或滑，脉濡缓或滑。

6）血瘀证：①症状：青紫肿块，刺痛不移，疼痛拒按，夜间加重，胸痹心痛，唇舌紫黯，肌肤甲错。②舌脉：舌紫黯或有斑点、苔薄、舌下青筋显露，脉弦涩。

7）火热证：①症状：发热，烦躁，口渴喜饮，胸腹灼热，面红，汗多，大便秘结，小便短黄，或见神昏、谵语、惊厥等。②舌脉：舌红或红绛、苔黄干燥或灰黑，脉数有力。

8）风证：①症状：眩晕，肢麻震颤，头胀痛，急躁易怒，耳鸣，面赤，昏仆，半身不遂，言语謇涩，口眼㖞斜。②舌脉：舌红、苔腻，脉弦细有力。

（6）证型判定规则

参照以下标准进行证候的判定：①三型辨证条目；②中国中医药学会消渴病专业委员会暂定标准；③中风病辨证诊断标准（试行），并参考《中药新药临床研究指导原则》，通过计算机自动判别，确定该病证型。

1）气虚证：①乏力；②多汗或汗出；③气短；④舌象见舌淡，舌体胖大，舌淡嫩，有齿痕；⑤脉象见细，结代；⑥二便失禁（具备2项可诊断）。

2）阴虚证：①口干、咽干；②视物模糊；③头晕；④心悸；⑤眠差；⑥腰酸；⑦耳鸣；⑧便秘；⑨烦热；⑩盗汗；⑪手足心热；⑫舌象：舌红，少苔，剥苔，无苔；⑬肢体痉挛；⑭脉象：细数或弦细（具备3项可诊断）。

3）阳虚证：①怕冷；②夜尿频；③胸闷；④肢体水肿；⑤乏力；⑥便溏；⑦小便失禁；⑧舌象：舌淡或苔白或舌体胖大；⑨脉象见沉，沉细（具备2项可诊断）。

4）火热证：①多食；②口干、口苦或多饮；③眠差；④便秘或小便色深；⑤舌象见舌红，舌红绛，苔黄、黄厚、黄燥；⑥脉象见数，弦数，弦滑，滑数；⑦心烦易怒或神昏（具备2项可诊断）。

5）痰湿证：①腹胀；②纳呆；③恶心；④肢体沉重；⑤便溏或大便干稀不调；⑥舌象见苔腻、苔厚腻；⑦舌象见舌淡暗，舌淡，苔白，舌胖大，有齿痕；⑧脉象见滑或濡；⑨神情呆滞或反应迟钝或嗜睡（具备2项可诊断）。

6）血瘀证：①肢体麻木；②腰痛；③肢体疼痛；④记忆力减退；⑤胸痛；⑥肢体活动不利；⑦胁痛，⑧舌象见舌淡暗，舌质暗，舌暗红，舌下络脉迂曲，舌淡紫，舌紫黯，舌有瘀点、瘀斑；⑨脉象见弦涩或结代（具备1项可诊断）。

7）风证：①肢体抽动或震颤；②舌体颤抖、口角抽动、口舌㖞斜或口角㖞斜；③头晕、头痛或头晕目眩；④肢体痉挛；⑤脉弦（前两项中具备1项即可，或具备③~⑤中两项即可）。

8）血虚证：①心悸或多梦；②记忆力减退；③头晕；④眼干或视物模糊；⑤肢体麻木；⑥乏力；⑦脉细（具备3项可诊断）。

2. 研究方法

（1）数据采集：本研究基于"糖尿病结构化中医住院病历采集系统"采集的糖尿病合并脑梗死临床数据，通过编写结构化查询语言（SQL 语句）筛查出符合纳入标准的 2 型糖尿病合并脑梗死的病历，并将所需数据进行导出。

SQL 语句如下：

——查询语句

```
create table temp_tnb_weiwei as
select distinct d. inhosptial_id from incase_diagnose d where d. inhosptial_id in (
select distinct t.inhosptial_id from tblzy_base t where t.case_srccode='500450002')
and diag_name like ' 脑梗死 ' and diag_kind_type =' 西医诊断 '


select * from incase_main_rec d where d. inhosptial_id in(
select distinct t.inhosptial_id from tblzy_base t where t.case_srccode='50045002')
and diag_name like ' 脑梗死 ' and diag_kind_type = ' 西医诊断 '
```

——就诊信息

```
select * from tblzy_base where inhosptial_id in (select inhosptial_id from temp_tnb_weiwei)
```

——病案号提取方式

```
select distinct case_no from tblzy_base where inhosptial_id in (select inhosptal_id from temp_tnb_weiwei)
```

将筛选出的病历导出为 Excel 格式，共分为 13 个模块，包括患者基本信息、主诉、刻下症、既往史、个人史、舌脉诊、体格检查、中西医诊断、方剂、中药、医嘱信息、理化指标、全部病历信息。对全部数据表进行规范整理，对于缺失的数据根据纸质病历予以补录，共采集入院、主治查房、主任查房三次的数据，并按照时间顺序进行排列，即入院—第一次查房—第二次查房，形成具有时间序贯排列的数据，以分析掌握该病的动态发展及治疗规律（图 10-15）。

采集的数据包括一般资料（姓名、性别、年龄）、体重指数（BMI）、血压、个人史、既往史、病程、并发症等。西医理化指标包括：①血糖及胰岛功能指标：空腹血糖、餐后血糖、糖化血红蛋白（HbA1c）、稳态模型计算胰岛 β 细胞功能（HOMA-β）、胰岛素抵抗指数（HOMA-IR）；② D- 二聚体、纤维蛋白原；③血脂、血尿酸、血常规等。

（2）数据整理及质量控制：因为系统开放性的特点，保证数据的真实性与科学性十分关键，数据的录入及审核是建立在专人录入、定期审核及三级医师查房的病历质量控制程序之下的，保证了数据的真实、准确，同时也为后期数据整理与分析提供了可靠基础。

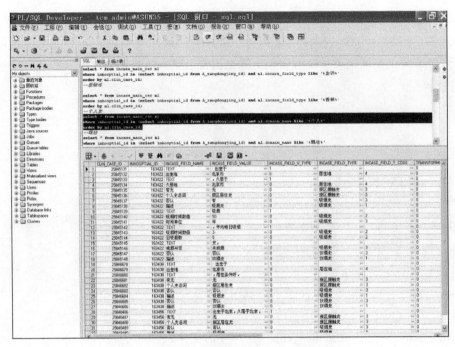

图 10-15　SQL 语句筛选、查询病例示意图

　　本研究中涉及文本数据和数值数据，文本数据包括基本信息、症状、舌脉诊、个人史、既往史、诊断、中药、方剂等；数值数据包括各类理化指标。文本型数据参照相应标准，整理成符合规范的统一形式，数值数据整理成分类变量。文本数据及数值数据整理示意见图 10-16，图 10-17。

住院号	规范整理后数据	原始数据	数据名称
A	B	C	D
INCASE ID	TRANSFORMED GVALUE	ORIG GVALUE	DOMAIN NAME
165470	肢体麻木	双手麻木	刻下症
165582	肢体麻木	双足麻木	刻下症
165582	肢体疼痛	下肢疼痛	刻下症
165582	小便调	小便，4次/日	刻下症
165582	肢体震颤	左肢震颤	刻下症
165731	便秘	大便，1次/3日	刻下症
165731	乏力	乏力	刻下症
165731	口干	口干	刻下症
165731	眠多	眠多	刻下症
165731	多食	纳多	刻下症
165731	视物模糊	视物模糊	刻下症
165731	肢体麻木	手足麻木	刻下症
165731	头昏	头晕	刻下症
165731	易饥	易饥	刻下症
165737	乏力	乏力	刻下症
165737	口干	口干	刻下症
165737	纳呆	纳差	刻下症
165737	视物模糊	视物模糊	刻下症
165737	肢体肿胀	双下肢肿胀	刻下症
165737	头昏	头晕	刻下症
165737	肢体麻木	左上肢麻木	刻下症
165740	便秘	大便，1次/3日	刻下症

图 10-16　文本数据整理表示意图

	A	C	Y	Z	AA	AB	AC	AD	AE	AF
1	INHOSPT	脑梗塞病	糖化血红	糖化血红	空腹胰岛	空腹胰岛	血糖	血糖	胰岛素指	胰岛素指
2	166131	3后遗症期	5	0	10.23	L	18.93	H	1.24	H
3	165470	3后遗症期	10.1	H	10.23	L	17.26	H	1.13	H
4	165714	2恢复期	9.8	H	10.23	L	15.91	H	1.04	H
5	165427	3后遗症期	10.9	H	9.56	L	12.65	H	0.77	L
6	165545	2恢复期	11	H	12.3	L	14.19	H	1.11	H
7	165582	3后遗症期	8.7	H	11.25	L	9.22	H	0.66	L
8	163670	3后遗症期	8.7	H	22.5	L	14.92	H	2.14	H
9	165142	1急性期	10.4	H	12.5	L	9.3	H	0.74	L
10	165451	2恢复期	8.3	H	28.95	L	13.11	H	2.42	H
11	165141	3后遗症期	7	H	7.8	L	5.98	0	0.30	L
12	165541	2恢复期	6.5	H	12.03	L	6.71	H	0.52	L
13	164937	3后遗症期	11.2	H	56.3	0	18.1	H	6.50	H
14	165208	3后遗症期	8.6	H	10.25	L	5.92	0	0.39	L
15	165813	3后遗症期	12.8	H	57.68	0	16.95	H	6.24	H
16	163877	3后遗症期	10.5	H	23.6	L	8.89	H	1.34	H
17	165651	3后遗症期	6.8	H	11.23	L	5.95	0	0.43	L
18	164434	3后遗症期	12.2	H	25.08	L	8.95	H	1.43	H
19	164546	3后遗症期	10.2	H	45.2	0	13.14	H	3.79	H
20	164459	1急性期	8.7	H	56.3	0	15.43	H	5.54	H
21	165402	3后遗症期	13.4	H	42.3	0	12.41	H	3.35	H
22	164344	3后遗症期	12.8	H	49.6	0	13.77	H	4.36	H
23	165636	2恢复期	10.8	H	31.2	L	9.75	H	1.94	H
24	163574	3后遗症期	12.5	H	80.09	0	19.09	H	9.76	H
25	166340	1急性期	8.8	H	35.19	L	10.28	H	2.31	H

图 10–17　数值数据整理表示意图

（3）数据取舍方法：在本研究中，选取的文本数据及数值数据，均为缺失情况少、录入质量好的数据。对于缺失数据较多的病历，我们会调取纸质病历进行补录，以保证数据质量，对于数据缺失过多的病历则予以剔除。研究中涉及的各类理化指标，多为患者入院后常规检查项目，因而保证了理化指标数据的完整性。

（4）数据分析方法：①采用 SPSS 19.0 统计分析软件进行一般资料的描述性统计，定量资料符合正态分布的，描述其均值、标准差、定性资料使用频数、构成比表达，多指标联合统计采用多分类变频数交叉表法。②根据糖尿病合并脑梗死证的判别规则，经计算机进行自动判别分析，确定糖尿病合并脑梗死的证候，对证进行客观性研究。③统计各期常用药物频次，研究常用单味药及对药、三味药、四味药的配伍，临床常用的复方。采用 Clementine 数据挖掘平台中的关联规则，研究中药用药规律。④统计各期症状频次，与常用方剂、理化指标依照分期相组合。运用 Clementine 数据挖掘平台中的贝叶斯网络分析，研究证候与理化指标、症状之间的关系。⑤对全部病历的症状、理化指标和中药运用 MeDisco/3S 系统建立无尺度网络图，研究“药 – 证”“药 – 症”的规律。⑥运用 Microsoft SQL Server 2008 建立星型模型，研究糖尿病合并脑梗死“病 – 证 – 药”关系。

3. 结果

（1）一般分析：在 485 例病例中，急性期 102 例，恢复期 120 例，后遗症期 263 例。

1）年龄组成：患者年龄最小者 34 岁，最大者 91 岁，平均（67.34 ± 10.01）岁。从年龄组成看，该病多发生在 50 岁以上人群，达到 95.9%，尤其以 65 岁以上老年人为多，占全部人群的 61.9%，可见增龄与该病密切相关，随年龄增长，该病发病率有上升的趋势。

2）性别组成：从性别组成看，男性为 220 例，女性为 265 例，男女比例为 1 ∶ 1.2，男女比例基本相当。

3）体重指数（BMI）：统计显示，平均 BMI 为 31.72±5.07，BMI 过重者（男 25～30，女 24～29）占 27.2%，肥胖者（男 30～35，女 29～34）占 34.8%，非常肥胖（男＞35，女＞34）占 23.7%，超重者共计 85.7%，可见超重及肥胖为该病的主要特征，流行病学研究也显示肥胖为该病的相关因素。

4）糖尿病病程：从糖尿病病程上看，10 年以上患者共计 353 例，占全部人群的 64.8%，说明脑梗死多发生在糖尿病后期，随糖尿病病程延长脑梗死发病率相应提高。

5）脑梗死病程

根据脑梗死的病程，可分为 3 期：急性期为发病 2 周以内者，恢复期为 2 周至 6 个月，后遗症期为发病 6 个月以上者。本研究中急性期 102 例，恢复期 120 例，后遗症期 263 例。前两期患者相对较少，这与患者入院选择性偏倚相关，我科收治患者多为脑梗死后遗症期，急性期及恢复期患者多前往针灸科治疗。

6）既往史：从既往病史可以看出，糖尿病合并脑梗死与高血压、冠心病、高脂血症等关系密切。其中合并高血压的患者占全部病例的 75.88%，其次是合并冠心病（38.76%）、高脂血症（36.70%）的患者。研究显示，高血压为糖尿病和脑梗死的独立危险因素，且糖尿病并发脑梗死者高血压的发生率较单纯脑梗死者为高。长期的高压血流冲击，致使动脉内壁形成微动脉瘤，同时使血浆内的脂质进入并沉积于动脉内膜下，造成动脉壁纤维样坏死，影响脑血管病的发生。另一研究证明高甘油三酯、低高密度脂蛋白、ApoA1 水平是脑梗死的独立危险因素，血脂升高可损伤血管内膜，影响血液黏度，加速动脉粥样硬化血栓形成。

7）胰岛素抵抗和胰岛细胞功能：

胰岛素抵抗指数（HOMA-IR）是用来反映个体胰岛素抵抗的指标，正常个体的 HOMA-IR 指数为 1。随着抵抗水平的升高，HOMA-IR 指数将高于 1。

用稳态模型（HOMA）计算的胰岛 β 细胞功能（HOMA-β）是用于评价胰岛 β 细胞功能的指标。正常个体指数为 100%。随着胰岛 β 细胞功能降低则其数值降低，功能增强则其数值升高（表 10-25）。

① HOMA-IR＝ 空腹血糖水平 × 空腹胰岛素水平 /22.5。② HOMA-β＝20× 空腹胰岛素水平 /（空腹血糖水平 –3.5）（%）。（胰岛素以 U/mL 表示；血糖以 mmol/L 表示）

表 10-25　患者胰岛素抵抗和胰岛细胞功能的评价

	HOMA-IR	HOMA-β 指数
升高	214	43
降低	21	195
正常值	2	0
未知	248	247

由此可以看出，485 例患者中，在 HOMA-IR 可计算的 237 例患者中，214 例患者胰岛素抵抗指数高于正常，21 例指数降低，2 例正常，其余 248 例患者可能因空腹血糖或空腹胰岛素水平未监测而无法计算。在 HOMA-β 指数上，195 例患者胰岛细胞功能降低，43 例功能增强，其余 247 例无法计算得出。由此可以得出结论：在可计算胰岛素抵抗指数和胰岛细胞功能的人群中，80% 以上患者存在胰岛 β

细胞功能降低，90% 以上患者提示胰岛素抵抗的存在。现代研究提示，胰岛素抵抗与糖尿病合并脑梗死关系密切。胰岛素代偿性分泌过多，刺激血管平滑肌细胞增生，同时又可导致脂代谢紊乱，造成脂质在损伤的内皮下沉积，脂质代谢过程减慢，进一步促进动脉粥样硬化的发生发展。

多因素 Logistic 回归分析显示，暴饮暴食、用药不规律、血糖控制不佳、高血压病史、冠心病病史、TG $\geq$ 2.6 mmol/L、LDL–C $\geq$ 3.36 mmol/L、HDL–C $\leq$ 0.91 mmol/L 是 2 型糖尿病合并脑梗死的危险因素，与本研究结论基本一致。

（2）多指标联合分析

1）症状与分期入院刻下症和后续查房症状见表 10–26 ~ 表 10–28。

表 10–26　入院刻下症

症状	患者人数（比例 %）		
	急性期	恢复期	后遗症期
口干	97（20.82）	114（24.46）	255（54.72）
乏力	53（15.68）	90（26.63）	195（57.69）
便秘	48（21.43）	57（25.45）	119（53.13）
眠差	35（19.02）	50（27.17）	99（53.80）
肢体麻木	91（20.54）	110（24.83）	242（54.63）
夜尿频	26（14.05）	42（22.70）	117（63.24）
头晕	48（24.87）	55（28.50）	90（46.63）
视物模糊	37（21.89）	34（20.12）	98（57.99）
多饮	34（20.24）	32（19.05）	102（60.71）
小便频	27（19.71）	32（23.36）	78（56.93）
胸闷	16（14.16）	28（24.78）	69（61.06）
肢体疼痛	9（8.18）	29（26.36）	72（65.45）
心悸	12（13.19）	25（27.47）	54（59.34）
肢体水肿	5（6.17）	26（32.10）	50（61.73）
肢体活动不利	29（37.66）	12（15.58）	36（46.75）
记忆力减退	5（6.49）	9（11.69）	34（44.15）

从入院刻下症可以看出，急性期以口干、肢体麻木、头晕、便秘、乏力症状为主，以热证、血瘀、痰证为主；恢复期以口干、肢体麻木、乏力、便秘、眠差等症状为主，以气虚、血瘀为主；后遗症期主要症状为口干、肢体麻木、乏力、便秘、夜尿频、多饮、眠差，以气虚、阴虚、阳虚、血瘀为主，病情进一步发展。

表 10-27　第一次查房症状

症状	患者人数（比例 %）		
	急性期	恢复期	后遗症期
口干	55（18.58）	73（24.66）	168（56.76）
乏力	35（13.51）	72（27.80）	152（58.69）
肢体麻木	25（14.45）	55（31.79）	93（53.76）
便秘	34（23.29）	39（26.71）	73（50.00）
头晕	37（25.52）	47（32.41）	61（42.07）
视物模糊	22（16.67）	30（22.73）	80（60.61）
眠差	23（18.85）	39（31.97）	60（49.18）
肢体疼痛	11（9.32）	34（28.81）	73（61.86）
夜尿频	16（13.91）	30（26.09）	69（60.00）
多饮	22（20.18）	19（17.43）	68（62.39）
小便频	18（18.95）	23（24.21）	54（56.84）
肢体发凉	15（18.52）	21（25.93）	45（55.56）
肢体水肿	8（10.00）	20（25.00）	52（65.00）
胸闷	7（9.33）	23（30.67）	45（60.00）
肢体活动不利	24（40.00）	7（11.67）	29（48.33）
心悸	5（8.77）	19（33.33）	33（57.89）
咳嗽	7（14.58）	12（25.00）	29（60.42）
纳呆	10（22.73）	12（27.27）	22（50.00）
言语不利	14（35.00）	7（17.50）	19（47.50）

表 10-28　第二次查房症状

症状	患者人数（比例 %）		
	急性期	恢复期	后遗症期
口干	64（19.75）	79（24.38）	181（55.86）
乏力	41（14.54）	77（27.30）	164（58.16）
肢体麻木	31（17.61）	52（29.55）	93（52.84）
头晕	40（24.39）	48（29.27）	76（46.34）
便秘	32（20.78）	36（23.38）	86（55.84）
眠差	26（17.57）	40（27.03）	82（55.41）
视物模糊	22（15.83）	36（25.90）	81（58.27）

症状	患者人数（比例%）		
	急性期	恢复期	后遗症期
夜尿频	23（17.83）	29（22.48）	77（59.69）
肢体疼痛	14（10.85）	37（28.68）	78（60.47）
多饮	22（19.82）	21（18.92）	68（61.26）
小便频	21（18.92）	28（25.23）	62（55.86）
肢体发凉	15（16.67）	23（25.56）	52（57.78）
胸闷	8（10.00）	24（30.00）	48（60.00）
肢体水肿	4（5.63）	20（28.17）	47（66.20）
肢体活动不利	24（36.92）	8（12.31）	33（50.77）
心悸	7（11.11）	17（26.98）	39（61.90）
言语不利	20（44.44）	7（15.56）	18（40.00）
头痛	9（23.08）	12（30.77）	18（46.15）
记忆力减退	3（7.69）	5（12.82）	13（33.33）

从第一次、第二次查房症状看，各期主要症状与入院基本相同，但口干、乏力、肢体麻木、头晕、视物模糊等症状的频数显著降低，提示治疗后症状的改善。

糖尿病合并脑梗死的主要特征为脑功能损伤及性格改变。从患者症状群中可以看出，患者出现乏力、头晕、头痛、记忆力减退、视物模糊等脑功能减退的症状，这可能与高血糖损伤脑内 ATP 代谢，使脑血流量减缓、脑阻力增加和影响血液成分及血液流变性受影响所致，也可能与梗死灶面积过大及皮质下损伤相关。在性格改变上主要表现为急躁易怒、少言寡语、失眠、倦怠乏力。

2）入院舌象、苔象及脉象见表 10-29 ~ 表 10-31。

表 10-29 入院舌象

舌象	患者人数（出现率%）		
	急性期	恢复期	后遗症期
舌暗红	41（40.20）	54（45.00）	140（53.23）
舌淡暗	8（7.84）	16（13.33）	44（16.73）
舌紫黯	3（2.94）	10（8.33）	32（12.16）
舌淡红	9（8.82）	10（8.33）	19（7.22）
舌红	3（2.94）	12（10.00）	17（6.46）
有裂纹	1（0.98）	5（4.17）	17（6.46）

从入院舌象看，各期排在前几位的分别为舌暗红、舌淡暗、舌紫黯、舌淡红、舌红、有裂纹。舌暗红、舌淡暗、舌紫黯所占比例均较大，提示血瘀为该病的主要致病因素，贯穿于疾病的始终；舌淡红次之，提示气虚证所占比例亦较大；另外阴虚、痰湿等亦为该病的主要致病因素。

表 10-30　入院苔象

苔象	患者人数（出现率 %）		
	急性期	恢复期	后遗症期
苔薄白	25（39.06）	31（29.81）	65（25.00）
苔白腻	10（15.63）	34（32.69）	61（23.46）
苔薄黄	14（21.88）	15（14.42）	38（14.62）
苔黄腻	5（7.81）	5（4.81）	41（15.77）
少苔	1（1.56）	7（6.73）	14（5.38）
苔白厚腻	2（3.13）	3（2.88）	8（3.08）
苔薄黄腻	0（0）	2（1.92）	8（3.08）

从入院苔象看，各期白、腻、黄苔及少苔所占比例较大，说明该病常夹痰、湿、热。

表 10-31　入院脉象

脉象	患者人数（出现率 %）		
	急性期	恢复期	后遗症期
脉沉细	16（24.62）	25（24.04）	73（28.08）
脉弦滑	9（13.85）	23（22.12）	52（20.00）
脉弦细	14（21.54）	19（18.27）	42（16.15）
脉弦	8（12.31）	7（6.73）	23（8.85）
脉滑	2（3.08）	5（4.81）	6（2.31）
脉细	4（6.15）	2（1.92）	7（2.69）
脉沉弦	1（1.54）	3（2.88）	8（3.08）
脉沉	1（1.54）	1（0.96）	7（2.69）
脉细数	2（3.08）	1（0.96）	6（2.31）

从入院脉象看，以弦、细、沉、滑为主，说明气虚、痰湿为该病主要致病因素。

3）第一次查房舌象、苔象及脉象见表 10-32 ～表 10-34。

表 10-32　第一次查房舌象

舌象	患者人数（出现率%）		
	急性期	恢复期	后遗症期
舌暗红	60（65.93）	51（46.79）	136（55.74）
舌淡暗	11（12.09）	13（11.93）	42（17.21）
舌淡红	14（15.38）	13（11.93）	16（6.56）
舌紫黯	1（1.10）	16（14.68）	26（10.66）
舌红	5（5.49）	13（11.93）	17（6.97）
舌体胖大	4（4.40）	7（6.42）	9（3.69）

从第一次查房舌象看，各期舌象均以舌质暗、淡为主，说明虚、瘀仍为主要病因。

表 10-33　第一次查房苔象

苔象	患者人数（出现率%）		
	急性期	恢复期	后遗症期
苔薄白	27（29.67）	29（26.61）	69（28.28）
苔白腻	12（13.19）	30（27.52）	47（19.26）
苔薄黄	26（28.57）	19（17.43）	40（16.39）
苔黄腻	16（17.58）	10（9.17）	49（20.08）
少苔	3（3.30）	9（8.26）	12（4.92）
少津	4（4.40）	4（3.67）	6（2.46）
苔薄黄腻	2（2.20）	2（1.83）	6（2.46）

从第一次查房苔象看，各期白、腻、黄苔比重仍较大，仍以虚、热为主。

表 10-34　第一次查房脉象

脉象	患者人数（出现率%）		
	急性期	恢复期	后遗症期
脉沉细	27（29.67）	29（26.61）	68（27.87）
脉弦滑	17（18.68）	20（18.35）	52（21.31）
脉弦细	14（15.38）	16（14.68）	44（18.03）
脉弦	10（10.99）	8（7.34）	20（8.20）
脉滑	4（4.40）	6（5.50）	7（2.87）
脉沉弦	1（1.10）	3（2.75）	7（2.87）

脉象	患者人数（出现率%）		
	急性期	恢复期	后遗症期
脉细	0（0）	2（1.83）	9（3.69）
脉细滑	3（3.30）	2（1.83）	5（2.05）
脉细数	2（2.20）	2（1.83）	5（2.05）
脉弦细滑	3（3.30）	1（0.92）	5（2.05）

从第一次查房脉象来看，以弦、沉、细、滑为主，表明该病里证、虚证、痰证为多。

4）第二次查房舌象、苔象及脉象见表 10-35 ~ 表 10-37。

表 10-35　第二次查房舌象

舌象	患者人数（出现率%）		
	急性期	恢复期	后遗症期
舌暗红	44（66.67）	40（57.97）	106（60.23）
舌淡暗	6（9.09）	8（11.59）	24（13.64）
舌淡红	10（15.15）	8（11.59）	11（6.25）
舌红	6（9.09）	9（13.04）	10（5.68）
舌紫黯	0（0）	2（2.90）	22（12.50）

从第二次查房舌象看，相比于前两次查房，各期暗舌比例均较前降低，淡红舌比例相应提高，可能提示经治疗患者症状的改善。

表 10-36　第二次查房脉象

脉象	患者人数（出现率%）		
	急性期	恢复期	后遗症期
脉沉细	22（33.33）	21（30.43）	53（30.11）
脉弦滑	9（13.64）	9（13.04）	35（19.89）
脉弦细	13（19.70）	10（14.49）	29（16.48）
脉弦	9（13.64）	4（5.80）	15（8.52）
脉细	2（3.03）	1（1.45）	7（3.98）
脉沉	1（1.52）	1（1.45）	7（3.98）
脉沉弦	1（1.52）	3（4.35）	5（2.84）

较前相比，弦脉、滑脉、细脉比例相应较低，提示痰湿证、虚证比重较前降低。

表 10-37　第二次查房苔象

苔象	患者人数（出现率%）		
	急性期	恢复期	后遗症期
苔薄白	26（39.39）	20（28.99）	47（26.70）
苔薄黄	22（33.33）	12（17.34）	34（19.32）
苔黄腻	11（16.67）	11（15.54）	37（21.02）
苔白腻	5（7.58）	19（27.54）	33（18.76）
少苔	1（1.52）	3（4.35）	7（3.98）
苔薄白腻	3（4.55）	2（2.90）	3（1.70）

与前相比，患者腻苔、黄苔的比例相应缩小，提示患者热证、痰湿证比例较前降低。

5）入院后使用的中药情况见表 10-38～表 10-40。

表 10-38　入院中药

中药	患者人数（比例%）		
	急性期	恢复期	后遗症期
茯苓	64（21.40）	69（23.08）	166（55.52）
黄芪	49（19.37）	68（26.88）	136（53.75）
当归	54（21.51）	69（27.49）	128（51.00）
生地黄	48（19.35）	66（26.61）	134（54.03）
太子参	38（16.10）	74（31.36）	124（52.54）
川芎	47（21.86）	56（26.05）	112（52.09）
赤芍	39（19.21）	53（26.11）	111（54.68）
丹参	35（17.41）	49（24.38）	117（58.21）
麦冬	32（16.33）	64（32.65）	100（51.02）
牛膝	50（27.62）	51（28.18）	80（44.20）
白术	37（21.14）	46（26.29）	92（52.57）
五味子	26（15.66）	50（30.12）	90（54.22）
泽泻	28（17.83）	40（25.48）	89（56.69）
红花	31（20.26）	49（32.03）	73（47.71）
桃仁	30（21.43）	45（32.14）	65（46.43）
山茱萸	18（13.33）	34（25.19）	83（61.48）
白芍	28（20.90）	39（29.10）	67（50.00）
熟地黄	24（18.75）	35（27.34）	69（53.91）

中药	患者人数（比例%）		
	急性期	恢复期	后遗症期
牡丹皮	22（17.60）	28（22.40）	75（60.00）
砂仁	17（13.82）	28（22.76）	78（63.41）
半夏	33（28.45）	24（20.69）	59（50.86）

表 10-39　第一次查房中药

中药	患者人数（比例%）		
	急性期	恢复期	后遗症期
茯苓	53（20.38）	62（23.85）	145（55.77）
当归	49（20.50）	65（27.20）	125（52.30）
黄芪	45（19.74）	60（26.32）	123（53.95）
生地黄	44（21.15）	47（22.60）	117（56.25）
川芎	41（20.71）	47（23.74）	110（55.56）
丹参	37（19.79）	44（23.53）	106（56.68）
牛膝	49（26.34）	43（23.12）	94（50.54）
白术	34（18.89）	45（25.00）	101（56.11）
太子参	32（18.50）	44（25.43）	97（56.07）
麦冬	25（16.23）	38（24.68）	91（59.09）
赤芍	25（16.78）	35（23.49）	89（59.73）
白芍	27（20.93）	30（23.26）	72（55.81）
五味子	21（16.67）	28（22.22）	77（61.11）
熟地黄	20（16.13）	36（29.03）	68（54.84）
泽泻	26（21.49）	29（23.97）	66（54.55）
红花	23（20.18）	34（29.82）	57（50.00）
半夏	27（24.32）	24（21.62）	60（54.05）

表 10-40　第二次查房中药

中药	患者人数（比例%）		
	急性期	恢复期	后遗症期
茯苓	51（20.08）	59（23.23）	144（56.69）
当归	44（19.13）	59（25.65）	127（55.22）
黄芪	37（17.96）	57（27.67）	112（54.37）

续表

中药	患者人数（比例%）		
	急性期	恢复期	后遗症期
川芎	34（16.67）	50（24.51）	120（58.82）
牛膝	48（24.62）	45（23.08）	102（52.31）
生地黄	41（21.47）	43（22.51）	107（56.02）
丹参	34（18.89）	42（23.33）	104（57.78）
太子参	31（18.24）	45（26.47）	94（55.29）
白术	37（22.16）	44（26.35）	86（51.50）
麦冬	30（19.23）	41（26.28）	85（54.49）
赤芍	21（14.48）	33（22.76）	91（62.76）
白芍	29（21.17）	30（21.90）	78（56.93）
五味子	24（19.05）	32（25.40）	70（55.56）
熟地黄	19（16.96）	33（29.46）	60（53.57）
泽泻	20（17.86）	26（23.21）	66（58.93）
半夏	31（27.93）	20（18.02）	60（54.05）

从三次查房患者所使用的中药看，急性期频数排在前几位的为茯苓、当归、牛膝、黄芪、生地黄、川芎、赤芍、太子参、白术、丹参；恢复期频数排在前几位的为太子参、茯苓、当归、黄芪、生地黄、川芎、赤芍、丹参；后遗症期频数排在前几位的为茯苓、黄芪、生地黄、当归、太子参、丹参、川芎、赤芍、麦冬。从中药药性功用分析，三期基础用药均包含补气药、活血药、养阴药、化湿药，所占比例不同，但总体符合益气养阴、活血化瘀、化痰通络的治疗原则。

6）入院后患者使用方剂见表 10-41 ~ 表 10-43。

表 10-41 入院方剂

方剂	患者人数（比例%）		
	急性期	恢复期	后遗症期
生脉散	25（10.87）	82（35.65）	123（53.48）
丹参饮	11（8.73）	27（21.43）	88（69.84）
补阳还五汤	23（21.10）	28（25.69）	58（53.21）
桃红四物汤	23（23.23）	32（32.32）	44（44.44）
参芪麦味地黄汤	12（15.19）	18（22.78）	49（62.03）
六味地黄丸	14（21.54）	12（18.46）	39（60.00）
参芪地黄汤	13（22.41）	19（32.76）	26（44.83）

方剂	患者人数（比例%）		
	急性期	恢复期	后遗症期
天麻钩藤饮	27（51.92）	4（7.69）	21（40.38）
黄芪桂枝五物汤	2（4.65）	8（18.60）	33（76.74）
当归六黄汤	0（0）	11（36.67）	19（63.33）
半夏白术天麻汤	9（33.33）	5（18.52）	13（48.15）
四物汤	5（18.52）	7（25.93）	15（55.56）
五苓散	3（11.11）	17（62.96）	7（25.93）
知柏地黄丸	0（0）	8（30.77）	18（69.23）
金匮肾气丸	0（0）	12（48.00）	25（52.00）
二陈汤	10（43.48）	4（17.39）	9（39.13）
血府逐瘀汤	9（39.13）	6（26.09）	8（34.78）
瓜蒌薤白半夏汤	3（15.00）	5（25.00）	12（60.00）
平胃散	5（25.00）	4（20.00）	11（55.00）
猪苓汤	1（5.88）	2（11.76）	14（82.35）

表 10-42　第一次查房方剂

方剂	患者人数（比例%）		
	急性期	恢复期	后遗症期
生脉散	19（11.05）	47（27.33）	106（61.63）
丹参饮	22（18.64）	21（17.80）	75（63.56）
补阳还五汤	11（14.86）	22（29.73）	41（55.41）
六味地黄丸	11（14.86）	19（25.68）	44（59.46）
桃红四物汤	14（21.21）	24（36.36）	28（42.42）
参芪麦味地黄汤	14（21.54）	16（24.62）	35（53.85）
参芪地黄汤	12（21.82）	15（27.27）	28（50.91）
天麻钩藤饮	30（61.22）	5（10.20）	14（28.57）
黄芪桂枝五物汤	2（4.55）	14（31.82）	28（63.64）
半夏白术天麻汤	6（18.18）	12（36.36）	15（45.45）
当归芍药散	0（0）	3（10.71）	25（89.29）
五苓散	2（7.69）	11（42.31）	13（50.00）
二至丸	5（20.83）	9（37.50）	10（41.67）

方剂	患者人数（比例 %）		
	急性期	恢复期	后遗症期
四君子汤	8（34.78）	5（21.74）	10（43.48）
知柏地黄丸	0（0）	6（26.09）	17（73.91）
四物汤	2（9.09）	6（27.27）	14（63.64）
瓜蒌薤白半夏汤	0（0）	5（31.25）	11（68.75）
平胃散	3（18.75）	3（18.75）	10（62.50）
参苓白术散	2（13.33）	4（26.67）	9（60.00）
地黄饮子	2（13.33）	2（13.33）	11（73.33）
藿朴夏苓汤	0（0）	0（0）	15（100.00）

表 10-43　第二次查房方剂

方剂	患者人数（比例 %）		
	急性期	恢复期	后遗症期
生脉散	23（13.45）	47（27.49）	101（59.06）
丹参饮	16（13.91）	23（20.00）	76（66.09）
六味地黄丸	10（14.49）	14（20.29）	45（65.22）
桃红四物汤	17（26.15）	14（21.54）	34（52.31）
补阳还五汤	13（20.97）	14（22.58）	35（56.45）
黄芪桂枝五物汤	3（5.00）	12（20.00）	45（75.00）
参芪麦味地黄汤	11（18.64）	16（27.12）	32（54.24）
天麻钩藤饮	24（43.64）	5（9.09）	26（47.27）
参芪地黄汤	6（13.33）	14（31.11）	25（55.56）
当归芍药散	0（0）	4（9.76）	37（90.24）
半夏白术天麻汤	7（21.21）	6（18.18）	20（60.61）
知柏地黄丸	4（8.89）	17（37.78）	24（53.33）
平胃散	6（20.69）	8（27.59）	15（51.72）
温胆汤	9（33.33）	6（22.22）	12（44.44）
四君子汤	11（47.83）	3（13.04）	9（39.13）
参苓白术散	6（27.27）	6（27.27）	10（45.45）
四物汤	0（0）	9（40.91）	13（59.09）
金匮肾气丸	0（0）	4（22.22）	14（77.78）

续表

方剂	患者人数（比例 %）		
	急性期	恢复期	后遗症期
五苓散	4（22.22）	6（33.33）	8（44.44）
地黄饮子	2（11.76）	2（11.76）	13（76.47）
瓜蒌薤白半夏汤	2（13.33）	2（13.33）	11（73.33）
黄连温胆汤	0（0）	4（28.57）	10（71.43）

从三次查房方剂使用情况看，急性期使用频率最高的为天麻钩藤饮、生脉散、补阳还五汤、桃红四物汤、六味地黄丸、丹参饮，提示急性期的治疗主要以化痰熄风、活血化瘀通络、益气养阴为主；恢复期使用频率最高的为生脉散、桃红四物汤、补阳还五汤、丹参饮、参芪麦味地黄汤、参芪地黄汤、五苓散，提示与急性期相比，恢复期的治疗更侧重于益气养阴、活血化瘀通络，益气养阴的方剂使用频率提高，这与脑梗死的病程进展相关，恢复期患者多虚、多瘀，故而出现方剂的变化；后遗症期使用频率最高的为生脉散、丹参饮、补阳还五汤、桃红四物汤、参芪麦味地黄汤、六味地黄丸、参芪地黄汤、黄芪桂枝五物汤，提示与急性期、恢复期相比，治疗更注重益气养阴、活血化瘀，因本期患者一般脑梗死病程达半年以上，脑梗死症状多不显著，或仅留有后遗症，因病程日久，故病机以气阴两虚、脉络瘀阻为主，因此方剂的使用更侧重益气养阴、化瘀通络。

7）证型判别规则：根据患者的症状、舌苔、脉象进行证型的判别。因计算机判别具有一定局限性，存在证型判别不符合临床实际或与临床实际相矛盾的情况，需要人工进行再次判断与修正，实现"人机结合"，判别后将阳虚火热等不符合中医证候特点的证型进行重新分析，证候分布如下。

485 例患者入院证型共计 33 种，第一次查房证型共计 27 种，第二次查房证型共计 30 种，可见该病病机复杂，证候变化较多。

其中入院时阴虚、阳虚、阴阳两虚证型较多，共计 79.63%，火热证及血瘀证所占比例亦较大，血瘀证出现率为 91.96%，火热证出现率为 77.73%，可见该病阴虚、阳虚、阴阳两虚、瘀血、热盛均为主要致病因素。

第一次、第二次查房时阴虚、阳虚、阴阳两虚证型分别为 75.02%、72.69%，相比于入院时稍有变化，血瘀证出现率分别为 96.05%、84.36%，火热证出现率分别降至 58.51%、59.70%，提示该病病机复杂，瘀血、热盛与该病关系密切，且经过治疗，血瘀证及火热证的频数相应降低，可能提示中医治疗的疗效明显。

（3）基于关联规则的分期 – 中药关系研究

本研究关联规则运用 Clementine 12.0 软件实现，采用 Apriori 模型，调整最小支持度为 5%，最小可信度为 1%（此值为软件默认最小值）。按照病程的不同，将其分为若干群体，将每个群体的症状及中药做关联分析，得出分期与中药、症状之间的关系。

支持度、置信度及提升度是描述关联规则的重要指标。对于某条关联规则，如 A → B，支持度（support）是指，在所有的事务中同时出现 A 和 B 的概率，即 $P（AB）$；而置信度（confidence）是指，所有事务中，在出现 A 的情况下出现 B 的概率，即 $P（B|A）$。另外，提升度（lift）是指，在所有事务中，出现 A 的情况下出现 B 的概率与出现 B 的概率的比值，即 $P（B|A）/P（B）=P（AB）/P（A）P（B）$。

支持度揭示了 A 和 B 同时出现的频率，支持度越大代表 A 和 B 的关联性越大，置信度揭示了 A 出现时，B 是否一定会出现以及出现的概率有多大，如果置信度为 100%，则说明了 A 出现时，B 一定会出现。提升度若等于 1，说明 A、B 独立；若大于 1，说明的 A 与 B 为正相关关系；反之，若小于 1，说明 A 与 B 为负相关关系。

1）急性期与中药的关联关系

糖尿病合并脑梗死急性期与常用中药关联情况：一项、二项关联定义为支持度＞20%、置信度＞20%、提升度＞1，三项关联定义为支持度＞18%、置信度＞20%、提升度＞1，四项关联定义为支持度＞13%、置信度＞20%、提升度＞1，结果如下（表 10-44 ~ 表 10-47）。

表 10-44　一项关联（急性期）

结果	支持度（%）	置信度（%）	提升度
茯苓→急性期	60.72	21.93	1.05
当归→急性期	51.47	21.49	1.02
川芎→急性期	44.47	22.34	1.06
牛膝→急性期	38.15	28.40	1.35
白术→急性期	35.67	21.52	1.03
白芍→急性期	27.54	22.13	1.05

如上表所示，糖尿病合并脑梗死急性期支持度最高的是茯苓、当归和川芎，置信度最高的是牛膝、川芎、白芍、茯苓、白术、当归、桃仁，以甘味药为多。茯苓→急性期支持度最高，为 60.72%，说明在急性期使用茯苓的概率是 60.72%。牛膝→急性期置信度是 28.40%，说明使用牛膝时，有 28.40% 的概率是在急性期。

上述诸药中，牛膝活血通经，散瘀血，补肝肾，强筋骨，《别录》云"疗伤中少气，男肾阴消……补中续绝，填骨髓，除脑中痛及腰脊痛"，《药性论》记载牛膝可"补肾填精，逐恶血流结，助十二经脉"。现代药理研究表明，牛膝能降低大鼠全血黏度、红细胞压积、红细胞聚集指数，并有抗凝、降脂和降血糖的作用。川芎有活血行气、祛风镇痛的作用。川芎的有效成分川芎嗪可扩张脑血管，降低血管阻力，显著增加脑部血供，改善微循环，并且能降低血小板表面活性，抑制血小板聚集，防止血栓形成。白芍功擅养血敛阴，平抑肝阳。茯苓可利水渗湿，健脾宁心。《日华子本草》云茯苓"补五劳七伤……暖腰膝，开心益智，止健忘"，《用药心法》载"茯苓，淡能利窍，甘以助阳，除湿之圣药也。味甘平补阳，益脾逐水，生津导气"。现代药理研究也表明，茯苓能降血糖。白术有健脾益气、燥湿利水的作用，《日华子本草》曰白术"补腰膝，消痰，治水气，利小便……及筋骨弱软"。当归可补血、活血、镇痛，《医学启源》言其"能和血补血，破尾血"，现代研究表明，当归有抑制血小板聚集及抗血栓形成的作用。桃仁功擅活血祛瘀，现代药理研究表明，桃仁提取液能明显增加脑血流量，有舒张血管、降低血管阻力及抗凝血的作用，能改善血流动力学。

表 10-45　二项关联（急性期）

结果	支持度（%）	置信度（%）	提升度
牛膝 + 当归→急性期	23.25	27.18	1.10
赤芍 + 当归→急性期	32.51	20.14	1.06
桃仁 + 红花→急性期	24.83	20.00	1.07

　　如上表所示，糖尿病合并脑梗死急性期二项关联药物为牛膝 + 当归、赤芍 + 当归、桃仁 + 红花，其中牛膝与当归配伍，有补肝肾、活血通经之效，有抗血小板聚集及抗血栓的作用；赤芍性苦、微寒，功擅清热凉血、散瘀镇痛，其主要成分可抑制血小板聚集，与当归相配，能活血、化瘀兼清热，可起到抗凝作用；桃仁与红花为经典药对，活血化瘀之力专。

表 10-46　三项关联（急性期）

结果	支持度（%）	置信度（%）	提升度
红花 + 川芎 + 当归→急性期	20.77	25.00	1.19
牛膝 + 川芎 + 当归→急性期	18.28	24.69	1.18
桃仁 + 川芎 + 当归→急性期	19.64	24.14	1.15
川芎 + 当归 + 茯苓→急性期	18.74	24.10	1.15
川芎 + 生地黄 + 当归→急性期	18.51	23.17	1.10
川芎 + 当归 + 黄芪→急性期	24.83	22.73	1.08
桃仁 + 红花 + 当归→急性期	20.09	22.47	1.07
桃仁 + 红花 + 川芎→急性期	19.41	22.09	1.05
红花 + 赤芍 + 川芎→急性期	18.06	21.25	1.01
桃仁 + 赤芍 + 当归→急性期	18.06	21.25	1.01

　　如上表所示，糖尿病合并脑梗死急性期三项关联药物主要为川芎 + 当归与红花、牛膝、桃仁、茯苓、生地黄、黄芪的配伍，桃仁 + 红花与当归、川芎的配伍，以及红花 + 赤芍 + 川芎、桃仁 + 赤芍 + 当归的配伍，体现了急性期的主要处方为补阳还五汤和桃红四物汤，治疗上以活血、化瘀、通络为主。

表 10-47　四项关联（急性期）

结果	支持度（%）	置信度（%）	提升度
川芎 + 当归 + 黄芪 + 茯苓→急性期	13.32	27.12	1.29
桃仁 + 红花 + 川芎 + 当归→急性期	17.16	23.68	1.13
桃仁 + 川芎 + 当归 + 黄芪→急性期	13.77	22.95	1.09
红花 + 川芎 + 当归 + 黄芪→急性期	14.90	22.73	1.08
桃仁 + 赤芍 + 川芎 + 当归→急性期	16.48	21.92	1.04

结果	支持度（%）	置信度（%）	提升度
红花＋赤芍＋川芎＋当归→急性期	16.48	21.92	1.04
桃仁＋红花＋赤芍＋当归→急性期	15.58	21.74	1.04
桃仁＋红花＋赤芍＋川芎→急性期	15.80	21.43	1.02
桃仁＋红花＋当归＋黄芪→急性期	13.77	21.31	1.02

如上表所示，糖尿病合并脑梗死急性期四项关联药物为川芎＋当归与黄芪＋茯苓、桃仁＋红花、桃仁＋黄芪、红花＋黄芪、桃仁＋赤芍、红花＋赤芍的组合，以及桃仁＋红花与赤芍＋当归、赤芍＋川芎、当归＋黄芪的组合，其中川芎、当归、黄芪、桃仁、红花、赤芍等出现的频率较高，且这几味中药之间存在多重相关的关联关系，再次提示补阳还五汤是糖尿病合并脑梗死急性期主要处方之一。

2）恢复期与中药的关联关系

糖尿病合并脑梗死恢复期与常用中药关联情况：一项关联定义为支持度＞30%，置信度＞25%，提升度＞1；二项关联定义为支持度＞20%，置信度＞30%，提升度＞1；三项关联定义为支持度＞20%，置信度＞20%，提升度＞1；四项关联定义为支持度＞15%，置信度＞25%，提升度＞1。结果如下（表10-48～表10-51）。

表10-48　一项关联（恢复期）

结果	支持度（%）	置信度（%）	提升度
当归→恢复期	51.47	27.19	1.11
黄芪→恢复期	51.24	26.87	1.09
生地黄→恢复期	49.89	25.34	1.03
太子参→恢复期	47.40	30.00	1.22
川芎→恢复期	44.47	25.38	1.03
赤芍→恢复期	42.21	25.13	1.02
麦冬→恢复期	40.63	30.56	1.24
牛膝→恢复期	38.15	26.04	1.06
白术→恢复期	35.67	27.22	1.11
五味子→恢复期	33.41	27.70	1.13
泽泻→恢复期	32.73	26.21	1.07
红花→恢复期	31.15	30.44	1.24

从上表可以看出，支持度最高的药物为当归、黄芪、生地黄、太子参、川芎、赤芍、麦冬、牛膝等，以活血化瘀、益气养阴药物为主。置信度最高的药物为麦冬、红花、太子参，是养阴、活血、益气的代表药物，这也体现了恢复期气阴亏耗、脉络瘀阻的病机，故治疗上以活血化瘀、益气养阴药物

为主。

其中当归活血镇痛，《医学启源》记载"能和血补血，尾破血，身和血"；黄芪健脾补中、升阳，能减少血栓形成，降脂、降压、降糖；生地黄清热凉血、养阴生津，《珍珠囊》言其"补肾水真阴"，有降压、镇静作用；太子参补肺脾之气、生津；川芎活血行气、祛风镇痛，《神农本草经》云其"主中风入脑头痛、寒痹，筋脉缓急"，可扩张脑血管，降低血管阻力，改善微循环，显著增加脑及肢体血流量，对中枢神经系统有镇静作用；赤芍散邪行血、除血痹，破坚积，可延长血栓形成时间；麦冬养阴生津，能显著提高实验动物耐缺氧能力，保护心脏血管；牛膝补肝肾，强筋骨，"善治肾虚腰疼腿痿，或膝疼不能屈伸，或腿痿不能任地"，动物实验证实牛膝可降低血黏度及红细胞聚集指数，有抗凝作用；红花活血通经、祛瘀镇痛，能扩张外周血管以降压，抑制血小板聚集，降低血黏度，还可提高机体抗缺氧能力，以保护脑组织。

表 10-49　二项关联（恢复期）

结果	支持度（%）	置信度（%）	提升度
麦冬 + 太子参→恢复期	33.86	32.00	1.41
太子参 + 黄芪→恢复期	33.63	30.87	1.36
五味子 + 太子参→恢复期	29.12	31.01	1.36
生地黄 + 太子参→恢复期	25.73	30.70	1.30
太子参 + 当归→恢复期	25.06	33.33	1.26
桃仁 + 红花→恢复期	24.83	30.91	1.26
红花 + 当归→恢复期	24.15	34.58	1.26
麦冬 + 黄芪→恢复期	23.70	33.33	1.25
红花 + 川芎→恢复期	23.48	30.77	1.25

从上表可以看出，恢复期支持度最高，即关联最紧密的二项药物为麦冬 + 太子参、太子参 + 黄芪、五味子 + 太子参，两药配伍的主要作用为益气养阴。置信度最高的为红花 + 当归、太子参 + 当归、麦冬 + 黄芪、麦冬 + 太子参，以活血化瘀、益气养阴功效为主。

表 10-50　三项关联（恢复期）

结果	支持度（%）	置信度（%）	提升度
桃仁 + 红花 + 当归→恢复期	20.09	34.83	1.42
麦冬 + 太子参 + 黄芪→恢复期	21.90	34.02	1.38
红花 + 川芎 + 当归→恢复期	20.77	32.61	1.33
五味子 + 麦冬 + 太子参→恢复期	28.89	31.25	1.27
赤芍 + 当归 + 黄芪→恢复期	23.25	29.13	1.18
川芎 + 当归 + 黄芪→恢复期	24.83	29.09	1.18

结果	支持度（%）	置信度（%）	提升度
太子参 + 黄芪 + 茯苓→恢复期	21.90	28.87	1.17
赤芍 + 川芎 + 黄芪→恢复期	21.45	27.37	1.11
赤芍 + 川芎 + 当归→恢复期	26.64	27.12	1.10

从上表可以看出，恢复期三药关联支持度最高的是五味子 + 麦冬 + 太子参、赤芍 + 川芎 + 当归、川芎 + 当归 + 黄芪、赤芍 + 当归 + 黄芪，为生脉散、补阳还五汤的主要药物，体现了恢复期生脉散、补阳还五汤的使用频度较高，即治疗上以益气养阴、活血化瘀通络为主。有医家认为对于气阴两虚、络脉瘀阻证，以补阳还五汤合生脉散加减治之，与本研究结论一致。

表 10-51　四项关联（恢复期）

结果	支持度（%）	置信度（%）	提升度
赤芍 + 川芎 + 当归 + 黄芪→恢复期	19.64	28.74	1.17
五味子 + 麦冬 + 太子参 + 黄芪→恢复期	17.61	33.33	1.36
桃仁 + 红花 + 川芎 + 当归→恢复期	17.16	34.21	1.39
五味子 + 丹参 + 麦冬 + 太子参→恢复期	16.70	29.73	1.21
桃仁 + 赤芍 + 川芎 + 当归→恢复期	16.48	31.51	1.28
红花 + 赤芍 + 川芎 + 当归→恢复期	16.48	31.51	1.28
桃仁 + 红花 + 赤芍 + 川芎→恢复期	15.80	31.43	1.28
山茱萸 + 泽泻 + 生地黄 + 茯苓→恢复期	15.80	25.71	1.05
桃仁 + 红花 + 赤芍 + 当归→恢复期	15.58	34.78	1.41
川芎 + 太子参 + 当归 + 黄芪→恢复期	15.35	33.82	1.38
五味子 + 麦冬 + 太子参 + 当归→恢复期	15.35	30.88	1.26
五味子 + 麦冬 + 太子参 + 茯苓→恢复期	15.35	29.41	1.20

从上表可以看出，恢复期四药关联支持度最高的是赤芍 + 川芎 + 当归 + 黄芪、五味子 + 麦冬 + 太子参 + 黄芪、桃仁 + 红花 + 川芎 + 当归、五味子 + 丹参 + 麦冬 + 太子参、桃仁 + 赤芍 + 川芎 + 当归，为补阳还五汤、生脉散、桃红四物汤的主要药物，可见恢复期补阳还五汤、生脉散、桃红四物汤使用频率较高，治疗以益气养阴、活血化瘀为主。

3）后遗症期与中药的关联关系

糖尿病合并脑梗死后遗症期常用中药关联情况：定义一项、二项关联支持度＞20%，三项关联支持度＞19%，四项关联支持度＞13%，置信度均＞50%，提升度＞1，结果如下。（表 10-52 ~ 表 10-55）。

表 10-52　一项关联（后遗症期）

结果	支持度（%）	置信度（%）	提升度
赤芍→后遗症期	42.21	55.08	1.01
丹参→后遗症期	40.86	58.56	1.08
五味子→后遗症期	33.41	55.41	1.02
泽泻→后遗症期	32.73	55.17	1.01
山茱萸→后遗症期	27.77	60.16	1.11
牡丹皮→后遗症期	25.96	60.00	1.10
熟地黄→后遗症期	25.73	55.26	1.02
砂仁→后遗症期	24.38	62.96	1.16

从上表可以看出，脑梗死后遗症期所用中药支持度最高的依次为赤芍、丹参、五味子、泽泻、山茱萸、牡丹皮、熟地黄，以活血化瘀、益气养阴药物为主，泽泻、山茱萸、牡丹皮、熟地黄为六味地黄丸的主要组成，说明后遗症期气阴两虚比例较高，故六味地黄丸的使用频率较高。

其中赤芍可散瘀镇痛，可"散邪行血""除血痹，破坚积"，可抑制血小板聚集，能延长血栓形成时间；丹参活血祛瘀镇痛，能"破宿血，补新血"，能改善微循环，改善血液流变性，降低血液黏度，抑制血小板聚集，激活纤溶，抗血栓形成；五味子益气生津、补肾宁心，《本草备要》记载"专收敛肺气而滋肾水，益气生津，补虚明目"，可增强细胞免疫功能；泽泻利水消肿、渗湿泄热，现代药理研究表明，泽泻有降糖、降压的作用；山茱萸补益肝肾；牡丹皮活血祛瘀，其有效成分可降血压、抗血小板聚集；熟地黄补血养阴、填精益髓，《本草纲目》言其"补五脏内伤不足"，现代研究表明，熟地黄可明显降血压、改善肾功能。

表 10-53　二项关联（后遗症期）

结果	支持度（%）	置信度（%）	提升度
五味子+麦冬→后遗症期	31.83	54.61	1.00
黄芪+茯苓→后遗症期	31.38	54.68	1.01
赤芍+黄芪→后遗症期	27.77	55.29	1.02
生地黄+黄芪→后遗症期	27.77	55.29	1.02
山茱萸+茯苓→后遗症期	23.93	62.26	1.15
丹参+茯苓→后遗症期	23.93	55.66	1.02

从上表可以看出，脑梗死后遗症期所用中药二项联用支持度最高的依次为五味子+麦冬、黄芪+茯苓、赤芍+黄芪、生地黄+黄芪、山茱萸+茯苓，置信度最高的是山茱萸+茯苓，以益气养阴药物为主，使用山茱萸时，同时使用茯苓的概率是62.26%，可见两药关联性较大。

表 10-54 三项关联（后遗症期）

结果	支持度（%）	置信度（%）	提升度
五味子 + 麦冬 + 太子参→后遗症期	28.89	54.69	1.01
赤芍 + 川芎 + 黄芪→后遗症期	21.45	54.74	1.01
山茱萸 + 泽泻 + 茯苓→后遗症期	19.87	61.36	1.13
泽泻 + 生地黄 + 茯苓→后遗症期	19.41	55.81	1.03
山茱萸 + 生地黄 + 茯苓→后遗症期	19.19	60.00	1.10

从上表看出，后遗症期三项联用支持度最高的为五味子 + 麦冬 + 太子参、赤芍 + 川芎 + 黄芪、山茱萸 + 泽泻 + 茯苓、泽泻 + 生地黄 + 茯苓，置信度最高的是山茱萸 + 泽泻 + 茯苓、山茱萸 + 生地黄 + 茯苓，为生脉散、六味地黄丸的主要组成药物。可见后遗症期生脉散、六味地黄丸应用较多，也可以反映出后遗症期患者以气阴两虚为主。

表 10-55 四项关联（后遗症期）

结果	支持度（%）	置信度（%）	提升度
牡丹皮 + 山茱萸 + 泽泻 + 茯苓→后遗症期	16.03	63.38	1.17
山茱萸 + 泽泻 + 生地黄 + 茯苓→后遗症期	15.80	58.57	1.08
牡丹皮 + 山茱萸 + 生地黄 + 茯苓→后遗症期	14.67	61.54	1.13
牡丹皮 + 山茱萸 + 泽泻 + 生地黄→后遗症期	13.32	59.32	1.09
牡丹皮 + 泽泻 + 生地黄 + 茯苓→后遗症期	13.32	57.63	1.06
赤芍 + 川芎 + 当归 + 茯苓→后遗症期	13.09	55.17	1.01

从上表可以看出，四药关联的药物为六味地黄丸的组成药物：生地黄、山茱萸、茯苓、牡丹皮、泽泻，可见后遗症期六味地黄丸的应用广泛，后遗症期以气阴两虚为主，故治疗上以六味地黄丸加减应用。

（4）基于关联规则的分期 - 症状关系研究

1）急性期与症状的关联关系：糖尿病合并脑梗死急性期症状关联情况，一项关联定义支持度＞9%，二项关联定义支持度＞16%，置信度均＞20%，提升度＞1。结果如下（表 10-56，表 10-57）。

表 10-56 急性期与症状的一项关联

结果	支持度（%）	置信度（%）	提升度
言语不利→急性期	9.35	44.44	2.10
肢体活动不利→急性期	16.01	37.66	1.78
头晕→急性期	39.92	25.00	1.18
纳呆→急性期	14.35	24.64	1.16

结果	支持度（%）	置信度（%）	提升度
视物模糊→急性期	34.93	22.02	1.04
便秘→急性期	46.57	21.43	1.01

从上表可以看出，急性期出现频率最高（支持度最高）的依次是便秘、头晕、视物模糊、肢体活动不利、纳呆、言语不利，说明急性期以便秘、头晕、视物模糊、肢体活动不利为主要表现，以风痰瘀阻为主；置信度最高的是言语不利和肢体活动不利，即言语不利和肢体活动不利出现在急性期的概率分别为44.44%、37.66%，比重较恢复期、后遗症期高。

表 10-57　急性期与症状的两项关联

结果	支持度（%）	置信度（%）	提升度
头晕 + 口干→急性期	35.14	23.67	1.12
视物模糊 + 口干→急性期	30.56	22.45	1.06
肢体麻木 + 便秘→急性期	20.79	22.00	1.04
头晕 + 便秘→急性期	19.96	22.92	1.08
头晕 + 肢体麻木→急性期	19.75	26.35	1.24
视物模糊 + 肢体麻木→急性期	17.46	23.81	1.12
眠差 + 头晕→急性期	17.26	22.89	1.08
视物模糊 + 头晕→急性期	17.05	29.27	1.38
视物模糊 + 便秘→急性期	16.84	22.22	1.05

从上表可见，急性期两症关联支持度较高的是头晕 + 口干、视物模糊 + 口干、肢体麻木 + 便秘、头晕 + 便秘、头晕 + 肢体麻木等，即急性期上述症状出现的概率达到19%以上；置信度最高的是视物模糊 + 头晕、头晕 + 肢体麻木，即两组症状有26%以上的概率出现在急性期。急性期头晕、口干、视物模糊、肢体麻木、便秘等症状出现的频率较高，各症状间存在多重相关关系，说明急性期以气虚、热盛、脉络瘀阻为主。

2）恢复期与症状的关联关系：糖尿病合并脑梗死恢复期症状关联情况，一项关联定义支持度＞38%，二项关联定义支持度＞20%，置信度均＞25%，提升度＞1，结果如下（表10-58，表10-59）。

表 10-58　恢复期与症状的一项关联

结果	支持度（%）	置信度（%）	提升度
口干→恢复期	82.30	25.00	1.02
乏力→恢复期	70.10	26.71	1.09
便秘→恢复期	46.60	25.89	1.06

结果	支持度(%)	置信度（%）	提升度
肢体麻木→恢复期	41.60	25.50	1.04
头晕→恢复期	39.90	28.13	1.15
眠差→恢复期	38.30	27.72	1.13

从上表看出，恢复期支持度最高的是口干、乏力、便秘、肢体麻木，可见以上症状为恢复期的主要症状，说明恢复期多虚、多瘀。

表 10-59　恢复期与症状的两项关联

结果	支持度（%）	置信度（%）	提升度
乏力＋口干→恢复期	61.75	26.94	1.10
便秘＋口干→恢复期	39.30	28.04	1.14
肢体麻木＋口干→恢复期	36.38	25.71	1.05
头晕＋口干→恢复期	35.14	28.99	1.18
眠差＋口干→恢复期	32.85	27.85	1.14
便秘＋乏力→恢复期	32.64	30.57	1.25
肢体麻木＋乏力→恢复期	32.02	25.97	1.06
头晕＋乏力→恢复期	29.52	30.97	1.26
眠差＋乏力→恢复期	27.65	31.58	1.29
眠差＋便秘→恢复期	21.00	25.74	1.05
肢体麻木＋便秘→恢复期	20.79	28.00	1.14
肢体疼痛＋口干→恢复期	20.37	26.53	1.08

从上表可以看出，恢复期两药关联支持度最高的是乏力＋口干、便秘＋口干、肢体麻木＋口干、头晕＋口干，两个症状同时出现在恢复期的概率达到 35% 以上，以乏力＋口干关联性最大，达到 61.75%，说明口干、乏力常是伴随出现的。恢复期口干、乏力、便秘、肢体麻木、头晕、眠差、小便频等症状出现频率较高，各症状间联系紧密、存在多重相关关系，说明恢复期以气虚、血瘀为主。

3）后遗症期与症状的关联关系：糖尿病合并脑梗死后遗症期症状关联情况，一项、二项关联定义支持度＞ 20%，置信度＞ 55%，提升度＞ 1，结果如下（表 10-60，表 10-61）。

表 10-60　后遗症期与症状的一项关联

结果	支持度（%）	置信度（%）	提升度
口干→后遗症期	82.33	55.05	1.02
乏力→后遗症期	70.06	57.57	1.06

结果	支持度（%）	置信度（%）	提升度
夜尿频→后遗症期	38.25	63.59	1.17
多饮→后遗症期	34.93	60.12	1.11
视物模糊→后遗症期	34.93	58.33	1.08
小便频→后遗症期	28.48	56.93	1.05
胸闷→后遗症期	23.49	61.06	1.13
肢体疼痛→后遗症期	22.87	65.46	1.21

从上表可以看出，后遗症期出现频率最高的症状是口干、乏力、夜尿频、多饮、视物模糊等，达到34%以上，置信度均在55%以上。从上表症状看，后遗症期证候多表现为气虚、阴虚、血瘀证。

表 10-61　后遗症期与症状的两项关联

结果	支持度（%）	置信度（%）	提升度
乏力 + 口干→后遗症期	61.75	56.90	1.05
多饮 + 口干→后遗症期	34.30	60.61	1.12
夜尿频 + 口干→后遗症期	33.89	63.19	1.17
视物模糊 + 口干→后遗症期	30.56	59.86	1.10
夜尿频 + 乏力→后遗症期	28.69	68.12	1.26
视物模糊 + 乏力→后遗症期	26.61	60.94	1.12
小便频 + 口干→后遗症期	25.16	56.20	1.04
眠差 + 便秘→后遗症期	21.00	55.45	1.02

从上表可以看出支持度最高的是乏力 + 口干、多饮 + 口干、夜尿频 + 口干、视物模糊 + 口干，其中口干、乏力出现频率较高，与其他症状多伴随出现，症状间存在多重交叉关联关系。从症状看，后遗症期以虚证为主，表现为气虚、阴虚、血瘀证。

（5）基于无尺度网络的药 - 症、药 - 证关系研究

无尺度网络是基于关联规则的一种数理分析模型与方法，在医学研究领域，如分子结构研究、新药开发研究等方面应用广泛，是研究构成复杂系统各元素间关系的一种方法。通过构建糖尿病合并脑梗死患者的症状、舌脉、证候及中药的无尺度网络图，探讨药 - 症、药 - 证关系，以挖掘临床用药深层规律、更好地指导临床用药。

本研究共纳入485例糖尿病合并脑梗死患者三次查房的证候、症状、舌脉及中药进行整理，共计1455人次。将中药计作节点一，证候、症状、舌脉计作节点二，得到两者之间的异质无尺度网络分布图，分析证候、症状、舌脉与中药之间的关联规律及用药加减情况。

无尺度网络是一种具有节点度幂律分布现象的复杂网络。其中每个节点频度越高，即节点连线越

多，则该节点则越重要；反之，连线越少，则该节点贡献越少。贡献多的节点居于中心位置，贡献少的节点则位于外围。研究异质网络两个节点之间的关联大小，除了参照节点度的大小，还取决于互信值的大小。节点度相同，互信值越大，则证明节点之间的关联可靠性越大。互信值＞1，则证明两个节点之间的关联是有意义的。相关结果见图 10-18 和表 10-62。

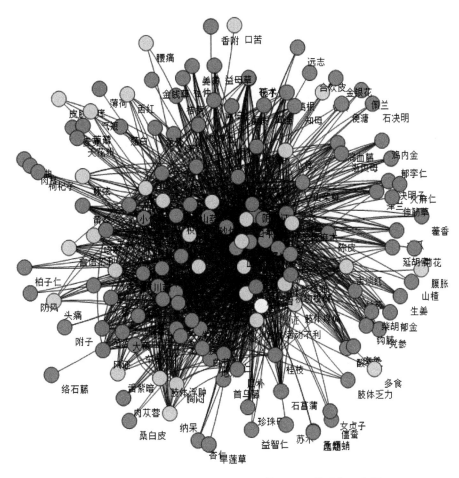

图 10-18　糖尿病合并脑梗死证 – 药、症 – 药网络示意图

表 10-62　糖尿病合并脑梗死药物频数分布情况

节点一	节点二	频度	互信值	节点一	节点二	频度	互信值
茯苓	口干	1216	40.74	茯苓	血瘀证	2150	112.67
茯苓	舌暗红	1155	36.39	当归	血瘀证	1910	96.92
茯苓	乏力	1100	35.18	黄芪	血瘀证	1787	82.55
当归	口干	1051	32.28	川芎	血瘀证	1666	77.50
当归	舌暗红	1042	32.78	牛膝	血瘀证	1510	64.27
黄芪	口干	1023	30.96	茯苓	火热证	1565	63.19
生地黄	口干	972	28.76	丹参	血瘀证	1503	61.70

节点一	节点二	频度	互信值	节点一	节点二	频度	互信值
黄芪	乏力	945	28.46	赤芍	血瘀证	1357	52.30
川芎	口干	923	26.34	茯苓	阴虚证	1317	49.90
黄芪	舌暗红	921	23.54	生地黄	火热证	1257	45.25
当归	乏力	920	25.25	黄芪	阳虚证	1167	40.23
川芎	舌暗红	883	24.04	当归	阳虚证	1145	36.54
丹参	舌暗红	882	25.97	当归	阴虚证	1106	36.26
太子参	口干	872	22.43	丹参	火热证	1081	33.38
生地黄	乏力	842	21.80	太子参	火热证	1105	33.21
丹参	口干	826	20.47	牛膝	火热证	1051	31.51
牛膝	口干	820	20.57	生地黄	阴虚证	996	29.83
川芎	乏力	811	20.84	红花	血瘀证	979	29.42
牛膝	舌暗红	810	20.66	赤芍	火热证	988	29.36
太子参	乏力	805	20.58	太子参	阴虚证	948	27.78
白术	口干	782	17.98	麦冬	火热证	977	27.12
麦冬	口干	760	17.55	川芎	阳虚证	972	26.93
川芎	肢体活动不利	236	2.99	桂枝	血瘀证	925	26.10
当归	肢体活动不利	234	2.42	白术	阳虚证	918	25.47
牛膝	肢体活动不利	212	2.41	半夏	血瘀证	910	24.90
赤芍	肢体活动不利	184	1.77	牛膝	阴虚证	865	23.28
茯苓	肢体活动不利	224	1.73	桃仁	血瘀证	849	22.80
黄芪	肢体活动不利	199	1.55	丹参	阴虚证	859	22.19
白术	肢体活动不利	180	1.49	麦冬	阴虚证	813	20.71

从表 10-62 和图 10-18 可以看出，药-症研究中，与口干关联性较高的中药为茯苓（40.74）、当归（32.28）、黄芪（30.96）、生地黄（28.76）、川芎（26.34）、太子参（22.43）等；与乏力关联性较高的中药为茯苓（35.18）、黄芪（28.46）、当归（25.25）、生地黄（21.80）、川芎（20.84）等；与肢体活动不利关联性较高的中药为川芎（2.99）、当归（2.42）、牛膝（2.41）、赤芍（1.77）等。

口干、乏力为糖尿病最常见的症状，茯苓、当归、黄芪、生地黄、川芎、太子参为补气养阴、活血的常用药物。肢体活动不利为糖尿病合并脑梗死患者的常见多发症状，多由脉络瘀阻等所致，故治疗以行气活血等药物为主。当归、川芎可行气活血镇痛，牛膝擅长补肝肾、强筋骨、活血通经，赤芍清热凉血、散瘀镇痛。

证-症研究中，血瘀证出现的频度较高，与血瘀证关联性较高的中药为茯苓（112.67）、当归

（96.92）、黄芪（82.55）、川芎（77.50）、牛膝（64.27）、丹参（61.70）、赤芍（52.30）、桂枝（26.10）等；与阴虚证关联性较高的中药为茯苓（49.90）、当归（36.26）、生地黄（29.83）、太子参（27.78）、牛膝（23.28）、麦冬（20.71）；与阳虚证关联性较高的中药为黄芪（40.23）、当归（36.54）、川芎（26.93）、白术（25.47）；与火热证关联性较高的中药为茯苓（63.19）、生地黄（45.25）、丹参（33.38）、太子参（33.21）、牛膝（31.51）、赤芍（29.36）、麦冬（27.12）。

　　血瘀证贯穿于糖尿病合并脑梗死病程的始末，为主要致病因素之一，其中茯苓利水渗湿，当归活血镇痛，黄芪补气行血，川芎行气活血，牛膝补肝肾、强筋骨、活血通经，丹参凉血活血，赤芍清热凉血，桂枝温经通脉。阴虚证为糖尿病合并脑梗死主要证型之一，多表现为口干、多饮、乏力、小便频等，治疗上茯苓甘、淡、平，利水而不伤正气，为六味地黄丸的主要成分之一；当归甘温、质润，和血补血；生地黄，内专凉血滋阴，补肾水真阴；太子参甘、微苦、平，为气阴双补之品，兼能养阴生津；牛膝苦、甘、酸，可引火下行，治疗阴虚阳亢致头痛、眩晕等；麦冬味甘、柔润，性微寒，功擅养阴生津，可治疗虚劳客热、津液干少。糖尿病合并脑梗死为糖尿病后期主要的严重并发症之一，故阳虚证也是主要证型之一，黄芪甘、温，与当归、川芎等配伍，即补阳还五汤，共用可治疗中风后肢体活动不利、偏身不用等；白术甘、温，功擅健脾燥湿，与温阳化气药物配伍可治疗双下肢水肿等。该病急性期多兼夹火热证，表现为面红目赤、便秘、头晕、头痛、喉中痰鸣等症状。治疗上茯苓为治痰之主药，利水渗湿，以消痰之本；生地黄苦寒入营分，可清热凉血养阴；丹参苦、微寒，凉血除烦安神；太子参、麦冬养阴生津，麦冬还可养心阴、清心热，除烦安神；赤芍泄血分郁热而凉血散瘀；牛膝逐血气，引火下行。通过对无尺度网络的边的设定，得到核心药-症、药-证无尺度网络分布图和子网络节点度、权重和分布情况（图10-19和表10-63）。

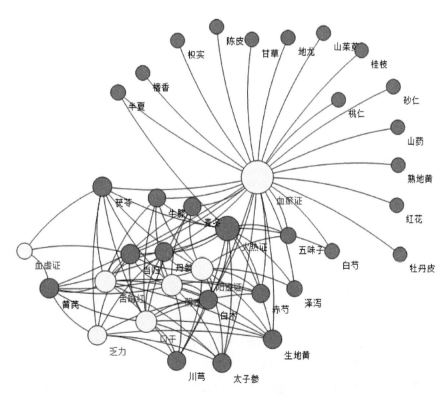

图10-19　子网络1

表 10-63　子网络节点度、权重和分布情况

节点	节点度	权重和	节点	节点度	权重和
血瘀证	28	32 679	五味子	3	2671
火热证	15	15 886	血虚证	3	2343
阳虚证	13	12 813	泽泻	3	2573
阴虚证	11	10 535	半夏	2	1610
舌暗红	11	9783	白芍	2	1857
口干	11	9999	枳实	1	731
茯苓	8	10 886	山药	1	758
当归	8	9243	陈皮	1	710
乏力	8	6866	檀香	1	691
黄芪	8	8862	熟地黄	1	970
生地黄	7	7848	桃仁	1	849
丹参	7	6837	山茱萸	1	948
川芎	7	7372	牡丹皮	1	719
太子参	7	7188	砂仁	1	866
白术	7	6531	甘草	1	796
赤芍	6	5341	桂枝	1	925
麦冬	6	5560	红花	1	979
牛膝	6	5870	地龙	1	713

从图 10-19 和表 10-63 可以看出，核心症状为舌暗红，权重和为 9783，其次为口干（9999）和乏力（6866）；核心证候为血瘀证，权重和为 32 679，其次为火热证（15 886）、阳虚证（12 813）和阴虚证（10 535）；核心药物为茯苓（10 886）、当归（9243）、黄芪（8862）、生地黄（7848）、川芎（7372）、太子参（7188）、丹参（6837）、牛膝（5870）、赤芍（5341）。

可见糖尿病合并脑梗死以口干、乏力、舌暗红为主要表现，血瘀证和火热证为疾病发展过程中的主要的影响因素，阴虚和阳虚为常见的证型组成。治疗的核心药物以益气养阴生津、清热活血化瘀的药物为主。

（6）基于贝叶斯网络的分期 – 方 – 证 – 症状 – 理化指标分析

理化指标作为疾病病理变化的主要体现，是我们在病证结合研究中较为关注的热点，研究证候与理化指标的关系，可以有助于分析证候的本质、进行中医证候的客观化研究。"以方测证"是中医认识病证的一种重要手段与常用方法，方证是联系方剂与病证的桥梁，可根据方剂药味组成及其效用来推测其所主治对象的病机。

贝叶斯网络主要用于不确定性推理，是带有概率注释的有向无环图模型，由一个节点集合和一个节点间的有向边集合组成，任意两个节点间最多存在一条有向边，包括网络结构和参数集合两部分。

每个节点代表一个随机事件变量，箭头代表了节点间的依赖关系。如果两个节点间有箭头连接，说明两者之间有因果联系；反之，则说明两者之间相互独立。贝叶斯网络是用概率的方法对未知事件进行预测的，两个相互连接的节点之间的因果关系，都是一个概率的表述，而非必然结果。本研究中贝叶斯网络分析选用 Clementine 12.0，采用 Apriori 模型，调整最小支持度为 5%，最小可信度为 1%（此值为软件默认最小值）。

数据库中涉及的理化指标包括：空腹血糖（FPG）、餐后 2 小时血糖（2hPBG）、D- 二聚体、纤维蛋白原（FIB）、血小板、血压（BP）、高敏 C- 反应蛋白（H-CRP）、低密度脂蛋白（LDL-C）、极低密度脂蛋白、高密度脂蛋白（HDL-C）、甘油三酯（TG）、总胆固醇（TC）、尿酸、糖化血红蛋白（HbA1c）、胰岛素抵抗指数（HOMA-IR）、稳态模型计算胰岛 β 细胞功能（HOMA-β 指数）及甲状腺功能等，共计 27 个变量；症状相关变量共计 20 个。

本研究基于"以方测证"的理论，将自建数据库中的病例按方剂功效归纳为几类。以急性期为例，分为治疗风痰瘀阻证的方剂（天麻钩藤饮、补阳还五汤、桃红四物汤、丹参饮、血府逐瘀汤等）、治疗气阴两虚证的方剂（生脉散、参芪地黄汤、参芪麦味地黄汤、六味地黄汤等），以及治疗痰湿阻滞证的方剂（二陈汤、半夏白术天麻汤、平胃散、温胆汤、四君子汤、瓜蒌薤白半夏汤等），并进一步对各证型下的证 – 症状 – 理化指标进行分析，形成了该病动态证候与症状、理化指标的贝叶斯网络图。

1）急性期入院证候与症状、理化指标的关系分析如下。糖尿病合并脑梗死急性期分为三个证型，按所占比例由高到低分别是风痰瘀阻证（42.27%）、气阴两虚证（31.36%）、痰湿阻滞证（13.64%）。如图 10-20 所示，入院时贝叶斯网络图显示：风痰瘀阻证→肢体活动不利，风痰瘀阻证→口干，风痰瘀阻证→便秘，风痰瘀阻证→增龄（年龄 ≥ 60 岁），风痰瘀阻证→高血压（BP ≥ 140/90 mmHg）；气阴两虚证→小便频，气阴两虚证→口干，气阴两虚证→乏力，气阴两虚证→眠差，气阴两虚证→高血压（BP ≥ 140/90 mmHg），气阴两虚证→增龄（年龄 ≥ 60 岁）。痰湿阻滞证→口干，痰湿阻滞证→肢体活动不利，痰湿阻滞证→增龄（年龄 ≥ 60 岁）。

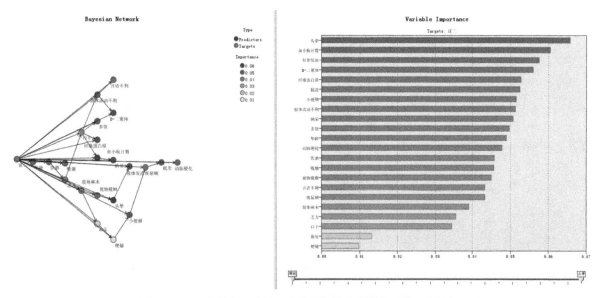

图 10-20　急性期入院证候与症状理化指标的贝叶斯网络图

以上可以看出，糖尿病合并脑梗死急性期入院时中医证候以风痰瘀阻证为主，风痰瘀阻证与肢体活动不利、口干、便秘、增龄、高血压等关系密切；气阴两虚证次之，主要与小便频、口干、乏力、眠差、高血压、增龄等有关；痰湿阻滞证所占比例较小，与口干、肢体活动不利及增龄关系密切。各证型均与口干、增龄相关，可见急性期口干为共有症状，与年龄密切相关；肢体活动不利多见于风痰瘀阻证、痰湿阻滞证，因肝风夹痰、窜犯经络、血脉瘀阻，故见肢体活动不利，与风、痰、瘀关系密切；高血压多见于风痰瘀阻证、气阴两虚证患者。

2）急性期第一次查房证候与症状、理化指标的关系分析如下。糖尿病合并脑梗死急性期第一次查房分为三个证型，按所占比例由高到低分别是风痰瘀阻证（42.56%）、气阴两虚证（31.28%）、痰湿阻滞证（13.85%）。如图 10-21 所示，第一次查房的贝叶斯网络图显示：风痰瘀阻证→空腹血糖升高（FPG ≥ 7.0 mmol/L）；气阴两虚证→头晕，气阴两虚证→口干，气阴两虚证→甘油三酯升高（TG > 1.7 mmol/L），气阴两虚证→空腹血糖升高（FPG ≥ 7.0 mmol/L）；痰湿阻滞证→便秘，痰湿阻滞证→言语不利，痰湿阻滞证→甘油三酯升高（TG > 1.7 mmol/L），痰湿阻滞证→低密度脂蛋白升高（LDL-C > 3.12 mmol/L），痰湿阻滞证→高敏 C 反应蛋白升高（H-CRP > 3.0 mg/dL）。

以上可以看出，糖尿病合并脑梗死急性期第一次查房风痰瘀阻证所占比例最高，风痰瘀阻证与空腹血糖升高关系密切。气阴两虚证次之，主要与头晕、口干、甘油三酯升高及空腹血糖升高等有关。痰湿阻滞证所占比例最小，主要与便秘、言语不利、甘油三酯、低密度脂蛋白、高敏 C 反应蛋白升高等有关。风痰瘀阻证与气阴两虚证均与空腹血糖升高有相关性；气阴两虚证与痰湿阻滞证均与血脂升高相关，尤以痰湿阻滞证关联性突出，现代研究亦表明，在糖尿病合并高脂血症患者中医证型中，痰湿阻滞证所占比重最大。高敏 C 反应蛋白作为血管炎症标志物，与动脉硬化的发生和演变密切相关，可预测未来心脑血管事件的发生，且与疾病严重程度呈正相关，CRP 在脑血管疾病预后中是一个有效指标。

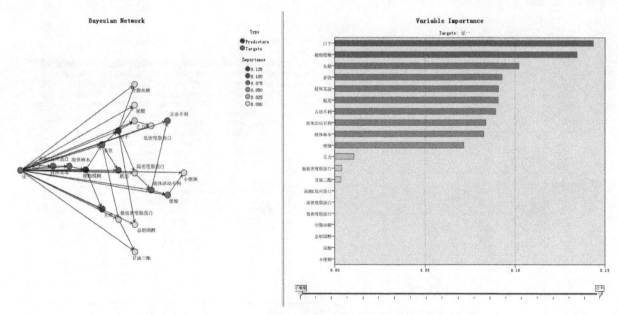

图 10-21　急性期第一次查房证候与症状理化指标的贝叶斯分析图

3）急性期第二次查房证候与症状、理化指标的关系分析如下。糖尿病合并脑梗死急性期分为三个证型，所占比例最大为风痰瘀阻证（38.54%），其次为气阴两虚证（28.13%）、痰湿阻滞证（11.46%）。如图 10-22 所示，第二次查房的贝叶斯网络图显示：风痰瘀阻证→口干，风痰瘀阻证→头晕，风痰瘀阻证→糖化血红蛋白升高（HbA1c＞6%），风痰瘀阻证→餐后 2 小时血糖升高（2hPBG ≥ 7.8 mmol/L），风痰瘀阻证→空腹血糖升高（FPG ≥ 7.0 mmol/L），风痰瘀阻证→ HOMA-β 指数减低（HOMA-β 指数＜1）；气阴两虚证→头晕，气阴两虚证→口干，气阴两虚证→多饮，气阴两虚证→肢体麻木，气阴两虚证→小便频，气阴两虚证→ HOMA-β 指数减低（HOMA-β 指数＜1），气阴两虚证→空腹血糖升高（FPG ≥ 7.0 mmol/L），气阴两虚证→餐后 2 小时血糖升高（2hPBG ≥ 7.8 mmol/L），气阴两虚证→胰岛素抵抗指数升高（HOMA-IR 指数＞1），气阴两虚证→糖化血红蛋白升高（HbA1c＞6%）；痰湿阻滞证→口干，痰湿阻滞证→乏力，痰湿阻滞证→便秘，痰湿阻滞证→空腹血糖升高（FPG ≥ 7.0 mmol/L），痰湿阻滞证→餐后 2 小时血糖升高（2hPBG ≥ 11.1 mmol/L），痰湿阻滞证→高血压（BP ≥ 140/90 mmHg），痰湿阻滞证→糖化血红蛋白升高（HbA1c＞6%），痰湿阻滞证→ HOMA-β 指数减低（HOMA-β 指数＜1）。

以上可以看出，糖尿病合并脑梗死急性期第二次查房中医证候以风痰瘀阻证为主，风痰瘀阻证主要与口干、头晕、糖化血红蛋白升高、餐后 2 小时血糖升高、空腹血糖升高以及 HOMA-β 指数减低相关。气阴两虚证次之，主要与头晕、口干、多饮、肢体麻木、小便频、HOMA-β 指数减低以及空腹血糖、餐后 2 小时血糖、胰岛素抵抗指数、糖化血红蛋白 4 个指标升高相关。痰湿阻滞证所占比例较小，与口干、乏力、便秘，以及空腹血糖、餐后 2 小时血糖、血压、糖化血红蛋白 4 个指标升高和 HOMA-β 指数减低密切相关。各证型均与口干、糖化血红蛋白、餐后 2 小时血糖、空腹血糖升高以及 HOMA-β 指数减低相关。这一结论与临床实际相符，研究显示高血糖、高胰岛素血症和胰岛素抵抗与该病的发生关系密切。高血糖对胰岛 β 细胞有毒性作用，并抑制周围靶细胞胰岛素敏感性，加重胰岛素抵抗，促进心脑血管并发症的发生和发展；胰岛素代偿性分泌过多，刺激血管平滑肌细胞增生。高胰岛素又可导致脂代谢紊乱，造成脂质在损伤的内皮下沉积，脂质代谢过程减慢，加速动脉粥样硬化的发生、发展。

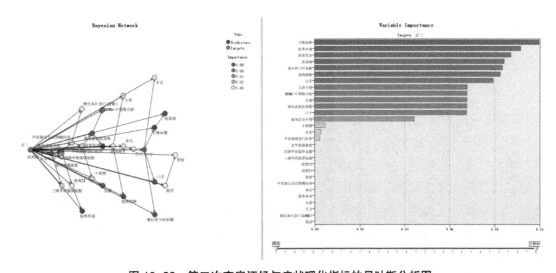

图 10-22　第二次查房证候与症状理化指标的贝叶斯分析图

4）恢复期入院证候与症状、理化指标的关系分析如下。糖尿病合并脑梗死恢复期分为三个证型，一是气阴两虚证，占 47.79%，代表方剂分别为生脉散、参芪地黄汤、参芪麦味地黄汤、肾气丸、六味地黄汤、当归六黄汤、知柏地黄汤；二是气虚血瘀证，占 31.86%，代表方剂为桃红四物汤、补阳还五汤、丹参饮、黄芪桂枝五物汤、四物汤、血府逐瘀汤；三是痰湿阻滞证占 12.09%，代表方剂为五苓散、四君子汤、四妙丸、瓜蒌薤白半夏汤、半夏白术天麻汤。如图 10-23 所示，入院时贝叶斯网络图显示：气阴两虚证→口干，气阴两虚证→乏力，气阴两虚证→头晕，气阴两虚证→眠差，气阴两虚证→便秘，气阴两虚证→肢体活动不利，气阴两虚证→肢体麻木，气阴两虚证→纤维蛋白原升高，气阴两虚证→高血压（BP ≥ 140/90 mmHg），气阴两虚证→增龄（年龄 ≥ 60 岁）；气虚血瘀证→肢体麻木，气虚血瘀证→头晕，气虚血瘀证→视物模糊，气虚血瘀证→乏力，气虚血瘀证→口干，气虚血瘀证→增龄；痰湿阻滞证→乏力，痰湿阻滞证→便秘，痰湿阻滞证→口干，痰湿阻滞证→言语不利，痰湿阻滞证→ D- 二聚体升高，痰湿阻滞证→增龄。

以上可以看出，糖尿病合并脑梗死恢复期入院时中医证候以气阴两虚证为主，气阴两虚证与口干、乏力、头晕、眠差、便秘、肢体活动不利、肢体麻木、纤维蛋白原升高、高血压、增龄关系密切。气虚血瘀证与肢体麻木、头晕、视物模糊、乏力、口干、增龄关系密切。痰湿阻滞证与乏力、便秘、口干、言语不利、D- 二聚体升高、增龄关系密切。各证型均与口干、乏力、增龄有相关性。

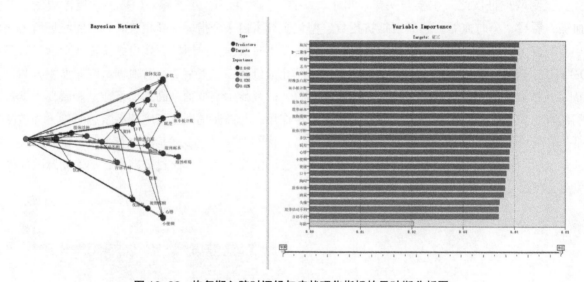

图 10-23　恢复期入院时证候与症状理化指标的贝叶斯分析图

5）恢复期第一次查房证候与症状、理化指标的关系分析如下。糖尿病合并脑梗死恢复期主要证型：一是气阴两虚证，占 42.55%，代表方剂为生脉散、参芪地黄汤、参芪麦味地黄汤、六味地黄丸、二至丸、知柏地黄丸、当归六黄汤；二是气虚血瘀证，占 31.27%，代表方剂分别为桃红四物汤、补阳还五汤、丹参饮、黄芪桂枝五物、天麻钩藤饮；三是痰湿阻滞证占 17.45%，代表方剂为半夏白术天麻汤、五苓散、二陈汤、黄连温胆汤、四君子汤、瓜蒌薤白半夏汤。如图 10-24 所示，气阴两虚证→眠差，气阴两虚证→头晕，气阴两虚证→乏力，气阴两虚证→肢体麻木，气阴两虚证→口干，气阴两虚证→餐后 2 小时血糖升高；气阴两虚证→空腹血糖升高，气阴两虚证→低密度脂蛋白升高，气阴两虚证→高敏 C 反应蛋白正常；气虚血瘀证→肢体麻木，气虚血瘀证→头晕，气虚血瘀证→乏力，气虚血瘀证→口干，气虚血瘀证→餐后 2 小时血糖轻度升高（2 小时 PPG ≥ 7.8 mmol/L），气虚血瘀证→低密度脂蛋白升高（LDL-C＞3.12 mmol/L），气虚血瘀证→空腹血糖升高（FPG≥7.0 mmol/L）；痰湿阻滞证→头晕，痰湿阻滞证→乏力，痰湿阻滞证→口干，痰湿阻滞证→低密度脂蛋白升高，痰湿阻滞证→餐后2小时血糖升高（2小时PPG≥11.1 mmol/L），痰湿阻滞证→空腹血糖升高，痰湿阻滞证→甘油三酯升高（TG＞1.7 mmol/L）。

以上可以看出，糖尿病合并脑梗死恢复期第一次查房时中医证候以气阴两虚证为主，气阴两虚证与眠差、头晕、乏力、肢体麻木、口干、餐后2小时血糖升高、空腹血糖升高、低密度脂蛋白升高及高敏C反应蛋白正常关系密切。气虚血瘀证与肢体麻木、头晕、乏力、口干、餐后2小时血糖轻度升高、低密度脂蛋白及空腹血糖升高关系密切。痰湿阻滞证与头晕、乏力、口干，以及低密度脂蛋白、餐后2小时血糖、空腹血糖、甘油三酯升高相关。恢复期各证型均以口干、乏力、头晕为共同表现，以血糖、血脂升高为共同基础。现代研究证明，高甘油三酯、低高密度脂蛋白、ApoA1水平是脑梗死的独立危险因素。高水平胆固醇可导致脂质沉积、动脉粥样硬化及狭窄，而高甘油三酯可损害血管内膜，加速动脉粥样硬化血栓形成，低密度脂蛋白在血管壁沉积导致动脉粥样硬化。

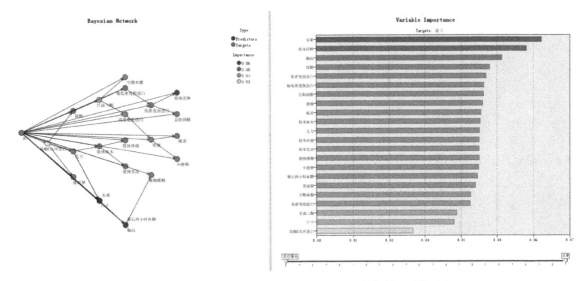

图 10-24　恢复期第一次查房证候与症状理化指标的贝叶斯分析图

6）恢复期第二次查房证候与症状、理化指标的关系分析如下。糖尿病合并脑梗死恢复期主要证型：一是气阴两虚证，占41.06%，代表方剂为生脉散、参芪地黄汤、参芪麦味地黄汤、六味地黄丸、知柏地黄丸；二是气虚血瘀证，占26.24%，代表方剂为血府逐瘀汤、桃红四物汤、补阳还五汤、天麻钩藤饮、丹参饮；三是痰湿阻滞证占13.31%，代表方剂为半夏白术天麻汤、温胆汤、平胃散、四君子汤、参苓白术散、五苓散。如图10-25所示，气阴两虚证→头晕，气阴两虚证→便秘，气阴两虚证→乏力，气阴两虚证→口干，气阴两虚证→肢体麻木，气阴两虚证→空腹血糖升高，气阴两虚证→餐后2小时血糖升高（2hPBG≥11.1 mmol/L），气阴两虚证→糖化血红蛋白升高（HbA1c＞6%）；气虚血瘀证→乏力，气虚血瘀证→口干，气虚血瘀证→空腹血糖升高，气虚血瘀证→餐后2小时血糖升高，气虚血瘀证→糖化血红蛋白升高；痰湿阻滞证→头晕，痰湿阻滞证→乏力，痰湿阻滞证→胸闷，痰湿阻滞证→眠差，痰湿阻滞证→餐后2小时血糖升高，痰湿阻滞证→空腹血糖升高，痰湿阻滞证→糖化血红蛋白升高。

综上所述，第二次查房糖尿病合并脑梗死恢复期分为三个证型，按所占比例由高到低分别是气阴两虚证、气虚血瘀证、痰湿阻滞证。气阴两虚证与头晕、便秘、乏力、口干、肢体麻木，以及空腹血糖、餐后 2 小时血糖、糖化血红蛋白升高关系密切。气虚血瘀证与乏力、口干，以及空腹血糖、餐后 2 小时血糖和糖化血红蛋白升高关系密切。痰湿阻滞证与头晕、乏力、胸闷、眠差，以及餐后 2 小时血糖、空腹血糖、糖化血红蛋白升高关系密切。

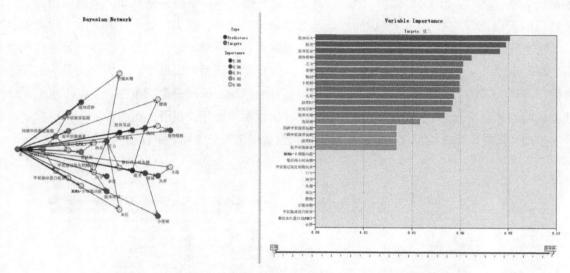

图 10-25　恢复期第二次查房证候与症状理化指标的贝叶斯分析图

7）后遗症期入院时证候与症状、理化指标的关系分析如下。糖尿病合并脑梗死后遗症期主要证型：一是气阴两虚证，占 44.43%，代表方剂为生脉散、参芪麦味地黄汤、六味地黄丸、肾气丸、参芪地黄汤、知柏地黄汤、当归六黄汤；二是脉络瘀阻证，占 37.89%，代表方剂为丹参饮、补阳还五汤、桃红四物汤、黄芪桂枝五物汤、天麻钩藤饮、当归芍药散；三是痰湿阻滞证占 5.50%，代表方剂为猪苓汤、半夏白术天麻汤、苓桂术甘汤。

由图 10-26 可以看出，糖尿病合并脑梗死后遗症期气阴两虚证与口干、乏力、夜尿频、增龄及纤维蛋白原正常等密切相关。脉络瘀阻证与乏力、便秘、口干、高血压、增龄及纤维蛋白原正常等密切相关。痰湿阻滞证与口干、视物模糊、便秘、乏力、夜尿频、高血压及增龄等密切相关。恢复期各证型均与口干、乏力、增龄关系密切。

8）后遗症期第一次查房证候与症状、理化指标的关系分析如下。第一次查房后遗症期主要证型：一是气阴两虚证，占 38.16%，代表方剂为丹参饮、补阳还五汤、桃红四物汤、黄芪桂枝五物汤、当归芍药散、天麻钩藤饮、四物汤；二是脉络瘀阻证，占 35.77%，代表方剂为生脉散、参芪地黄汤、参芪麦味地黄汤、六味地黄丸、知柏地黄丸、二至丸；三是痰湿阻滞证占 13.20%，代表方剂为半夏白术天麻汤、藿朴夏苓汤、五苓散、瓜蒌薤白半夏汤、四君子汤、平胃散、八正散。

由图 10-27 可以看出，第一次查房后遗症期气阴两虚证与乏力、口干、肢体发凉、餐后 2 小时血糖、空腹血糖升高及高密度脂蛋白降低密切相关。脉络瘀阻证与乏力、口干、头晕、空腹血糖、餐后 2 小时血糖升高密切相关。痰湿阻滞证与乏力、视物模糊、口干、空腹血糖、餐后 2 小时血糖升高密切相关。

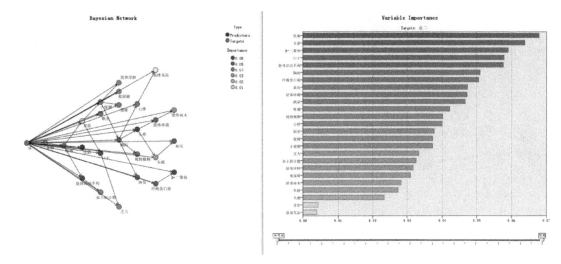

图 10-26　后遗症期入院时证候与症状理化指标的贝叶斯分析图

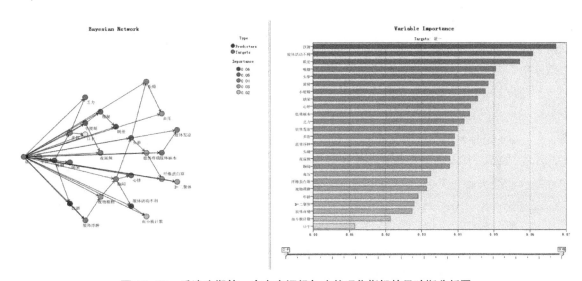

图 10-27　后遗症期第一次查房证候与症状理化指标的贝叶斯分析图

9）后遗症期第二次查房证候与症状、理化指标的关系分析如下。糖尿病合并脑梗死后遗症期第二次查房时，脉络瘀阻证占 40.56%，代表方剂为血府逐瘀汤、桃红四物汤、补阳还五汤、天麻钩藤饮、丹参饮、黄芪桂枝五物汤、四物汤、当归芍药散；气阴两虚证占 35.80%，代表方剂为生脉散、参芪地黄汤、参芪麦味地黄汤、六味地黄丸、知柏地黄丸、肾气丸；痰湿阻滞证占 13.20%，代表方剂为平胃散、半夏白术天麻汤、温胆汤、四君子汤、参苓白术散。

由图 10-28 可以看出，第二次查房后遗症期脉络瘀阻证与乏力、口干，以及空腹血糖、餐后 2 小时血糖、胰岛素抵抗指数、糖化血红蛋白升高密切相关。气阴两虚证与乏力、口干、空腹血糖、餐后 2 小时血糖、胰岛素抵抗指数、糖化血红蛋白升高密切相关。痰湿阻滞证与口干、乏力、糖化血红蛋白、餐后 2 小时血糖、胰岛素抵抗指数、空腹血糖升高和 HOMA-β 指数减低密切相关。

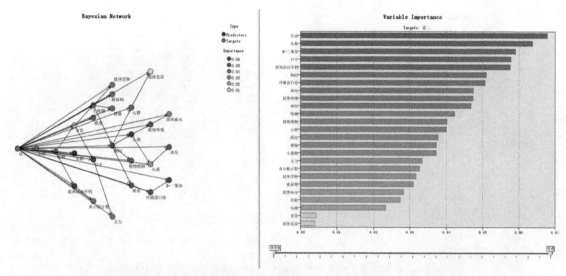

图 10-28　后遗症期第二次查房证候与症状理化指标的贝叶斯分析图

（7）基于星型模型的方 - 证分析

数据仓库技术是 20 世纪 90 年代信息技术发展到一定阶段的必然产物，随着信息量以几何倍数增长、数据库中的数据迅猛增加，人们希望寻求一种智能化分析、处理数据，以提供预测和发现知识的技术，数据仓库技术便应运而生。数据仓库技术通过提取、过滤、集成等方式，把大量数据信息整合到一个集成环境中。星型模型是一种有效的阐述多维数据的模型，最早是由 Ralph Kimball 发明的，由一个事实表（fact table）和一组维表（dimension table）组成。每个维表都有一个维作为主键，所有这些维的主键组合成事实表的主键。事实表的非主键属性称为事实（fact），一般都是数值或其他可以进行计算的数据，而维大都是文字、时间等类型的数据。基于星型模型可以研究患者的病史报告，统计疾病的发病率及死亡率，分析对某种疾病进行医疗干预所需的费用以及医疗干预中医用材料及消耗品的成本，还可以进行各部门间的比较。与医院信息系统数据库（HIS 系统）相比较，在医疗环境中引入星型模型具有浅显易懂，易被分析人员接受，查询简单、高效的优势。

在结构化病例数据基础上，建立星型模型，可以将大量数据进行整合，并且可以迅速查询，可以有效挖掘疾病诊疗规律，优化临床治疗方案，提高临床决策力。笔者从临床病例数据中提取了糖尿病脑梗死患者入院、第一次查房、第二次查房的信息纳入数据库，如图 10-29 所示，患者基本信息、入院时间、脑梗死分期、脑梗死类型、并发症、症状、空腹血糖、餐后 2 小时血糖、血压、证型、治则、方剂、中药分别为维表，各维表均与中间的事实表相连。通过星型模型可以更高效、准确地了解病历中各信息之间的交互错杂的关系，有利于分析疾病发展的演变规律，并且探寻隐含知识，以期为临床服务。

1）基于星型模型的分期 - 方 - 证分析：首先以糖尿病合并脑梗死气阴两虚证合并冠心病的患者为例，将脑梗死分期、证型、合并症、方剂维表代入星型模型，结果如图 10-30 所示，可以看出，在糖尿病合并脑梗死气阴两虚证合并冠心病的患者中，急性期患者多选用半夏白术天麻汤、血府逐瘀汤、桃红四物汤为主方；恢复期患者以丹参饮、生脉散为主方；后遗症期患者以参芪地黄汤、生脉散合丹参饮、瓜蒌薤白半夏汤、桃红四物汤等为主方。

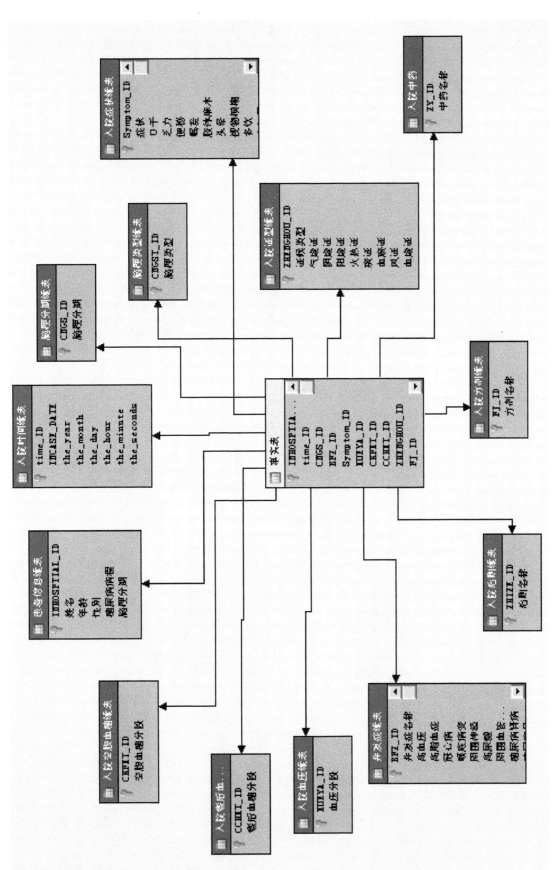

图 10-29　星型模型示意图

脑梗分期 ▾	气虚证 ▾	阴虚证 ▾	冠心病 ▾	方剂名称 ▾
⊟ 后遗症期	⊞ (空白)			
	⊟ 气虚证	⊞ (空白)		
		⊟ 阴虚证	⊞ (空白)	
			⊟ 冠心病	⊞ 参苓白术散, 丹参饮
				⊞ 参芪地黄汤
				⊞ 参芪地黄汤, 当归芍药散
				⊞ 参芪地黄汤+猪苓汤
				⊞ 参芪麦味地黄汤
				⊞ 丹参饮, 生脉散
				⊞ 瓜蒌薤白半夏汤
				⊞ 黄芪桂枝五物汤
				⊞ 苓桂术甘汤, 实脾散
				⊞ 六味地黄丸
				⊞ 生脉散, 丹参饮
				⊞ 生脉散, 瓜蒌薤白半夏汤
				⊞ 生脉散, 桃红四物汤
				⊞ 真武汤, 瓜蒌薤白半夏汤, 肾气丸
				⊞ Unknown
				汇总
⊟ 恢复期	⊞ (空白)			
	⊟ 气虚证	⊞ (空白)		
		⊟ 阴虚证	⊞ (空白)	
			⊟ 冠心病	⊞ 参芪麦味地黄汤
				⊞ 丹参饮, 生脉散
				⊞ 生脉散, 瓜蒌薤白半夏汤
				⊞ 生脉散, 玉液汤
				⊞ Unknown
				汇总
			汇总	
		汇总		
	汇总			
⊟ 急性期	⊞ (空白)			
	⊟ 气虚证	⊞ (空白)		
		⊟ 阴虚证	⊞ (空白)	
			⊟ 冠心病	⊞ 半夏白术天麻汤
				⊞ 参芪麦味地黄汤, 桃红四物汤
				⊞ 血府逐瘀汤
				汇总
			汇总	
		汇总		
	汇总			

图 10-30　星型模型查询示意图（1）

进一步将脑梗死分期、证型、合并症、餐后 2 小时血糖、血压维表代入星型模型，结果如图 10-31 所示。

脑梗分期 ▼	气虚证 ▼	阴虚证 ▼	冠心病 ▼	餐后血糖分段 ▼
⊟ 后遗症期	⊞ (空白)			
	⊟ 气虚证	⊞ (空白)		
		⊟ 阴虚证	⊞ (空白)	
			⊟ 冠心病	⊞ >=11.1
				⊞ 7.8-11.0
				⊞ Unknown
				汇总
			汇总	
		汇总		
	⊞ Unknown			
	汇总			
⊟ 恢复期	⊞ (空白)			
	⊟ 气虚证	⊞ (空白)		
		⊟ 阴虚证	⊞ (空白)	⊞ >=11.1
				⊞ Unknown
				汇总
			⊞ 冠心病	
			汇总	
		汇总		
	汇总			
⊟ 急性期	⊞ (空白)			
	⊟ 气虚证	⊞ (空白)		
		⊟ 阴虚证	⊞ (空白)	
			⊟ 冠心病	⊞ >=11.1
				⊞ 7.8-11.0
				汇总

脑梗分期 ▼	气虚证 ▼	阴虚证 ▼	冠心病 ▼	血压分段 ▼	餐月
⊟ 后遗症期	⊞ (空白)				
	⊟ 气虚证	⊞ (空白)			
		⊟ 阴虚证	⊞ (空白)		
			⊟ 冠心病	⊞ 120/80至139/89	
				⊞ 大于等于140/90	
				⊞ 小于120/80	
				汇总	
			汇总		
		汇总			
	⊞ Unknown				
	汇总				
⊟ 恢复期	⊞ (空白)				
	⊟ 气虚证	⊞ (空白)			
		⊟ 阴虚证	⊟ (空白)	⊞ 120/80至139/89	
				⊞ 大于等于140/90	
				汇总	
			⊞ 冠心病		
			汇总		
		汇总			
	汇总				
⊟ 急性期	⊞ (空白)				
	⊟ 气虚证	⊞ (空白)			
		⊟ 阴虚证	⊞ (空白)		
			⊟ 冠心病	⊞ 大于等于140/90	
			汇总		
		汇总			
	汇总				

图 10-31　星型模型查询示意图（2）

　　分析糖尿病合并脑梗死气阴两虚证合并冠心病患者的情况可以发现，急性期患者 2hPBG ≥ 7.8 mmol/L，BP ≥ 140/90 mmHg；恢复期患者 2hPBG ≥ 11.1 mmol/L，BP > 120/80 mmHg；后遗症期患者 2hPBG ≥ 7.8 mmol/L，血压均匀分布。

进一步将本研究中合并症最高的高血压、冠心病、高脂血症进行分析，得到结果如下。

①高血压 & 气阴两虚证：分析糖尿病合并脑梗死证属气阴两虚证，并且合并高血压的患者，可以发现，急性期患者 2hPBG ≥ 7.8 mmol/L，BP > 120/80 mmHg，选用半夏白术天麻汤、血府逐瘀汤、桃红四物汤、生脉散为主方；恢复期患者 2hPBG ≥ 11.1 mmol/L，血压均匀分布，以参芪地黄汤、生脉散为主方；后遗症期患者 2hPBG ≥ 7.8 mmol/L，血压均匀分布，以参芪地黄汤、生脉散合丹参饮、补阳还五汤、桃红四物汤等为主方。

②冠心病 & 气阴两虚证：急性期患者 2hPBG ≥ 7.8 mmol/L，BP ≥ 140/90 mmHg，选用半夏白术天麻汤、血府逐瘀汤、桃红四物汤为主方；恢复期患者 2hPBG ≥ 11.1 mmol/L，BP > 120/80 mmHg，以丹参饮、生脉散为主方；后遗症期患者 2hPBG ≥ 7.8 mmol/L，血压均匀分布，以参芪地黄汤、生脉散合丹参饮、瓜蒌薤白半夏汤、桃红四物汤等为主方。

③高脂血症 & 气阴两虚证：急性期患者 7.8 mmol/L ≤ 2hPBG < 11.1 mmol/L，BP ≥ 140/90 mmHg，以参芪地黄汤、桃红四物汤为主方；恢复期患者 2hPBG ≥ 11.1 mmol/L，血压均匀分布，以参芪地黄汤、丹参饮、生脉散为主方；后遗症期患者 7.8 mmol/L ≤ 2hPBG < 11.1 mmol/L，血压均匀分布，以参芪地黄汤、生脉散合猪苓汤、当归芍药散、真武汤等为主方。

④高血压 & 痰瘀阻络证：急性期患者 2hPBG ≥ 11.1 mmol/L，BP > 120/80 mmHg，以血府逐瘀汤、生脉散为主方；恢复期患者 2hPBG < 7.8 mmol/L，血压均匀分布，以生脉散、参芪地黄汤为主方；后遗症期患者 2hPBG < 7.8 mmol/L，血压均匀分布，以补阳还五汤、天麻钩藤饮、半夏白术天麻汤、丹参饮、生脉散等为主方。

⑤冠心病 & 痰瘀阻络证：急性期患者 2hPBG ≥ 11.1 mmol/L，BP > 120/80 mmHg，以血府逐瘀汤、生脉散为主方；恢复期患者 BP < 120/80 mmHg 或 BP ≥ 140/90 mmHg，以生脉散、丹参饮为主方；后遗症期患者血压均匀分布，以半夏白术天麻汤、生脉散、丹参饮、瓜蒌薤白半夏汤等为主方。

⑥高脂血症 & 痰瘀阻络证：急性期患者 2hPBG ≥ 11.1 mmol/L，BP > 120/80 mmHg，以血府逐瘀汤为主方；恢复期患者血压均匀分布，以参芪地黄汤、补阳还五汤为主方；后遗症期患者 2hPBG < 7.8 mmol/L，血压均匀分布，以补阳还五汤、天麻钩藤饮、生脉散等为主方。

⑦高血压 & 气虚血瘀证：急性期患者 2hPBG ≥ 7.8 mmol/L，BP > 120/80 mmHg，以血府逐瘀汤、半夏白术天麻汤、桃红四物汤、生脉散为主方；恢复期患者 2hPBG ≥ 11.1 mmol/L，BP ≥ 140/90 mmHg，以生脉散、瓜蒌薤白半夏汤为主方；后遗症期患者血糖无规律，血压均匀分布，以补阳还五汤、天麻钩藤饮、生脉散等为主方。

⑧冠心病 & 气虚血瘀证：急性期患者 2hPBG ≥ 7.8 mmol/L，BP > 120/80 mmHg，以桃红四物汤、血府逐瘀汤、瓜蒌薤白半夏汤为主方；恢复期患者 2hPBG ≥ 11.1 mmol/L，血压均匀分布，以瓜蒌薤白半夏汤、丹参饮、生脉散为主方；后遗症期患者 2hPBG ≥ 7.8 mmol/L，血压均匀分布，以瓜蒌薤白半夏汤、桃红四物汤、丹参饮、苓桂术甘汤、生脉散等为主方。

⑨高脂血症 & 气虚血瘀证：急性期患者 7.8 mmol/L ≤ 2hPBG < 11.1 mmol/L，BP > 120/80 mmHg，以桃红四物汤、瓜蒌薤白半夏汤为主方；恢复期患者 2hPBG ≥ 11.1 mmol/L，血压均匀分布，以生脉散、参芪地黄汤为主方；后遗症期患者 7.8 mmol/L ≤ 2hPBG < 11.1 mmol/L，血压均匀分布，以真武汤、肾气丸、猪苓汤、生脉散等为主方。

2）基于星型模型的分期 – 方 – 证分析：本研究将脑梗死类型、脑梗死分期、证型、方剂维表代入星型模型，如图 10-32 所示，以后遗症期腔缺血性梗死患者为例，气虚血瘀证多以生脉散、桃红四物汤、补阳还五汤为主方。

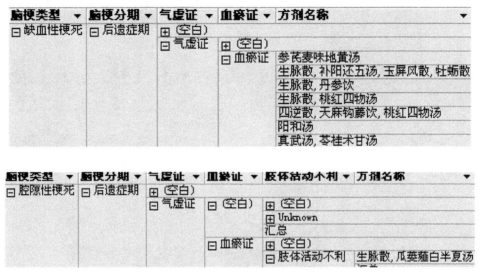

图 10-32　星型模型查询示意图（3）

进一步将反映神经功能缺损的症状 - 肢体活动不利代入模型（图 10-33 ~ 图 10-35），我们可以得出结论：

对于腔隙性梗死恢复期，痰瘀阻络证患者症见肢体活动不利等神经功能损伤表现，以桃红四物汤合生脉散为主方；急性期以血府逐瘀汤为主方。

对于缺血性梗死急性期，痰瘀阻络证患者症见肢体活动不利等神经功能损伤表现，以补阳还五汤为主方。

对于缺血性梗死后遗症期，气虚血瘀证患者症见肢体活动不利等神经功能损伤表现，以天麻钩藤饮、桃红四物汤为主方；恢复期以生脉散合丹参饮为主方。

对于腔隙性脑梗死后遗症期，气阴两虚证患者症见肢体活动不利等神经功能损伤表现，以生脉散合瓜蒌薤白半夏汤为主方。

对于缺血性梗死后遗症期，气阴两虚证患者症见肢体活动不利等神经功能损伤表现，以参芪麦味地黄汤为主方；恢复期以生脉散合丹参饮为主方。

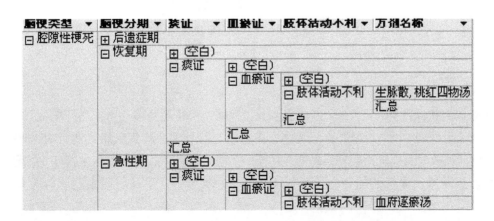

脑梗类型	脑梗分期	痰证	血瘀证	肢体活动不利	方剂名称
缺血性梗死	后遗症期				
	恢复期				
	急性期	(空白)			
		痰证	血瘀证	肢体活动不利	补阳还五汤
					汇总

图 10-33　星型模型查询示意图（4）

脑梗类型	脑梗分期	气虚证	血瘀证	肢体活动不利	方剂名称
缺血性梗死	后遗症期	(空白)			
		气虚证	(空白)		
			血瘀证	(空白)	
				肢体活动不利	参芪麦味地黄汤
					四逆散, 天麻钩藤饮, 桃红四物汤
					阳和汤
					真武汤, 苓桂术甘汤
					Unknown
					汇总
				汇总	
			汇总		
		汇总			
	恢复期	(空白)			
		气虚证	血瘀证	肢体活动不利	生脉散, 丹参饮
					汇总

图 10-34　星型模型查询示意图（5）

脑梗类型	脑梗分期	气虚证	阴虚证	肢体活动不利	方剂名称
腔隙性梗死	后遗症期	(空白)			
		气虚证	(空白)		
			阴虚证	(空白)	
				肢体活动不利	生脉散, 瓜蒌薤白半夏汤

脑梗类型	脑梗分期	气虚证	阴虚证	肢体活动不利	方剂名称
缺血性梗死	后遗症期	(空白)			
		气虚证	(空白)		
			阴虚证	(空白)	
				肢体活动不利	参芪麦味地黄汤
					阳和汤
					Unknown
					汇总
				汇总	
			汇总		
		汇总			
	恢复期	(空白)			
		气虚证	阴虚证	肢体活动不利	生脉散, 丹参饮

图 10-35　星型模型查询示意图（6）

4. 小结

（1）糖尿合并脑梗死流行病学特征

本研究有效病例 485 例，年龄 > 50 岁患者达 95.9%，BMI 超重者占 85.7%，糖尿病病程 10 年以上的患者占全部人群的 64.8%。合并疾病者中，高血压、冠心病、高脂血症分别为 75.88%、38.76%、36.70%。在可计算胰岛素抵抗指数和胰岛细胞功能的人群中，80% 以上患者存在胰岛 β 细胞功能降低，90% 以上患者提示胰岛素抵抗的存在。可见该病以中老年患者为主，与超重及肥胖关系密切，随着糖尿病病程延长，发病率相应提高，高血压、冠心病、高脂血症、胰岛素抵抗均为脑梗死的相关危险因素。

（2）病证结合诊疗规律

通过对糖尿病合并脑梗死 – 证 – 方 – 症 – 理化指标的贝叶斯网络的构建，形成了该病各期证候与症状、理化指标的关系，结果如下（表10-64）。

表 10-64　糖尿病各期证候与症状、理化指标的关系

分期	证型、症状	理化指标	方剂
急性期	风痰瘀阻证：肢体活动不利、口干、头晕、便秘	HbA1c↑、2小时PBG↑、FBG↑、血压↑、HOMA-β指数↓	天麻钩藤饮、桃红四物汤、补阳还五汤等
	气阴两虚证：头晕、口干、多饮、乏力、肢体麻木、眠差、小便频	HOMA-β指数↓、血压↑、TG↑、FBG↑、2hPBG↑、HOMA-IR↑、HbA1c↑	生脉散、参芪地黄汤、参芪麦味地黄汤、六味地黄汤等
	痰湿阻滞证：头晕、口干、多饮、乏力、肢体麻木、肢体活动不利、言语不利、眠差、便秘、小便频	TG↑、LDL-C↑、H-CRP↑、FBG↑、2hPBG↑、BP、HbA1c↑、增龄、HOMA-β指数↓	二陈汤、半夏白术天麻汤、平胃散、温胆汤等
恢复期	气阴两虚证：乏力、口干、眠差、头晕、便秘、肢体麻木	LDL-C↑、FBG↑、2hPBG↑、BP、HbA1c↑、FIB↑	生脉散、参芪地黄汤、参芪麦味地黄汤等
	气虚血瘀证：肢体麻木、头晕、视物模糊、乏力、口干	LDL-C↑、FBG↑、2hPBG↑、HbA1c↑	桃红四物汤、补阳还五汤、丹参饮、黄芪桂枝五物汤、四物汤、血府逐瘀汤、天麻钩藤饮等
	痰湿阻滞证：头晕、乏力、便秘、口干、言语不利	LDL-C↑、FBG↑、2hPBG↑、D-二聚体↑、HbA1c↑、TG↑	半夏白术天麻汤、五苓散、二陈汤、黄连温胆汤、四君子汤、瓜蒌薤白半夏汤等
后遗症期	脉络瘀阻证：乏力、口干、便秘、头晕	FBG↑、2hPBG↑、HOMA-IR↑、HbA1c↑、BP↑	补阳还五汤、桃红四物汤、丹参饮等
	气阴两虚证：乏力、口干、夜尿频、肢体发凉	FBG↑、2hPBG↑、HbA1c↑、HOMA-IR↑、HDL-C↓	生脉散、参芪地黄汤、参芪麦味地黄汤、六味地黄丸
	痰湿阻滞证：口干、视物模糊、便秘、乏力、夜尿频	FBG↑、2hPBG↑、HOMA-IR↑、HbA1c↑、BP↑、HOMA-β指数↓	半夏白术天麻汤、藿朴夏苓汤、五苓散等

综上所述，糖尿病合并脑梗死急性期主要证型为风痰瘀阻证、气阴两虚证、痰湿阻滞证，恢复期主要证型为气阴两虚证、气虚血瘀证、痰湿阻滞证，后遗症期主要证型为脉络瘀阻证、气阴两虚证、痰湿阻滞证。血瘀、痰湿贯穿于糖尿病合并脑梗死的始末，纵向分析三期的证型变化可以得知，各期证型所占比例出现变化，急性期以风、痰、瘀为主，恢复期以气虚、血瘀、痰浊为主，后遗症期以气阴两虚、脉络瘀阻为主，兼有瘀血、痰湿，且随着治疗进展，各证型所占比例发生动态演变与变化。

（3）病证结合药证关系

通过贝叶斯网络的构建，基本形成了糖尿病合并脑梗死主方、主证与主要理化指标的对应，已经形成分期辨证治疗的基本框架，通过关联规则及无尺度网络的构建，可为临床辨证、加减用药提供指导与参考。

1）病－症－证－药分析：糖尿病合并脑梗死急性期证型以风痰瘀阻证为主，处方以天麻钩藤饮、补阳还五汤、桃红四物汤、丹参饮、血府逐瘀汤为主，多用牛膝、川芎、白芍、茯苓、白术、当归、桃仁等中药。现代药理研究提示，上述中药有扩张脑血管，降低血管阻力，改善微循环，抗凝，降脂和降血糖的作用。

恢复期多虚、多瘀，处方以桃红四物汤、补阳还五汤、血府逐瘀汤、天麻钩藤饮、半夏白术天麻汤、生脉散、参芪地黄汤、六味地黄汤为主，多用当归、黄芪、生地黄、太子参、川芎、赤芍、麦冬、牛膝等活血化瘀、益气养阴类中药。现代药理研究提示，上述中药可扩张脑血管，降低血管阻力，改善微循环，显著增加脑及肢体血流量，可提高机体抗缺氧能力，对中枢神经系统有镇静作用，并可抗凝、降脂、降糖、抗感染、镇静。

后遗症期以气虚、阴虚、痰瘀为主，处方以补阳还五汤、桃红四物汤、二陈汤、半夏白术天麻汤、温胆汤等为主，多用赤芍、丹参、五味子、泽泻、山茱萸、牡丹皮、熟地黄等活血化瘀、益气养阴药物。现代药理研究提示，上述中药可抑制血小板聚集，能延长血栓形成时间，改善微循环，改善血液流变性，降低血液黏度，抑制血小板聚集，激活纤溶，抗血栓形成。

2）证－症－药物分析：通过无尺度网络可以发现，各期中血瘀证出现的频度最高，可见血瘀证与该病密切相关，与血瘀证关联性较高的中药为茯苓、当归、黄芪、川芎、牛膝、丹参、赤芍、桂枝等，可活血镇痛、补气行血、行气活血、活血通经、凉血活血、清热凉血、温经通脉；与阴虚证关联性较高的中药为茯苓、当归、生地黄、太子参、牛膝、麦冬，可和血补血、凉血滋阴、养阴生津；与阳虚证关联性较高的中药为黄芪、当归、川芎、白术，为补阳还五汤主要组成成分；与火热证关联性较高的中药为茯苓、生地黄、丹参、太子参、牛膝、赤芍、麦冬，可凉血散瘀、引火下行、养阴生津。

进一步分析症状与用药关系，可以发现口干多用茯苓、当归、黄芪、生地黄、川芎、太子参等，黄芪、太子参用于气虚所致的口干，当归、川芎用于血瘀所致的口干，生地黄用于阴虚所致的口干；乏力多用茯苓、黄芪、当归、生地黄、川芎等，黄芪用于气虚所致的乏力，当归、川芎用于血瘀所致的乏力，生地黄用于阴虚所致的乏力；肢体活动不利多用川芎、当归、牛膝、赤芍等活血通络药物。

3）各期常用药物药理作用分析：在关联规则分析中，糖尿病合并脑梗死急性期常用药的现代药理研究显示，牛膝能降低大鼠血黏度，并且可抗凝、降脂和降血糖；川芎的有效成分川芎嗪可扩张脑血管，降低血管阻力，显著增加脑部供血，并且能抑制血小板聚集，防止血栓形成；茯苓有明显的利尿和抗凝血的作用，并且可降低血糖；白术有降血糖、抗凝和一定的降压作用；当归可抑制血小板聚集及抗血栓形成；桃仁提取液能明显增加脑血流量，可舒张血管、降低血管阻力及抗凝血，能改善血流动力学。

恢复期常用药的现代药理研究显示，黄芪能减少血栓形成，降脂、降压、降糖；生地黄有降压、镇静作用；太子参可扩张脑血管，降低血管阻力，改善微循环，显著增加脑及肢体血流量，对中枢神经系统有镇静作用；赤芍可抑制血小板聚集，能延长血栓形成时间；麦冬能显著提高实验动物耐缺氧能力；牛膝可降低血液黏度及红细胞聚集指数，有抗凝、降脂作用；红花能扩张外周血管，抑制血小板聚集，降低血液黏度，还可改善机体抗缺氧能力、以保护脑组织。

后遗症期常用药的现代药理研究显示，赤芍可抑制血小板聚集，延长血栓形成时间；丹参能改善微循环，降低血液黏度，抑制血小板聚集，抗血栓形成；五味子可增强细胞免疫功能；泽泻有降糖、降压的作用；牡丹皮有效成分可降血压，抗血小板聚集；熟地黄可明显降血压，改善肾功能。

4）各期证治规律：现以图表形式阐述糖尿病合并脑梗死各期与并发症、证型与方剂关系，具体如下（表 10-65 ~ 表 10-68）。

表 10-65　糖尿病合并脑梗死急性期证治规律

并发症	证型	方剂
高血压	痰瘀阻络证	血府逐瘀汤、生脉散
	气阴两虚证	生脉散、半夏白术天麻汤、血府逐瘀汤、桃红四物汤
	气虚血瘀证	血府逐瘀汤、半夏白术天麻汤、桃红四物汤、生脉散
冠心病	气虚血瘀证	桃红四物汤、血府逐瘀汤、瓜蒌薤白半夏汤
	气阴两虚证	半夏白术天麻汤、血府逐瘀汤、桃红四物汤
	痰瘀阻络证	血府逐瘀汤、生脉散
高脂血症	气虚血瘀证	桃红四物汤、瓜蒌薤白半夏汤
	痰瘀阻络证	血府逐瘀汤
	气阴两虚证	参芪地黄汤、桃红四物汤

表 10-66　糖尿病合并脑梗死恢复期证治规律

并发症	证型	方剂
高血压	气虚血瘀证	生脉散、瓜蒌薤白半夏汤
	气阴两虚证	参芪地黄汤、生脉散
	痰瘀阻络证	生脉散、参芪地黄汤
冠心病	气虚血瘀证	瓜蒌薤白半夏汤、丹参饮、生脉散
	气阴两虚证	丹参饮、生脉散
	痰瘀阻络证	生脉散、丹参饮
高脂血症	气虚血瘀证	生脉散、参芪地黄汤
	气阴两虚证	参芪地黄汤、丹参饮、生脉散
	痰瘀阻络证	参芪地黄汤、补阳还五汤

表 10-67　糖尿病合并脑梗死后遗症期证治规律

并发症	证型	方剂
高血压	气虚血瘀证	补阳还五汤、天麻钩藤饮、生脉散
	气阴两虚证	参芪地黄汤、生脉散合丹参饮、补阳还五汤、桃红四物汤
	痰瘀阻络证	补阳还五汤、天麻钩藤饮、半夏白术天麻汤、丹参饮、生脉散

并发症	证型	方剂
冠心病	气虚血瘀证	瓜蒌薤白半夏汤、桃红四物汤、丹参饮、苓桂术甘汤、生脉散
	痰瘀阻络证	生脉散、丹参饮、半夏白术天麻汤、瓜蒌薤白半夏汤
	气阴两虚证	参芪地黄汤、生脉散合丹参饮、瓜蒌薤白半夏汤、桃红四物汤
高脂血症	气阴两虚证	参芪地黄汤、生脉散合猪苓汤、当归芍药散、真武汤
	气虚血瘀证	真武汤、肾气丸、猪苓汤、生脉散
	痰瘀阻络证	补阳还五汤、生脉散、天麻钩藤饮

表 10-68　糖尿病合并脑梗死针对神经功能缺损证治规律

脑梗死类型	证型	脑梗死分期	方剂
腔隙性梗死	痰瘀阻络证	急性期	血府逐瘀汤
		恢复期	桃红四物汤合生脉散
	气阴两虚证	后遗症期	生脉散合瓜蒌薤白半夏汤
其他缺血性梗死	痰瘀阻络证	急性期	补阳还五汤
	气虚血瘀证	恢复期	生脉散合丹参饮
		后遗症期	天麻钩藤饮、桃红四物汤
	气阴两虚证	后遗症期	参芪麦味地黄汤

5. 结论

1）糖尿病合并脑梗死的相关因素有年龄、BMI、糖尿病病程、高血压、冠心病、高脂血症、血糖控制不佳、胰岛素抵抗，与相关文献报道一致。

2）糖尿病合并脑梗死中医证型主要为风痰瘀阻证、气阴两虚证、痰湿阻滞证、气虚血瘀证、脉络瘀阻证，血瘀证贯穿于糖尿病合并脑梗死的始终。

3）糖尿病合并脑梗死的常用方剂为补阳还五汤、丹参饮、生脉散、桃红四物汤、参芪麦味地黄汤、天麻钩藤饮、六味地黄丸、半夏白术天麻汤。主要治疗原则为祛风化痰、活血化瘀、益气养阴、化痰祛湿。

4）各期常用中药以活血化瘀、益气养阴类中药为主，多用牛膝、川芎、白芍、茯苓、白术、当归、桃仁、当归、黄芪、生地黄、太子参、赤芍、麦冬、丹参、五味子、泽泻、山茱萸、牡丹皮、熟地黄等。现代药理研究多提示其有改善微循环，增加脑血流量，改善血液流变性，降低血液黏度，抗血栓形成，降低血管阻力，改善脑抗缺氧能力及抗凝血、降糖、降压的作用。

5）针对患者神经功能缺损，多选用补阳还五汤、桃红四物汤、血府逐瘀汤等具有活血、化瘀、通络作用的方剂。

6）目前尚无运用多种统计学方法进行糖尿病合并脑梗死临床数据挖掘的先例，本研究中多种统计学方法的联合应用，为该病的证候研究、方-证研究、方证与理化指标等关系研究提供了有效的方法。

四、基于结构化中医住院病历数据的糖尿病下肢动脉硬化闭塞症病证结合诊疗规律探讨

（一）糖尿病下肢动脉硬化闭塞症的中医研究现状

1. 糖尿病下肢动脉硬化闭塞症的益气活血、化瘀通络疗法

目前中医治疗糖尿病下肢动脉硬化闭塞症（diabetic lower limb arteriosclerosis obliterans，DLASO）主要采用益气活血、化瘀通络为法，取得了明显的疗效。刘氏采用益气活血通络之补阳还五汤加减治疗早期糖尿病下肢动脉硬化闭塞症 30 例患者，观察治疗前后临床症状、下肢动脉超声多普勒血流动力学指标，显效 7 例，有效 18 例，无效 5 例，总有效率 83.3%。黄氏采用通络法之身痛逐瘀汤加减治疗糖尿病下肢动脉硬化闭塞症 42 例患者，治疗组与注射用前列地尔对照组进行疗效比较，观察两组疗效，治疗组治疗后股浅动脉、胫后动脉、足背动脉内径及血流量与治疗前比较明显增加，差异有统计学意义；认为身痛逐瘀汤加减能有效减轻糖尿病肢体动脉的狭窄度，改善患者的肢体动脉血液循环。张氏采用益气活血通络方（黄芪 30 g，当归、熟地黄、赤芍、地龙、牛膝、丹参各 15 g，水蛭、甘草各 10 g）治疗糖尿病下肢动脉硬化闭塞症 120 例，对照组在糖尿病常规治疗基础上给予前列地尔治疗，治疗组治疗后股浅动脉、足背动脉血管内径及峰值流速、血流量与治疗前比较明显增加，差异均有统计学意义，治疗后治疗组患者疼痛、间歇性跛行等症状均明显缓解，疗效优于对照组。薛氏应用加味六藤水陆蛇仙汤治疗糖尿病下肢动脉闭塞症初期患者 32 例，采用治疗组给予加味六藤水陆蛇仙汤（海风藤、青风藤、络石藤、忍冬藤、钩藤各 30 g，威灵仙、乌梢蛇各 15 g，鸡血藤 30 g，水蛭 10 g，桃仁、红花各 20 g，桂枝 20 g，黄芪 30 g），对照组口服阿司匹林肠溶片每次 100 mg，每日 1 次，辛伐他汀每次 40 mg，每日一次；经治疗，治疗组在临床症状改善及治疗前、后下肢动脉血管内径狭窄度疗效上明显优于对照组。王氏用糖痛方治疗糖尿病下肢动脉硬化性闭塞症患者 200 例，对照组 80 例应用前列地尔注射液 10 μg+0.9% 氯化钠注射液缓慢静脉滴注，治疗组 120 例在对照组基础上加服糖痛方颗粒剂（生黄芪 1 包、桂枝 1 包、白芍 2 包、当归 1 包、鸡血藤 1 包、怀牛膝 1 包、桃仁 1 包、元胡 2 包、银花藤 2 包、生甘草 2 包等）；经治疗，治疗组在改善症状及下肢血管血流量等疗效上明显优于对照组。中医认为血瘀为该病发病之基础，消渴阴虚无以载血，血液干涸易成瘀。阴虚发热，久则成瘀。气虚运血无力，血流缓慢而成瘀。瘀血阻络而致该病发，中医临床多采用活血化瘀方法治疗糖尿病下肢动脉硬化闭塞症，但该病不仅仅局限于血瘀一方面，从临床分型上应采用分证治之的原则，目前临床治疗仍存在片面性。

2. 有关糖尿病下肢动脉硬化闭塞症的辨证论治

糖尿病下肢动脉硬化闭塞症的辨证分型目前主要依据学者、专家们的临床经验，按照糖尿病下肢动脉硬化闭塞症病程的不同阶段，以病情由轻到重分型。倪氏认为糖尿病下肢动脉硬化闭塞症多发生在糖尿病中、晚期，临床上多以"痰、瘀、毒"三大病机为特点，治疗以化痰利湿、活血通络为治则，因而将糖尿病下肢动脉硬化闭塞症根据症状、舌苔、脉象分为四型：痰浊证、血瘀证、热毒瘀阻证、气血阴阳两虚证。喻氏认为气血亏虚、阴阳失调、气血凝滞、经脉瘀阻是该病的基本病机，该病的病位在血脉。该病临床可分为三期：阳虚寒凝，脉络瘀阻的局部缺血期；脉络阻滞，经脉失养的营养障碍期；瘀热互结，脉络不通的坏死期。奚氏认为该病由邪所致，治病必以辨邪，选药必从祛邪，不主张一法即活血化瘀法通治，将该病分为急性进展期，以痰瘀久郁化热可兼夹湿热、湿毒或热毒为患，治以祛邪为先，清解湿毒、软坚化痰；药物主选金银花、野菊花、重楼等；特意指出初虚不必骤补，大剂量活血药更应慎用；好转缓解期，邪退生新、正虚瘀留，治疗宜以扶正与化瘀为主，药物主选黄

芪、党参、白术等，特意指出祛邪药中病即减，不可长期大量使用；恢复稳定期，脾肾不足，以虚为主，治疗以扶正补虚、软坚化痰为主，扶正药根据个体的气虚、阴虚、阳虚差异而选配，特意指出活血药不宜长期应用，以免动血伤正。徐氏总结陈氏临床诊治动脉硬化闭塞症认为，活血化瘀法在治疗中甚为重要，根据临床辨证分型为四型，即脉络寒凝证、脉络血瘀证、脉络瘀热证、脉络热毒证。以上学者从糖尿病下肢动脉硬化闭塞症的病程早、中、晚期三个病程着眼，分阶段论述了病程不同阶段相应证型的变化规律，进而随证施治，充分发挥中医药治疗糖尿病下肢动脉硬化闭塞症的功效，但因人制宜的辨证分型思路，分型比较笼统，不能全面地体现糖尿病下肢动脉硬化闭塞症患者的证型情况，存在一定的局限性。故综合近代医家的认识和笔者导师丰富的临床经验，现将主要证型、症状和治法归纳如下。

（1）寒凝证：症见下肢肢体发凉、冰冷，遇寒加重，下肢活动不利，多行走后疼痛加重，下肢酸胀，休息后痛减。舌质淡，苔薄白，脉沉迟。治以温经通脉，方用阳和汤加减或黄芪桂枝五物汤加减。

（2）血瘀证：症见下肢发凉、怕冷，疼痛，下肢沉重、乏力，活动困难，严重者可持续疼痛，肢端、小腿有瘀斑，或足部紫红色、青紫色，舌有瘀斑或舌质绛，脉弦涩。治以活血祛瘀，方用桃红四物汤加减。

（3）湿热蕴毒证：症见患下肢皮色暗红，重者下肢皮色渐变黑色、破溃腐烂、流紫黑血水、味臭，下肢疼痛剧烈，常伴全身症状，如身热、口干、便秘、尿赤等，舌红，苔黄腻，脉细数。治以清热、祛湿、解毒，方用四妙勇安汤或四妙活血汤加减。

（4）气血两虚证：症见下肢无力、疼痛、麻木或见下肢破溃难收，破溃处呈灰白色，脓液少且清稀，皮肤干燥、脱屑、皲裂，肌肉萎废，可伴头晕、心悸、气短、乏力、消瘦。舌质淡，苔薄白，脉沉细无力。治以补气养血活血，方用八珍汤或补阳还五汤加减。

（二）糖尿病下肢动脉硬化闭塞症中药制剂抗纤溶的新进展

近年来，中药制剂在治疗糖尿病下肢动脉硬化闭塞症中广泛使用，有学者通过观察下肢血管内径及血流量变化评估疗效。刘氏应用丹红注射液治疗 2 型糖尿病下肢动脉粥样硬化闭塞症 68 例，采用口服降糖药或胰岛素治疗，在此基础上给予丹红注射液 30 mL 加入生理盐水中静滴，每日 1 次，连用 21 天，临床症状总改善率为 94%，患者疼痛、麻木、发凉、间歇性跛行等临床症状明显改善；B 超示下肢动脉管径增宽、血流峰时速度减慢、血流量增加，丹红注射液在改善动脉血液循环方面有较好的疗效。周氏应用脉络宁注射液治疗糖尿病下肢动脉硬化闭塞症患者 180 例，治疗组静脉滴注脉络宁注射液及速效胰岛素，每日 1 次；对照组静脉滴注前列地尔，每日 1 次，治疗 4 周，治疗组总有效率为 95.0%、对照组为 83.3%，B 超提示治疗组下肢血管内径及血流量明显改善，脉络宁有效改善了患者的疼痛、间歇性跛行等症状，且下肢血管内径及血流量也得到明显改善。冯氏采用疏血通注射液治疗糖尿病下肢动脉硬化闭塞症患者 260 例，治疗组疏血通组 180 例和前列地尔治疗对照组 80 例，治疗 4 周，疏血通组总有效率为 94.4%，对照组 85.0%，疏血通组治疗后 B 超提示股浅动脉、胫后动脉、足背动脉内径及血流量与治疗前比较明显增加，疏血通注射液抗血栓和血栓溶解治疗安全、有效。刘氏应用刺五加注射液治疗糖尿病下肢动脉硬化闭塞症 44 例，方法为刺五加注射液 80 mL，加生理盐水 250 mL，静脉滴注，每日 1 次，连续应用 20 天。治疗前后进行双下肢动脉彩色多普勒超声检查提示，刺五加注射液能使下肢动脉管腔增宽，血流峰值速度下降，动脉粥样硬化斑块减小。刺五加注射液有利于血液流动，有助于减轻或消除血栓，具有明显地抑制血小板聚集的作用，临床疗效显著。糖尿病下肢动脉病变主要是由于高血糖导致蛋白质非酶糖基化反应增加，多元醇代谢亢进，自由基产生过多，引起血管内皮细胞受损，使血液处于高凝状态，出现血流动力学异常，导致动脉硬化，引起一系列组织受损。另外，糖尿病患者纤维蛋白溶酶原激活物（t-PA）水平降低，纤维蛋白溶酶抑制物（PAI）水平增高，纤溶系统受损。现代治疗主要有抗凝，溶栓，改善血流动力学，降纤酶，干细胞移植等。中药活血药物制剂采用提取、膜分离等工艺，有类似于 t-PA 的抗凝和纤溶活性，起到抗血栓及血栓溶解的作用。中药西制，临床疗效显著，对临床治疗新路径提供思路。

（三）糖尿病下肢动脉硬化闭塞症的中西医结合治疗

目前，越来越多的学者采用中西医结合治疗糖尿病下肢动脉硬化闭塞症，取得了减轻下肢疼痛和改善下肢动脉内径及血流的疗效。姚氏应用中药经典方剂加味补阳还五汤联合介入方法治疗糖尿病下肢动脉硬化闭塞症患者 52 例，将行股动脉支架植入成功后的患者分为治疗组和对照组，治疗组术后加服补阳还五汤，与对照组比对，治疗组患者均未截肢，治愈率为 47%，再狭窄率为 3%；对照组截肢率为 10%，治愈率为 14%，再狭窄率为 19%，故中药联合介入方法治疗糖尿病下肢动脉硬化闭塞症临床疗效显著。刘氏采用中西医结合治疗糖尿病下肢动脉硬化闭塞症 59 例，对照组 29 例给予常规治疗（血塞通注射液＋注射普通胰岛素），治疗组 30 例在常规治疗基础上加用温通活血中药（黄芪 30 g，当归 20 g，熟地 20 g，赤芍 15 g，地龙 15 g，水蛭 10 g；牛膝 15 g，丹参 15 g，甘草 10 g），经治疗，治疗组血糖、血脂、血液流变学指标和股动脉血流参数均有明显改善，中西医结合治疗效果明显。周氏应用中西医结合治疗糖尿病下肢动脉硬化闭塞症 100 例，治疗组 50 例采用西洛他唑及前列地尔和肢通汤（黄芪 30 g，赤芍 15 g，川芎 15 g，当归尾 10 g，地龙 10 g，雷公藤 10 g，桃仁 10 g，红花 10 g，半夏 10 g，虎杖 10 g，熟地黄 15 g，山药 15 g，甘草 10 g）加减治疗，对照组 50 例仅接受西洛他唑和前列地尔治疗；治疗后，治疗组下肢动脉内径和血流量均高于对照组，中西医结合治疗效果明显。韩氏采用西医药理的分析方法，分析雷公藤的药理作用，治疗糖尿病下肢动脉硬化闭塞症 28 例，在常规用药的基础上，服用雷公藤粉末，治疗前、后，患者下肢疼痛减轻，下肢血管病变改善，这为中药西用提供指导思路。对于糖尿病下肢动脉闭塞症，西药基础治疗尤为重要，对于严重者，介入治疗对改善症状及时有效，但中药的优势在于其中长期的持续作用，且可延缓糖尿病下肢动脉闭塞症中晚期截肢率和病死率。

糖尿病下肢动脉硬化闭塞症是糖尿病最为常见的大血管并发症之一。其主要病理改变为动脉粥样硬化，病变常发生于主要动脉分叉处，是动脉内膜发生脂质浸润在局部形成粥样或纤维粥样斑块，导致管壁增厚、管腔狭窄及血栓形成，最终导致动脉闭塞，局部组织缺血。早期症状为下肢无力、沉重、麻木、感觉异常，下肢发凉。后期可出现间歇性跛行、静息痛，严重时可发生下肢溃疡、坏疽。这多与性别、年龄、病程、血脂、血压、血糖等病因有关。微血管病变及周围神经损伤等诸多危险因素汇聚均可导致动脉粥样硬化发生。早期发现、早期治疗，可延缓其进展，降低截肢率。

（四）基于结构化中医住院病历数据的糖尿病下肢动脉硬化闭塞症病证结合诊疗规律探讨

1. 研究对象

（1）临床一般资料

病例来源：本课题所有病例均来自中国中医科学院广安门医院内分泌科病房 2012 年至 2014 年诊断为"糖尿病合并下肢动脉硬化闭塞症"的住院患者 935 例，纳入符合本研究标准。其中，男性患者

484 例，女性患者 451 例。

（2）诊断标准及依据

1）西医诊断标准：凡在下肢动脉硬化症前即有糖尿病，同时符合糖尿病及下肢动脉硬化症的诊断标准者即为糖尿病合并下肢动脉硬化症。

2）诊断依据如下。

糖尿病诊断符合 1999 年 WHO 糖尿病诊断标准：①糖尿病症状 + 任意时间血浆葡萄糖水平（PG）≥ 11.1 mmol/L；②或空腹血浆葡萄糖（FPG）水平 ≥ 7.0 mmol/L；或 OGTT 试验中，2 小时 PG 水平 ≥ 11.1 mmol/L；或随机血糖 ≥ 11.1 mmol/L。须经另一天重复试验验证。

糖尿病下肢动脉硬化闭塞症诊断标准符合：①糖尿病病史或符合 1999 年 WHO 糖尿病诊断标准；②有下肢症状（间歇性跛行、下肢静息痛、足温低、毛发少或足部皮肤发绀）、股动脉闻及杂音、足背动脉或胫后动脉搏动减弱或消失；③静息 ABI ≤ 0.90，TBI < 0.60，运动后下降 20%；④超声多普勒检查与其他影像学检查（CTA、MRA、血管造影）显示下肢动脉硬化狭窄或闭塞病变。

（3）纳入标准：①符合诊断标准和排除标准；②数据采集完整且无噪声数据。

（4）排除标准：①病例资料不全或已死亡病例；②排除其他原因引起的下肢动脉硬化闭塞症；③并发糖尿病急性并发症者（包括糖尿病低血糖症、糖尿病高渗性昏迷、糖尿病酮症及酮症酸中毒、糖尿病乳酸性酸中毒、糖尿病急性感染）；④恶性肿瘤及血液病者。

（5）中医证型判定标准：参照如下标准。①为国家标准条目，即《中华人民共和国国家标准中医临床诊疗术语·证候部分》章节内容；②参考《中国中西医结合糖尿病诊疗标准（草案）》，结合《中药新药临床研究指导原则》《中医诊断学》《中医内科学》《中医外科学》教材第 6 版相关内容，拟订证候判断规则。

1）气虚证规则

参考标准：①气短乏力，神疲懒言，自汗，舌淡，脉虚；②倦怠乏力，气短自汗，少气懒言，面色㿠白，头晕目眩，舌淡体胖，脉虚细无力。

规定标准：①神疲乏力；②少气懒言；③易有自汗；④舌胖、有齿印；⑤脉细无力。具备其中两项可诊断。

2）阴虚证规则

参考标准：①潮热汗出，午后颧红，五心烦热，口燥咽干，舌红少苔，脉细数；②咽干喜饮，五心烦热，潮热盗汗，头晕耳鸣，心悸失眠，舌红少苔或花剥苔，脉细数。

规定标准：①口干咽燥；②怕热汗多或有盗汗；③手足心热或五心烦热；④视物模糊；⑤头晕；⑥心悸；⑦失眠；⑧腰膝酸软；⑨大便干；⑩两目干涩；⑪舌红而裂，苔少；脉细数或弦细。具备其中两项可诊断。

3）阳虚证规则

参考标准：①畏寒肢冷，神疲乏力，气短，口淡不渴，或喜热饮，尿清便溏，或尿少水肿，面白，舌淡胖，脉沉迟无力；②形寒肢冷，神情萎靡，便溏泄泻，面色㿠白，倦怠乏力，阳痿遗精，舌黯淡、苔白，脉沉细或沉迟无力。

规定标准：①畏寒肢冷；②口淡不渴；③面白水肿；④小便清长或夜尿频数；⑤便溏；⑥舌淡胖、苔白；⑦脉沉迟无力。具备其中两项可诊断。

4）热盛证规则

参考标准：①发热，口渴饮冷，胸腹灼热，面红目赤，大便干结，小便短黄，舌红，苔黄而干，脉数或洪；②口渴引饮，多食易饥，心烦失眠，尿频便秘，急躁易怒，面红目赤，心悸怔忡，头晕目眩，舌红、苔黄，脉弦数或弦滑数。

规定标准：①多食易饥；②口渴喜饮；③失眠；④大便干；⑤小便黄；⑥头晕目眩；⑦舌红，苔黄；⑧脉弦或脉弦数或数弦滑。具备其中两项可诊断。

5）血瘀证规则

参考标准：①局部出现青紫肿块，疼痛拒按，或腹内癥块，刺痛不移，拒按，或出血紫黯成块，舌紫或有斑点，脉弦涩；②肢体麻木，胸痹心痛，唇舌紫黯，手足紫黯，中风偏瘫，舌下青筋显露或舌有瘀斑，苔薄，脉细涩不利。

规定标准：①肢体麻木；②肢体疼痛；③胸痛；④胸闷；⑤健忘；⑥肢体活动不利；⑦肌肤甲错；⑧口唇舌暗，或紫黯、瘀斑、舌下静脉紫黯怒张；⑨脉弦涩。具备其中一项可诊断。

6）痰湿证规则

参考标准：①湿阻证：身体困重，关节、肌肉酸痛，屈伸不利，腹胀腹泻，食欲不振，苔滑，脉濡；②湿痰证：咳吐多量黏稠痰，痰滑易咳，肢体困重，胸脘痞闷，食少，口腻，苔白腻，脉濡缓或滑；③寒湿证：脘腹胀满，便溏泄泻，面色无华，恶心呕吐，形寒肢冷，舌淡苔白腻，脉沉迟无力。

规定标准：①胸脘痞闷；②纳呆呕恶；③形体肥胖；④头身困重；⑤便溏；⑥舌苔白腻或水滑；⑦脉濡或滑或缓或沉迟。具备其中两项可诊断。

7）湿热证规则

参考标准：①身热不扬，口渴不欲多饮，大便泄泻，小便短黄，舌红，苔黄腻，脉滑数；②脘腹胀满，纳呆恶心，渴不多饮，口有秽臭，肢体重着，头重如裹，舌红，苔黄腻，脉滑数。

规定标准：①纳呆；②肢体困重；③口黏；④口干；⑤大便干稀不调；⑥腹胀；⑦舌红，苔黄或腻或黄腻；⑧脉滑数、弦滑。具备二项可诊断。

2. 研究方法

（1）技术路线：数据挖掘（knowledge discover database，KDD），作为数据处理技术的一种，主要是为了从大型数据库中处理临床个体诊疗资料，高效地发现隐含在其中的规律或知识，方法包括数据描述、分类、聚类、关联规则等，如图10-36。

（2）数据提取：本研究采集中国中医科学院广安门医院内分泌科的糖尿病合并下肢动脉硬化闭塞症的住院病历，采用"糖尿病结构化中医住院病历采集系统"，将符合纳入标准的935例病例的信息进行整理，分为文本数据整理，包括基本信息、主诉、刻下症、个人史、既往史、舌脉诊、诊断、方剂、中药；数值数据整理包括理化指标，均制为信息表。对全部数据表进行总体核查和样本例数总数的核查，根据纸质病历记录补录相关遗漏资料，完善患者在院期间的病例情况，全部样本进行核查。

（3）数据整理：统一为规范的名词、术语及格式。中西医症状、病名一般按照当前的国家标准、行业标准进行规范或替代；在不引起歧义的前提下，特殊情况可采纳专家共识或建议进行规范或替代。

（4）数据挖掘分析：①采用SPSS 19.0统计分析软件进行一般资料的描述性统计，使用频数、构成比表达，多指标联合统计采用多分类变频数交叉表法。②运用计算机技术对所有病例的常见症状、舌脉进行证型判定，确定糖尿病下肢动脉硬化闭塞症的中医证型，并客观探讨其演变规律。③采用数据挖掘平台中的关联规则研究中药配伍关系及与证的关系。④对不满足上述条件的计量资料应用两独立样本非参数检验，即秩和检验；$P < 0.05$ 具有统计学差异研究症状与理化指标相关性研究。采用 Fisher 确切概率法，$P < 0.05$ 具有统计学差异，比较理化检查与症状的相关性。对糖尿病下肢动脉硬化闭塞症证候与理化指标特征采用非条件 Logistic 回归分析（即成组资料的 Logistic 回归分析），探讨中医证型与症状、理化指标之间的关系。

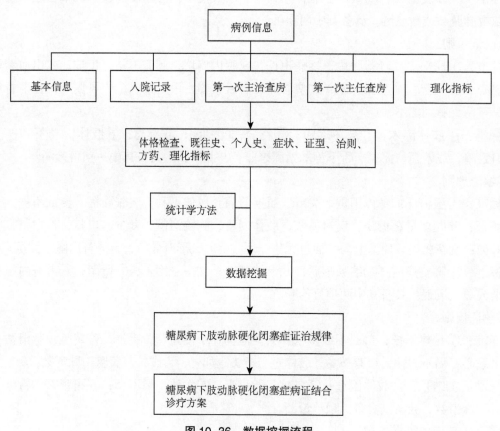

图 10-36 数据挖掘流程

3. 结果

（1）一般资料分析

1）患者性别分布：总体病例数为 935 例，其中，男性患者 484 例，女性患者 451 例，说明住院的糖尿病合并下肢动脉硬化症患者男性为多。

2）患者年龄分布：所研究样本年龄＜ 45 岁的患者占 4%，45 ～ 60 岁的患者占 36%，＞ 60 岁的患者占 60%，说明糖尿病合并下肢动脉硬化闭塞症住院患者多为中老年人。

（2）糖尿病下肢动脉硬化闭塞症的影响因素

1）吸烟史分布特征：根据样本，无吸烟史患者占 65.54%，吸烟史患者占 34.45%，糖尿病下肢动脉硬化闭塞症患者中无吸烟史患者例数高于有吸烟史患者例数。其中，有吸烟史患者的烟龄多在 30 ～ 40 年，其次为 40 ～ 50 年，再次为 20 ～ 30 年。

2）饮酒史分布特征：根据样本，无饮酒史患者占 74.15%，饮酒史患者占 25.85%，糖尿病下肢动脉硬化闭塞症患者中无饮酒史患者例数高于有饮酒史患者例数。其中，有饮酒史患者的酒龄多在 30 ～ 40 年，其次为 40 ～ 50 年，再次为 20 ～ 30 年。

3）家族史分布特征：根据频次统计方法，其中同时患高血压患者占 61.92%，同时患有高血压、冠心病患者占 18.35%，患冠心病患者占 10.56%，患脑梗死患者占 4.59%，说明在糖尿病并发下肢动脉硬化症的患者中以有高血压家族史者居多，同时患高血压及冠心病患者次之。

4）既往史分布特征：根据频次统计方法，其中患高血压患者占 20.10%，同时患有高血压、高脂血症患者占 13.87%，同时患高血压、高脂血症、冠心病患者占 11.07%，同时患有高血压、高脂血症、冠心病、脑梗死患者占 9.92%，患糖尿病下肢动脉硬化症患者中有高血压既往史者居多，同时患有高血压、高脂血症患者次之，说明既往患有高血压或同时患有高血压及高脂血症患者，糖尿病下肢动脉硬化闭塞症的发病率更高，这与大血管病变对糖尿病合并下肢动脉硬化闭塞症影响的发病机制相符合。

5）糖尿病下肢动脉硬化闭塞症与大血管并发症的关系

糖尿病下肢动脉硬化闭塞症与大血管的关系，通过数学运算、聚类分析发现，其符合幂律特征，其分布是非随机性、有规律的，通过关联分析，采用聚类方法中的互信息方法分析患糖尿病下肢动脉硬化闭塞症患者。如果节点度一与节点度二相同，则在复杂网络上出现频次越高的节点与糖尿病下肢动脉硬化关系越密切；如果节点度一与节点度二不相同，在复杂网络上表示二者的配伍关系不密切。故下表中仅列出节点度一与节点度二相同的数据，其中颈动脉硬化的频度最高，明显高于其他，说明与糖尿病下肢动脉硬化闭塞症关系最为密切，其次是同时患有颈动脉硬化及脑梗死，再次为同时患有冠心病及颈动脉硬化。

（3）核心证候分布

以中医证型判定标准为依据，通过聚类分析方法，加权重纠正数值，得出住院糖尿病下肢动脉硬化闭塞症患者以气阴两虚为主，权重为 1414，其次痰瘀互阻，权重为 845，瘀血阻络权重为 757，阴虚内热权重为 302。这四型为主要证型，可见肝阳上亢、脾气亏虚、肝胃郁热、肝气郁滞、气虚血瘀证候。

（4）核心证候兼证分布

1）气阴两虚兼证分布：应用点式互信息法，计算得出气阴两虚挟瘀互信息值为 2 470.105 058，挟湿挟瘀互信息值为 2 394.102 151 6，挟瘀挟痰互信息值为 77.484 115 46，说明气虚两虚型以挟瘀最多。

2）瘀血阻络兼证分布：瘀血阻络证候挟湿互信息值为 60.899 103 92，挟痰互信息值为 9.658 789 253，说明瘀血阻络证候以挟湿最多。

3）痰瘀互阻兼证分布：痰瘀互阻证候挟湿热互信息值为 0.079 526 325，数值过小，没有统计学意义。

4）阴虚内热兼证分布：阴虚内热证候挟瘀互信息值为 146.225 619 4，远高于其他兼证互信息值，说明阴虚内热证候挟瘀最多。

以上结果表明，气阴两虚的权重 1414 为最多，是所有证候中最常见的，是糖尿病下肢动脉硬化闭塞症的本证，兼证中挟瘀、挟湿最为常见，证候中瘀血阻络、痰瘀互阻、阴虚内热跟随其后，也是临床的常见证候，说明糖尿病下肢动脉硬化闭塞症气虚是根本，瘀证贯穿始终，并伴有痰证、热证。

（5）证候相对应症状及舌、脉象

1）气阴两虚症状特征：气阴两虚证候下的症状主要为口干频度 539，其次乏力频度 457，头晕频度 231，胸闷频度 156，足麻木频度 113，下肢麻木频度 103，说明糖尿病下肢动脉硬化闭塞症患者以糖尿病为基础病，糖尿病患者以口干、乏力、胸闷、头晕为主要症状，其中口干频度最高。为糖尿病的常见症状，下肢症状以足麻木、下肢麻木频次最高。患者气虚不能运血，气不能行，血不能荣，气血瘀滞，脉络闭阻，出现足麻木、下肢麻木症状，提示临床糖尿病下肢动脉硬化闭塞症气阴两虚证中挟瘀证型较多，与临床证候相符。

2）气阴两虚舌脉特征：根据点式互信息法，气阴两虚证舌质为暗红、淡暗，苔多为薄白，脉细。舌淡多为气虚、血虚、阳虚，舌暗红多为阴虚，苔薄，苔白常见表证、虚证、寒证，脉细多见于气虚、血虚、湿邪为病，故舌脉可反映气阴两虚证候，与临床证候相符。

3）瘀血阻络症状特征：瘀血阻络证候下的症状主要为口干频度275，其次乏力频度230，说明糖尿病下肢动脉硬化闭塞症患者以糖尿病为基础病，糖尿病患者以口干、乏力为主要症状。足麻木频度56，下肢麻木频度51，下肢疼痛频度45，说明患者在糖尿病主要症状上出现了血瘀症状，瘀血内停，脉络不畅，新血不生，不能荣养经脉，故足麻木、下肢麻木、下肢疼痛，符合瘀血阻络证候。

4）瘀血阻络舌脉特征：根据点式互信息法，瘀血阻络证舌质暗红、淡暗，脉弦细。舌质暗红，多见阴虚，或血液瘀滞，舌淡多为气虚、血虚、阳虚，脉细多气虚、血虚、湿邪为病，脉涩多见气滞、血瘀，血少。该病以气阴两虚证候为基础，在此基础上出现瘀血证候，故聚类方法统计出的舌、脉象符合瘀血阻络证候。

5）痰瘀互阻症状特征：痰瘀互阻证候下的症状主要为口干频度178，其次乏力频度122，头晕频度78，胸闷频度59，说明糖尿病下肢动脉硬化闭塞症患者以糖尿病为基础病，糖尿病患者以口干、乏力、胸闷、头晕为主要症状，下肢症状以下肢疼痛频度36，下肢麻木频度36，足麻木频度33，痰多频度32，下肢水肿频度20，指尖麻木频度20为主，说明在糖尿病基础症状上，痰证与瘀证频度差别不高，说明症状多为痰证、瘀证互兼，患者气虚不得运化水液，生为痰浊，痰浊困脾，脾气不运，故见痰多，下肢水肿，气虚痰阻，气不能行，血不能荣，气血瘀滞，脉络闭阻，出现足麻木、下肢麻木、下肢疼痛症状，故上述症状符合痰瘀互阻证候，与临床相符。

6）痰瘀互阻舌脉特征：根据点式互信息法，痰瘀互阻证舌质为暗红、淡暗，苔黄，脉细、弦、涩。舌淡多为气虚、血虚、阳虚，舌暗红多为阴虚，或血液瘀滞，苔黄可见痰饮聚久化热，脉细多见于气虚、血虚、湿邪为病，脉涩多见气滞、血瘀、血少，脉弦多见疼痛、痰饮。故聚类方法统计出的舌、脉象可反映痰瘀互阻证候。

7）阴虚内热症状特征：阴虚内热证候下的症状主要为口干频度128，其次头晕频度60，说明糖尿病下肢动脉硬化闭塞症患者以糖尿病为基础病，糖尿病患者以口干、头晕为主要症状，其中口干频度最高，为糖尿病的常见症状，另外，大便干频度42，下肢疼痛频度30，足麻木频度23，下肢麻木频度21，口渴频度19，指尖麻木频度14，盗汗频度12，足疼痛频度11，肢体麻木频度11，消瘦频度8，怕热频度7，心悸频度6，手足心热频度5。患者阴虚易生内热，虚火内炽，见手足心热，虚火上炎，扰乱心神，则心悸，内热逼津外泄则盗汗，津液外泄，津血同源，津亏则血少，血少则无力荣养四肢，见足麻木疼痛、下肢麻木疼痛、指尖麻木、肢体麻木，阴虚火旺，津亏失润，故口渴、大便干。上述应用计算机聚类方法统计出相关症状符合阴虚内热证候。

8）阴虚内热舌脉特征：根据点式互信息法，阴虚内热证舌质为暗红，苔黄，脉细、弦。舌暗红多为阴虚，或血液瘀滞，苔黄可见热证，脉弦细多见于肝肾阴虚或血虚肝郁，或肝郁脾虚，故聚类方法统计出的舌、脉象可反映阴虚内热证候。

（6）证候下的核心方剂

1）气阴两虚核心方剂：应用点式互信息法，气阴两虚证候代表方剂参芪地黄汤频度119，桃红四物汤频度72，生脉饮频度31，说明气阴两虚证候核心方剂为参芪地黄汤，治宜益气养阴，以六味地黄丸为底方加人参、黄芪而成。

2）瘀血阻络核心方剂：应用点式互信息法，参芪地黄汤频度69，桃红四物汤频度50，频度相似，考虑该病多以气阴两虚为本，瘀血阻络为标，故瘀血阻络证候核心方剂为参芪地黄汤和桃红四物汤合方，治宜益气养阴、活血通络。

3）痰瘀互阻核心方剂：应用点式互信息法，桃红四物汤频度50，二陈汤频度40，频度相似，考虑该病瘀血贯穿始终，痰瘀互结，故痰瘀互阻证候核心方剂为桃红四物汤和二陈汤合方，治宜清化痰湿、活血化瘀。

4）阴虚内热核心方剂：应用点式互信息法，知柏地黄丸频度67，远高于其余方剂，故阴虚内热证候核心方剂为知柏地黄丸，治宜滋阴降火。

（7）证候下的外用核心方剂

1）气阴两虚外用核心方剂：四藤一仙汤频度为250，远高于其余方剂，故气阴两虚证候外洗核心方剂为四藤一仙汤。

2）瘀血阻络外用核心方剂：四藤一仙汤频度为127，远高于其余方剂，故瘀血阻络证候外洗核心方剂为四藤一仙汤。

3）痰瘀互阻外用核心方剂：四藤一仙汤频度为184，远高于其余方剂，故痰瘀互阻证候外洗核心方剂为四藤一仙汤。

4）阴虚内热外用核心方剂：四藤一仙汤频度为74，远高于其余方剂，故阴虚内热证候外洗核心方剂为四藤一仙汤。

综上，应用点式互信息法，四藤一仙汤频度远高于其他方剂，故四型典型证候外用代表方剂为四藤一仙汤，治以疏通经络为主。

（8）证候下的核心中药组成

1）气阴两虚证候下的核心中药及配伍组成：气阴两虚核心中药组成分析如下。加权重后聚类，茯苓位于网络图的最中心位置，与多个药物发生关联。茯苓可利水渗湿、健脾安神，在这里关联的第一组为酒萸肉–地黄–丹皮–山药–泽泻–山药–黄芪–太子参，这里为参芪地黄汤方药组成，仅把大补元气之人参换成补气养阴生津之太子参，加强其滋阴力度。第二组关联的为茯苓–红花–当归–鸡血藤–络石藤–川芎–麦冬，其中麦冬加权后较其他药物权重低，故考虑本组要物以活血通络为主。红花活血通经，祛瘀镇痛；当归补血，活血，调经，镇痛；川芎活血行气，祛风镇痛；鸡血藤行气补血，调经，舒筋活络；络石藤祛风通络，凉血消肿。两组药物以益气养阴为主，加以活血通络，符合气阴两虚多挟瘀证候的治疗方法。

通过药证关系网络图可以看出，在培补气阴的基础上，应用大量活血通脉药物，可以防止久用活血之品损伤正气之嫌，寓意逐邪不伤证、补气不留瘀。

气阴两虚内服方剂中药配伍关系分析如下。加以权重后，茯苓＋酒萸肉权重43.32，络石藤＋鸡血藤权重41.69，牡丹皮＋酒萸肉权重41.65，牡丹皮＋茯苓权重41.56，这四组最高，其中茯苓＋酒萸肉、牡丹皮＋酒萸肉、牡丹皮＋茯苓均为六味地黄丸组成配伍，气阴两虚证主方为参芪地黄汤，是以六味地黄丸为基础方，加上以人参、黄芪为君药，以益气养阴，故茯苓＋酒萸肉、牡丹皮＋酒萸、牡丹皮＋茯苓三组配伍代表方剂的配伍组成。络石藤＋鸡血藤，治以活血通络，本证气阴两虚证多挟瘀，故常用络石藤＋鸡血藤符合临床表现。

2）瘀血阻络核心中药及配伍组成：

瘀血阻络核心中药组成分析如下。加权重后聚类，红花位于网络图的最中心位置，与多个药物发生关联，红花活血通经，祛瘀镇痛，在这里关联的第一组为茯苓－酒萸肉－地黄－丹皮－山药－泽泻－山药－黄芪，这里为参芪地黄汤方药组成，本证以气阴两虚为根本，瘀血为标，故上述关联以益气养阴为法。第二组关联的为红花－当归－鸡血藤－丹参－川芎－白芍－赤芍－牛膝，其中加权后红花、当归、鸡血藤、赤芍、川芎较其他药物权重大，故考虑本证候主要以活血通络为主，红花活血通经，祛瘀镇痛；当归补血，活血，调经，镇痛；川芎活血行气，祛风镇痛；鸡血藤行气补血，调经，舒筋活络；白芍养血调经，平肝镇痛，敛阴止汗；赤芍清热凉血，散瘀镇痛；牛膝活血通络，补肝肾，强筋骨，利水通淋，引血下行。两组药物以化瘀通络为主，加以益气养阴，符合气阴两虚为根本、瘀血为标证的治疗方法。

通过药证关系网络图可以看出，赤芍与当归一个长于凉血活血散瘀，一个长于养血活血，散补结合，大量补气多伤血，故本关联注重正气培补。

瘀血阻络内服方剂中药配伍关系分析：在复杂网络上表示二者的配伍关系，加以权重后可以看出桃仁＋红花权重 79.26，红花＋当归权重 59.58，红花＋川芎权重 57.62，桃仁＋当归权重 52.56，这四组最高，其中桃仁＋红花、红花＋当归、红花＋川芎、桃仁＋当归均为桃红四物汤配伍组成，瘀血阻络证主方为参芪地黄汤＋桃红四物汤，故桃仁＋红花、红花＋当归、红花＋川芎、桃仁＋当归四组配伍体现瘀血阻络证候核心方药组成。

3）痰瘀互阻核心中药及配伍组成：痰瘀互阻核心中药组成分析如下。加权重后聚类，茯苓位于网络图的最中心位置，与多个药物发生关联。茯苓利水渗湿、健脾安神，但是结果中化湿利水药物不多，茯苓加权后权重大于其他诸药，可以看出其重要性。除茯苓外关联的两组药物，一组以桃红四物汤为主，治以活血化瘀通脉，一组以六味地黄丸为主，两组药物在祛湿的基础上，扶正祛邪，祛邪不伤正，正气足而祛邪。

痰瘀互阻内服方剂中药配伍关系分析：在复杂网络上表示二者的配伍关系，加以权重后可以看出牡丹皮＋酒萸肉权重 57.65，山药＋酒萸肉权重 47.27，红花＋桃仁权重 46.63，山药＋牡丹皮权重 41.80，这四组最高，仍体现两组药物在祛湿的基础上，扶正祛邪，祛邪不伤正，正气足而祛邪的用药方法。

4）阴虚内热核心中药及配伍组成：阴虚内热核心中药组成分析如下。加权重后聚类，加权后虽然红花权重最大，其中关联的两组药物，第一组为知母－黄柏－地黄－酒萸肉－山药－泽泻－茯苓－牡丹皮，此为知柏地黄丸的组成，与本证主方相符，治以滋阴降火，另一组为鸡血藤－桃仁－红花，鸡血藤行气补血、调经、舒筋活络；桃仁活血祛瘀、润肠通便；红花活血通经、祛瘀镇痛。在清热滋阴的基础上加以活血祛瘀药物，体现该病瘀血贯穿始终，均在治疗主证上加活血化瘀药物治疗。

阴虚内热内服方剂中药配伍关系分析：在复杂网络上表示二者的配伍关系，加以权重后可以看出红花＋桃仁权重 45.97，鸡血藤＋红花权重 33.27，红花＋牡丹皮权重 26.32，酒萸肉＋红花权重 26.028，这四组最高，多是与活血化瘀、凉血活血、活血通络药物配伍，体现阴虚内热证多挟瘀，治疗上以活血祛瘀为法。

（9）主要证候外用方剂的中药组成

根据外用证候统计出的方剂均为四藤一仙汤，该方由鸡血藤、钩藤、络石藤、海风藤、威灵仙组成。治以祛风除湿、养血活血、通络镇痛。

（10）单味药、对药、三味药、四味药中药分析

1）单味中药：各类药物概率值分别为酒萸肉 0.114 353 312、牡丹皮 0.107 255 521、地黄 0.104 100 946、赤芍 0.103 312 303，其中酒萸肉概率值最高，为内服药单味药使用频率最高。

2）对药：各类对药组合概率值分别为酒萸肉 + 牡丹皮 0.106 935 201、红花 + 桃仁 0.077 702 452、桃仁 + 川芎 0.067 508 722、茯苓 + 猪苓 0.065 949 972，其中酒萸肉 + 牡丹皮概率值最高，为内服药对药使用频率最高。

3）三味药配伍：各类三味药组合概率值分别为酒萸肉 + 牡丹皮 + 黄芪 0.117 017 592、酒萸肉 + 牡丹皮 + 山药 0.087 846 698、鸡血藤 + 络石藤 + 川牛膝 0.076 712 769、红花 + 川芎 + 当归 0.076 465 349，其中酒萸肉 + 牡丹皮 + 黄芪概率值最高，为内服药三味药物配伍使用频率最高。

4）四味药配伍：各类四味药组合概率值分别为酒萸肉 + 牡丹皮 + 黄芪 + 茯苓 0.113 850 607、红花 + 桃仁 + 当归 + 川芎 0.108 098 078、桂枝 + 鸡血藤 + 川芎 + 川牛膝 0.071 751 986、知母 + 黄柏 + 牡丹皮 + 酒萸肉 0.066 605 636，其中酒萸肉 + 牡丹皮 + 黄芪 + 茯苓概率值最高，为内服药四味药物配伍使用频率最高。

综合分析，以酒萸肉、牡丹皮、黄芪、茯苓为代表的药物，益气滋阴补肾，治疗以气阴两虚为主要证候的一类人群，说明糖尿病下肢动脉硬化闭塞症患者多以益气养阴药物为主要治疗药物，与气阴两虚为该病之根本相符。

（11）证候与理化指标特征

1）气阴两虚与理化指标关系：以气阴两虚为因变量，以 BMI 标记、入院餐后血糖等因素为自变量，进行 Logistic 回归分析，分析气阴两虚的影响因素。

结果显示：所有自变量的回归系数均没有达到显著性水准（$P > 0.05$），说明以上所有自变量对气阴两虚均没有显著影响。

气阴两虚证候是糖尿病合并下肢动脉硬化的根本，痰湿、血瘀、内热为标，故各项理化检查在气阴两虚组表现不明显。

2）瘀血阻络与理化指标关系：以瘀血阻络为因变量，以 BMI、入院餐后血糖等因素为自变量，进行 Logistic 回归分析，分析瘀血阻络的影响因素。

结果显示：仅入院餐后血糖的回归系数达到显著性水准（$P < 0.05$），回归系数是 0.068，OR 值是 1.07，说明入院餐后血糖是危险因子，即入院餐后血糖越高，则越容易出现瘀血阻络。

糖尿病在高糖状态下会发生氧化反应及非酶糖基化，生产大量糖基化终末产物（Advanced glycosylation end products，AGEs），AGEs 促进细胞黏附因子和趋化因子的表达，促进炎症和凝血反应，形成血栓，造成糖尿病下肢动脉硬化闭塞症的发生。瘀血阻络证从中医角度分析，为血瘀滞于脉管内，故血糖高，多易发生于瘀血阻络证候。

3）痰瘀互阻与理化指标关系：以痰瘀互阻为因变量，以 BMI、入院餐后血糖等因素为自变量，进行 Logistic 回归分析，分析痰瘀互阻的影响因素。

结果显示：仅低密度脂蛋白的回归系数达到显著性水准（$P < 0.05$），回归系数是 –0.323，OR 值是 0.724，说明低密度脂蛋白水平异常的患者，易出现痰瘀互阻。糖尿病患者偏高的血糖促使低密度脂蛋白发生非酶糖基化，生成糖基化低密度脂蛋白，造成血管基底膜增厚，同时促使单核细胞趋化因子大量产生，增加单核细胞对内皮细胞的黏附性，造成糖尿病下肢动脉硬化闭塞症的发生。在临床上痰湿证候者的胆固醇、甘油三酯、低密度脂蛋白、血糖多高于非痰湿证候者，通过回归分析低密度脂蛋

白水平异常的患者，易出现痰瘀互阻。

4）阴虚内热与理化指标关系：以阴虚内热为因变量，以 BMI、入院餐后血糖等因素为自变量，进行 Logistic 回归分析，分析阴虚内热的影响因素。

结果显示：仅入院餐后血糖的回归系数达到显著性水准（$P < 0.05$），回归系数是 -0.083，OR 值是 0.920，说明入院餐后易发生低血糖的患者，常表现为阴虚内热证候。糖尿病患者血糖不稳定，造成低血糖反应，血糖波动，通过不同作用，促进活化氧增多，造成低密度脂蛋白，氧化成为氧化型低密度脂蛋白，形成糖尿病下肢动脉硬化闭塞症。阴虚内热证候，多见心悸、汗出等症状，通过回归分析，说明低血糖的患者，常表现为阴虚内热证候。

（12）症状与理化指标相关性研究

1）下肢有无活动不利与理化指标相关性：由于光电容积描记（PPG）、双下肢动脉斑块大小截面积（cm^2）、颈动脉斑块大小截面积（cm^2）不满足正态分布，采用秩和检验，比较下肢疼痛、下肢麻木、下肢发凉、下肢感觉异常、下肢活动不利、下肢破溃、下肢酸软无力、下肢肿胀、痰多、头晕、头痛、消瘦、气短胸闷、心慌胸痛、汗多、倦怠乏力及口干、口苦等症状与 PPG、下肢超声检查及颈动脉超声之间是否存在差异。

结果显示：有下肢活动不利和无下肢活动不利患者的 PPG 个数存在显著差异（$P < 0.05$），有下肢活动不利的患者，PPG 个数较多。

2）下肢有无肿胀与理化指标相关性：

结果显示：有下肢肿胀和无下肢肿胀患者的 PPG 个数、颈动脉 - 斑块大小 - 截面积（cm^2）存在显著差异（$P < 0.05$），有下肢肿胀的患者，PPG 个数、颈动脉 - 斑块大小 - 截面积（cm^2）较高。

（13）理化指标与症状相关性研究

1）双下肢动脉狭窄闭塞与下肢活动不利相关性：采用 Fisher 确切概率法，比较不同双下肢动脉狭窄闭塞与下肢疼痛、下肢麻木、下肢发凉、下肢感觉异常、下肢活动不利、下肢破溃、下肢酸软无力、下肢肿胀、痰多、头晕、头痛、消瘦、气短胸闷、心慌胸痛、汗多、倦怠乏力、口干、口苦之间的差异。

结果显示：不同双下肢动脉狭窄闭塞的下肢活动不利存在显著差异（$P < 0.05$），闭塞的患者出现下肢活动不利的占比最高，其次是狭窄的。

2）颈动脉狭窄闭塞与头晕、头痛相关性：采用 Fisher 确切概率法，比较不同颈动脉狭窄闭塞的气短、胸闷、心慌、胸痛、头晕、头痛等症状的差异。

结果显示：不同颈动脉狭窄闭塞的头晕、头痛存在显著差异（$P < 0.05$），闭塞的患者出现头晕头痛的占比最高，占比 85.7%。

3）颈动脉狭窄闭塞与下肢活动不利相关性：采用 Fisher 确切概率法，比较不同颈动脉左右彩色多普勒成像（CDFI）血流和气短、胸闷、心慌、胸痛、头晕、头痛、下肢活动不利症状的差异。

结果显示：不同颈动脉狭窄闭塞的下肢活动不利存在显著差异（$P < 0.05$），闭塞的患者出现下肢活动不利的占比最高，占比 28.6%。

4）颈动脉左右 CDFI 血流和与下肢疼痛相关性

采用 Fisher 确切概率法，比较不同颈动脉左右 CDFI 血流和下肢疼痛、气短、胸闷、心慌、胸痛、头晕、头痛、汗多等症状的差异。

结果显示：不同颈动脉左右 CDFI 血流和下肢疼痛存在显著差异（$P < 0.05$），受阻的患者出现下

肢疼痛的占比最高，占比44.1%，其次是左右均受阻的患者。下肢动脉硬化闭塞与颈动脉狭窄闭塞都属于全身动脉粥样硬化疾病，有着相同的病理基础，常共同存在。采用Fisher确切概率法，颈动脉闭塞的患者出现下肢活动不利的占比最高，占比28.6%；颈动脉左右CDFI血流受阻的患者出现下肢疼痛的占比最高，占比44.1%，其次是左右均受阻的患者；说明颈动脉超声变化与下肢血管密切相关。

4. 讨论

（1）糖尿病合并下肢动脉硬化闭塞症发生、发展及病因的相关因素

本组有效病例数935例，其中，男性患者484例，女性患者451例；有效病例＜45岁患者占4%，45～60岁患者占36%，＞60岁患者占60%，说明糖尿病合并下肢动脉硬化闭塞症患者多为中老年男性患者。在有效病例中，无吸烟史患者占65.54%，有吸烟史患者占34.45%，其中有吸烟史患者多在30～40年，其次为40～50年，再次为20～30年居多，由于在吸烟史方面统计过程中忽略戒烟史大于10年的患者，造成无吸烟史患者大于吸烟者，结果可以反映吸烟史越长，患病率越高。有效病例中无饮酒史患者占74.15%，饮酒史患者占25.85%，其中有饮酒史患者多在30～40年，其次为40～50年，再次为20～30年居多，由于在饮酒史方面统计过程中忽略饮酒史大于10年的患者，造成无饮酒史患者大于饮酒者，但通过饮酒史时长，可以反映饮酒史越长，患病率越高。在家族史中患有高血压者占61.92%，同时患有高血压、冠心病者占18.35%，患冠心病者占10.56%，患脑梗死者占4.59%，说明家族史中有高血压病史提示更易患糖尿病合并下肢动脉硬化闭塞症；既往史中患高血压患者占20.10%，同时患有高血压、高脂血症者占13.87%，同时患高血压、高脂血症、冠心病者占11.07%，同时患有高血压、高脂血症、冠心病、脑梗死者占9.92%，患有高血压家族史者以患有糖尿病下肢动脉硬化症者居多，同时患有高血压、高脂血症者次之，说明血压高、血脂高是糖尿病合并下肢动脉硬化闭塞症致病因素中最为常见的病因。

（2）糖尿病下肢动脉硬化闭塞症与大血管并发症的关系

应用互信息法分析，在大血管并发症中，颈动脉硬化的频度最高，明显高于其他，说明与糖尿病下肢动脉硬化闭塞症关系最为密切，其次是同时患有颈动脉硬化及脑梗死，再次为同时患有冠心病及颈动脉硬化。应用Fisher确切概率法，比较颈动脉血流速受阻与下肢疼痛的关系，显示存在显著差异（$P < 0.05$），受阻的患者出现下肢疼痛的占比最高，占比44.1%，其次是左右均受阻的患者。应用秩和检验，下肢肿胀患者与PPG、颈动脉超声中斑块面积存在显著差异（$P < 0.05$），有下肢肿胀的患者，PPG个数、颈动脉–斑块大小–截面积（cm^2）较高。说明颈动脉异常提示下肢动脉异常可能性大，且下肢动脉硬化闭塞与颈动脉硬化斑块狭窄闭塞都属于全身动脉粥样硬化疾病，有着相同的病理基础，常共同存在。

（3）发现糖尿病下肢动脉硬化闭塞症的证治方药的用药规律

结合症状、辨证分型、中药、方剂，病证结合，总结证治方药的用药规律。糖尿病合并下肢动脉硬化闭塞症的基本证候规律为：以气阴两虚为主要证候，瘀血阻络、痰瘀互阻、阴虚内热为多见证候，可见肝阳上亢、脾气亏虚、肝胃郁热、肝气郁滞、气虚血瘀证候。气阴两虚多挟瘀、瘀血阻络多见挟湿、痰瘀互阻多挟热、阴虚内热多挟瘀；气阴两虚症状多口干、乏力、头晕、胸闷、足麻木、下肢麻木、舌暗红、淡暗、苔薄白、脉细；瘀血阻络症状多口干、乏力、足麻木、下肢麻木、下肢疼痛、舌暗红、淡暗、脉细涩；痰瘀互阻症状多口干、乏力、头晕、胸闷、下肢疼痛、下肢麻木、足麻木、痰多、下肢水肿、指尖麻木，舌暗红、淡暗、苔黄，脉细涩；阴虚内热症状多口干、头晕、大便干、下肢疼痛、足麻木、下肢麻木、口渴、指尖麻木、盗汗、足疼痛、肢体疼痛、消瘦、怕热、心

悸、手足心热，舌暗红、淡暗，苔黄，脉弦细。核心证候下症状皆有口干、乏力，属于气阴两虚证候。由此可知，糖尿病合并下肢动脉硬化闭塞症总体呈现以气阴两虚为本，瘀血贯穿始终，痰、湿、热为标。通过统计，核心证候下的外洗方为四藤一仙汤为祝谌予教授的经典方剂，该方由鸡血藤、钩藤、络石藤、海风藤、威灵仙组成。治宜祛风除湿、养血活血、通络镇痛。方中四藤皆为藤蔓之属，可通经入络，配威灵仙走而不守，通达十二经络。《本草汇言》云："凡藤蔓之属，皆可通经入络。"鸡血藤《饮片新参》云： "去瘀血，生新血，流利经脉"血分之圣药，威灵仙《药品化义》曰："灵仙，性猛急，散走而不守，宣通十二经络。"现代药理研究表明，威灵仙含白头翁醇，白头翁素，皂苷，可镇痛。故临床上多以此方外洗，改善下肢疼痛、麻木症状。

（4）证候与理化指标的关系

通过回归分析，气阴两虚证候与所有自变量的回归系数均没有达到显著性水差异（$P > 0.05$），说明以上所有自变量对气阴两虚均没有显著影响。气阴两虚证候是糖尿病合并下肢动脉硬化的根本，痰湿、血瘀、内热，为标，故各项理化检查在气阴两虚组表现不明显。瘀血阻络证候与入院餐后血糖的回归系数达到显著性水差异（$P < 0.05$），回归系数是 0.068，OR 值是 1.07，说明入院餐后血糖是危险因子，即入院餐后血糖越高，则越容易出现瘀血阻络。糖尿病在高糖状态下会发生氧化反应及非酶糖基化，生产大量糖基化终末产物（Advanced glycosylation end products，AGEs），AGEs 促进细胞黏附因子和趋化因子的表达，促进炎症和凝血反应，形成血栓，造成糖尿病下肢动脉硬化闭塞症的发生。瘀血阻络证从中医角度分析，为血瘀滞于脉管内，故血糖高，多易发生于瘀血阻络证候。痰瘀互阻证候与低密度脂蛋白的回归系数达到显著性差异（$P < 0.05$），回归系数是 -0.323，OR 值是 0.724，说明低密度脂蛋白水平异常的患者，易出现痰瘀互阻。糖尿病患者偏高的血糖造成低密度脂蛋白发生非酶糖基化，生成糖基化低密度脂蛋白，造成血管基底膜增厚，同时促使单核细胞趋化因子大量产生，增加单核细胞对内皮细胞的黏附性，造成糖尿病下肢动脉硬化闭塞症的发生。在临床上痰湿证候者的胆固醇、甘油三酯、低密度脂蛋白、血糖多高于非痰湿证候者，通过回归分析低密度脂蛋白水平异常的患者，易出现痰瘀互阻。阴虚内热证候与入院餐后血糖的回归系数达到显著性差异（$P < 0.05$），回归系数是 -0.083，OR 值是 0.920，说明入院餐后易发生低血糖的患者，常表现为阴虚内热证候。糖尿病患者血糖不稳定，造成低血糖反应，血糖波动，通过不同作用，促进活化氧增多，造成低密度脂蛋白，氧化成为氧化型低密度脂蛋白，形成糖尿病下肢动脉硬化闭塞症。阴虚内热证候，多见心悸、汗出等症状，通过回归分析，说明低血糖的患者，常表现为阴虚内热证候。

（5）病证结合药证关系

在辨证论治的原则下，"以方测证"或"以药测证"，根据"有是证，用是方"的对应关系提出的一种研究方法，即依据方剂的功效或其组"以药测证"成药物的功效推测或反证其对应证的属性。气阴两虚证，治以益气养阴，方用参芪地黄汤，核心药物为茯苓、酒萸肉、红花、地黄、牡丹皮，药对为茯苓＋酒山肉、鸡血藤＋络石藤。其中，茯苓、酒萸肉、地黄、牡丹皮和茯苓＋酒山肉为六位地黄丸的药物组成，以养阴滋肾，加上活血的红花及活血通络的鸡血藤＋络石藤，可以反映气阴两虚证候多挟瘀；瘀血阻络证治以益气养阴、活血通络，方用参芪地黄汤合桃红四物汤，药用红花、桃仁、当归、川芎、鸡血藤、桃仁＋红花、红花＋当归，皆为活血化瘀药物，说明此证候以气阴两虚为基础，但多表现血瘀证候表现；痰瘀互阻治以清化痰湿、活血化瘀，方用桃红四物汤合二陈汤，药用茯苓、地黄、川芎、当归、鸡血藤、牡丹皮＋酒山肉、山药＋酒萸肉，茯苓利水渗湿、健脾安神，川芎、当归、鸡血藤为活血化瘀药物，牡丹皮＋酒萸肉、山药＋酒萸肉为滋阴补肾药物，说明此证仍是在气阴两虚基础上，出现痰湿，血瘀为标；阴虚内热治滋阴降火方用知柏地黄汤，药用红花、鸡血藤、茯苓、知母、牡丹皮、红花＋桃仁、鸡血藤＋红花，说明此证挟瘀血证候较多。另外，总结单味药、对药、三味药及四味药，以酒萸肉、牡丹皮、黄芪、茯苓为代表的药物，益气滋阴补肾，治疗以气阴两虚为主要证候的一类人群，说明糖尿病下肢动脉硬化闭塞症患者以益气养阴药物为主要治疗药物，与气阴两虚为该病之根本相符。

（6）中药的相关文献研究

茯苓：《名医别录》记载"止消渴，好睡，大腹淋沥，膈中痰水，水肿淋结"，性甘、淡、平，入心、脾、肾经。药理实验表明，茯苓酸有降低血糖的功效。

酒萸肉：《本经》说其"味酸，平"，《药品化义》说其"入肝、心、肾三经"，补益肝肾，涩精固脱，药理实验证明，酒萸肉含有的熊果酸有明显降脂作用。

红花：辛而甘温苦，《本草纲目》记载其"活血，润燥，镇痛，散肿，通经"。药理实验证明，羟基红花黄色素 A 抑制聚集的血小板起到抗凝作用。

生地黄：《本草汇言》言其"生地，为补肾要药，益阴上品，故凉血补血有功，血得补，则筋受荣，肾得之而骨强力壮"。其含有地黄寡糖可增强细胞对胰岛素的敏感性，促进胰岛素抵抗。

牡丹皮：《本草纲目》记载"和血，生血，凉血。治血中伏火，除烦热"，其中丹皮酚有降压消瘀作用。

黄芪：《本草备要》记载"生用固表，无汗能发，有汗能止，温分肉，实腠理，泻阴火，解肌热；炙用补中，益元气，温三焦，壮脾胃"。药理研究表明，黄芪多糖具有双向调节血糖的功能。

5. 结论

（1）影响糖尿病下肢动脉硬化闭塞症的影响因素有性别、年龄、吸烟史、饮酒史、高血压及血糖、血脂，主要与大血管病变中的颈动脉硬化密切相关。

（2）糖尿病下肢动脉硬化闭塞症的主要证候为气阴两虚、瘀血阻络、痰瘀互阻、阴虚内热四大核心证候，以气阴两虚为根本，多挟瘀、挟湿，以痰湿、湿热、瘀血为标，血瘀贯穿糖尿病合并下肢动脉硬化闭塞症的始终。

（3）糖尿病下肢动脉硬化闭塞症的症状以口干、乏力、头晕、下肢麻木、下肢疼痛等为主。

（4）糖尿病下肢动脉硬化闭塞症的治则以益气养阴、活血化瘀、清化痰湿、滋阴降火为主。

相关参考文献，请扫码查阅

附录一

英文缩写	英文全称	中文全称
2 h PG	2 hour Postprandial glucose	餐后2小时血糖
ACE	Angiotensin converting enzyme	血管紧张素转化酶
Ach	acetylcholine	乙酰胆碱
ADA	American Diabetes Association	美国糖尿病协会
AGES	advanced glycation end products	葡萄糖及糖基化终末产物
ALX	Alloxan	四氧嘧啶
Ang Ⅱ	Angiotensin Ⅱ	血管紧张素Ⅱ
ASCVD	arteriosclerotic cardiovascular disease	动脉硬化性心血管疾病
Asp	aspartic acid 或 aspartare	门冬氨酸
BDNF	brain-derived neurotrophic factor	脑源神经营养因子
BGP	brain-gut peptide	脑-肠肽
BMI	body mass index	体重指数
CAN	cardiac autonmic neuropath	心血管自主神经病变
CCI	chronic constriction injury	慢性结扎损伤
CNS	central nervous system	中枢神经系统
CO	carbon monoxide	一氧化碳
cox-2	cyclooxygenase-2	环氧合酶-2
CPT	current perception threshold	电流感觉阈值
DA	dopamine	多巴胺
DAN	diabetic autonomic neuropathies	糖尿病性自主神经病变
DBD	diabetic bladder dysfunction	糖尿病性膀胱功能障碍
DCAN	diabetic cardiovascular autonomic neuropathy	糖尿病性心血管自主神经病变
DCCT	diabetes control and complications trial	糖尿病控制和并发症试验
DCP	diabetic cystopathy	糖尿病性膀胱

英文缩写	英文全称	中文全称
DGP	diabetic gastroparesis	糖尿病性胃轻瘫
DN	diabetic neuropathy	糖尿病性神经病变
DNB	diabetic neurogenic bladder	糖尿病源性膀胱
DP	diabetic polyneuropathy	糖尿病性多发性神经病
DPN	diabetic peripheral neuropathy	糖尿病性周围神经病变
DSPN	distal symmetrical polyneuropathy	远端对称性多发性神经病
EPSP	excitatory post synaptic potential	兴奋性突触后电位
ET	endothelin	内皮素
ET-1	endothelin-1	内皮素-1
FBG	fasting blood glucose	空腹血糖
GABA	γ- aminobutyric acid	γ- 氨基丁酸
GI	glucose index	血糖指数
GL	glucose load	血糖负荷
Glu	glutamic acid 或 glutamate	谷氨酸
GSH-Px	glutathione peroxidase	谷胱甘肽过氧化物酶
HbA1c	glycated hemoglobin	糖化血红蛋白
HRP	horseradish peroxidase	辣根过氧化物酶
HRP	hypothalamic regulatory peptides	下丘脑调节肽
HRV	heart rate variability	心率变异性
ICAM-1	Intercellular adhesion molecule-1	细胞间黏附分子-1
IDF	International Diabetes Federation	国际糖尿病联合会
IGF-1	insulin-like growth factor 1	胰岛素样生长因子-1
IGT	impaired glucose tolerance	糖耐量受损
IL-1	interleukin 1	白介素-1
IL1-b	interleukin 1-b	白细胞介素-1-b
IL-2	interleukin 2	白细胞介素-2
IL-4	interleukin 4	白细胞介素-4
IL-6	interleukin 6	白介素-6
IPSP	inhibitory post synaptic potential	抑制性突触后电位

英文缩写	英文全称	中文全称
IR	insulin resistance	胰岛素抵抗
JNK	the c-Jun N-terminal kinase	c-Jun 氨基末端激酶
LTP	long-term potentiation	长时程增强
MCV	motor nerve conduction velocity	运动神经传导速度
MNCV	motor nerve conduction velocity	运动神经传导速度
MT	metallothionein	金属硫蛋白
mTOR	mammalian target of rapamycin	哺乳动物雷帕霉素靶蛋白
nAChRs	nicotinic acetylcholine receptors	神经元烟碱样乙酰胆碱受体
NCV	nerve conduction velocity	神经传导速度
NE	norepinephrine	去甲肾上腺素
NF-κB	nuclear transcription factor-κB	核转录因子
NGF	nerve growth factor	神经生长因子
NO	nitric oxide	一氧化氮
NPY	neuropeptide Y	神经肽 Y
NS	nervous system	神经系统
NSCT	non-synaptic chemical transmission	非突触性化学传递
NF	neurotrophic factors	神经营养因子
NTY	nitrotyrosine	硝基酪氨酸
PG	prostaglandin	前列腺素
PKC	protein kinase C	蛋白激酶 C
PNS	peripheral nervous system	周围神经系统
QOL	quality of life	生活质量
RNS	reactive nitrogen species	活性氮
ROS	reactive oxygen species	活性氧
RVN	radionuclide ventriculography	放射核素心室显像
SCG	superior cervical ganglion	椎旁交感上颈神经节
SCV	sensory nerve conduction velocity	感觉神经传导速度
SNCV	sensory nerve conduction velocity	感觉神经传导速度
SNL	spinal nerve ligation	脊神经结扎
STZ	streptozocin	链脲佐菌素

英文缩写	英文全称	中文全称
sVCAM-1	solublevascular cell adhesion molecule 1	可溶性血管细胞黏附分子1
T1DM	type 1 diabetes mellitus	1型糖尿病
T2DM	type 2 diabetes mellitus	2型糖尿病
TC	total cholesterol	总胆固醇
TCSS	Toronto Clinical Symptom Score	多伦多临床神经症状评分
TG	triglyceride	甘油三酯
TSS	Total symptoms score	总症状评分
TNF-α	tumor necrosis factor-α	肿瘤坏死因子α
UDPGlcNAc	uridine dipho-sphate-N-acetylglucosamine	尿苷二磷酸-N-乙酰氨基葡萄糖
VEGF	vascular endothelial growth factor	血管内皮生长因子
VPT	vibrating perception threshold	振动觉阈值
WHO	World Health Organization	世界卫生组织

附录二

两画

二妙散（《丹溪心法》）：苍术　黄柏

三画

大黄黄连泻心汤（《奇效良方》）：大黄　黄连　黄芩

小柴胡汤（《伤寒论》）：柴胡　半夏　人参　甘草　黄芩　生姜　大枣

川芎茯苓汤（《黄帝素问宣明论方》）：赤茯苓　桑白皮　防风　官桂　川芎　麻黄　芍药　当归　甘草

四画

六味地黄汤（《景岳全书》）：熟地黄　山茱萸肉　山药　丹皮　泽泻　茯苓

乌头汤（《金匮要略》）：麻黄　芍药　黄芪　甘草（炙）　川乌

升阳散火汤（《脾胃论》）：生甘草　防风　炙甘草　升麻　葛根　独活　白芍　羌活　人参　柴胡

少腹逐瘀汤（《医林改错》）：小茴香　干姜　延胡索　没药　当归　川芎　官桂　赤芍　蒲黄　五灵脂

天麻钩藤饮（《中医内科杂病证治新义》）：天麻　钩藤　石决明　山栀　黄芩　川牛膝　杜仲　益母草　桑寄生　夜交藤　朱茯神

五画

四妙散（《成方便读》）：苍术　黄柏　牛膝　薏苡仁

生脉散（《医学启源》）：人参　麦门冬　五味子

四藤一仙汤（《名医验方》）：鸡血藤　钩藤　络石藤　海风藤　威灵仙

四物汤（《太平惠民和剂局方》）：熟地　芍药　当归　川芎

六画

过敏煎（名医验方）：防风　银柴胡　乌梅　五味子

芍药甘草汤（《伤寒论》）：芍药　生甘草

壮骨丸（《丹溪心法》）：龟板　黄柏　知母　熟地黄　白芍　锁阳　虎骨（狗骨或牛骨代替）　怀牛膝　当归

当归补血汤（《内外伤辨惑论》）：黄芪　当归

当归六黄汤（《兰室秘藏》）：当归　黄芩　黄连　黄柏　熟地　生地　黄芪

血府逐瘀汤（《医林改错》）：桃仁　红花　当归　生地黄　牛膝　川芎　桔梗　赤芍　枳壳　甘草　柴胡

七画

补阳还五汤（《医林改错》）：黄芪　当归尾　赤芍　地龙（去土）川芎　红花　桃仁

附子理中汤（《三因极一病证方论》）：附子　人参　干姜　炙甘草　白术

牡蛎散（《太平惠民和剂局方》）：黄芪　麻黄根　牡蛎

身痛逐瘀汤（《医林改错》）：秦艽　川芎　桃仁　红花　甘草　羌活　没药　当归　灵脂　香附　牛膝　地龙

八画

知柏地黄汤（《医宗金鉴》）：知母　黄柏　熟地黄　山茱萸肉　山药　丹皮　泽泻　茯苓

金匮肾气丸（《金匮要略》）：熟地黄　山茱萸肉　山药　丹皮　泽泻　茯苓　桂枝　附子

降糖对药方（《名医验方》）：生黄芪　生地黄　苍术　玄参　葛根　丹参

参苓白术散（《太平惠民和剂局方》）：白扁豆　白术　茯苓　甘草　桔梗　莲子　人参　砂仁　山药　薏苡仁

知柏四物汤（《症因脉治》）：知母　黄柏　当归　生地黄　川芎　白芍

虎潜丸（《丹溪心法》）：虎骨　牛膝　陈皮　熟地　锁阳　龟板　干姜　当归　知母　黄柏　白芍

九画

香砂温中汤（《名医验方》）：党参　白术　茯苓　陈皮　半夏　木香　砂仁　厚朴　干姜　川芎　丁香　炙甘草

枳术汤（《金匮要略》）：枳实　白术

牵正散（《杨氏家藏方》）：白附子　白僵蚕　全蝎

十画

桂枝汤（《伤寒论》）：桂枝　芍药　生姜　大枣　炙甘草

桃核承气汤（《伤寒论》）：桃仁　大黄　桂枝　炙甘草　芒硝

桃红四物汤（《医宗金鉴》）：桃仁　红花　当归　熟地　川芎　白芍

益气活血通络汤（《名医验方》）：黄芪　丹参　田七　川芎　红花　鸡血藤　血风藤　桂枝　路路通　水蛭　全蝎　蜈蚣　地龙

十一画

黄芪桂枝五物汤（《金匮要略》）：黄芪　桂枝　芍药　生姜　大枣

黄连苏叶汤（《温热经纬》）：黄连　苏叶

清营汤（《温病条辨》）：犀角（水牛角代替）生地　银花　连翘　元参　黄连　竹叶心　丹参　麦冬

十二画

葛根芩连汤（《伤寒论》）：葛根　黄芩　黄连　甘草

痛泻要方（《丹溪心法》）：陈皮　白术　白芍　防风